歯科臨床イヤーノート 2014〜

YEAR NOTE OF DENTAL PRACTICE

編集委員

住友　雅人（日本歯科大学生命歯学部教授）
木下　淳博（東京医科歯科大学大学院医歯学総合研究科教授）
沼部　幸博（日本歯科大学生命歯学部教授）
松村　英雄（日本大学歯学部教授）

編集

河野　文昭（徳島大学大学院ヘルスバイオサイエンス研究部教授）
平田創一郎（東京歯科大学准教授）
鴨志田義功（鴨志田歯科医院院長）
木尾　哲朗（九州歯科大学准教授）
宮脇　卓也（岡山大学大学院医歯薬学総合研究科教授）
佐野　公人（日本歯科大学新潟生命歯学部教授）
田中　彰（日本歯科大学新潟病院教授）
奈良陽一郎（日本歯科大学生命歯学部教授）
荒木　孝二（東京医科歯科大学大学院医歯学総合研究科教授）
沼部　幸博（日本歯科大学生命歯学部教授）
木下　淳博（東京医科歯科大学大学院医歯学総合研究科教授）
松村　英雄（日本大学歯学部教授）
髙橋　裕（福岡歯科大学教授）
柴原　孝彦（東京歯科大学教授）
住友　雅人（日本歯科大学生命歯学部教授）
砂田　勝久（日本歯科大学生命歯学部教授）
髙木　裕三（東京医科歯科大学名誉教授）
小野　卓史（東京医科歯科大学大学院医歯学総合研究科教授）

〈SECTION順〉

クインテッセンス出版株式会社　2013

Tokyo, Berlin, Chicago, London, Paris, Barcelona, Istanbul, Milano, São Paulo, Moscow, Prague, Warsaw,
Delhi, Beijing, Bucharest, and Singapore

執筆者一覧（五十音順）

青木　　章（東京医科歯科大学大学院医歯学総合研究科講師）
青山　典生（東京医科歯科大学歯学部附属病院医員）
秋月　達也（東京医科歯科大学大学院医歯学総合研究科助教）
荒川　真一（東京医科歯科大学大学院医歯学総合研究科教授）
荒木　孝二（東京医科歯科大学大学院医歯学総合研究科教授）
和泉　雄一（東京医科歯科大学大学院医歯学総合研究科教授）
伊藤　孝訓（日本大学松戸歯学部教授）
伊藤　　弘（日本歯科大学生命歯学部准教授）
稲　　龍之（いな歯科医院院長）
井上美津子（昭和大学歯学部教授）
江面　　晃（日本歯科大学新潟病院教授）
大石　美佳（徳島大学大学院ヘルスバイオサイエンス研究部）
大澤　銀子（日本歯科大学附属病院講師）
小川　哲次（広島大学病院口腔総合診療科教授）
小川　智久（日本歯科大学附属病院准教授）
小田　　茂（東京医科歯科大学歯学部附属病院准教授）
小野　卓史（東京医科歯科大学大学院医歯学総合研究科教授）
小野　芳明（東京医科歯科大学大学院医歯学総合研究科講師）
片桐さやか（東京医科歯科大学大学院医歯学総合研究科助教）
苅部　洋行（日本歯科大学生命歯学部教授）
河野　文昭（徳島大学大学院ヘルスバイオサイエンス研究部教授）
簡野　瑞誠（東京医科歯科大学大学院医歯学総合研究科講師）
菊谷　　武（日本歯科大学附属病院教授）
木下　淳博（東京医科歯科大学大学院医歯学総合研究科教授）
木村　智子（徳島大学大学院ヘルスバイオサイエンス研究部）
黒川　裕臣（日本歯科大学新潟病院教授）
小泉　寛恭（日本大学歯学部講師）
香西　克之（広島大学大学院医歯薬保健学研究院教授）
糀谷　　淳（鹿児島大学大学院医歯学総合研究科准教授）
木尾　哲朗（九州歯科大学准教授）
小林　宏明（東京医科歯科大学大学院医歯学総合研究科助教）
小林隆太郎（日本歯科大学附属病院教授）
小松崎　明（日本歯科大学新潟生命歯学部教授）
小峰　　太（日本大学歯学部講師）
小柳　達郎（東京医科歯科大学歯学部附属病院医員）
近藤　亜子（朝日大学歯学部講師）
佐野　公人（日本歯科大学新潟生命歯学部教授）
佐野　晴男（昭和大学歯学部教授）
篠原　千尋（徳島大学大学院ヘルスバイオサイエンス研究部）
柴原　孝彦（東京歯科大学教授）
清水　博史（福岡歯科大学准教授）
代田あづさ（日本歯科大学附属病院講師）
新谷　誠康（東京歯科大学教授）
鈴木　淳子（日本歯科大学附属病院講師）

鈴木　一吉（愛知学院大学歯学部講師）
須田　智也（東京医科歯科大学大学院医歯学総合研究科助教）
砂田　勝久（日本歯科大学生命歯学部教授）
住友　雅人（日本歯科大学生命歯学部教授）
関野　　愉（日本歯科大学生命歯学部准教授）
髙木　裕三（東京医科歯科大学名誉教授）
髙橋　　裕（福岡歯科大学教授）
竹内　康雄（東京医科歯科大学大学院医歯学総合研究科助教）
田中　　彰（日本歯科大学新潟病院教授）
谷口　陽一（東京医科歯科大学歯学部附属病院医員）
田村　康夫（朝日大学歯学部教授）
友安　弓子（岡山大学大学院医歯薬学総合研究科助教）
中村　仁也（日本歯科大学附属病院准教授）
仲谷　　寛（日本歯科大学附属病院教授）
永合　徹也（日本歯科大学新潟生命歯学部准教授）
奈良陽一郎（日本歯科大学生命歯学部教授）
新田　俊彦（日本歯科大学附属病院講師）
新田　　浩（東京医科歯科大学大学院医歯学総合研究科准教授）
沼部　幸博（日本歯科大学生命歯学部教授）
野中　和明（九州大学大学院歯学研究院教授）
橋本　吉明（東京医科歯科大学大学院医歯学総合研究科助教）
濱本　宜興（山形県立中央病院歯科口腔外科部長）
平田創一郎（東京歯科大学准教授）
廣澤　利明（日本歯科大学新潟病院講師）
福山　英治（JOY矯正歯科クリニック院長）
藤井　一維（日本歯科大学新潟病院教授）
古地　美佳（日本大学歯学部付属歯科病院講師）
別所　央城（東京歯科大学助教）
柵木　寿男（日本歯科大学生命歯学部准教授）
松村　英雄（日本大学歯学部教授）
松本　芳郎（東京医科歯科大学歯学部附属病院講師）
水谷　幸嗣（東京医科歯科大学大学院医歯学総合研究科助教）
光畑智恵子（広島大学大学院医歯薬保健学研究院助教）
宮新美智世（東京医科歯科大学歯学部附属病院助教）
宮脇　卓也（岡山大学大学院医歯薬学総合研究科教授）
三輪　全三（東京医科歯科大学歯学部附属病院講師）
森本　佳成（大阪大学大学院歯学研究科講師）
薬師寺　孝（東京歯科大学助教）
山座　治義（九州大学大学院歯学研究院講師）
山城三喜子（日本歯科大学生命歯学部准教授）
山田　　正（日本歯科大学生命歯学部助教）
山本　信治（東京歯科大学講師）
吉岡　隆知（吉岡デンタルオフィス院長）
吉田登志子（岡山大学医療教育統合開発センター助教）
米山　　均（米山歯科医院院長）

序　文

　平成18年（2006）に歯科医師臨床研修制度が必修化されてからすでに7年の歳月が経過した．必修化に際しては統一した研修目標が示され，5年後の見直しを経て，各施設ではそれに基づいた研修が実施されている．この研修目標は，新規参入の歯科医師（研修歯科医）のみならず，歯科医師免許更新の制度が導入されていないわが国においては，その時代の臨床の基準となるもので，歯科医療・医学に関わる者は常に目を向けておく必要がある．これは社会的にも国民に受け入れられる歯科医療の質の担保を確保するために必要な基準である．

　歯科医師臨床研修に関する成書はすでに何冊か上梓されている．今回われわれが企画し出版するこの「歯科臨床イヤーノート 2014～」は，この研修目標をふまえたもので，研修歯科医の参考書としても相応しいが，一歩踏み込んで，最新の歯科界スタンダードを意識して編集している．すなわち今日の歯科医療全般が網羅された，臨床現場で即役に立つ書物である．すべての領域の臨床医を対象として作成してある．専門領域の知識が集約されていることから，専門外領域を理解するための手引きでもある．

　もちろん，医育機関で診療参加型臨床実習を指導されている方々，そして臨床実習生のみなさんにも，臨床実習から臨床研修への流れを知るうえで，手元に置く価値あるものといえる．

　歯科医師が結婚や育児などで歯科医療の現場から一時的に離れた場合でも，現場復帰するときに本書が大きく役立つ．例えば，育児において歯科医師の眼から見た予防歯科の実際を体験することや，寝たきりの高齢者の介護において口腔ケアに関わることが，将来歯科医療の現場に戻ったときに，大きなキャリアとなり，その分野ですぐに流れに乗ることもできる．

　本書は，このような社会の変化を意識したうえで，今日の歯科医療の現場はもちろんのこと，一時的に現場を離れた方が常に手元に置いておく参考書の意味合いも兼ね備えたものである．

　まず紙媒体での出版としたが，今後，みなさんからの要望が強ければ，新しい情報は年毎に更新しネット配信することも考慮に入れている．

　本書がみなさんの日ごろの研鑽に役立つことは間違いないが，それぞれの立場に応じて多面的に活用されることを切に希望している．

2013年2月

歯科臨床イヤーノート編集委員会

CONTENTS

序　文／5

PART I ＜共通＞

SECTION 1　歯科診療の流れ(編集：河野文昭) …… 22

1. 診療(木村智子) …… 22
    1) 医療面接 …… 22
    2) 口腔内の診察と検査 …… 23
    3) 口腔外・顔貌・全身観察 …… 25
2. 検査，診断(篠原千尋) …… 26
    1) 検査の選択 …… 26
    2) 検査の留意事項 …… 27
    3) 「1. 診療」と検査結果から診断名の推論 …… 28
3. 診療計画(大石美佳) …… 30
    1) 治療計画 …… 30
    2) 患者へのインフォームドコンセント …… 32
    3) 全身疾患の既往がある場合のかかりつけ医師への照会 …… 34
4. 診療行為と項目分類(河野文昭) …… 36
5. 検証(河野文昭) …… 38
    1) 主訴の改善 …… 38
    2) 主訴・主訴以外の部位の器質的改善 …… 39
    3) 経過観察 …… 41

SECTION 2　医療管理(編集：平田創一郎) …… 46

1. POSに基づいた診療録(平田創一郎) …… 46
    1) 診療録 …… 46
    2) POSに基づいた診療録の作成 …… 47
2. 医療保険制度(平田創一郎) …… 48
    1) 社会保障制度 …… 48
    2) 医療保険 …… 48
    3) 高額療養費制度 …… 52
    4) 保険外併用療養費制度 …… 52
    5) 保険医療機関および保険医 …… 53
    6) 保険診療の流れの概要 …… 53
    7) 国民医療費 …… 54

3. 医療安全・感染予防(平田創一郎) ……… 56
    1) 医療事故 ……… 56
    2) 安全管理 ……… 56
    3) 感染予防 ……… 58
4. 医療廃棄物の取り扱い(平田創一郎) ……… 60
    1) 廃棄物の分類 ……… 60
    2) 産業廃棄物の取り扱い ……… 60
    3) 感染性廃棄物の取り扱い ……… 61

SECTION 3　医療経営(編集：鴨志田義功) ……… 66
1. 医療所得計算と日常業務(稲　龍之) ……… 66
    1) 歯科医院の収入 ……… 66
    2) 診療収入の計上時期 ……… 67
    3) 歯科医院の収入とはならない収入 ……… 67
    4) 医療機関の支出 ……… 68
    5) 日常業務 ……… 70
2. 関係する税制(稲　龍之) ……… 71
    1) 個人事業の課税 ……… 71
    2) 消費税 ……… 73
    3) 所得税特別措置法 ……… 75
3. 診療所の形態・設備・運営(米山　均) ……… 77
    1) 診療所の立地 ……… 77
    2) 診療所の設備 ……… 77
    3) 個人事業と医療法人 ……… 79
4. 各種加入関連(小林隆太郎) ……… 81
    1) 社会保障関係 ……… 81
    2) 歯科医師会(任意加入) ……… 82
    3) その他の加入 ……… 83
5. 関連法規(開業・継承・廃止の手続き)(小林隆太郎) ……… 84
    1) 医療法の規定 ……… 84
    2) 健康保険法の規定 ……… 86
    3) その他 ……… 88
6. 開業・継承・廃止の手続き(米山　均) ……… 91
    1) 開業届 ……… 91
    2) 事業の継承 ……… 92
    3) 事業の廃止の手続き ……… 92

CONTENTS

7. 医療のIT化(小林隆太郎) ……………………………………… 94
　1) 診療録・レセプトのデジタル化 ……………………………… 94
　2) 画像情報のデジタル化 ………………………………………… 97
　3) インターネットの活用 ………………………………………… 97

SECTION 4　医療面接(編集：木尾哲朗) ………………………… 100
1. 患者 – 歯科医師関係(小川哲次) ……………………………… 100
　1) 患者中心の医療に求められる患者 – 歯科医師の関係性 …… 100
　2) 医療面接での患者 – 歯科医師関係性の構築と強化に向けて … 101
2. 医療面接とは(木尾哲朗) ……………………………………… 103
　1) 医療面接と問診の違い ………………………………………… 103
　2) 医療面接環境 …………………………………………………… 105
　3) 初診と再診 ……………………………………………………… 106
3. 医療面接の技法(吉田登志子) ………………………………… 107
　1) 医療人としての態度 …………………………………………… 107
　2) 話を引き出す …………………………………………………… 109
　3) 解釈モデル ……………………………………………………… 111
4. 診断推論(伊藤孝訓) …………………………………………… 112
　1) 診断推論とは …………………………………………………… 112
　2) 診断のロジック ………………………………………………… 112
　3) 診断推論によるアプローチ …………………………………… 114
　4) 誤診を招く心理エラー ………………………………………… 115
　5) 診断のSHADEアプローチ …………………………………… 116
5. 会話と行動変容(鈴木一吉) …………………………………… 118
　1) どのように伝えるか …………………………………………… 118
　2) どのようにして行動を変容させるか ………………………… 121

SECTION 5　全身管理(編集：宮脇卓也) ………………………… 126
1. バイタルサインの意味するところ(友安弓子／宮脇卓也) … 126
　1) 意識の評価 ……………………………………………………… 126
　2) 呼吸の評価 ……………………………………………………… 127
　3) 循環の評価 ……………………………………………………… 129
　4) その他の全身状態の評価 ……………………………………… 132
　5) モニタリング …………………………………………………… 134
2. 服用薬剤と歯科診療(森本佳成) ……………………………… 138
　1) 歯科診療に影響を及ぼす服用薬剤 …………………………… 138

  2）歯科診療における薬物投与 …………………………………………… 142
  3）薬物相互作用 …………………………………………………………… 149
 3．全身疾患などの歯科診療上のリスク(糀谷　淳) ………………………… 152
  1）呼吸系疾患 ……………………………………………………………… 152
  2）循環疾患 ………………………………………………………………… 155
  3）脳血管障害 ……………………………………………………………… 160
  4）代謝・内分泌疾患 ……………………………………………………… 162
  5）肝・腎疾患 ……………………………………………………………… 163
  6）精神疾患 ………………………………………………………………… 166
  7）その他の疾患 …………………………………………………………… 167
  8）心身障害者 ……………………………………………………………… 168

SECTION 6　救急処置(編集：佐野公人) ……………………………………… 172
 1．歯科診療時の全身的合併症への対応(佐野公人) ………………………… 172
  1）アナフィラキシー反応 ………………………………………………… 172
  2）局所麻酔中毒 …………………………………………………………… 176
  3）過換気症候群 …………………………………………………………… 177
  4）神経(原)性ショック …………………………………………………… 179
  5）アドレナリン過敏症 …………………………………………………… 181
  6）メトヘモグロビン血症 ………………………………………………… 182
  7）既存の全身疾患の増悪 ………………………………………………… 183
 2．救命救急処置(永合徹也) …………………………………………………… 188
  1）心肺蘇生法 ……………………………………………………………… 188
  2）救急薬品 ………………………………………………………………… 200

SECTION 7　地域医療・貢献(編集：田中　彰) ……………………………… 206
 1．地域歯科保健活動 …………………………………………………………… 206
  1）母子歯科保健活動(小松崎明) ………………………………………… 206
  2）学校歯科保健活動(小松崎明) ………………………………………… 206
  3）成人・高齢者歯科保健活動(小松崎明) ……………………………… 208
  4）保健所，市町村保健センター(小松崎明) …………………………… 210
  5）災害時歯科保健医療支援活動(田中　彰) …………………………… 210
 2．歯科訪問診療 ………………………………………………………………… 214
  1）検査・診断(黒川裕臣) ………………………………………………… 214
  2）治療計画(黒川裕臣) …………………………………………………… 218
  3）器材準備(廣澤利明) …………………………………………………… 219

4）口腔ケア(江面　晃) …………………………………………………… 221
3. 医療連携・チーム医療 ……………………………………………………… 224
　　1）地域医療支援病院(田中　彰) ………………………………………… 224
　　2）病院歯科との医療連携(佐野晴男) …………………………………… 225
　　3）地域医療連携クリティカルパスと歯科医療機関(濱本宜興) ……… 227
　　4）退院時ケアカンファレンス(田中　彰) ……………………………… 231
4. 情報提供 ……………………………………………………………………… 236
　　1）診療情報提供書(藤井一維) …………………………………………… 236
　　2）セカンドオピニオン(藤井一維) ……………………………………… 239
5. 介護保険 ……………………………………………………………………… 240
　　1）居宅療養管理指導(江面　晃) ………………………………………… 240
　　2）介護保険と介護保険施設で行う口腔機能維持管理加算(菊谷　武) … 242

PART II ＜各科＞

SECTION 1　保存修復（編集：奈良陽一郎） …… 250

- **1. 情報収集** …… 250
  - 1) 主観的情報収集（新田俊彦）…… 250
  - 2) 客観的情報収集（新田俊彦）…… 251
  - 3) 患者の質問・希望などへの応答（代田あづさ）…… 253
- **2. 診療計画** …… 254
  - 1) プロブレムリストの作成（新田俊彦）…… 254
  - 2) 主観的・客観的情報の整理分析（新田俊彦）…… 255
  - 3) 緊急性・疾患類別の判断（代田あづさ）…… 256
  - 4) 治療法の抽出（代田あづさ）…… 257
  - 5) インフォームドコンセントの獲得（代田あづさ）…… 259
- **3. 予防・治療基本技術** …… 260
  - 1) プラークコントロール（山田　正）…… 260
  - 2) 罹患歯質除去（新田俊彦）…… 261
  - 3) 歯髄保護（代田あづさ）…… 263
  - 4) 歯肉排除・歯間分離（柵木寿男）…… 265
  - 5) 隔壁の装着（奈良陽一郎）…… 266
  - 6) 簡易・ラバーダム防湿（奈良陽一郎）…… 268
- **4. 予防・治療技術** …… 270
  - 1) 予防填塞（柵木寿男）…… 270
  - 2) コンポジットレジン修復（奈良陽一郎）…… 271
  - 3) グラスアイオノマーセメント修復（奈良陽一郎）…… 276
  - 4) コンポジットレジンインレー修復（山田　正）…… 278
  - 5) セラミックインレー修復（奈良陽一郎）…… 279
  - 6) ベニア修復（柵木寿男）…… 282
  - 7) メタルインレー修復（柵木寿男）…… 283
  - 8) 着色・変色歯への治療（柵木寿男）…… 285
  - 9) 補修修復（柵木寿男）…… 286
- **5. 高頻度治療** …… 288
  - 1) 1・2・3・5級う蝕症への治療（奈良陽一郎）…… 288
  - 2) くさび状欠損症への治療（柵木寿男）…… 292
  - 3) 象牙質知覚過敏症への治療（柵木寿男）…… 292
- **6. 応急処置** …… 295
  - 1) 脱離修復物への処置（柵木寿男）…… 295

2）破折歯への処置(柵木寿男) ………………………………………… 296
　7. **経過評価管理** …………………………………………………………… 298
　　1）リコールシステムの確立・実施(新田俊彦) ………………………… 298
　　2）口腔内状態の検査(新田俊彦) ……………………………………… 298
　　3）患者の意見聴取(代田あづさ) ……………………………………… 298
　　4）患者教育(山田　正) ………………………………………………… 300
　　5）プロフェッショナルケアの実施(山田　正) …………………………… 300

SECTION 2　歯内治療(編集：荒木孝二) …………………………… 304

　1. **医療面接**(荒木孝二) ……………………………………………………… 304
　　1）医療情報の収集 …………………………………………………… 304
　　2）診察 ………………………………………………………………… 305
　2. **診療計画(検査・診断を含む)**(荒木孝二) ………………………………… 308
　　1）歯髄・根尖歯周組織疾患の検査・診断 …………………………… 308
　　2）歯根破折 …………………………………………………………… 311
　　3）診療計画の立案 …………………………………………………… 313
　3. **予防・治療(基本)技術**(荒木孝二) ………………………………………… 314
　　1）アクセスキャビティプレパレーション ………………………………… 314
　　2）ラバーダム防湿 ……………………………………………………… 316
　　3）根管作業長測定 …………………………………………………… 318
　　4）根管拡大・形成 ……………………………………………………… 320
　　5）根管洗浄 …………………………………………………………… 323
　　6）細菌培養検査 ……………………………………………………… 325
　　7）根管貼薬 …………………………………………………………… 326
　　8）根管充填 …………………………………………………………… 328
　4. **予防・治療(アドバンス)技術**(吉岡隆知) ………………………………… 332
　　1）外科的歯内療法 …………………………………………………… 332
　　2）歯科用顕微鏡 ……………………………………………………… 334
　　3）クラウンダウン法による根管形成 …………………………………… 336
　5. **高頻度治療**(吉岡隆知) …………………………………………………… 338
　　1）歯髄保護 …………………………………………………………… 338
　　2）抜髄 ………………………………………………………………… 340
　　3）感染根管治療 ……………………………………………………… 342
　　4）再根管治療 ………………………………………………………… 344
　6. **応急処置**(吉岡隆知) ……………………………………………………… 346
　　1）急性症状への応急処置 …………………………………………… 346

2) 歯肉腫脹への応急処置 ……………………………………………………………… 348
7. **経過評価管理**(吉岡隆知) ……………………………………………………………… 350
　　1) 根管充填前の評価 …………………………………………………………………… 350
　　2) 根管充填後の評価 …………………………………………………………………… 352
　　3) 補綴物修復後の評価 ………………………………………………………………… 354

SECTION 3　歯周治療 (編集：沼部幸博／木下淳博) …………………………………… 358

1. **医療面接**(小川智久) ……………………………………………………………………… 358
　　1) 医療情報の収集 ……………………………………………………………………… 358
　　2) 歯科医師と患者との関係確立(インフォームドコンセント) …………………… 358
　　3) 患者の指導と動機づけ，治療への患者の参加(モチベーション) ……………… 359
　　4) 病歴聴取 ……………………………………………………………………………… 359
2. **診療計画(検査・診断を含む)** ………………………………………………………… 361
　　1) 歯周組織の診察(沼部幸博) ………………………………………………………… 361
　　2) 歯周疾患の診断(伊藤　弘) ………………………………………………………… 369
　　3) 治療計画の立案(関野　愉) ………………………………………………………… 379
3. **予防・治療(基本)技術** ………………………………………………………………… 383
　　1) 生活習慣と歯周病予防(片桐さやか／和泉雄一) ………………………………… 383
　　2) 歯周治療 ……………………………………………………………………………… 384
　　　(1) 歯周基本治療 …………………………………………………………………… 384
　　　　①応急処置(新田　浩) …………………………………………………………… 384
　　　　②口腔衛生指導導入の留意点(新田　浩) ……………………………………… 386
　　　　③プラークの機械的除去法(ブラッシング)(新田　浩) ……………………… 386
　　　　④プラークの機械的除去法(清掃補助器具)(新田　浩) ……………………… 388
　　　　⑤プラークの化学的抑制法(新田　浩) ………………………………………… 388
　　　　⑥スケーリング・ルートプレーニング(SRP)(木下淳博) …………………… 389
　　　　⑦PMTC(荒川真一) ……………………………………………………………… 393
　　　　⑧知覚過敏症の処置(水谷幸嗣／和泉雄一) …………………………………… 395
　　　　⑨生活習慣・悪習癖の改善(水谷幸嗣／和泉雄一) …………………………… 395
　　　(2) 歯周外科治療 …………………………………………………………………… 396
　　　　①フラップ手術(歯肉剥離掻爬術)(秋月達也／和泉雄一) …………………… 396
　　　　②歯槽骨整形術・歯槽骨切除術(秋月達也／和泉雄一) ……………………… 398
　　　　③歯冠長増大(延長)術(秋月達也／和泉雄一) ………………………………… 399
　　　　④歯肉切除術・歯肉整形術(秋月達也／和泉雄一) …………………………… 400
　　　　⑤歯周ポケット掻爬術(秋月達也／和泉雄一) ………………………………… 401
　　　　⑥新付着術(秋月達也／和泉雄一) ……………………………………………… 401

CONTENTS

　　　⑦歯肉歯槽粘膜形成術(小田　茂) ······ 402
　　(3)根分岐部病変の処置(谷口陽一／青木　章) ······ 405
　　(4)咬合治療(青山典生／小田　茂) ······ 409
　　(5)薬物療法(小柳達郎／竹内康雄) ······ 410
　　(6)メインテナンス治療(須田智也／小林宏明) ······ 411
　4. 予防・治療(アドバンス)技術(大澤銀子／仲谷　寛) ······ 414
　　1)歯周組織再生療法

SECTION 4　クラウンブリッジ(編集：松村英雄) ······ 422

　1. 医療面接(古地美佳) ······ 422
　　1)医療面接 ······ 422
　　2)診察 ······ 422
　　3)プロブレムリストの作成 ······ 422
　2. 検査，診断，診療計画(古地美佳) ······ 424
　　1)検査と診断 ······ 424
　　2)ブリッジの設計 ······ 424
　3. 治療基本技術 ······ 427
　　1)支台歯形成(小峰　太) ······ 427
　　2)精密印象採得(小峰　太) ······ 428
　　3)咬合採得(小泉寛恭) ······ 430
　　4)色調の選択と伝達(小泉寛恭) ······ 431
　　5)試適，仮着，合着(小泉寛恭) ······ 433
　4. 治療技術 ······ 436
　　1)陶材焼付冠(陶材焼付鋳造冠)(小峰　太) ······ 436
　　2)ポーセレンラミネートベニア(小峰　太) ······ 438
　　3)オールセラミッククラウン(小峰　太) ······ 439
　　4)レジンジャケットクラウン(小泉寛恭) ······ 441
　　5)接着ブリッジ(小泉寛恭) ······ 443
　　6)インプラントとクラウンブリッジ(小峰　太) ······ 444
　5. 高頻度治療 ······ 447
　　1)プロビジョナルレストレーション(小峰　太) ······ 447
　　2)支台築造(小泉寛恭) ······ 449
　　3)全部金属冠(小泉寛恭) ······ 451
　　4)レジン前装冠(小泉寛恭) ······ 452
　6. 応急処置(松村英雄) ······ 453
　　1)クラウン装着歯への応急処置 ······ 453

  2）ブリッジの補修 …………………………………………………………………… 453
 7．**経過評価管理**（古地美佳） …………………………………………………………… 456
  1）固定性補綴装置の評価 …………………………………………………………… 456
  2）固定性補綴装置の術後管理 ……………………………………………………… 456

SECTION 5　有床義歯（編集：髙橋　裕） …………………………………………… 460

 1．**医療面接**（髙橋　裕） ………………………………………………………………… 460
  1）医療面接 …………………………………………………………………………… 460
  2）診察 ………………………………………………………………………………… 460
  3）プロブレムリストの作成 ………………………………………………………… 460
 2．**検査，診断，診療計画**（髙橋　裕） ………………………………………………… 462
  1）治療計画の立案 …………………………………………………………………… 462
  2）全部床義歯の設計 ………………………………………………………………… 463
  3）部分床義歯の設計 ………………………………………………………………… 464
 3．**治療基本技術**（清水博史） …………………………………………………………… 465
  1）部分床義歯の印象採得 …………………………………………………………… 465
  2）部分床義歯の咬合採得 …………………………………………………………… 467
  3）部分床義歯の試適 ………………………………………………………………… 470
  4）義歯装着時の対応 ………………………………………………………………… 471
  5）リライン，リベース ……………………………………………………………… 472
 4．**治療技術**（髙橋　裕） ………………………………………………………………… 477
  1）全部床義歯の印象採得 …………………………………………………………… 477
  2）無歯顎の咬合採得 ………………………………………………………………… 478
  3）全部床義歯の試適と重合後の咬合調整 ………………………………………… 480
  4）義歯装着時の対応 ………………………………………………………………… 482
  5）全部床義歯装着後の調整 ………………………………………………………… 485
 5．**高頻度治療**（清水博史） ……………………………………………………………… 487
  1）部分床義歯装着後の咬合調整 …………………………………………………… 487
  2）顎堤粘膜の疼痛に対する処置 …………………………………………………… 488
 6．**応急処置**（清水博史） ………………………………………………………………… 489
  1）破損義歯の修理 …………………………………………………………………… 489
  2）義歯の暫間的な応急処置 ………………………………………………………… 490
 7．**経過評価管理** ………………………………………………………………………… 492
  1）部分床義歯症例の長期的障害と対応（清水博史） …………………………… 492
  2）全部床義歯症例の長期的障害と対応（髙橋　裕） …………………………… 494

CONTENTS

SECTION 6　口腔外科・放射線(編集：柴原孝彦) ……… 498
- **1. 医療面接**(別所央城) ……… 498
  - 1) ラポール形成 ……… 498
  - 2) 診察 ……… 500
  - 3) 医療情報の収集 ……… 502
  - 4) 病歴聴取 ……… 503
  - 5) 病態説明 ……… 504
- **2. 診療計画**(別所央城) ……… 505
  - 1) 新しい画像診断法 ……… 505
  - 2) 各種画像検査 ……… 506
  - 3) 撮影方法 ……… 507
  - 4) 診断 ……… 508
  - 5) 治療計画の立案 ……… 509
- **3. 治療基本技術**(薬師寺孝) ……… 510
  - 1) 局所麻酔 ……… 510
  - 2) 抜歯：永久歯・乳歯(普通抜歯) ……… 511
- **4. 治療技術**(薬師寺孝) ……… 515
  - 1) 口腔内消炎手術 ……… 515
- **5. 高頻度治療**(薬師寺孝) ……… 517
  - 1) 日帰り可能な口腔内処置 ……… 517
- **6. 応急処置**(山本信治) ……… 521
  - 1) 口腔外傷の処置 ……… 521
  - 2) 止血処置 ……… 525
  - 3) 口腔内外縫合処置 ……… 529
- **7. 経過評価管理**(山本信治) ……… 532
  - 1) 手術後処置(抜糸，洗浄) ……… 532
  - 2) 入院患者の処置と手術 ……… 533
  - 3) 入院患者の管理 ……… 534
  - 4) 外来における術後管理 ……… 536

SECTION 7　歯科麻酔(編集：住友雅人／砂田勝久) ……… 540
- **1. 診療計画**(山城三喜子) ……… 540
  - 1) 検査結果の把握と追加 ……… 540
  - 2) 管理方法の決定 ……… 546
- **2. 麻酔管理と基本技術**(砂田勝久) ……… 549
  - 1) 局所麻酔 ……… 549

2) 精神鎮静法 ･･･ 554
　　3) 全身麻酔法 ･･･ 558
　　4) 外来全身麻酔法 ･･･ 562
　3. **治療技術**(中村仁也) ･･ 564
　　1) ペインクリニック(疼痛) ･･･ 564
　　2) 神経麻痺 ･･･ 567

SECTION 8　小児歯科 (編集：髙木裕三) ････････････････････････････････････ 572
　1. **医療面接**(鈴木淳子／苅部洋行) ･･････････････････････････････････････ 572
　　1) 医療情報の収集 ･･･ 572
　　2) 病歴聴取 ･･･ 573
　　3) 患者・保護者の要望確認 ･･･ 574
　　4) 患者・保護者と歯科医師との関係の確立 ･･･････････････････････････････ 575
　2. **診療計画**(野中和明／山座治義) ･･ 577
　　1) 診察と資料採得 ･･･ 577
　　2) 資料分析と診断 ･･･ 578
　　3) 治療計画の立案 ･･･ 583
　3. **予防・治療(基本)技術**(井上美津子) ･･････････････････････････････････ 584
　　1) 小児患者への対応法 ･･･ 584
　　2) 口腔保健指導(保護者への指導) ･･･････････････････････････････････････ 585
　　3) 機械的歯面清掃 ･･･ 586
　　4) フッ化物の歯面塗布 ･･･ 587
　　5) ラバーダム装着 ･･･ 589
　　6) 隔壁装着 ･･･ 591
　4. **予防・治療(アドバンス)技術** ･･ 594
　　1) 非協力児・障害児のう蝕治療(三輪全三) ･･･････････････････････････････ 594
　　2) 歯の外傷の治療(宮新美智世) ･･･ 595
　　3) 小児の口腔外科小手術(橋本吉明) ･････････････････････････････････････ 598
　　4) 咬合誘導処置(小野芳明) ･･･ 599
　5. **高頻度治療**(新谷誠康) ･･ 603
　　1) 口腔保健指導(患児への保健指導) ･････････････････････････････････････ 603
　　2) 予防填塞 ･･･ 605
　　3) コンポジットレジン修復 ･･･ 607
　6. **応急処置** ･･･ 609
　　1) う蝕抑制処置(髙木裕三) ･･･ 609
　　2) 歯の外傷の応急処置(宮新美智世) ･････････････････････････････････････ 610

CONTENTS

  3）保隙装置の調整・変更・撤去(髙木裕三) ……………………………… 613
 7. 経過評価管理 ……………………………………………………………… 614
  1）歯科保健行動とう蝕活動性の評価(香西克之／光畑智恵子) …………… 614
  2）う蝕・外傷処置の術後評価(香西克之／光畑智恵子) …………………… 615
  3）咬合誘導処置の術後管理(田村康夫／近藤亜子) ………………………… 617
  4）顎・口腔の発育評価(田村康夫／近藤亜子) ……………………………… 618

SECTION 9 矯正歯科(編集：小野卓史) …………………………………… 624
 1. 医療面接(松本芳郎) ……………………………………………………… 624
  1）不正咬合による障害と矯正歯科治療の意義 ……………………………… 624
  2）不正咬合患者に対する医療面接 …………………………………………… 625
  3）不正咬合患者に対する診察 ………………………………………………… 628
 2. 診療計画(福山英治) ……………………………………………………… 630
  1）検査と分析 …………………………………………………………………… 630
  2）診断 …………………………………………………………………………… 640
  3）矯正歯科治療における抜歯 ………………………………………………… 642
  4）治療目標および治療計画の立案 …………………………………………… 644
  5）矯正歯科治療の開始時期 …………………………………………………… 646
 3. 予防・治療（基本）技術(松本芳郎) …………………………………… 648
  1）不正咬合の予防・抑制 ……………………………………………………… 648
  2）乳歯列期・混合歯列期の矯正歯科治療 …………………………………… 649
  3）矯正歯科治療中の口腔衛生管理 …………………………………………… 652
 4. 予防・治療（アドバンス）技術(簡野瑞誠) …………………………… 654
  1）永久歯列期の矯正歯科治療 ………………………………………………… 654
  2）包括歯科診療における矯正歯科治療 ……………………………………… 657
 5. 応急処置(松本芳郎) ……………………………………………………… 660
  1）矯正装置装着患者に対する応急処置 ……………………………………… 660
  2）不正咬合管理に関する応急処置 …………………………………………… 661
 6. 経過評価管理(簡野瑞誠) ………………………………………………… 663
  1）術中の評価と管理 …………………………………………………………… 663
  2）保定 …………………………………………………………………………… 663

索引 ………………………………………………………………………………… 666

PART I
<共通>

歯科診療の流れ | SECTION 1

SECTION 1 歯科診療の流れ

1．診療

1）医療面接

（1）目的
　診断や治療に必要な情報を聴取することが大きな目的であると思われがちだが，患者に説明や指導を行い，患者が必要とする情報を提供する場でもある．医療面接を通して，患者の Quality of Life（QOL）を向上させるとともに，歯科医師と患者の相互信頼関係を構築することができる．また，患者が歯科医師に訴えを話すことで，精神的な負担が軽くなることが多い．

（2）初診時医療面接の手順
①あいさつ
・患者が安心する雰囲気をつくり，明確な言葉であいさつをする．

②患者確認
・患者間違いを起こさないために，患者自身にフルネームや生年月日を言ってもらう．

③自己紹介
・所属とフルネームを述べる．

④主訴の聴取
・患者が来院する直接の動機となった症状を問う．主訴は患者自身の言葉で表現する．
　1人の患者で多数の訴えがある場合は患者がもっとも苦痛に感じることを主訴とする．

⑤現病歴の聴取
・主訴に関して，発症してから現在に至るまでの経過を質問する．来院前に他の医療機関を受診したか（受診した場合は治療歴），鎮痛薬などを服薬したかについても聴取する．

⑥歯科的既往歴の聴取
・歯科での麻酔経験の有無（不快症状はなかったか），抜歯経験の有無を尋ねる．

⑦全身的既往歴の聴取
・現在までに罹患した全身的な疾患と通院歴，服薬状況，血圧，出血性素因，アレルギー（食物，薬剤），妊娠の可能性について聴取する．高齢者は有病者であることが多いので，とくに注意する．また，治療中の疾患がある場合は，病状などの問い合わせをスムーズに行うことができるようにかかりつけの病院名・診療科名を聞いておくとよい．

⑧家族歴の聴取
・血縁関係にある家族の健康状態，遺伝性疾患の有無などを尋ねる．疾病の種類によっては家族歴がきわめて重要となる．

⑨現症の診察と検査（次項へ）

2）口腔内の診察と検査

まず視診を行い，必要な部位には触診，打診，聴診などの検査を追加し，歯，歯周組織，口腔粘膜，歯列や咬合状態などを検査する．

（1）歯（図1のようなチャートを使用して行う）

①視診

直視，およびミラーを用いて行う．拡大鏡を用いることもある．

- 歯の位置，数，形，大きさ，色の異常，咬耗，破折，亀裂など
- う蝕：部位，大きさ，進行状態，露髄の有無
- 修復物の種類：辺縁の適合性や二次う蝕の有無
- 欠損部：義歯を使用しているか　など

②触診

探針を用いて行う．

- う蝕：形態や軟化象牙質の深さ
- 修復物：辺縁の適合性と二次う蝕の有無
- 知覚過敏部：擦過痛の有無　など

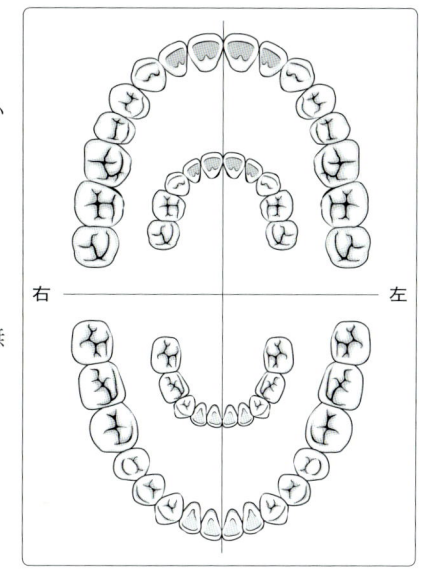

図1　歯の診察チャート．

③打診

- ピンセットやミラーの柄で，歯を垂直方向と水平方向に叩いて痛みを感じるか調べる．

④聴診

- 歯の打診音を聴く．

⑤温度診

- 歯に冷温刺激を与えて，反応の有無や持続時間を検査する．

⑥歯髄電気診

- 電気歯髄診断器を用いて，歯髄の生死を判定する．

（2）歯周組織

①視診

- 色調，形状などの異常がないか調べる．腫脹，瘻孔，排膿の有無など．

②触診

- プローブで検査する事項：ポケット深さ，形態，歯石の沈着，プロービング時の出血
- 手指で検査する事項：歯肉の圧痛，腫脹，波動
- 動揺度検査：ピンセットで歯を押して（はさんで）動揺度を調べる．

(3) 口腔粘膜
① 視診
- 色，形状などの異常がないか調べる．びらんや潰瘍，斑，水疱などの病変がないか．ある場合は，その大きさ，境界の状態などを観察する．

② 触診
- 病変の可動性，硬度，波動，熱感，接触痛などを触診する．

(4) 歯列と咬合状態
① 視診
- 歯列形態や咬合状態を調べる．オーバーバイト，オーバージェットを確認する．
  例）反対咬合，鋏状咬合など．

② 咬合接触の検査
- 咬合紙やワックスを使用して，咬頭嵌合位と側方運動時の咬合接触状態を検査する．タッピング時の触診，咬合音の聴診を行う．

(5) その他
口腔清掃状態，唾液の量および性状などを観察する．

＜エックス線検査＞

視診，触診など口腔内の診察と検査により異常が認められた部位と，異常は認められなかったが患者が異常を訴えている部位について，必要な場合にはエックス線検査を行う．また，全顎的なスクリーニングを行うためにデンタルエックス線写真・10枚法または14枚法やパノラマ写真を撮影することもある．場合によっては，特殊撮影を追加する．

ポイント

- 正確に診断するためには，必要な検査を選択し正しく行うことができるかどうかがカギとなる．
- 患者の負担を少なくするため，検査は短時間で行う．症状がある部位の触診や打診によってさらに強い症状の出現がみられる場合があるので，慎重にやさしく行う．
- 口腔内の診察と検査を行い，口腔内写真や研究用模型などの資料を採得する．
  ⇒診察時に十分観察できなかった部位を確認することができる．また，術前検討会でのディスカッションにも利用できる．患者へ説明する際に用いると，客観的に理解させることが可能となる．

3）口腔外・顔貌・全身観察

主訴の部位に着目してしまいがちだが，診察と検査はまず全身から始めて局所へ．

（1）全身
①体型
- 栄養状態を知る目安となる．

②姿勢，歩行
- 診療室へ入るときの患者の様子（直立の状態で，ふらつきはないか，また直立と坐位の変化がスムーズにできるか）を観察する．整形外科的な疾患がある場合は，チェアを倒すことが可能か確認する．車椅子の患者の場合は，チェアへ移動することができるか確認する．

③発声
- 患者との対話を通じて，構音障害はないか，言語が理解できるか，会話の内容は正常かをチェックする．

④精神状態
- 感情の起伏，話し方，反応の速さなどでチェックする．

（2）顔貌
①顔色
- 自然光のもとで，正面と左右側面を観察する．その際，人種差，職業，化粧品などでもともと個人差があることを考慮する．

②皮膚
- 全身疾患により皮膚に症状が現れることがあるため，皮膚の状態を確認する．たとえば，自己免疫疾患では紅斑などの症状が出現しやすい．

③対称性
- 蜂窩織炎や骨折などがある場合には，正貌が非対称となることが多い．

（3）顎関節
開口障害はないか，下顎の変位や運動の制限はないか観察する．

（4）所属リンパ節
リンパ節の腫脹が認められる場合，局所的なリンパ節の腫脹か全身的に疾患を有するか観察する．またその大きさ，硬さ，圧痛，移動性などを確認する．

2．検査，診断

1）検査の選択

（1）検査とは？

診断に必要な情報を収集するために検査を行う．正しい診断が下されてこそ適切な治療へと結びつくものであり，診断と密接にかかわる種々の検査が持つ意義は大きい．医療面接や口腔内の診察と検査で得られた所見をもとに，どのような情報があれば正確な診断に役立つのかを考えて検査を行う．

（2）検査選択のポイント

①検査の目的
- 診断のために知りたい情報は何か，何のために検査を行い，その検査でどのような情報が得られるのかを十分に理解する．また，逆にその検査では得られない情報についても知っておかなくてはならない．

②再現性
- 治療前・治療中・治療後それぞれの時期で評価を行うことは，治療計画の修正や経過確認のために重要である．そのため，検査はそれぞれの段階と比較できるよう再現性のあるものが望ましい．熟練度による再現性のばらつきが出ないよう，器具の操作や検査方法を熟知しておく．

③簡便性
- 精度が優れていても結果が得られるまでに時間がかかるもの，精度は劣るが簡便に実施できるものなど，同じような目的の検査であってもそれぞれの特性を考慮する．

④危険性
- 検査に伴う不快症状やリスクが予想される場合には，検査の必要性について十分な説明と同意が必要である．

⑤検査を行う順序
- 治療計画を作成するうえで口腔全体および全身状態の把握は重要である．主訴以外についても必要に応じて各種検査を行うが，限られた診療時間内にすべての検査を行うことは難しい．今すぐに必要な情報と次回でもよい情報を区別し検査の順序を決める．

⑥経済性
- 有用な検査でも CT や MRI のように費用が高額であったり，保険が適用されない場合もある．これらの検査を行う前には，事前に得られた検査結果からその必要性を十分検討する．

2）検査の留意事項

(1) 検査で気を付けることは？

①主訴以外の検査も忘れずに

- 主訴についてはもちろんだが，治療計画立案のために口腔清掃状態や歯周組織の状態など口腔全体について知ることが必要である．
- 安全に治療を行うためには既往歴から得られた情報をもとに必要に応じて出血性素因や心電図などの全身的な検査を行い，状態を把握する．

②検査結果の誘導に注意

- 顎運動の検査など患者の感覚をもとに行う検査では，術者が不正な誘導を行わないように注意する．
- いずれの検査においても患者に不要な不安や痛みを与えることのないよう手技について習熟しておく．

③記録はわかりやすく正確に

- 数値化して記録された検査結果は，治療前・治療中・治療後での比較ができる．得られた検査結果は診療録に記載するが，歯周組織検査など多くのデータがある場合の入力もれや間違い，また検体の取り違えなどがないよう注意する．
- 結果は術者以外が見てもわかるように記載し，医院で共通のチャートなどがあれば利用する．救急処置などで担当医以外がかかわる場合や，経過が長い症例など複数のスタッフがかかわっている場合があるためである．検査結果を適切に記録・保管することで治療経過の確認が容易となり，治療の成否や予後の判定に役立つので患者の利益につながる．

④検査結果を確認する

- 疾患の状態はつねに変化する．治療の途中で症状に応じた新たな検査を行い，診断が当初のものと変わる場合もある．漫然と治療を続けることのないよう記録された検査結果を確認する．
- 自分が行った治療により症状がどのように変化したかを知ることで，そのときの診断が正しかったかどうか検証できる．もし治療の効果がなかったときには，どうすれば良い結果に結びついたか，正しい診断は何だったかを考察する．これらの作業は臨床能力向上のために非常に有用である．

3）「1．診療」と検査結果から診断名の推論

（1）検査～診断

　医療面接から得られた情報をもとに検査を実施し診断を下す．診断をもとに治療を開始するが，治療が成功してはじめてその診断が正しかったといえる．したがって，治療を始める前の段階で行う診断は最終的な確定診断ではなく，予想した診断名（診断名の推論）となる．

＜医療面接から診断までの流れ＞

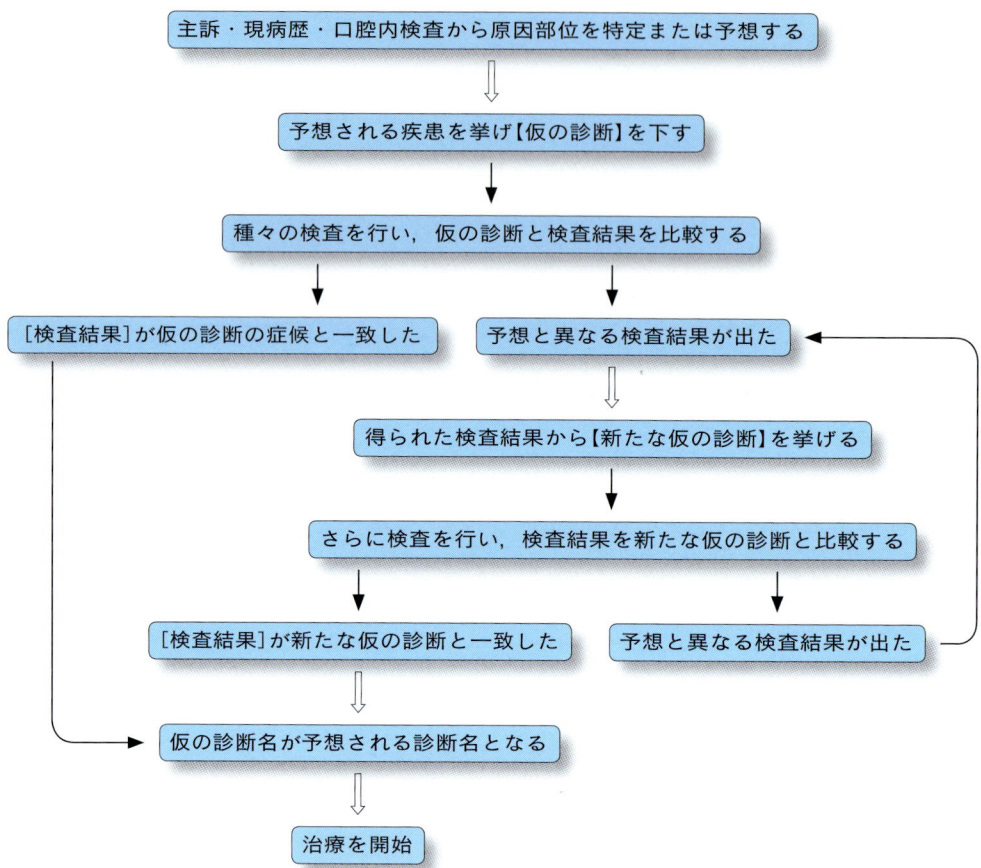

　たとえば…
　歯肉腫脹を主訴に患者が来院．検査にて主訴の部位にびまん性の歯肉腫脹・圧痛あり．
⇒【仮の診断】：辺縁性歯周炎？
→［検査結果］：垂直打診に違和感あり，水平打診には反応なし．ポケットは 2 mm.
「予想と異なる検査結果が出た！！」 仮の診断・辺縁性歯周炎と症候が一致しない．
⇒【新たな仮の診断】：根尖性歯周炎？
→［新たな検査結果］：エックス線検査にて根尖部に透過像あり．歯髄電気診により歯髄失活との結果．
⇒予想される診断名＝根尖性歯周炎
⇒根尖性歯周炎の治療を開始する．

> **ポイント**
> - 患者の訴えは一つであるとは限らない．複数の訴えがある場合にはそれぞれの訴えについて上記のプロセスで診断名を推論する．
> - 日常の診療ではそれぞれの疾患に典型的な臨床症状があるとは限らず，医療面接や検査から得られた情報をすべて満たす診断名が見つからないこともある．また，上記のステップを一つの診断名ごとに行っていては非常に時間がかかることもある．通常は候補となる仮の診断を複数挙げ，それぞれについて同時に検査を行う．得られた複数の検査結果からもっともあてはまる診断名を選択する．
> - 患者の訴える症状と所見が異なる場合や関連痛など痛みが広範囲で原因部位がわかりにくい場合は，所見と検査結果を注意深く照合して診断する．診察や検査は複数項目を組み合わせることにより，より正確な診断に近づく．

（2）診断の種類

①臨床診断
- 臨床所見や検査結果をもとに日常の診療で通常行っている診断．臨床症状から疾患の病態を表すもので，病理診断の結果と一致しないこともある．

②病理診断
- 組織切片により炎症の程度や組織変化を調べて病変の有無や種類を診断する．

③待機的診断
- 臨床症状は多様である．検査結果が診断に対する症候とすべて一致する典型的な症例ばかりではなく，複数の候補から一つの診断に絞り込めないこともある．このような場合には，考えられる複数の治療法からまず一つを行い，症状の改善があれば治療を継続，改善がなければ治療法を変更し，治療を行いながら診断を進めていく．治療法が変更になることがあるので，処置は可逆的な侵襲の少ないものから始める．

＊組織学的な状態を表す病理診断と臨床診断を結びつけておくことで，病態や治療法への理解が深まり，患者へのわかりやすい説明に役立つ．

3. 診療計画

1）治療計画

　歯科医院を訪れた際の患者の「主訴」をまず治療することが，患者にとっては当たり前であるが，医療者にとっては，全顎的なバランスを考慮し，POS（後述項目参照）に従い治療計画を立案する．

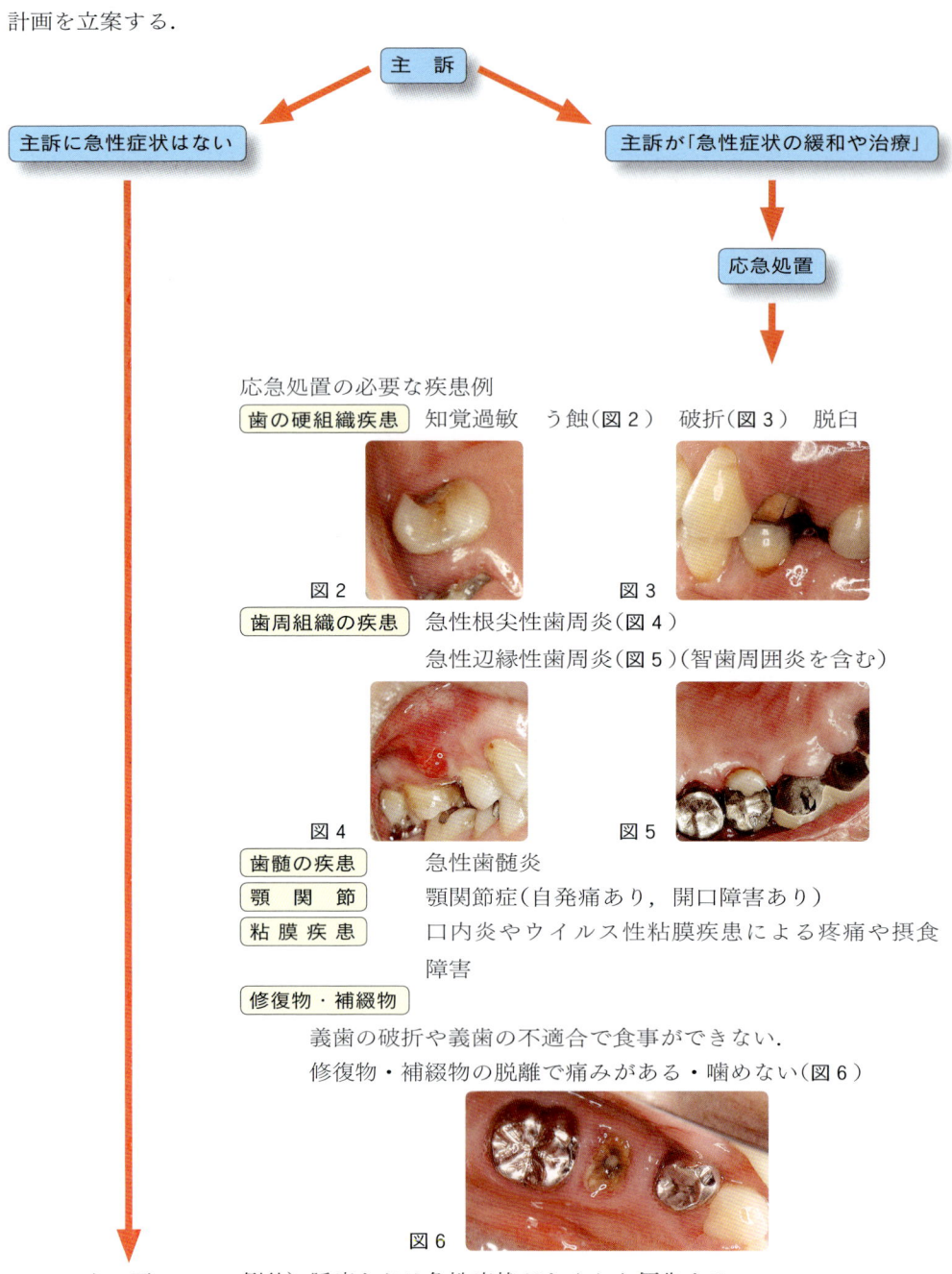

応急処置の必要な疾患例

歯の硬組織疾患　知覚過敏　う蝕（図2）　破折（図3）　脱臼

図2　　図3

歯周組織の疾患　急性根尖性歯周炎（図4）
　　　　　　　　　急性辺縁性歯周炎（図5）（智歯周囲炎を含む）

図4　　図5

歯髄の疾患　急性歯髄炎
顎関節　顎関節症（自発痛あり，開口障害あり）
粘膜疾患　口内炎やウイルス性粘膜疾患による疼痛や摂食障害

修復物・補綴物
　義歯の破折や義歯の不適合で食事ができない．
　修復物・補綴物の脱離で痛みがある・噛めない（図6）

図6

次の頁へ　　例外）腫瘍などは急性症状がなくとも優先する．

(1) 資料の収集

- 全顎の模型
- 歯周組織検査
- 全顎のエックス線写真撮影
- 口腔内写真(正面像　上顎咬合面　下顎咬合面　右側方　左側方)の最低5方向
- 生活習慣に関する問診(喫煙，1日の歯磨きの回数，嗜好品など)
- 全身疾患(通院している病院名　服薬名　担当医師名)

(2) 問題点の抽出(医療面接で得た資料を参考にする)

問題点とは？

- う蝕，根尖病変，歯周病，歯列不正，不良補綴装置，咬合異常，抜歯適応歯，患者の悪習癖，ブラキシズム，知覚過敏など

(3) 一つひとつの問題点における治療方法を決定

(4) 決定した治療方法に優先順位をつける

> 【優先順位の付け方】
>
> 1：できる限り，主訴を優先できる治療計画を立てる．
> 2：咬合を回復する．
>   例1) 歯の欠損・歯冠崩壊などで食事ができない場合は，テンポラリークラウンや暫間義歯を装着する．
>   例2) 全顎的に治療が必要な場合は，咬合に支障をきたさないために，片側から行う(右側の上下から行う．あるいは，左側の上下から行う)．
> 3：優先しなければならない治療を阻害する因子の除去．
>   例) 半埋伏の智歯が存在するために，第二大臼歯の遠心のう蝕治療ができない場合の智歯抜歯．
> 4：歯周病は，歯冠補綴より優先(テンポラリークラウンで状況をみて歯周組織が安定してから補綴処置を行う)．

(5) 治療計画を立てた後，カンファレンスを行い，他者の意見を参考に修正する

* 全顎的治療が必要な患者でも，患者自身が主訴のみの治療を希望している場合，他の部位の治療を行わない場合のデメリットを説明し承諾をとり，その後主訴のみの治療を行う．

2）患者へのインフォームドコンセント

インフォームドコンセントは，「説明と同意」「十分に知らされたうえでの同意」などと訳される．この考えは，1950年代のアメリカで主として医療紛争を解決するための方法として発生したものであるが，1970年代に入ってからは，患者の基本的権利であると認識され，現在では，患者がその医療行為を理解できることを目標に十分に説明しそのうえで同意を得ることが，要求される．

（1）患者が，説明を理解できず決定できない場合は，家族に対して行う．
（2）上記（1）の場合でなくとも，状況によっては患者の家族も一緒に同席してもらう．
・家族の理解と協力を得るため
・患者の聞き間違い・思い込み，説明者の「説明したという思い込み」などを防ぐため

＜インフォームドコンセントを行う時期＞
①疾患とその重症度を診断するための検査を行う前
②疾病の状況説明を行うとき
③治療計画を説明し，それに対する同意を確認するとき
④治療を行っている最中

（1）疾患とその重症度を診断するための検査を行うことの説明と承諾を得る
・検査について内容説明
　検査名，目的，方法，検査時間，費用，副作用，肉体的苦痛（検査中，検査後）

（2）②疾病の状況を説明する
・疾病の状況を説明するには，エックス線写真，模型，検査結果（標準値も含める），絵（自分で記載する場合もある）を使用して，言葉だけでなく，視覚に訴え，印象に残る方法で説明する．

（3）治療計画を説明し，それに対する同意を確認する
・治療計画について内容説明
　治療名，方法，治療期間，費用，副作用，治療中の肉体的苦痛，治癒の確率
・治療計画の説明は，説明直後に承諾を得た場合も，もう一度患者が理解しているかを確認する．
・説明直後に患者が悩んで，承諾を得られない場合は，次回までに考えてきてもらう．そのとき，患者に不明点や疑問点が生じたら，次回来院時に質問してもらい，それについて担当医が回答説明する旨を述べる．

- 治療法をインターネットで調べて来た患者の場合には，間違った情報を得たり間違った解釈をしている場合もあるので，誤解をしていないかを確かめ「専門家」としての説明をわかりやすく行い信頼関係を築く．
- 外科処置の場合は，承諾書にサインを得ることが望ましい．

（4）治療を開始後
- その日に行う治療内容を治療前に，毎回，簡潔に説明し承諾を得る．
- 疑問がないかを尋ね，質問には，誠意を持ち回答する．
- 治療終了後，次回の治療内容を簡潔に説明し，承諾を得る．
- 診療録に，「説明し」「承諾を得た」旨を記載する．
- 可能ならば，診療録に患者本人もしくは同席した歯科衛生士などの医療従事者のサインがあるとよい．

ポイント
- いずれのステップでも「わかりやすい言葉の使用」と「患者が内容を理解しているかの確認」「患者が疑問点をいだいていないかの確認」が必要である．
- 患者が望むだけの会話の時間をとる．1回で時間不足の場合は，さらにもう一度時間をとる．
- 歯科医師としては，当たり前のことも，患者は，十分に理解しているとは限らない．患者が，担当医が話したことをすべて理解していると，思い込まない．
- 患者によっては，質問したくてもできないタイプの人もいるので質問できる雰囲気を作るように心がける．
- 時間をかけ誠意を示し，治療の「プラス面」と「マイナス面」を十分説明しても，患者が承諾をしない場合は，当然治療は進めない．しかし，治療をしないことにより生じると考えられる「不具合」については，再度説明をしておくべきである．
- 説明し承諾を得た旨，また説明をしたが承諾を得られなかった旨も診療録に必ず記載する．
- 手術（治療）承諾書を作成し，患者のサインを得ることが望ましい．

3）全身疾患の既往がある場合のかかりつけ医師への照会

（1）照会が必要な可能性がある主要な全身疾患の一部を記載する

- <u>高血圧</u>：コントロールの有無
- <u>心筋梗塞</u>，<u>狭心症</u>，<u>脳梗塞</u>：抗凝固薬の服用の有無
- <u>糖尿病</u>：外科処置の可否
- <u>肝臓疾患</u>：出血傾向の有無
- <u>歯科恐怖症</u>：原因　鎮静下での治療の可否
- <u>骨粗鬆症</u>：ビスフォスフォネートの服用の有無
- <u>椎間板ヘルニア</u>，<u>脊椎側彎症</u>：診療台での姿勢
- <u>人工透析</u>：外科処置の可否
- <u>喘息</u>：コントロールの有無　NSAID の服用の可否
- <u>甲状腺の疾患</u>，<u>自己免疫疾患</u>，<u>妊娠</u>　<u>悪性腫瘍</u>など

（2）上記の全身疾患の既往がある患者に対して，照会が必要な可能性がある歯科処置

- 浸潤麻酔
- 外科処置（抜歯，SRP，歯周外科処置など）
- 鎮痛薬，抗菌薬の投薬

（3）いつ照会を行うか？

- 治療計画を立てる際に行う（そして，その回答を参考に一度立てた治療計画を修正する）．

ポイント

- 患者が，「自分の全身的疾患に重きを置いていない場合」「疾患を隠したい場合」「歯科と全身的疾患には，関係がないと思い込んでいる場合」などは，情報を得るのに困難が生じる．初診時には，得られない情報も何度か処置を行っているうちに得られることが多いので，信頼関係を築き十分なコミュニケーションを取る必要がある．
- 「紹介状」は，患者が疑わしい疾患を持っており，まだその専門の病院や医院へ通院したことがない場合に治療を依頼するものである．保険上は，「診療情報提供書」に所属し「診療情報提供料」を算定できる．「照会状」は，患者が，すでに何らかの疾患の治療でその専門の病院や医院へ通院している場合，歯科処置を行うにおいて何かかかわる情報提供を依頼するものである．保険上の料金は算定できない．

＜紹介状・照会状の例＞

照会状

〇〇〇〇年〇月〇日

東京市大阪町1-1-1
　名古屋内科　福岡院長御机下

　　　　　　　　　　　　　　東京市京都町2-2-2
　　　　　　　　　　　　　　〇〇大学　〇〇科　鈴木太郎　印鑑

患者氏名　　佐藤花子
年齢　　　　55歳　　　生年月日　昭和〇〇年〇月〇日
住所　　　　東京市札幌町3-3-3

＜内容＞
　お世話になります．上記の患者さんは，当診療科に全顎的歯周治療を希望して来院されました．患者さんは，現在，高血圧の既往があり，貴院に加療されていると聞いております．局所麻酔下（2％キシロカイン含1/8万エピネフリン）における歯石除去などの処置，また簡単な外科的処置の可否，治療上の注意点などについて，ご教示いただければ幸いです．
　また，現在の病状および合併症の有無，投薬内容，歯科治療時の注意事項などご教示いただきたくお願い申し上げます．

＜照会状に記載する内容＞
* 記載年月日
* 照会先の住所，病院，担当医の氏名
* 照会元の住所，病院，担当医の氏名
* 照会する患者の氏名，年齢，生年月日，住所

＜照会文の内容について＞
* あいさつを書く．
* 歯科における治療計画を簡単に記載する．
* 歯科治療において重要な処置内容を記載する（浸潤麻酔，外科処置など）．
* 照会先で治療を受けている疾患の状態，服用している薬品名を尋ねる．
* 歯科処置において考慮すべき事項を尋ねる．

4．診療行為と項目分類

日常診療において，新規参入歯科医師が経験することが望ましい主な診療行為を示す．

診療行為	大項目	中項目	小項目
麻酔	表面麻酔		
	浸潤麻酔		
	伝達麻酔		
切削	う蝕象牙質の除去		
	形成	窩洞	インレー窩洞
			コンポジットレジン窩洞
			築造窩洞
		支台歯	クラウン
			ブリッジ
			前装冠
			3／4冠
		レストシート	
		ガイドプレーン	
	髄腔開拡		
修復	歯冠修復	コンポジットレジン	
		インレー	
		支台築造	レジン築造
			鋳造築造
抜髄・根管治療	抜髄・根管治療	抜髄	麻酔抜髄
			失活抜髄
		根管拡大・根管形成	
		根管貼薬	
		根管内細菌検査	
		根管充填	
切開・縫合	口腔内切開・縫合	切開	
		縫合	
抜歯	抜歯	普通抜歯	
		難抜歯	複雑抜歯
			埋伏歯抜歯
歯周治療	歯周治療	暫間固定	
		スケーリング	歯肉縁上スケーリング
			歯肉縁下スケーリング
		ルートプレーニング	
		歯周外科手術	歯周ポケット掻爬術
			歯肉切除術
			歯肉剥離掻爬術
印象採得	概形印象		
	精密印象	連合印象	インレー窩洞
			築造窩洞
			クラウン
			ブリッジ
			部分歯欠損
			全部歯欠損
		単一印象	対合歯印象
			義歯修理のための印象

SECTION 1　歯科診療の流れ

咬合採得	咬合採得	ワックスバイト（シリコーンバイト）	インレー
			クラウン
			ブリッジ
			少数歯欠損歯列
		咬合床を用いた咬合採得	少数歯欠損歯列
			多数歯欠損歯列
			全部歯牙欠損歯列
試適	ブリッジ試適		
	仮床試適		
調整	咬合調整	歯冠修復	コンポジットレジン修復
			インレー
		歯冠補綴	クラウン
			ブリッジ
			プロビジョナルレストレーション
		欠損補綴	部分床義歯
			全部床義歯
	クラスプ調整	可撤性義歯	部分床義歯
	粘膜面調整	可撤性義歯	部分床義歯
			全部床義歯
装着・仮着・合着	装着・仮着・合着	歯冠修復	インレー
		歯冠補綴	クラウン
			ブリッジ
			プロビジョナルレストレーション
			根面キャップ
	装着	可撤性義歯	
修理	直接法	歯冠補綴	レジン前装冠
			陶材焼付冠
		可撤性義歯	義歯床の破折
			人工歯脱落
			クラスプの破折
	間接法	可撤性義歯	リライン
			リベース
			咬合面再形成
予防処置	予防処置	ブラッシング指導	
		予防填塞（シーラント）	
		Professional Mechanical Tooth Cleaning(PMTC)	
		フッ素塗布	
知覚過敏処置	知覚過敏処置	薬物塗布	
		象牙質被覆	グラスアイオノマーセメント
			高分子被膜

＊詳細は本書の各項目を参照．

037

5．検証

1） 主訴の改善

　治療計画には，患者の年齢的要素も加味する必要がある．医療面接での患者とのやりとりの間に，性別はもとより年齢や体格，社会性などを考慮する．とくに年齢の認識は，発育途上か安定期か，老年期にあるのかによって治療方針が大きく変わり，患者の歯科診療に求めるものも大きく変わってくる．それを十分に理解して治療を進めるのはもとより，まず，主訴を改善することが，患者との信頼関係を築くうえで大切である．とくに痛みに対する対応は必須である．

（1）評価のポイント

①急性症状の改善

- 患者の主訴が急性症状か，慢性症状かを的確な情報に基づいて速やかに診断を行う．痛みを持つ患者は，すぐに痛みをとってほしいとの要求が強いため，迅速な対応が必要不可欠である．処置終了後には，必ず痛みがとれていることを確認する．急性期の症状に対する処置の場合，浸潤麻酔下で行うことが多いので，麻酔から覚めた後の痛みについては，きちんと患者に説明することが大切である．また，必要に応じて鎮痛薬の投薬を行う．痛みが続く場合の対処法も説明し，連絡・再来院を指示，それに対する処置を行う．

②慢性症状の改善

- 患者の症状が慢性症状と判断した場合には，違和感などの改善を図る．次いで，治療計画をもとに治療を進める．しばしば，治療中に痛みが生じることがあるため，その説明は必要不可欠である．これが不十分だと患者の治療への満足度は低下することが多い．

③審美性の改善

- 前歯欠損や前歯の着色など審美性の改善が主訴の場合，必要に応じて暫間補綴装置の装着を考えなければならない．審美に関しては，患者の主観によるところが大きいため，暫間処置は患者と相談のうえ，行うことが肝要である．歯の色調，大きさ，形態などが残存歯と調和し，かつ歯列がなだらかに移行するように配慮しなければならない．また，顔貌の修復の程度も忘れず確認することが必要である．審美性の主訴に対応する場合は，患者の期待がふくらみがちなのに反して，それに応じられる技術面は限られるため，暫間処置で患者の希望と処置後に予測される状態とのギャップをできるだけ縮めておく必要がある．そのためには，患者との相互理解と信頼関係をベースにした確かな診療技能が必要である．

④咀嚼機能の改善

- 咀嚼の問題は歯の実質欠損や抜歯による咬合接触状態の変化によって生じることが多いが，臨床では，炎症性疾患や顎関節症のような痛みを伴った患者以外は，咀嚼のしにくさを感じつつもあまり不自由を感じずそのまま放置されることが多い．しかしながら義歯装着者の場合，義歯床辺縁が粘膜面に強く当たって痛くてかめないとか，以前，食べられていたものが食べられなくなったとのことで，来院されることが多い．
- ブリッジやクラウンあるいは有床義歯の場合には，支台歯の動揺による痛みによって咀嚼の問題が生じることが多いので，何が原因で咀嚼機能の低下が生じているか鑑別診断が必要である．支台歯に原因がある場合には，前述の急性症状に対する術後評価が必要である．一方，補綴装置に原因がある場合には，咬合の均等さと咬合平衡の与え方が咀嚼機能に影響を及ぼすため，咬合紙を用いた咬合の確認と調整を行う．一度では，適切な咬合を与えることが難しい場合が多いので，数回の来院が必要であることを患者に説明し，理解を得ることが大事である．
- 有床義歯の場合には，義歯床辺縁の長さ，粘膜面の適合状態，咬合，義歯の安定不足など咀嚼に影響を及ぼす因子は多い．原因を的確に把握して，それに対する対処法をきちんと行う必要がある．咬合状態，義歯床粘膜面の適合状態，義歯床辺縁の位置および長さ，義歯の維持の確認を行い，患者に違和感がないことを確認する．

2） 主訴・主訴以外の部位の器質的改善

歯科診療は，疾患によって失われた機能や審美性を回復し，健康の増進とその維持を図ることを目的としている．そのため，診療計画に基づく診療によって，患者の生活の質（Quality of Life：QOL）は向上し，患者の健康増進に寄与している．

（1）審美性の改善

前歯部のう蝕，歯の欠損によって顔貌，口元が変わることは周知のことである．う蝕や変色歯のある前歯が気になり，なかなか笑えないとの訴えで歯科を受診することも多い．最近は，歯の色が暗いとのことで漂白を希望する人が多いなど歯にコンプレックスを持っている人が多いように思われる．

歯科診療においては，審美性の回復・改善の対象となる症例は多種多様であり，保存的処置，補綴的処置，口腔外科的処置，矯正歯科的処置と対処法もさまざまである．審美性の改善には，歯冠色調，歯冠形態，歯列不正，欠損による顔貌の改善などがある．審美感は，患者個々に異なることから，歯科処置に際しては，患者へのインフォームドコンセントが不可欠である．とくに審美性の改善が主訴に含まれる場合には，自費での診療になることも多く，患者の満足度が高い反面，一歩間違うとトラブルになることもある．

(2) 咀嚼機能の改善

1本の臼歯が失われた影響は，1歯分の咬合接触の喪失にとどまらず，食塊の円滑な輸送が妨げられ，歯根膜感覚の変化による舌，頬，咀嚼筋の協調活動の失調を招く．また，隣在歯の対合歯の挺出などは咀嚼系に及ぼす影響が大きいが，欠損歯数の少ない場合には，咀嚼部位を移すなど代償的な順応を示すために，咀嚼機能の低下を自覚することは少ない．しかし，欠損歯数が増えるに従い，徐々に咀嚼できない食品が増え，好きなものを食べられなくなり，咀嚼障害を感じるようになる．簡便な咀嚼機能の評価法は，主観的評価法である．図7に山本の考案した総義歯咀嚼能力判定表を示す．総義歯だけでなく，さまざまな症例に利用できると思われる．また，グミによる簡便な咀嚼機能評価法が開発されており，今後，咀嚼機能の改善が客観的に評価できるようになると考えられる．

要介護者の楽しみの一番に食事があげられるほど，咀嚼機能の改善・維持は患者のQOLの向上に寄与するものである．また，咀嚼することにより脳血流量も増加するとの報告もあり，咀嚼と全身との関連は今後注目されるものと考えられる．

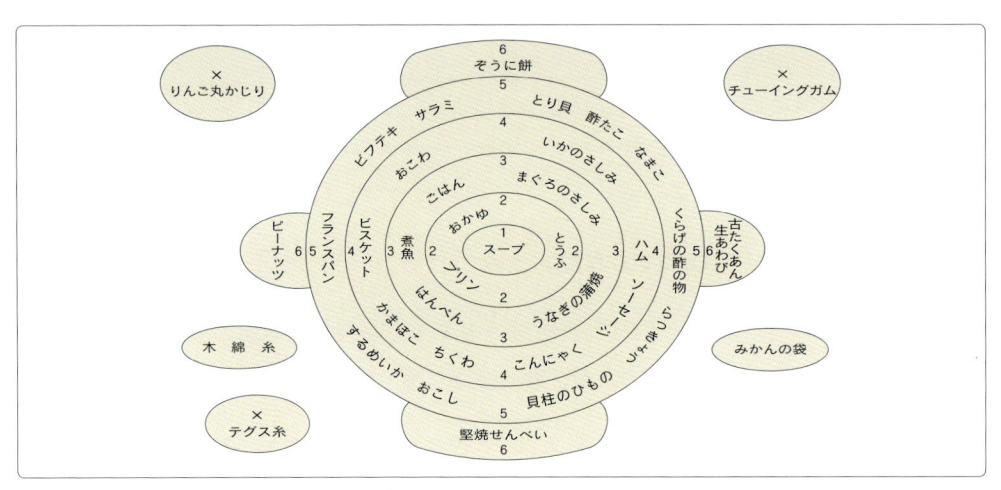

図7 山本の総義歯咀嚼能力判定表[1]．治療前後でどの食品が食べることができるかを基に判定．個人差が大きいことから評価基準はないが，スコアーが増加することが望ましい．

(3) 発音

発音が歯の喪失，補綴装置の装着により影響を受けることは周知のことである．ヒトの発音器官は，肺，気管，喉頭，咽頭，鼻腔，口腔からなり，呼吸によって作られる気流が生体で咽頭原音となり，下顎，舌，口唇，軟口蓋などを活動させて声道の形を変えて種々の音が作られる．そのため，口唇，歯，歯茎，口蓋は言語音を作るのに大切な働きを果たす．患者自身が発音しにくいと訴えるものとして，新義歯装着直後に口蓋形態の変化によって「s」，「ʃ」音の発音障害を訴えるものが多い．しかし，義歯の場合には経日的に発音障害が減少し，慣れることが多い．なかなか慣れない場合には口蓋の形態や人工歯配列位置に問題がある場合があるので，対応が必要である．

3） 経過観察

　今日の歯科医療の目標は，歯科医療を通じて生涯にわたり健康な口腔機能を維持・増進し，患者が質の高い生活をおくれるよう支援することである．歯科医師は口腔内環境の崩壊を最小限に止め，長期的に良好な口腔機能を維持するように対応しなければならない．そのため，治療計画に基づき診療が終了した後，定期的に口腔内状態を検診し，異常を発見した場合には速やかに歯科的処置を行い，口腔内の環境を最善の状態で保持することが大切である．すなわち，口腔機能の維持かつ口腔内環境の保全のための予防と適切な早期治療が必要である．

　治療終了後の口腔環境，口腔機能の維持のためには，経過観察（メインテナンス）は，必要不可欠であり，その内容は，口腔清掃状態（ブラッシング）の確認，う蝕検査，歯周組織検査，動揺度の検査，スケーリング・ルートプレーニングに加え，咬合接触状態の検査，顎関節の検査，補綴装置の状態の検査などである．

（1）経過観察の意義
①術者が自信を持って行った処置によって，経年的に意外な現象が生じることもあり，術者の自己反省となり，自己研鑽に役立つ．
②処置後に生じる二次的病変を早期に発見し，適切な処置を行うことにより，適切な口腔環境を長期保存することができる．
③患者に応じた保健衛生指導によって，自己管理方法を習得させて，患者のモチベーションを維持する．

（2）経過観察のポイント
①疼痛，違和感の有無の確認
- 医療面接によって，来院までの口腔内の状況変化について聴取する．とくに疼痛や違和感を覚える場合には，応急処置が必要になる．

②口腔清掃状態の確認
- Plaque Control Record（PCR）でプラークの広がりを評価するのがもっとも一般的である．プラークコントロールがしっかりできているか，どの部分に磨き残しが多いかがわかり，それを参考にして患者のTooth Brushing Instruction（TBI）を行う．プラークコントロールレコードは一般的に20％以下であれば，よく磨けていると判断する．

③スケーリング・ルートプレーニング
- 残存歯の歯根面にプラークや歯石などの沈着物の付着がみられる場合には，まずプローブやエキスプローラーでポケットの形態や深さを把握し，プラークや歯石沈着部位を確認する．口腔清掃指導を行った後，超音波スケーラーと手用スケーラーなどを

組み合わせ，歯肉縁上のスケーリングを行う．スケーラーの刃部の先端を歯石縁下に挿入し，歯肉縁下の歯石を除去してから，ルートプレーニングを歯根面の粗造感がなくなるまで行う．最後に歯周ポケット内を生理食塩液などで洗浄する．しばしば，疼痛，不快感，出血が，場合によっては知覚過敏，歯肉の退縮が生じることがあるので，患者への説明は忘れてはならない．

④う蝕検査

- 視診によってう蝕，咬耗，摩耗，歯の破折などの検査を行う．探針による検査は，脱灰している歯質表層を破壊し，う窩を形成してしまうので，要注意である．発見したう蝕が要観察歯であるか，あるいは処置が必要かを判断することが重要である．半年または1年ごとにエックス線写真による検査が必要である．

⑤歯周組織検査

- 歯肉の検査では，歯肉に付着している唾液などをエアシリンジで飛ばし乾燥させ，形態，硬さ，表面性状，付着歯肉の有無，自然出血，排膿，指圧による出血，排膿などを確認する．歯肉の色調と形態は，辺縁部歯肉，歯間乳頭部，付着歯肉部に分けて観察する．また，プローブで歯肉の付着レベル（歯周ポケット）を検査する．とくに咬合性外傷の診断が重要である．咬合性外傷は，歯根膜および歯槽骨の適応能力を超えた過度の咬合力や他の機械的な力によって生じる．辺縁性歯周炎と合併して起こることが多く，歯の動揺の増加，歯の移動，打診音の変化，歯周ポケットの増加が臨床所見として認められる．

⑥動揺度の検査

- 動揺度の測定は，ピンセットを用いた触診で行う．一般に動揺度はMillerの測定法により評価する．Millerの評価基準を表1に示す．動揺度の測定は，術者の主観に頼る部分が多いため，歯周組織検査と併用することが必要である．

表1　Millerの動揺度の評価基準[2]

0度：ほとんど動揺のないもの（生理的動揺のもの）
1度：ごく軽度に揺れるもの（唇舌方向のみ軽度に動揺するもの）
2度：中程度に揺れるもの（近遠心方向にも動揺するもの）
3度：舞踏状に揺れるもの（垂直的にも動揺するもの）

⑦咬合接触状態の検査

- 咬合の5要素を表2に示す．すべての歯が同じ強さで同時に接触すること，支持咬頭と対合する窩または辺縁隆線と接触し，セントリックストップが保持されていること，偏心運動時はグループファンクションであることを確認する．咬合接触点の検査には，30μ以下の全顎用または片顎用咬合紙を用いる．赤の咬合紙は，咬頭嵌合位の検査に，青の咬合紙は偏心運動時の検査に用いる．咬合紙上の接触印記状態を記録として保存すると経日的な咬合の変化が記録できる．

表2　咬合の5要素[3]

1．咬頭嵌合位の位置
2．咬頭嵌合位における咬合接触の安定性
3．滑走運動を誘導する部位
4．滑走運動を誘導する方向
5．咬合面・歯列のなめらかさ

⑧顎関節の検査

- 触診により顎関節や頭頸部の筋群の診断を行う．触診する部位は，咬筋，側頭筋，内側翼突筋，顎二腹筋，顎関節部である．また，開閉口時の顎の偏位，顎関節雑音も検査しなければならない．

⑨口腔粘膜の状態

- 視診により，発赤，潰瘍形成，粘膜の増殖の有無を確認する．義歯装着者の場合には，義歯の不適合やデンチャープラークが原因で口腔粘膜に異常が生じることがある．

⑩充填物・補綴装置の状態

- 充填物に対しては，視診・触診により破折，材料の劣化（色調変化，摩耗・咬耗の状態），適合状態を検査する．
- クラウン・ブリッジに対しては，辺縁の適合状態，プラークの付着状況，破折の有無（とくに硬質レジン前装冠や陶材焼付冠），咬耗・摩耗の状態の検査を行う．
- 有床義歯に対しては，義歯の適合状態（粘膜面，義歯床辺縁，クラスプ，レストがある場合には，それらの適合状態），デンチャープラーク，歯石の付着状態，義歯の破折の有無，人工歯の咬耗状態などの検査を行う．

＜参考文献＞

1）山本為之．総義歯人工歯配列について（その1）．補綴臨床 1972；5：131-136.
2）中沢　勇ほか．カラーアトラス補綴の予後［Ⅰ］　診査・経過観察編．東京：医歯薬出版，1990；104-107.
3）中野雅徳，竹内久裕，西川啓介．咬合検査：顎関節入門　第1版．東京：医歯薬出版，2001；64-70.

医療管理 SECTION 2

SECTION 2 医療管理

1. POSに基づいた診療録

1）診療録

　診療録は一般的にカルテと呼ばれることも多いが，法的には診療録が正式な名称である．歯科医師法第23条には「歯科医師は，診療をしたときは，遅滞なく診療に関する事項を診療録に記載しなければならない．」と規定されており，この条項を受けて，診療録の記載事項として以下の4項目が歯科医師法施行規則第22条に規定されている．

> 一　診療を受けた者の住所，氏名，性別及び年齢
> 二　病名及び主要症状
> 三　治療方法（処法及び処置）
> 四　診療の年月日

　一方，健康保険法の規定に基づく省令である「保険医療機関及び保険医療養担当規則（療担規則）」第22条では，いわゆる保険診療に際し，「保険医は，患者の診療を行った場合には，遅滞なく，様式第一号又はこれに準ずる様式の診療録に，当該診療に関し必要な事項を記載しなければならない．」と規定しており，これが療担規則に規定される一定の様式の診療録，いわゆる保険カルテである．なお，第8条には「保険医療機関は，第22条の規定による診療録に療養の給付の担当に関し必要な事項を記載し，これを他の診療録と区別して整備しなければならない．」と規定されており，保険診療と自費診療の診療録は別に作成しなければならない．

　そもそも診療録は医師の備忘録であるとされてきた背景もあり[1]，診療録の記載事項は，とくに診療内容については歯科医師の裁量に任されており，一般的には，主訴，現病歴，既往歴，家族歴，患者背景（社会歴，生活像など）といった病歴と，診察所見（現症），検査項目とその結果，診断と治療方針などを記載する．

　近年では，民法上の診療契約という観点から，診療録の位置づけが変わってきている．診療契約は民法上，準委任契約と見なされており，このことから診療録の記載事項に関して「副次的には患者又は患者と医師若しくは医療機関との間の権利義務に係わる事実の証明をも目的とするものといえよう．」[2]といった判例もある．このように診療録が，診療行為または同意の有無といった事実に関する診療契約上の証拠書類としての役割を果たすこともある．また，現在の医療に不可欠なインフォームドコンセントを得る前提条件である，説明義務を果たしたかの証拠としての意味合いも持つようになってきている．

　平成15年には個人情報の保護に関する法律が成立し，本人から求められたときには原則として診療録を開示しなければならないこととなった．なお，医療に関しては情報の特殊

性を鑑み，同法の規定を超えてより高いレベルの情報管理が求められている[3]．

これらのことから，今日では診療録はもはや医師個人の備忘録だけではあり得ず，他の医師や患者・家族が見ることを前提に，電子媒体による保存の条件と同じく真正性・見読性・保存性を保って作成されなければならない．

なお，診療録の保存期間については，歯科医師法，健康保険法いずれも診療が終了したときから5年間と規定されている．

2）POSに基づいた診療録の作成

POSとは，Problem Oriented Systemの略であり，L. Weedが提唱したProblem Oriented Medical Record(POMR)すなわち問題志向型診療録の作成方法として日野原重明先生がわが国に導入したものである[4]．POS導入以前の診療録のように，患者の訴えや所見，検査データのみを書くのと異なり，経過記録にはSOAP，すなわち，

> S：Subjective（患者の訴え，自覚症状）
> O：Objective（医師による身体所見や検査結果）
> A：Assessment（SおよびOからの評価や診断）
> P：Plan（S，OおよびAから導き出される治療方針）

を用い，患者の訴えや自覚症状Sを＃1，＃2のように番号をつけて列記し，それぞれについてSOAPを記載する．患者の訴えに対し，確実な診断・治療方針を導くための記録方法である．

このほか，患者の社会歴や生活像といった患者背景をpatient profileとして記載したり，退院時や治療期間が長期にわたる場合など，他医が見てすぐに病状経過がわかるように要約(summary)を記載するなど，WeedのPOMRは多くの医療職種が患者を中心にチーム医療を行う現在の医療提供体制に即した診療録作成方法となっている．先に述べたとおり，作成した医師本人だけが見て内容を思い出せるような診療録では，もはや用をなさない．

診療録が診察を行った医師の備忘録であった時代，診療録が医師中心(doctor oriented)だったばかりでなく，診療そのものの主役も医師であった．今日では医療の主役は患者であり，医療面接(medical interview)という言葉も普及し，患者背景への十分な配慮や患者の感情面への対応，医師・患者間の信頼関係の構築があたり前の時代になっている．一方で，的確な病歴聴取ができなければ正確な診断・治療はできない．このような患者中心の医療を実践するうえで，POSに基づいた診療録の作成は非常に有効な手段である．

2. 医療保険制度

1）社会保障制度

　社会保障制度とは，国民が生活するうえで社会的な心配や不安のない状態を実現させるものとして，国家が国民の生活を保障する制度をいう[5]．わが国においては，日本国憲法第25条第1項に「すべて国民は，健康で文化的な最低限度の生活を営む権利を有する」と国民の生存権を規定しており，同条第2項で生存権の確保のために，社会福祉，社会保障および公衆衛生の向上および増進を国の責務と定めている．この条項では社会福祉，社会保障および公衆衛生の3つは併記されているが，今日では社会保障は公衆衛生，社会福祉を含む広い意味で主に用いられている．

　わが国の社会保障制度は，社会保険，社会福祉，公的扶助および公衆衛生の4つの方法により実施されている．社会保険には医療保険，年金保険，雇用保険，労働者災害補償保険，介護保険の5種類があり，社会保障給付の根幹をなしている．

　社会保険の特徴として，国が法律で管理し，国民が強制加入であること，所得に応じた保険料が決まっており民間保険より安いこと，財源に公費（税）が投入されていることが挙げられる．

　以下に保険に関する用語を列記する．

　保険者：保険料を徴収し，保険事故が発生した際に給付を行う者をいう．
　被保険者：保険料を支払い，保険事故が発生した際に給付を受ける権利を持つ者をいう．
　保険事故：保険契約（社会保険の場合は法令）に基づき，保険者に保険給付責任を引き起こす事故をいう．

2）医療保険

　医療保険とは，疾病，負傷，死亡または出産に関して保険給付を行う保険制度であり，民間医療保険と区別して公的医療保険ということもある．以後，単に医療保険と記述している場合，公的医療保険を指す．

　わが国の医療保険は，医療を受けた際に医療費（現金）が給付される現金給付ではなく，医療（療養）そのものが給付される現物給付となっている．給付は保険料によらず平等であり，保険料の多寡で差別されない．一方，疾病や負傷に対する予防給付はなく，業務上や通勤途中の疾病・負傷および死亡に対する補償は労働者災害補償保険が行う．また，疾病や負傷が治癒した後の障害については，介護保険や年金保険で補償することとなっている．

　医療保険は，被用者（サラリーマンなど）を対象とする職域保険と，自営業者や高齢者などを対象とする地域保険の2つに大別され，1961（昭和36）年には地域保険である国民健康保険法の全面施行により，すべての国民がいずれかの医療保険に加入する，いわゆる国民

皆保険制度が確立された．ただし，生活保護を受けている人は医療保険には加入せず，生活保護法により全額公費負担の医療扶助を受ける．

医療保険の財源は，被保険者が保険者に支払う保険料と医療機関の窓口で患者が支払う一部負担金に加え，公費(税)も投入され賄われている．一部負担金は原則3割で，未就学者は2割，70歳以上75歳未満は2割(平成24年度現在，1割に据え置かれている．現役並み所得者は3割)，75歳以上は1割(現役並み所得者は3割)となっている．職域保険(被用者保険)には健康保険，船員保険，各種共済組合があり，地域保険には国民健康保険と後期高齢者医療制度がある．以下，それぞれの医療保険について詳述する．

(1) 健康保険

労働者の業務外の事由による疾病，負傷もしくは死亡または出産，およびその被扶養者の疾病，負傷，死亡または出産に関して保険給付を行う被用者保険である．わが国の医療保険は，健康保険法に基づくこの健康保険制度が基本となっている．

健康保険には，社員数が多い大手企業が運営する組合管掌健康保険と，全国健康保険協会が運営し中小企業が加入する全国健康保険協会管掌健康保険がある．保険給付の種類は，以下のように規定されている．

一　療養の給付並びに入院時食事療養費，入院時生活療養費，保険外併用療養費，療養費，訪問看護療養費及び移送費の支給
二　傷病手当金の支給
三　埋葬料の支給
四　出産育児一時金の支給
五　出産手当金の支給
六　家族療養費，家族訪問看護療養費及び家族移送費の支給
七　家族埋葬料の支給
八　家族出産育児一時金の支給
九　高額療養費及び高額介護合算療養費の支給

このように，現物給付となる療養の給付のほか各種の給付金(現金給付)もある．

①全国健康保険協会管掌健康保険(協会けんぽ)

・保険者は全国健康保険協会(協会けんぽ)であり，被保険者は中小企業の被用者(社員)，被保険者の被扶養者(家族)も保険給付の対象となる．被保険者と被扶養者をあわせて加入者といい，加入者数は平成22年3月末で3,483万人(被保険者1,952万人，被扶養者1,531万人)となっている．なお，会社を退職して被保険者の資格を失ったときでも，

一定の条件を満たすことで任意継続被保険者となることができる．

- 保険料の負担は労使折半，すなわち使用者(事業主)と被用者(社員)が保険料を半分ずつ支払い，事業主が保険者(協会けんぽ)にあわせて納付する．任意継続被保険者は全額本人負担となる．保険料額は被保険者の標準報酬月額および標準賞与額に保険料率をかけた額で，都道府県ごとに異なる．これは協会けんぽの運営が都道府県単位になっており，都道府県ごとの医療費や所得水準，年齢構成の違いを調整したうえで保険料率を設定する仕組みが取り入れられたからである．医療費の地域格差の応分負担はもとより，この仕組みによって，疾病予防などの取り組みで医療費が下がると保険料率を下げることができるようになっている．
- なお，40歳から64歳までの介護保険第2号被保険者に該当する被保険者は，健康保険の保険料と介護保険料をあわせて納付することとなっている．

②組合管掌健康保険

- 国の認可を受けて，社員700名以上の企業が設立する健康保険組合(単一健保組合)またはあわせて3,000名以上の社員を有する同業複数企業が共同で設立する健康保険組合(総合健保組合)が保険者である．加入者数は平成22年3月末で2,995万人(被保険者1,572万人，被扶養者1,423万人)となっている．保険料率は被保険者数，被扶養者数，医療費，年齢構成，標準報酬月額・標準賞与などを考慮して健保組合ごとに設定される．おおむね協会けんぽより安く設定されているが，将来にわたって安定的な運営が可能な水準でなければ，国からの認可を受けることができない．企業単位または同業者単位で自主的に運営されるため，協会けんぽより柔軟な運営を行うことができ，医療の保険給付や付加給付といった保険給付事業のほか，加入者の健康の保持，増進のための保健事業を行っている．
- 近年，高齢化による医療費の負担増加のため保険料率を引き上げざるを得なくなり，協会けんぽに対する保険料のメリットが減り，健保組合数は減少していっている．平成22年3月末で健保組合数は1,473組合である．

(2) 共済組合

共済とは，一定の地域または職域でつながる組合員が団体を構成し，将来発生するかもしれない災害や不幸に備えて共同の基金を形成することで共同救済(相互扶助)を行うものである．国家公務員共済組合法に規定される国家公務員共済組合，地方公務員等共済組合法に規定される地方公務員共済組合および私立学校教職員共済法に規定される私立学校教職員共済組合は，社会保険制度の一端を担っており，医療保険に相当する短期給付事業と年金保険に相当する長期給付事業，保健事業などを含む福祉事業を行っている．医療の給付の内容はおおむね健康保険法に準ずる．

(3) 船員保険

　以前は特殊な職域である船員を対象とした医療保険・労災保険・年金保険・雇用保険をカバーする総合的な社会保険制度であったが，船員保険法の改正により平成22年１月から労災保険に相当する職務上疾病・年金部門は労災保険制度に，雇用保険に相当する失業部門は雇用保険制度に移された．新船員保険制度では，医療保険に相当する職務外疾病部門と船員労働の特殊性を踏まえた独自給付が給付される．保険者は全国健康保険協会である．

(4) 国民健康保険

　国民健康保険法に基づき，職域保険でカバーされない自営業者や農業従事者，退職者などを対象とする医療保険制度である．市町村および特別区が行うもの(市町村国保)と，同種の事業または業務に従事する者で一定の地区内に住所を有するものを組合員として組織する国民健康保険組合(国保組合)が行うものがある．医療の給付の内容は概ね健康保険制度に準ずる．

①市町村国保

- 保険者は市町村および特別区であり，被保険者は当該市町村および特別区に住所を有する，他の医療保険に加入していない者である．保険者数は1,723，加入者数は3,566万人となっている(いずれも平成22年３月末現在)．財源の公費負担率は50％で，他の医療保険よりも多い．

②国民健康保険組合

- 保険者は国民健康保険組合で，当該組合の組合員が被保険者である．保険者数は165，加入者数は343万人となっている(いずれも平成22年３月末現在)．歯科医師の場合，20府県をまとめた全国歯科医師国民健康保険組合やその他の都道府県単位の歯科医師国民健康保険組合がある．

(5) 後期高齢者医療制度(図1, 2)

　国民全体の高齢化に伴って医療費が増大していることから，世代間の負担の明確化を図るため，平成20年に高齢者の医療の確保に関する法律が施行され，後期高齢者医療制度が導入された．保険者は都道府県の区域ごとに当該区域内のすべての市町村が加入する広域連合(後期高齢者医療広域連合)であり，被保険者は当該区域内に住所を有する75歳以上の者と，65歳以上75歳未満であって政令で定める

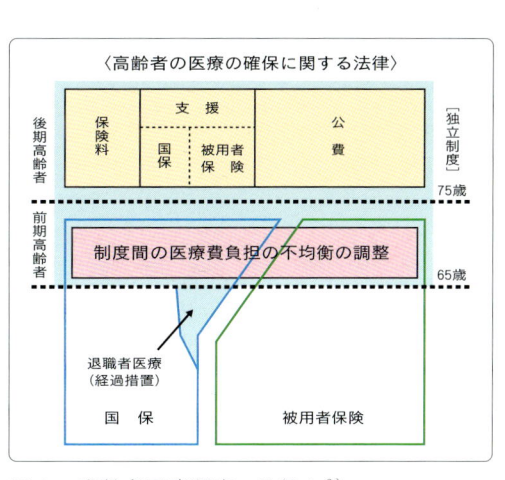

図1　高齢者医療制度の仕組み[6]．

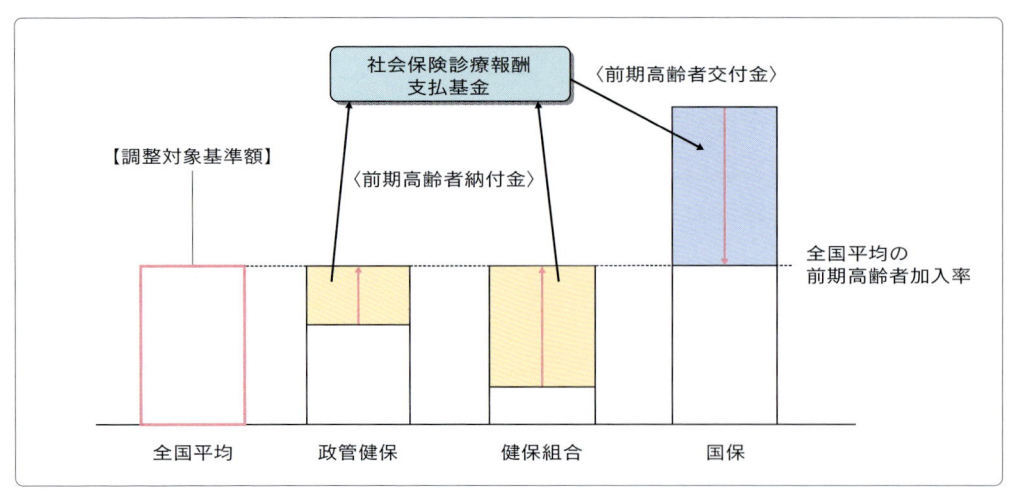

図2　前期高齢者の財源調整の全体イメージ[7].

程度の障害の状態にある者で当該後期高齢者医療広域連合の認定を受けたものである．加入者数は平成22年3月末で1,389万人となっている．財源は公費が約5割(国：都道府県：市町村＝4：1：1)，高齢者の保険料が1割，他の医療保険から交付される後期高齢者支援金(若年者の保険料)が約4割となっている．医療の給付の内容は国民健康保険と同様である．同法では，65歳から74歳の前期高齢者の地域偏在による保険者間の負担の不均衡を調整するため，保険者間の財政調整の仕組みもあわせて導入している．

3）高額療養費制度

医療保険制度で1か月に窓口で支払った自己負担額が一定額を超えた場合，保険者に申請することによってその超えた金額が支給される制度を高額療養費制度という．医療費が高額になった場合の自己負担を軽減するための制度である．自己負担の上限額は，年齢や所得によって決まっている．外来診療での高額療養費については償還払い(一度自己負担で支払った後，払い戻される)が原則だが，入院については事前に保険者から所得区分の認定証を発行してもらうことで，窓口での自己負担額を上限額までにとどめることもできる．ほかにも世帯合算や多数回該当といった自己負担額を軽減する仕組みがある．このほか，医療保険と介護保険における自己負担の合算額が高額な場合の自己負担を軽減する制度として高額医療・高額介護合算療養費制度もある．

4）保険外併用療養費制度

医療保険では，保険が適用されない保険外診療が一部でも含まれた場合，医療費の全額

が自己負担となる．ただし，厚生労働大臣の定める評価療養・選定療養については保険診療との併用が認められている．評価療養・選定療養にかかる費用を自費で支払い，残りの保険診療相当部分(一部負担金を除く)は保険外併用療養費として医療保険から給付される．評価療養・選定療養には以下のものがあり，それぞれに取り扱いのルールが定められている．

＜評価療養＞
- 先進医療(高度医療を含む)
- 医薬品の治験にかかる診療
- 医療機器の治験にかかる診療
- 薬事法承認後で保険収載前の医薬品の使用
- 薬事法承認後で保険収載前の医療機器の使用
- 適応外の医薬品の使用
- 適応外の医療機器の使用

＜選定療養＞
- 特別の療養環境(差額ベッド)
- 歯科の金合金など
- 金属床総義歯
- 予約診療
- 時間外診療
- 大病院の初診
- 小児う蝕の指導管理
- 大病院の再診
- 180日以上の入院
- 制限回数を超える医療行為

5）保険医療機関および保険医

医療保険の給付の対象となる診療(保険診療)は，健康保険法の規定に基づき厚生労働大臣の指定を受けた保険医療機関で，厚生労働大臣の登録を受けた保険医が「保険医療機関及び保険医療養担当規則(療担規則)」および診療報酬点数表に従って行わなければならない．

6）保険診療の流れの概要(図3)

保険診療の流れは以下のようになる．
(1) 被保険者は保険者に保険料を支払う．
(2) 患者(加入者)は被保険者証を保険医療機関に提示することで，保険診療を受けること

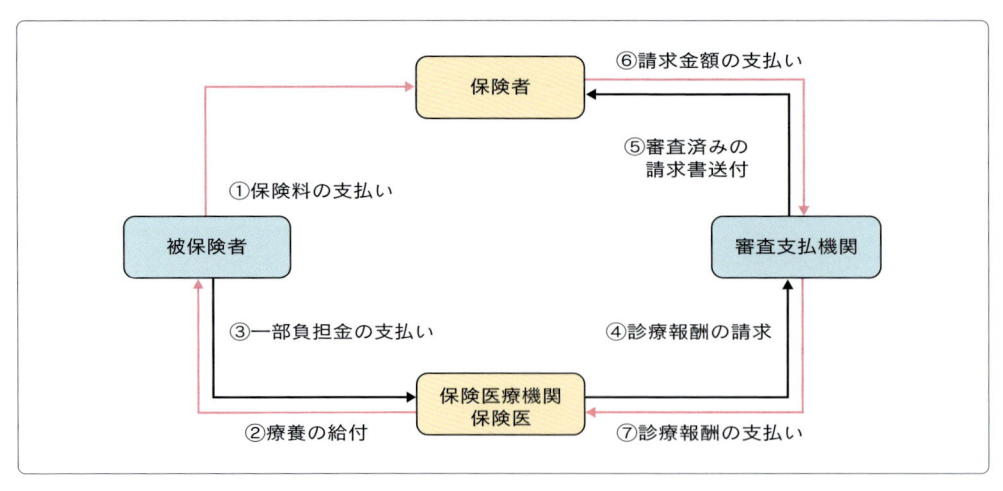

図3　保険診療の流れの概念図.

ができる．保険医は保険診療(療養の給付)を行い，患者は一部負担金を保険医療機関に支払う．
(3) 保険医療機関は療担規則の規定に従って，診療報酬点数表に定められた保険点数を算定した診療報酬明細書(レセプト)を審査支払機関に提出し，診療報酬を請求する．なお，審査支払機関には被用者保険(診療報酬請求の場合，「社保」と呼ばれることが多い)の審査・支払い業務を担当する社会保険診療報酬支払基金(支払基金)と国民健康保険など(同じく「国保」と呼ばれる)の審査・支払い業務を担当する国民健康保険団体連合会(国保連)がある．
(4) 審査支払機関は請求された診療報酬が療担規則および診療報酬点数表に適合するかを審査し，確定した診療報酬を保険者に請求する．
(5) 保険者は請求金額を審査支払機関へ支払う．
(6) 審査支払機関は診療報酬を保険医療機関へ支払う．

7) 国民医療費(図4)

国民医療費とは，当該年度内の医療機関などにおける保険診療の対象となり得る傷病の治療に要した費用を推計したものであり，この費用には医科診療や歯科診療にかかる診療費，薬局調剤医療費，入院時食事・生活医療費，訪問看護医療費などが含まれ，患者負担も含まれる．なお，自費診療や保険診療の対象とならない評価療養，選定療養および不妊治療における生殖補助医療などに要した費用は含まない．また，傷病の治療費に限っているため，

①正常な妊娠・分娩に要する費用

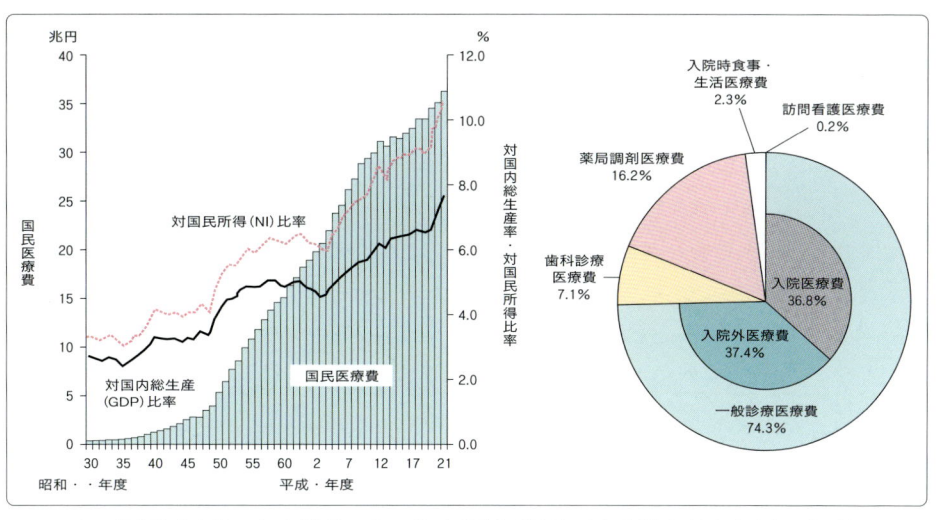

図4 左：国民医療費の年次推移．右：診療種類別国民医療費構成割合（平成21年度）．

　②健康の維持・増進を目的とした健康診断・予防接種などに要する費用

　③固定した身体障害のために必要とする義眼や義肢などの費用

も含まない．平成12年4月から介護保険制度が開始されたことに伴い，それまで国民医療費の対象となっていた費用のうち，介護保険の費用に移行したものは平成12年度以降，国民医療費に含まれていない．

　平成21年度の国民医療費[8]は36兆67億円，前年度比で1兆1983億円，3.4％増加した．人口一人当たりの国民医療費は28万2400円，前年度比で3.6％増加した．国民医療費の国内総生産（GDP）および国民所得に対する比率はそれぞれ7.60％，10.61％で，前年度比で0.53％，0.72％増加した．国民医療費，国民医療費のGDPおよび国民所得に対する比率はいずれも上昇傾向にある．総医療費（国民医療費に，介護費用の一部（介護保険適用分），民間医療保険からの給付，妊娠分娩費用，予防にかかる費用を加えたもの）の対GDP比は8.5％（平成20年）で，経済協力開発機構（OECD）加盟国34か国の平均9.5％を下回り，24位であった．一方，高齢化率はもっとも高く，22.1％であった[9)10]．診療種類別に国民医療費をみると，一般診療医療費は26兆7425億円（74.3％）（うち入院医療費13兆2602億円（36.8％），入院外医療費13兆4823億円（37.4％）），歯科診療医療費は2兆5587億円（7.1％），薬局調剤医療費は5兆8228億円（16.2％），入院時食事・生活医療費は8161億円（2.3％）となっている．対前年度増減率をみると，一般診療医療費は3.0％の増加，薬局調剤医療費は7.9％の増加となっており，増加傾向にあるが，歯科診療医療費は横ばいとなっている．

　年齢階級別に国民医療費を見ると，65歳以上が55.4％と半分以上を占め，一般診療医療費では65歳以上で57.0％を占めている．一方，歯科診療医療費では65歳以上が占める割合は33.7％となっている．

3. 医療安全・感染予防

1）医療事故

　医療事故とは，医療にかかわる場所で医療の全過程において発生する人身事故一切と定義されている[11]．被害者は患者だけでなく，医療従事者も対象となる．また，医療行為とは直接関係しない，患者が医療機関内の廊下で転倒した場合やチェアから転落した場合も含む．なお，発生原因に医療従事者の過失の有無は問わない．

　一方，医療従事者が，医療の遂行において医療的準則に違反して患者に被害を発生させた行為，すなわち医療従事者に過失が認められる医療事故を医療過誤という．

　一般に報道などでは「医療事故」は「医療過誤」と同じような意味でとらえられていることが多いため，とくに患者およびその家族などの前では，「医療事故」という専門用語を用いる場合，「医療過誤」と誤解を招くおそれがあるため注意が必要である．

　歯科医療機関における医療事故は，対象者が患者の場合では誤飲・誤嚥，外傷などが多く，医療従事者の場合では針刺し，外傷などが多い．

2）安全管理

　以前は，医療従事者はミスをしてはならないという風潮があった．また，医療事故は最終当事者のミスが原因で発生するのだから，その当事者の責任であると考えられてきた．しかし今日では，医療事故は，複数の安全対策の欠陥やヒューマンエラーが重なることによって発生すると考えられている（スイスチーズモデル：図5）．完璧な安全対策は理論上あり得ず，また，ヒューマンエラーを完全に防止することも不可能である．アメリカ合衆国のInstitute of Medicineは1999年に「To Err is Human：Building A Safer Health System」という報告書の中で，医療現場においても，人はそもそも間違い（ヒューマンエラー）を犯すものという前提に立った安全管理のシステムを構築することが，医療事故防止のうえで重要であると報告しており，これが現在の医療安全管理の基本的な考え方となっている．近

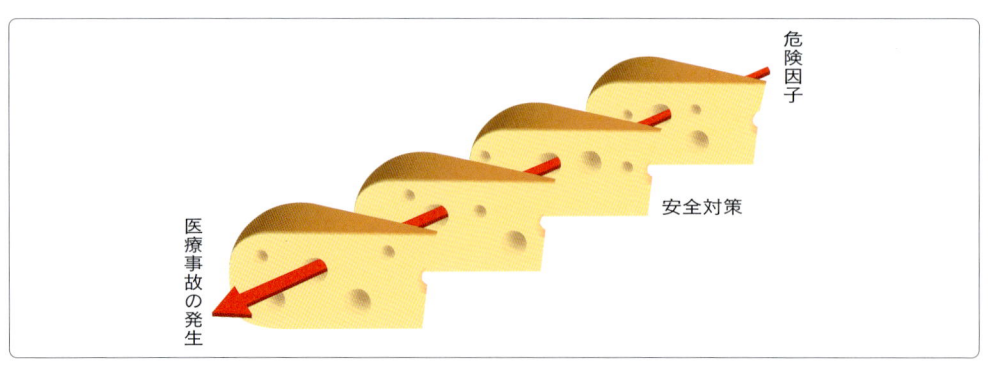

図5　スイスチーズモデル．

年では安全対策で先行する他の業界にならって，医療の現場や医薬品・医療機器においても，信頼性設計(フェールセーフ，フールプルーフ，フォールトトレランス)の手法が導入され，システムとしての安全性の向上が図られてきている．

- フェールセーフ：安全が確認されない限り機能しない，または安全が確認されなくなると機能を止めて安全を確保する設計
- フールプルーフ：知識のない者が誤った操作をしても安全な設計
- フォールトトレランス：一部に誤りがあっても安全に機能する設計(冗長系・二重化・多重化)

わが国の医療の安全管理は，平成11年の横浜市立大学医学部附属病院の患者取り違え事故を契機に重要性が喚起され，平成13年には厚生労働省内に医療安全推進室が設置された．その後，医療機関での安全管理体制の整備が進められ，医療法の改正により平成19年４月からすべての病院，診療所，助産所に医療安全管理体制が義務づけられた．もちろん，歯科診療所も例外ではない．義務づけられた項目は以下のとおりである．

①病院などの管理者が確保しなければならない安全管理のための体制
- 医療にかかる安全管理のための指針を整備すること
- 医療にかかる安全管理のための委員会を開催すること(有床施設のみ)
- 医療にかかる安全管理のための職員研修を実施すること
- 医療機関内における事故報告などの医療にかかる安全の確保を目的とした改善のための方策を講ずること

②院内感染対策のための体制の確保にかかる措置
- 院内感染対策のための指針の策定
- 院内感染対策のための委員会の開催(有床施設のみ)
- 従業者に対する院内感染対策のための研修の実施
- 当該病院などにおける感染症の発生状況の報告，その他の院内感染対策の推進を目的とした改善のための方策の実施

③医薬品にかかる安全管理のための体制の確保にかかる措置
- 医薬品の使用にかかる安全な管理のための責任者の配置(医薬品安全管理責任者)
- 従業者に対する医薬品の安全使用のための研修の実施
- 医薬品の安全使用のための業務に関する手順書の作成および当該手順書に基づく業務の実施
- 医薬品の安全使用のために必要となる情報の収集，その他の医薬品の安全使用を目的とした改善のための方策の実施

④医療機器にかかる安全管理のための体制の確保にかかる措置
- 医療機器の安全使用のための責任者の配置(医療機器安全管理責任者)
- 従業者に対する医療機器の安全使用のための研修の実施

- 医療機器の保守点検に関する計画の策定および保守点検の適切な実施
- 医療機器の安全使用のために必要となる情報の収集，その他の医療機器の安全使用を目的とした改善のための方策の実施・改善のための方策の具体例として，医療事故やヒヤリハット（医療行為と関連するすべての過程において"ヒヤリ"または"ハッ"とした事例）の報告と，それらに対する対応策の検討・周知・実施などがある．

3）感染予防

　感染予防対策に関しては，前述の医療安全管理体制に含まれているものの，歴史的にははるかに古くから取り組まれている．現在基本となっている感染予防対策は，アメリカ合衆国の国立疾病管理センターCDC（表1）が提示したスタンダードプレコーション（標準予防策）である[12)13)]．その内容は手洗い，手袋の着用，その他の防護具の着用，針刺し事故対策に大別されている．すべての患者の体液（唾液を含む）・排泄物は感染の可能性があるものと見なし，清潔の保持と適切な消毒・滅菌の励行による対策を講じることが必要である．歯科における手術・処置に際しては，観血的処置を行わなくとも唾液などへの接触は避けられないことから，通法に基づく手洗い，適切な消毒・滅菌，一処置・一患者ごとの手袋の着用は当然実施しなければならない．歯科用ハンドピースについても一処置・一患者ごとに必ず滅菌を行わなければならない．現在販売されているエアタービンにはサックバック防止機構，逆流防止弁が備えられているが，唾液などの吸引のおそれは否定できないため，使用後には少なくとも20～30秒間の空ぶかしを行う．

　歯科用ハンドピースやスリーウェイシリンジを使用した場合にはとくに，患者の口腔・鼻腔からの分泌物がエアロゾル化し，空気中に飛沫が拡散することが確認されている．これが感染源となり得るため，人の手掌や空気，水，機械器具，環境表面（歯科用チェアのスイッチ類，照明，テーブルのハンドル，歯科用レントゲン装置，チェアサイドのコンピュータ，繰り返し使用する歯科材料の容器，引き出しの取っ手，テーブルトップ，ペン，電話機，ドアノ

表1　CDCガイドラインによる滅菌および消毒の分類

sterilization（滅菌）	芽胞を含むすべての微生物を殺滅
high-level disinfection（高水準消毒）	大量の芽胞の場合を除いて，すべての微生物を殺滅
intermediate disinfection（中水準消毒）	芽胞以外のすべての微生物を殺滅するが，なかには殺芽胞性を示すものがある
low-level disinfection（低水準消毒）	結核菌などの抵抗性を有する菌および消毒薬に耐性を有する一部の菌以外の微生物を殺滅

（小林寛伊編：新版消毒と滅菌のガイドライン．へるす出版，東京，2011より引用）

ブなど)への対策が必要である．具体的には，マスク，ゴーグル，フェースシールドの使用や口腔外バキュームの使用，チェアユニットのパーティショニング，ラップなどの物理的なバリアによる保護が有効とされている．

滅菌および消毒の分類，微生物別にみた消毒薬の殺菌効力，使用目的別にみた消毒薬の選択を**表2**，**3**に示す[14]．

表2 使用目的別にみた消毒薬の選択

区　分	消　毒　薬	環　境	金属器具	非金属器具	手指皮膚	粘　膜	排泄物による汚染
高水準	グルタラール	×	○	○	×	×	△
	過酢酸	×	○	○	×	×	△
	フタラール	×	○	○	×	×	△
中水準	次亜塩素酸ナトリウム	○	×	○	×	×	○[※2]
	アルコール	○	○	○	○	×	×
	ポビドンヨード	×	×	×	○	○	×
	クレゾール石けん	△[※1]	×	×	×	×	○
低水準	第四級アンモニウム塩	○	○	○	○	○	△
	クロルヘキシジン	○	○	○	○	×	×
	両性界面活性剤	○	○	○	○	○	△

※1　主に糞便消毒に用いられる，広い環境に散布はしない．
※2　CDC Update：Management of patients with suspected viral hemorrhagic fever-United States *MMWR* 1995：44：475-479.
○：使用可能，△：注意して使用，×：使用不可

(小林寛伊編：新版消毒と滅菌のガイドライン．へるす出版，東京，2011より引用)

表3 微生物別にみた消毒薬の殺菌効力

区　分	消　毒　薬	一般細菌	緑膿菌	結核菌	真菌[※1]	芽　胞	B型肝炎ウイルス
高水準	グルタラール	○	○	○	○	○	○
	過酢酸	○	○	○	○	○	○
	フタラール	○	○	○	○	○[※2]	○
中水準	次亜塩素酸ナトリウム	○	○	○	○	○	○
	アルコール	○	○	○	○	×	○
	ポビドンヨード	○	○	○	○	×	○
	クレゾール石けん[※3]	○	○	○	△	×	×
低水準	第四級アンモニウム塩	○	○	×	△	×	×
	クロルヘキシジン	○	○	×	△	×	×
	両性界面活性剤	○	○	△	△	×	×

※1　糸状真菌は含まない．
※2　バチルス属(*Bacillus* spp.)の芽胞を除いて有効．
※3　クレゾールには排水規制がある．
○：有効，△：効果は得られにくいが，高濃度の場合や時間をかければ有効となる場合がある．×：無効

(小林寛伊編：新版消毒と滅菌のガイドライン．へるす出版，東京，2011より引用)

4. 医療廃棄物の取り扱い

1）廃棄物の分類

　廃棄物とは，廃棄物の処理および清掃に関する法律（廃棄物処理法）に規定されており，産業廃棄物と一般廃棄物に分類される．産業廃棄物とは，事業活動に伴って生ずる廃棄物のうち，燃え殻，汚泥，廃油，廃酸，廃アルカリ，廃プラスチック類などで，廃棄物処理法施行令で定められている．産業廃棄物以外の廃棄物を一般廃棄物という．

　さらに，産業廃棄物および一般廃棄物それぞれについて，爆発性，毒性，感染性その他の人の健康または生活環境にかかる被害を生ずるおそれがある性状を有するものとして，廃棄物処理法施行令に定められているものをそれぞれ，特別管理産業廃棄物，特別管理一般廃棄物という．感染性廃棄物は，感染性病原体が含まれ，若しくは付着している廃棄物またはこれらのおそれのある廃棄物と廃棄物処理法施行令で定義されており，排出事業者，すなわち医療機関が特別管理一般廃棄物または特別管理産業廃棄物に区分して廃棄しなければならない．

　したがって，一般に「医療廃棄物」と総称される医療機関から排出される廃棄物は，廃棄物の種類・性状によって一般廃棄物，特別管理一般廃棄物，産業廃棄物または特別管理産業廃棄物に区分し，取り扱わなければならない．

　なお，放射性物質およびこれによって汚染されたものの廃棄については，放射性同位元素などによる放射線障害の防止に関する法律に別途規定されている．

2）産業廃棄物の取り扱い

　医療機関は，医療行為などによって生じた廃棄物を自らの責任において適正に処理しなければならず，一般廃棄物（特別管理一般廃棄物を含む）は市町村の指示に従って処理し，産業廃棄物（特別管理産業廃棄物を含む）は自らの責任の下で，自らまたは他人に委託して処理するものとされている．

　産業廃棄物の場合，処理が適正に行われたことを処理終了後に排出事業者が確認しなければならず，そのため排出事業者が産業廃棄物の収集運搬，処分を委託する際には，産業廃棄物管理票（マニフェスト）を委託業者に交付しなければならないこととなっている．

　処理終了後に委託業者（収集運搬業者または処分業者）からマニフェストの写しを受け取ることにより，排出事業者は産業廃棄物の処理状況の確認ができる．この仕組みをマニフェストシステムという．

3）感染性廃棄物の取り扱い

　感染性廃棄物は，特別管理一般廃棄物（感染性一般廃棄物）と特別管理産業廃棄物（感染性産業廃棄物）に区分され，それぞれの区分に従った処理が必要となる．医療関係機関などの管理者等は，施設内における感染事故等を防止し感染性廃棄物を適正に処理するために，特別管理産業廃棄物管理責任者を設置して，感染性廃棄物の取り扱いに関する管理体制を整備しなければならない．

　感染性廃棄物は，原則として医療機関内で焼却，融解，滅菌または消毒することとなっているが，これらの処理ができない場合，特別管理産業廃棄物処分業者などに委託して処理しなければならない．また，特別管理一般廃棄物は特別管理産業廃棄物と区分しないで収集運搬することができるので，これらを混合して特別管理産業廃棄物処理業者に委託することができる．

　医療機関から発生する主な産業廃棄物は，血液，レントゲン定着液，レントゲン現像廃液，レントゲンフィルム，合成樹脂製の器具，ビニルチューブ，天然ゴムの器具類，ディスポーザブルの手袋，金属製機械器具，注射針，ガラス製の器具，アンプル，びん，石膏，印象材などである．

　一方，一般廃棄物は，紙くず類，包帯，ガーゼ，脱脂綿，リネン類，実験動物の死体などが相当する．これらの産業廃棄物および一般廃棄物について，感染性廃棄物か否かの判断は，感染性廃棄物の判断フロー[15]により行う（次頁の図6）．

　感染性廃棄物は他の廃棄物と分別して排出しなければならず，感染性廃棄物の収集運搬を行う場合は，必ず容器に収納・密閉して収集運搬する．梱包は，「鋭利なもの」，「固形状のもの」，「液状または泥状のもの」の3種類に区分して，次のように行うことを原則とし，関係者が感染性廃棄物であることを識別できるよう，容器にはバイオハザードマークをつける（図7）．

　また，廃棄物の取扱者に廃棄物の種類が判別できるようにするため，性状に応じてマークの色を分けることが望ましい．

（1）注射針，メスなどの鋭利なものは，金属製，プラスチック製などで危険防止のために耐貫通性のある堅牢な容器を使用する（赤色のマーク）．

（2）固形状のものは，丈夫なプラスチック袋を二重にして使用するか，堅牢な容器を使用すること（橙色のマーク）．

（3）液状または泥状のものは，廃液などが漏洩しない密閉容器を使用すること（黄色のマーク）．

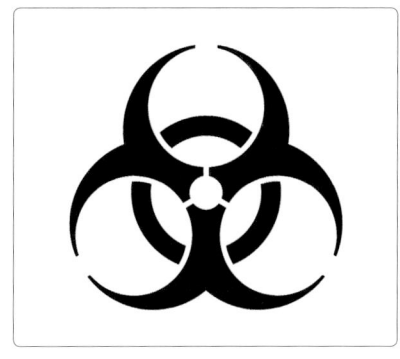

図7　バイオハザードマーク．

感染性廃棄物の判断フロー

【STEP 1】（形状）
廃棄物が以下のいずれかに該当する.
① 血液，血清，血漿及び体液（精液を含む）（以下「血液等」という）
② 病理廃棄物（臓器，組織，皮膚等）(注1)
③ 病原微生物に関連した試験，検査等に用いられたもの (注2)
④ 血液等が付着している鋭利なもの（破損したガラスくず等を含む）(注3)

→ YES → 感染性廃棄物

↓ NO

【STEP 2】（排出場所）
感染症病床(注4)，結核病床，手術室，緊急外来室，集中治療室及び検査室において治療，検査等に使用された後，排出されたもの（歯科診療室を含む）

→ YES → 感染性廃棄物

↓ NO

【STEP 3】（感染症の種類）
① 感染症法の一類，二類，三類感染症，新型インフルエンザ等感染症，指定感染及び新感染症の治療，検査等に使用された後，排出されたもの
② 感染症法の四類及び五類感染症の治療，検査等に使用された後，排出された医療器材等（ただし，紙おむつについては特定の感染症に係るもの等に限る）(注5)

→ YES → 感染性廃棄物

↓ NO (注6)

非感染性廃棄物

(注) 次の廃棄物も感染性廃棄物と同等の取扱いとする.
・外見上血液と見分けがつかない輸血用血液製剤等
・血液等が付着していない鋭利なもの（破損したガラスくず等を含む）
(注1) ホルマリン漬臓器等を含む.
(注2) 病原微生物に関連した試験，検査等に使用した培地，実験動物の死体，試験管，シャーレ等
(注3) 医療器材として注射針，メス，破損したアンブル・バイヤル等
(注4) 感染症法により入院措置が講ぜられる一類，二類感染症，新型インフルエンザ等感染症，指定感染症及び新感染症の病床
(注5) 医療器材（注射針，メス，ガラスくず等），ディスポーザブルの医療器材（ピンセット，注射器，カテーテル類，透析等回路，輸液点滴セット，手袋，血液バック，リネン類等），衛生材料（ガーゼ，脱脂綿等），紙おむつ，標本（検体標本）等
なお，インフルエンザ（鳥インフルエンザ及び新型インフルエンザ等感染症を除く），伝染性紅斑，レジオネラ症等の患者の紙おむつは，血液等が付着していなければ感染性廃棄物ではない.
(注6) 感染性・非感染性のいずれかであるかは，通常はこのフローで判断が可能であるが，このフローで判断できないものについては，医師等（医師，歯科医師及び獣医師）により，感染のおそれがあると判断される場合は感染性廃棄物とする.

図6　感染性廃棄物の判断フロー（環境省大臣官房廃棄物・リサイクル対策部．廃棄物処理法に基づく感染性廃棄物処理マニュアル．平成21年5月より改変）．

非感染性の廃棄物であっても，外見上感染性廃棄物との区別がつかない場合，感染性の廃棄物と見なされることがある．この場合，医療機関が責任を持って非感染性廃棄物であることを明確にするために，非感染性廃棄物ラベルをつけることが推奨されている．ただし，廃棄にあたっては処理業者などとの合意が必要である．

<参考文献>

1）伊藤瑩子．診療録の医務上の取り扱いと法律上の取り扱いをめぐって(下)．『判例タイムズ』1974；302：40-51．
2）東京高裁昭和59年9月17日決定，判例時報　1131号87頁．
3）厚生労働省．医療・介護関係事業者における個人情報の適切な取扱いのためのガイドライン(平成16年12月24日，平成18年4月21日改正)．
4）日野原重明(監修)．POSによる歯科診療録の書き方．東京：医歯薬出版，2005．
5）広井良典，山崎泰彦(編著)．社会保障論第3版．東京：ミネルヴァ出版，2005．
6）厚生労働省．第1回社会保障審議会後期高齢者医療の在り方に関する特別部会(平成18年10月5日)資料2-1．
7）全国老人医療・国民健康保険主管課(部)長及び後期高齢者医療広域連合事務局長会議(平成19年2月19日)厚生労働省保険局総務課老人医療企画室説明資料．
8）厚生労働省．平成21年度国民医療費の概況．
9）OECD HEALTH DATA 2011．
10）厚生労働省．OECD加盟国の医療費の状況(2009年)．
11）厚生労働省．医療安全推進総合対策．
12）CDC 2007 Guideline for Isolation Precautions: Preventing Transmission of Infectious Agents in Healthcare Settings.
13）CDC Guidelines for Infection Control in Dental Health-Care Settings --- 2003.
14）小林寛伊(編)．新版消毒と滅菌のガイドライン．東京：へるす出版，2011．
15）環境省大臣官房廃棄物・リサイクル対策部．廃棄物処理法に基づく感染性廃棄物処理マニュアル．平成21年5月．

医療経営 | SECTION 3

SECTION 3　医療経営

1．医療所得計算と日常業務

1）歯科医院の収入

歯科医院の収入は，「社会保険診療収入」「自由診療収入」および「その他の収入」に区分する必要がある．以下，各別に説明する．

（1）社会保険診療収入

国民健康保険法，生活保護法などの法律に基づいて支払われる報酬である．これは，患者自らが負担する窓口収入と，支払基金および国民健康保険連合会などが決定点数に基づいて，歯科医院の銀行口座などへ振り込む金額からなる．窓口収入とすべき金額および支払基金などから振り込まれる金額は，各々法律で定められている．支払基金から振り込まれる社会保険診療報酬については，個人立の医療機関の場合は源泉所得税が徴収されるが，その割合は，下記の算式による．

（確定金額－200,000円）×10％

なお，この源泉所得税は，税金の前払いであるから，確定申告で計算された所得税の支払に充当される．

（2）自由診療収入

診療行為に基づいて患者から徴収する額のうち，上記の社会保険診療収入以外のものは自由診療収入として取り扱われる．主なものは次のとおりである．

①自費診療報酬，②歯列矯正診療報酬，③医療相談料，④診断書料等文書収入，⑤労働者災害補償保険法に基づく診療報酬，⑥国家公務員災害補償法に基づく診療報酬，⑦自動車損害賠償保険法に基づく診療報酬，⑧その他自家治療など．

（3）その他の収入

その他の収入は，診療行為に付随して発生するものではないが，診療に間接的に関係するものと，それ以外のものとからなる．

＜診療行為に間接的に関係するその他の収入＞

①集団検診料，②歯ブラシ，デンタルフロス，口腔洗浄剤などの窓口販売収入，③老人医療の事務手数料，利子補給金，④医院の少額物品を販売した収入，⑤材料などの仕入にかかるリベート収入，⑥廃棄金属の収入など．

＜診療行為に関係しないその他の収入＞

①地方税の前納報奨金，②開業祝金，落成祝金，③従業員から徴収する食費および賃貸料など．

2）診療収入の計上時期

（1）現金主義
　現金主義による経理とは，その年に現実に収入した金額と必要経費で経理処理する方法である．現金主義による経理は，税務署長の承認を受けていることなどの要件が必要であり原則的には，次の発生主義による経理が求められる．

（2）発生主義
　たとえ未収入であっても，診療行為が完了するなど収入が確定した時点で収入に計上する方法であり，税務上はこの発生主義によることが原則とされている．

（3）未収計上処理
　発生主義による場合は，収入の未収計上が必要となるが，毎日の経理処理で，未収入金をいちいち収入に計上していくのは面倒であり，また経理処理を間違うおそれがある．そこで，窓口に未収入金ノートを備え，それに詳細に記録しておき，入金時に未収入金ノートの該当部分を消し込み，そのときに自費収入とするのが間違いのない方法である．その年の12月31日現在で，その年分の未収入金分（窓口ノートで消し込まれていない分）をその年の収入として追加計上する．

3）歯科医院の収入とはならない収入

　以下の項目は，歯科医院の収入ではなく，院長の給与収入となるので注意が必要である．
①口腔保健センターなどの手当
　　歯科医師が，地方公共団体などの開設する救急センターや病院で休日，祭日または夜間などに診療を行うことで，支給を受ける委嘱料は，給与となる．
②学校医などの手当
③委員などの手当

> **ポイント**
> - 原稿料，講演料などは雑所得となる．給与収入と同様，歯科医院の収入ではなく，確定申告時に事業所得とは別に申告する必要がある．
> - 雑所得の金額は，収入金額からその収入を得るために要した必要経費を差し引いて計算するが，原稿執筆用の資料代，講演のために準備した資料，交通費などが必要経費となる．

4）医療機関の支出

（1）必要経費

　必要経費とは，医療機関の支出のうち，医療収入を得るために要するものである．税務上，経費と認められるのは必要経費だけである．医療収入を得るために<u>直接必要</u>となる「直接費」と，診療業務を遂行するうえで<u>間接的に必要</u>となる「間接費」とに分けて考えることが重要である．これは，経費の発生を効果的にコントロールするためである．

（2）必要経費の区分

　必要経費の区分と，各区分ごとの主な内訳は下記リストのとおりである．間接費について<u>中分類を設定</u>しているが，これは間接費というものが，医療行為をサポートする何らかのアクションから発生することを明確に意識するためである．

大分類	中分類	小分類	主な内容の例示
必要経費 直接費		材料・薬品費（注1）	レジン，陶材，金属，セメント類などの装着材，各種医薬品
		外注費	外注した技工代，検査委託料
間接費	医療関係	診療消耗品費（注1）	石膏，ワックス，印象剤，エックス線フィルム，各種インスツルメント類
		衛生管理費	診療用作業衣，同上履き，クリーニング代，洗剤，消毒液，掃除用品，各種トイレタリー・ドラッグ用品
	従業員関係	給与（注2）	給与・賞与および退職金，専従者給与および賞与
		福利厚生費	事業主が負担する雇用保険料などの法定福利費，従業員の厚生にかかる昼食費・残業夜食代，休憩時のおやつ，親睦旅行費用，忘年会・新年会の費用
	施設関係	減価償却費	
		地代家賃・賃借料	診療所・駐車場の賃借料，植木や器械器具の賃借料
		水道光熱費	ガス・水道・電気代
		修繕費	治療用器具・工具の修理，業務用自動車の修理・部品取替・点検整備，診療所玄関・トイレ・流しの修理
		損害保険料（注3）	医院火災保険料，損害賠償保険料，従業員を被保険者とする掛け捨ての障害保険料
		支払利息	事業用借入金の支払利子
	営業関係	交際費（注4）	中元歳暮，関係者飲食接待，ゴルフ接待，慶弔見舞金，地元町内会関係費，贈り物
		諸会費	歯科医師会会費，保険整備費，商店街・町内会費，青色申告会費
		研修費・図書費	事業に関係する図書費，スタディグループ研究会費，学会費，院内研修費用，新聞，講習会用の材料費
		広告宣伝費	電柱広告，求人広告，看板，パンフレット類，患者サービス用の歯ブラシ，待合室備え付けの新聞・雑誌，患者説明用品など
	管理費	通信費	電話代，はがき・切手代，送料，暑中見舞状・年賀状（印刷代を含む）
		交通費（注5）	電車・バス賃，タクシー代，従業員の通勤費，車両関係費
		事務用消耗品費	筆記用具，用紙，OA機器，OA用サプライ品，電卓，印鑑，少額の電気用品・家具調度
		租税公課（注6）	事業税，消費税，事業用固定資産税，同取得税，同登録税，自動車税，収入印紙税
		雑費	上記以外のもの

(3) 必要経費の税務上の考慮事項

上記リストの小分類項目に付した(注1)〜(注6)について，税務上考慮すべきポイントを示すと次のようになる．

(注1) 棚卸の必要性について

1. 材料・薬品については，12月31日現在で，未使用分の棚卸が必要となる．歯科医業の場合，棚卸を要するのは，原則として，患者の口腔内に一時的または永久的に填入，装着される下記の材料および薬品である．
   - ①レジン関係：床用，歯冠修復用，充填・装着用，人工歯(各種レジン歯)など
   - ②陶材関係：ポーセレンパウダー，各種陶歯など
   - ③金属関係：金属床用，歯冠修復用，その他の金属
   - ④セメント類：装着用セメント，仮封・仮装着用セメント，充填用など
   - ⑤医薬品関係：麻酔薬，治療薬，抗生物質，注射薬，内服薬など
2. 診療用消耗品については原則として棚卸は不要であるが，下記の未開封未使用分につては，年度末現在で棚卸を要する．
   - ①石膏類，②ワックス類，③埋没材類，④印象材類，⑤エックス線フィルム

(注2) 専従者給与・賞与について

1. 青色事業専従者給与の届け出をすることにより，適正額を専従者給与として支給することができる．
2. 専従者として認められるのは次の2つの条件を満たす場合である．
   (他に本業をもっていないこと，②1年間のうち6か月以上専従者としての仕事についていること
   医院の休診日に他でアルバイトをしていたり，他法人の非常勤役員をしている場合などは，医院の仕事に専従していると考えられるので，専従者に該当する．専従者にならないのは，他に常勤の勤務先があるとか，学生である場合，子供が小さくかかりきりの場合などである．
3. 専従者給与としての適正額については，専従者の職務内容次第であるが，従業員に比べて仕事の割に給与が高くないかが問題となる．ただし，専従者は，責任のある経理や人事，関係者との渉外などを任されていることが多いので，単純に従業員との比較ではきめられない面があると考えられている．

(注3) 経費になる保険・ならない保険

1. 損害保険：上記リストの「損害保険料」に例示されているもの以外の，次のような院長個人の損害保険は経費にならない．
   - ①院長の所得補償保険，②自宅の火災保険，③院長の傷害保険(交通共済を含む)
2. 生命保険：個人医院では，院長の生命保険料はすべて経費とすることができる．

(注4) 交際費の限度，ゴルフプレイ代など

1. 交際費として必要経費として認められるのは，「業務の遂行上，必要なもの」に限られる．交際費を必要経費とするためには下記を徹底させる．
   - ①相手先をはっきりさせる
   - ②目的をはっきりさせる(どんな内容で会ったのか，どんな情報を得るために接待したのかなど)
   - ③証拠を残す(領収書)
2. 個人経営の場合，交際費の限度額はないが，法人よりも内容についての制限が厳しくなっている．たとえば，ライオンズクラブやロータリークラブの入会金や会費は必要経費とは認められない．
3. ゴルフのプレイ代が必要経費として認められるのは，下記の場合である．
   - ①地域の歯科医師会のゴルフコンペ
   - ②事業上の目的での歯科医師など利害関係者とのゴルフのプレイ代
   なお，個人経営の場合，年会費やロッカー代を経費にすることは認められないので留意する．

(注5) 院長の車の必要経費性

1. 車両の減価償却費，燃料費，車検費用などは，走行距離や使用日数などによって，家事上の経費と必要経費にわける．事業割合を判断するには，あわせて下記のような事項を考慮する．
   - ①通勤に使っているか，その距離は
   - ②往診を行っているか，その頻度は
   - ③休診日の使用度合，家族が私用で使うことがあるか
2. 車が2台ある場合には，1台を事業用としてはっきり区分することにより，その全額を必要経費とできる可能性が高いといわれている．

(注6) 経費になる税金・ならない税金

1. 上記リストの「租税公課」として例示されているもの以外の，次のような税金は経費にならない．
   - ①所得税(法人税)，②住民税，③相続税，贈与税，④事業用以外の固定資産税，⑤罰金，過怠金，交通反則金

5）日常業務

　歯科医院での日常業務には，実際の診療行為のほか，診療室の清掃や診療の準備に始まり，受付業務，カルテの記載，診療終了後の会計，次回の来院予約，印象採得後の歯科模型のチェック，技工指示書への記入，歯科材料や薬品類などの在庫チェックや注文など多岐にわたっている．

（1）受付業務

　受付は歯科医院に来院した患者が最初に訪れる場所であり，その医院の印象を左右するといっても過言ではない．清潔な身なりを心がけ，言葉づかいは丁寧で思いやりの心を持ち，明るくハキハキした対応を心がけることが重要である．初診の患者が来院した場合は，健康調査票の記入をしてもらい，健康保険証を預かり，カルテ1号用紙表面に保険情報の転記を行う．再診の患者の場合は，月初めに必ず健康保険証の確認を行い，変更があれば修正を行う．診療終了後は患者負担金の計算を行い，会計後は次回の来院の予約を行うといったことが受付業務の一連の流れである．そのほかに電話応対，歯科材料店や歯科技工所営業などの出入り業者との応対も受付の業務である．

（2）診療の準備

　①診療が始まる前には掃除機をかけ，院内の拭き掃除を行う．
　②コンプレッサー，バキューム，歯科ユニットの電源を入れる．
　③コンピュータの電源を入れる．
　④自動現像機を使っていれば，ヒーターをONにする．
　⑤寒天コンディショナーのスイッチを入れる．
　⑥滅菌の終わった器具をオートクレーブから紫外線滅菌機へ移す．
　⑦紙コップ，紙エプロン，ペーパータオルを補給する．
　⑧その日にセットする技工物を出しておく．
　⑨歯科材料，薬品の在庫をチェックし，足りないものは注文する．

（3）診療

　歯科の診療はその特殊性から時間のかかる処置が多く，予約診療のシステムを取り入れている歯科医院が多い．治療の内容（コンポジットレジン充填，In，Cr・Brの形成印象，根管治療，義歯印象，抜歯など）により準備する器材が異なるので，予約患者については前もって器材の準備をして，効率的な診療を心がけることが望ましい．診療後は速やかに診療録への記入を行い，歯科技工物を歯科技工所に依頼する際には，歯科模型のチェックを行い，設計，使用金属，使用材料などを記入した技工指示書の記入をしなければならない．

2．関係する税制

1）個人事業の課税

（1）税金の種類

税金は，次のように大別される．

① 所得（収入）に対してかかる税金　…　所得税，法人税，住民税，事業税
② 資産の所有に対してかかる税金　…　固定資産税，自動車税
③ 資産の移転時にかかる税金　…　不動産取得税，自動車取得税，相続税，贈与税

このうち，確定申告を要するのは，所得税と相続税，贈与税である．それ以外のものは，自ら申告することはなく，役所から送られてくる納付書にしたがって税金を納めるだけとなる．

（2）個人事業の課税

個人事業たる歯科経営上，いつ，いくらの税金を払うのかをあらかじめ把握して，納税計画をたてておくことは，健全な資金繰りの観点から必要である．参考までに年間の大まかな納税予定を示すと次のようになる．

納期限	国税 確定申告を要するもの	地方税 役所から納付書が送られてくるもの		
3月15日	所得税（確定申告＝第3期分）			
4月30日				固定資産税（第1期分）
6月30日		住民税（第1期分）		
7月31日	所得税（予定納税＝第1期分）			固定資産税（第2期分）
8月31日		住民税（第2期分）	事業税（第1期分）	
10月31日		住民税（第3期分）		
11月30日	所得税（予定納税＝第2期分）		事業税（第2期分）	
12月31日				固定資産税（第3期分）
翌年1月31日		住民税（第4期分）		
翌年2月28日				固定資産税（第4期分）
注	予定納税は，所得税の年額が15万円以上である人が，第1期と第2期にそれぞれ年額の1/3ずつ納付するものである．		自由診療部分と不動産所得だけが課税対象となる．また，業主控除額が290万円もあり，税率も5％なのでほとんど発生しない．	不動産を所有し，これを歯科が使用している場合にのみ発生．

（上記のほか，歯科に使用する自動車を所有していれば自動車税がかかることになる）

071

(3) 所得税の確定申告

所得税のおおまかな計算プロセスは次のようになる.

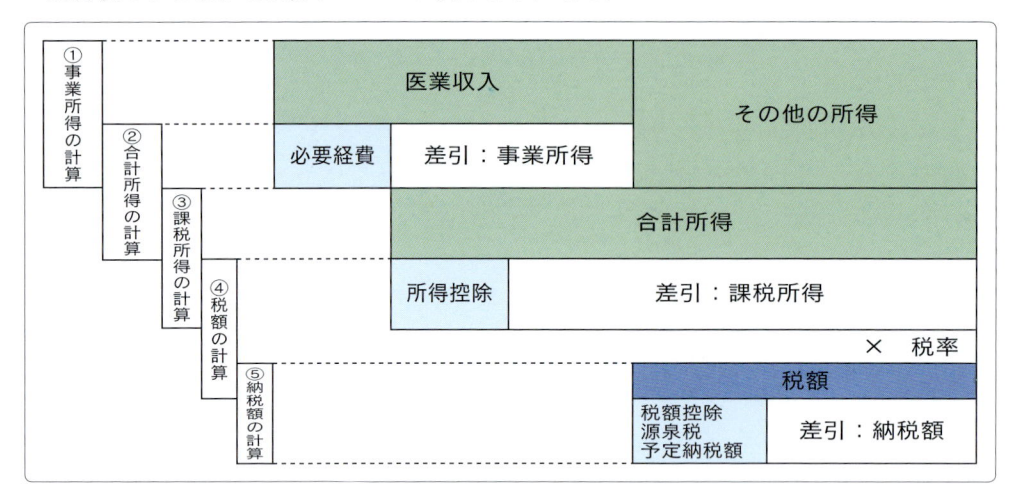

①歯科医院の事業所得の計算

　　医業収入－必要経費＝事業所得

②合計所得の計算（事業所得に，「その他の所得」を合算する）

　　事業所得＋その他の所得＝合計所得

　※その他の所得には，(1)給与所得，(2)不動産所得，(3)雑所得などがある．

③課税所得の計算

　　合計所得－各種所得控除＝課税所得

　※所得控除には，(1)医療費，(2)社会保険料，(3)小規模共済，(4)生命保険，(5)扶養控除などがある．

④税額の計算

　　課税所得×税率＝税額

　※税率は下の「税率表」のようになる．

課税所得（A）		税額の計算式
超	以下	
	195万円	A × 5 %
195万円	330万円	A × 10％ － 97,500円
330万円	695万円	A × 20％ － 427,500円
695万円	900万円	A × 23％ － 636,000円
900万円	1,800万円	A × 33％ － 1,536,000円
1,800万円		A × 40％ － 2,796,000円

　※なお，上記のほか平成25年分の所得税から適用される復興特別所得税が創設された．

　【算式】復興特別所得税額＝基準所得税額×2.1％

　ここに，基準所得税額とは，上記の税率表で計算された所得税額のことである．

⑤納税額の計算

　　　税額－(各種税額控除＋源泉税＋予定納税)＝納税額

※税額控除には，住宅借入金特別控除などがある．

(4) 青色申告の特典

青色申告の特典には次のようなものがあり，節税対策上，青色申告の届出はしておくべきである．

　①青色専従者給与
　②青色申告控除(65万円)
　③純損失の繰越控除
　④貸倒引当金の設定

2) 消費税

(1) 消費税の課税対象

消費税の課税対象は，自由診療収入，歯ブラシなどの販売だけである．自由診療収入および歯ブラシなどの収入を「課税売上高」という．

ただし，納税義務が生ずる歯科医院は，前々年(平成24年の場合は，平成22年)の「課税売上高」が1,000万円を超えているところである．消費税の納税義務のあるものを「課税業者」，そうでないものを「免税業者」という．また，その年の前々年のことを「基準期間」という．

①消費税の徴収
　・課税業者となる場合は，課税売上高について５％の消費税を徴収することになるが，免税業者の場合には，消費税を徴収するかどうかの選択は，個々の事業者にまかされている．

②消費税の税率
　・消費税の税率は，４％であるが，このほかに地方消費税が１％であるため，合計で５％となる．

(2) 消費税の計算

消費税の計算は下記による(平成24年10月現在)．

> ①消費税＝課税売上高×４％－税額控除額
> ②地方消費税＝消費税×25/100
> ③納付すべき消費税＝①＋②

（3）税額控除額の計算

上記(2)-①の計算式に現れる「税額控除額」は，課税仕入に係る消費税額をいう．ここでいう課税仕入とは，材料薬品の仕入，外注技工料だけでなく，消費税が課税されている経費を含むものである．

この税額控除額の計算について，比例配分方式と簡易課税制度の2つの方法がある．

①比例配分方式による税額控除額の計算

税額控除額＝課税仕入にかかる消費税額
　　　　　＝（課税仕入額×4/105）×自費収入／総収入

②簡易課税制度による税額控除額の計算

税額控除額＝課税仕入にかかる消費税額
　　　　　＝（課税売上高×4％）×50％

上記算式における50％は，歯科について認められている「みなし仕入率」である．

なお，簡易課税による場合には，次の要件を満たしていなければならない．

- 課税期間の前日までに，簡易課税の適用を受ける旨の届け出を提出していること．
- 基準期間の課税売上高が5,000万円以下であること．

（4）計算例

課税売上高＝自由診療収入（税込）÷1.05
　　　　　＝37,080,000÷1.05
　　　　　＝35,314,286
　　　　　＝35,314,000（千円未満切り捨て）

設例：

科目	金額
保険診療収入	24,000,000
自由診療収入	37,080,000
収入合計	61,080,000
課税仕入	20,579,400
非課税仕入	20,100,000
経費合計	40,679,400
利益	20,400,600

①税額控除額の計算

［1］比例配分方式による税額控除額の計算

税額控除額＝（課税仕入額×4/105）×自費収入／総収入
　　　　　＝（20,579,400×4/105）×35,314,286／（35,314,286＋24,000,000）
　　　　　＝466,761

［2］簡易課税制度による税額控除額の計算

税額控除額＝（課税売上高×4％）×50％
　　　　　＝（35,314,000×4％）×50％
　　　　　＝1,412,560×50％
　　　　　＝706,280

②消費税の計算

[1] 比例配分方式による消費税額の計算
- 消費税＝35,314,000×4％－税額控除額
  　　　　＝1,412,560－466,761
  　　　　＝945,700（百円未満切り捨て）
- 地方消費税＝消費税×25/100
  　　　　　＝945,700×25/100
  　　　　　＝236,400（百円未満切り捨て）
- 納付すべき消費税＝①＋②
  　　　　　　　　＝1,182,100

[2] 簡易課税制度による消費税額の計算
- 消費税＝35,314,000×4％－税額控除額
  　　　　＝1,412,560－706,280
  　　　　＝706,200（百円未満切り捨て）
- 地方消費税＝消費税×25/100
  　　　　　＝706,200×25/100
  　　　　　＝176,500（百円未満切り捨て）
- 納付すべき消費税＝①＋②
  　　　　　　　　＝882,700

3）所得税特別措置法

（1）概算経費の特例

①概要
- 歯科医院の社会保険診療報酬については，特別に概算経費という特例が認められており，実際にかかった経費と概算経費のいずれか有利なほうを選択することができる．

②概要経費率
- 概算経費率は社会保険診療報酬の額に応じて，次表の4段階になっている．なお，社会保険診療報酬の額が5,000万円を超える場合には，この特例は適用できない．

社会保険診療報酬（A）	必要経費
2,500万円以下	A × 72%
2,500万円超3,000万円以下	A × 70％ ＋ 50万円
3,000万円超4,000万円以下	A × 62％ ＋ 290万円
4,000万円超5,000万円以下	A × 57％ ＋ 490万円

③自由診療収入の計算

・社会保険診療報酬に概算経費率を適用していても，自由診療収入については実額の経費で申告する必要がある．

(2) 計算例

保険診療収入	4,000万円
自由診療収入	1,000万円
小計	5,000万円
経費合計	2,200万円（うち自由診療固有の経費を50万とする）
差引利益	2,800万円

①社会保険の特例計算による経費

　4,000万円×62％＋290万円＝2,770万円

②自由診療の経費

　1,000万円÷5,000万円＝20％

　20％×調整率75％＝15％

　(2,200万円－50万円)×15％＋50万円＝372.5万円

③保険診療分の実額経費

　2,200万円－372.5万円＝1,827.5万円

④特例差額

　特例経費2,770万円－実額経費1,827.5万円＝942.5万円

　したがって，942.5万円だけ多く経費を計上することが認められる．

⑤特例を適用した場合の申告上の利益の再計算

保険診療収入	4,000　万円
自由診療収入	1,000　万円
小計	5,000　万円
経費合計	3,142.5万円（社会保険診療分2,770＋自由診療分372.5）
差引利益	1,857.5万円

　冒頭で計算されている実際の利益2,800万円と比べると，942.5万円だけ小さくなっている．

　これは，④の特例差額の金額942.5万円に等しい．

3．診療所の形態・設備・運営

1）診療所の立地

診療所の立地を選定する場合には，以下のような立地条件を十分に検討したうえで開業地を決定する必要がある．

（1）立地条件

一医院当たりの人口が多い地域，人通りが多い地域，人が集まる地域，昼間人口が多い地域，交通利便性が高い地域，メインターゲットとなる潜在患者が多い地域などにより，市街地型クリニックと郊外型クリニックとに大別できる．

（2）市街地型クリニック

市街地型クリニックは，オフィス街，商業地域，駅周辺などがこれにあたり，テナント型のクリニックがほとんどである．公共交通機関による交通の利便性が高く，人通りが多く，昼間人口も多いため潜在患者も多いが，クリニックの件数も多いため競争が著しく激しい地域である．このため一般的なクリニックでは来院患者を集めにくく，健全経営がむずかしい．矯正歯科・インプラントなど得意分野を前面に出した専門特化型クリニックでメインターゲットをしぼり込む戦略が望ましい．

①矯正歯科
・若い患者対象の成人矯正が中心となるが，交通の利便性，立地の知名度の高さにより子ども患者の集患にも有利となる．

②インプラント
・高額所得者が多く，交通の利便性も高く，広告効果が高い立地条件のため集患に有利となる．

（3）郊外型クリニック

郊外型クリニックは，駅周辺といえども人口密度は低いため，広範囲の地域の潜在患者が対象となる．したがって，自家用車通院の利便性を図るため，ビルクリニックの場合には近隣に大きめの駐車場があること，戸建クリニックの場合には，余裕のある自家駐車場の存在が来院患者数を大きく左右することとなる．

2）診療所の設備

歯科医院を開設する際に最低限必要な設備は以下のとおりである．
（1）待合室・受付・診療室・エックス線検査室・院長室・スタッフルーム・トイレ．これ

にオペ室・カウンセリングルーム・技工室を備えればさらに充実した医院になる．
（2）医療機器などの設備としては，エックス線装置・診療ユニット・消毒機器などが中心となる．

①デジタルエックス線写真
- エックス線写真はデジタルエックス線写真が主流であり，モニターでライブ画像を見ながら口腔内の現状と治療方針を患者さんに説明することができ，説得力が増すという効果がある．

②電子カルテ
- 各チェアサイドにパソコンを設置し，治療後に歯科医師がカルテをパソコンで処理する．受付のパソコンとLANケーブルで接続すれば会計も迅速に処理することが可能で，患者さんの待ち時間を大幅に短縮することができる．

③CT（図1，2）
- インプラントおよび矯正専門クリニックでの普及が進んでいる．画像解析ソフトの活用により骨の立体的画像を見ながら口腔内の状況把握と治療計画の立案が容易となり，安心・安全な治療が可能となり，患者さんからの信頼度が高まることとなる．

④オペ室（図3）
- 麻酔設備・高度な無影灯を設置した無菌のオペ室の存在は，とくにインプラント治療を実施する医院にとっては，CTと併せて安心・安全・信頼を提供する重要な要素となる．

⑤カウンセリングルーム（図4）
- 主に新患に対して専門のカウンセラーが対応する．歯科医療に対する思いや診療方針などを説明して医療のことをよく知ってもらうとともに，患者さんの悩み，歯に対す

CT（図1，2）

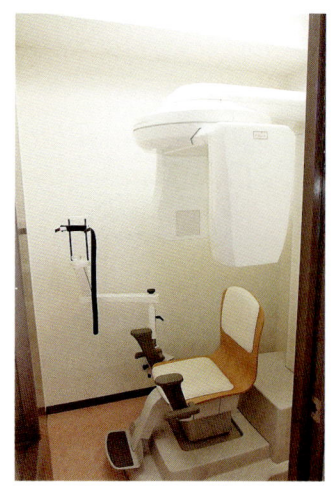

図1　CT装置．

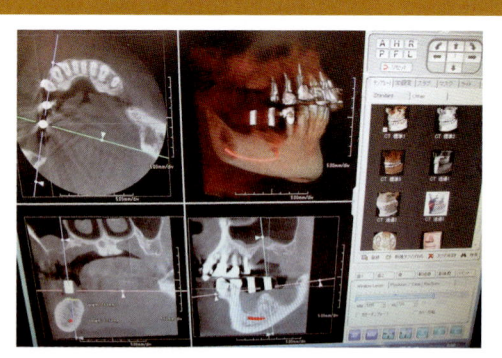

図2　CT画像．

オペ室・カウンセリングルーム（図3，4）

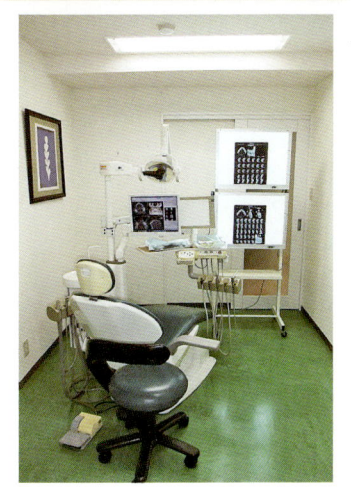

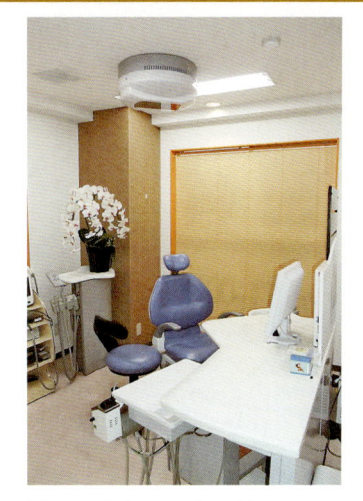

図3　オペ室.　　　　図4　カウンセリングルーム.

る思いなどを十分に聞いて，お互いの理解度と信頼を高め，今後の治療がスムーズに進むよう歯科医師と患者との橋渡しの役割を担う．

3）個人事業と医療法人

歯科医院の経営形態には，以下の2つがある．

（1）個人事業

これは，開設管理者である院長個人が経営者として運営する形態である．多くの歯科医院は個人事業であるが，開業後，成長するのに伴って医療法人化にするケースが多い．個人事業のメリット・デメリットは以下のとおりである．

<メリット>
- 得た利益はすべて院長のものであり，余剰賃金は院長が自由に使うことが可能である．

<デメリット>
- 分院化・繊細化・対外的信用・事業継承の面で医療法人に劣る．税務的には，車両に関する費用が一部経費計上できない．生命保険料が経費計上できない．院長および専従者（家族従業員）の退職金が経費計上できないなどのデメリットが挙げられる．

（2）医療法人

　医療法人は，一般の会社組織と同様でオーナーである出資者(拠出者)が法人の設立賃金を拠出し，経営を委託された理事長と理事が法人を運営する形態をいう．ただし，ほとんどの場合，拠出者が理事・理事長となっているのが現状である．

　法人設立の目的は本来，法人の継続的運営が第一であるが，対外的信用の獲得と節税を目的として設立されるのがほとんどである．医療法人のメリット・デメリットは以下のとおりである．

<メリット>

- 金融機関，取引業者，患者などに対する対外的信頼度が高まる．分院化が容易であり，大規模経営が可能である．
- 金融機関からの融資が受けやすく，先進設備の導入も比較的容易である．
- 優秀な人材が集まりやすく，また，事業継承が容易である．
- スケールメリットによる広告効果，対外的信頼性が高く集患しやすい．
- 税務的には，理事や理事長の退職金が経費算入できる．
- 理事報酬の支給により，法人と個人との所得分散，節税効果が大きい．
- 生命保険料や損害保険料が経費算入できる．
- 車両関係費用が全額経費計上できるなどのメリットがある．

<デメリット>

- 法人の経営は原則として理事全員の合議制によるため，形式的には理事長の独断専行はできないことになっている．
- 理事および理事長の報酬は理事会で決定され，税法上の制約もある．
- 社会保険(健康保険および厚生年金)への加入が義務付けられ負担が増加する．
- 交際費の10％は経費算入できない．
- 法務局への登記，都道府県への決算届などの提出が義務となっている(毎年)．

4．各種加入関連

1）社会保障関係

（1）「社会保障」言葉の由来（平成11年厚生労働白書より）

「社会保障」という言葉は，英語のSocial Securityに対応する日本語として使われている．わが国では，1946（昭和21）年公布の日本国憲法第25条の規定中に「社会保障」という用語が使われ，その後一般化していった．

（2）「社会保障」の定義（平成11年厚生労働白書より）

わが国では，日本国憲法第25条の規定中に，「社会保障」という言葉が表れる．第25条は，「1）すべて国民は，健康で文化的な最低限度の生活を営む権利を有する．2）国は，すべての生活部面について，社会福祉，社会保障及び公衆衛生の向上及び増進に努めなければならない．」と規定し，国民の生存権を保障するとともに，社会保障制度の法的基礎を成している．現在まで，わが国で社会保障制度についてよく用いられてきた定義は，1950（昭和25）年の社会保障制度審議会勧告におけるものである．そこでは次のように定義している．

「社会保障制度とは，疾病，負傷，分娩，廃疾，死亡，老齢，失業，多子その他困窮の原因に対し，保険的方法又は直接公の負担において経済保障の途を講じ，生活困窮に陥ったものに対しては，国家扶助によって最低限度の生活を保障するとともに，公衆衛生及び社会福祉の向上を図り，もってすべての国民が文化的成員たるに値する生活を営むことができるようにすることをいうのである．」

この定義では，第一に，病気やけが，出産，老齢，障害，失業といった生活上困窮を引き起こしかねない事態に対して，保険的方法（社会保険）か直接公の負担による方法（社会扶助）を用いた経済保障で対応すること，第二に，現に生活に困窮している者に対しては，国家扶助（生活保護制度）によって最低限度の生活を保障すること，第三に，これらの方法とあわせて，公衆衛生および社会福祉の向上を図ること，を社会保障制度の内容と位置づけている．

（3）日本の社会保障制度について

日本の社会保障制度は，かつての社会保障制度審議会（昭和25年社会保険制度に関する勧告）の分類によれば，以下のとおりである．

＜狭義の社会保障＞
①社会保険（医療保険，年金保険，労働保険，介護保険），②公的扶助，③社会福祉，④公衆衛生および医療

＜広義の社会保障＞
①②③④＋恩給，戦争犠牲者援護

（4）社会保険について

　社会保険には，病気・けがに備える「医療保険」，年をとったときや障害を負ったときなどに年金を支給する「年金保険」，仕事上の病気，けがや失業に備える「労働保険」（労災保険・雇用保険），加齢に伴い介護が必要になったときの「介護保険」がある．

（5）医療保険制度の概要（構成）

＜被用者保険＞
- 全国健康保険協会（協会健保，船員保険）‥中小企業のサラリーマン
- 健康保険組合‥大企業のサラリーマン
- 共済組合‥国家公務員，地方公務員等

＜国民健康保険＞‥自営業者，年金生活者，非正規雇用者等
＜後期高齢者医療制度＞‥75歳以上

2）歯科医師会（任意加入）

（1）日本歯科医師会について

　1903年（明治36年）11月に設立され，現在の「公益社団法人　日本歯科医師会」は1947年（昭和22年）に旧「日本歯科医師会」が改組されたもので，民法第34条に基づいて設立された社団法人である．都道府県歯科医師会を法人会員として，また都道府県歯科医師会会員となっている歯科医師を個人会員として組織され，会員の拠出する会費によって運営されている．日本歯科医師会は，わが国の歯科医師社会を代表する唯一の総合団体であり，医道高揚や公衆衛生活動および学術研修事業などを行っている．また，国際的学術交流として世界歯科連盟（FDI）に加盟し，年次歯科大会には代表団を派遣している．そのほか医道審議会や，医療審議会および中央社会保険医療協議会（中医協）など政府関係の各種審議機関に参画するとともに，日本歯科衛生士会や日本歯科技工士会などの歯科関係団体に加え，日本医師会，日本薬剤師会，日本看護協会などの医療関係団体とも緊密な連携をとり，わが国の歯科医療および社会福祉の発展向上に努めている．なお，2012年（平成24年）10月末日現在の会員数（法人会員を除く）は65,021名である．

＜沿革＞
- 1903年：大日本歯科医会設立
- 1907年：日本聯合歯科医会に改称
- 1918年：日本聯合歯科医師会に改称
- 1926年：日本歯科医師会に改称
- 1943年：強制設立，強制加入の団体になる
- 1948年：社団法人日本歯科医師会となり，任意設立，任意加入の団体となる

（2）事業案内としては

　公衆・産業歯科衛生，学術，国際渉外，社会保険，医療管理，広報，厚生，情報管理，器材薬剤，総務，日本歯科医学会との協力・連携，社会貢献事業関係について事業を行っている．

（3）歯科医師会加入について

　歯科医学・医術の向上に努め，もって地域住民により良質な歯科医療を提供する責務があり，また国民の歯科保健の普及向上に寄与することを目的に設立された日本歯科医師会は，歯科医師社会を代表する公益社団法人である．その総合団体が推進する諸事業に参画されることは，社会福祉の増進と歯科医療の進歩発達に貢献するものであるとして会員の加入を行っている．

　日本歯科医師会の会員には，個人会員と準会員があり，個人会員になるためには，郡市区歯科医師会と都道府県歯科医師会の会員であることが原則となっている．

	入会金	年会費
個人会員	100,000円	38,000円
準会員	39,000円	12,500円

3）その他の加入

（1）健康保険への加入（強制加入）

　診療所開設者：歯科医師国保，医師国保
　勤務医　　　：健康保険

（2）学会への加入（任意加入）

＜日本歯科医学会について＞

　日本歯科医学会は，社団法人日本歯科医師会定款第74条の規定に基づき，日本歯科医師会の中に組織化された学術団体であり，現在21の専門分科会および18の認定分科会を擁している．

　学会会員は，日本歯科医師会会員と専門分科会および認定分科会会員とからなり，現在の会員数の内訳は，

　・日本歯科医師会会員65,039名
　・専門・認定分科会会員30,761名

の合計95,800名である（平成24年1月31日現在）．

5．関連法規（開業・継承・廃止の手続き）

1）医療法の規定

（1）医療法とは

1948年（昭和23年）7月30日に公布され，同年10月27日に施行された，医療を提供する体制の確保と国民の健康保持を目的とする法律．

その内容は病院・診療所・助産所の開設・管理・整備の方法などを定める医療機関に関する法律である．

（2）医療法の具体的内容

①医療法抜粋（参考資料）

第1章　総則

第1条　この法律は，医療を受ける者による医療に関する適切な選択を支援するために必要な事項，医療の安全を確保するために必要な事項，病院，診療所及び助産所の開設及び管理に関し必要な事項並びにこれらの施設の整備並びに医療提供施設相互間の機能の分担及び業務の連携を推進するために必要な事項を定めること等により，医療を受ける者の利益の保護及び良質かつ適切な医療を効率的に提供する体制の確保を図り，もつて国民の健康の保持に寄与することを目的とする．

第1条の2　医療は，生命の尊重と個人の尊厳の保持を旨とし，医師，歯科医師，薬剤師，看護師その他の医療の担い手と医療を受ける者との信頼関係に基づき，及び医療を受ける者の心身の状況に応じて行われるとともに，その内容は，単に治療のみならず，疾病の予防のための措置及びリハビリテーションを含む良質かつ適切なものでなければならない．

2　医療は，国民自らの健康の保持増進のための努力を基礎として，医療を受ける者の意向を十分に尊重し，病院，診療所，介護老人保健施設，調剤を実施する薬局その他の医療を提供する施設（以下「医療提供施設」という．），医療を受ける者の居宅等において，医療提供施設の機能（以下「医療機能」という．）に応じ効率的に，かつ，福祉サービスその他の関連するサービスとの有機的な連携を図りつつ提供されなければならない．

第1条の3　国及び地方公共団体は，前条に規定する理念に基づき，国民に対し良質かつ適切な医療を効率的に提供する体制が確保されるよう努めなければならない．

第1条の4　医師，歯科医師，薬剤師，看護師その他の医療の担い手は，**第1条の2**に規定する理念に基づき，医療を受けるものに対し，良質かつ適切な医療を行うよう努めなければならない．

2　医師，歯科医師，薬剤師，看護師その他の医療の担い手は，医療を提供するに当たり，適切な説明を行い，医療を受ける者の理解を得るよう努めなければならない．

3　医療提供施設において診療に従事する医師及び歯科医師は，医療提供施設相互間の機

能の分担及び業務の連携に資するため，必要に応じ，医療を受ける者を他の医療提供施設に紹介し，その診療に必要な限度において医療を受ける者の診療又は調剤に関する情報を他の医療提供施設において診療又は調剤に従事する医師若しくは歯科医師又は薬剤師に提供し，及びその他必要な措置を講ずるよう努めなければならない．

4　病院又は診療所の管理者は，当該病院又は診療所を退院する患者が引き続き療養を必要とする場合には，保健医療サービス又は福祉サービスを提供する者との連携を図り，当該患者が適切な環境の下で療養を継続することができるよう配慮しなければならない．

5　医療提供施設の開設者及び管理者は，医療技術の普及及び医療の効率的な提供に資するため，当該医療提供施設の建物又は設備を，当該医療提供施設に勤務しない医師，歯科医師，薬剤師，看護師その他の医療の担い手の診療，研究又は研修のために利用させるよう配慮しなければならない．

第1条の5　この法律において，「病院」とは，医師又は歯科医師が，公衆又は特定多数人のため医業又は歯科医業を行う場所であって，20人以上の患者を入院させるための施設を有するものをいう．病院は，傷病者が，科学的でかつ適正な診療を受けることができる便宜を与えることを主たる目的として組織され，かつ，運営されるものでなければならない．

2　この法律において，「診療所」とは医師又は歯科医師が，公衆又は特定多数人のため医業又は歯科医業を行う場所であって，患者を入院させるための施設を有しないもの又は19人以下の患者を入院させるための施設を有するものをいう．

第1条の6　この法律において，「介護老人保健施設」とは，介護保険法（平成9年法律第123号）の規定による老人保健施設をいう．

②その他個々の内容（参考資料）

- 医療法第25条の規定に基づく立入検査は：
  病院等が医療法及び関係法令に規定された人員及び構造設備等を有し，かつ，適正な管理を行っているかについて検査を行うことにより，病院等を良質かつ，適正な医療を行う場にふさわしいものとすることを目的とする．
- 医療法第6条の6第1項の規定により，医業及び歯科医業についての医療機関が標榜する診療科名として広告可能な範囲：
  患者や住民自身が自分の病状等に合った適切な医療機関の選択を行うことを支援する．
- 国等の責務：第6条の9
  国並びに都道府県，保健所を設置する市及び特別区は，医療の安全に関する情報の提供，研修の実施，意識の啓発その他の医療の安全の確保に関し必要な措置を講ずるよう努めなければならない．
- 病院等の管理者の責務：第6条の10
  病院，診療所又は助産所の管理者は，厚生労働省令で定めるところにより，医療の安全

を確保するための指針の策定，従業者に対する研修の実施その他の当該病院，診療所又は助産所における医療の安全を確保するための措置を講じなければならない．
・医療安全支援センターの設置：第6条の11
・国による情報の提供等：第6条の12
などがある．

2）健康保険法の規定

①健康保険法
事業所の雇用労働者およびその被扶養者を対象とする健康保険について定めている法律で，1922年(大正11年)制定，1927年(昭和2年)から全面実施された．

②国民健康保険法
被用者保険に加入していない自営業者・無職者などを主な対象とし，市町村・特別区と国民健康保険組合がそれぞれ行う国民健康保険について定めた法律で1958年(昭和33年)制定された．

③その他の関連制度
前期高齢者医療制度とは，65歳～74歳の方を対象とした，被用者保険(健康保険組合等)，国民健康保険間の医療費負担を調整するための制度．

後期高齢者医療制度は，75歳(寝たきり等の場合は65歳)以上の方が加入する独立した医療制度で，従来の老人保健制度に代わり，平成20年4月より開始された．

健康保険法　第1章　総則

（目的）
第1条　この法律は，労働者の業務外の事由による疾病，負傷若しくは死亡又は出産及びその被扶養者の疾病，負傷，死亡又は出産に関して保険給付を行い，もって国民の生活の安定と福祉の向上に寄与することを目的とする．

（基本的理念）
第2条　健康保険制度については，これが医療保険制度の基本をなすものであることにかんがみ，高齢化の進展，疾病構造の変化，社会経済情勢の変化等に対応し，その他の医療保険制度及び後期高齢者医療制度並びにこれらに密接に関連する制度と併せてその在り方に関して常に検討が加えられ，その結果に基づき，医療保険の運営の効率化，給付の内容及び費用の負担の適正化並びに国民が受ける医療の質の向上を総合的に図りつつ，実施されなければならない．

（定義）
第3条　この法律において「被保険者」とは，適用事業所に使用される者及び任意継続被保

険者をいう．ただし，次の各号のいずれかに該当する者は，日雇特例被保険者となる場合を除き，被保険者となることができない．

1．船員保険の被保険者(船員保険法(昭和14年法律第73号)第2条第2項に規定する疾病任意継続被保険者を除く．)
2．臨時に使用される者であって，次に掲げるもの(イに掲げる者にあっては1月を超え，ロに掲げる者にあってはロに掲げる所定の期間を超え，引き続き使用されるに至った場合を除く．)
  イ　日々雇い入れられる者
  ロ　2月以内の期間を定めて使用される者
3．事業所又は事務所(第88条第1項及び第89条第1項を除き，以下単に「事業所」という．)で所在地が一定しないものに使用される者
4．季節的業務に使用される者(継続して4月を超えて使用されるべき場合を除く．)
5．臨時的事業の事業所に使用される者(継続して6月を超えて使用されるべき場合を除く．
6．国民健康保険組合の事業所に使用される者
7．後期高齢者医療の被保険者(高齢者の医療の確保に関する法律(昭和57年法律第80号)第50条の規定による被保険者をいう．)及び同条各号のいずれかに該当する者で同法第51条の規定により後期高齢者医療の被保険者とならないもの(以下「後期高齢者医療の被保険者等」という．)
8．厚生労働大臣，健康保険組合又は共済組合の承認を受けた者(健康保険の被保険者でないことにより国民健康保険の被保険者であるべき期間に限る．)

国民健康保険法　第1章　総則

(この法律の目的)

第1条　この法律は，国民健康保険事業の健全な運営を確保し，もつて社会保障及び国民保健の向上に寄与することを目的とする．

(国民健康保険)

第2条　国民健康保険は，被保険者の疾病，負傷，出産又は死亡に関して必要な保険給付を行うものとする．

(保険者)

第3条　市町村及び特別区は，この法律の定めるところにより，国民健康保険を行うものとする．

2　国民健康保険組合は，この法律の定めるところにより，国民健康保険を行うことができる．

(国及び都道府県の義務)

第4条　国は，国民健康保険事業の運営が健全に行われるようにつとめなければならない．

2　都道府県は，国民健康保険事業の運営が健全に行われるように，必要な指導をしなければならない．

（適用除外）

第6条　前条の規定にかかわらず，次の各号のいずれかに該当する者は，市町村が行う国民健康保険の被保険者としない．

1．健康保険法(大正11年法律第70号)の規定による被保険者．ただし，同法第3条第2項の規定による日雇特例被保険者を除く．
2．船員保険法(昭和14年法律第73号)の規定による被保険者．
3．国家公務員共済組合法(昭和33年法律第128号)又は地方公務員等共済組合法(昭和37年法律第152号)に基づく共済組合の組合員
4．私立学校教職員共済法(昭和28年法律第245号)の規定による私立学校教職員共済制度の加入者
5．健康保険法の規定による被扶養者．ただし，同法第3条第2項の規定による日雇特例被保険者の同法の規定による被扶養者を除く．
6．船員保険法，国家公務員共済組合法(他の法律において準用する場合を含む．)又は地方公務員等共済組合法の規定による被扶養者
7．健康保険法第126条の規定により日雇特例被保険者手帳の交付を受け，その手帳に健康保険印紙をはり付けるべき余白がなくなるに至るまでの間にある者及び同法の規定によるその者の被扶養者．ただし，同法第3条第2項ただし書の規定による承認を受けて同項の規定による日雇特例被保険者とならない期間内にある者及び同法第126条第3項の規定により当該日雇特例被保険者手帳を返納した者並びに同法の規定によるその者の被扶養者を除く．
8．高齢者の医療の確保に関する法律(昭和57年法律第80号)の規定による被保険者
9．生活保護法(昭和25年法律第144号)による保護を受けている世帯(その保護を停止されている世帯を除く．)に属する者
10．国民健康保険組合の被保険者
11．その他特別の理由がある者で厚生労働省令で定めるもの

3）その他

（1）介護保険法（表1）

　高齢の要介護者等に対して，社会保険方式により，保健・医療・福祉サービスを提供することを定めた法律．1997年(平成9年)12月法律が作られ，2000年(平成12年)4月1日施行．

①介護保険導入の経緯と意義（厚生労働省ホームページ平成22年「介護保険法とは」より）

　高齢化の進展に伴い，要介護高齢者の増加，介護期間の長期化など，介護ニーズがます

表1 高齢者保健福祉政策の流れ(厚生労働省ホームページ「平成22年老健局総務課 介護保険とは」より)

年　　代	高齢化率	主　な　政　策	
1960年代 高齢者福祉政策の始まり	5.7% (1960)	1963年	老人福祉法制定 ◇特別養護老人ホーム創設 ◇老人家庭奉仕員(ホームヘルパー)法制化
1970年代 老人医療費の増大	7.1% (1970)	1973年	老人医療費無料化
1980年代 社会的入院や寝たきり老人の社会的問題化	9.1% (1980)	1982年 1989年	老人保健法の制定 ◇老人医療費の一定額負担の導入等 ◇ゴールドプラン(高齢者福祉推進十か年戦略)策定 ◇施設緊急整備と在宅福祉の推進
1990年代 ゴールドプランの推進	12.0% (1990)	1994年	新ゴールドプラン(新・高齢者福祉推進十か年戦略)策定 ◇在宅介護の充実
介護保険制度の導入準備	14.5% (1995)	1996年 1997年	連立与党3党政策合意 介護保険制度創設に関する「与党合意事項」 介護保険法成立
2000年代 介護保険制度の実施	17.3% (2000)	2000年 2005年	介護保険施行 介護保険法の一部改正

ます増大していくこと，そして一方，核家族化の進行，介護する家族の高齢化など，要介護高齢者を支えてきた家族をめぐる状況も変化．

そこで，高齢者の介護を社会全体で支え合う仕組み(介護保険)が創設された．

②介護保険の基本的内容

・自立支援：

単に介護を要する高齢者の身の回りの世話をするということを超えて，高齢者の自立を支援することを理念とする．

・利用者本位：

利用者の選択により，多様な事業者から保健医療サービス，福祉サービスを総合的に受けられる制度．

・社会保険方式：

給付と負担の関係が明確な社会保険方式を採用．

(2)生活保護法

日本国憲法第25条に規定する理念に基づき，国が資産や能力等のすべてを活用してもなお生活に困窮するすべての国民に対し，その困窮に応じ，必要な保護を行い，健康で文化的な最低限度の生活を保障するとともに，その自立を助長することを目的とする法律．

1950年（昭和25年）に施行，施行．

支給される保護費は，地域や世帯の状況により異なる．

①生活保護の種類
- 生活扶助
- 教育扶助
- 住宅扶助
- 医療扶助
- 介護扶助
- 出産扶助
- 生業扶助
- 葬祭扶助

②生活保護を受けるための要件および生活保護の内容

保護の要件：生活保護は世帯単位で行い，世帯員全員が，その利用し得る資産，能力その他あらゆるものを，その最低限度の生活の維持のために活用することが前提であり，また扶養義務者の扶養は，生活保護法による保護に優先される．

資産の活用：預貯金，生活に利用されていない土地・家屋等があれば売却等し生活費に充てる．

能力の活用：働くことが可能な者は，その能力に応じて働く．

あらゆるものの活用：年金や手当など他の制度で給付を受けることができる場合は，まずそれらを活用する．

扶養義務者の扶養：親族等から援助を受けることができる場合は，援助を受ける．

そのうえで，世帯の収入と厚生労働大臣の定める基準で計算される最低生活費を比較して収入が最低生活費に満たない場合に，保護が適用される．

（3）労働者災害補償保険（労災保険）

労働者災害補償保険法1947年（昭和22年）に基づく政府管掌の保険制度．

＜労災保険の目的＞

労働者災害補償保険（労災保険）は，事業所で働く労働者が業務上の事由（または通勤途上）により受けた疾病，負傷やそれによる障害，死亡等に対し，補償（必要な保険給付）を行うことにより労働者やその家族を迅速かつ公正に保護することを主な目的としている．あわせて，労働者の福祉のために施設を作るなどの労働福祉事業も行っている．労働福祉事業とは，業務上の事由又は通勤により負傷し，又は疾病にかかった労働者の『社会復帰の促進』，『労働者及びその遺族の援護』，『安全及び衛生の確保』を目的とし，労働者の福祉の増進に寄与することを最大の目的としている．労災病院や休養施設の設置，学費等費用の援護，資金の貸付などの事業がある．

6. 開業・継承・廃止の手続き

1) 開業届

(1) 個人事業

開業時における各種提出書類，提出届，提出期限は以下のとおりである．事前に書類を取りそろえ，提出漏れがないようチェックしておく．

申請先	申請書類	提出期限
保健所	・診療所開設届 ・エックス線装置設置届	開設後10日以内 開設後10日以内
所轄の地方厚生局	・保険医登録申請書 ・保険医療機関指定申請書 ・各種基準申請書	事前 開設届提出後
市区町村	・各種医療機関指定申請書(生活保護，身体障害者福祉法，児童福祉法による申請を受ける場合)	随時
税務署	・個人事業開設届 ・所得税青色申告承認申請届 ・給与支払事務所開設届 ・源泉所得税納期の特例および納期限の特例の承認申請 ・青色専従者給与に関する申請書 ・棚卸資産の評価方法の届出書 ・減価償却資産の償却方法の届出書	開業後1か月以内 開業後2か月以内 開業後1か月以内 月末 遅滞なく 確定申告期限まで 確定申告期限まで
労働基準監督署	・労働保険関係成立届 ・労働保険概算保険料申告書	10日以内 45日以内
公共職業安定所	・雇用保険適用事業所設置届 ・雇用保険被保険者資格取得届	10日以内 (同時に)

(2) 医療法人

都道府県に医療法人設立認定申請者を提供し，その認可を受け，法務局にて法人設立登記を行ったうえで，個人事業と同様の開業に関する各種書類を提出することとなる．開業時における提出書類のうち，個人事業と異なるものを以下に挙げる．

①保険所に対しては，開業前に診療所開設許可申請書を提出し，開設許可が下りてから開業することとなる．

②法務に関する書類は，税務署と併せて，都道府県税事務所および市役所に対して開業届を提出する．

2）事業の継承

（1）個人事業

　個人事業における事業の継承には，被継承者（先代）が生前に実施する場合と，相続に伴う場合の2つの態様がある．

＜被継承者の生前に実施する場合の手続き＞
　①被継承者（診療所を廃止する者）は，保健所に対して診療所廃止届，税務署に対して個人事業の廃業届など各官庁に対して廃業に関する書類を提出する．
　②継承者は，上記の各種書類を提出する．なお，診療所建物，医療機器などについては，適正価格で買い取るか，賃借する方法を選択することとなる．

＜被継承者（先代）の死亡による場合の手続き＞
　相続に伴う事業継承の場合も上記①と同様の手続きとなる．なお，診療所建物，医療機器などは相続財産として継承者に所有権移転するため継承者の所有物として取り扱う．

（2）医療法人

　医療法人の場合，先代の理事長（院長）が退職した場合，または，死亡した場合のいずれも同様に以下の手続きを行う．
　①理事会において，理事長退任を承認する決議
　②社員総会において，後任理事を選任する決議
　③理事会において，後任理事長と開設管理者を選任する決議
　④法務局において，理事長の変更登記
　⑤都道府県において，役員変更の届出
　⑥保健所に対して開設管理者の変更届出
　⑦所轄の地方厚生局に対して，保険医療機関指定申請書記載事項変更届などを提出する．

3）事業の廃止の手続き

（1）個人事業

　診療所を廃止した場合の手続きは以下のとおりである．
　①保健所に対して，診療所廃止届，エックス線装置廃止届（診療所廃止後10日以内）
　②所轄の地方厚生局に対して，保険医療機関廃止届
　③税務署に対して，個人事業の廃止届
　④公共職業安定所に対して，雇用保険適用事業所廃止届，雇用保険被保険者資格喪失届（診療所廃止後10日以内）などを提出する．

（2）医療法人

医療法人が診療所の一つを廃止する場合の手続きは以下のとおりである．

①理事会において，診療所廃止の決議

②法務局において，診療所廃止の登記

③都道府県に対して，登記完了届，登記事項の届出

④保健所に対して，診療所廃止届，エックス線装置廃止届

⑤所轄の地方厚生局に対して保険医療機関廃止届

⑥従業員を解雇または，退職した場合には公共職業安定所に対して雇用保険被保険者資格喪失届などを提出する．

7. 医療のIT化

　医療の現場においてもコンピュータの機能を利用してさまざまなかたちでIT化が進んでいる．具体的には，患者管理，治療機器，診療録管理，画像診断，レセプト処理など多くの部門で有効利用されている状況である．

　各医療関連機関での利便性の向上を目的としたIT化とともに行政としてのIT化推進の考えもある．

厚生労働省の考える「医療等におけるIT化の推進」（平成19年4月5日）

① ITに関する基本的考え方
- ITは，医療などのサービスの質の向上と効率化や，これらサービスに係る情報収集・分析・評価（PDCAサイクル）に必要となる重要な基盤
- 医療などにおけるIT化を重点的に推進するため，「医療・健康・介護・福祉分野の情報化グランドデザイン（ITグランドデザイン）」を策定

② IT化の具体的内容
- 健診・診療情報，レセプトデータなどの収集分析
- 医療機関の情報化，情報連携の推進
- レセプトオンライン化の推進
- 健康ITカード（仮称）の導入に向けた検討

③ ITの活用により期待される効果
- 生涯にわたる健康情報の効率的な利活用
- 医療機関等のネットワーク化・電子的情報連携
- 健康情報の統計的・疫学的分析によるEBMの推進
- 保険者による効果的な保健指導
- 医療機関の事務の効率化・安全の確保
- 保険者や審査支払機関の医療保険事務コストの抑制
- 社会保障給付の重複調整

1）診療録・レセプトのデジタル化

（1）診療録のデジタル化

①診療録のデジタル化の経緯

　診療録のデジタル化は，一挙に整備されたわけでなく，下記のように厚生労働省通知により徐々にその取り扱いについて明確化されてきた経緯がある．

1988年（昭和63年）5月

　作成した医師等の責任が明確であれば，ワードプロセッサーなどいわゆるOA機器により作成することができるとした（この通知は，99年4月の「診療録等の電子媒体による保存について」によって廃止された）．

1994年（平成6年）3月

　エックス線写真などに代わって，光磁気ディスク等の電子媒体に保存しても差し支えないことした．

1999年（平成11年）4月

　診療録などを電子媒体で保存する場合の基準が示された．
- 保存義務のある情報の真正性が確保されていること．
- 保存義務のある情報の見読性が確保されていること．
- 保存義務のある情報の保存性が確保されていること．

2002年（平成14年）3月

　電子媒体への外部保存を認めるとともに，これまで取り扱いが明示されていなかった紙媒体のままでの診療録などの外部保存について，一定の基準を満たす場合には，これを認めることとした．

② 電子媒体による保存を認める文書等について
- 医師法に規定されている診療録
- 歯科医師法に規定されている診療録
- 保健婦助産婦看護婦法に規定されている助産録
- 医療法に規定されている診療に関する諸記録及び病院の管理及び運営に関する諸記録
- 歯科技工士法に規定されている指示書
- 薬剤師法に規定されている調剤録
- 救急救命士法に規定されている救急救命処置録
- 保険医療機関及び保険医療養担当規則に規定されている診療録等
- 保険薬局及び保険薬剤師療養担当規則に規定されている調剤録
- 歯科衛生士法施行規則に規定されている歯科衛生士の業務記録

（2）レセプトのデジタル化
（社会保険診療報酬支払基金ホームページ「レセプト電算処理システム」）

① レセプト電算処理システムについて
- レセプト電算処理システムは，保険医療機関または保険薬局が，電子レセプトをオンラインまたは電子媒体により審査支払機関に提出し，審査支払機関において，受付，

審査および請求支払業務を行い，保険者が受け取る仕組みのことである．また，保険医療機関・保険薬局，審査支払機関および保険者を通じて一貫した整合性のあるシステムを構築し，業務量の軽減と事務処理の迅速化を実現することを目的としている．

②電子レセプトとは
- レセプト(診療報酬明細書)は，医療費の請求明細のことで，保険医療機関・保険薬局が保険者に医療費を請求する際に使用するもので，従前は，すべてこの医療費の請求を紙のレセプトで行っていたが，保険医療機関・保険薬局，審査支払機関，保険者の医療保険関係者すべての事務の効率化の観点から「レセプト電算処理システム」が構築され，現在では，電子レセプトによる請求が増えてきている．
- 電子レセプトとは，紙レセプトのように，定められた様式の所定の場所に，漢字やカナ，アルファベットによって傷病名や診療行為を記録(記載)する方法と異なり，厚生労働省が定めた規格・方式(記録条件仕様)に基づきレセプト電算処理マスターコードを使って，CSV形式のテキストで電子的に記録されたレセプトのことをいう．
- 電子レセプトは，コンピュータで扱うフォーマットであり，保険医療機関・保険薬局，審査支払機関および保険者に共通仕様となっている．

③保険医療機関・保険薬局からの電子レセプト請求
- 保険医療機関・保険薬局は，請求省令によって，平成23年4月診療分までに順次電子レセプト請求によるものとされており，平成27年4月診療分からは，一部の例外(手書きまたは常勤の医師・薬剤師全員65歳以上の高齢者である保険医療機関・保険薬局)を除いて，電子レセプトによる請求が義務付けられている．また，電子レセプトの請求方法などについては，厚生労働省保険局総務課長通知によって，取り扱い要領が規定されている．

④保険者による電子レセプトによる受け取りおよび再審査等請求
- 保険者(公費実施機関を除く)についても，厚生労働省保険局総務課長通知(取扱要領)によって，平成23年4月以降，診療(調剤)報酬明細書情報を電子情報処理組織を使用して行うこととなっている．

⑤オンライン請求
- 平成18年4月10日付けで請求省令が改正され，保険医療機関・保険薬局による診療報酬などの請求方法として，オンラインによる方法が追加された．また，審査支払機関から保険者に対しては，平成19年3月の厚生労働省からの通知により，オンライン請求が可能となった．

2）画像情報のデジタル化

　臨床における画像診断は，撮影・現像・診断(読影)・フィルム保管管理・現像機の管理などにより成立していたが，デジタル化によって，より少ない線量による撮影，現像においては作業が不要となり時間も短縮，データの電子保管によるフィルムレスなど患者・医療者側両者ともに多くの恩恵を受ける結果となっている．

　しかし，デジタル化による運用においては，適切な対応を行うための指針が必要となり，そこで厚生労働省より「医療情報システムの安全管理に関するガイドライン」が示され，それを受ける形で，電子的な画像情報が的確に確定保存され，画像診断が健全に行われることを目的に，日本放射線技術学会の「電子的な画像情報の確定(検像)に関するガイドライン」が作成されている．

「画像情報の確定に関するガイドライン」について

　第1.0版　日本放射線技術学会　平成22年3月18日

　画像情報のデジタル化は，フィルムレス化することによる医療機関内の取り扱いにまつわる利便性向上だけでなく，より診断に適した情報にするための処理，遠隔画像診断など他の医療機関との電子的な情報連携を実現可能にした．

　画像情報が電子化される以前は，「フィルム」という物体を適切に管理してさえいれば，ほぼ情報の管理ができていたといえる．しかし，医用画像情報システムの普及に伴い，医療機関において情報が電子化されることがもはや一般的になった現状を踏まえると，情報の真正性を確保するうえで，どの時点で診断の根拠となる画像情報が確定保存されたかを明確にし，保存にまつわる義務の履行を確保しておく必要がある．

　ガイドラインの内容としては
- 画像情報の確定と作成責任について
- 真正性の確保
- 画像情報における作成責任に関する考え方

などが示されている．

3）インターネットの活用

(1) インターネットの各種利用

　一般的なインターネットの普及に伴い，医療にかかわるインターネットの利用も増えはじめ，現在では，
- 医療機関が提供するホームページの患者の利用

・医療機関が行う遠隔医療(遠隔病理診断，遠隔放射線診断，在宅医療支援など)
・保険医療機関・保険薬局による診療報酬等の請求方法としてのオンライン請求

などが行われている．

(2)医療機関の広告

　医療機関の広告については，医療法によって規制されているが，インターネットホームページの場合は，現在のところ，院内掲示版という概念が適用されており，医療法の広告の規制は受けないとされている(厚生労働省通知による)．

(3)医療情報の提供のあり方についての検討

　健全なインターネットの運用・利用のために，インターネットの急速な普及に沿って適切なルール作りが必要となっている．そこで下記のようなさまざまな検討が行われている．

＜日本インターネット医療協議会の発足＞

　医療とインターネットの密接な関係を背景に，1998年6月には「日本インターネット医療協議会(JIMA ＝ Japan Internet Medical Association)」が設立された．その目的は「今後，医療機関による医療情報の発信の増加，遠隔医療の普及につれて予想される利用者間でのトラブルを未然に防ぎ，電子情報ネットワークの医療分野での健全な利用を進めていく」ためとされている．

　あわせて，インターネット上における医療情報の提供・利用実態調査，ガイドラインの啓蒙普及，インターネットを利用した医療相談，遠隔医療の実施状況調査，などを活動計画に掲げている．

＜医療情報の提供のあり方等に関する検討会＞

　医療機関のホームページの内容の適切なあり方に関する指針(医療機関ホームページガイドライン)について検討がされた(平成24年6月29日厚生労働省)．

　「各医療機関においては，営利を目的として，ホームページにより国民・患者を不当に誘引することは厳に慎むべきであり，国民・患者保護の観点も踏まえ，ホームページに掲載されている内容を国民・患者が適切に理解し，治療などを選択できるよう，客観的で正確な情報提供に努めるべきである」としている．

医療面接 | SECTION 4

SECTION 4 医療面接

1. 患者 - 歯科医師関係

　本章では，患者中心の全人(包括)的総合歯科医療における医療面接について述べるが，歯科医師は，医療面接が治療とともに患者個人や家族への医学的な介入であり，それにより患者個人ならびに家族の日常生活に何らかの変化(変容)をもたらすことをつねに意識下において行動する必要がある．また，最初の医学的介入である初診の医療面接で築かれた患者と歯科医師との関係性(相互協力)は，患者にとっては歯科医師の信頼へ，あるいは期待する医療への信頼へ，歯科医師には患者を援助すること(治療的関係や癒しの促進)へとつながることを忘れてはならない[1]．そして医療的介入に際しては，つねに医療者は自らを律しながら，生活者である患者(や家族)の自立(律)を促すという援助の姿勢〔プロフェッショナリズム：福利優先，自己決定権の尊重，社会正義や公正性(social justice)〕を心がけるべきである．

1) 患者中心の医療に求められる患者 - 歯科医師の関係性

　患者中心モデルでは，患者個人を尊重し，医療者との関係性をそれぞれの専門家同士の出会いであるととらえる[2]．すなわち，「患者は自分の抱える病や病苦そしてそれにかかわる人生(の物語)についての専門家」であり，「医療者は病気(疾患)の治療(の物語)についての専門家」であることで，それぞれが医療においての対等の人間関係(相互協力)を築き，それを強化することが求められているといえる．そのため，病と病苦そしてそれにかかわる人生(生活)の専門家である患者(や家族あるいは重要他者)とのはじめての出会いである初診の医療面接では，歯科医師は病気の診断・治療やその後に続く，治療や癒し，健康や予防，そしてケアリングなどの患者個人の支援にかかわるプロセスに至るまでに，強固な関係性の構築に取り組む必要がある[3](図1)．

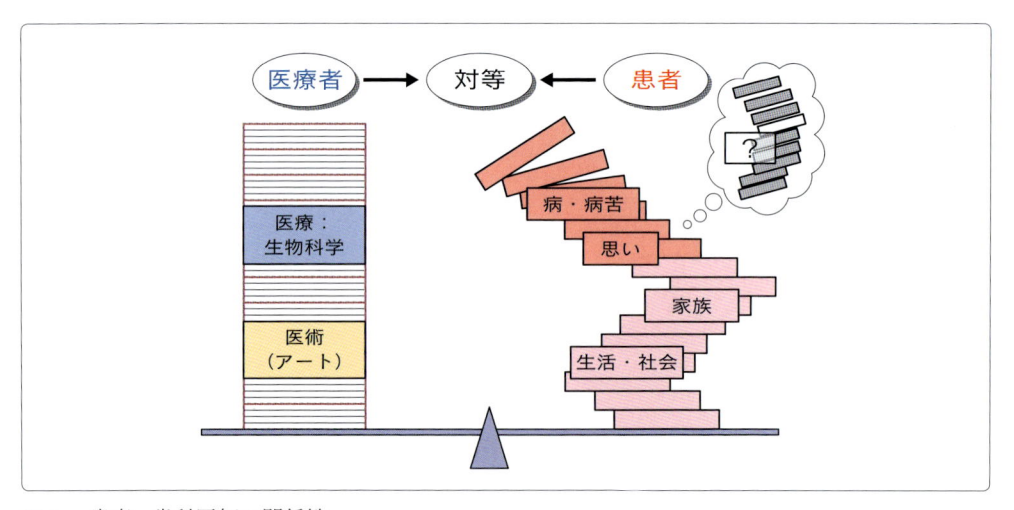

図1　患者 - 歯科医師の関係性．

患者や家族が医学的知識を医療者と対等のレベルまで上げるのは現在のネット社会といえども不可能に近く，医学的知識における医療者の絶対的優位性はゆるがない．このような非対称的な関係性の変化を患者側に強く求めた場合には，患者は医療者に信頼感を抱けずに去っていくか，あるいは，医療者に合ったような(パターナリズムのような)患者のフリ(演技)をするようになるかであろう．むしろこの非対称な関係性の変化を患者側の努力に求める(もっとも患者はその必要を感じていないし，する気もない)よりも，もともと研鑽を積むことによって高い能力を持ち合わせているはずの医療者が患者個人に歩み寄ることで，その非対称的な関係性を変えるほうが効率的であり，論理的である．

　昨今，患者の立場に立つ(なる)という言葉をよく見聞きするが，これは，決して医療者が患者の立場(視点)に立つ(なる)という文字どおりの意味合いではなく，これまでの医療者上位の関係(患者 - 医療者関係の非対称性)から対等の関係へ，また，「病気を診て人を診ない」という生物医学モデルから「病気を診て人を診る」という患者中心モデルへの転換を概念的に表していることにほかならないのである．

2）医療面接での患者 - 歯科医師関係性の構築と強化に向けて

(1) 患者個人そして家族の尊重(敬)と自立(律)性(自己決定)

　患者中心の医療は患者による自己決定を促すことを基調としており，患者というひとくくりのカテゴリーから患者個人や家族の尊重(敬)へ，さらに生活者としての患者個人や家族の尊重(敬)へとつなげることが求められる．このような患者中心モデルでの患者と医師の対等な関係構築や患者の自己決定については，古くからアイデンティティーを重んじ，対等な個人間での人間関係を作り上げるものとしてきた欧米社会では受け入れやすいであろう．しかし，個人と個人の関係性を対等よりも上下関係としてとらえ，すでに作られた関係社会に適応させようとする傾向の多いわが国では[4]，患者と医療者が協働して対等の関係を築き，患者個人が自己決定することを躊躇する場面も見受けられる．そのため，上下関係を求める依存型の患者に対しては，欧米よりも一層の医療者側の支援(支える)やアプローチが求められるのである．

　また，患者 - 医療者関係では，患者に過去の人間関係を無意識のうちに投影する転移(考え，行動，感情表現)が現れることがある．医療者には，それを患者が依存型のパターナリズム(父権主義)を求めているのだと錯覚しないための冷静な観察力が求められるし，このような現象は医療者にも逆転移として表れることもあるので，つねに意識下におく必要がある[3]．

　さて，超高齢化社会のわが国では米国における自立(律)型の患者中心モデルという視点のほかに，生活者中心モデルへという視点が必要ではないだろうか．社会からのニーズの高まりとともに増え続けている緩和ケアや療養所そして在宅ケアなどでは，個人中心から

表1　患者のニーズと関係性

状況	外来 ⇔ 病床 ⇔ 療養病床 ⇔ 緩和病床 ⇔ 在宅
関係性	患者(→個人)中心　　　　　　生活者(患者個人・家族)中心 　　＋　家族，重要他者　　　　　　＋　重要他者
自(立)律	自己決定　　⇔　　共依存　　⇔　　協働決定

生活者(患者個人・家族，重要他者)中心として，協働決定という関係性の構築も考慮に入れる必要があると考えられる．このようなとき，医師は一つの関係性だけに偏ることなく，状況に応じていろいろな関係性を使い分けていく必要があろう．この患者-医師関係モデルについては，「患者の自律性」「医師の専門性」「患者の価値観」「医師と患者の世界観」などに基づくさまざまなモデルが提案されているのでそちらを参照されたい[5]（表1）．

（2）病・病苦と感情，解釈モデル

患者-歯科医師間の信頼関係の構築には，まず患者個人の感情への対応が不可欠である．初診の医療面接を担当する歯科医師は，患者の話す言葉やしぐさなどからその感情のサインを察知し，読み解くことから始める．そして，病や病苦そしてそれにかかわる生活の専門家である患者個人の話を「患者個人の物語として聴く」必要がある．共感(反映，正当化，支持)，尊敬(批判や疑問をはさまない)，誠実を心がけて傾聴することである．この場合，患者が話したそうにしていればゆっくり聴いてもよいが，患者の苦痛が著しい場合には時間をかけることはできない[6, 7]．この段階で患者の主な問題点がわかってきており，時間をかけることができ，解釈モデルという病や病苦そしてそれにかかわる生活に対しての患者の考え(患者の価値観や医療になにを求めているか)を聴き取ることができれば，その後の治療や癒し，健康や予防へのケアリングに大いに役立つことになろう．

（3）言語・非言語コミュニケーション

患者個人と対等の関係性を築くには，病や病苦それにかかわる生活の専門家である患者個人のアイデンティティーを尊重するような言語や非言語コミュニケーションの使い方が求められる．はじめは，患者個人のペースに合わせながら，会話における協調の原則はもとより，言葉ではポライトネス(配慮的表現)やわかりやすい(お互いに理解しやすい)表現やたとえ話などを用いることが大切である．近(周辺)言語では，感情が伝わりやすいため，声の高さ・強さ・速さ，イントネーション，アクセント，間，抑揚などの使い方に十分留意し，面接環境や面接者との距離や角度と高さ，顔の表情や視線，姿勢，身振り・手振りなどによる冷たさや威圧感などの力関係が生じないような工夫をする必要がある．

2．医療面接とは

1）医療面接と問診の違い

疾病の構造は近年，急性感染症疾患から慢性疾患にシフトしてきたといわれており，この傾向は医科医療のみならず歯科医療においても同様である．もちろん根治療法は重要であり，病気を生じる前の健康な状態に戻ることが医療の理想である．しかしながら歯周疾患や欠損補綴の例を出すまでもなく，歯科医療において「元に戻す」ということは難しい．また高齢化社会の到来により，疾病を管理しながら生活への支障を可能な限り小さくして病気と共存しながらQOLの向上を目指す概念が注目され，治癒（キュア）を目指すことのみならず症状管理（ケア）を行うことが重要視されてきた．これに加えてインフォームドコンセントに代表されるように患者の権利が明確になったことで，患者と歯科医療者の関係は大きく変化してきた．このような流れを受けて生じた「医療面接」という言葉は，歯科医療者が知りたいことだけを患者に質問するのではなく，患者と歯科医療者が良好な関係を構築しながら情報交換することで，患者とともに疾病にアプローチしようとする「患者中心の医療」の概念を包括するものである．

Cohen Cole[8]は医療面接の目的を3つ掲げている（図2）．従来から用いられてきた「問診」という言葉は②に相当するものである．しかしながら患者から情報収集する際に，①の良好な関係が成立していない状況では患者は自身の情報を正直に詳しく話そうという気持ちにはならない．また③の

＜医療面接の目的（Cohen Cole）＞
①良好な患者歯科医療者関係の構築
②患者から必要な情報を収集する
③患者に対して説明や教育を行う

図2　医療面接の目的．

患者教育を行う場合は患者への単なる説明に留まらず，患者が説明をしっかりと受け止めて何らかの行動変容することを期待して行うが，この場合も①の良好な関係が成立していなければ医療者の考えを伝えることは到底できない．それゆえ医療面接ではつねに①の良好な関係を意識して行うことが重要であり，随時関係性を確認しながら②や③にアプローチする．

実際の臨床場面ではこれら3つをいつも同じバランスで行うのではなく，個々の医療面接の目的に沿って①，②，③のバランスを考えて行うのが好ましい．たとえば同じ初診の患者であっても痛みを伴う急性症状の患者に対して行う医療面接は，痛みを伴わない慢性疾患の患者と比べて②の重要性が増える．

ここで忘れてはならないことは，病状や治療に関して患者と歯科医療者では考え方（視点）が交錯する，ということである（図3）．患者は"病苦 illness を主観的"にとらえその苦しみから解放されることを望んでいる．これに対して医療者は"疾病 disease を客観的"にとらえようとする．この相違を理解し，患者に寄り添う医療者となるためには，解釈モ

図3　患者と歯科医療者の交錯.

```
＜患者と歯科医療者の交錯＞
患　　　者：病苦を主観的にとらえている
歯科医療者：疾病を客観的にとらえようとする
```

デルを理解することが重要となってくる（解釈モデルの詳細については後述する）.

　医療面接を成功させるためには，医療面接の意義や目的はもちろん，患者が話しやすい環境や患者の行動変容などに関する知識を持つこと，積極的傾聴や質問法などの医療コミュニケーションや診断や治療の土台になる臨床推論を含む臨床技能を持つこと，患者を受け入れ理解しようとする受容や患者の心に寄り添う共感などの歯科医療人としての態度を身につけることが大事である（医療面接のスキルと臨床推論の詳細については後述する）.

　図4は医学教育の先駆者であるDundee大学のHardenにより提唱されたThree circle modelである[9]．中央の円はパフォーマンスを，2番目の円は知識や分析能力を表し，最外周の円は2つの円を覆う形で構成され，ここにプロフェッショナリズムが位置しており，それぞれの円は中央から"Doing the right thing"，"Doing the thing right"，"The right person doing it"と解説されている．歯科医療者は，エビデンスに基づいた知識と方法を身につけ卓越した臨床技能を行うとはもちろん大事であるが，その根幹にはプロフェッショナルとしてのマインドが必要である．また，歯科医療者は受け入れてくれること（受容）や寄り添ってくれること（共感）も患者から求められている．実験的研究よりThom[10]は患者と医療人の信頼関係に影響を及ぼす因子を7つのカテゴリーに分類している（図5）．このカテゴリーをHardenのThree circle modelと対比してみると中央の円は2にその次の円は1に相当し，残る3〜7は最外円に相当すると考えられる．また，信頼を構築するための医療面接についてFrankel[11]らは4つの習慣を提唱している（図6）.

　このような医療面接をトレーニングする効果についての研究でRCスミス[12]は，トレー

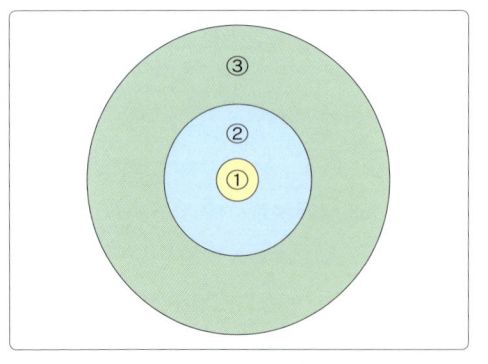

図4　Three circle model. ① Perormance of tasks, ② Approach to tasks, ③ Professionalism.

```
＜信頼に影響を与える因子＞
1．適切な診査と診断の徹底
2．適切で効果的な治療
3．患者の経験への理解
4．患者への気遣いを示す
5．明確で正確なコミュニケーション
6．パートナーとしての関係の構築
7．患者に対して誠実で敬意を示す
```

図5　信頼関係に影響を及ぼす7つの因子.

```
＜信頼構築のための4つの習慣＞
1．最初に精力を注ぐ（ラポール形成，患者の関心を引き出す，患者と診療計画を立てる）
2．患者の視点を引き出す（患者や重要他者の考えを聴く，要望を引き出す，病気の影響を把握する）
3．共感する（受容する，共感コメントを最低1つ述べる，非言語での共感，自身の反応に気づく）
4．最後に精力を注ぐ（診断情報を告げる，理解力にあった患者教育を行う，方針決定に患者を参加させる，質問を促し面接を終える）
```

図6　信頼を構築するための4つの習慣．

ニングを行った研修医はトレーニングを受けていない研修医よりも知識，態度，技巧が向上したと述べており，医療面接はトレーニングにより身に着くコンピテンスであるとされている．

2）医療面接環境

OSCEの導入により医療面接に関する理解が広まってきた反面，実際の臨床現場では学部教育で学んだ医療面接とのギャップに遭遇することはまれではない．臨床現場ではさまざまな制約があるが，良質な医療面接を行うには図7のような3つの環境（場）を整えることが大事である．

```
＜面接環境の3つの場＞
1．物理的な環境（場）
2．歯科医療者の環境（場）
3．患者の環境（場）
```

図7　面接環境の3つの環境（場）．

（1）物理的な環境（場）

空間を含む物理的な環境でもっとも大事なことは患者と接する場（待合室や受付を含む診療室）にプライバシーを考慮した患者さんが話しやすい空間を準備することである．しかしプライバシーの保護を考えるあまりに，遮断された部屋に二人きりで医療面接をすることは逆に好ましくない結果を生むことがある．一般的には，空間の広さ，壁の状況，静かさの程度，部屋の明るさなどの物理的環境を配慮した空間が好ましい．施設によっては空間の制約があるため歯科用治療椅子で医療面接を行う場合があるが，歯科用治療椅子で行う医療面接では患者の不安を増大させることがあるというデメリットがあることを理解したうえで水平的距離や垂直的距離に配慮して行う必要がある．

（2）歯科医療者の環境（場）

歯科医療者が医療面接を行うにあたって環境は前項で触れたようにプロフェッショナリ

ズムを基本とした心構えに加えて，個々の患者に行う医療面接の目的や何をどこまで尋ねるのかを考えたうえで，患者の応答から社会心理的背景を察することのできるように日々トレーニングしておく．医療の会話は患者 - 医療者という役割のうえに成立している会話（制度的会話）であるため，良質な医療面接を行うには，医療面接を行う意義を十分理解したうえでより自身の高みを目指す姿勢が必要である．

（3）患者の環境（場）

初診患者の精神的な環境を歯科医療者が事前にコントロールすることは難しい．歯科医療者は患者の社会心理的背景に配慮した医療面接を行う必要があるが，その前提として患者がどのようなことを考え，どのような病苦を感じているか（解釈モデル）を知るのみならず，患者が新しい医療情報を適切に受け入れる精神的なレディネス（準備状況）があるか否かについて配慮することが大事である．とくに患者が精神的なショックを受けるような残念なお知らせ（bad news）をすることにまったくの苦痛を感じない，という歯科医療者はほとんどいないであろう．その結果，短い説明に終わってその場を去りたい心境に駆られるが，いかに患者の心を傷つけずにコミュニケーションをとることができるか，場合によっては沈黙（間）を恐れずに対応する．

また，患者に後で振り返って考えることができるようにメモ書きを渡すことも信頼関係の構築につながる．自分でメモを書きたいと思っている患者も自ら言い出しにくいので，メモを取ることを患者に勧めることも効果的である．

3）初診と再診

医療面接は初診のみで終わるわけではない．医療現場で患者と歯科医療者の間で繰り広げられるコミュニケーションは制度的会話であるため，患者は歯科医療者との間に構築された関係性のうえで話せる範囲の病状や社会心理的背景を話す．よって 1 回の医療面接ですべてを話してくれるわけではない．患者には，これを話してよいのか，話した結果どう思われるのか，話したほうがよいのかそれとも話すのをやめようかという逡巡がある．また，患者は自身について話そうと思ったことを必ずしも上手く伝えることができるとは限らない．それゆえ，初診医療面接だけで患者の社会心理的状況をすべて理解しようとすることは不可能である．したがって毎回の再診においての医療面接は重要である．とくに患者との信頼関係を構築するためには，初診から 3 回目までの医療面接を丹念に行う必要がある．

歯科治療が進むなかで行う再診時の面接では，随時これから行うことや今日行ったことの説明を行うことが患者 - 医療人関係をより深くすることができる．また世代によっては，医療者に質問することは患者として好ましくないと自己判断し，わからないことでも質問することを躊躇する世代があることに注意を要する．

3. 医療面接の技法

1）医療人としての態度

（1）プロフェッショナリズム

　たとえ治療が苦痛や傷害を負わせる可能性があったとしても，患者が治療を承諾するのは，その治療を実施するに足るだけの十分な知識や技能を医療者が備えており，病気を治してくれるという信頼があるからこそである．また患者が医療者に敬意をはらうのは十分な手技を有するのみならず，自分を律することができ，利他的な道徳観を有するからこそである．そして患者が医療者に対して抱く期待に対して答えることができる状態においてのみ，医療者に与えられた特権が認められるということを忘れてはならない．

　医療におけるプロフェッショナリズムの定義は，臨床能力，コミュニケーションスキル，倫理的・法的理解の3つを基礎とし，自発的に医療の質の向上に努め，維持すること（卓越性），患者に対して敬意や思いやりを持って接すること（ヒューマニズム），インフォームドコンセントや利益相反に代表される患者や社会に対する責任（説明責任），そして患者の利益を優先に考えること（利他主義）の4つの柱が挙げられている（図8）．しかし医療者は人であり，人は誰でも間違いを犯す．医療人としてのプロフェッショナリズムを目指して努力をしている限り，たとえ間違いを起こしたとしても信頼を回復することができるのではないだろうか．

（2）医療者の態度類型

　患者との対話においての医療者の態度を大きく分けて以下の5つに分類することができる（表2）．各態度の利点や注意点を把握し，使用することが求められる．

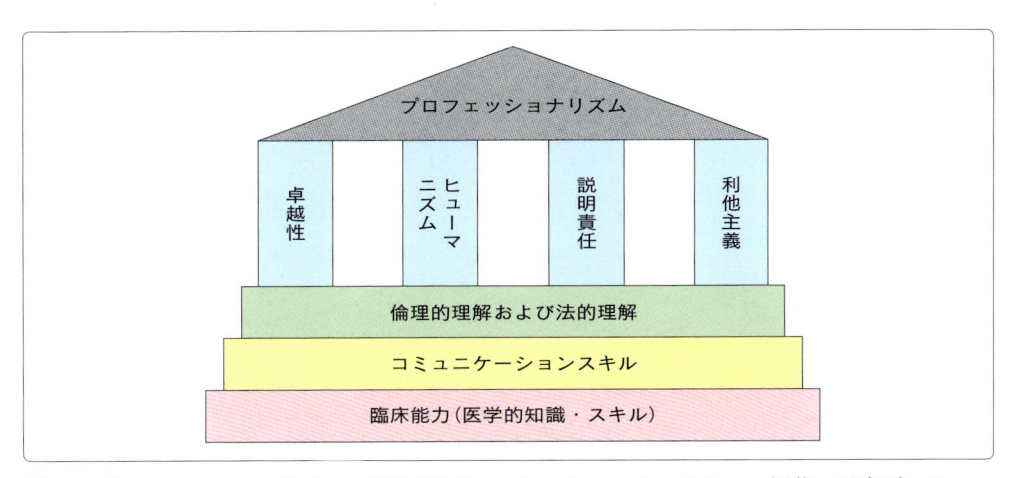

図8　プロフェッショナリズムの定義（デヴィット・トーマス・スターン編著：医療プロフェッショナリズムを測定する－効果的な医学教育をめざして，慶應義塾大学出版会，2011[18]より引用）．

表2　医療者の態度類型

類型	特徴	利点	注意点
評価的態度	患者の行為や考えなどに対して，善悪や適切・不適切などの医療者の評価や判断を示す態度	良い評価の場合は，患者の自信につながる	悪い評価の場合は，患者が非難されている気分になることがある
調査的態度	患者がどうしてそう思うのかという患者の発言や解釈の原因を探るような態度	より詳しい事情や状況が明らかになる	ラポールが構築されていない場合には，患者が尋問されている気分になることがある
解釈的態度	患者の発言の根拠や原因について医療者の解釈を示す態度	解釈が適切な場合は，問題の明確化に役立つ	解釈が不適切な場合には，患者を混乱させ，拒否感を持たせることがある
支持的態度	患者の発言に対して保証や支持を与える態度	患者の不安を軽減させたり，安心させたりするのに役立つ	その通りにならなかった場合は，安易な保証や気休めととられる場合がある
理解的態度	患者の発言を医療者の評価や解釈なしに，そのまま受け止めたことを示す，または正しく理解しているということを示すような態度	患者の感情を理解したことを示すことができた場合は，患者が理解してもらったと感じ，良好な患者関係の一歩となりえる	言語と非言語が一致しない場合には，理解されていないと解釈されることがある

表3　開かれた質問と閉じられた質問

種類	特徴	利点	注意点	例
開かれた質問	答える人が自由に答えられる質問	開かれた質問は患者が自分の言葉で自由に話せるので，患者の見方や考え方がわかる	多弁な患者やまとめが下手な患者の場合は，話にまとまりがなくなりやすいので，話の整理や方向づけが必要になる	その後はいかがですか
焦点型質問	開かれた質問で，ある特定の問題点を引き出した後にその問題点に焦点をあて，より具体的な答えを引き出す開かれた質問			その痛みについてどのような痛みかをもう少し詳しく話してください
閉じられた質問	「はい」もしくは「いいえ」で，もしくは一言・二言で返答できるような質問	症状など，あるかないかなどの事実に関して明確に事柄がわかり，とくに激しい症状を伴う場合には，症状や既往歴を手早く把握できる患者側も深く考えなくとも答えられるので答えやすい	質問した事柄以外の情報は入手できない	歯が痛いのですか
選択肢型の質問	選択肢を提示し，選ばせる質問			痛いのは歯ですか，歯茎ですか，それともあごですか
中立的質問	答えが一つしかない質問			どこにお住まいですか

2）話を引き出す

（1）質問法

患者から情報を収集するために質問をするが，質問の意義は事実の情報収集のみならず，質問の仕方によっては患者の考えや思いを引き出し，患者自身がそれらを話すことによって自分が気づかなかった考えを発見し，より深く自分の思いを見つめることができる点にある．

①質問に対する答えの自由度で分類した場合
- 大きく開かれた質問と閉じられた質問に分類される（表3）．開かれた質問には焦点型質問が含まれ，選択肢型質問や中立的質問は閉じられた質問に含まれる．

②開かれた質問を質問の焦点の方向で分類した場合
- 未来型質問と過去型質問は行動を促す際のコーチングでとくに活用されている（表4）．

③使い方に注意すべき質問（表5）

表4 未来型質問と過去型質問

種類	特徴	利点	注意点	例
未来型質問	未来に焦点をあて，これからのことに思いを向けさせる質問	意識を未来に向けさせるので，これからの自己実現に対しての意欲を促進し，可能性を引き出すことができる		どうしたらできるようになるでしょうか
過去型質問	過去に焦点をあて，今までの行動や考えなどに意識を向けさせる質問	今までの行動や考えなどの分析ができる	ネガティブに使用すると，相手を詰問するようになる危険性がある	なぜできなかったのでしょうか
			行動変容を促す場合には，過去の失敗よりも成功に注目して使用するほうがよい	その時はどうしてできたのでしょうか

表5 使い方に注意すべき質問

種類	特徴	利点	注意点	例
誘導的な質問	あらかじめ予測をした内容を述べ，相手側の答えをその方向へ誘導しようとする質問	医療者の仮説が正しければ有効である	患者が医療者の期待されている返事を答えるという危険性がある	あれから毎日歯磨きはなさっていますよね
不公平な質問	質問する側の価値観を押し付けようとする質問		患者から偏見や差別を表すと受け取られるという危険性がある	男なんですから，少々の痛みには我慢できますね

(2) 傾聴法

患者から話を引き出す際には質問の仕方のみならず，どのように患者の話に耳を傾けるかという傾聴が重要になる．傾聴することは患者が自分の思いや考えを自発的に話すことを促進する．傾聴には受動的傾聴法と能動的(積極的)傾聴法に分類される．受動的傾聴法には患者の発言の邪魔をせず話を促進する効果があり，沈黙やうなずきなどが含まれる．以下に代表的な能動的(積極的)傾聴法を挙げる．

①促し
- 「そうですね」「なるほど」「それからどうしました」「もう少し詳しく話して下さい」などと，話を「聴いています」「続けて下さい」などの意味を伝え，相手に話を続けてもらう方法である．

②繰り返し
- 患者の話の大事な箇所や語尾，あるいは話をそのままを繰り返す方法．あまり続けて多用すると話が平坦になり，マニュアル的に解釈される危険性がある．とくに感情が表出している言葉を繰り返すことにより，気持ちを理解してもらえたと解釈されやすい．タイミングが大切である．
   例)「夕べから歯が痛くて辛かったんです」
     「辛かったんですね」

③言い換え・明確化
- 患者の話した内容や相手が伝えたいと思われる内容を別の言葉を用いて言い換える方法．言い換えた内容が当を得ていない場合は，理解してもらえていないと受け取られる危険性がある．
   例)「最近仕事を変わったので新しい人間関係にも気を配らなくてはいけないし，仕事が慣れないから遅くまでかかるし…」
     「最近は大分ストレスがあるということですね」

④反映
- みてとった患者の感情を言葉にして述べる方法．
   例)「おつらそうですね」

⑤正当化
- 患者の気持ちが妥当であることを認める方法．
   例)「それならば治らないんじゃないのかって不安になるのも当然ですよ」
- 注意すべき点は，正当化は患者の意見に追従するのではないことである．したがって前医の批判の言葉などに対しては「それはひどい歯医者ですね」などと対応するのではなく，「そのように言われたので不安になられたのですね．わかりました」などが適切である．

3）解釈モデル（explanatory model）

（1）解釈モデルとは
　解釈モデルとは患者が自分の病気についてどのように理解しているかということである．どのような病気だと考えているのか，その原因をどうとらえているか，どのようなことを期待しているのか，どのようなことが心配なのかなどである．

（2）どのように質問するか
　Kleinmanは解釈モデルを聴き出すための質問法を8つ提唱している（表6）．これらの質問が使用しにくい場合は，「なにか思い当たることがありますか」「その症状がでたきっかけなどはありますか」などと質問してもよいだろう．また，受診した動機や主訴に対して患者自身がどのような対処をしたか（医療機関を受診する，薬を使用する，友人などに相談するなど）という受療行動を質問することによっても明らかになることがある．

　患者の解釈モデルを把握するには患者の考え方を知らなければならない．したがって閉じられた質問より開かれた質問を使用し，評価的対応を避け，理解的，調査的対応などの応答に努めることが求められる．また，患者の解釈と医療者のそれとが乖離すればするほど患者の満足度が低くなるといわれている．医療者は病気を客観的事実としてとらえ，その原因を病理学的な科学的根拠に基づき導き出そうとする．一方患者はその病気によってどのような不都合を被っているかなどと主観的にとらえ，その原因も恣意性をおびた解釈によるものとなりやすい．しかし患者は患者なりの理由づけや仮説を持っている．対話によってその乖離を埋めるすり合わせが必要になる．

表6　Kleinmanの質問法

1．病気の原因はどのようなことだとお考えですか．
2．なぜその時期にその病気が始ったのだと思いますか．
3．その病気はあなたにどのような影響がありますか．
4．その病気はどれくらい重いと思いますか．
5．どのような治療を受けるのが一番良いと考えていますか．
6．治療によって一番望む結果は何ですか．
7．病気によって何が一番の問題だと考えていますか．
8．病気について何が一番心配ですか．

4. 診断推論

1) 診断推論とは

　優れた臨床医がどのような思考プロセスを経て診断しているか，それには1960年代より進展してきた学問である認知心理学(cognitive psychology)が深い関わりを持っている．診断にまつわる認知作業は，診断推論(diagnostic reasoning)や臨床推論(clinical reasoning)と呼ばれ，これら2つの用語は同義と考えてよい．ほかには，臨床決断(clinical decision making)，診断的意思決定(diagnostic decision making)，あるいは臨床問題解決(clinical problem solving)という用語もみられる．1980年代以降，診断推論の研究は臨床決断と臨床問題解決の2つに分けられ，ベイズの定理を用いた規範的アプローチに基づいた臨床決断，そして，より現実的な臨床医の認知作業を直接取り扱う記述的アプローチによる臨床問題解決である[19]．本邦では，Elsteinと福井の対談[20]で臨床決断と臨床問題解決の両方の内容が紹介されたが，その後，臨床疫学やEBMが台頭し，治療法の科学的選択である臨床決断にまつわる話題ばかりが取り上げられてきた．一方，米国では診断推論に関する研究は，臨床問題解決に関する話題のほうがはるかに追究された．大西[21]は，臨床医が使いやすいツールを求めてより明快な臨床決断を好んだために，本邦では臨床問題解決に関してあまり知見が広がらず，結果として診断推論の教育や学習に関して議論が進まなかったと述べている．近年では医療面接の普及により，コミュニケーション能力のみでなく，診断能力についても医学教育の学習対象となり，診断推論のトレーニングとして症例カンファランスを用いた効果的教育が行われている．

2) 診断のロジック

　昔から診断学という言葉や教科書はあっても学問や技術として独立した存在になり得なかったのは，診断が単に脳内で行われている「標本照合」で，標本照合の技術より標本獲得の過程のほうがはるかに困難であることから，診断推論の研究は進まなかったと思われる．そのため，教育においても系統講義中心で記憶することを目標に行われてきた．系統講義は疾患名が提示され，各々について病理組織，症状，検査所見，そして治療法を学び，知識として頭の中に記憶する．しかし，患者から提供される問題の糸口は，患者が感じる非常に不確実な情報としての症状である．それらのあいまいな情報を幾度か質問を重ねることで，仮説演繹的な思考を進め，多くの診断名から1つに絞り込むのである．すなわち系統講義で得た知識を使って，まるで逆に問題を解くような推論プロセスをたどることになる．そうなると，知識を蓄えることも重要だが，その知識をうまく使うための推論プロセスの獲得も重要な意味を持つことになる．

　臨床問題解決法は，「問題の明確化」をして，暫定的な解決法として「仮説の生成」，そ

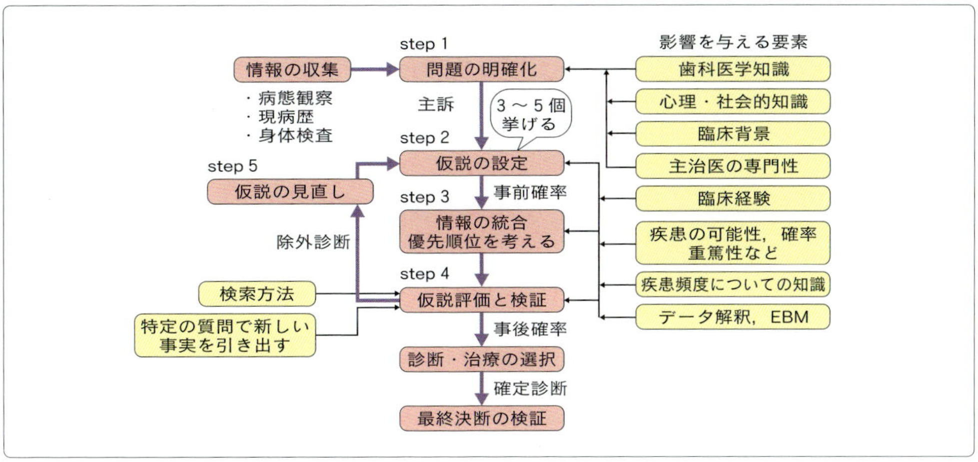

図9　臨床問題解決法（藤澤正輝，1967[22]より改変）．

して解決できるかどうかを試す「仮説の検証」を行い，解決へと導くプロセスである．歯科医師は医療面接，診察，検査などにより得られた診断情報をどのように頭の中で処理して，診断名や治療方針を決定しているのであろう（図9）[22]．認知心理学では診断様式として，以下の推論思考様式（Murphyによる診断ロジック）が有名である．

（1）パターン認識（pattern recognition）

　眼前の患者が示す症候パターンと歯科医師の頭の中に記憶された疾患パターンが一致するかについて瞬時に認識する直観的思考である．パターン認識は鍵と鍵穴の関係でいうと厳密に合わなければならないが，医療における症候などでは，もっと緩い適合としてとらえ，似かよったもの同士である家族的類似性[23]という考え方で認識されている．

（2）仮説演繹法（hypothetico-deductive method）

　症候や検査所見などが得られるごとに，頭の中にリストアップされている仮説（暫定診断名など）の確率が変化したり，削除されたり，新しく加えられたりして順次リストが変わっていく思考である．最初に仮説が想起されるのはパターン認識が関与していると思われる．この思考を用いて熟練した歯科医師は臨床で効率よく診断している．

（3）徹底的検討法（method of exhaustion）

　個々の患者に特有な症候を一つひとつピックアップして，漏れのないように情報収集してから考えられるすべての疾患をチェックしていく思考である．徹底的なデータ検索に時間を要する方法で，思考法としては日常臨床ではあまり使われない．しかし，Weedの提唱する問題志向システム（Problem Oriented Medical System：POS）がこの方法で，紙カルテの記載形式や電子カルテのデータベースに用いられている．

（4）多分岐法（multiple branching method）

ある症候について可能性のある疾患の中から，質問の答に応じて，フローチャートのように可能性のある疾患を順次たどっていく思考である．アルゴリズム法のことで，Yes, No で答えられる二分岐と多分岐の質問に応じることで，可能性の高い診断にたどり着く診断法である．

3）診断推論によるアプローチ

診断推論の第一歩で，よくみられる例に病歴を聴取，診察し，すべての情報を集めた後で診断するという，固定観念を持つ医学生や研修医がいる．診断推論は自分の持っている疾患に関する知識や経験に照らし合わせながら，患者と会った瞬間から，能動的に情報を収集している．患者の言う訴えをただ無心に聴いているのではなく，患者の話す言葉がどのような医学的な意味を持っているのかを解釈し疾患名を想起し演繹しているのである．歯科疾患はさておき内科疾患であっても，かなり高い確率で臨床診断名が推察でき，検査は診断名の再確認をしているようにも思える．主訴から得られるものは大きく，患者にとって一番重要な情報を提供してくれるので，しっかりと聴くことが大切である．診断にあたり患者が表現する主訴は，高い利益をもたらす情報もあれば，低い情報もある．たとえば，「昨晩，激しい痛みで眠れなかった」と聴くと，歯科疾患の中でも歯髄炎の典型的な症状を示すことから，次いで「痛みの部位を明示できるか？」「鎮痛薬は効いたか？」と的を射るような質問でより明らかにすることができる．

診断推論能力の高い医師は，得られた情報を抽象度の高い情報に置き換え（抽象化），情報を互いに関連づけ（関連化）を強くすることができる[24]．たとえば，患者から得られた情報は，「急性か慢性か」「安静時か機能時か」「限局性か放散性か」などの二元的な表し方で，より抽象化された形に処理される．他の関連した情報とともに関連付けられ表出した疾患イメージとして長期記憶されていることが大切である．

以下に世界的に有名なローレンス・テニファーによる診断推論ポイントを提示する[25]．

<診断推論ポイント>
1．診断推論の第一段階は病歴聴取ですが，徹底的な情報収集や検査をすることにより，情報の洪水で身動きが取れなくなることに注意．
2．疾患の基準となる知識を持っていれば，患者の特性を把握しやすくなり，より早く正しい診断にたどり着きます．
3．診断推論の能力は，長期にわたる多くの記憶量と，獲得した患者情報を抽象化・関連化する能力に左右されます．
4．臨床医学を学ぶための最適の対象は個々の患者であり，症例検討を通じて学ぶことです．

4）誤診を招く心理エラー

　臨床における治療方針の判断は，歯科医師一人ひとりによって異なることが往々にしてある．その原因は，大まかには臨床能力の違いによって生じるが，単に知識が不足していることや，トレーニングがされていないから違う，というのでは医療を志すものにとって想定外の論議である．

　それでは，なぜ個人差が生じるかについて，人の認知機能を研究する認知心理学を用いて説明すると，知識の記憶の保持・再生（記銘）の仕方の違い，記憶として貯蔵できる知識の質・量の違い，提示された情報を処理するスピードの違い，また自己の認知過程を把握・監視するメタ認知の働きの違い，などの認知による個人差が関係しているといわれている．

　優れた人間の認知機能であるが，医療に関しては不確実な情報が多いために，その中から関連する特徴を抽出する仕方について経験を積むことで学ばなければならない．さらに仮説演繹法で用いる主観確率は，経験を積むことでより現実的な数値を獲得して，正しい効率的な診断ができるようになる．ここで経験するという意味は，単に日常の診療を繰り返し行っているということではない．明らかになっているエビデンスがあれば，その知識（形式知）を獲得し，体験したケースについては必ず振り返りを行い再確認することを重ねなければ，経験則の知識獲得はできない．

　また，医療面接で新しい情報を聴取する際に，主観確率を大きくずらしてしまう心理的早道（heuristics）に起因した心理特性が存在することを忘れてはならない．Heuristics（ヒューリスティックス）とは日常で判断する際，人はいつも論理的に筋道を立てて考えているわけでなく，直観的にいきなり結論づけることが多々ある．多くの経験を積み熟達することで，無意識のうちに推論プロセスをショートカットして結論づけられるので，時間もかからず判断することができるのである．しかし，一歩間違うと誤診を引き起こす危険性があることが知られている．

＜エラーを起こす認知心理的な問題点＞[26]（図10）

①無意識的推論：
　伝達情報を解読するためには，認知の文脈や情報，既有の知識などのリソース（資源）に頼り，場合によっては自分の持っている知識を優先させてしまうことがある．

②ヒューリスティックな判断：
　与えられた情報をすべて処理するのではなく，一部の情報を利用して，論理的でなく，経験的な勘に基づいた判断を行っている．

③トップダウン処理：
　情報処理が順次性に基づくボトムアップ処理よりも，先に結論を決め，その結論に合うような効率的な処理を行っている．

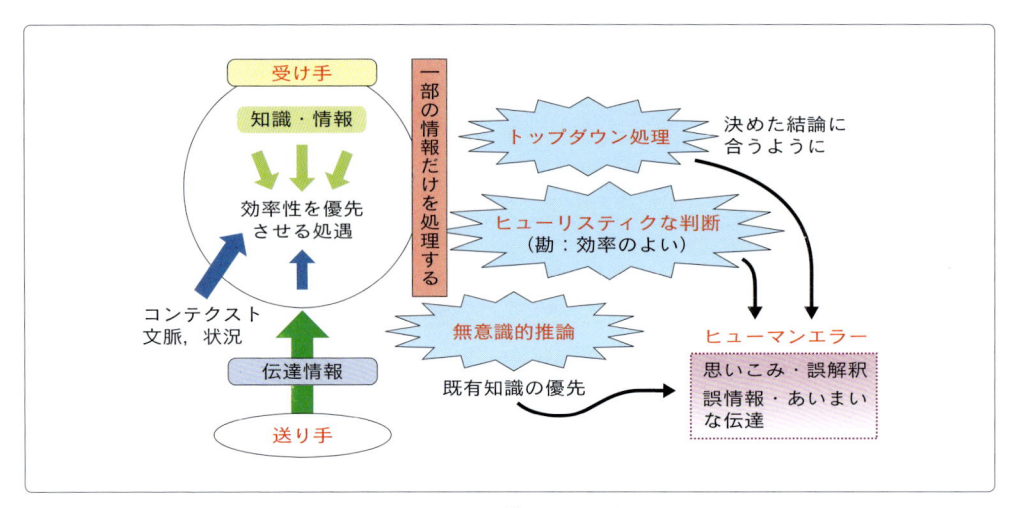

図10 診断推論の心理エラー（松尾太加志，2003[26]）より改変）．

5) 診断の SHADE アプローチ

　歯科医師が患者に医療面接をして，仮説演繹法による考えで診断しているときに，その診断アプローチの各ステップを表すキーワードの頭文字を並べたのが，SHADE である．教科書的な知識と経験則から得られる知識を多用することで，診断推論は効率的に進展するが，経験則はヒューリスティックなものであり，単純化しすぎる傾向があるので，ときにはバイアスを生むことがあるので注意しなければならない．

(1) Symptom（症状）

　患者の受診動機について，患者と歯科医師の双方が注意を向けて絞り込むことで主訴を明確にする．開かれた質問を用いると，患者の動機，想い，希望などが自らの言葉でわかりやすく聴取できるので活用するべきである．

　1つの主訴，または症状に焦点を当てすぎると最初に持った印象を修正することが難しくなる．このようなバイアスを注意の投錨（anchoring）という．初診の場面では，情報を得ようという気持ちが強いので，よけいに印象が強くなり anchoring が起きやすい．いわゆる，ファーストインプレッションにまつわる過誤の特徴である．

(2) Hunch（勘）

　患者の主訴を聴くプロセスで，無意識のうちに仮説を立てるべき勘を働かせる．患者のいう症状を聴くと，パターン認識により即座に1つの診断名が浮かび上がる．教科書に書かれているような典型的なケースにあたると，即座にパターンマッチングして結論が得られる．これは代表性ヒューリスティックといわれ，診断するときに探し求めているものを

見つけよう，聴きたいと思っていることを聴こうとする心理傾向が強いために生じるので注意が必要である．

（3）Alternatives（代替案）

初期仮説が浮かび上がった後に，鵜呑みにすることなく，次の質問をしながら新たな診断情報の収集に努める．そして代替案をいくつも浮かばせる．内科では少なくても5つ程度の疾患はリストアップされるというが，歯科のリストは少ない．リストアップする際に，あの疾患もあるし，この疾患も考えられるとすると，いつの間にか合計が100％以上の主観確率値になってしまうので，事前確率に配慮することが大切である．また，鑑別診断のときに代替案を浮かべるが，利用ヒューリスティックという経験則を使いがちである．利用性とは容易に順に浮かびやすいことをいい，まれな疾患と遭遇するよりも，よくみられる疾患が非典型的な症状をあらわすほうが多いことを覚えておくべきで，仮説を思い浮かべるときに誤診を防ぐことができる．

（4）Disease（疾患）

教科書知識と経験則から得られる知識を活用して，疾患のリストアップを効率よく行う．得られた診断情報を用いて，仮説疾患と逐一対比させながら仮説の検証を行い，可能性の低いものは排除して，高いものを最後に残すように考える．

（5）Explanation（説明）

最後のステップは，診断した内容を患者に伝えることである．疾患の存在を確信するだけでなく，原因と疾患，臨床症状が相互に関連づけられ，一貫性を持って説明がされなければならない．

以上のステップを順に繰り返し，追加情報を集め，信憑性を確認し，合意できるかどうかを反復して診断を下す．診断プロセスの5つのステップで，それぞれ何が起こっているかを理解することは有用である．

＜診断のSHADEアプローチ（George Williams）[27]＞
① Symptom（症状）：痛みは睡眠しようとしたときに，さらにズキズキと増悪した．
② Hunch（勘）：急性化膿性歯髄炎
③ Alternatives（代替案）：急性根尖性歯周炎，辺縁性歯周炎の急性発作
④ Disease（疾患）：急性化膿性歯髄炎
⑤ Explanation（説明）：激しい自発痛を引き起こす，う蝕を原因とする急性化膿性歯髄炎
　このアプローチにより焦点を絞り，知識を活用し，分析能力を養うことができる．

5．会話と行動変容

1）どのように伝えるか

　患者と医療者の意思の伝達には，前述(p.102)のように言葉によるコミュニケーションと，非言語によるコミュニケーションが用いられる．患者の思いや情緒は，百聞は一見にしかずといわれるように，非言語によるコミュニケーションによく表される．上手くこれらのメッセージを読み取ることができると高い患者満足度が得られるので，医療者は意識して行動をしっかりと観察すべきであることは周知のとおりである．

　しかし，医療現場においては，医療者が患者に対して治療に必要な専門的知識や情報を伝えたり，療養の必要性などについて示唆することが多々ある．そのため医療者は診察・検査結果の説明，診断の告知，治療方針の説明，処置によって生じる事態，予後などについて，言語による高いコミュニケーション能力が求められる．患者満足度を上げるためには，目的を意図した会話が必要である．すなわち，医療者が何を話したかよりも，患者に何が伝わったかが重要な結果をもたらすということを忘れてはならない．

（1）正確な情報伝達～何が伝わったか～

　会話の役割には，人間関係を作る役割，もう一つは情報伝達の役割がある．いずれも大切な役割であるが，医療現場においてとくに求められるのは後者のほうである．できるだけ丁寧に説明しようとして詳細に話すことを心がけることはもちろん大切であるが，すべてが良い結果に結びつくという保証はない．専門用語を一般用語に変えることは難しく，若い歯科医師ほど，専門用語を多用し，同時にその言葉の説明をよくするという報告がある．そして，一般用語をあまり多く使うと歯科医師への信頼を損ない，患者に自責を課すことに繋がる可能性もあることが危惧されている．また，多くの説明は，患者にとって「何か質問しても難しいことをいわれるだけで私は理解できないが，勉強している先生ならお任せしても安心だ」と，説明内容ではなく，人間関係のメッセージが伝わることがある．しかし，期待に反する結果がもたらされると，「先生にすべて治療を任せていたのに」「そんなことは聞いていない」などのトラブルに発展することがある．

　では，実際にどのようにすれば正確に，そしてわかりやすく伝えることができるのか，次項からその要点を述べる．

（2）ニードの確認～ひとり言で終わらないように～

　情報を伝達するとき，相手側が聞きたい情報は何かを考える．相手側のニードと伝える情報が一致していると情報伝達はうまくいく．とくに，多岐に渡る情報の場合は，患者が知りたい情報の優先順位を考えながら進めるとよい．そのためには会話の流れやこちらの問いかけに対する患者の非言語的メッセージをよく観察し，今の時点で患者はどのような

情報をどの程度欲しているかを意識しながら会話を進める．患者側の受け入れ体制が整っていない状況では会話は一方通行となり，時には医療者のひとり言で終わってしまう．

（3）まずテーマ，次に詳細〜伝えたいことは何か〜

患者の理解度の向上には情報を事前に整理してから伝えるとよい．冒頭で話の概要を告知，つまり要点を明確にするための「テーマ」を告げ，次に詳細を話す．詳細が複数の場合は，「まず1つ目は…」「次に2つ目は…」と項目立てを行う（図11）．

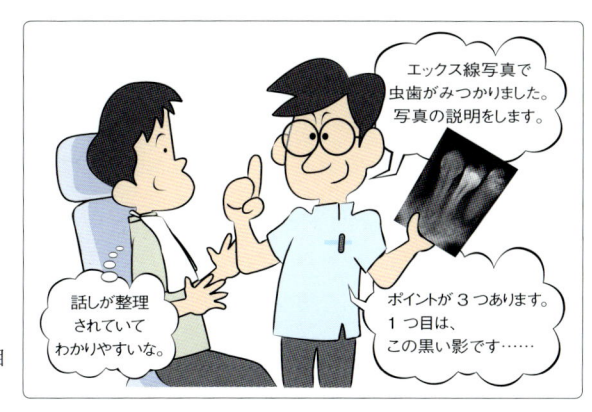

図11 冒頭で話のテーマを伝え，項目立てをして説明すると理解しやすい．

（4）枕詞の活用〜ちょっとしたひと言から始める〜

日常会話でも話のすれ違いからトラブルになることがある．お互いに意図していないメタメッセージが伝わってしまうからである．これを防ぐためには，会話の目的が互いに共通認識されている必要がある．説明なのか，指示なのかなどを伝えてから本題に入る．「よろしければ」「一つ提案ですが」「ご存じとは思いますが」「大変申し訳ないのですが」「私の考えでは」「結論から申し上げますと」などの枕詞を使う．枕詞を良好な患者‐歯科医師関係を保つコミュニケーションツールとして活用するとよい．

（5）ステップごとに確認〜患者の理解を確実にするために〜

医療場面ではさまざまな専門的情報を患者に提供する．たとえば，診断と治療方針の説明では，所見や検査結果，考えられる病気や状況，追加検査必要の有無，治療方法など多岐にわたる．往々にして医療者はこれらすべてを話し終わってから質問を受け付けることがあるが，患者にとっては情報量が多すぎて理解ができない．説明場面はいわば専門科目の講義である．自身の病気について専門家になるべきである患者が，参考書もなくメモすら取ることができない場面では十分な知識を備えることは困難である．そこで，患者の理解度を向上させるためには，ステップごとに分けて説明し，患者が自由に質問できる環境を医療者側が整える（図12）．

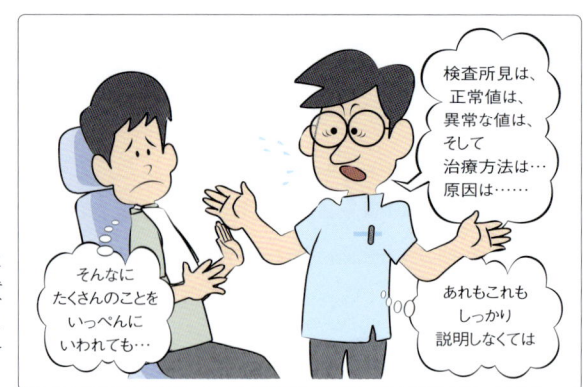

図12　患者の理解を確かにするためにはすべての情報を伝え終わってから質問を受け付けるのではなく，情報をステップに分けて伝え，随時質問を受け付けるとよい．

(6) より具体的に伝える～あいまいな表現は不安のもと～

治療中に「痛かったら手を挙げてください．」と指示をすることがある．患者にとって，少し痛いのならば問題はないのか，この痛みは我慢しなければならないのか，それとも，少しでも何かを感じたら異常なのか，「痛かったら」という漠然とした言い回しではどうすればよいのか判断することができず不安が募る．「痛くて我慢できないときは教えてください」などと具体的に伝えると患者の安心感につながる（図13）．

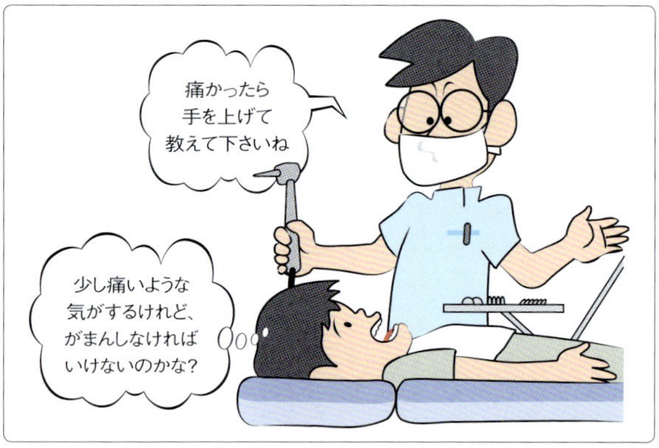

図13　患者の不安を軽減させるためにはより具体的に伝えなければならない．

(7) 紙や映像を活用～情報量を増やし理解度の向上を～

患者の理解度向上のためには，耳からの情報だけでなく目からも情報を伝える．文字や図，絵，写真，具体的データや基準値を示すなど提供する情報量を増やす．「歯周ポケットの数字がちょっと大きい」という言葉だけではなく，図を利用したり，絵を書いたり，そして，そこに具体的な数字や基準値を示すことにより，患者はその状態が良いのか悪いのか具体的に理解することができる．

2）どのようにして行動を変容させるか

　行動変容とは人の習慣化されている行動が変化することをいう．歯科領域ではプラークコントロールが代表例である．行動変容において，行動を変えるのはあくまでも患者本人で医療者はそれを援助する立場であることを忘れてはいけない．行動変容を促進する「気づき」と「自己効力感」について述べる．

（1）体験そして気づきを促進〜知識と行動は結びつかない〜

　食後のブラッシングはう蝕や歯周病予防に効果的であることは一般常識であろう．しかし，すべての人が食後にブラッシングを行っているかというと疑問が残る．つまり，知識の提供だけでは行動は変わらない．患者が自ら体験し気づくことが行動変容に結びつく．患者自身の口腔内で歯科衛生士がブラッシングを実演したところブラッシング圧やストロークの加減が患者自身でわかった「気づき」，ブラッシングを工夫したところ歯周ポケットの数値が改善した「経験」である．行動変容は，患者に行動を強要するのではなく，患者自身が気づくことができる説明や指導を医療者が行い「きっかけ」を作ることが大切である．

（2）行動の目標設定は距離と高さ〜はたして自分にできそうか〜

　自己効力感という言葉がある．人は行動を変える必要性を認識したときに，その行動によって得ることのできる結果を予測する．そして，その結果につながる具体的な行動を自分ができるかどうか考える．この行動を行う自信の度合いを自己効力感という．自己効力感が高ければ「できる」，低ければ「できそうもない」と感じる．行動の目標設定をその人の実現可能なレベルに合わせると自己効力感が高くなる．高い最終目標設定でも，段階的に次のステップに進む短期で実現性のある目標を定め最終目標へ進むように設定すると自己効力感の継続につながる．このとき，ゴール設定は「もっと…」「しっかり…」など抽象的ではなく具体的な数値や方法などで明示する（図14）．

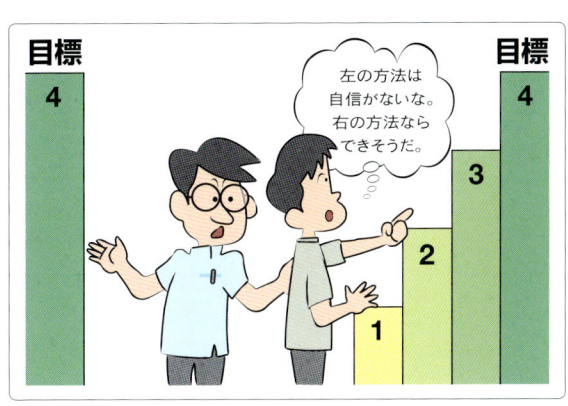

図14　長期の大きな目標よりも，短期のステップごとの目標を立てることが自己効力感を高めるポイントである．

（3）LEARN の手順～聴く，説明，認め合う，推奨・提案，交渉・折衝～

患者教育モデルとして LEARN の手順がある．L（聴く）→ E（説明）→ A（認め合う）→ R（推奨・提案）→ N（交渉・折衝）の手順で説明・指導を行うと医療者から患者への押しつけを避けることができ，患者の行動変容を効果的に促すことができる．指導時の説明にこのステップを活用するとよい（表7）．

表7　LEARN の手順

L：Listen	患者の病気に対する認識（問題点，思い，考え，影響，状況，不安，経過など）を傾聴する．
E：Explain	医療者側が患者に医学的意見を中立的に説明する．
A：Acknowledge and discuss	お互いの考え方の一致点・相違点を確認しギャップを埋め歩み寄る．
R：Recommend	推奨プランを提示し，患者もその立案に参画する．
N：Negotiate	医療者と患者との間で合意できるプランを策定する．

（4）提案の活用～いかがでしょうか～

医療者側の指導を受けいれやすくするためには提案のスキルを活かす．とくに成人の場合は，人から指示や指導をされるよりも自分で決めて実行することを好む．「～してください」ではなく「～はいかがでしょうか」と提案する．たとえば，「歯間ブラシを使ってください」ではなく「歯間ブラシという道具がありますが使ってみてはいかがでしょうか」とする．また，「あなたは磨き方が下手だ」と「あなたは…」を主語とすると押しつけの印象があるので「私はここが磨き方が足りないと思いますが」などと「私は…」を主語に使うと提案の形に近い表現となり患者は受け入れやすい．

＜参考文献＞

1）モイラ・スチュワート（著），山本和利（監訳）．患者中心の医療．東京：診断と治療社，2002：84-94．

2）Tucket D, Boulton M, Olson C and Williams A. Meetings between experts：An approach to sharing ideas in medical consultation. New York：Tvistock, 1985：1-219.

3）ロバート・C・スミス（著），山本和利（監訳）．エビデンスに基づいた患者中心の医療面接．東京：診断と治療社，2003：24-28，185-216．

4）渡辺　潤．コミュニケーション・スタディーズ　第2版．東京：世界思想社，2011：118-125．

5）今村道夫，香川知晶（編）．バイオエシックス入門．東京：東信堂，2001：166-173.

6）C・ナイト・アルドリッチ（著），田口博國（訳）．医療面接法：よりよい医師－患者関係のために．東京：医学書院，2000.

7）竹村洋典．臨床医になるための必修アイテム－医療面接から臨床判断学まで－．東京：南江堂，2002：30-41.

8）Cohen-Cole SA（著），飯島克巳，佐々木将人（監訳）．メディカルインタビュー；三つの役割軸モデルによるアプローチ．東京：メディカル・サイエンス・インターナショナル，1994.

9）Harden RM, Callahan D, Crosby JR, et al. Outcome-Based Education AMEE Guide No. 14, 1999.

10）Thom DH and Cambell B. Patient-physician trust. an exploratory study. J Fam Pract, 169-176, 1997.

11）Franlel RM and Stein T. Getting the most of the clinical encounter. the four habuts model, J Med Pract Manage 16 184-191, 2001.

12）Smith RC, Lyles JS, Mettler J, et al. The effectiveness of intensive training for residents in interviewing. A randomized, controlled study. Am Intern Med 1998.

13）エドウィン L. カーティ（著），篠田雅幸（訳）．医療専門家のためのコミュニケーション技術．東京：診断と治療社，2000.

14）日本医学教育学会臨床能力教育ワーキンググループ（編）．基本的臨床能力の学び方・教え方－Essential Minimum と OSCE．東京：南山堂，2002.

15）Kleinman A, Eisenberg L, Good B.. Culture, illness and care：clinical lessons from anthropologic and cross-cultural research. Annuals of Internal Medicine. 1978；(88)：251-258.

16）伊東　博．新訂・カウンセリング．東京：誠信書房，1969.

17）奥田弘美．メディカルサポート・コーチング入門．東京：日本医療情報センター，2004：62-66.

18）デヴィッド・トーマス・スターン（編著），天野隆弘（監修），スリングスビーB.T.（翻訳），渡辺賢治，岡野James洋尚，神山圭介，中島理加（監訳）．医療プロフェッショナリズムを測定する－効果的な医学教育をめざして．東京：慶應義塾大学出版会，2011.

19）Elstein AS, Schwarz A. Clinical problem solving and diagnostic decision making-selective review of cognitive literature. BMJ2002；324：729-732.

20）Elstein AS, 福井次矢．医療認知心理学－Medical cognitive psychology, Medician 1987；24：938-947.

21）大西弘高．診断推論のプロセス，JIM2005；15：330-334.

22）藤澤正輝．診断工学－診断の新しい考え方．東京：医学書院，1967；54-75.

23）伊藤孝訓，寺中敏夫（編著）．患者ニーズにマッチした歯科医療面接の実際．東京：クインテッセンス，2008；16-18, 36-45.

24）大西弘高．症例プレゼンテーションと臨床推論，日本内科学会雑誌 2008；97：1930-1934.

25）二宮　清．診断推論によるアプローチ～大リーガー医の問題解決法に学ぶ～, http://mtpro.medical-tribune.co.jp/mtnews/2009/M42330511/（最終アクセス：2012.2.27）．

26）松尾太加志．コミュニケーションエラーを防ぐ，看護管理 2003；13：798-803.

27）Richard KR（著），福井次矢（訳）．優れた臨床決断の技法－医療過誤最少化に向けて－．東京：メディカル・サイエンス・インターナショナル，1999；3-66.

28）白石由里．行動変容によるアプローチ法．治療 2001；83(11)：23-26.

29）Berlin EA, Fowkes WC Jr. A teaching framework for cross-cultural health care-Application in family practice, In Cross-cultural medicine. West J Med 1983；139(6)：934-938.

全身管理 | SECTION 5

SECTION 5　全身管理

⁝⁝⁝ 1．バイタルサインの意味するところ

　歯科治療時の全身的偶発症の発生頻度は0.004〜0.07%[1,2]と報告されている．局所麻酔に伴う疼痛，ストレスは全身的偶発症の大きな要因の一つであるが，局所麻酔を伴わない処置であっても緊張や疲労，また基礎疾患の状態によっては全身的偶発症のリスクは決して低くないと考えられる．さらに高齢化社会の中，高血圧や心疾患などの内科的疾患を合併している高齢患者は増大傾向にある．歯科治療時の精神的，身体的ストレスによりその症状が増悪する可能性もあるため，全身への影響を推察し，全身管理を行いながら治療して行くことがより重要になってくる．全身状態の変化を客観的に評価して偶発症の発生を未然に防ぎ，患者の安全性を確保するためにはモニタリングが必要である．

　バイタルサインとは，人間が健康な状態で生きているかどうかを示す生命徴候のことであり，意識状態，脈拍，呼吸状態，血圧，体温が基本である[3]．

1）意識の評価

　臨床的には，呼びかけ，命令，疼痛，音，光などの刺激に対する反応の程度で判断する．

（1）意識レベルの分類

　清明，傾眠，昏迷・昏眠，半昏睡，昏睡

（2）意識レベルの定量的表現

　意識レベルの客観的表現や病態把握のためにはJapan Coma Scale（JCS，3-3-9度方式）やGlasgow Coma Scale（GCS）が多く用いられる（表1，2）．

表1　Japan Coma Scale（JCS, 3-3-9度方式）

Japan Coma Scale（JCS）
Ⅰ．覚醒している 　　0：意識清明 　　1：見当識は保たれているが意識清明ではない 　　2：見当識障害がある 　　3：自分の名前・生年月日がいえない
Ⅱ．刺激に応じて一時的に覚醒する 　　10：普通の呼びかけで開眼する 　　20：大声で呼びかけたり，強く揺するなどで開眼する 　　30：痛み刺激を加えつつ，呼びかけを続けるとかろうじて開眼する
Ⅲ．刺激しても覚醒しない 　　100：痛みに対して払いのけるなどの動作をする 　　200：痛み刺激で手足を動かしたり，顔をしかめたりする 　　300：痛み刺激に対しまったく反応しない

表2　Glasgow Coma Scale（GCS）

Glasgow Coma Scale（GCS）
開眼機能（Eye opening）「E」 4点：自発的に，または普通の呼びかけで開眼 3点：強く呼びかけると開眼 2点：痛み刺激で開眼 1点：痛み刺激でも開眼しない
言語機能（Verbal response）「V」 5点：見当識が保たれている 4点：会話は成立するが見当識が混乱 3点：発語はみられるが会話は成立しない 2点：意味のない発声 1点：発語みられず
運動機能（Motor response）「M」 6点：命令に従って四肢を動かす 5点：痛み刺激に対して手で払いのける 4点：指への痛み刺激に対して四肢を引っ込める 3点：痛み刺激に対して緩徐な屈曲運動 2点：痛み刺激に対して緩徐な伸展運動 1点：運動みられず

＊開眼・言語・運動の3分野で評価し，各項目の最良の値を採用する．合計点で，正常15点，深昏睡3点である．

表3　意識障害をきたす主な疾患

1. 中枢神経系疾患	脳血管障害 　くも膜下出血 　脳動脈瘤破裂 　脳出血 　脳梗塞 　一過性脳虚血発作 脳腫瘍 感染症 てんかん 頭部外傷
2. 全身疾患	脳循環不全，低酸素症 　心肺停止 　心不全 　呼吸不全 　不整脈（Adams-Stokes症候群など） 　ショック 代謝性疾患 　糖尿病（糖尿病性昏睡，低血糖性昏睡） 　肝不全 　腎不全 　内分泌疾患（甲状腺クリーゼなど） 　電解質異常（低Na血症など） 　薬物中毒 　アレルギー 　感染症 精神科疾患 　ヒステリー

（嶋津基彦，有賀　徹，1997[4]）より改変）

（3）意識障害をきたす疾患

意識障害をきたす疾患は数多く，さまざまな疾患の一病態を表しているにすぎない．意識障害をきたしている状態とは，生命に危険が及ぶ可能性を示しているので，迅速に対応する必要がある．歯科治療中の患者に急性に発症する意識障害の原因として，心停止，脳血管障害，不整脈，てんかん，糖尿病などがある[4]（表3）．

＜歯科治療時の評価と対処＞
術前：意識レベルを確認し，異常があれば歯科治療は行わず，専門医に紹介する．
術中：意識障害の発現時には，治療を中止し，意識の評価を行う．意識障害の発現時には安全な体位をとり，呼吸や循環の確認および救急処置を行う．

2）呼吸の評価

呼吸困難の有無，呼吸数，呼吸のリズム，呼吸の深さ，吸気／呼気間隔，呼吸様式を診察する．呼吸の状態は換気量と動脈血の酸素化で評価される．

（1）換気量の評価

|正常呼吸（成人）|

- 呼吸数：12〜18回/分
- 呼吸の深さ：1回換気量（通常450〜500mL）の大小によって決まる．
- 吸気時間と呼気時間の割合：約1：1.5〜1：2
- 呼吸の型：肋間筋主体の胸式呼吸もしくは横隔膜主体の腹式呼吸

|異常呼吸|

①呼吸数の異常

- 頻呼吸・徐呼吸：1回換気量が正常で，呼吸数と分時換気量の多寡で分ける．
- 過呼吸・減呼吸：呼吸数が正常で，1回換気量と分時換気量の多寡で分ける．
- 無呼吸：呼吸停止の状態
- 死戦期呼吸：心停止直後数分間にみられる，しゃくりあげるような不規則な呼吸

②呼吸の規則性の異常

- クスマウル（Kussmaul）大呼吸：発作性に呼吸が深く，遅くなる．代謝性アシドーシス（糖尿病性ケトアシドーシス，尿崩症）を示す．
- チェーンストークス（Cheyne-Stokes）呼吸：速く深い呼吸が徐々に浅くなって無呼吸となり，また次第に深く速い呼吸になるのを繰り返す状態．重度の中枢障害を示す．

③呼吸系疾患患者に対する評価

- 病歴の聴取とともに，日常生活の中で息切れが生じるか否かを問う．呼吸系に障害があると運動時に息切れが生じる．息切れを訴える呼吸系疾患としては，慢性閉塞性肺疾患（COPD），気管支喘息，かぜ症候群（上気道感染症患者）などが挙げられる．息切れの程度について，Hugh-Jonesの分類（表4）にて評価を行う．

表4　呼吸状態の評価のHugh-Jonesの分類

分類	概要
1度 （正常）	同年齢の健康人と同様に仕事ができ，歩行，坂・階段の昇降も健康人並みにできる．
2度 （軽度息切れ）	平地では同年齢の健康人と同様に歩行できるが，坂・階段では健康人並みに昇れない．
3度 （中等度息切れ）	平地でも健康人並みには歩けないが，自分のペースでなら1マイル（1.6km）以上歩ける．
4度 （高度息切れ）	休み休みでないと50ヤード（46m）も歩けない．
5度 （きわめて高度の息切れ）	話したり，衣服を脱いだりしても息切れする．息切れのため外出できない．

（2）動脈血の酸素化の評価
①動脈血ガス分析の正常値
- 空気吸入時：pH：7.40±0.05，PaO_2：90〜100mmHg，$PaCO_2$：40±5mmHg
  加齢によりPaO_2は低下する．$PaCO_2$は年齢で変化しない．

②経皮的動脈血酸素飽和度（SpO_2）
- 動脈血を採血せずに，指先で非侵襲的にかつ連続的に動脈血酸素飽和度を測定する方法．酸化ヘモグロビンの割合(%)を測定した値で，動脈血ガス分析で得られる動脈血酸素飽和度（SaO_2）の代用となる．空気吸入時の正常値は97〜99%である．

> ＜歯科治療時の評価と対処＞
> 術前：病歴の聴取を行い，日常生活の中で息切れが生じるかどうか問診する．Hugh-Jones の分類で評価を行い，通常 3 度以上では積極的な歯科治療は避ける．
> 術中：呼吸系疾患患者の歯科治療時には，1回の歯科治療時間，開口時間および注水時間を短くするほうが安全である．呼吸困難感を訴えたり，呼吸障害を認めるときは，治療を中止し，パルスオキシメータを装着する．SpO_2が正常値を下回るようなら酸素投与を開始する．

3）循環の評価

血圧，脈拍数，心電図波形，RPP（心筋酸素需要の目安として収縮期血圧×脈拍数：10,000〜12,000以下に保つのが望ましい）をチェックする．

（1）血圧

血圧は「心拍出量」と「末梢血管抵抗」によって決定される．心拍出量は心筋の収縮力，心拍数，循環血液量で決まり，末梢血管抵抗は交感神経系，体液中の昇圧および降圧物質の影響を受けて血圧が調節されている．これが破綻すると血圧の上昇や低下を引き起こす．

①血圧の値とその意味

正常値：130/85mmHg 以下

血圧上昇：血圧の高度上昇によって，脳，心，腎，大血管などの標的臓器に急性の障害が生じ進行している場合，高血圧緊急症を引き起こす．緊急症には，高血圧性脳症（急激または著しい血圧上昇により脳血流の自動調節能が破綻し，必要以上の血流量と圧のために脳浮腫を生じる状態），脳出血，くも膜下出血，急性大動脈解離を合併した高血圧，肺水腫を伴う高血圧性左心不全，高度の高血圧を伴う急性冠症候群（急性心筋梗塞，不安定狭心症），褐色細胞腫クリーゼなどが該当する．緊急症では迅速な診断と治療開始が必要である．

表5　成人における血圧値の分類

分類	収縮期血圧（mmHg）		拡張期血圧（mmHg）
至適血圧	＜120	かつ	＜80
正常血圧	＜130	かつ	＜85
正常高値血圧	130〜139	または	85〜89
Ⅰ度高血圧	140〜159	または	90〜99
Ⅱ度高血圧	160〜179	または	100〜109
Ⅲ度高血圧	≧180	または	≧110
（孤立性）収縮期高血圧	≧140	かつ	＜90

（日本高血圧学会高血圧治療ガイドライン作成委員会編：高血圧治療ガイドライン2009，ライフサイエンス出版，東京，2009より引用）

　　血圧低下：収縮期血圧が80mmHgより低下すると，脳などの重要臓器への血流が低下
　　　　　　して，循環不全となる．

②高血圧の分類

　日本高血圧学会による高血圧治療ガイドライン[5]による高血圧の分類を表5に示す．

＜歯科治療時の評価と対処＞

術前：歯科治療前の血圧が180/110mmHg以上であれば緊急の処置以外は，内科専門医への紹介を優先する．降圧薬を服用中の患者では，歯科治療当日も服用を忘れないように指導する．血圧が160〜180/100〜110mmHgであれば，術中モニタリングを行いながら治療を行う．

術中：治療中血圧が180/110mmHgを超えるときは，治療を中断し，安静を図る．

・コントロールが不良な高血圧患者や，術前に血圧が160〜180/100〜110mmHgであれば，観血的処置や痛みや緊張を伴う処置は避け，できるだけ治療時間も短くする．アドレナリンを含む局所麻酔薬は，その使用量に配慮しつつ，疼痛管理に必要な麻酔は確実に行うように心がける．

・血管迷走神経反射による血圧低下の場合は通常一過性である．発症時には，水平位にし，酸素投与，下肢を挙上（図1）する．血圧低下に加えて一過性の意識障害をきたすことや，突然心停止に至る場合もあるので意識の評価が必要である．

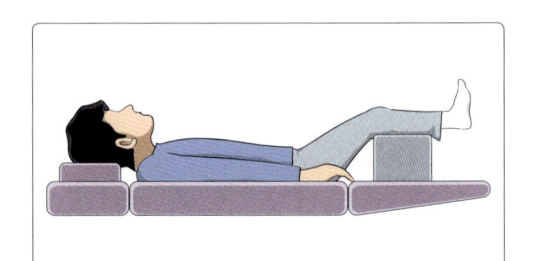

図1　水平位での下肢挙上．

（2）脈拍数

脈拍数とは末梢の動脈における拍動の数をいい，心拍数とは心臓の電気的な拍動数をいう．心室性期外収縮などの不整脈があると，両者は一致しないことがある．

歯科診療中に交感神経あるいは副交感神経が緊張すると容易に変動する．

【正常値】：60～90回/分（成人）
　　　　　　80～120回/分（12歳未満）
　　　　　　100～140回/分（6歳未満）
　　　　　　110～160回/分（1歳未満）

①頻脈

- 100回/分以上．心室への血液の充満が不十分となり心拍出量は減少し，心筋酸素需要量が増加して心筋虚血が起こる．一般に120回/分以上に増加すると左室拡張時間が短縮するので，冠血流量が減少して心筋酸素供給量が減る，150回/分以上に増加すると心拍出量が減少し始める．原因には歯科治療中の緊張・興奮，アドレナリン添加局所麻酔薬の過量，あるいは心房細動，発作性上室性頻拍，心不全，甲状腺機能亢進症などがある．

②徐脈

- 60回/分以下．徐脈になると心拍出量が減少して，血圧が低下する．過度の徐脈では，脳血流量減少による意識障害，冠血流量減少による心不全が起こる．原因として洞不全症候群，房室ブロック，心筋梗塞，甲状腺機能低下，血管迷走神経反射などがある．

＜歯科治療時の評価と対処＞

術前：歯科治療前の脈拍が正常値を超えているときは，症状を確認し，重篤な症状を認めるようなら専門医に紹介する．

術中：治療中，とくに既往歴のない患者が突然徐脈になったときには，血管迷走神経反射の場合が多い．治療を中断し，適切な体位にし，酸素投与を行う．急性意識障害やその他の自他覚症状があるようなら，症状に応じた対処を行う．また120回/分以上の頻脈になった場合は治療を中断し，必要に応じて酸素投与を行う．意識障害，胸痛の持続などの症状が出現したら，救急処置を行い，専門医に紹介する．

（3）不整脈

大きく分けて3種類で，数の異常（頻脈や徐脈，Wolff-Parkinson-White症候群など），伝導障害（房室ブロックなど），異所性刺激（期外収縮など）に分類できる．処置の必要がないものから致死的なものまで種類も対応もさまざまである．主な不整脈の対応を**表6**に示す．

表6 不整脈の種類と対応

分類		対応
徐脈性不整脈	MobitzⅡ型房室ブロック	アトロピン投与
	完全房室ブロック	ペーシング
頻脈性不整脈	心室細動	電気的除細動
	心室頻拍	電気的除細動
	多発性心室性期外収縮	リドカイン投与
	多源性心室性期外収縮	リドカイン投与

(金子譲ほか：歯科麻酔学．第7版，医歯薬出版，東京，2011より引用)

4）その他の全身状態の評価

（1）体温

　体温は，上昇すれば血管拡張および発汗し，下がれば血管収縮および震えることによって調節されている．この調節閾値は0.2℃の範囲におさまるよう体温中枢が機能している．感染性ショックおよびアナフィラキシーショック以外のショックにおいては皮膚温の低下が認められる（アナフィラキシーショック時には皮膚温の低下が認められることもある）．

（2）痙攣

　骨格筋の発作的，不随意的な収縮を示す．痙攣の多くは意識障害を伴う．

①原因疾患
- てんかん（先天的・外傷性），局所麻酔薬中毒，高血圧性脳症，ヒステリー，過換気症候群，血管迷走神経反射などで生じる．

②鑑別診断
- 局所麻酔薬の大量使用，てんかんの既往，バイタルサイン，痙攣のタイプなどで診断する．

③救急処置
- 全身的な痙攣では，呼吸抑制をきたすので，酸素投与を行う．痙攣に併発あるいは続発する意識消失に対しては，気道が閉塞しないようにする．必要に応じて薬物投与を考慮する．

（3）胸痛

①原因疾患
- 歯科診療で突発的に胸痛，あるいは背部痛をきたしたときには，急性心筋梗塞，狭心症，不整脈発作，解離性大動脈瘤，胸部大動脈瘤破裂を疑うことが救命的な意味において大切となる．そのためには既往を知っておくことが大切である．

②救急処置
- バイタルサイン,症状をよく観察して緊急性を判断する.中でも狭心症による狭心痛は,血圧上昇・心拍数増加によって心筋酸素需要バランスが需要側に傾くことによる心筋虚血から痛みが起こっているので,酸素投与および薬物使用による降圧と冠血管拡張を行う.心筋梗塞と動脈瘤が疑われる場合には,酸素投与を行い,直ちに高次医療病院に搬送する.

(4) 脳卒中の可能性がある徴候
①自他覚症状
- 片側の顔面・上下肢の突然の脱力や感覚障害,突然の錯乱・歩行障害・視覚障害・原因不明の激しい頭痛,発語障害・理解困難,めまい,平衡感覚障害,協調運動障害

②評価ツール
- アメリカ心臓協会(American Heart Association:AHA)のガイドライン[6]では脳卒中の評価として,表7の院外略式評価ツールを使うことを推奨している(図2,3).

表7 シンシナティプレホスピタル脳卒中スケール

検査	所見
顔面下垂:笑ったり,歯を見せたりするよう患者に指示する(図2)	□ 正常-顔面の両側が同じように動く □ 異常-顔面の片側が反対側と比べて動きが悪い
上肢の脱力:患者は眼を閉じ,手のひらを上にして両手をまっすぐ前に出し,10秒間その状態を保持する(図3)	□ 正常-両腕が同様に動くか,あるいはまったく動かない(回内筋の変位のような他の所見も有用である) □ 異常-一方の腕が動かないか,あるいは他方の腕より下がる
言語障害:患者に「マミムメモ」「パピプペポ」などを言わせる*	□ 正常-不明瞭な発話はなく,正確な言葉を用いる □ 異常-発話が不明瞭であったり,間違った言葉を使ったり,話すことができない

(シンシナティプレホスピタル脳卒中スケール〈CPSS〉を一部改変)
*CPSSの原文では "You can't teach an old dog new tricks" を言わせることになっている

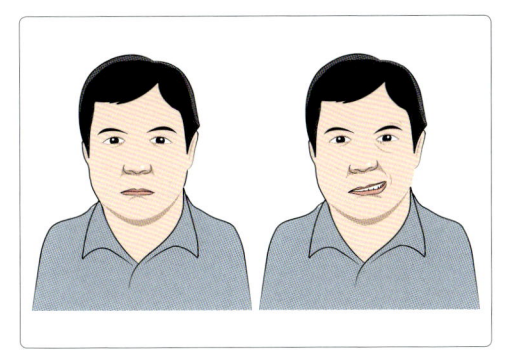

図2 顔面下垂.

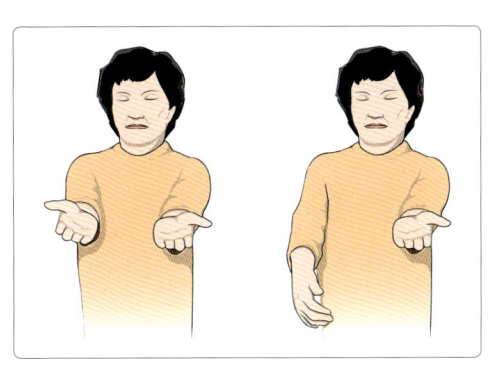

図3 一側上肢の筋力低下(右腕).

③救急処置

- 最後に正常であったことがわかっている時間を確認し，速やかに高次医療機関へ通報，搬送を行う．酸素投与とバイタルサインの確認，可能であれば静脈路確保や血糖測定を行う．発症から3時間以内に線溶療法を開始することが重要とされているため，迅速な評価と対処が必要である．

（5）嘔気，嘔吐

過換気症候群，血管迷走神経反射，アナフィラキシー，局所麻酔薬中毒，急性冠症候群，脳圧亢進（脳腫瘍，脳出血，髄膜炎など），不安・嫌悪感などの感情，ヒステリー，糖尿病性ケトアシドーシス，薬物などによって引き起こされる．嘔吐時には吐物が気道を閉塞しないように顔を横に向け，吐物を吸引する．

5）モニタリング

全身状態の変化を客観的に評価して偶発症の発生を未然に防ぎ，患者の安全性を確保するためにはモニタリングが必要である．モニタリングで得られる情報が多いほど，患者の状態を詳細に把握することができる．今回は歯科診療中に，主に必要と思われる基本的なモニタリングについて下記に記す．

（1）血圧

①血圧測定法

- 通常はマンシェットを用いて皮膚の上から間接的に血圧を測定する間接法が用いられる．測定には，通常上腕動脈が用いられる．一般臨床では，自動血圧計が使用されることが多い．

②マンシェットの選択

- サイズは患者の体格に合わせて選択する．通常は上腕の長さの2/3の幅のマンシェットを使用する．小さすぎるマンシェットを使用すると測定値は高くなる．

③マンシェットの巻き方

- 座位では，患者に対面する姿勢で，上腕をやや外転位として軽い屈曲を残して前方に伸ばしてもらう．測定部位はほぼ心臓と同じ高さになるようにする．この際，患者の腕や手に力が入っていないことを確認する．血圧計のマンシェットのゴム囊から空気が完全に放出されていることを確認する．
- マンシェットのゴム囊の中央が上腕動脈にかかるようにして，その下縁が肘窩より2～3 cm上になるように巻く．巻き方は指が2本入る程度を目安にする．緩すぎると測定値は高くなる．逆に強く絞めすぎると低くなる．

(2) 脈拍

①体表から触知できる脈拍と歯科患者で行いやすい部位
- 橈骨動脈がもっとも一般的な触知部位である．他に上腕動脈や，血圧低下時に触れやすい総頸動脈がある．

②脈の触れ方
- 示指，中指，薬指の3本で行い，指先に力を入れすぎないようにする．

③観察項目
- 脈拍数：1分間の脈拍の数．規則正しい場合は15，20，あるいは30秒間数え，4，3，あるいは2倍する．不規則な場合には，60秒間数え，不整脈の数を記録する．
- リズム：規則正しいか不規則か．
- 大きさ：血管の上においた指を持ち上げる高さ．脈圧（最高血圧と最低血圧の差）．
- 緊張度：動脈が外から圧迫されやすいかどうか．

④モニタリング方法
- 心電図：心拍数を持続的にモニタリングできる．体表から誘導される心臓の電気的な活動である．左右上肢および左下肢の3点誘導でモニタされる．心房の収縮を示すP波，心室の収縮を示すQRS波，心室の再分極を示すT波からなる（図4）．モニタ心電図からわかることは，心拍数，不整脈，心筋の虚血である．12誘導心電図と異なり，虚血の部位の診断はできないが，STの低下あるいは上昇（図4）により虚血を推定することができる．不整脈の診断と重症度判定が可能となり，多源性，多発性，連続性，R on T型の心室性期外収縮など危険な不整脈の発生を知ることができ，抗不整脈薬の投与により心室性頻拍，心室細動を未然に防ぐことができる．
- パルスオキシメータ（図5）：本来 SpO_2（経皮的動脈血酸素飽和度）を測定する機器であるが，動脈脈派を探知して脈拍数も表示してくれる．ほとんどの症例で脈拍数と心拍

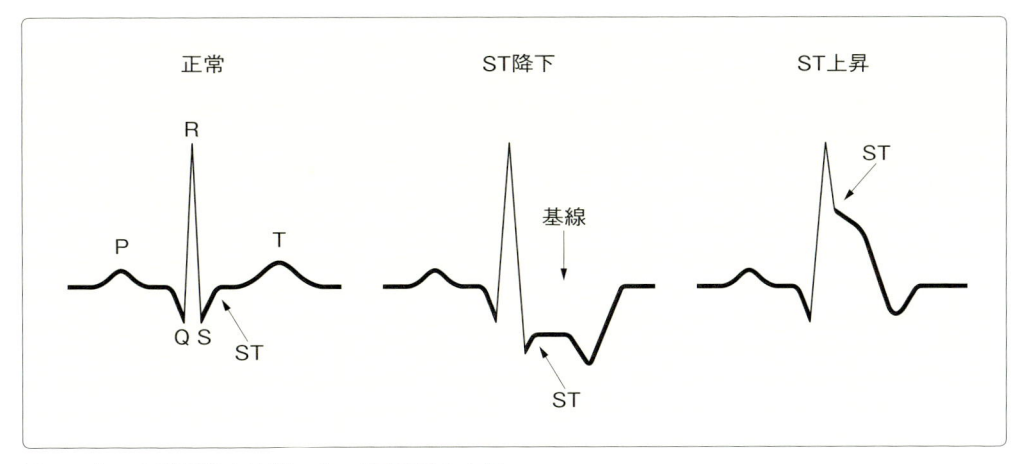

図4　左：心電図基本波形，右：ST降下と上昇．

数が一致しているので問題なく代用できるが，頻拍発作や心房細動では脈拍数が心拍数よりも少なく表示されることがあるので注意する．

（3）経皮的動脈血酸素飽和度（SpO$_2$）

　パルスオキシメータは動脈血を採取せずとも，指先で非侵襲的にかつ連続的に動脈血中酸素飽和度を測定する器械である（図5）．一定の波長の光の吸光度を測定することによって定量化し，酸化ヘモグロビンの割合（％）を測定した値である．大気吸入時の正常値は97～99％である．振動に弱く，測定部位血流の低下，体動や不整脈があると値は不正確になる．またマニキュアによって影響を受けることがある．末梢循環不全，喫煙者，肥満，慢性閉塞性肺疾患などの呼吸系疾患がある場合には値は低下する．90％（PaO$_2$ 60mmHg）以下であれば，低酸素血症であり，酸素療法の適応である．

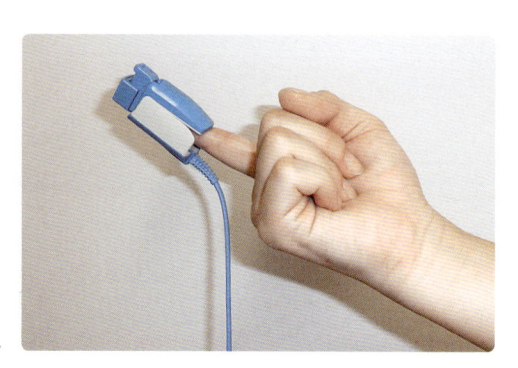

図5　パルスオキシメータのプローブ（センサー）．

（4）カプノメータ

　呼気中の二酸化炭素を連続的に測定し，呼吸数と呼気終末二酸化炭素分圧を持続的に測定することができる器械である．肺から排泄される二酸化炭素を確認することは，①気道が開通していること，②換気がなされていること，③臓器を循環した血液が肺に還流していること，を示している．心肺蘇生時の胸骨圧迫の効果（血流量の評価）および心拍再開時の評価にも有用であるとされている．

（5）モニタ機器について

　血圧計（通常5分間隔で測定），脈拍数，経皮的動脈血酸素飽和度（SpO$_2$）をモニタリングする．循環器系の基礎疾患がある患者には心電図も使用することが望ましい，とくにパルスオキシメータは測定が容易であり，SpO$_2$と脈拍が経時的に測定できるため有用である．また，歯科治療終了後，モニタリング記録をプリントアウトしてカルテに添付しておく．モニタリングの項目は1台のモニタ機器（図6）で測定可能である．

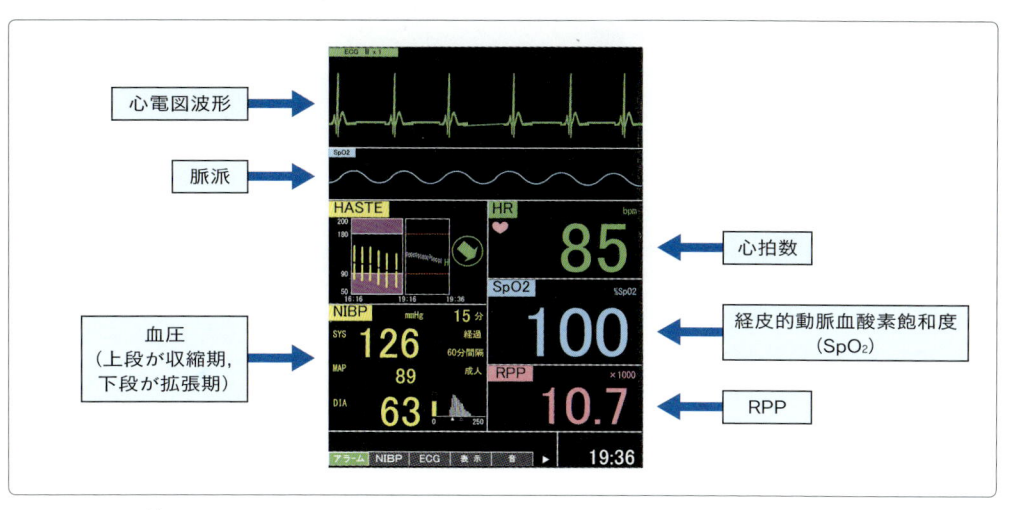

図6　モニタ機器.

心電図波形
脈波
心拍数
経皮的動脈血酸素飽和度（SpO$_2$）
RPP
血圧（上段が収縮期，下段が拡張期）

＜参考文献＞

1）縣　秀栄ほか．東京歯科大学千葉病院における8年間の院内救急症例の検討．日歯麻誌 1997；25：82-88．

2）田中　裕ほか．過去8年間の院内救急症例の検討と救急体制の現状．新潟歯学会誌 1998；28：55-65．

3）大塚敏文．症状からみた全身評価法；概説．救急医学セミナー 1984；9：1-4．

4）嶋津甚彦，有賀　徹．知っておくべき救急疾患100救命救急治療ガイド 主要な急性症状の診断と初療 意識障害．診断と治療 1997；85：16-30．

5）日本高血圧学会．高血圧治療ガイドライン2009．東京：ライフサイエンス出版，2009．

6）American Heart Association．ACLSプロバイダーマニュアル　AHAガイドライン2005準拠．東京：シナジー，2008．

7）金子　譲ほか．歯科麻酔学．第7版，東京：医歯薬出版，2011．

8）古屋英毅ほか．歯科麻酔学．第6版，東京：医歯薬出版，2006．

2．服用薬剤と歯科診療

1）歯科診療に影響を及ぼす服用薬剤

（1）抗血栓薬（ワルファリン，抗血小板薬など）

　主に，非弁膜性心房細動による心原性脳梗塞，心臓弁置換術後および深部静脈血栓症などでは抗凝固薬であるワルファリン（ワーファリン®）を，虚血性心疾患（狭心症や心筋梗塞），脳梗塞などでは抗血小板薬【アスピリン（バイアスピリン®），塩酸チクロピジン（パナルジン®），クロピドグレル（プラビックス®），シロスタゾール（プレタール®）など】が投与される．抗血栓薬は，これら血栓や塞栓にて閉塞した血管の血流を再開させ，血液の流れを良好に保ち，再閉塞を予防するために投与される．しかし，観血的処置を行う場合は止血困難となる危険性もある．一方，処置や手術のためにワルファリンや抗血小板薬を休薬すると血栓塞栓症の発症リスクが上昇するため，抜歯などの歯科小手術は，維持量の抗血栓薬を継続して行う．

　歯科においても，3学会合同編集「科学的根拠に基づく抗血栓療法患者の抜歯ガイドライン2010年版」が発行されている．このガイドラインでは，以下のように示されている．

1．ワルファリン服用患者では，INR値＜3.0であれば，ワルファリンを継続投与して抜歯をしても重篤な出血のリスクは非常に小さい．逆に，ワルファリンを休薬すると，約1％の患者に血栓塞栓症が発症する．外来の歯科外科処置（抜歯を含む）を行う大多数の患者では，経口抗凝固薬は中止してはならない．

2．ワルファリンを継続投与して，1～3歯の普通抜歯および少数の難抜歯を行っても，術後出血を発生することは少ない．

3．抗血栓療法患者の抜歯では，酸化セルロースあるいはゼラチンスポンジを抜歯窩に挿入し，創縁を縫合し，ガーゼによる圧迫止血を行う．

4．ワルファリンを継続して抜歯を行う場合は，INR値は24時間以内，少なくとも72時間前の値を参考に抜歯を行う．

5．ワルファリン服用患者の抜歯時に一定期間抗菌薬を投与すると，INR値は上昇し術後出血の危険性が増加する．

6．ワルファリン服用患者に鎮痛薬として非ステロイド系抗炎症薬（Non-Steroidal Anti-Inflammatory Drugs：NSAIDs）やCOX-2阻害薬を使用すると出血性合併症が増加する．アセトアミノフェンは比較的安全である．

7．抗血小板薬服用患者では，維持量を継続して抜歯を行っても，重篤な出血性合併症はみられない．

以上から，日本人のワルファリン(INR 値＜3.0)および抗血小板薬服用患者においては，維持量を継続して抜歯を行い，適切な局所止血処置にて止血を図る．術後出血の場合は局所止血処置を行い，INR 値が延長している場合はワルファリン量を調整する．

近年，直接トロンビン阻害薬であるダビガトランエテキシラートメタンスルホン酸塩製剤(プラザキサ®)および第Ｘa の因子阻害薬であるリバーロキサバン(イグザレルト®)が認可され，抗血栓療法は新たな展開をむかえた．本薬剤は，食事や抗菌薬，NSAIDs などとの薬剤相互作用もなく，INR 値などにも影響を与えず，使いやすいことから今後使用頻度が増加するものと予想される．しかし，出血傾向への配慮が必要なことは明らかで，医師と歯科医師が十分に協議して管理にあたる必要がある．

* International Normalized Ratio (INR)

国際的には，ワルファリンの抗凝固作用を評価する基準として，International Normalized Ratio(INR)が用いられる．これは，各社の市販トロンボプラスチン試薬にて測定したプロトロンビン(Prothrombin Time：PT)比を，WHO が標準品としたヒト脳トロンボプラスチンを用いた場合の PT 比に換算した値として示される．この各社の試薬には，標準品との活性を比較して得られた指数がつけられており，これを International Sensitivity Index(ISI)と称する．INR＝[患者血漿の PT(秒)／正常血漿の PT(秒)]^{ISI} で算出される．

(2) ビスフォスフォネート系薬剤

ビスフォスフォネート(Bisphosphonate；BP)製剤のうち，静注薬は悪性腫瘍の骨転移に関連する骨吸収の阻害および高カルシウム血症の治療に，経口薬は骨粗鬆症の治療に広く用いられている．ところが，BP 製剤を服用している患者の中に，抜歯を行うと顎骨壊死(Bisphosphonate- Related Osteonecrosis of the Jaw；BRONJ)を生じる症例が報告されている．現在，本邦では BP 関連顎骨壊死検討委員会(2010年)から BRONJ に関するポジションペーパーが発行されている．それによると，BRONJ は，① BP 製剤による治療を現在行っているか，または過去に行っていた，②口腔顎顔面領域に 8 週間以上持続して露出骨または壊死骨を認める，③顎骨への放射線療法の既往がない，に基づき診断される．また，臨床所見としては，上顎または下顎の歯槽骨に骨露出を認め，その他，疼痛，腫脹，排膿，オトガイ部知覚異常，内外歯瘻孔を呈する．発生頻度は，BP 経口薬で0.01～0.04％，注射薬で0.8％～12％とされる．また，抜歯施行例は保存的治療に比べて約10倍 BRONJ の頻度が増えるとされる．

BRONJ 発症のリスク因子は次のとおりである．① BP 製剤のうち，窒素含有 BP 製剤(ゾレドロン酸，アレンドロネート，リセドロネートおよびパミドロネート)では，BRONJ の発生頻度が高い．注射用製剤は経口製剤に比較して発生頻度が高い．また，投与量，投与期間(注射薬 1 年以上，経口薬 3 年以上)が長いほど BRONJ の発生頻度は増加する．②局所的因子としては，抜歯，歯科インプラントの埋入，根尖外科手術，骨への侵襲を伴う歯周外科処

表8　代表的なBP製剤

一般名	適応症	製品名
経口薬		
アレンドロン酸ナトリウム水和物	骨粗鬆症	フォサマック錠，ボナロン錠，アレンドロン酸錠「DK」アレンドロン酸錠「SN」アレンドロン酸錠「タイヨー」アレンドロン酸錠「マイラン」
エチドロン酸二ナトリウム	骨粗鬆症，骨ページェット病	ダイドロネル錠
ミノドロン酸水和物	骨粗鬆症	ボノテオ錠，リカルボン錠
リセドロン酸ナトリウム水和物	骨粗鬆症，骨ページェット病	アクトネル錠，ベネット錠
注射薬		
アレンドロン酸ナトリウム水和物	悪性腫瘍による高カルシウム血症	テイロック注射液
インカドロン酸二ナトリウム	悪性腫瘍による高カルシウム血症	ビスフォナール注射液
ゾレドロン酸水和物	悪性腫瘍による高カルシウム血症　多発性骨髄腫による骨病変　固形癌骨転移による骨病変	ゾメタ点滴静注用
パミドロン酸二ナトリウム	悪性腫瘍による高カルシウム血症　乳癌の溶骨性骨転移	アレディア点滴静注用
パミドロン酸二ナトリウム水和物	悪性腫瘍による高カルシウム血症	パミドロン酸二Na点滴静注用「F」パミドロン酸二Na点滴静注用「サワイ」

（日本医師会，日本歯科医師会，2010[5]）より引用）

置などの侵襲的歯科処置によりBRONJの発生率は約7倍になる．また，歯周病や歯周膿瘍などの炎症性疾患も危険因子となる．下顎は上顎に比較して約2倍発生頻度が高く，とくに歯肉の薄い部位（下顎骨隆起，顎舌骨筋線の隆起，口蓋隆起）に好発する．③全身的因子では，抗癌薬や副腎皮質ホルモン薬などの併用でもBRONJ発症のリスクが高くなり，歯周疾患や口腔衛生の不良もリスク因子となる（表8）．

　以上より，BP関連顎骨壊死検討委員会のポジションペーパーでは，抜歯時の経口BP製剤の休薬に関し，投与3年以内でリスク因子がない場合は原則として休薬をしない，投

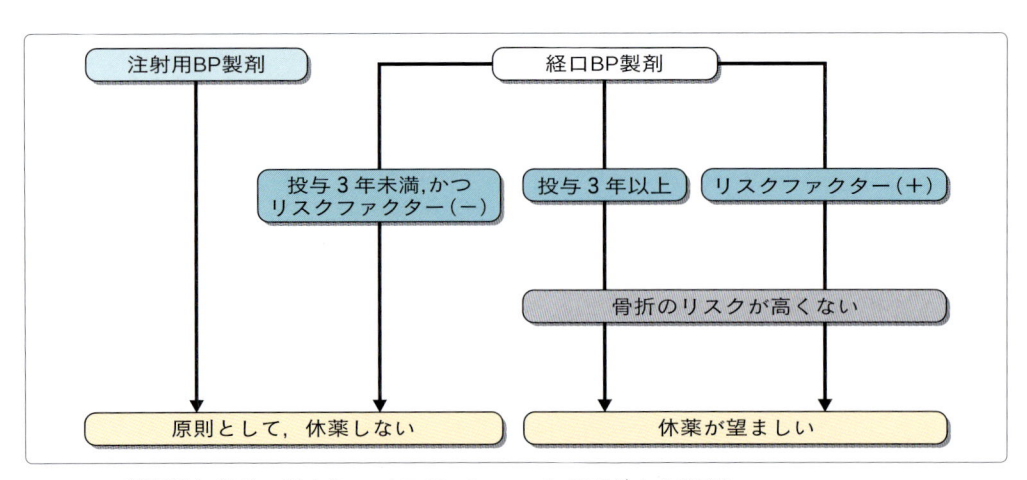

図7　BP製剤投与患者の対応（Yoned T, Hagino, et al, 2010[4]）より改変）．

与3年以上またはリスク因子(副腎皮質ホルモン薬の服用など)がある場合は,骨折のリスクが高くなければ休薬が望ましいとされている(図7).

ひとたびBRONJが発症すると治療に難渋することが多い.従来は,保存的療法を中心に行い,急性症状を除去することに主眼が置かれていたが,現在では外科的療法も一定の奏功をみている.しかし,BRONJは治療が困難で長期化する場合が多いため,事前に十分なインフォームドコンセントを行い,推奨に基づく慎重な対応が必要となる.主治医との対診はもとより,場合によっては口腔外科専門医との連携も必要である.

(3)抗HIV薬

HIV感染症の治療方針はウイルスの増殖を抑制することであり,現在は3種類以上の抗HIV薬を1日1〜2回内服するのが主流である.抗HIV薬の多剤併用療法を「HAART:Highly Active Antiretroviral Therapy」という.各薬剤の副作用は,ヌクレオシド系逆転写酵素阻害薬(NRTI)であるジドブジン(AZT)を含む組み合わせでは血液系の副作用(貧血,白血球減少,血小板減少)が,サニルブジン(d4T)とプロテアーゼ阻害薬(PI)の組み合わせでは代謝系の副作用(乳酸アシドーシス,高脂血症,糖尿病,高尿酸血症)が,非ヌクレオシド系逆転写酵素阻害薬(NNRTI)であるエファビレンツ(EFV)を含む場合は精神神経系の副作用(うつ,めまい,不眠)が,PIであるネルフィナビル(NFV)を含む場合は消化器症状(下痢,悪心嘔吐,潰瘍性口内炎)が生じる頻度が高い.また,いずれの組み合わせでも皮膚の副作用(皮膚炎,紅斑性発疹)がみられる.PIでは,血友病患者の出血傾向が増強される.

歯科治療にあたっては主治医と対診し,現在の免疫状態や関連疾患の状態,内服薬などに関する情報を収集する必要がある.

(4)抗リウマチ薬

関節リウマチの治療は近年大きな変貌を遂げつつあり,従来のNSAIDsや副腎皮質ホルモン薬が中心の治療から,メトトレキサート【MTX(リウマトレックス®)】および生物学的製剤である腫瘍壊死因子(TNF-α)阻害薬【インフリキシマブ(レミケード®),エタネルセプト(エンブレル®),アダリムマブ(ヒュミラ®),ゴリムマブ(シンポニー®)】やインターロイキン-6(IL-6)阻害薬【トシリズマブ(アクテムラ®)】およびT細胞選択的共刺激調節薬【アバタセプト(オレンシア®)】が用いられるようになっている.MTXは免疫抑制薬であるため感染症になりやすく,また口内炎の合併症がある.TNF-α阻害薬やT細胞選択的共刺激調節薬には,一般細菌のみならずニューモシスチス肺炎や結核などの感染症や術後感染の増加が指摘される.また,IL-6阻害薬には,発熱,CRP産生などの炎症の急性期反応を抑制する作用があり,これらの反応がマスクされるために感染症の悪化を見逃す可能性があり,炎症反応だけにこだわらずに慎重に患者を観察する必要がある.また,IL-6阻害薬には創傷治癒阻害作用が報告されている.

（5）副腎皮質ホルモン薬

主にTリンパ球の機能を低下させることで易感染性を生じ，創傷治癒や肉芽形成を阻害し創傷治癒が遅延する．従来，副腎皮質ホルモン薬の長期投与患者では，副腎機能が低下しているため，ステロイドカバーが行われていた．しかし，本法の必要性を支持する根拠に乏しく，通常どおりの内服を確認する程度でよいとの意見が多い．

2）歯科診療における薬物投与

一般の歯科診療で主に使用する薬剤は抗菌薬と鎮痛薬である．ここでは歯科でよく用いられるこれら薬剤(とくに経口薬)の投与にあたっての考え方，注意点を中心に記載する．

（1）薬物投与にあたっての注意点

薬物投与にあたっては，添付文書やインタビューフォームを熟読し，薬理作用，薬物動態，使用量，副作用，他の薬物との相互作用などを熟知したうえで投薬を行うことが大切である．また，薬物を投与する前に，各患者に十分に医療面接を行い，過去の薬物使用経験やアレルギーなどの安全性の確認を十分に行う必要がある．

（2）抗菌薬

歯科で使用する抗菌薬には，嫌気性菌および口腔レンサ球菌に抗菌力があり，口腔組織への移行が認められる必要がある．歯性感染症患者の初診時には原因菌の同定ができないため，一般的に報告されている歯科領域感染症の原因菌と薬剤感受性の結果を基に，経験的治療(empiric therapy)として抗菌薬を投与することになる．抗菌化学療法の基本は，感染症起因菌を特定し，抗菌スペクトルが適合する薬剤を選択することにある．臨床では細菌検査結果が得られるまでは想定される細菌を広くカバーする広域抗菌薬が使用され，原因菌が特定後に狭域抗菌薬に変更していくことが多い．

① Pharmacokinetics/Pharmacodynamics(PK/PD)理論

PKとは薬物動態(生体内での抗菌薬の濃度推移，すなわち，吸収過程，組織移行や蓄積などの生体内分布，チトクロームP-450による肝代謝，腎や胆汁への排泄による薬物血中濃度の時間的変化)，PDとは薬力学(抗菌薬では原因微生物に対する作用)のことで，PK/PDとは薬物動態と薬力学を組み合わせて抗菌薬の有効性や安全性を評価する考え方である．PK/PD理論は，抗菌薬の効果が最大限に得られるように，最適な用法用量を設定するための指標となる．

現在使用されている抗菌薬は，PK/PD理論では2つに大別され，時間依存的作用を示す薬剤は一部のカルバペネム系を除くβ-ラクタム系薬であり，血漿中薬物濃度が最小発育阻止濃度(MIC)を超える時間が占める割合(% time above MIC)が高いほど強い抗菌作用

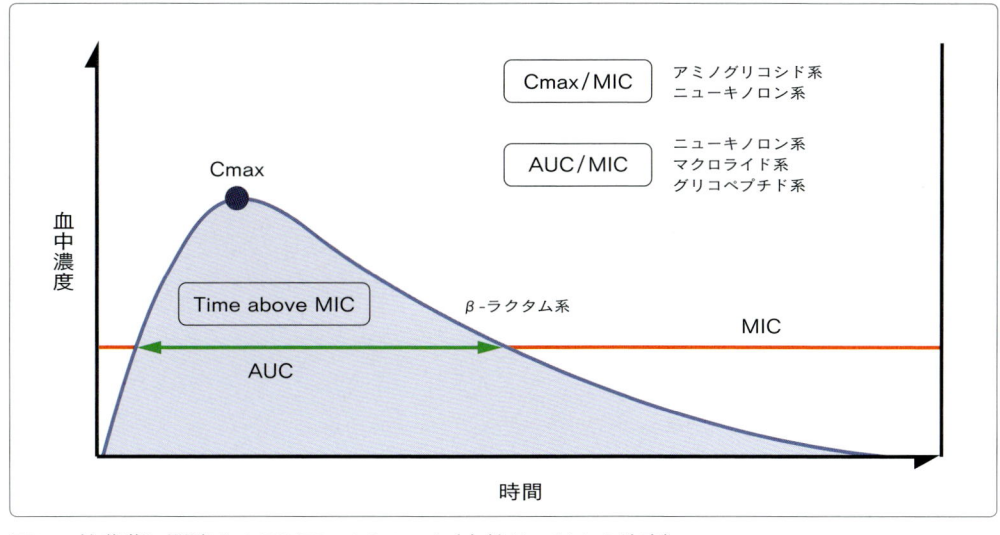

図8 抗菌薬に関連する PK/PD パラメータ（文献10, 11より改変）．

が得られる．すなわち，1日の投与回数をできるだけ増やしたほうがよい．一方，キノロン系やアミノグリコシド系，グリコペプチド系などは濃度依存的作用があり，できるだけ高い濃度で薬剤を用いたほうが最高値（Cmax/MIC）が高くなり強い抗菌作用を示す．すなわち，1日の投与量を1回で投与すれば最高値は上昇する．

また，同じ濃度依存的作用であっても生体内薬物量（AUC）を重視した AUC/MIC を高くしたほうがよいグリコペプチド系やマクロライド系は，できるだけ少ない回数で投与する（図8）．

＊抗菌スペクトル

グラム陽性菌および陰性菌双方に抗菌作用のあるものを広域スペクトル，グラム陽性菌または陰性菌のどちらか，または特定の菌種のみに抗菌作用を有するものを狭域スペクトルという．

＊最小発育阻止濃度（Minimal Inhibitory Concentration：MIC）

抗菌作用の程度（抗菌力）を示す．MIC が低いほど，抗菌力が強い．

＊Cmax

薬剤を投与した後の最高血中濃度

＊血中濃度曲線下面積（Area Under Curve：AUC）

血中濃度と横軸（時間）によって囲まれる面積．血中に入った総薬物量は直接測定できないため，AUC で代用する．

＊Post-Antibiotic Effect（PAE）

抗菌薬が MIC 以上の濃度で細菌に接触した場合に，抗菌薬の血中濃度が MIC 以下あるいは消失しても持続してみられる細菌の増殖抑制効果．

②抗菌薬の作用機序と歯科における使い方

□細胞壁合成阻害薬

1．β-ラクタム系薬：セフェム系薬，ペニシリン系薬

細菌の細胞壁合成酵素（ペニシリン結合タンパク：PBP）に結合し，その活性を阻害する．本剤の効果は％ time above MIC に依存する．ペニシリン系薬の有効性は，1日の％ time above MIC が30％（7.2時間）以上で増殖抑制作用を，50％（12時間以上）で最大殺菌作用を示す．主としてグラム陽性菌に対して抗菌力を示す．歯科に保険適応のある経口ペニシリン系薬は，アンピシリン（ビクシリン®），アモキシシリン（サワシリン®），バカンピシリン（ペングッド®）である．しかし，βラクタマーゼに不安定であるため，βラクタマーゼ阻害薬と配合したクラブラン酸／アモキシシリン（オーグメンチン®）がある．

セフェム系薬では，第一世代から第三世代セフェム薬になるに従い，グラム陰性菌に対する抗菌力は増強する反面，ブドウ球菌に対する抗菌力は減弱する．経口セフェム系薬では原体での吸収が低いため，プロドラッグ型薬が開発されている．プロドラッグ型薬は吸収後腸管壁の非特異的エステラーゼにより加水分解され，脱エステルされた原体として抗菌作用を示す．

- 第1世代：グラム陽性菌に抗菌力を有するが，グラム陰性桿菌に対するスペクトルが狭く，抗菌力と殺菌力が弱く，セファロスポリナーゼに対する安定性が低いため耐性菌が増加している．セファレキシン（ケフレックス®），セファクロル（ケフラール®）（原体吸収型）
- 第2世代：第1世代よりもβラクタマーゼに対する安定性が高まっている．セフロキシム・アキセチル（オラセフ®）（プロドラッグ型）
- 第3世代：グラム陰性桿菌に対するスペクトルが拡大され，抗菌力，殺菌力およびβラクタマーゼに対する安定性が増強されている．セフテラム・ピボキシル（トミロン®），セフポドキシム・プロキセチル（バナン®），セフジニル（セフゾン®），セフカペン・ピボキシル（フロモックス®），セフジトレン・ピボキシル（メイアクト MS®）（セフジニルのみ原体吸収型，他はプロドラッグ型）

セフェム系薬の組織内濃度は血中濃度に比べて一般に低く，組織移行性が優れているとはいえないが，安全性が高いため増量により高い組織内濃度と血中濃度を得ることができる．MIC 以上の高い血中濃度と持続性を保つことが，良好な治療効果と耐性菌の抑制に繋がる．一方，経口セフェム系薬は腎排泄型であるため，腎機能の低下した患者では投与量の減量と投与間隔の調整をはかる．

ファロペネム（ファロム®）は，唯一の経口ペネム系抗菌薬である．グラム陽性菌，グラム陰性菌，嫌気性菌と広範な抗菌スペクトルを有す．

2．ホスホマイシン(ホスミシン®)

腸管への移行性に優れており，細菌性腸炎の治療に使用される．分子量194で抗原性が低く，アレルギー性副作用が少ないことから，歯科においても用いられることがある．

□タンパク合成阻害薬

1．マクロライド系薬

ブドウ球菌，連鎖球菌などのグラム陽性菌，非定型病原体(レジオネラ，マイコプラズマ，クラミジア)，カンピロバクター，ヘリコバクター，非結核性抗酸菌に対する抗菌活性が強い．エリスロマイシン(エリスロシン®)やクラリスロマイシン(クラリシッド®，クラリス®)，ロキシスロマイシン(ルリッド®)が代表的である．アジスロマイシン(ジスロマック®)は，500mgを1日1回，3日間投与することにより，有効な組織内濃度が1週間持続する．

2．テトラサイクリン系薬

ミノサイクリン(ミノマイシン®)とドキシサイクリン(ビブラマイシン®)がある．微生物の増殖を抑制する静菌的薬剤である．クラミジア，リケッチア，マイコプラズマ，ブルセラ，スピロヘータに対する抗菌活性が強い．

3．リンコマイシン系薬

クリンダマイシン(ダラシン®)が歯科に適応がある．

□DNA・RNA合成阻害薬

1．キノロン系薬

細菌のDNA複製に関わる酵素を阻害することにより殺菌作用を示す．グラム陽性菌，大腸菌などのグラム陰性菌，非定型病原体(マイコプラズマ，クラミジア，レジオネラ)に対し抗菌活性が強い．有効性はピーク値に依存するため，少ない投与回数が推奨される．オフロキサシン(タリビッド®)，トスフロキサシントシル酸(オゼックス®)，スパルフロキサシン(スパラ®)が代表的である．レボフロキサシン(クラビット®)は，500mgを1日1回投与する．

③感染性心内膜炎の予防

歯科処置による菌血症により，感染性心内膜炎(Infective Endocarditis：IE)が発症する可能性があるとされる．IEの発生頻度は，人口10万人あたり年間5〜7人程度と推定され，それほど多い発症数ではない．しかし，いったん発症すると致死的な合併症を引き起こす重篤な疾患である．

現在，日本循環器学会およびアメリカ心臓協会(American Heart Association：AHA)はIE予防のための抗菌薬の投与とその適応を示している．それによると，従来は歯科処置にあたっての抗菌薬の予防投与によるIE発症予防に重点を置いていたが，歯ブラシやフロスなど日常活動によるIE発症のリスクのほうが歯科処置時よりも圧倒的に高いため，多くの患者では歯科処置前に抗菌薬を予防投与するよりも，むしろ日々の口腔衛生管理が重要であるとの方針に変更された．したがって，抗菌薬の予防投与はIEが発症した場合に最

表9　感染性心内膜炎の予防投与の対象疾患

Class I（ハイリスク症例）
とくに重篤な感染性心内膜炎を引き起こす可能性が高い疾患で，予防すべき患者
- 生体弁，同種弁を含む人工弁置換，感染性心内膜炎の既往
- 複雑性チアノーゼ性先天性心疾患：単心室，完全大血管転位，ファロー四徴症
- 体循環系と肺循環系の短絡増設術施行

Class II a
感染性心内膜炎を引き起こす可能性が高く，予防したほうがよいと考えられる患者
- ほとんどの先天性心疾患，後天性弁膜症，閉塞性肥大型心筋症，
- 弁逆流を伴う僧帽弁逸脱

（日本循環器学会，2008[13]より引用）

表10　感染性心内膜炎の予防投薬

＜経口投与可能＞
　アモキシシリン2g　処置1時間前（小児：50mg/kg）
- ペニシリンアレルギーを有する場合
　クリンダマイシン600mg　処置1時間前（小児：20mg/kg）
　セファレキシンまたはセファドロキシル2g　処置1時間前（小児：50mg/kg）
　アジスロマイシンまたはクラリスロマイシン500m　処置1時間前（小児：15mg/kg）

＜経口投与不能＞
　アンピシリン2g　処置30分前　筋注または静注（小児：50mg/kg）
- ペニシリンアレルギーを有して経口投与不能
　クリンダマイシン600mg　処置30分前　静注（小児：20mg/kg）
　セファゾリン1g　処置30分前　筋注または静注（小児：25mg/kg）

（日本循環器学会，2008[13]より引用）

悪の転機が予想される患者に限定された（表9）．

　IE予防の対象となる歯科処置は，「歯肉や歯の根尖部の操作」や「口腔粘膜を穿通する処置」となっており，出血を伴い，菌血症を生じやすい処置が対象となっている．

　抗菌薬については，アモキシシリン（AMPC）2gの処置1時間前の経口投与が第1選択となっている．一方，セファレキシン（CEX）は記載があるが，耐性菌が多いので注意が必要である（表10）．

（3）非ステロイド系抗炎症薬（Non-Steroidal Anti-Inflammatory Drugs：NSAIDs）

① NSAIDsの作用機序と種類

　炎症，発熱にはプロスタグランジン（Prostaglandin：PG）が関与している．PGはアラキドン酸からシクロオキシゲナーゼ（Cyclooxygenase：COX）が作用して生成される．NSAIDsの多くは，このCOXを阻害することでPGの生成を抑制し，抗炎症作用，鎮痛作用，解熱作用を示す．COXには生理機能の調節（消化管粘膜や腎の血流維持，粘膜保護作用）に重要なCOX-1と炎症，腫瘍等病的状態で産生されるCOX-2がある（図9）．一方，アセトアミノフェンや塩基性製剤ではCOX阻害作用は弱い．そのためアセトアミノフェンは消炎作用に乏しく，視床下部に作用して鎮痛や解熱作用をもたらすとされる．

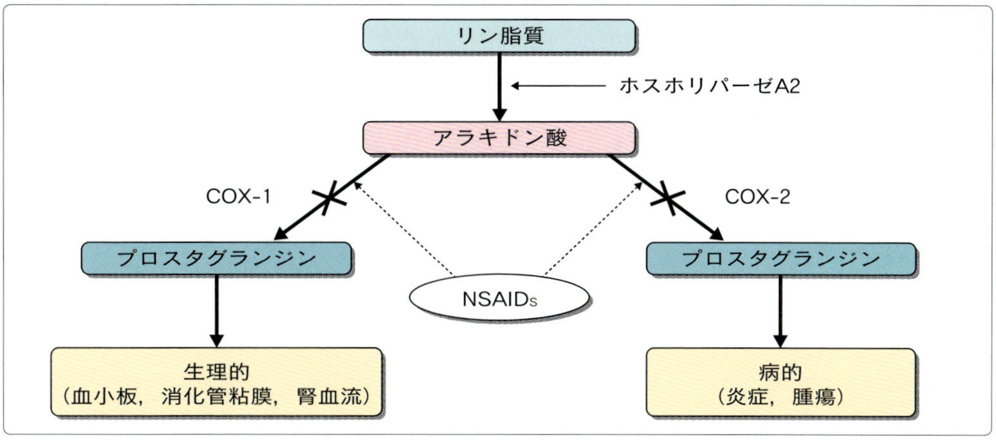

図9 NSAIDsの作用機序(金子明寛ほか編:歯科におけるくすりの使い方2011-2014,デンタルダイヤモンド社,東京,2011[10]より改変).

1．酸性製剤

COX阻害薬である．サリチル酸系(アスピリン，バファリン配合錠A 330®)は鎮痛作用，解熱作用ともに強いが，腎障害をきたしやすい．アントラニル酸系【メフェナム酸(ポンタール®)】は，抗炎症作用に比べて鎮痛作用が強い．アリール酢酸系【フェニル酢酸系：ジクロフェナック(ボルタレン®)，インドール酢酸系：インドメタシン(インドメタシンカプセル®)，スリンダク(クリノリル®)，ピラノ酢酸系：エトドラク(ハイペン®)】は，胃腸障害や中枢神経障害に注意が必要である．プロピオン酸系【ロキソプロフェン(ロキソニン®)，イブプロフェン(ブルフェン®)，ナプロキサン(ナイキサン®)】は，消炎・鎮痛・解熱作用のバランスがよく，副作用も比較的少ない．オキシカム系【メロキシカム(モービック®)，アンピロキシカム(フルカム®)，ロルノキシカム(ロルカム®)】は血中半減期が長く，1日1回投与のものが多いが，代謝機能の低下した高齢者へは慎重に投与する．

2．塩基性製剤【チアラミド塩酸塩(ソランタール®)，エモルファゾン(ペントイル®)，エピリゾール(メブロン®)】

酸性製剤に比べて鎮痛・消炎作用は弱い．副作用や他の薬剤との相互作用が比較的少ない．COX阻害作用はなく，炎症局所でヒスタミンやセロトニンと拮抗する．そのため，小児や高齢者に投与される．添付文書上，ほとんどのNSAIDsがアスピリン喘息に禁忌になっているが，エモルファゾン(ペントイル®)は唯一禁忌ではない．

3．COX-2阻害薬

コキシブ系のセレコキシブ(セレコックス®)や，メロキシカム(モービック®)およびエトドラク(ハイペン®)はCOX-2阻害作用が強い．COX-2阻害薬は，病的なPG産生を抑制し，生理的なPGの産生抑制が少ないため，消化器障害や血小板凝集抑制に伴う出血傾向が少ない．

4．アセトアミノフェン（カロナール®）

　アセトアミノフェンの鎮痛作用は，中枢神経系における PG 産生と放出を抑制することにより痛覚域値の上昇効果をもたらす．COX-1 と COX-2 の抑制効果が弱いため，末梢における PG の生合成抑制は弱く，抗炎症作用はほとんどない．代謝はすべて肝臓で行われるため，過量投与による肝機能障害に注意する．アセトアミノフェンの安全性としては，消化器系の副作用がない，小児においてはライ症候群やインフルエンザ脳症との関連がない，催奇形性の報告や胎児毒性の報告がない，アスピリン喘息の誘発作用は軽度である，が挙げられる．アセトアミノフェンは，1回300〜1000mg を 4〜6 時間ごとに投与し，1日最大量は4000mg である．乳幼児に対しては，1回10〜15mg/kg を経口投与し，投与間隔は 4〜6 時間以上とする．1日総量として60mg/kg を限度とする．

②NSAIDs の使い分け

　歯科では，鎮痛作用が強く即効性のある薬剤が用いられる．プロピオン酸系やフェニル酢酸系がよく用いられる．アセトアミノフェンは，COX を介さずに鎮痛，解熱作用をきたすが，消炎作用は期待できない．

　酸性 NSAIDs に過敏症がみられた場合は，化学構造式の類似性の低い塩基性 NSAIDs を考慮する．患者が高齢者，乳幼児，妊婦であったり，消化管障害，肝腎機能障害，喘息，NSAIDs 過敏症がある場合は，安全性の高いアセトアミノフェンを考慮する．

③NSAIDs の副作用

　酸性 NSAIDs の副作用は 2〜15％でみられる．副作用としては，消化管障害，腎機能障害のほか，過敏症，喘息（NSAIDs 不耐症）が多い．過敏症の臨床症状は，蕁麻疹（頭部・顔面，四肢），血管性浮腫（口唇，眼瞼），喘息である．内服 1〜3 時間後に発症する．

（4）含嗽薬・洗口薬

　含嗽剤は，口腔内および咽頭を洗浄し，清掃，殺菌，防臭などの目的で使用する．

①ヨウ素製剤

　強力な殺菌，消毒作用を有するが，刺激性が強い．ヨウ素過敏症の既往歴を確認する．長期使用にて甲状腺機能異常や歯の褐色着色をきたす．イソジンガーグル® など．

②アズレン製剤

　創傷治癒促進，消炎作用を有する．アズノール錠®，アズノールうがい液®，含嗽用ハチアズレ顆粒® など．

③界面活性剤

　四級アンモニウム塩（ベンゼトニウム塩化物）で，殺菌作用を有する．ネオステリングリーン®．

④抗菌薬含有製剤

　硫酸フラジオマイシン（アミノグルコシド系）含有製剤がある．デンターグル F®

(5) 小児への薬物投与

　小児の薬物投与量は，体表面積を基にするのが合理的であるが，簡便にはHarnackやCatzel・中山の換算法が用いられる(表11，12)．小児への投与量が明記された薬物は，その量に従う．

表11　Harnackの換算法[14]

年　齢	1/4歳	1/2歳	1歳	3歳	7.5歳	12歳	成人
投与量	1/6	1/5	1/4	1/3	1/2	2/3	1

表12　Catzel・中山の換算法[14]

年　齢	1歳	3歳	6歳	10歳	11歳	12歳	成人
投与量	1/4	1/3	1/2	2/3	3/4	4/5	1

3）薬物相互作用

(1) 抗菌薬との相互作用

- ペニシリン系薬は，伝染性単核症のときには過敏反応を示し皮疹がでるため禁忌である．また，経口避妊薬(ピル)の吸収阻害を起こす．
- 鉄製剤との併用でセフゾン®の吸収は1/10程度に低下する．鉄製剤(フェロミア®など)を服用している患者ではセフゾン®は2〜3時間あけて服用する．
- ニューキノロン系薬では，制酸薬に含有されているアルミニウム，マグネシウムの併用，および鉄製剤の併用で吸収障害を認める．
- クラリスロマイシン，エリスロマイシンとピモジド(オーラップ®)の併用で，QT延長や心室性不整脈をきたす．エルゴタミン含有製剤(エルゴタミン酒石酸塩，ジヒドロエルゴタミンメシル酸：カフェルゴット®，クリアミン®，ジヒデルゴット®)との併用で，エルゴタミンの血中濃度が上昇し，血管攣縮による四肢虚血などを起こす．
- エリスロマイシンやクラリスロマイシンは，肝薬物代謝酵素チトクロームP-450と結合するために，併用薬の代謝が抑制され，併用薬の血中濃度が上昇する．とくに，ジギタリス製剤(ジゴシン®，ジギトキシン®，ラニラピッド®)との併用に注意する．
- オゼックス®と気管支拡張薬テオフィリン製剤(テオドール®，テオロング®)の併用で，テオフィリンの血中濃度が上昇する．
- ロメバクト®とフルルビプロフェン(フロベン®)の併用で痙攣を誘発する．

＜抗血栓薬と抗菌薬・抗真菌薬＞
　ワルファリン服用患者の抜歯にあたり，感染性心内膜炎予防のために抗菌薬を1回のみ

投与しても INR 値は変動しないので，ワルファリン投与量を変更する必要はない．しかし，一定期間抗菌薬を投与する場合は，INR 値は上昇し術後出血の危険性が増加する．これは，抗菌薬による腸内細菌叢の障害により，ビタミンKの産生や吸収が抑制されることによる．定期的に INR 値を測定し，必要に応じて主治医と対診し，ワルファリン投与量を調整することが必要であろう．なお，ワルファリン服用患者において，抗真菌薬であるミコナゾールゲルの口腔内塗布を行い INR 値の著明な上昇をきたした症例報告がある．

（2）NSAIDs との相互作用

- ニューキノロン系抗菌薬と NSAIDs の併用で，中枢神経の抑制性伝達物質であるγ-アミノ酪酸(GABA)受容体を阻害し，痙攣やめまいを生じる．
- ワルファリンは NSAIDs により作用が増強する．
- 降圧薬のうち，アンジオテンシン変換酵素阻害薬(ACE 阻害薬)やβ-遮断薬の降圧効果を減弱させることがある．
- 利尿薬のうち，ループ利尿薬(フロセミド：ラシックス®)の利尿効果を減弱させる．K 保持性利尿薬のトリアムテレン(トリテレン®)は，NSAIDs との併用で急性腎不全を起こすことがある．
- サリチル酢酸系薬が血糖降下薬であるインスリンやスルホニル尿素薬(トルブタミド：ヘキストラスチノン錠®)の作用を増強させ，低血糖を起こす．
- 尿酸降下薬のうち，プロベネシド(ベネシッド®)などの尿酸排泄促進薬は，NSAIDs の作用を増強させ，消化器障害，腎障害などをみる．
- 抗てんかん薬のバルプロ酸(デパケン®)，フェニトイン(アレビアチン®)の抗てんかん作用が増強し，中毒症状をきたす．
- 気分安定薬の炭酸リチウム(リーマス®)の作用を増強させ，中毒症状を起こすことがある．
- NSAIDs がメトトレキサート(MTX；リウマトレックス®)の作用を増強し，中毒症状(骨髄抑制，消化器障害，腎障害)を引き起こす．
- 副腎皮質ホルモン薬(プレドニン®など)との併用で，胃潰瘍，消化管出血のリスクが高まる．

（3）抗 HIV 薬との併用禁忌薬

- ジドブジン(AZT)とイブプロフェン
- ジダノシン(ddI)とテトラサイクリン系薬およびキノロン系薬
- エファビレンツ(EFV)，インジナビル(IDV)，サキナビル(SQV)，ネルフィナビル(NFV)，リトナビル(RTV)，アンプレナビル(APV)，ホスアンプレナビル(fAPV)とミダゾラム

<参考文献>

1) 日本有病者歯科医療学会，日本口腔外科学会ほか(編). 科学的根拠に基づく抗血栓療法患者の抜歯に関するガイドライン2010年版. 第1版, 東京：学術社, 2010；1-27.

2) 米田俊之. ビスフォスフォネート製剤関連顎骨壊死の病態とそのマネージメント. 日口外 2010；56：286-291.

3) 浦出雅裕. ビスフォスフォネート治療による顎骨壊死発症の現状. 日口外誌 2010；56：292-297.

4) Yoneda T, Hagino H, et al：Bisphosphonate- related osteonecrosis of the jaw：position paper from the allied task force committee of Japanese Society for Bone and Mineral Research, Japan Osteoporosis Society, Japanese Society of Periodontology, Japanese Society for Oral and Maxillofacial Radiology, and Japanese Society of Oral and Maxillofacial Surgeons. J Bone Miner Metab 2010；28：365-383.

5) 日本医師会，日本歯科医師会. ビスフォスフォネート(BP)系薬剤投与患者への対応 Q and A. 2010.

6) 池田正一. HIV感染症の歯科治療マニュアル. 厚生労働省科学研究補助金エイズ対策研究事業, 2005：109-114.

7) 秋山雄次，三村俊英. リウマチ治療薬：インフリキシマブ(抗ヒトTNF-αモノクロナール抗体), エタネルセプト(可溶性TNF受容体-IgG融合タンパク). 麻酔 2006；55(7)：864-872.

8) 小池竜司. 最近のリウマチ治療薬と周術期管理. 臨床麻酔 2009；33(5)：853-860.

9) 椎木一雄，天笠光雄，金子明寛ほか(編). 歯科におけるくすりの使い方2007-2010. 東京：デンタルダイヤモンド社, 2007；18-19.

10) 金子明寛，椎木一雄，天笠光雄ほか(編). 歯科におけるくすりの使い方2011-2014. 東京：デンタルダイヤモンド社, 2011；38-39, 43-45, 56-63, 170-177, 188-193, 266-267.

11) 杉本恒明，矢崎義雄(編). 内科学. 第9版, 東京：朝倉書店, 2007；147-158.

12) 戸塚恭一(編). 日常診療に役立つ抗菌薬のPK/PD. 東京：株式会社ユニオンエース, 2006；6-15.

13) 宮武邦夫(編). 感染性心内膜炎の予防と治療に関するガイドライン(2008年改訂版). 日本循環器学会(HP), 2008；26-32.

14) 和気裕之，天笠光雄，渋谷　鉱ほか(編). 有病者歯科ポケットブック全身疾患VS歯科治療. 東京：デンタルダイヤモンド社, 2009；250-251, 258-259.

3. 全身疾患などの歯科診療上のリスク

1）呼吸系疾患

(1) 気管支喘息

　気管平滑筋の収縮，気道粘膜の浮腫，気道分泌の亢進により，末梢気道の狭窄・閉塞をきたし，呼吸困難，咳，喘鳴をきたす疾患である．気道炎症が持続すると，気道のリモデリングが起こり（基底膜・平滑筋の肥厚，粘液栓の形成），慢性的な気道狭窄や気道過敏性亢進の原因となる．**アトピー型**(表13)ではアレルゲンが喘息の原因物質となる．室内塵（ハウスダスト），真菌胞子，花粉は気管支喘息の三大アレルゲンである．特異的な免疫グロブリン（IgE抗体）が産生され，肥満細胞・マクロファージなどから放出される炎症性メディエータが関与する．しかし，IgE抗体を認めない**非アトピー型**(表13)もみられ，成人発症の喘息に多い．発作時は，喘鳴を伴う呼吸困難，咳嗽，呼気延長が認められる．呼吸困難は末梢気道狭窄による呼出障害であり，気流速度が増大し，高度な乱流が生じて喘鳴（ヒューヒュー，ゼイゼイ音；wheeze）を生じる．呼吸困難が強くなると横になることができず，起坐呼吸となる．肺機能検査では1秒率の低下，残気量の増加を認める．

　気管支喘息の重症度は，ステップ1〜4の4段階に分けられる（表14）．発作の強度は呼吸困難の程度などにより，5段階に分けられる（表15）．

　気管支喘息の治療薬として，気管支拡張薬【β_2刺激薬・貼付β_2刺激薬（ツロブテロール，プロカテロール），キサンチン誘導体（テオフィリン）など】，吸入ステロイド薬（ベクロメタゾン，ブデソニド），抗アレルギー薬【ロイコトリエン受容体拮抗薬（プランルカスト），ヒスタミンH_1受容体拮抗薬（ケトチフェン）など】が組み合わせて用いられる．

表13　気管支喘息の分類

分類	特徴	原因
アトピー型（アレルギー型，外因型）	アレルゲンに対するIgE抗体が認められる．小児に多く，約70％は成人までに自然消失する．	肥満細胞，マクロファージ，Tリンパ球，気道上皮細胞から放出される炎症性メディエータにより好中球，好酸球が気道に遊走し，気道上皮を傷害する
非アトピー型（内因型）	アレルゲンに対するIgE抗体が認められない．成人に多い．	感染，運動負荷，精神的因子，非特異的刺激など
運動誘発喘息	運動直後に喘息発作を生じる．小児に多い．	過換気による気道の冷却，粘液の浸透圧亢進，ヒスタミン遊離
アスピリン喘息	非ステロイド性抗炎症薬（NSAIDs）により誘発される気管支喘息．重症例が多く，高度の呼吸困難を伴う大発作により死亡することもある．	NSAIDsはアラキドン酸カスケードにおいてシクロオキシゲナーゼ（COX）を阻害するため，リポキシゲナーゼが活性化され，強い気管支収縮作用を有するロイコトリエンの産生が増加する．
職業性喘息	粉塵や刺激物の慢性暴露による喘息	抗原を除去すれば症状は改善

表14 未治療での気管支喘息の重症度

喘息の症状		ステップ1 軽症間欠型	ステップ2 軽症持続型	ステップ3 中等症持続型	ステップ4 重症持続型
喘息症状の頻度		週1回未満	毎日ではないが週1回以上	ほとんど毎日	毎日
喘息症状の重さ		症状は軽度で短い	日常生活や睡眠が月1回以上妨げられる	日常生活や睡眠が週1回以上妨げられる	日常生活に制限がある
喘息症状	喘鳴・咳・呼吸困難	症状は間欠的で短く，週1〜2回	症状は週2回以上	症状は慢性的 吸入β刺激薬の頓用が毎日必要	症状が持続 治療下でもしばしば増悪
	夜間症状	月1〜2回	月2回以上	週1回以上	頻回
ピークフロー値		自己最良値の80%以上	自己最良値の70〜80%	自己最良値の60〜70%	自己最良値の60%未満

（日本アレルギー学会喘息ガイドライン専門部会監修：喘息予防・管理ガイドライン．協和企画，東京，1998より）

表15 喘息症状・発作強度の分類（成人）

発作強度*	呼吸困難	動作	SpO_2	PaO_2	$PaCO_2$
喘鳴／胸苦しい	急ぐと苦しい 動くと苦しい	ほぼ普通	96%以上	正常	45mmHg 未満
軽度（小発作）	苦しいが横になれる	やや困難			
中等度（中発作）	苦しくて横になれない	かなり困難 かろうじて歩ける	91〜95%	60mmHg 超	
高度（大発作）	苦しくて動けない	歩行不能 会話困難	90%以下	60mmHg 以下	45mmHg 以上
重篤**	呼吸減弱，チアノーゼ，呼吸停止	会話不能 体動不能 錯乱，意識障害，失禁			

＊発作強度は呼吸困難の程度で判定し，他の項目は参考事項とする．異なった発作強度の症状が混在するときは発作強度の重いほうをとる．
＊＊高度よりさらに症状が強いもの，すなわち，呼吸の減弱や停止，あるいは会話不能，意識障害，失禁を伴うものは重篤と位置づけられ，エマージェンシーとしての対処を要する．
（日本アレルギー学会喘息ガイドライン専門部会監修：喘息予防・管理ガイドライン．協和企画，東京，2006より）

＜歯科診療時のリスクと注意点＞

問診から喘息の重症度を評価する．重症持続型（ステップ4）の患者，高度な発作がコントロールできない患者の歯科治療は禁忌である．中等症持続型（ステップ3）の患者では，内科主治医に対診したうえで大学病院または病院歯科での管理下で行うことが望ましい．軽症持続型（ステップ2）以下の患者では，①喘息の治療薬を正しく服用していること，②発作時の症状と対処法を把握すること，③携帯用吸入薬を持参させ必要に応じて歯科治療前に吸入させること，④発作の誘因となる物質（刺激性を有する薬剤，切削による粉塵）を避けること，⑤精神的ストレスを軽減すること，などに留意して歯科治療を行う．

（2）慢性閉塞性肺疾患

慢性閉塞性肺疾患（Chronic Obstructive Pulmonary Disease；COPD）とは，有毒な粒子やガスの吸入により気管支・細気管支壁の炎症反応が起こり，進行性の閉塞性換気障害を呈する疾患のことをいう．喫煙が最大のリスクファクターであり，大気汚染，受動喫煙，職業的粉塵暴露なども関連する．**慢性気管支炎**と**肺気腫**を指す．主な臨床症状および検査所見を表16に示す．慢性気管支炎は，気道の慢性炎症による過度の粘液分泌を特徴とし，痰を伴う咳が1年間に3か月以上，少なくとも2年以上持続する場合をいう．進行すると気管支・細気管支壁の肥厚・線維化がみられるようになる．肺気腫は終末細気管支より末梢の気管支および肺胞の異常拡張，肺胞壁の破壊を特徴とする．

表16　慢性閉塞性肺疾患の臨床症状

分類	臨床症状	臨床検査所見	治療法
慢性気管支炎	持続性の咳・痰（過度の粘液分泌）労作性呼吸困難，喘息発作は感染による急性増悪時以外は軽度	・1秒率の低下（呼気の延長） ・重症例ではPaO$_2$の低下・PaCO$_2$の上昇を認める	1．呼吸器症状の改善 　肺理学療法，吸入療法 2．感染による急性増悪の回避 　インフルエンザワクチン，肺炎球菌ワクチンの接種 3．在宅酸素療法 　慢性呼吸不全の場合 4．生活指導 　禁煙，服薬指導
肺気腫	体動時の息切れ，咳・痰，ビール樽状胸郭（胸郭の前後径の増加），口すぼめ呼吸	・1秒率の高度低下（呼気の延長） ・残気量の増加 ・PaO$_2$の低下・PaCO$_2$の上昇 ・胸部エックス線写真で肺野の透過性亢進，肺の過膨張，滴状心	1．禁煙 　進行を遅くするためにもっとも重要 2．気管支拡張薬 　β_2刺激薬，抗コリン薬，キサンチン誘導体 3．在宅酸素療法 4．呼吸リハビリテーション

表17　COPDのステージと治療

分類	特徴 一秒率	予測正常値と比較した一秒量	治療
ステージⅠ Mild	<70%	≧80%	インフルエンザワクチン接種 短時間作用性気管支拡張薬
ステージⅡ Moderate		50%～80%	ステージⅠの治療＋ 　長時間作用性気管支拡張薬 　呼吸リハビリテーション
ステージⅢ Severe		30%～50%	ステージⅡの治療＋ 　吸入ステロイド
ステージⅣ Very Severe		<30%または <50%で慢性呼吸不全合併	ステージⅢの治療＋ 　慢性呼吸不全では酸素療法 　外科手術を考慮

（Global Initiative for Chronic Obstructive Lung Disease, Inc. Global strategy for the diagnosis, management, and prevention of chronic obstructive pulmonary disease；updated 2010より）

＜歯科診療時のリスクと注意点＞

　息切れ・呼吸困難の評価はHugh-Jonesの分類（⇒ p.128の**表4**参照）を用いる．内科主治医に対診し，急性増悪時の対処（気管支拡張薬の吸入，ステロイド薬の投与，酸素吸入など）を問い合わせておく．歯科治療時は気管支拡張薬を継続して服用しているか確認する．血圧および動脈血酸素飽和度をモニタリングし，歯科治療前の値も記録しておく．呼吸困難が強い場合は治療を延期する．

　口腔外科手術時は，Hugh-Jones分類で3度以上の患者，気道感染のある患者，COPDのステージ分類（**表17**）でⅢ以上の患者は，周術期に合併症を生じる危険性が高い．術前の動脈血血液ガス分析で，$PaO_2 \leq 55mmHg$ あるいは $PaCO_2 \geq 45mmHg$ が持続する場合は手術を延期する．手術2か月前からの禁煙が望ましく，手術直前まで胸壁振動マッサージ，ネブライザーを用いた吸入療法，呼吸訓練を行う．

2）循環疾患

（1）高血圧症

　収縮期血圧140mmHg以上，拡張期血圧90mmHg以上のいずれか一方または両方にあてはまるものを高血圧という．高血圧をきたす原因疾患が明らかでない**本態性高血圧症**が全体の90％を占め，原因疾患が明らかなもの（腎性，内分泌性など）を**二次性高血圧症**という．高血圧症の分類を**表18**に示す．

＜歯科診療時のリスクと注意点＞

　高血圧症患者だけでなく，動脈硬化を合併する可能性のある中年以降の患者では，初診時に血圧を測定すること，簡単な問診を行うことにより，**血圧に基づいた脳心血管リスクの層別化**（**表19**）によるリスク評価を行うことが重要である．本分類法は，高血圧症患者に対して降圧治療を開始する基準を示したものであるが，近年歯科患者のリスク評価に用いられることが多い．

　中等リスク以下の患者では，モニタリング下に通常の歯科治療が可能であり，口腔外科手術においても合併症を生じる危険性は低い．しかし高リスクの患者，とくに未治療・コントロールされていないⅢ度高血圧症患者は内科的治療を優先させる．循環器系疾患または糖尿病を合併したリスク第3層患者は，内科主治医と連携したうえでモニタリング下に歯科治療を行い，大学病院や病院歯科への紹介も考慮する．

表18 高血圧症の分類

	収縮期血圧(mmHg)		拡張期血圧(mmHg)
至適血圧	120未満	かつ	80未満
正常血圧	130未満	かつ	85未満
正常高値血圧	130～139	または	85～89
Ⅰ度高血圧	140～159	または	90～99
Ⅱ度高血圧	160～179	または	100～109
Ⅲ度高血圧	180以上	または	110以上

表19 血圧に基づいた脳心血管リスクの層別化

リスク層 （血圧以外のリスク要因）	正常高値血圧 130～139/ 85～89mmHg	Ⅰ度高血圧 140～159/ 90～99mmHg	Ⅱ度高血圧 160～179/ 100～109mmHg	Ⅲ度高血圧 ≧180/≧110 mmHg
リスク第1層 （危険因子がない）	付加リスクなし	低リスク	中等リスク	高リスク
リスク第2層 （糖尿病以外の1～2個の危険因子，メタボリックシンドロームがある）	中等リスク	中等リスク	高リスク	高リスク
リスク第3層 （糖尿病，慢性腎臓病，臓器障害・心血管病，3個以上の危険因子のいずれかがある）	高リスク	高リスク	高リスク	高リスク

[心血管病の危険因子]

高齢(65歳以上)，喫煙，収縮期血圧・拡張期血圧レベル，脂質異常症(低LDLコレステロール血症[＜40mg/dL]，高LDLコレステロール血症[≧140mg/dL]，高トリグリセライド血症[≧150mg/dL])，肥満(BMI≧25，とくに腹部肥満)，メタボリックシンドローム，若年(50歳未満)発症の心血管病の家族歴，糖尿病(空腹時血糖≧126mg/dL あるいは負荷後血糖2時間値≧200mg/dL)

[臓器障害・心血管病]

脳出血・脳梗塞，無症候性脳血管障害，一過性脳虚血発作，左室肥大，狭心症・心筋梗塞・冠動脈再建，心不全，タンパク尿(尿微量アルブミン排泄を含む)，慢性腎臓病(CKD)・確立された腎疾患(糖尿病性腎症，腎不全など)，動脈硬化性プラーク，頸動脈内膜・中膜壁厚＞1.0mm，大血管疾患，閉塞性動脈疾患，高血圧性網膜症

[メタボリックシンドロームの定義]

正常高値以上の血圧レベルと腹部肥満(男性85cm以上，女性90cm以上)に加え，血糖値異常(空腹時血糖110～125mg/dL，かつ／または糖尿病に至らない耐糖能異常)，あるいは脂質代謝異常のどちらかを有するもの．両者を有する場合はリスク第3層とする．

分類	医師による高血圧管理
低リスク群	生活習慣の修正を指導 3か月以内の指導で140/90mmHg以上なら降圧薬治療
中等リスク群	生活習慣の修正を指導 1か月以内の指導で140/90mmHg以上なら降圧薬治療
高リスク群	生活習慣の修正を指導 ただちに降圧薬治療

(日本高血圧学会高血圧治療ガイドライン作成委員会編：高血圧治療ガイドライン2009, ライフサイエンス出版, 東京, 2009より)

（２）虚血性心疾患

心筋を栄養する冠動脈の高度の狭窄または閉塞により，心筋の酸素欠乏（心筋虚血）が一定時間持続し，可逆性の心筋傷害を生じる**狭心症**と，不可逆性の心筋壊死を生じる**心筋梗塞**をいう．

①狭心症

前胸部～胸骨の裏面にかけての絞扼感（締めつけられる）・圧迫感（圧迫される）を訴える．発作が強い場合，関連痛は左肩から左上肢にかけて放散する．時に関連痛のみ（肩，首，後頭部など）を訴えることがある．顔面蒼白となり，冷汗，呼吸困難感，意識消失を生じる．発作の持続時間は重症度にもよるが，多くは2～5分である（表20）．

表20　狭心症の分類

分類	名称	発作の機序または特徴
狭心症の誘因による分類	労作性狭心症	運動・労作時に心筋酸素消費量が増大し，狭心症発作を生じるもの．安静により消失する．狭心症の中でもっとも多い．
	安静狭心症	安静時に冠動脈の攣縮（スパズム）を生じ，心筋酸素供給量が減少して狭心症発作を生じるもの
虚血が生じる機序による分類	器質的狭心症	高度な冠動脈狭窄による
	冠攣縮性狭心症	冠動脈の攣縮（スパズム）による．安静時，とくに夜間から早朝にかけての睡眠中に生じ，痛みで覚醒することが多い．
	冠血栓性狭心症	冠血栓による
狭心症の経過による分類	安定狭心症	発作の経過や出現条件がほぼ一定で安定しているもの
	不安定狭心症	発作の頻度，重症度，誘因などが変化しているもので，狭心症の中でもっとも急性心筋梗塞や突然死に移行しやすい．硝酸薬の頓用で発作が消失しない．
	初発型	3週間以内に初発し，最後の胸痛発作が1週間以内のもの
	増悪型	胸痛発作の誘因，程度，持続時間，頻度が増悪しているもの

表21　NYHA（New York Heart Association）による心機能分類

クラス	概要
Class I	身体活動は制限されない．通常の日常生活では，疲労感，動悸，呼吸困難，失神が起こらない．
Class II	身体活動は軽度に制限される．通常の日常生活で，疲労感，動悸，呼吸困難，失神が起こるが，安静時は無症状である．
Class III	身体活動は高度に制限される．通常よりも軽い労作の日常生活で，疲労感，動悸，呼吸困難，失神が起きるが，安静時は無症状である．
Class IV	どのような身体活動もできない．安静時においても症状があり，ほとんど寝たままである．

＜歯科診療時のリスクと注意点＞

狭心症発作の頻度，発作時の症状や対処法を問診する．抗狭心症薬（硝酸薬，冠拡張薬，抗血小板薬など）の服用状態を確認する．内科主治医に対診し，歯科治療前に発作のコントロールを行っておく．安静狭心症は労作性狭心症に比べて心筋梗塞に移行しやすく，不安定狭心症は安定狭心症に比べて症状は増悪しておりコントロールや発作時の対処が難しい．したがって，これらの患者や NYHA Class Ⅲ以上の患者の歯科治療は，大学病院または病院歯科への紹介が望ましい．

歯科治療は血圧，心拍数，動脈血酸素飽和度，心電図，RPP（Rate Pressure Product；収縮期血圧×心拍数）のモニタリング下で行う．心電図では歯科治療中の ST の変化に注意を払い，虚血性変化が生じた場合は速やかに歯科治療を中止し，改善しないようであれば内科主治医に対診する．RPP は心筋酸素消費量の指標であり，RPP が12000を超えると心筋虚血が起こりやすくなる．14000以上では歯科治療を中断し，安静にする．アドレナリンを含有する局所麻酔薬は心筋酸素消費量を増大させ心筋虚血を起こりやすくするので，NYHA Class Ⅱ，Ⅲの患者ではフェリプレシンを含有するものを用いる．精神鎮静法などを併用し，ストレス軽減に努める．

② 心筋梗塞

80％以上の患者で強い胸痛（絞扼感・圧迫感）が30分以上〜数時間持続し，硝酸薬は無効である．重症不整脈，心不全，心破裂などを合併し，高い死亡率を有する．15〜20％の患者は無痛性または疼痛が典型的ではなく，糖尿病患者に多い．梗塞部位は，通常心室中隔を含んだ左室壁に生じる．梗塞は虚血に弱い心内膜側から始まり，心外膜側に向かって広がる（表22）．冠動脈閉塞の原因は，冠動脈の粥状硬化による狭窄病変において粥腫が破裂し，血栓形成することが多い．心電図上は，梗塞発作直後（1時間以内）ではT波の尖鋭化，急性期ではST上昇を認めるが，陳旧化するに従って異常Q波〜冠性T波に変化する．心筋梗塞の治療として，経皮的冠動脈形成術（バルーンカテーテルやステント留置により冠動脈狭窄部を拡大する）や冠動脈バイパス手術が行われる．

＜歯科診療時のリスクと注意点＞

難抜歯，歯周外科処置など心血管系への負荷の大きい歯科治療を行うとき，発作後6か月以内，糖尿病・脳血管障害などの合併症を有するときは大学病院や病院歯科へ紹介する．冠動脈再建術により冠血流量が改善している場合には，歯科治療のリスクは低い．

歯科治療時のモニタリングおよび局所麻酔薬の選択は狭心症と同様に行う．血栓形成を予防するため抗血小板薬や抗凝固薬が投与されることがあるので，観血処置を行う際は内科主治医に対診し抗凝固薬を中止するか継続するか決定する．

表22　心筋梗塞の範囲による分類

分類	梗塞の範囲
貫壁性梗塞（Q波梗塞）	心室壁の内側から外側まで全層にわたる梗塞．異常Q波が出現する．
非貫壁性梗塞（心内膜下梗塞，非Q波梗塞）	梗塞範囲が心筋層の内層に限局し，心外膜まで及ばない梗塞．異常Q波が出現しない．

（3）心房細動

　高齢者に多くみられる不整脈であり，加齢に伴って有病率が増加する．心房内の種々の場所で無秩序な電気的旋回（リエントリー）が起こるため，心房全体としての収縮を失い，心室の収縮も不規則な間隔で起こる．このため心拍出量が著明に低下するだけでなく，心房内の血液がよどむことにより血栓形成しやすくなり，全身の血管に塞栓症，とくに**脳梗塞**と**心筋梗塞**を生じる危険性が高くなる．心電図上でP波の消失，基線が波のように揺らぐf波（細動波），不規則なR-R間隔を呈する．心房細動の誘因は高血圧性心疾患，弁膜症，心筋症などの心臓疾患だけでなく，低酸素血症，ホルモン・電解質異常，自律神経異常などの心臓以外の異常や，睡眠不足・過労・飲酒・喫煙・カフェイン過剰摂取などの生活習慣まで多岐にわたる．心房細動の分類と臨床症状を表23に示す．心機能はNYHAによる心機能分類（表21）を用いて評価する．心原性脳塞栓の危険性を判定する方法としてCHADS$_2$スコアが利用され（表24），1点以上でワルファリンによる抗凝固療法が推奨される．

表23　心房細動の分類

分類	特徴	臨床症状
発作性心房細動	発症後7日以内に自然に停止する．基礎疾患*が認められないものが多い．	動悸，胸部不快感，息切れ，呼吸苦
持続性心房細動	7日間以上自然停止せず，治療により洞調律に復帰する．	
慢性心房細動	治療によっても洞調律に復帰しない．治療が試みられず慢性的になった．90％に基礎疾患*が認められる．	労作時の動悸，息切れ

＊基礎疾患：心臓弁膜症，高血圧性心疾患，虚血性心疾患，心筋症，甲状腺疾患，呼吸器疾患など

表24　心房細動による心原性脳塞栓リスクの評価（CHADS$_2$スコア）

記号	疾患	点数
C	うっ血性心不全の既往（Congestive heart failure）	1
H	高血圧（Hypertension）	1
A	年齢[75歳以上]（Advanced age）	1
D	糖尿病（Diabetes Mellitus）	1
S$_2$	脳卒中ないし一過性脳虚血発作の既往（Stroke/TIA）	2

0点：低リスク（年間発症率1％），1点：低〜中リスク（年間発症率1.5％），2点：中リスク（年間発症率2.5％），3点：高リスク（年間発症率5％），4点以上：超高リスク（年間発症率7％以上）
(Gage BF *et al*. Validation of clinical classification schemes for preventing stroke: results from the national registry of atrial fibrillation. *JAMA*（2001）285：2864-70より）

＜歯科診療時のリスクと注意点＞

　内科主治医に対診し，心房細動のコントロール状態および頻脈発作時の対応を問い合わせておく．精神鎮静法などを併用し疼痛やストレスに配慮した歯科治療を心がけること，アドレナリン含有局所麻酔薬は慎重に使用することにより，頻脈発作を予防することが重要である．モニタリング下で歯科治療を行い，血圧・心拍数が増加するようであればフェリプレシン含有の局所麻酔薬に変更する．難抜歯，歯周外科処置など心血管系への負荷の大きい歯科治療を行うとき，高血圧・虚血性心疾患・糖尿病などの基礎疾患を有する患者，心房細動のコントロールが不良の患者は，大学病院か病院歯科への紹介を考慮する．

　心房細動患者では，血栓塞栓症を予防するため，ワルファリンによる抗凝固療法が行われていることが多い．観血処置を行う際には内科主治医に対診することが必要である．休薬する場合はトロンボテスト50％前後に調節し，休薬しない場合はトロンボテストが最低15％以上あり最近の値に大きな変動がないことが目安である．吸収性止血剤，縫合，止血用シーネなどを使用して局所止血を確実に行う．

3) 脳血管障害

　脳血流の減少または途絶により神経細胞が傷害され，意識障害や運動麻痺などの精神・神経症状が出現した状態をいう．大きく閉塞性脳血管障害，頭蓋内出血，高血圧性脳症の3つに分類される（表25）．

＜歯科診療時のリスクと注意点＞

　脳血管障害は高血圧，心疾患（心筋梗塞，心房細動や弁膜症），糖尿病などを基盤として発症する（表26）ので，歯科治療に際しては脳血管障害の原因となった疾患の評価を行うことが重要である．脳梗塞の10％は発症後1年以内に再発し，とくに6週間以内は再発の可能性が高いので，疼痛などにより心血管系への負荷を伴う歯科治療は6か月以降に行う．心血管系への負荷を伴う歯科治療で緊急性を要するものは，少なくとも3か月以降に短時間の処置を行う．血圧，心拍数，動脈血酸素飽和度をモニタリングしながら，疼痛や精神的・身体的ストレスに配慮した歯科治療を行う．血圧の変動にはとくに注意し，180/110mmHg以上を示した場合は歯科治療を中断し，安静にするか降圧を図る．アドレナリン含有局所麻酔薬はNYHA Class Ⅱ，Ⅲ患者（表21）では使用を避け，フェリプレシン含有のものを使用する．血栓塞栓症を予防するため，抗凝固療法が行われていることが多い．観血処置を行う際には内科主治医に対診する．吸収性止血剤，縫合，止血用シーネなどを使用して局所止血を確実に行う．

表25 脳血管障害の分類

分類	疾患名	原因	特徴
閉塞性脳血管障害	脳血栓症	脳動脈のアテローム硬化症による脳血管の閉塞に伴う梗塞	前駆症状として一過性脳虚血発作(TIA)がある. 1. アテローム血栓性脳梗塞 　アテローム血栓による脳動脈支配領域の広範な梗塞 2. ラクナ梗塞 　脳の深部に生じる小さな穿通枝梗塞. 多くは高血圧を合併する. 2/3は無症候性. 3. 心原性脳塞栓症 　心臓内や頸動脈, 大動脈弓の血栓が剥離する
	脳塞栓症	心臓・大血管などに由来する栓子(血栓・凝血)による血管閉塞に伴う梗塞	
	一過性脳虚血発作(TIA)	頸動脈や脳動脈の動脈硬化性病変から剥離した微小塞栓, 微小血栓により血管が閉塞	一過性, 局所性の脳の血流障害による発作で, 24時間以内に回復する. 脳梗塞の前駆症状として重要である.
頭蓋内出血	脳内出血	発症前より高血圧症を罹患することが多い.	日中活動時に突発的に起こる脳卒中様症状. 意識障害, 片麻痺にしばしば頭痛, 嘔吐を伴う. 発作時に著しい血圧上昇をみる.
	くも膜下出血(SAH)	脳動脈瘤(75〜90%), 脳動静脈奇形, 高血圧・脳動脈硬化による出血	悪心・嘔吐を伴う突然の激烈な頭痛, 意識障害. 再発傾向が強く(1週間以内に多い), 再発により予後不良となる.
	硬膜下血腫	外傷により, 硬膜とクモ膜の間に出血を生じる.	慢性型の場合, 受傷して2, 3か月後に症状が現れることがある.
高血圧性脳症	高血圧性脳症	自動調節能の範囲を超える急激な血圧上昇により, 脳血流の増加・脳血管の透過性亢進から, 脳浮腫をきたす.	血圧上昇 頭痛(必発), 悪心・嘔吐, 意識障害, 項部痛 視力障害, 痙攣, 精神症状

表26 脳血管障害のリスクファクター

リスクファクター	理由
高血圧	発症の危険因子としてもっとも重要 脳出血, 脳梗塞の発症頻度を増加させる
心疾患	脳卒中発症の危険が2倍以上高い 心房細動を伴う弁膜症は, 脳塞栓症の原因となる
糖尿病	脳梗塞発症率が4倍高い
高脂血症(高コレステロール血症, 高トリグリセリド血症, 低HDLコレステロール血症)	高脂血症の治療が脳梗塞発症を低下させる
多血症, 血液粘度上昇	高ヘマトクリット状態は血液粘度を上昇させ, 脳血流を低下させる
飲酒・喫煙	アルコール摂取は脳出血発症を増加 喫煙は若年者における脳血管障害の危険を増加
経口避妊薬	血液凝固能を高め, 脳梗塞発症を増加
一過性脳虚血発作(TIA)の既往	数年以内に25〜40%が明らかな脳梗塞を発症
脳梗塞の既往	1年間に5〜10%が再発

4）代謝・内分泌疾患

（1）糖尿病

　糖尿病は，インスリンの作用不足に基づく慢性の高血糖を呈する疾患である．全体の90％以上を占めるのは**2型糖尿病**（インスリン非依存型糖尿病）である．2型糖尿病は，インスリン分泌低下またはインスリン抵抗性により，インスリンの相対的不足が起こり発症する．**1型糖尿病**（インスリン依存型糖尿病）は，自己免疫機序などにより膵β細胞が破壊され，絶対的インスリン欠乏が生じて発症する．

> **＜歯科診療時のリスクと注意点＞**
>
> 　糖尿病患者では，歯科治療前にインスリンや経口糖尿病薬などの使用薬剤，血糖値のコントロール状態，慢性合併症（表27）の有無を問診する．慢性合併症（大血管障害）として，高血圧症，虚血性心疾患（無症状の場合もある）を合併することがあるので，血圧を測定し高血圧症の評価を同時に行うことが重要である．血糖コントロールは，HbA1c，空腹時血糖値，食後2時間血糖値で評価する（表28）．口腔外科手術時の術前管理目標を表29に示す．
>
> 　歯科治療時には精神的ストレスの軽減を図り，血圧上昇や頻脈を避ける．急性合併症（表30）の発症に注意する．とくにインスリンや経口糖尿病薬を使用している患者では，歯痛による摂食不十分，長時間の歯科処置，抜歯後出血などの要因で低血糖発作を生じるおそれがあるので注意する．

表27　糖尿病の慢性合併症

大血管障害	高血圧症／虚血性心疾患／脳血管障害
細小血管障害	＜糖尿病の三大合併症＞ 糖尿病性腎症／糖尿病性網膜症／糖尿病性神経障害（糖尿病性ニューロパチー）

表28　糖尿病患者の血糖コントロールと評価

指標	優	良	可（不十分）	可（不良）	不可
HbA1c(%)＊ （国際標準値）	6.2未満	6.2～6.9未満	6.9～7.4未満	7.4～8.4未満	8.4以上
HbA1c(%)＊ （JDS値）	5.8未満	5.8～6.5未満	6.5～7.0未満	7.0～8.0未満	8.0以上
空腹時血糖 (mg/dL)	80～110未満	110～130未満	130～160未満		160以上
食後2時間血糖値(mg/dL)	80～140未満	140～180未満	180～220未満		220以上

＊HbA1c：糖化ヘモグロビン．HbA1cは過去1～2か月の血糖値を反映し，基準値は4.7～6.2％（国際標準値），4.3％～5.8％（JDS値）である．HbA1cが高値であった場合，過去の血糖コントロールが不良であったことを示す．

表29 待機手術の術前管理目標

項目	目標
空腹時血糖値(mg/dL)	110〜130未満
食後2時間血糖値(mg/dL)	140〜180未満
HbA1c(％)	5.8〜6.5未満
1日尿糖	10g以下
尿ケトン体	陰性
低血糖発作	なし
合併症の検索	合併症がコントロールされている

表30 糖尿病の急性合併症

急性合併症	臨床症状	特徴
低血糖症 （低血糖発作）	発汗，手指の振戦，頻脈，動悸 頭痛，脱力，倦怠感，眠気 意識障害，昏睡	血糖値が45〜50mg/dL未満になり，自律神経症状や中枢神経系のグルコース欠乏症状が現れる．脳に不可逆的な障害を残すこともある．1型糖尿病患者では血糖コントロールが不安定になり起こりやすい．
糖尿病性ケトアシドーシス	脱水，高血糖(250mg/dL以上) 多尿，口渇，体重減少，血圧低下 ケトーシスによる呼気アセトン臭 代謝性アシドーシスによるクスマウル呼吸	1型糖尿病の発症時，糖尿病患者が感染症を併発したときやインスリン療法を中断したときなどに，インスリン欠乏により発症
非ケトン性高浸透圧性昏睡	著しい高血糖(600mg/dL以上)，血漿浸透圧の上昇(330mOsm/kg以上)，重篤な脱水 種々の程度の意識障害，昏睡	ケトーシス，アシドーシスを伴わない．2型糖尿病患者が，ステロイド・利尿薬などの薬剤投与，高カロリー輸液，感染症，下痢・嘔吐により，脱水をきたして発症することが多い．
乳酸アシドーシス	意識障害(傾眠〜昏睡) 嘔吐・腹痛 過呼吸，クスマウル呼吸 全身痙攣，ショック状態	糖尿病では解糖の亢進やTCAサイクル異常により，肝臓・骨格筋において乳酸産生が増加している． 感染症，手術，アルコール多飲などが誘因となる．

5）肝・腎疾患

(1) 肝機能障害

　肝臓は栄養素・薬物の代謝，血漿タンパク質や凝固因子の合成，解毒・物質の除去などに広く関与している（表31）．肝硬変などの重度の肝機能障害患者では，腹水・黄疸・肝腫大などの門脈圧亢進症に特徴的な理学所見の有無や，薬物代謝の遅延，出血傾向，低栄養，易感染性について評価する必要がある．

<歯科診療時のリスクと注意点>

　局所麻酔薬の代謝が延長し，さらに低アルブミン血症では遊離型が増加して作用が増強するため，局所麻酔薬中毒が起こりやすくなる．血小板減少，出血時間や凝固時間の延長がみられるときは，伝達麻酔は避けるほうがよい．改変チャイルド・ピュースコア(表32)は，肝硬変患者の外科手術における術後合併症の発生率や死亡率によく相関し，口腔外科手術時にも適用する．凝固異常に対しては新鮮凍結血漿の投与，脾機能亢進による血小板減少があれば血小板輸血が必要になることがある．

表31　肝臓の役割，肝機能障害時の臨床症状と術前準備

主な役割	肝機能障害時	臨床症状または所見	可能な術前準備
栄養素の代謝	糖代謝異常	高血糖，低血糖	血糖コントロール
	血中アンモニア濃度の増加	抑うつ，見当識障害，興奮，意識障害	低タンパク食 分岐鎖アミノ酸(BCAA)投与 腸内細菌の抑制
薬物の代謝 解毒・物質の除去	血清逸脱酵素(AST, ALT)の上昇	薬物代謝の遅延 薬物血中濃度の上昇	肝庇護療法 手術の延期・精査
血漿タンパク質の合成	低アルブミン血症	低栄養，膠質浸透圧の低下による浮腫・腹水	アルブミン製剤の補給
	血中偽性コリンエステラーゼ(ChE)値の低下	肝細胞の障害(合成能力の低下)を反映	エステル型局所麻酔薬，脱分極性筋弛緩薬サクシニルコリンの代謝遅延に注意
凝固因子の合成	プロトロンビンの産生低下による血液凝固障害	プロトロンビン時間(PT)(外因系・共通系の凝固異常を判定)の延長，同時に活性化部分トロンボプラスチン時間(APTT)の延長	新鮮凍結血漿の投与

表32　改変チャイルド・ピュースコア

		1点	2点	3点
血清アルブミン(g/dL)		>3.5	2.8〜3.5	<2.8
プロトロンビン時間	延長時間(秒)	<4	4〜6	>6
	INR	1.7<	1.7〜2.3	>2.3
血清ビリルビン(mg/dL)		<2	2〜3	>3
腹水		なし	少量〜中等量	大量
脳症		なし	抑うつ〜指南力障害，時に傾眠状態	しばしば興奮またはせん妄，嗜眠傾向

クラスA：5〜6点　　手術可能
クラスB：7〜9点　　周術期の慎重な管理が必要
クラスC：10〜15点　手術以外の方法を検討すべき

（2）腎機能障害（慢性腎不全）

　腎臓は尿の生成，水・電解質の代謝，内分泌機能により，生体のホメオスタシスに重要な役割を果たしている．尿は糸球体で濾過され，さらに尿細管で再吸収・分泌・濃縮を受けて生成される．慢性腎機能障害では，機能するネフロン数が減少し，不可逆性の糸球体濾過率の低下をきたす．ネフロンの90％以上が機能しなくなると，透析が必要となる．透析療法では，血液透析が用いられることが多い．腎機能障害を反映する臨床検査項目および正常値，意義を**表33**に示す．腎機能障害患者が合併しやすい全身疾患を**表34**に示す．赤血球の分化を促進するエリスロポエチンの産生が低下するため，慢性に経過する**貧血**を認める．体内のナトリウムと水分量が増加し，**高血圧症**を合併することが多い．心血管系変化として，左室肥大，動脈硬化，虚血性心疾患を合併しやすいので，注意が必要である．尿生成の障害により，**高カリウム血症**を呈する．

> ＜歯科診療時のリスクと注意点＞
> 　高血圧と虚血性心疾患の評価を同時に行い，歯科治療は血圧，心拍数，動脈血酸素飽和度，必要であれば心電図のモニタリング下で行う．血液透析患者では内シャントの保護に留意し，血圧測定や静脈路の確保をシャント側で行わない．抗菌薬は腎機能に影響の少ないものを選択する．易感染性があるので清潔操作を心がける．出血傾向を有するので止血剤や止血用シーネを準備する．口腔外科手術時は手術前日に透析を行っておく．過剰輸液やカリウムを含む輸液剤の投与を避ける．高カリウム血症に対して，グルコース・インスリン療法が必要となることがある．

表33　腎機能障害を反映する臨床検査項目

検査項目	正常値	意義
血中尿素窒素（BUN）	8〜20mg/dL	糸球体濾過量が低下すると増加
血漿クレアチニン	0.8〜1.3mg/dL（男性） 0.6〜1.0mg/dL（女性）	糸球体濾過量に反比例
尿比重	≧1.018以上	尿細管の濃縮能
尿中ナトリウム排泄量	40mEq/L 未満	尿細管の再吸収能
タンパク尿	陰性	糸球体での濾過亢進
血漿カリウム	3.3〜5.0mEq/L	尿生成の障害で高値となる

表34　腎機能障害に合併しやすい全身疾患

合併しやすい疾患	原因	歯科治療・口腔外科手術時の対策
貧血（正色素性正球性）	エリスロポエチンの産生低下	必要に応じて輸血
高血圧症	体内のナトリウムと水分量増加	問診および血圧測定
左室肥大 動脈硬化 虚血性心疾患	腎不全による心血管系変化	問診および血圧測定 高血圧・虚血性心疾患の術前評価
高カリウム血症	尿生成の障害	術前透析
出血傾向（凝固機能障害）	血小板機能の低下	出血時間測定

6）精神疾患

（1）抗うつ薬を投与されている患者

うつ病や双極性障害（躁うつ病）で抗うつ薬が投与される．最近では選択的セロトニン再取り込み阻害薬（SSRI）やセロトニン・ノルアドレナリン再取り込み阻害薬（SNRI）が広く用いられるようになり，従来の三環系抗うつ薬や四環系抗うつ薬の使用は減少している．

> ＜歯科診療時のリスクと注意点＞
> 　抗うつ薬は抗コリン作用を有するので，**頻脈・口渇**がみられる．また$α_1$アドレナリン受容体遮断作用を有するものが多いので，**低血圧**に注意する．リチウム投与患者では，倦怠感・脱力感，嘔気，徐脈・不整脈などの副作用（リチウム中毒）に注意する．抗うつ薬の投与中に出現する副作用，**セロトニン症候群**（表35）に注意する．

表35　セロトニン症候群と悪性症候群

	原因薬剤		主な症状	治療	特徴・予後
セロトニン（5-HT）症候群	SSRI，モノアミンオキシダーゼ（MAO）阻害薬	次のうち3症状以上を認めた場合	錯乱，軽躁状態，興奮，ミオクローヌス，反射亢進，発汗，悪寒，振戦，下痢，発熱	原因薬物の中止，補液，冷却など保存的治療	抗うつ薬の投与中に出現する副作用．予後は良い
悪性症候群	抗精神病薬の急激な増量や減量，脱水	自律神経症状	高熱，発汗，頻脈・不整脈，血圧変動，唾液分泌亢進	原因薬物の中止，補液，ダントロレン，ブロモクリプチン（ドパミン受容体作動薬）	再発の可能性が高いので，既往歴を聴取することが重要．致死率は約20％
		錐体外路症状	筋硬直，振戦，無動無言		
		その他	嚥下困難，意識障害		

（2）抗精神病薬を投与されている患者

統合失調症などで抗精神病薬が投与される．フェノチアジン誘導体やブチロフェノン誘導体などがよく用いられる．抗精神病薬の作用は多岐にわたり，長期投与により循環器系，自律神経系，内分泌・代謝系など広範囲に身体的影響をもたらす．

> ＜歯科診療時のリスクと注意点＞
> 　抗精神病薬の種類，量，期間を確認する．抗精神病薬の長期投与による副作用として，錐体外路症状（安静時の振戦，筋固縮，無動，姿勢反射障害），肝機能障害，心電図異常，電解質異常などがある．アドレナリン添加局所麻酔薬の使用は，抗精神病薬の$α_1$アドレナリン受容体遮断作用により$β_2$作用が前面にあらわれて，**低血圧**を生じることがある．口腔外科手術時は錐体外路症状，循環虚脱や突然死，**悪性症候群**（表35）に注意する．

表36 副腎皮質ホルモンの作用と不足時の症状

副腎皮質ホルモン	作用	作用機序	不足時の症状 原発性副腎不全（アジソン病），続発性副腎不全
糖質コルチコイド（コルチゾール）	血糖上昇作用	糖新生を促進	低血糖
	抗炎症作用	リソソーム膜の安定化，肥満細胞からのヒスタミン遊離抑制，プロスタグランジン合成抑制	
	許容作用	カテコールアミン，インスリン，グルカゴンなどの作用を増強	血圧低下
	抗ストレス作用	ストレスが加わるとACTH分泌が増加し，コルチゾール分泌が増す	ささいな有害刺激でショック状態に陥りやすい
	中枢神経系に対する作用	情動・認知機能や感覚への影響	無気力・抑うつ，不安，食欲減退，味覚異常
電解質コルチコイド（アルドステロン）	電解質コルチコイド様作用	腎臓の集合管においてナトリウム，水の再吸収を促進	低ナトリウム血症 低血圧
	体液量の調節	腎臓の集合管においてカリウムの排泄を促進	高カリウム血症

7）その他の疾患

（1）副腎皮質機能低下症

　副腎皮質からは生命維持に必要な**糖質コルチコイド（コルチゾール），電解質コルチコイド（アルドステロン）**および男性ホルモン（アンドロゲン）が分泌される（**表36**）．副腎皮質からのホルモン放出は下垂体前葉から放出される**副腎皮質刺激ホルモン（ACTH）**により調節されるが，アルドステロンの分泌は主にアンジオテンシンⅡにより促進される．

　副腎皮質機能低下症は，副腎皮質の破壊（原発性）または視床下部・下垂体の障害（続発性）により，副腎皮質ホルモンの分泌が不足した病態である．副腎皮質機能低下症患者に外傷・感染・手術などによる強いストレスが加わると，副腎はこれに見合ったコルチゾールを分泌することができず，**急性副腎皮質機能不全（副腎クリーゼ）**を発症する．急速に脱水症状，呼吸困難，意識障害などをきたし，放置すれば昏睡，ショック状態となり死亡する．

＜歯科診療時のリスクと注意点＞

　副腎皮質機能低下症患者やステロイドを長期投与されている患者（**表37**）にストレスを伴う外科処置を行う際は，**ステロイドカバー**を行う．従来は高用量なステロイドカバーが一律に行われてきたが，近年は侵襲の程度に応じた低用量のステロイドカバー（**表38**）に変わりつつある．問診を行いステロイド薬の種類，投与量，投与期間を確認する．必要ステロイド投与量は，通常量と手術侵襲に応じて求める．プレドニゾロンに換算した通常量はステロイド薬の力価換算（**表39**）を参考にする．

表37　ステロイド薬を長期投与される全身疾患

1．内分泌疾患	急性・慢性副腎不全 先天性副腎低形成 下垂体前葉不全	
2．非内分泌性疾患	リウマチ性疾患	関節リウマチ
	腎疾患	ネフローゼ症候群，多発性硬化性腎炎
	呼吸器疾患	気管支喘息，COPD，間質性肺炎
	神経疾患	ギラン・バレー症候群
	消化器疾患	炎症性腸疾患，肝炎
	血液疾患	白血病，悪性リンパ腫，再生不良性貧血，紫斑病
	膠原病，その他	エリテマトーデス，多発性筋炎，皮膚疾患，眼疾患，サルコイドーシス

表38　手術侵襲に応じたステロイドカバー

	通常量	低侵襲	中侵襲	大侵襲
プレドニゾロン換算で10mg/day 未満		HPA axis（視床下部－下垂体－副腎皮質調節系）の反応は正常であるので，ステロイドカバーは不要		
プレドニゾロン換算で10mg/day 以上		通常量を術前に内服または導入時ヒドロコルチゾン25mgを投与	術前に通常量を内服 導入時ヒドロコルチゾン25mgを投与 ヒドロコルチゾン100mgを術後24時間に投与	術前に通常量を内服 導入時ヒドロコルチゾン25mgを投与 ヒドロコルチゾン100mg/dayを2～3日間投与
以前ステロイドを内服していた患者	中止後3か月未満	ステロイドを内服する患者として扱う		
	中止後3か月以上	ステロイドカバーは不要		

(Nicholson G, Burrin JM, Hall GM. Perioperative steroid supplementation. *Anaesthesia* (1998) 53：1091-1104より)

表39　ステロイド薬の力価換算

一般名	ヒドロコルチゾンを1としたときの抗炎症力価	等価投与量(mg)	商品名
コルチゾール(ヒドロコルチゾン)	1	20	ソルコーテフ，コートリル
プレドニゾロン	4	5	プレドニン，プレドニゾロン
メチルプレドニゾロン	5	4	メドロール，ソルメドロール
トリアムシノロン	5	4	レダコート，ケナコルトA
デキサメタゾン	25	0.75	デカドロン，オルガドロン
ベタメタゾン	25	0.75	リンデロン

(Goodman and Gilman's. The Pharmacological Basis of Therapeutics, Eighth Edition, Pergamon Press, New York より)

8）心身障害者

心身障害者（児）に合併しやすい全身疾患には，てんかん，先天性心疾患，気管支喘息，側彎症がある．

(1) てんかん

　大脳ニューロンの過剰な放電によって生じる痙攣，意識障害などの発作的神経症状を呈する疾患である．脳に器質的な異常がみられない特発性てんかんと，何らかの器質的障害が生じた症候性てんかんの2つに分類される．

　主治医に対診し，抗てんかん薬の種類と量，てんかんのコントロール状態，発作が起こったときの対処法について確認しておく．発作の種類（表40）はさまざまであるので，保護者からも情報を得ておくことが重要である．全身麻酔，静脈内鎮静下で歯科治療を行うときは抗てんかん薬を継続し，処置終了後は早期に再開する．抗てんかん薬を長期に内服する患者では，肝細胞のミクロソーム酵素の誘導がみられることがあるが，肝細胞障害は伴わない．光，音，過呼吸などにより発作が誘発されることがあるので注意する．

表40　てんかん発作の種類

発作	特徴
全般発作	発作が両側の大脳半球全体から始まる
部分発作	発作が一側の大脳半球の限局した部位の興奮から始まる
単純部分発作	意識障害を伴わない
複雑部分発作	意識障害を伴う．側頭葉てんかんなど
強直間代発作（大発作）	発作の最初から意識消失があり，強直性痙攣（四肢を堅く突っ張る）から間代発作に移行し，発作後昏睡に陥る
間代発作	強直と弛緩を繰り返す発作
欠神発作（小発作）	短時間の意識消失が主体で，痙攣は伴わない
ミオクローヌス発作	筋の電撃的な収縮による不随意運動．小児に多い．

(2) 先天性心疾患

　ダウン症候群児は先天性心疾患を合併する確率が高い．心房中隔欠損症，心室中隔欠損症，動脈管開存症，ファロー四徴症などが心身障害児によくみられるが，両大血管右室起始症，房室中隔欠損症，修正大血管転位症などさまざまな病態がある．心疾患の根治手術後に歯科を訪れることが多いが，姑息手術のみを済ませ，根治手術前に口腔内の感染源除去を目的に来院することもある．循環器科主治医に対診し，各心疾患における血行動態，肺血流量の多寡，心機能などを把握する（表41）．

　感染性心内膜炎の予防や抗凝固療法の調節など，全身管理を行うには小児科・内科主治医との連携のもとに計画的に行う必要がある．

(3) 気管支喘息

　気管支喘息の重症度評価を行い，リスクを判定する．

表41 先天性心疾患患者の評価で必要な身体所見および問診すべき項目

項目		詳細
身体所見	血圧，心拍数 動脈血酸素飽和度 チアノーゼ，太鼓ばち指 胸郭の異常 四肢の浮腫	安静時と号泣時 漏斗胸，ハリソン溝など
問診項目	日常生活の活動性 服用薬剤 在宅酸素療法 無酸素発作(anoxic spell)	労作時呼吸困難，動悸，息切れ とくに強心薬，利尿薬 ファロー四徴症など肺血流が低下する疾患において評価

（4）側彎症

脊椎が側方に彎曲する疾患である．原因の明らかでない特発性側彎症が大部分を占める．高度に彎曲すると，胸郭の変形による肺の圧迫から呼吸機能障害（低肺機能），PaO_2の低下，心肥大，気管の蛇行・狭窄を生じる．全身麻酔下に歯科治療を行う際は，呼吸機能の低下，心機能低下，上気道感染のリスク，気管挿管時の操作などに注意する必要がある．

救急処置 | SECTION 6

SECTION 6　救急処置

1. 歯科診療時の全身的合併症への対応

1) アナフィラキシー反応

(1) アナフィラキシー反応とは

　本来，生体にとっての防衛反応である抗原抗体反応が肥満細胞や好塩基球に脱顆粒現象が生じることにより，致死的な病態をもたらす急性期疾患である．免疫グロブリンE(IgE)が関与するアナフィラキシー反応とは別に，臨床症状が同じIgEが介在しないアナフィラキシー様反応がある(図1)．

　わが国における発生頻度は0.01％，死亡率は4.76％という報告がある[1]．歯科で頻用されるリドカインによる発生頻度は0.00007％(100万〜150万に1人)といわれている[2]．

(2) アナフィラキシーの原因

　歯科で使用されるすべての薬剤やラテックスなどが抗原となり発症する．とくにセフェム系，テトラサイクリン，ミノサイクリンなどの抗菌薬，NSAIDs，造影剤での発症が多い[3]．近年この傾向が高まり，その背景には食品や化粧品などに含まれる防腐剤などの添加物に暴露・感作され，類似している抗原決定基と反応する交差反応が関係している．

(3) アナフィラキシーにみられる主な化学伝達物質

①ヒスタミン

- 発症5分で出現し30〜60分で消失する．血管拡張，血管透過性亢進，頻脈，気管粘膜分泌亢進が起こる．血管透過性亢進により蕁麻疹と浮腫が著明になる．

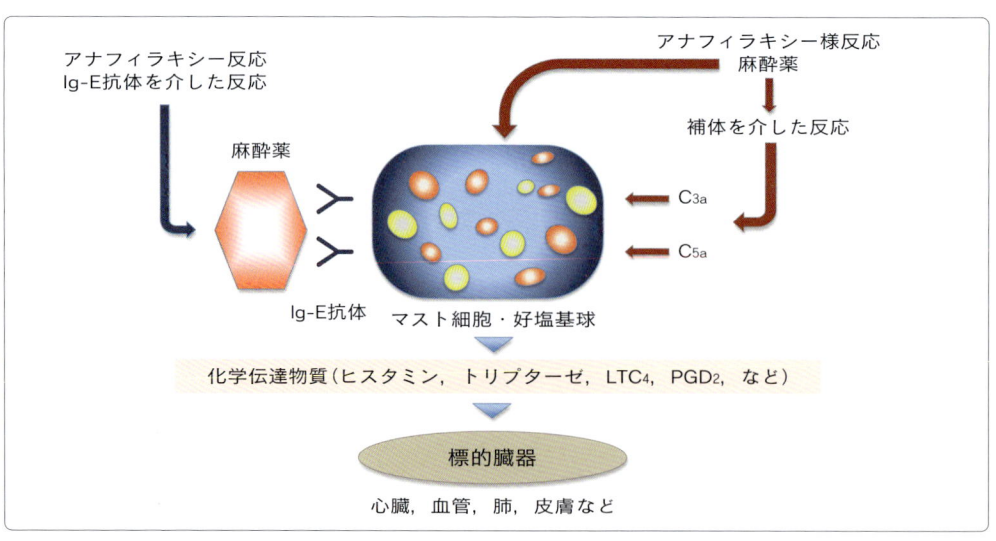

図1　アナフィラキシー反応とアナフィラキシー様反応.

②トリプターゼ
- 肥満細胞に多量に含まれる．キニン-カリクレイン系を活性化しブラジキニンを産生し，血管透過性亢進と血管周囲浮腫を起こす．血液凝固系を抑制し，フィブリン塊を溶解させる作用があるため汎血管内凝固症候群（DIC）を誘発させる可能性がある．発症後3時間まで血中に存在する．

③ヘパリン
- アンチトロンビンⅢと結合し抗凝固作用，ホスホリパーゼと結合してアラキドン代謝を抑制する．

④プロスタグランジン
- 気管支平滑筋収縮，末梢血管拡張，冠状動脈収縮，肺動脈収縮，ヒスタミン放出の増幅作用などを有する．

⑤ロイコトリエン
- 気管支平滑筋，血管平滑筋，消化管平滑筋を持続的に収縮させる．気管支平滑筋収縮作用はヒスタミンより強力（1,000倍）である．また，血管透過性亢進，粘液線分泌亢進，好酸球遊走作用などがある．

⑥血小板活性化因子
- 気管支平滑筋収縮作用（ヒスタミンの1,000倍），血管透過性亢進，好酸球，好中球の遊走と脱顆粒を起こす．

⑦サイトカイン
- TNF-α，IL-4などで血管作動性物質（ヒスタミン，セロトニン，ロイコトリエンなど）の反応性を高める．

（4）アナフィラキシーの症状[4]

一般に，抗原（薬剤）投与後30分以内に発症する例が多い．

①皮膚症状（90%）（図2）
- 紅斑，発赤，搔痒感，血管性浮腫，蕁麻疹

②呼吸器症状（40〜60%）
- 鼻閉，鼻水，上気道浮腫，喘鳴，呼吸困難

③循環器症状（30〜35%）

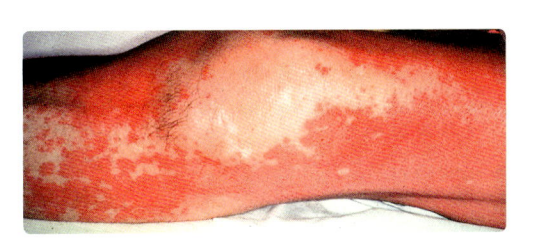

図2　アナフィラキシー発症時の下肢の発赤．

・めまい，血圧低下，頻脈または徐脈（筋弛緩薬で12〜30％，昆虫刺傷のほとんど），不整脈，循環虚脱，失神

④消化器症状（25〜30％）

・嘔気，嘔吐，下痢，腹痛，失禁

（5）アナフィラキシーの重症度

皮膚症状，鼻閉などの軽症から生命を脅かしショック状態を呈するものまであるが，筋弛緩薬や抗菌薬では重症度が高い傾向にある．

> グレード1：皮膚徴候のみ．
> グレード2：皮膚症状，血圧低下（30％以上），咳嗽などで生命を脅かさない．
> グレード3：心血管虚脱，頻脈，徐脈，不整脈，重度の気管支痙攣など生命を脅かす危険性があるもの．
> グレード4：循環不全，呼吸停止，心停止．

（6）アナフィラキシーの診断

①臨床診断

薬剤などの抗原物質投与後に数分から数時間で発症する2つ以上の下記の事項がみられる場合．

・皮膚・粘膜の所見（全身の蕁麻疹，薬疹，紅斑，粘膜の浮腫・腫脹など）
・呼吸器症状（喘鳴，呼吸困難，ラ音聴取，低酸素血症など）
・血圧低下，失神，尿失禁
・持続的な消化器症状（腹痛，嘔吐など）

②確定診断

・肥満細胞や好塩基球の脱顆粒による血中ヒスタミンやトリプターゼの上昇がアナフィラキシーの確定診断となる．ヒスタミンは発症5分で最高値となり，15〜30分で基準値に戻る．一方，トリプターゼ（β）は発症60〜90分で最高値を示すため採血の時期を逃すことが少ない．ただし，肥満細胞介在性アナフィラキシーでは上昇がみられるが，好塩基球介在性アナフィラキシーではβトリプターゼの上昇はみられない[5]．

（7）アナフィラキシーの治療

以下のことをできるだけ迅速に行う．

①人手を集める（救急コール）

②酸素投与（10〜12L/min）

③静脈路の確保

④アドレナリン0.1mg 静脈投与と輸液（1〜2L）
 ・もし静脈路が確保されていないときは0.3mg 筋注，必要に応じて繰り返す．
⑤ステロイド薬投与（ヒドロコルチゾン1〜5 mg/kg）
⑥心肺停止なら CPR と AED
 ・呼吸器症状（気管支痙攣）が持続する場合にはアミノフィリン250mg をゆっくり静注
 ・アドレナリンで症状が改善しないときはドパミン2〜20μg/kg/min を点滴静注（β遮断薬服用患者など）

＜二相性アナフィラキシー＞
　発生頻度は1〜20％で初期治療に成功した数十分から数十時間後に，抗原が投与されていないにもかかわらず，同じような症状が出現する現象．アドレナリンの初期投与が遅れたり，十分な量ではなかったときに発現しやすい．
　二相性アナフィラキシーの多くは8時間以内に発症しており，アナフィラキシー反応が起き，治療が奏功しても8時間は厳密な監視下に，できれば24時間の入院を，48時間までは連絡可能な体制下にあることが望ましい．

(8) アナフィラキシー反応の予防
　アナフィラキシー様反応のように抗体を産生しないタイプのものは，皮内反応など薬物反応試験で予知できないため，完全な予防策はない．疑わしい薬剤については in vivo ではプリックテスト，スクラッチテスト，皮内テストなどの皮膚反応テストが用いられる．原因薬剤に局所麻酔薬が疑われる場合には，徐々に濃度を増していく段階的増量チャレンジテストも有用である．薬剤の投与量が少ない場合でも，アナフィラキシー反応が起こる危険性があるため，静脈路の確保と緊急薬剤，気道確保の器材の準備は必須である．皮内テストに際しては必ず対照として陽性薬剤（0.01％ヒスタミン溶液）と陰性薬剤（生理食塩液）を用いる．アドレナリンの添加は血管収縮作用により紅斑反応が出現しないことがあり，避けるべきである．また抗ヒスタミン薬，三環系抗うつ薬，向精神薬，風邪薬，テオフィリン，副腎皮質ホルモン薬などの内服も影響があるため事前に休薬させる必要がある．なお，原因薬物の同定のための皮内テストは，発症から4〜6週間経過した後に行う．アナフィラキシー反応が起こってから4週間以内では，補体や免疫グロブリンの消費により本来の反応がみられない可能性があるためとされる．
　in vitro の検査法としてはアレルゲン特異的 IgE 抗体測定，ヒスタミン遊離試験，リンパ球幼若化試験などがある．
　薬剤だけでなく，ラテックスアレルギーなど種々のものが原因でアナフィラキシー反応を起こす危険性のあることを念頭に，詳細なアレルギー歴の聴取はもとより救急薬剤，器具器材の準備も怠ってはならない．

2）局所麻酔薬中毒

（1）局所麻酔薬中毒とは
　局所麻酔薬の大量投与や血管内投与などにより，血中濃度（脳内）が上昇し中毒症状が出現した状態．

（2）局所麻酔薬中毒の原因
①局所麻酔薬の過量投与
②高濃度の局所麻酔薬の使用
③毒性の強い局所麻酔薬の使用
④血管内投与
⑤局所麻酔薬の分解・排泄遅延患者への投与

＜主な局所麻酔薬の極量（最大使用量）＞
- リドカイン200mg（アドレナリン無添加，添加では500mg）
- プロピトカイン400mg
- メピバカイン500mg
- ブピバカイン100mg
- ロピバカイン300mg
- レボブピバカイン150mg

リドカインの場合では5〜10μg/mLの血中濃度で中毒症状が現れる．

（3）局所麻酔薬中毒の症状[6]（表1）
　局所麻酔薬の血中濃度の上昇度により遅発型（delayed type）と即発型（immediate type）に分かれる．

①遅発型（血中濃度5〜15μg/mL）
- 注射後，血中濃度が徐々に上昇し，数分から10分くらいの間に中枢神経系の刺激症状が発現する．

自覚症状：不安，悪心，嘔気，目眩感，動悸，口唇周囲のしびれ感，耳鳴

他覚症状：多弁，興奮，不穏，嘔吐，血圧上昇，頻脈，過呼吸，顔面・指先・四肢の痙攣，全身痙攣

表1　局所麻酔薬の血中濃度と症状

血中濃度（μg/mL）	中毒症状
5	めまい，舌・口唇のしびれ 不穏，聴覚異常 多弁，興奮 筋攣縮
10	全身痙攣 意識消失
15	昏睡
20	呼吸停止
25	循環虚脱

②即発型（血中濃度15〜25μg/mL）
- 大量の局所麻酔薬が直接血中に入れば，中枢神経系の刺激症状をみることなく，意識消失，呼吸抑制，チアノーゼ，呼吸停止，昏睡などの中枢神経系の抑制症状が現れる．また，心筋の収縮力は抑制され循環虚脱が起こる．
- 下顎孔の伝達麻酔では，下歯槽動脈に注入された局所麻酔薬が外頸動脈から内頸動脈へ逆流し，脳内濃度の急激な上昇から中毒症状が発現することがある[7]．

（4）局所麻酔薬中毒の治療
対症療法が基本である．
- 呼吸抑制に対しては気道確保，酸素投与，人工呼吸
- 循環抑制に対しては静脈確保，昇圧薬，輸液
- 痙攣に対しては呼吸抑制に注意しながらミダゾラム（5 mg），ジアゼパム（5〜10 mg），チオペンタール（5 mg/kg）の静注

（5）局所麻酔薬中毒の予防
- 最低有効濃度の薬剤を最少量使用する．
- 急速な注入は避ける．
- 伝達麻酔や深部の麻酔時に吸引テストを励行する．
- 炎症部位への注入や肝機能障害がある患者への投与は慎重に行う．

3）過換気症候群

（1）過換気症候群とは
　過換気症候群（hyper ventilation syndrome）とは，器質的な病態はなく，精神的緊張，不安や驚愕，疼痛などが誘因となり過換気（呼吸の数と深さが増した状態）となり，中枢神経系，末梢神経系，循環器系，消化器系などに多彩な症状を示す症候群である．女性の発症が男性の2倍で，20〜30代に多い．

（2）過換気症候群の原因
　過換気による動脈血炭酸ガス分圧の減少が原因で，脳血管の収縮に伴う脳血流量の減少や呼吸性アルカローシスにより多彩な症状を呈する．過換気に至る誘因は，歯科治療に関連するあらゆる刺激（聴覚，視覚，知覚，臭覚など）が該当する．
- 聴覚：タービン音，エンジン音，金属器具・器材の音
- 視覚：注射器，探針，リーマー，ファイルなどの先端が鋭利な器具，抜歯鉗子，ヘーベル

- 知覚：浸潤麻酔針の刺入時の疼痛，歯の切削時の疼痛
- 臭覚：ホルマリンクレゾール，クレオソートなどの歯科用薬品臭，酸化亜鉛ユージノールセメント，ラバーダムの臭い

（3）過換気症候群の症状

　呼吸困難感(呼吸苦)を訴えるも喘鳴，外奇異呼吸，tracheal tug(気管牽引徴候)，チアノーゼはみられない．動脈血炭酸ガス分圧が低下しているため呼吸中枢は呼吸運動を抑制しており，患者は意識しないと呼吸ができないため，呼吸困難感や死の恐怖を自覚する．

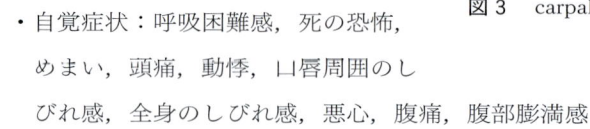

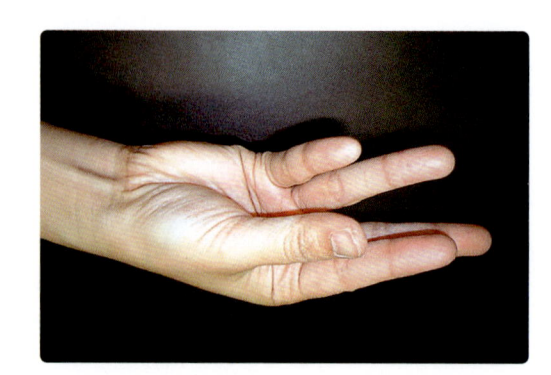

図3　carpal spasm.

- 自覚症状：呼吸困難感，死の恐怖，めまい，頭痛，動悸，口唇周囲のしびれ感，全身のしびれ感，悪心，腹痛，腹部膨満感
- 他覚症状：過呼吸(呼吸数20回/分以上)，carpal spasm(図3)，頻脈，不整脈，動脈血ガス分析にて低炭酸ガス血症($PaCO_2$ 30mmHg 程度では軽症であるが，20mmHg 以下では重篤)，呼吸性アルカローシス，血清中 Ca イオン減少，テタニー

（4）過換気症候群の治療

　この病態は生命の危機に直結するものではないことを理解させ，以下の対応を試みる．

- 息ごらえ(発作の初期や予防には有効)
- 呼気再呼吸(紙袋やポリ袋を口に当て，患者の呼気を再呼吸させる．呼気中には大気の 0.3mmHg に対し32.0mmHg の CO_2 があり，呼気を再吸入させることで動脈血炭酸ガス分圧を上昇させ，過換気症候群の諸症状が緩解する．なお，ポリ袋やビニール袋は密閉性がよいため，呼気再吸入を続けていると低酸素状態になるため，3回に1回は口から袋を離し大気を吸わせる必要がある．
- 静脈路を確保し，ミダゾラム(0.05mg/kg～)，ジアゼパム(0.1mg/kg～)などのベンゾジアゼピン系薬剤を投与する．両薬剤とも過量や急速投与で呼吸が抑制されることがあるので注意する．また投与後，自動車の運転は許可しない旨の説明が必要である．
- グルコン酸カルシウム(カルチコール注射液®)の静脈内投与

（5）過換気症候群の予防

　発作の誘発因子をできるだけ排除する．静脈内鎮静法の併用は発作の予防に有用である[8]．

（6）関連疾患

＜パニック障害 panic disorder＞[9]

　突然起こる反復性の重篤な不安発作で，過換気発作を併発することも多い．明らかな誘因がないことも多く，息切れ，動悸，めまい感，発汗，胸痛などが突然起こり死への恐怖など強い不安が生じる．反復性に生じ，慢性に経過する．精神疾患の一つであり，三環系抗うつ薬，SSRI（選択的セロトニン再取り込み阻害薬）や抗不安薬で軽快する．

4）神経（原）性ショック

（1）神経（原）性ショックとは

　歯科治療時の痛みや驚愕，不安などによって引き起こされる急性循環不全で，迷走神経の緊張によるものと考えられている．血圧が低下する点は他のショックと同様であるが，脈拍は不変か，むしろ減少するのが特徴である．一過性の反応であり，通常は特別な治療をしなくても水平仰臥位などの体位変換によって，短時間（数分から10分程度）の間に自然に回復する．歯科医院ではもっとも頻繁にみられるショックの一つである[10]．多くは自然回復するが，循環器系疾患があると時に重篤となることがあり，他の原因によるショックとの鑑別が大切である．

（2）神経（原）性ショックの原因

　迷走神経の過緊張が原因であるが，それに至るさまざまな誘因がある．通常，歯科治療は患者にとってストレスとして作用し，交感神経優位の状態となる（図4）．生体は，恒常

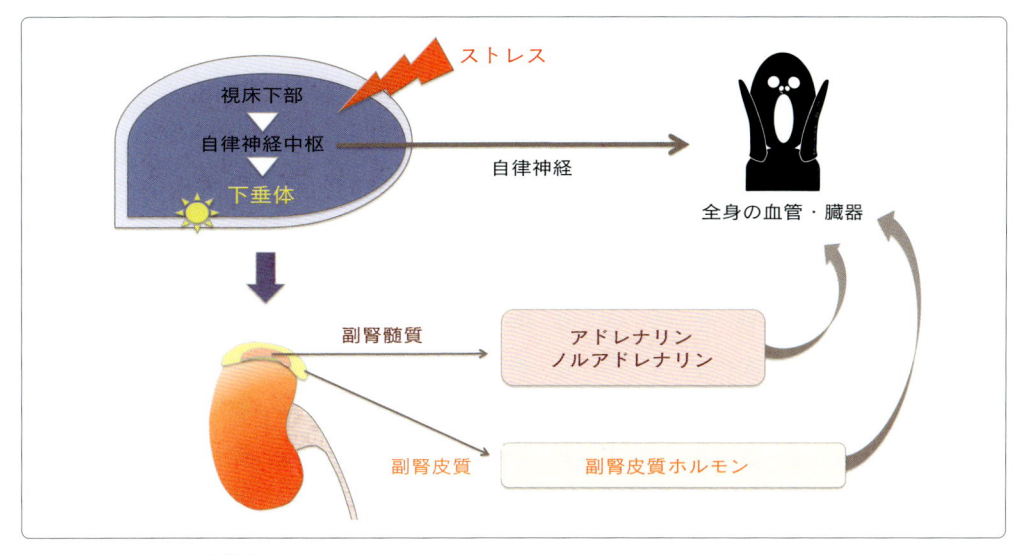

図4　ストレスの生体反応．

性維持の観点から圧受容体反射を介して副交感神経(迷走神経)が作動準備に入る．このとき，局所麻酔の注射針などの疼痛刺激が加わると三叉‐迷走神経反射が起こり，過度の副交感神経(迷走神経)緊張状態が現れる．誘因は疼痛刺激だけでなく，タービン音やエンジン音(聴覚刺激)，歯の切削の振動，薬品や歯科材料の臭い，注射器や抜歯器具(視覚刺激)など多岐にわたる．

(3) 神経(原)性ショックの症状

末梢血管拡張と迷走神経反射による徐脈，心収縮力低下に起因した脳血流量の減少が症状の本態となる．

自覚症状：悪心，嘔気，胃部不快感，めまい，四肢のしびれ感，胸部圧迫感など
他覚症状：顔面蒼白，冷汗，血圧低下，徐脈，手や前腕の冷感，意識低下など

(4) 神経(原)性ショックの治療

- ただちに治療を中止し，水平仰臥位か水平仰臥に下肢を挙上した体位とする．
- バイタルサイン(意識の確認，呼吸，血圧，脈拍)の測定．もし呼吸運動を抑制している物(ネクタイ，ベルト，コルセットなど)があれば，解除する．
- 術者はうろたえることなく，心配ない旨を話し，必要なら酸素投与する．
- 血圧の低下が著しい場合(収縮期血圧60mmHg以下)や高度の徐脈(40回/分以下)では，静脈確保して昇圧薬やアトロピン硫酸塩の投与を行う必要がある．

ほとんどは一過性であり，症状も軽度の場合が多く短時間で回復する．しかし，循環器系疾患や脳血管障害などの全身疾患がある場合には，酸素や薬剤の投与が必要になることもあり[11]，専門医への対診や救急搬送の体制も考えなければならない．

(5) 神経(原)性ショックの予防

- バイタルサインの測定と処置前の患者の体調(寝不足の有無なども含め)を確認し，不良のときは延期を検討する．
- 患者にとって一番ストレスとなる事象(浸潤麻酔針の刺入，抜歯器具，薬品臭など)を可及的に減少させる．
- 患者との信頼関係の確立に努め，精神的緊張が大きい場合には前投薬や精神鎮静法の併用(笑気吸入鎮静法，静脈内鎮静法)を行う．
- 処置中の生体モニタ監視により，早期発見・早期対応に努める．

(6) 神経(原)性ショックと鑑別を要する疾患

意識障害が起こる疾患との鑑別が重要である．全身的疾患がなく，歯科治療中に急変する主な疾患と鑑別要点を示す．

①アナフィラキシーショック
  ・皮膚症状，呼吸器症状，顔面・咽頭の浮腫など
②局所麻酔薬中毒
  ・初期症状の興奮，多弁，血圧上昇，頻脈，その後全身痙攣
③過換気症候群
  ・呼吸数増加，carpal spasm

5）アドレナリン過敏症

(1) アドレナリン過敏症とは

　局所麻酔薬に添加されている血管収縮薬のアドレナリンによって，動悸，頭痛，耳鳴りなど過敏反応が現れることがある[6]．背景には，体質的な問題と内服薬との相互作用による場合がある．

(2) アドレナリン過敏症の原因

　以下の状態にある患者に対して，アドレナリン添加の局所麻酔薬を投与したときにみられる．

- 内因性カテコールアミンの影響で，不安，恐怖心などの精神的緊張により内因性のカテコールアミンが遊離した状態，あるいは高血圧，動脈硬化，甲状腺機能亢進症など交感神経が緊張状態にある患者
- うつ病にてモノアミン酸化酵素阻害薬(MAOI)，三環系抗うつ薬，セロトニン・ノルアドレナリン再取り込み阻害薬(SNRI)を投与されている患者は，アドレナリンの作用が増強する危険がある．
- 外因性のアドレナリンに対して特異的反応を呈する患者

(3) アドレナリン過敏症の症状

　局所麻酔薬中毒(delayed type)の初期症状と症状が似ているため，注意が必要である．
自覚症状：不安感，焦燥感，頭痛，耳鳴り，めまい感，動悸，呼吸困難感
他覚症状：興奮，顔面紅潮あるいは蒼白，冷汗，呼吸促進，頻脈，血圧上昇

(4) アドレナリン過敏症の治療

　アドレナリンの体内における代謝は比較的早いので，諸症状は短時間で消退する場合が多い．呼吸困難を訴える場合は酸素吸入を，興奮状態が顕著なときはミダゾラム5mgの静脈内投与を呼吸抑制に注意しながら行う．胸痛などから冠動脈疾患の増悪が疑われるときには，循環器内科への搬送も考える．

（5）アドレナリン過敏症の予防

- 本症発症の既往があるか確認する．既往がある場合にはアドレナリン無添加のものか，フェリプレシン添加の局所麻酔薬を選択する．
- 高血圧，動脈硬化，甲状腺機能亢進症などの疾患患者への使用は病状により避けるか，使用量を考慮する．

（6）市販のアドレナリンが添加されている局所麻酔薬

①リドカイン塩酸塩・アドレナリン製剤

＜アストラゼネカ＞

- キシロカイン注射液®「0.5％」エピレナミン（1：100,000）含有20mL，100mL
- キシロカイン注射液®「1％」エピレナミン（1：100,000）含有20mL，100mL
- キシロカイン注射液®「2％」エピレナミン（1：80,000）含有20mL，100mL

＜スリーエム＝白水＞

- キシレステシンA注射液（カートリッジ）®（アドレナリン12.5μg/mL）

＜デンツプライ＞

- 歯科用キシロカインカートリッジ®

②塩酸リドカイン・酒石酸水素エピネフリン

＜昭和薬化＞

- オーラ注カートリッジ®（1mL）（酒石酸水素エピネフリン25μg/mL）
- オーラ注カートリッジ®（1.8mL）（酒石酸水素エピネフリン25μg/mL）

＜シオノ＞

- デンタカインカートリッジ®（1.8mL）（酒石酸水素エピネフリン25μg/mL）

6）メトヘモグロビン血症

（1）メトヘモグロビン血症とは

血液中に3価の鉄（Fe^{3+}），メトヘモグロビン（Met-Hb）が増え，息切れやチアノーゼなどの臨床症状が出現した状態をいう．通常のヘモグロビンは2価鉄（Fe^{2+}）で酸素運搬能を有するが，メトヘモグロビンはその機能がない異常なヘモグロビンである[12]．

（2）メトヘモグロビン血症の原因

解熱鎮痛剤のフェナセチン，虚血性心疾患治療剤の硝酸イソソルビドなどの医薬品，プロカイン，ベンゾカイン，リドカイン，プリロカインなどの局所麻酔薬を大量に使用（プリロカインで600mg）[13]したときにみられる．

遺伝性のものはNADHシトクロム還元酵素欠乏症，Mヘモグロビン血症などがある．

（3）メトヘモグロビン血症の症状

通常のチアノーゼは還元ヘモグロビンが5 g/dL 以上で出現するが，メトヘモグロビン血症ではメトヘモグロビンが1.5g/dL 程度でも出現する．メトヘモグロビンの量が増えるほど，症状は重篤となる．パルスオキシメータでは SpO_2 が不正確になるので注意が必要である．

＜メトヘモグロビン＞

10％以下：症状なし

10〜20％：皮膚の変色（鼻粘膜で顕著，青紫色）

20〜30％：不安，頭痛，労作時の呼吸困難

30〜50％：疲労，精神錯乱，めまい，頻呼吸，動悸

50〜70％：不整脈，アシドーシス，昏睡

70％以上：死亡

（4）メトヘモグロビン血症の治療

①メチレンブルーの静注

- メチレンブルーは市販されていない製剤であるため，ほかに治療法がなく治療上の有益性が危険性を上回ると医師が判断した場合のみ，調剤薬局などで調製してもらう．調製法はメチレンブルー3水和物（試薬）1 g に注射用水100mL 加え，メンブランフィルターでろ過し10mL 褐色アンプルに分注，115℃，30分高圧蒸気滅菌後使用する．用法・用量は1％液，1〜2 mg/Kg をゆっくり静注する．

②アスコルビン酸（ビタミンC製剤）の静注，経口投与

- 薬物によるメトヘモグロビン血症にはあまり効果がないといわれている．

③酸素投与
④交換輸血

7）既存の全身疾患の増悪

本邦における歯科診療室での死亡原因は，心不全と脳血管障害が半数以上を占め窒息，薬物ショックがそれに続いている[10,14-17]．本稿ではこれらを踏まえ，既存の全身疾患の急性増悪の病態について解説する．なお，「SECTION 5 全身管理　3．全身疾患などの歯科診療上のリスク」と一部重複することをお断りする．

（1）高血圧症における血圧上昇

急激な血圧上昇は高血圧性脳症（視力障害，痙攣，意識障害など）や，高血圧性脳出血（頭痛，嘔吐，失禁，痙攣，急激な運動麻痺，感覚障害など）に至る危険があり，早急の対応が必要である．

<対応>

- 治療を中止，半座位に体位変換し酸素投与
- 静脈路を確保し降圧薬（ニカルジピン1 mg）を投与
- 静脈路の確保が困難なときはニフェジピン（アダラートカプセル®）を経口投与する．ニトロールスプレー®は口腔内に1噴射し様子をみ，効果不十分のときは1回に限り追加する．
- 精神的動揺の強いときは呼吸抑制に注意しながらミダゾラム5 mgを静注する．
- 笑気吸入鎮静法や静脈内鎮静法は管理方法として適しており，とくに静脈内鎮静法は緊急時の薬剤投与にも活用できる優れた方法である．
- 内科主治医か循環器のある医療機関へ応援要請
- 意識がなくなりショック状態になったら，救急蘇生に準ずる．

（2）虚血性心疾患：狭心症

　狭心症には，冠血管の内腔狭窄により心拍数増加時に発症する労作性狭心症と，冠血管の攣縮で起こる異型狭心症（安静時狭心症）があり，後者がより重篤であるが，どちらも心筋への血液（酸素）の供給が需要を満たし得ない危険な状態である．症状は数秒から数分続く，左胸骨から左上腕に放散する疼痛，圧迫感，絞扼感，灼熱感などである．

<対応>

- 治療を中止，半座位に体位変換し酸素投与
- 静脈路を確保しベラパミル塩酸塩5 mgをブドウ糖で希釈し，5分かけて緩徐に静注，ジルチアゼム塩酸塩1〜5 μg/kg/分で点滴静注する．
- 静脈路の確保が困難なときは硝酸イソソルビド（ニトロール錠®）5 mg舌下投与かニトロールスプレー®，ニトログリセリンスプレー®を口腔内に1噴射し様子をみる．効果不十分のときは1回に限り追加する．
- 精神的動揺の強いときは呼吸抑制に注意しながらミダゾラム5 mgを静注
- できるだけ早期に内科主治医か循環器のある専門施設に応援要請
- 意識がなくなりショック状態になったら，救急蘇生に準ずる．

（3）虚血性心疾患 – 心筋梗塞

　血栓形成により冠動脈が完全に閉塞し，心筋に壊死が生じ心臓のポンプ機能が障害される，きわめて緊急度の高い病態である．また，狭心症でも血栓形成による不安定狭心症は心筋梗塞へ移行する可能性が高い．狭心症との鑑別は20分以上持続する激しい胸痛，冷汗，嘔気である．

＜対応＞
- 治療を中止，半座位に体位変換し酸素投与
- 早急に専門施設に搬送の手続きをする．
- 鎮痛薬として塩酸モルヒネ．50％笑気吸入も有効
- 硝酸薬(ニトログリセリン，硝酸イソソルビド)の舌下投与，口腔内噴霧，静注．アスピリン100mgの咀嚼服用(噛み砕いて)．無効の場合が多い．

(4) 脳血管障害 – 脳卒中

脳血管の血栓症，塞栓症，出血により脳への血液供給が途絶された結果，全脳または局所的脳神経機能脱落症状を呈する状態．通常，突発的発症様式をとり，意識障害，高次機能障害，脳神経障害，運動・感覚障害，自律神経障害などの症状を呈す．

＜対応＞
- 治療を中止，水平位または上体部をやや上げ，酸素投与
- 早急に専門施設に搬送の手続きをする．
- 痙攣が激しい場合は呼吸抑制に注意しながら，ミダゾラム5mgまたはジアゼパム10mgを静注する．
- 意識がなくなりショック状態になったら救急蘇生に準ずる．

(5) 気管支喘息の喘息発作

気管支喘息発作は気管支平滑筋の攣縮，気管支粘膜の浮腫，分泌物増加による呼吸困難が主症状である．発作は軽症から重症までさまざまで，重症化するとPaO_2が低下し，チアノーゼが出現する．

＜対応＞
- 治療を中止，体を前かがみにし，呼吸のしやすい体位変換
- 低流(2〜3L/min)加湿の酸素投与
- 患者持参の吸入器，長時間作動型気管支拡張$β_2$刺激薬／吸入ステロイド配合薬(アドエア100ディスカス®)を吸入
- 気管支拡張薬(ネオフィリン，アドレナリン，イソプロテレノール)の静注，$β_2$刺激薬(サルブタモール)の吸入
- 副腎皮質ステロイド薬の静注
- 重篤な場合は呼吸器内科へ応援要請

（6）糖尿病

糖尿病患者で急変する可能性があるのは，血糖値の上昇と下降に起因したものである．

□高血糖に起因した急変

高血糖では若年者（1型）に多い糖尿病性ケトアシドーシスと高齢者（2型）にみられる高血糖性高浸透圧昏睡がある．ともに全身倦怠感，悪心・嘔吐，高度の脱水による頻脈，循環虚脱などがみられるが，若年者（1型）糖尿病ケトアシドーシスではKussmaul大呼吸と呼気アセトン臭[17]が特徴的である．

> ＜対応＞
> - 治療を中止，水平位にして酸素投与
> - 脱水に対し生理食塩液の点滴静注
> - 血糖補正；速効性インスリンの静注
> - これらの準備がない施設では内科専門医の応援要請

□低血糖に起因した急変

ブドウ糖は脳代謝に不可欠なため，低血糖の程度により脳に障害が残る危険がある．血糖値が60mg/dL以下になると顔面蒼白，不安，動悸，発汗，手指の振戦などの交感神経刺激症状が現れ，進行すると頭痛，空腹感，傾眠，全身痙攣から昏睡に至る．

> ＜対応＞
> - 治療を中止，水平位または上体部をやや上げ，酸素投与
> - 意識がある場合には砂糖水やジュースなどの糖分の経口投与
> - 意識がない場合にはブドウ糖の静注
> - 副腎皮質ステロイド薬の静注
> - 早期に専門医へ受診させるか，応援要請

（7）甲状腺機能亢進症における甲状腺クリーゼ

手術，ストレス，感染症などが誘因となり，甲状腺中毒が極限状態に陥り早急の治療を要する極めて危険な状態．発熱（38℃以上），著しい頻脈（120以上/分），異常な発汗などの強い甲状腺中毒症のほか，意識障害，脱水，循環不全，下痢などの全身症状を示す．

<対応>

- 治療を中止，水平位にして酸素投与，補液，体温調節（冷却）
- 抗甲状腺薬（チアマゾール，プロピルチオウラシル），ヨウ素薬の静注
- 副腎皮質ステロイド薬の静注
- 興奮が激しい場合は呼吸抑制に注意しながら，ミダゾラム5mgまたはジアゼパム10mgの静注
- 頻脈に対してβ遮断薬の静注，高血圧に対してα遮断薬の静注
- 内科専門医へ受診させるか，応援要請

<参考文献>

1) 光畑裕正ほか．周手術期における薬物による即時型過敏反応の疫学および臨床像―麻酔指導病院へのアンケート調査―．麻酔 1992；41：1825-1831．
2) 光畑裕正．アナフィラキシーの治療と機序．日歯麻誌 2003；31：235-244．
3) 原田 晋，堀川達弥，市橋正光．薬剤による蕁麻疹とアナフィラキシー．アレルギーの臨床 2000；20：46-52．
4) The diagnosis and management of anaphylaxis: an updated practice. parameter. J Allergy Clin Immunol 2005；115：483-523．
5) Payne V, Kam PC. Mast cell tryptase: a review of its physiology and clinical significance. Anaesthesia 2004；59：695-703．
6) 浅田 章，西川精宣（編）．局所麻酔薬中毒・アレルギー．東京：克誠堂出版，2008；148-153，166-174．
7) Aldrete JA, Narang R, Sada T, Liem ST. and Miller GP. Reverse carotid blood flow — a possible explanation for some reactions to local Anesthetics, JADA 1977；1142-1145．
8) 古屋英毅ほか（編）．歯科麻酔・全身管理学の手引き．東京：学建書院，2009；49-51．
9) 伊藤正男ほか（編）．医学書院 医学大辞典 CD-ROM．東京：医学書院，2003．
10) 金子 譲．一般歯科診療における全身的偶発症，その実態と原因分析．LiSA 2000；7（7）：640-645．
11) 中野みゆきほか．静脈内鎮静法施行下における神経性ショックの1症例．日歯麻誌 2003；31（1）：27-31．
12) 白石義人．周術期モニタリング．日本臨床麻酔学会誌 2011；31（4）：660-668．
13) 金子 譲（監修）．歯科麻酔学第7版．東京：医歯薬出版，2011；195-204．
14) 松浦英夫．麻酔に関連した偶発症について．日歯麻誌 1986；39：65-74．
15) 新家 昇．麻酔に関連した偶発症について．日歯麻誌 1992；45：63-72．
16) 染矢源治ほか．麻酔に関連した偶発症について―群市区歯科医師会に対するアンケート調査報告（平成3年1月～平成7年12月）日歯麻誌 1999；27（3）：365-373．
17) 弘世貴久ほか（監修）．病気が見える Vol.3．糖尿病・代謝・内分泌．東京：メディックメディア，2011；40-47．

2．救命救急処置

1）心肺蘇生法

1)-1　一次救命処置（Basic Life Support：BLS）

1：成人の一次救命処置

　今日までに歯科治療中に心肺停止状態になった症例は数多く報告されている．歯科治療中の急変患者がすべて生命を脅かす状況に陥るものではないが，歯科治療中のストレスが想定外の状況を惹起する可能性は低くないことから，歯科医師が心肺蘇生法を習得する意義は高い．

　2010年のAHA-BLSガイドラインの改訂では手順が以下のように変更されている．

　1．傷病者の反応と呼吸を確認する
　2．緊急通報＋AED（Automated External Defibrillator）手配
　3．脈拍触知
　4．30回の胸骨圧迫
　5．気道確保し人工呼吸2回
　6．胸骨圧迫を再開

　CPR（Cardiopulmonary Resuscitation）では思春期以降（女性では乳房，男性では体毛の発育を目安にする）を成人，1歳から思春期以前を小児，1歳未満を乳児と区別するのが基本となる．

（1）救命の連鎖

　心血管エマージェンシーすなわち生命の危機的状況が起きたとき，どうすれば救命できるかは，5つの「救命の連鎖」を迅速かつ的確に遂行することが重要になる．以前より強化された「救命の連鎖」によって，心臓発作，脳卒中および他のエマージェンシーに陥った患者の救命および回復の可能性を高めることができる（図5）．

　5つの要素には，①早期の通報，②早期のCPR開始，③早期の除細動（AED），④早期の二次救命処置，⑤心停止後の処置がある．

（2）早期認識と救急コール

　心肺停止した患者の救命率や社会復帰率の向上には，初期対応における良質なCPRの

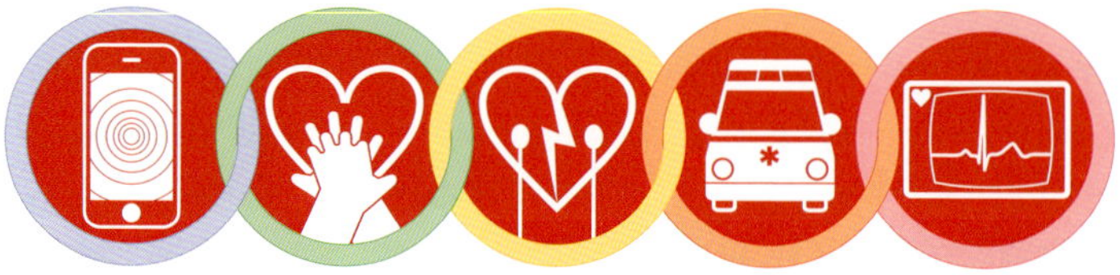

図5　救命の連鎖．

早期実施と継続，迅速な電気的除細動が重要とされる．そのためには，心臓発作，心停止，脳卒中などの症状を早期に認識する必要がある．このような原因で患者の反応が失われた場合には，救命の連鎖を開始することはたいへん有益である．

歯科治療中に患者の状態が急変した場合，まず，患者急変時のアルゴリズムに従って対応し（図6），必要に応じてBLSアルゴリズムに沿って対処する（図7）．

CPRを開始する際には，まず周囲の安全と感染防御を確認する．その後，成人・小児の場合は，両肩をたたきながら「大丈夫ですか？」などと大声で呼びかけて反応を確認する．乳児の場合には，頭部の振動あるいは股関節への影響に配慮して，片方の手で足を支えながら足裏をたたいて反応を確認する．反応がない場合には，大声で助けを求め，救急コール（医療施設外では119番通報），AED，薬品や器具などを収納した救急カートの手配を依頼する（図8の①，②）．

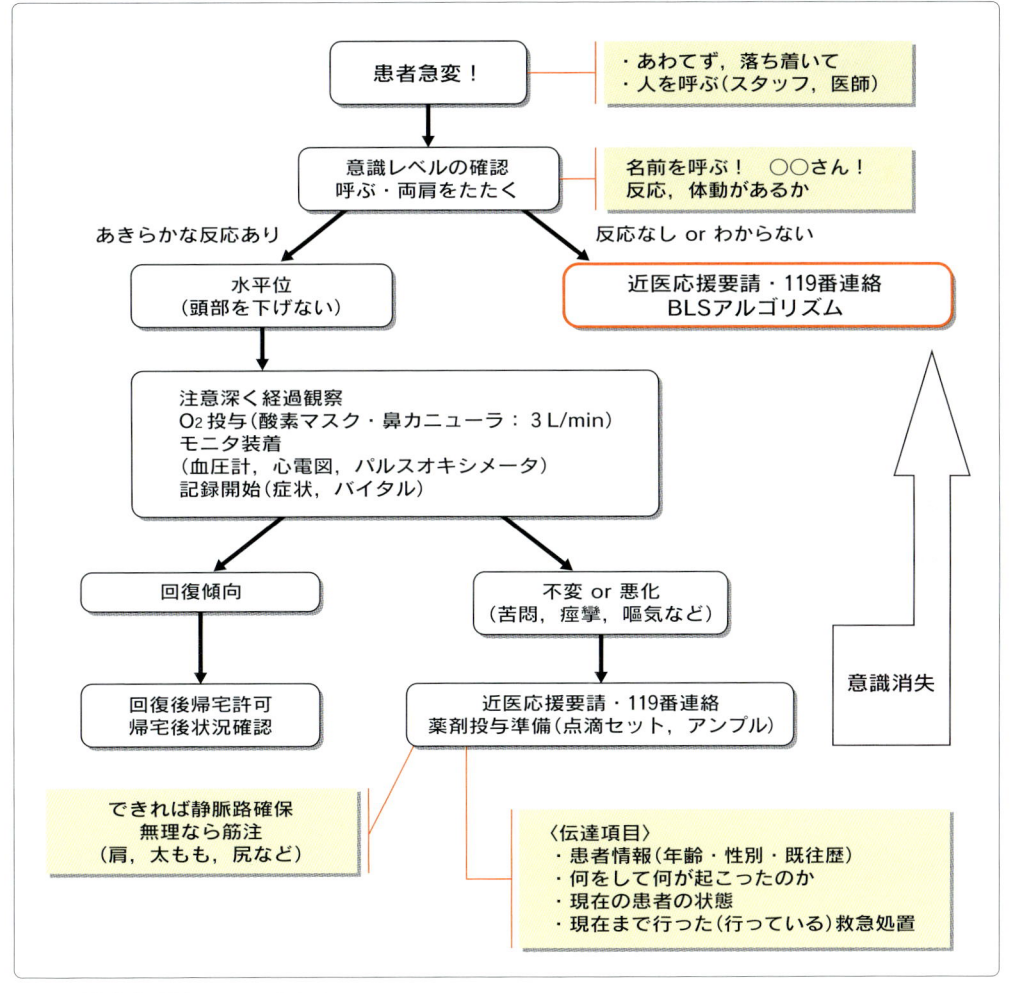

図6 患者急変時のアルゴリズム．

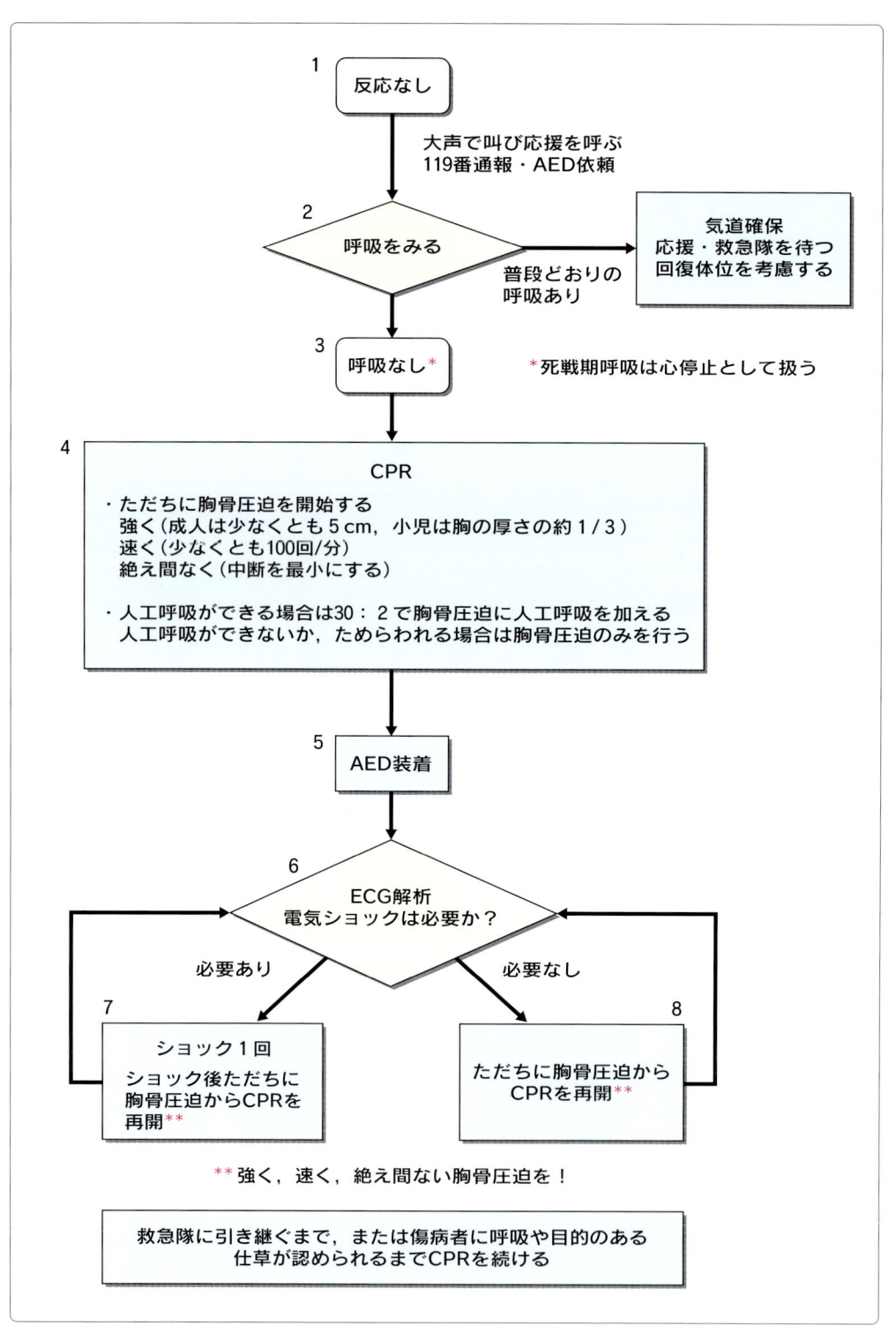

```
1  反応なし
     │
     │ 大声で叫び応援を呼ぶ
     │ 119番通報・AED依頼
     ▼
2  呼吸をみる ──普段どおりの呼吸あり──▶ 気道確保
     │                                  応援・救急隊を待つ
     │                                  回復体位を考慮する
     ▼
3  呼吸なし*      *死戦期呼吸は心停止として扱う
     │
     ▼
4  CPR
   ・ただちに胸骨圧迫を開始する
     強く（成人は少なくとも5 cm，小児は胸の厚さの約1/3）
     速く（少なくとも100回/分）
     絶え間なく（中断を最小にする）

   ・人工呼吸ができる場合は30：2で胸骨圧迫に人工呼吸を加える
     人工呼吸ができないか，ためらわれる場合は胸骨圧迫のみを行う

5  AED装着
     │
     ▼
6  ECG解析
   電気ショックは必要か？
   ┌──必要あり──┐    ┌──必要なし──┐
7  ショック1回            8  ただちに胸骨圧迫から
   ショック後ただちに         CPRを再開**
   胸骨圧迫からCPRを
   再開**

         **強く，速く，絶え間ない胸骨圧迫を！

   救急隊に引き継ぐまで，または傷病者に呼吸や目的のある
   仕草が認められるまでCPRを続ける
```

図7　BLSアルゴリズム（日本蘇生協議会・日本救急医療財団監修：JRC蘇生ガイドライン2010. へるす出版, 東京, 2011より引用).

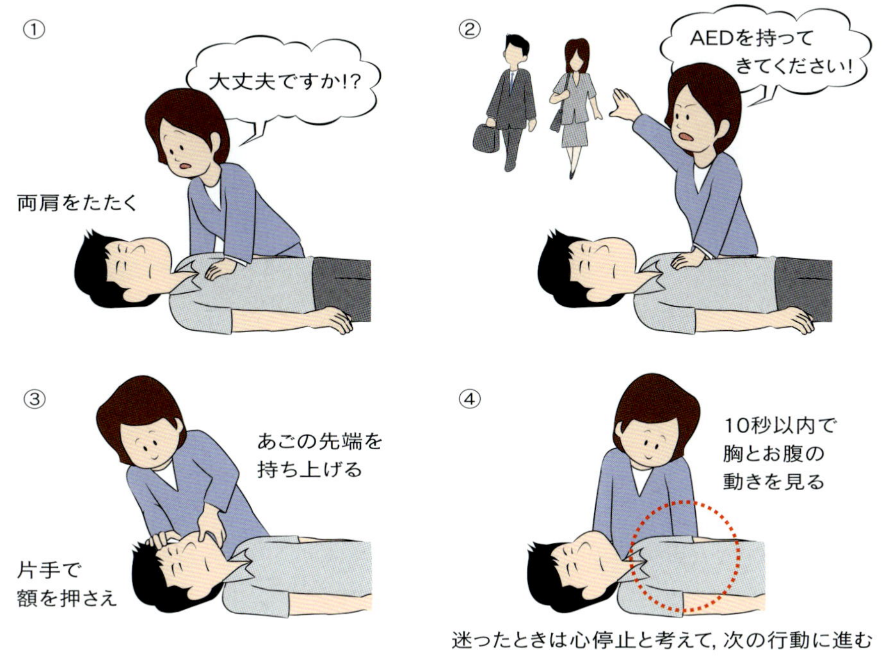

図8 ①反応確認．②応援要請．③気道確保．④呼吸確認．

(3) 心停止の判断

　反応がなく意識のない患者に，呼吸が認められないか死戦期呼吸など異常な呼吸がみられる場合は心停止と判断する．呼吸の確認には，頭部後屈‐あご先挙上法で気道確保して気道を開通させる．患者の胸の動きを見ながら耳を鼻元に近づけて呼吸を確認するが，この際，10秒以上かけてはいけない．心停止の判断に脈の触知は行わないが，歯科麻酔専門医など救助熟練者は，気道確保後に呼吸の確認と同時に頸動脈の触知を確認してもよい．この際も10秒以上かけてはいけない（図8の③，④）．

(4) 胸骨圧迫

　患者を仰臥位に寝かせて，救助者は患者の胸の横にひざまずく．可能であれば硬いものの上でCPRを行う．胸骨圧迫の部位は胸骨の下半分であり，その目安としては「胸の真ん中」である．成人心停止傷病者では胸が少なくとも5cm沈むように圧迫すべきであり，毎回の胸骨圧迫の後で完全に胸壁が元の位置に戻るように圧迫を解除する．ただし，胸骨圧迫が浅くならないよう注意する．1分間あたり少なくとも100回のテンポで胸骨圧迫を行うが，デューティーサイクル（圧迫開始から次の圧迫開始までの時間のうち実際に圧迫している時間の比率）が50％になるようにする．複数の救助者がいる場合は，救助者が互いに監視

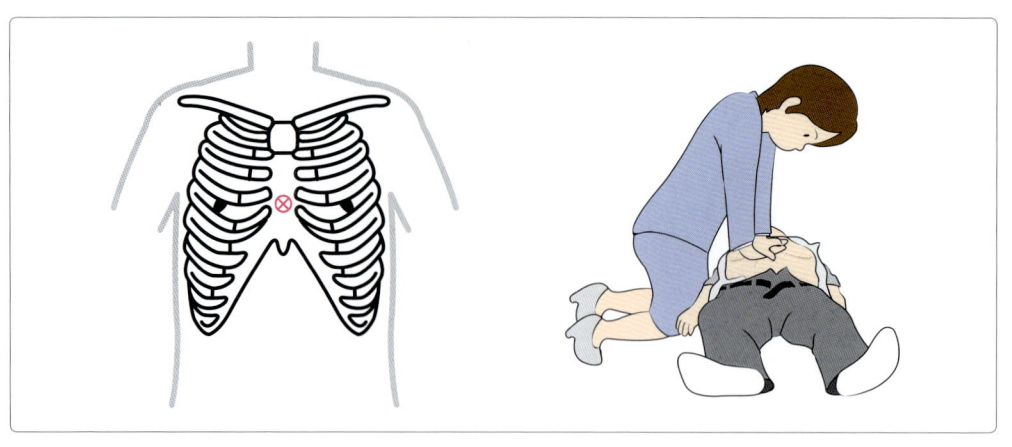

図9　胸骨圧迫．圧迫位置は胸の真ん中，胸骨の下半分．胸骨圧迫30回と人工呼吸2回の組み合せを絶え間なく続ける．

し，胸骨圧迫の部位やテンポ，深さが適切に維持されていることを確認する．疲労による胸骨圧迫の質の低下を最小とするために，救助者が複数いる場合には，1〜2分ごとを目安に胸骨圧迫の役割を交代する．胸骨圧迫のみのCPRではより短時間で圧迫が浅くなることに留意する．交代に要する時間は最小にするべきである（図9）．

（5）人工呼吸

反応のない成人や小児に対する気道確保法としては頭部後屈‐あご先挙上法を用いるが，訓練を受けた者は必要に応じて下顎挙上法を用いてもよい．下顎挙上法で気道確保ができなければ，さらに頭部後屈を加える．頸椎損傷が疑われる傷病者における頭頸部の安定化は，器具を用いるのではなく用手的に行うべきである．1回換気量の目安は人工呼吸によって患者の胸の上がりが確認できる程度である．CPR中の過換気は避けるべきである．成人に口対口人工呼吸を行う場合やバッグバルブマスク（BVM）換気を行う場合は，約1秒かけて胸が上がるように行う．可能であれば感染防護具の使用を考慮する．また，医療従事者が業務としてCPRを行う場合は標準予防策を講じるべきである．熟練救助者が2人以上いる場合はバッグバルブマスクを用いた人工呼吸を行ってもよい．

（6）胸骨圧迫と人工呼吸

胸骨圧迫と人工呼吸の比は30：2とする．小児・乳児に対するCPRにおいても胸骨圧迫：人工呼吸比は30：2とする．熟練救助者が2人以上で小児・乳児に対するCPRを行う場合は，胸骨圧迫と人工呼吸の比を15：2とする．気管挿管などの高度な気道確保が行われている場合は，人工呼吸中も中断することなく胸骨圧迫を実施する．CPR中の胸骨圧迫の中断は最小にすべきであり，人工呼吸を行うときや心電図（Electrocardiogram：ECG）や脈拍を評価するとき，電気ショックを実施するときなどで，胸骨圧迫を中断するのはや

むを得ないが，可能な限り胸骨圧迫の中断は最小にするべきである．気道を確保し人工呼吸をする意思がない，あるいはその技術を持たない場合には，胸骨圧迫のみのCPRを実施すべきである．なお，窒息，溺水，気道閉塞，目撃がない心停止，遷延する心停止状態，あるいは小児の心停止では胸骨圧迫と人工呼吸を組み合わせたCPRを実施することが望ましい．

（7）AED

　AEDが到着後は，すみやかに装着する．AEDには蓋を開けると自動的に電源が入るタイプと救助者が電源ボタンを押す必要のあるタイプとがある．後者では電源ボタンを最初に押す．右前胸部と左側胸部にパッドを装着するが，他の貼付可能な位置としては，前胸部と背面，心尖部と背面である．胸毛が濃い場合には，パッドを貼付する前に除毛することを考慮すべきであるが，それによる電気ショックの遅れは最小にすべきである．成人に対して小児用パッドを用いてはならない．AEDによるリズム解析が開始されたら，傷病者に触れないようにする．AEDの音声メッセージに従って，ショックボタンを押し電気ショックを行う．電気ショック後は脈の確認やリズムの解析を行うことなく，すぐに胸骨圧迫を再開する．前胸部にICD(Implantable Cardioverter Defibrillator)やペースメーカーを植込まれている傷病者に対する電気ショックでは，ICDやペースメーカー本体の膨らみ部分を避けてパッドを貼付し，すみやかにショックを実施する．パッドは膨らみから8 cm以上離すことが理想的とする報告があるが，このために貼付に手間取ってショックの実施を遅らせてはならない．

（8）心電図解析

　AEDのパッドを患者の胸に貼付すると，自動的に心電図解析を開始する．心電図の解析中は胸骨圧迫と人工呼吸は中断するが，なかには中断しなくても解析可能な機種もあるので，AEDの音声ガイダンスに従う．AEDが心電図を解析し，心室細動か心室頻拍であれば，「ショックが必要です」とアナウンスされ電気ショックのための充電が開始される．これら以外の心電図波形のときには「ショックは不要です」とアナウンスされる．

　心停止には4種類の病態がある．いずれも心臓からの有効な血液の拍出が認められない状態である．

　4種類の病態とは，
　①心静止(asystole)
　②無脈性電気活動(Pulseless Electrical Activity：PEA)
　③心室細動(Ventricular Fibrillation：VF)
　④無脈性心室頻拍(Pulseless Ventricular Tachycardia：pulseless VT)
のことである（図10）．

1. 心静止
   心臓から血液が拍出されず，電気活動もみられない状態．電気活動がないので，心電図はフラット．電気ショック適応外．

2. 無脈性電気活動（PEA）
   心臓から血液が拍出されていないのに電気活動がある状態（これは波形の一例）．電気ショック適応外．

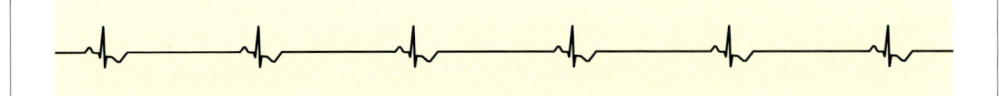

3. 心室細動（VF）
   心室内での心筋が無秩序に興奮している状態．電気ショックの適応．

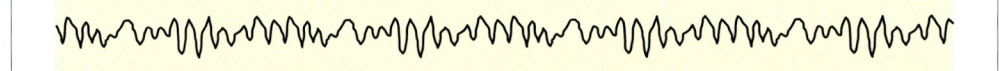

4. 無脈性心室頻拍（pulseless VT）
   頻脈のために血液が心臓から出ていない状態．電気ショックの適応．

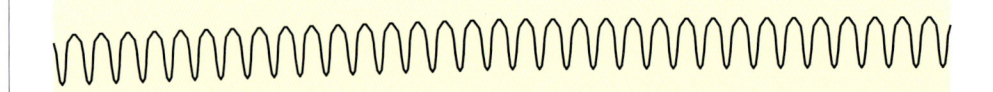

図10　心停止心電図．

（9）CPRの継続

　CPRは，患者に十分な循環が回復する，あるいは救急隊など二次救命処置を行うことができる救助者に引き継ぐまで続ける．AEDがある場合には，AEDの音声ガイドに従ってECG解析，必要なら電気ショックを行う．電気ショックを行ったらただちに胸骨圧迫かCPRを再開する．

(10) 異物による気道閉塞

　意識のある成人や1歳以上の小児の気道異物による窒息では，応援と救急コールを行った後に，背部叩打，腹部突き上げ，胸部突き上げなどを用いて異物除去を試みる．これらの一連の手技は閉塞が解除されるまで繰り返し実施する．気道異物による窒息で反応がなくなった場合には，ただちにCPRを開始する．通常の心停止患者への対応と同様に胸骨圧迫からCPRを開始するが，熟練者においては，人工呼吸からCPRを開始する．なお，意識のない窒息の患者では，口腔内に視認できる固形物は指でつまみ出しても構わない．

2：小児・乳児の一次救命処置(Pediatric Basic Life Support：PBLS)(Neonatal Cardiopulmonary Resuscitation：NCPR)

(1) 小児・乳児の定義

　生後28日までを新生児，1歳未満が乳児，1歳から思春期までを小児，思春期以降を成人としている．思春期はおおむね中学生までとされている．

(2) 早期確認と救急コール

　小児の場合は，両肩をたたきながら「大丈夫ですか？」などと大声で呼びかけて反応を確認する．乳児の場合には，頭部の振動あるいは股関節への影響に配慮して，片方の手で足を支えながら足裏をたたいて反応を確認する(図11)．

(3) 心停止の判断

　小児・乳児の心肺停止の原因としては，心停止が一次的な原因になる(心原性心肺停止)ことは少なく，呼吸停止に引き続いて心肺停止となる(呼吸原性心肺停止)ことが多い．心肺停止になった小児・乳児の転帰は不良であるが，呼吸停止だけの状態で発見され，心停止に至る前に治療が開始された場合の救命率は70％以上と報告されている．したがって，小児・乳児の心肺停止に直結する呼吸障害やショックを早期に気づいて，すみやかに対応することが救命率改善にはたいへん重要になる．

(4) 胸骨圧迫

　胸骨圧迫部位は胸骨の下半分とする．その目安としては「胸の真ん中」とする．小児・乳児に対する胸骨圧迫の深さは，胸郭前後径の約1/3を圧迫する．1分間当たり少なくとも100回のテンポで行う．胸骨圧迫の中断を最小限にする．子どもに対する胸骨圧迫は，片手で行っても両手で行ってもよい．乳児の場合は，胸郭包み込み両母指圧迫法で胸骨圧迫を行ってもよい(図12)．

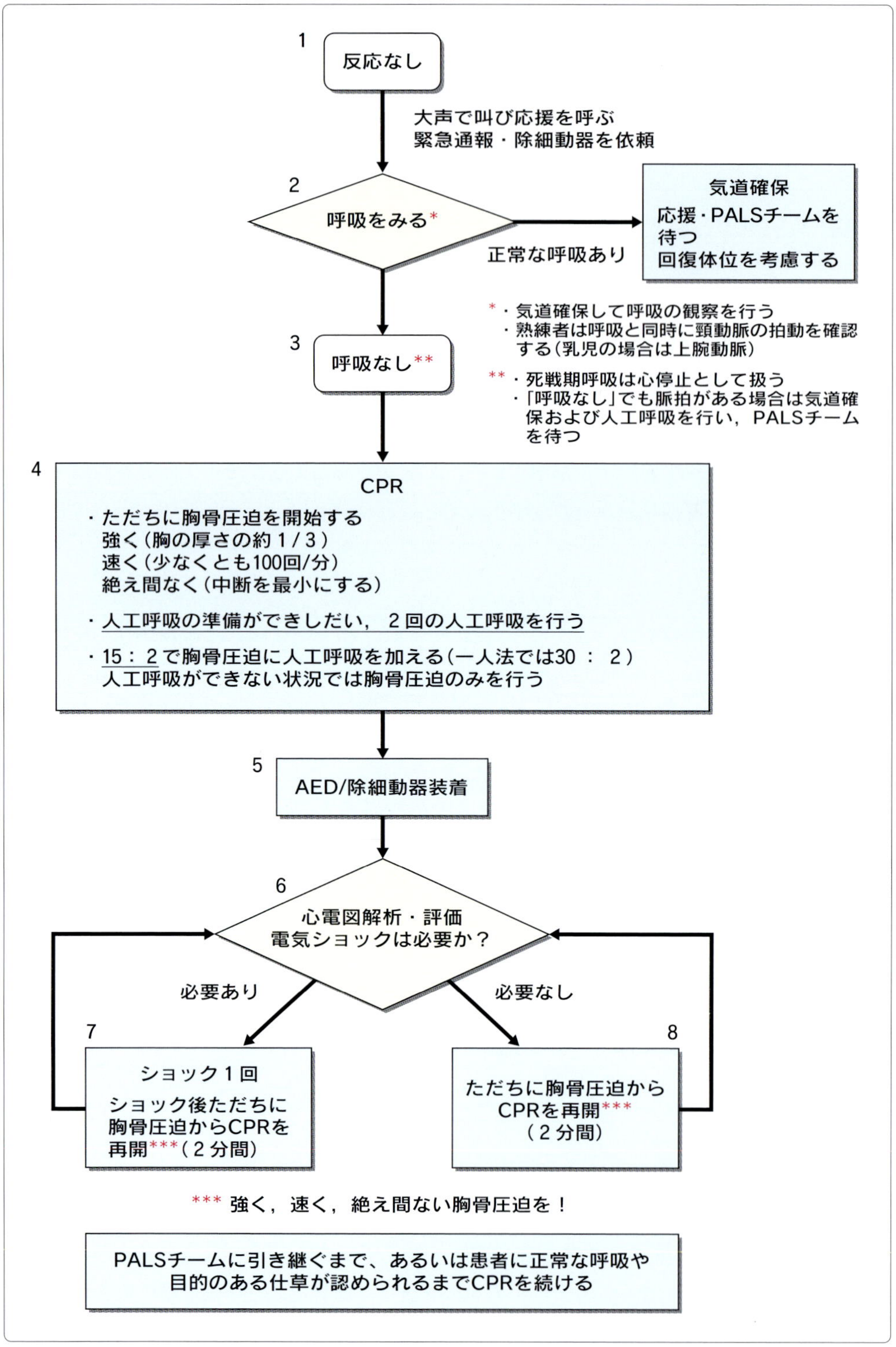

```
1  反応なし
    │ 大声で叫び応援を呼ぶ
    │ 緊急通報・除細動器を依頼
    ▼
2  呼吸をみる*  ──正常な呼吸あり──▶  気道確保
    │                                応援・PALSチームを待つ
    │                                回復体位を考慮する
    ▼
3  呼吸なし**
```

* ・気道確保して呼吸の観察を行う
  ・熟練者は呼吸と同時に頸動脈の拍動を確認する(乳児の場合は上腕動脈)
** ・死戦期呼吸は心停止として扱う
   ・「呼吸なし」でも脈拍がある場合は気道確保および人工呼吸を行い，PALSチームを待つ

4 **CPR**
・ただちに胸骨圧迫を開始する
　強く(胸の厚さの約1/3)
　速く(少なくとも100回/分)
　絶え間なく(中断を最小にする)
・人工呼吸の準備ができしだい，2回の人工呼吸を行う
・15:2で胸骨圧迫に人工呼吸を加える(一人法では30:2)
　人工呼吸ができない状況では胸骨圧迫のみを行う

5 AED/除細動器装着

6 心電図解析・評価　電気ショックは必要か？

　必要あり → 7 ショック1回　ショック後ただちに胸骨圧迫からCPRを再開***(2分間)

　必要なし → 8 ただちに胸骨圧迫からCPRを再開***(2分間)

*** 強く，速く，絶え間ない胸骨圧迫を！

PALSチームに引き継ぐまで、あるいは患者に正常な呼吸や目的のある仕草が認められるまでCPRを続ける

図11　小児・乳児のBLSアルゴリズム(日本蘇生協議会・日本救急医療財団監修:JRC 蘇生ガイドライン2010．へるす出版，東京，2011より引用).

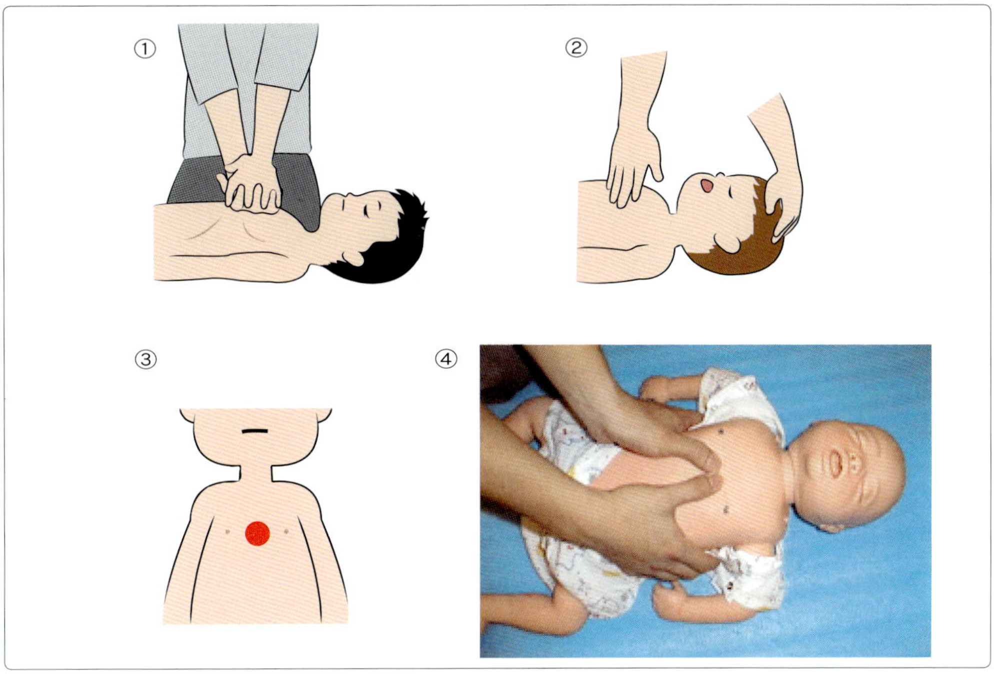

図12 小児・乳児の胸骨圧迫．①，②：子どもに対する胸骨圧迫は，片手あるいは両手で行う．1分間あたり少なくとも100回のテンポで，胸郭前後径の約1/3を圧迫する．③：胸骨圧迫部位は胸骨の下半分で，「胸の真ん中」が目安となる．④：乳児の場合は，胸郭包み込み両母指圧迫法で胸骨圧迫を行ってもよい．

(5) 人工呼吸

　人工呼吸の準備ができしだい，気道確保して2回の人工呼吸を行う．すぐに人工呼吸ができない場合にはただちに胸骨圧迫を開始し，気道確保ののち2回の人工呼吸を行う．人工呼吸は約1秒かけて行う．送気する量（1回換気量）の目安は患児の胸が上がることが確認できる程度である．気道確保法としては，頭部後屈‐あご先挙上法を用いる．頸椎損傷が疑われる傷病者に対応する場合には下顎挙上法を第一選択とする．下顎挙上法で気道確保ができなければ頭部後屈‐あご先挙上法を用いる．小児の心肺停止では呼吸原性である可能性が高いので，すみやかに気道確保と人工呼吸を開始することが重要である．

(6) 胸骨圧迫と人工呼吸

　2人の救助者がCPRを行う場合は，胸骨圧迫と人工呼吸の比は15：2とする．その際，患者が乳児の場合は胸郭包み込み両母指圧迫法で胸骨圧迫を行うとよい．救助者が1人の場合は，成人と同様に，胸骨圧迫と人工呼吸の比を30：2とする．気管挿管などの高度な気道確保が行われている場合は，人工呼吸中も中断することなく胸骨圧迫を実施する．人工呼吸の回数は1分間に10回程度とする．人工呼吸ができない状況では，胸骨圧迫のみのCPRを行うべきである．

（7）AED

未就学児・乳児に対しては，エネルギー減衰機能付き小児用パッドあるいはAEDを小児用モードに切り替えて用いる．小児用パッドの適応年齢は乳児を含む未就学児である．小児用パッドがないなどやむを得ない場合，成人用パッドを代用する．ただし，やむを得ず成人用パッドを使用するさいには，パッド同士が重なり合わないように注意する．パッドの貼付部位は，前胸部と側胸部が原則であるが，前胸部と背面でも構わない．

（8）異物による気道閉塞

1歳以上の小児の気道異物による窒息では，応援と救急通報依頼を行った後に，背部叩打，腹部突き上げ，胸部突き上げなどで異物除去を試みる．これらは閉塞が解除されるまですばやく反復実施する．乳児では，有効な強い咳ができず，いまだ反応のある場合には，頭部を下げて，背部叩打と胸部突き上げを行う．気道異物による窒息により反応がなくなった場合には，ただちにCPRを開始する．意識のない窒息の傷病者では，口腔内に視認できる固形物は指でつまみ出してもよい．また，乳児においても有効な強い咳ができずに反応がある場合には，頭部を下げて，背部叩打と胸部突き上げを行う．

1）-2　二次救命処置（Advance Life Support：ALS・ACLS）

BLSのみで心拍再開が得られないときにALSが必要となる．絶え間ない効果的な胸骨圧迫が行われていることは，BLSのみでなくALSが成功するための条件ともなる．ALSにおいても胸骨圧迫の中断はできるだけ避けるべきであり，やむなく胸骨圧迫を中断するのは人工呼吸を行うとき，ECGや心拍再開を評価するとき，電気ショックを実施するときのみとする（図13）．

（1）可逆的な原因の検索と是正

CPRを実施しながら，心停止の可逆的な原因の検索と是正が求められる．原因検索は心停止に至った状況や既往歴，身体所見などから行うが，迅速に結果の得られる動脈血ガス分析や電解質の検査結果が役立つこともある．

治療可能な原因として10の病態があり，それぞれのイニシャルをとって5H5Tと呼ばれる．

- Hypovolemia（大量出血）
- Hypoxia（低酸素）
- Hypothermia（低体温）
- Hyper or hypokalemia（高・低K血症）
- Hydrogen ion（アシドーシス）
- Tamponade（タンポナーデ）
- Tention pneumothorax（緊張性気胸）
- Tablet（薬物中毒）
- Thrombosis（massive PE：肺塞栓）
- Thrombosis（AMI：急性心筋梗塞）

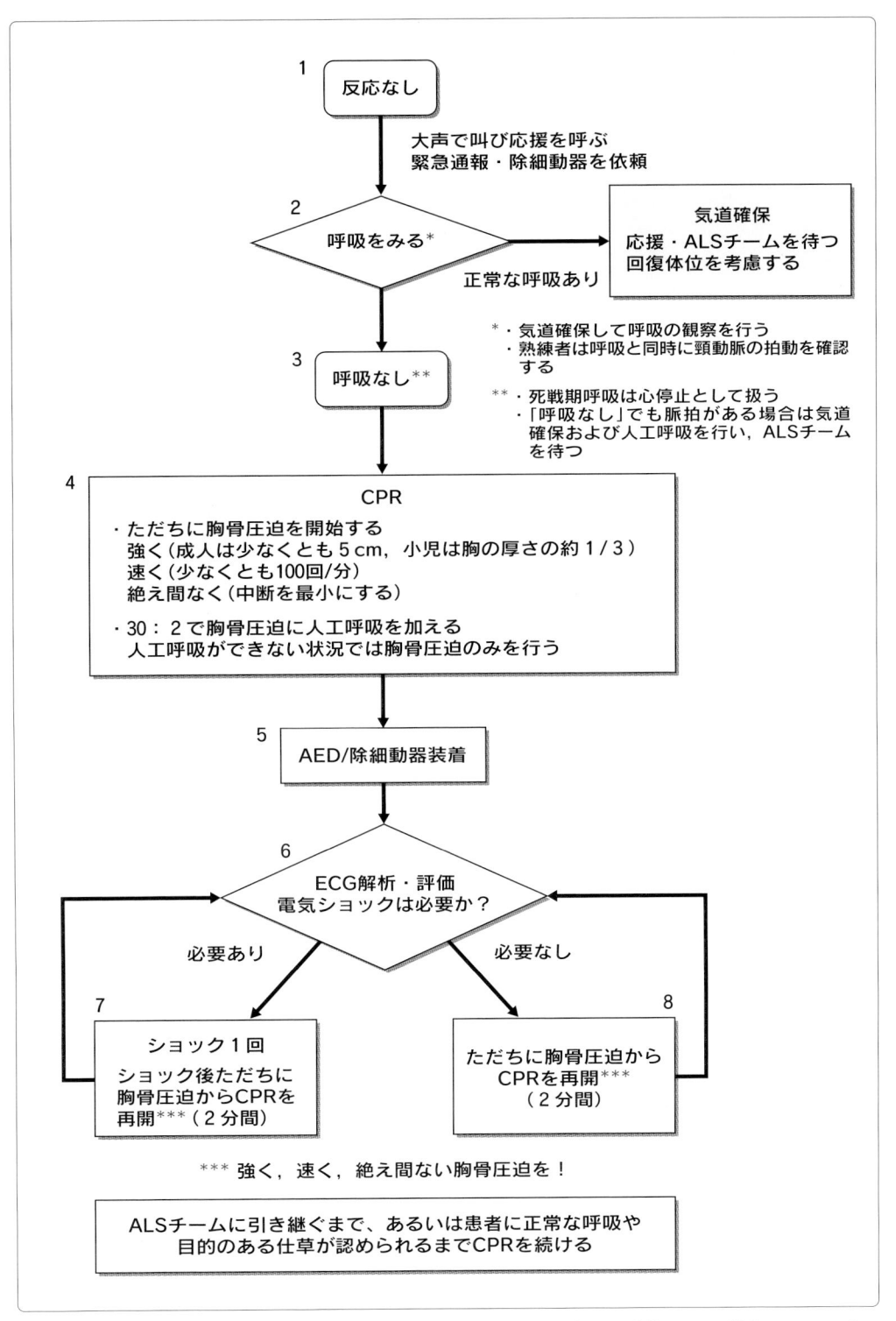

```
1  反応なし
      │
      │ 大声で叫び応援を呼ぶ
      │ 緊急通報・除細動器を依頼
      ▼
2  呼吸をみる*  ──正常な呼吸あり──▶  気道確保
      │                              応援・ALSチームを待つ
      │                              回復体位を考慮する
      ▼
3  呼吸なし**
      │
      ▼
4  CPR
   ・ただちに胸骨圧迫を開始する
     強く（成人は少なくとも5cm，小児は胸の厚さの約1/3）
     速く（少なくとも100回/分）
     絶え間なく（中断を最小にする）
   ・30：2で胸骨圧迫に人工呼吸を加える
     人工呼吸ができない状況では胸骨圧迫のみを行う
      │
      ▼
5  AED/除細動器装着
      │
      ▼
6  ECG解析・評価
   電気ショックは必要か？
   ──必要あり──▶ 7 ショック1回
                    ショック後ただちに
                    胸骨圧迫からCPRを
                    再開***（2分間）
   ──必要なし──▶ 8 ただちに胸骨圧迫から
                    CPRを再開***
                    （2分間）
```

*・気道確保して呼吸の観察を行う
・熟練者は呼吸と同時に頸動脈の拍動を確認する

**・死戦期呼吸は心停止として扱う
・「呼吸なし」でも脈拍がある場合は気道確保および人工呼吸を行い，ALSチームを待つ

*** 強く，速く，絶え間ない胸骨圧迫を！

ALSチームに引き継ぐまで、あるいは患者に正常な呼吸や目的のある仕草が認められるまでCPRを続ける

図13 ALSまでのアルゴリズム（日本蘇生協議会・日本救急医療財団監修：JRC蘇生ガイドライン2010．へるす出版，東京，2011より引用）．

（2）静脈路／骨髄路確保

　CPRを継続しながら，すみやかに静脈路を確保する．蘇生のための薬剤投与経路を新たに確保する場合は，中心静脈路ではなく，末梢静脈路を第一選択とする．静脈路確保が難しい場合，あるいは静脈路確保に時間を要する場合は骨髄路を確保する．

（3）血管収縮薬

　血管収縮薬（アドレナリンあるいはバソプレシン）には，自己心肺再開(Return of Spontaneous Circulation：ROSC)率と短期間の生存率を改善するというエビデンスがあるので，投与を考慮してもよい．通常，アドレナリンは1回1mgを静脈内投与し，3～5分間隔で追加投与する．あるいは，バソプレシン40単位（適応外）の1回投与でアドレナリンの投与に代えることができる．

（4）抗不整脈薬

　治療抵抗性のVFや無脈性VTには抗不整脈薬の投与を考慮する．抗不整脈薬の投与が，ROSC率，生存率などを改善させるというエビデンスは十分でないが，アミオダロン，ニフェカラント，リドカインが使用されることが多い．アミオダロン(300mg静脈内投与)もしくは，ニフェカラント(0.3mg/kg静脈内投与)は電気ショックで停止しない難治性のVF/無脈性VT，あるいはVF/無脈性VTが再発する症例に投与する．リドカイン(1～1.5mg/kg静脈内投与)はアミオダロンやニフェカラントが使用できない場合には使用してもよい．

2）救急薬品

（1）心肺停止（表2，3）

　突然の心停止には，心室細動，無脈性心室頻拍，無脈性電気活動，心静止が挙げられる．

（2）アナフィラキシー（表4）

　アナフィラキシーは早期診断と早期加療が肝要である．第一選択はアドレナリンと補液，酸素であり，第二選択はステロイドと抗ヒスタミン薬である．

表2　アドレナリンの作用

α作用	α1	血管収縮
	α2	ノルアドレナリン分泌抑制
β作用	β1	心拍数増加
		心収縮力増加
	β2	血管拡張
		気管支拡張

表3　心肺停止

薬物名	作用	適応	投与方法・用量
アドレナリン	α・β作用（表2参照）主にα作用を期待	心室細動，無脈性心室頻拍，無脈性電気活動，心静止，重度の低血圧・徐脈	静脈内投与：1 mgを3〜5分ごとに投与 持続投与：2〜10μg／分（1 mgを生理食塩液500 mLで希釈） 気管内投与：2〜2.5 mgを3〜5分ごとに投与
バソプレシン	非アドレナリン性の末梢血管収縮薬昇圧作用を期待	心室細動，無脈性心室頻拍，無脈性電気活動，心静止，	静脈内投与：40 IUを投与（初回または2回目のアドレナリンの代わりに使用する．）
アミオダロン塩酸塩	抗不整脈作用	心室細動，無脈性心室頻拍	静脈内投与：300 mg　5分後に追加投与：150 mg
リドカイン塩酸塩	抗不整脈作用	心室細動，無脈性心室頻拍	静脈内投与：1〜1.5 mg／kg　5〜10分ごとに追加投与：0.5〜0.75 mg／kg
アトロピン硫酸塩水和物	副交感神経遮断薬	心静止，無脈性電気活動，徐脈性不整脈	静脈内投与：1 mgを3〜5分ごとに投与（総量3 mg）
硫酸マグネシウム水和物		torsades de points（トルサード　ド　ポアンツ）	静脈内投与：1〜2 gを5〜20分かけて投与

表4　アナフィラキシー

薬物名	薬品名	作用・効果	投与方法・用量
アドレナリン	ボスミン®注(0.1%　1 mL／A) エピネフリン注シリンジ「テルモ」®(0.1%　1 mL) エピペン®注射液(0.15mg, 0.3mg)	昇圧，気管支拡張	静脈内投与：0.1mg(小児：0.01mg)必要に応じて同量を追加 筋肉内投与：0.3mg エピペン® 0.3mg(体重30kg以上)，エピペン® 0.15mg(体重15〜30kg)を大腿前外側に投与
ドパミン塩酸塩	イノバン®注	昇圧，循環不全	持続投与：2〜20μg/kg/分
ジフェンヒドラミン塩酸塩	ベナスミン®注射液	抗ヒスタミン作用（H1受容体拮抗）	静脈内投与：成人50〜100mg，小児0.02mg/kg
ラニチジン塩酸塩	ザンタック®注射液	抗ヒスタミン作用（H2受容体拮抗）	静脈内投与：成人50mg，小児1 mg/kg
アミノフィリン	ネオフィリン®注250mg	気管支拡張	静脈内投与：5〜6 mg/kg(カテコールアミンとの併用で不整脈が発生するため注意が必要)
ヒドロコルチゾンコハク酸エステルナトリウム	ソルメドロール®500	抗アレルギー作用，急性循環不全	静脈内投与：30mg/kg(総量1〜2 g)
コハク酸メチルプレドニゾロンナトリウム	ソルコーテフ®	抗アレルギー作用，急性循環不全	静脈内投与：1〜5 mg/kg

（3）昇圧薬（表 5）

収縮期血圧が80mmHg あるいは平均動脈圧が50mmHg を下回ったときに投与する．

表 5　昇圧薬

薬物名	商品名	適応	投与方法・用量
ノルアドレナリン	ノルアドレナリン®（1 mg/mL/A）	心原性ショック，急性低血圧	持続投与：0.5〜1 μg/分（最大30μg/分）
アドレナリン	ボスミン®注（0.1%　1 mL/A）		静脈内投与：0.1〜0.25mg 筋肉内投与：0.3mg
ドパミン塩酸塩	イノバン®注	昇圧，循環不全	持続投与：2〜20μg/kg/分
ドブタミン塩酸塩	ドプトレックス®注射液100mg(5mL/A)	急性循環不全における心収縮力増強	持続投与：1〜5μg/kg/分（最大20μg/kg/分）
エフェドリン塩酸塩	エフェドリン「ナガヰ」®注射液40mg	気管支喘息，麻酔時の血圧低下	静脈内投与：4〜8mg（1Aを生理食塩液で全量10mLに希釈して使用）
エチレフリン塩酸塩	エホチール®注射液10mg	急性低血圧，ショック	静脈内投与：2〜10mg(0.2〜1 mL)　皮下・筋肉内投与でも同量を投与

（4）降圧薬（表 6）

収縮期血圧が180mmHg あるいは平均動脈圧が150mmHg を超えた場合に投与する．

表 6　降圧薬

薬物名	商品名	適応	投与方法・用量
ニカルジピン	ペルジピン®	異常高血圧　急性心不全以外の高血圧性緊急症	静脈内投与：0.5mg(10〜30μg/kg) 持続投与：0.5〜6μg/kg/分
ニトロプルシドナトリウム	ニトプロ®持続静注液	異常高血圧，高血圧性緊急症　手術時の低血圧維持	持続投与：0.5〜2μg/kg/分（最大3μg/kg/分）
ニトログリセリン	ミリスロール®	異常高血圧，高血圧性緊急症　手術時の低血圧維持，不安定狭心症	持続投与：0.5〜5μg/kg/分
エスモロール塩酸塩	ブレビブロック®注	動脈解離，高血圧性緊急症	持続投与：250〜500μg/kg/分で1分間投与後，50〜100μg/kg/分で4分間投与する．必要に応じてこれを繰り返す．

（5）抗不整脈薬（表 7）

（6）冠血管拡張薬（表 8）

　Rate Pressure Product(RPP；心拍数×収縮期血圧)が虚血性心疾患患者では12,000，それ以外の患者では20,000を超えて，胸痛などの症状が認められた場合に投与する．

表7 抗不整脈薬

薬物名	商品名	作用機序	適応	投与方法・用量
アトロピン硫酸塩水和物	アトロピン硫酸塩注射液0.5mg「タナベ」®	副交感神経遮断	洞性徐脈	静脈内投与：0.25〜1.0mg
プロカインアミド	アミサリン®	ナトリウム，カリウムチャンネル遮断	上室性期外収縮，発作性上室性頻拍，心房細動	静脈内投与：0.2〜1gを50〜100mg/分で投与
リドカイン塩酸塩	静注用キシロカイン®2％	ナトリウムチャンネル遮断	心室性期外収縮，発作性心室性頻拍	静脈内投与：1〜2mg/kg（速度：50mg/分） 5分後に同量追加
プロプラノロール塩酸塩	インデラル®注射液	β受容体遮断	発作性頻拍，期外収縮，洞性頻脈，頻拍性心房細動	静脈内投与：（覚醒時）2〜10mgを緩徐に投与 （麻酔時）1〜5mgを緩徐に投与
ランジオロール塩酸塩	注射用オノアクト®50	β受容体遮断	頻脈性不整脈（心房細動，心房粗動，洞性頻脈）	静脈内投与：0.125mg/kg/分で1分間の投与後0.04mg/kg/分で投与
アミオダロン塩酸塩	アンカロン®注150	カリウムチャンネル遮断	心室細動，心室頻拍	静脈内投与：150mgを10分間で投与 持続投与：750mg/5％ブドウ糖液500mLの溶液を17mL/時で投与
ベラパミル塩酸塩	ワソラン®静注5mg	カルシウムチャンネル遮断	頻脈性不整脈（発作性上室性頻拍，発作性心房細動，発作性心房粗動）	静脈内投与：5mgを緩徐に投与
ジルチアゼム塩酸塩	ヘルベッサー®注射用	カルシウムチャンネル遮断	上室性頻脈性不整脈，異常高血圧	静脈内投与：10mgを緩徐に投与 持続投与：5〜15μg/kg/分

表8 冠血管拡張薬

薬物名	商品名	適応	投与方法・用量
ニトログリセリン	ミリスロール® ニトログリセリン舌下錠 ミオコール®スプレー0.3mg	異常高血圧，高血圧性緊急症手術時の低血圧維持，不安定狭心症	持続投与：0.5〜5μg/kg/分 舌下投与：舌下に1錠，スプレーを3噴霧（0.3mg/1噴霧）
硝酸イソソルビド	ニトロール®錠 ニトロール®スプレー	狭心症発作	舌下投与：1回5〜10mg（1〜2錠）を投与，スプレーを1噴霧（0.125mg/1噴霧）で1回のみ追加可能
ニコランジル	シグマート®	不安定狭心症	持続投与：2mg/時（最高用量6mg/時）

（7）抗痙攣薬（表9）

発熱，過呼吸，局所麻酔中毒，てんかん発作などが原因となり痙攣発作が生じる．いずれも中枢神経系の異常興奮によるため，鎮静薬や麻酔薬が有効となる．

表9 抗痙攣薬

薬物名	商品名	適応	投与方法・用量
ジアゼパム	ホリゾン®注射液 セルシン®注射液	てんかん，局所麻酔薬中毒による痙攣	静脈内投与：10mgを2分以上かけて緩徐に投与（筋肉内投与可能）
ミダゾラム	ドルミカム®注射液	てんかん，局所麻酔薬中毒による痙攣	静脈内投与：0.1〜0.2mg/kg（呼吸抑制に注意）
フェノバルビタール	フェノバール®注射液	てんかんによる痙攣	筋肉内投与：2〜5mg/kg（皮下注でも可）
フェニトイン	アレビアチン	てんかんによる痙攣	静脈内投与：125〜250mg（1mL/分以下の速度）

地域医療・貢献 | SECTION 7

SECTION 7 地域医療・貢献

1．地域歯科保健活動

1）母子歯科保健活動

(1) 母子保健活動の内容

　母子保健法の規定により，市町村から母子健康手帳の交付，妊産婦健康診査，乳幼児健康診査，保健指導などのサービスが提供される．これら活動のなかで歯科においては妊婦健康診査，1歳6か月児健康診査，3歳児健康診査が重視されている．

(2) 妊娠中の歯科保健指導

　妊娠中に受診する場合は，母体が安定している妊娠12〜27週に受けるよう指導する．妊娠性の歯肉炎，エプーリスが生じやすいことや，セルフケアに関する指導を重視．

(3) 1歳6か月児健康診査，3歳児健康診査の概要（表1，2）

2）学校歯科保健活動

(1) 学校保健の2大領域と健康診断の概要

　学校保健は保健教育（保健学習・保健指導）と保健管理（対人・対物）の2大領域に大別される．健康診断は保健管理に含まれ，学校保健安全法の規定により，定期健康診断（毎年6月末までに実施），就学時健康診断，臨時健康診断が実施される．

(2) 学校歯科医の職務（学校保健安全法施行規則に規定）

①学校保健安全計画の立案
②健康診断のうち歯の検査
③う歯などの予防処置・保健指導
④歯に関する健康相談
⑤就学時の歯の検査
⑥その他の専門的事項および学校歯科医執務記録簿の記入・提出

(3) 歯科健康診断の概要

　十分な照明を確保し視診型診査で行う．先端が鋭利な探針は触診に使用しない（図1）．

(4) 事後措置

　健康診断後21日以内に要精密検査となった者に実施する．

表1　1歳6か月児（1歳6〜11か月児が対象）健康診査でのう蝕罹患型判定区分

乳歯う蝕罹患型			判定区分
O 型	O₁型	う蝕がない	う蝕がなく，かつ口腔環境もよいと認められるもの．つまり，歯の汚れの程度が"きれい""ふつう"（プラーク・スコアをとった場合は，その値が8以下）で，甘味嗜好の傾向も強くなく間食習慣も良好なもの．
	O₂型		う蝕はないが，口腔環境が良好でなく，近い将来においてう蝕罹患の不安のあるもの．
A　型			上顎前歯部のみ，または，臼歯部のみにう蝕のあるもの．
B　型			臼歯部および上顎前歯部にう蝕のあるもの．
C　型			臼歯部および上下顎前歯部すべてにう蝕のあるもの（臼歯に生歯があるなしにかかわらず下顎前歯部にう蝕を認める場合はこれに含める）．

※O型の危険因子は問診項目（主な養育者，哺乳ビン使用，間食時間の決定，よく飲む飲物など），歯垢付着状態（上顎A，Bの4前歯を視診）で把握する．
（「幼児期における歯科保健指導の手引き」：平成2年3月5日健政発第117号厚生省厚生省健康政策局長通知より）

表2　3歳児（3歳0〜11か月児が対象）健康診査でのう蝕罹患型判定区分

罹患型		現症および予後の推測	指導事項
O 型		う蝕がない．	（1）口腔清掃に注意する． （2）健診受診とフッ化物歯面塗布を勧める． （3）食間に糖分，でん粉をとらないよう指導する． 　※一般的指導事項
A 型		上顎前歯部のみ，または臼歯部のみにう蝕がある． 比較的軽い．	（1）現在あるむし歯の治療を受けるように指導する． （2）上顎前歯部に限定する場合は吸指癖や人工栄養による影響かを観察する． （3）その他は一般的指導事項に準ずる．
B 型		上顎前歯部および臼歯部にう蝕がある． 感受性はかなり高く，将来C2型に移行する可能性．	（1）A型の指導に準じて指導する． （2）感受性の高い者には確実に定期健診受診を指導：甘味食品を減らし，口腔清掃に注意するように指導する．
C 型	C1型	下顎前歯部のみにう蝕がある．	（1）現在あるむし歯の治療を受けるように指導する． （2）O型に準じて指導する．
	C2型	下顎前歯部を含む他の部位にう蝕がある． う蝕感受性はきわめて高く，う蝕の進行は急速． 将来，第一大臼歯の近心転位や傾斜，他歯の転位の可能性．	（1）ただちに歯科医師を訪れ治療を受け，定期健診を確実に受けるよう指導する． （2）全身的な原因が想像される点や，全身への影響が危惧されるので小児科医の受診を勧める． （3）その他はB型に準じて指導する．

※う蝕罹患者率には地域差が認められる．事後指導では仕上げ磨き，フッ化物歯面塗布，間食指導などが重視される（乳幼児歯科健診は医療機関委託方式の地域もある）
（「幼児期における歯科保健指導の手引き」：平成2年3月5日健政発第117号厚生省厚生省健康政策局長通知より）

図1 児童生徒健康診断票(歯・口腔)の記載方法(日本学校歯科医会：学校歯科医の活動指針＜改訂版＞, 平成19年より).

※顎関節・歯列など，歯肉の状態欄の記録
　0(異常なし)，1(要観察)，2(要精密検査)の3段階で判定する．
※歯垢の状態は，付着なし：0，若干の付着を1，相当の付着を2とする．
※CO(要観察歯：初期病変の疑いのある歯．小窩裂溝の着色，粘性および平滑面の白濁など)
　GO(歯周疾患要観察者：軽度の炎症症候はあるが歯石はなく，ブラッシングで改善が見込める者)
※CO(要観察歯)，GO(歯周疾患要観察者)の記録について
　COは歯単位で歯式欄に記載し，加えて学校歯科医所見欄にも「COあり」と記載する．GOは学校歯科医所見欄に「GO」と記載する．

3) 成人・高齢者歯科保健活動

(1) 成人・高齢者を対象とした歯科保健活動の概要

　地域歯科保健活動としては，健康増進法により市町村が実施する歯周疾患検診が中心となる．労働者の場合には，産業保健活動の一環として歯科健康診断が実施される場合がある．高齢者には介護保険制度で介護予防事業が適用され，要介護者に対しては居宅療養管理指導が提供されている．

(2) 市町村が行う歯周疾患検診の概要

　節目検診として，原則40, 50, 60, 70歳の者を対象として実施される．歯肉の診査はCPI(部分診査法)による．医療機関委託方式で実施している地域も多い(図2).

歯周疾患検診票(例)

(太枠の中をご記入ください)　診査日　年　月　日　No.

| 氏名 | ふりがな | 男 女 (　歳) | 住所 | TEL |

〔あてはまるところに○をつけ，( )内には必要な事項を記入してください〕

1. 歯や口の状態についてどのように感じていますか．
   a. ほぼ満足している
   b. やや不満だが，日常は特に困らない
   c. 不自由や苦痛を感じている
   ※bまたはcの方，次のような症状がありますか．
   1) 歯が痛んだりしみたりする
   2) 歯ぐきから血が出る
   3) 歯ぐきが腫れる
   4) 口臭がある
   5) 食べ物が歯と歯の間にはさまる
   6) 噛む・味わう・飲み込む・話すことに不自由がある
   7) 歯や歯並びなどの外観が気になる
   8) 入れ歯が合わない
   9) その他 (　　　　　　)
2. あなたは，かかりつけの歯科医を決めていますか．
   a. 決めている　　b. 決めていない
3. この1年間に歯の健康診査を受けたことがありますか．
   a. 受けた　　b. 受けていない
   ※aの方，どんな理由で受診しましたか．
   1) 定期的に受けているから
   2) 歯科治療のついでに
   3) 職場や保健センター等で受ける機会があったから
   4) その他
4. この1年間に歯科医院等で歯石をとってもらったり，歯の汚れを取り除いてもらったことがありますか．
   a. ある　　b. ない

5. 現在(この1か月間)あなたはたばこを吸っていますか．
   a. 吸っていない　　b. ときどき吸っている
   c. 毎日吸っている　　1日平均(　)本ぐらい
6. たばこが歯周病(歯槽膿漏など)に与える影響についてどう思いますか．
   a. たばこを吸うとかかりやすくなる
   b. どちらともいえない
   c. たばこと関係ない
7. デンタルフロス(糸楊枝)や歯間ブラシを使っていますか．
   a. ほぼ毎日　　b. 週に3～4日
   c. 週に1～2日　　d. 使っていない
8. 鏡を使って歯や歯ぐきの様子を観察することはありますか．
   a. 週に1回以上観察している
   b. 月に1回以上観察している
   c. ほとんどない
9. 歯をみがくとき，日常は歯磨き剤を使っていますか．
   a. 使っている　　b. 使わない
   ※aの方，その歯磨き剤はフッ素入りのものですか．
   1) フッ素入りのものを使っている
   2) フッ素の入っていないものを使っている
   3) わからない
10. 十分な時間をかけて歯をみがくことがありますか．
    a. ほぼ毎日1回以上　　b. 週に3～4日
    c. 週に1～2日　　d. ほとんどない

現在歯・喪失歯の状況(喪失歯のうち，補綴処置の不要な歯には×を記入)

	8	7	6	5	4	3	2	1	1	2	3	4	5	6	7	8	
右																	左
	8	7	6	5	4	3	2	1	1	2	3	4	5	6	7	8	

| 1 健全歯数(／) | 2 未処置歯数(C) | 3 処置歯数(○) | 4 現在歯数(1+2+3) | 5 要補綴歯数(△) | 6 欠損補綴歯数(◎) |

歯肉の状況

17または16	11	26または27
右　　　　　　　　　　　　　　　　　左
47または46	31	36または37

0: 健全
1: 歯肉出血
2: 歯石
3: 浅いポケット
4: 深いポケット
×: 診査対象外

個人コード(最大値) [　　]

口腔清掃状態　良好・普通・不良

その他の所見　なし・あり
歯(楔状欠損等)・歯列咬合・顎関節・粘膜

診査者(医療機関)名

判定区分
1. 異常なし(CPI=0)
2. 要指導(CPI=1)
3. 要指導・要精検 →
   a. 歯石除去　経過観察等(CPI=2)
   b. 歯周治療(CPI=3または4)
   c. う蝕治療(未処置歯あり)
   d. 補綴処置(要補綴歯あり)
   e. その他(その他の所見・問診1の訴え等あり)

○○市への連絡事項(医療機関実施の場合に使用)
1. 当院にて指導予定　　2. 当院にて経過観察・定期検診予定　　3. 当院にて精検・治療予定　　4. 未定
5. 他医療機関を紹介(　　　　　　　　　　　　　)　　6. その他(　　　　　　　　　　　　　)

図2　歯周疾患検診票の例(老人保健法による歯周疾患健診マニュアル，平成12年より)．
※結果の判定と指導:「異常なし」，「要指導」「要精密検査」の3区分に判定する．

4）保健所，市町村保健センター

（1）設置の根拠および設置者

両者とも地域保健法で設置される保健施設である．保健所は都道府県，政令指定都市，中核市，特別区が設置する．市町村保健センターは市町村が設置する．設置数は保健所495（平成22年時），市町村保健センター2,726（平成20年時）である．

（2）保健所と市町村保健センターの業務内容

都道府県の保健所は二次医療圏を目安として設置されており，圏内の専門的・技術的拠点として機能するほか，市町村間の連絡・調整を業務とし，健康危機管理に関しては第一線機関に位置づけられている．市町村保健センターは，市町村が一元的に提供する対人保健サービスの拠点施設としての性格を持つ（表3）．

（3）口腔保健室

市町村保健センター内には，歯科に関する活動拠点となる口腔保健室を設置できる．

表3　保健所と市町村保健センターの比較

	保健所	市町村保健センター
設置数	495（平成22年時）	2,726（平成20年時）
設置者	都道府県，政令指定都市，中核市，特別区	市町村
主要業務の内容	広域的な技術的・専門的な拠点 二次医療圏・人口30万人を目安に設置 ・市町村間の連絡・調整 ・市町村への専門的・技術的な援助・調査・研究 　保健計画推進の援助 ・専門性の必要な対人保健や管理 　感染症・難病対策，食品衛生，精神保健 ・医療監視 ・健康危機管理の第一線機関	対人保健サービスの拠点 ・対人保健サービスの提供 　健康診断 　健康教育 　健康相談 　保健指導 　栄養指導 　予防処置　など ・自主的な住民活動の場を提供 ・歯科の拠点として口腔保健室を設置できる

5）災害時歯科保健医療支援活動

（1）大規模災害時の保健医療

災害時の保健医療活動は，経時的に4段階に大別される（表4）．フェイズ1は，48時間以内の災害急性期で，被災地に災害派遣医療チーム：DMAT（Disaster Medical Assistance Team）が集結し，トリアージを起点とする系統的救出医療が展開され，重症患者は広域搬送され高次医療が施される．フェイズ2は，2週間以内から数週間に及ぶ期間に，各科専

表4 大規模災害時の歯科保健医療支援活動

発災後の時間的経過	保健医療活動	歯科保健医療支援活動	警察歯科医会活動
フェイズ 0 被災直後	＜生存被災者相互による救出，脱出，応急手当＞		＜歯科的身元確認＞ 個人識別資料の採取と照合
フェイズ 1 48時間以内	＜系統的救出医療＞ 災害現場，救護所での医療　DMATの介入 トリアージ→広域(域内)搬送　高次医療	＜口腔顎顔面外傷への対応＞ 応急処置 後方支援病院への搬送	
フェイズ 2 2週間以内 (〜数週間)	＜初期集中医療＞ 各科専門医による緊急治療 救護所　避難所巡回による専門医医療 　心的外傷後ストレス障害(PTSD)のケア 　災害関連疾病の予防 　生活不活発病，エコノミークラス症候群予防 感染症対策　(防疫対策)	＜応急歯科診療＞ 定点診療(救護所開設) 巡回診療(避難所) ＜巡回口腔ケア・口腔衛生指導・啓発活動＞ 避難所・福祉避難所・社会福祉施設等	
フェイズ 3 被災後数か月から数年間	＜リハビリテーション＞ リハビリ，災害関連疾病の予防，心のケア	＜中長期的歯科保健支援活動＞ 災害関連疾病の予防 要介護者・要援護者　訪問口腔ケア 地域口腔保健の再構築	

(田中彰：日本歯科医師会雑誌 62(4), 2009より一部改変)

門医による被災住民の健康管理を含む傷病治療が，医療救護所や避難所への巡回診療により行われる．歯科保健医療支援の需要も，この段階で生ずるとされる．心のケアや，長期化する避難生活の各種ストレスに起因した災害関連疾病，生活不活発病の予防などもこのフェイズから重要となる．さらにフェイズ3は，復興期における，リハビリテーションとして長期的な心のケア，災害関連疾病の予防などの保健医療が中心となる．

(2) 大規模災害時に必要な歯科保健医療支援活動とは

　災害歯科保健医療支援活動は，災害発生直後における口腔顎顔面外傷への対応と，歯科救護所の設置もしくは避難所巡回による応急歯科診療，災害関連疾病の予防として口腔衛生，口腔機能の維持・向上を目的とした避難所，福祉避難所，社会福祉施設などへの巡回口腔ケア・口腔衛生(指導)啓発活動が行われる(図3)．さらに中長期的には，要介護・要援護高齢者，障害者に対する訪問口腔ケアや検診活動などの地域歯科保健活動が重要である．さらに人的被害規模により警察歯科医会活動としての身元確認活動(個人識別)が支援活動に併行して行われる(表4)．

(3) わが国における災害歯科保健医療支援活動

　わが国における大規模災害時の本格的な歯科保健医療支援活動としては，北海道南西沖地震(1993年)において応急歯科診療が行われ，即時義歯の製作需要が多く認められた．さらに阪神・淡路大震災(1995年)では，被災地の歯科医師会を中心に全国からボランティア歯科医師が応援に駆けつけ，避難所の巡回歯科診療が提供された．口腔ケアを中心とした災害時の歯科保健医療支援活動の本格的導入は，新潟県中越地震(2004年)がきっかけとなった．阪神・淡路大震災の検証により，震災関連疾病の予防が課題としてクローズアッ

災害歯科保健医療支援活動（図3）

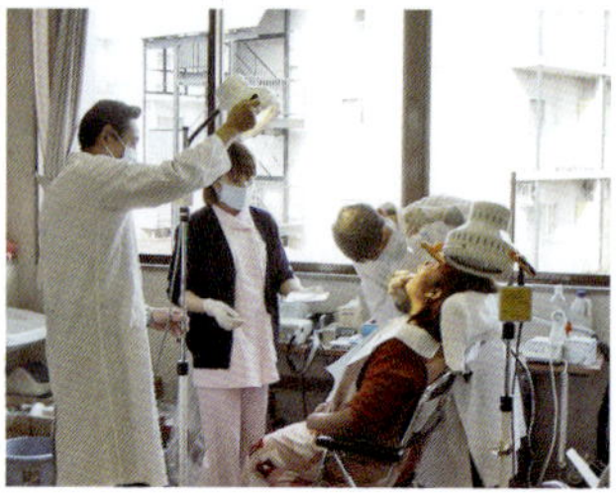

a：歯科医療救護所での応急歯科診療（中越地震2004）．

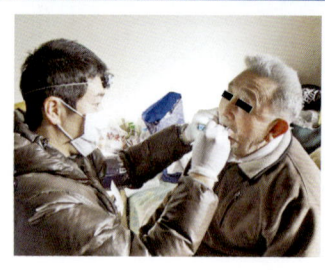

b：避難所での口腔ケア（東日本大震災2011）．

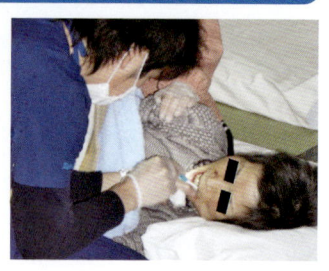

c：社会福祉施設での口腔ケア（東日本大震災2011）．

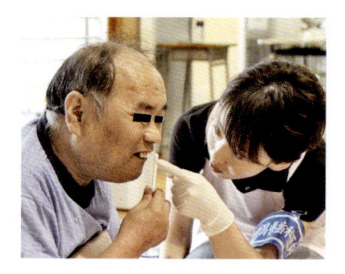

d：避難所での口腔ケア（中越沖地震2007）．

e：避難所での口腔ケア．義歯洗浄（中越沖地震2007）．

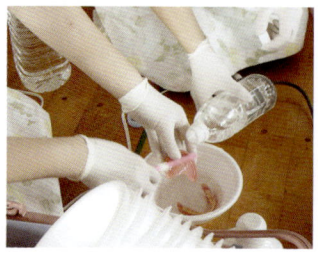

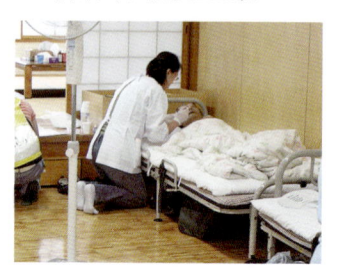

f：福祉避難所での口腔ケア（中越沖地震2007）．

プされ，肺炎が震災関連死の原因のトップを占めていたことから，被災高齢者への口腔ケアの励行が肺炎発症を減少しうるという提言を受けて開始された．中越地震の被災地では，応急歯科診療のほかに避難所の巡回口腔ケア，口腔ケア啓発活動をメインとして支援活動が展開された．そしてこれ以降，福岡県西方沖，石川県能登半島地震，新潟県中越沖地震などを経て，被災者への口腔ケア啓発活動がほぼ定着した．東日本大震災（2011年）においては，多くの震災犠牲者に対する歯科的身元確認活動に多くの歯科医師が全国より参加し，応急歯科診療，口腔ケアと並んで，災害時の歯科の役割として重要性が増している．

（4）被災地の歯科保健医療需要

被災地における歯科保健医療需要は災害の種類や規模，被災地域の状況によって異なる．とくに歯科診療所の被害状況，復旧までの期間は重要な因子で，復旧再開まで長期間を要する場合は歯科保健医療需要は増大する．歯科保健医療支援活動を行う場合には情報収集と歯科医療需要分析を早期に行い，分析結果に応じた支援体制の確立が重要である．震災被災地で発生する歯科保健医療需要（表5）は，急性期においては直接被害による顔面顎口腔領域の外傷，歯の外傷，義歯紛失，補綴物・充填物の破損・脱離や矯正装置の破損などが考えられるほか，歯科的災害関連疾病である避難生活のストレスや疲労から生ずる慢性歯科疾患の急性増悪，口腔粘膜疾患（口内炎，口腔カンジダ症，ウイルス性口内炎など）などが挙げられ，避難生活が長期化すると治療途中歯科疾患への対応や災害と関連しない歯科的疾患への対応が必要となる．さらに全身災害関連疾病である誤嚥性肺炎，呼吸器感染症，

表5　被災地における歯科保健医療需要

歯科保健医療需要の分類	歯科保健医療需要	
震災の直接被害に起因する歯科医療需要	顎顔面口腔領域の外傷，歯の外傷	
	義歯紛失・破損	
	補綴物・充填物・矯正装置の破損・脱離	
歯科的災害関連疾病（ストレス・疲労に誘発される疾患）	歯性感染症（慢性歯科疾患の急性増悪）	歯周炎・歯根膜炎
		歯髄炎
		顎炎・蜂窩織炎
	口腔粘膜疾患	口内炎
		口腔カンジタ症
		ウイルス性口内炎
治療途中歯科疾患への対応	抜糸	
	暫間被覆冠・仮封材の破損・脱離	
	その他	
災害にかかわらない歯科医療需要	う蝕	
	義歯不適合	
	その他	
災害関連疾病の予防	誤嚥性肺炎　呼吸器感染症	口腔ケア
	生活不活発病（廃用症候群）	口腔機能向上訓練

（田中彰：日本歯科医師会雑誌 62(4)，2009より一部改変）

生活不活発病の予防のために口腔ケアや口腔機能向上訓練などが重要となる．

　避難生活が生体にもたらすストレスや環境変化は，心的外傷後ストレス障害 PTSD (Post-traumatic Stress Disorder)をはじめとする精神，心理的障害をもたらし，睡眠障害，喪失感，抑うつ状態を惹起させる．さらに交感神経，視床下部，下垂体，副腎系を活性化，亢進させ，種々のサイトカインを産生し，さまざまな生体反応をもたらすことになる．そして，免疫機能の低下による感染症や心血管系疾患の発症，増悪をきたすことが知られている．また，高齢者や要介護・援護者では，生活不活発病（廃用症候群）が発症し，東日本大震災においても被災高齢者の ADL の低下や要介護申請の増加が社会問題となっている．このため，復興期においても，中長期的に仮設住宅や社会福祉施設における高齢者や要介護・援護者に対する訪問歯科診療，口腔ケアを中心とした歯科保健医療需要が継続する．

(5) そのとき，歯科医師として

　地域における歯科医療は，一次医療が中心であり，地域住民にとって，生活に密着した一番身近な医療といえるであろう．近年，口腔ケアの重要性が高まり，地域住民の健康増進における口腔保健の重要性が増している．そして地域歯科保健医療が果たす役割は大きく，歯科医師にとって重要な責務となっている．大規模災害時には，被災地内の歯科医師も被災者であり，自らと家族の安全を図ることがもっとも重要であるが，一方で歯科医師の社会的責務として，歯科保健医療支援活動への積極的な参加が望まれる．

＜参考文献＞
1）田中　彰．大規模災害時における歯科保健医療支援活動．日歯医師会誌 62：6‒18, 2009.

2．歯科訪問診療

1）検査・診断

　わが国では"8020運動"の推進などにより多数の残存歯を有する高齢者が増加している．保存科・歯周科・補綴科・口腔外科など他科との連携が必要な複雑な治療を必要とする頻度が高まっている．また，後期高齢者の増加とともに，全身管理が必要な疾患を持つ患者が多くなり，ハイリスク化していることを念頭に置かなくてはならない．ここでは臨床的な事項を示し，歯科訪問診療について解説する（図4）．

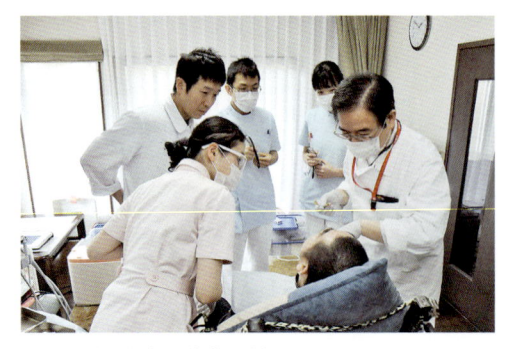

図4　歯科訪問診療の様子．

（1）歯科訪問診療を始めるにあたって

　歯科訪問診療の対象者は，常時寝たきりの状態であって在宅などで療養を行っている疾病，傷病のために通院困難な患者である．患者は全身状態の悪化や認知症などにより的確な検査が困難な場合があるため，家族をはじめとする介護者からの情報が非常に重要である．したがって，患者と同様に，家族や介護スタッフとの信頼関係を築くことが必須である．ただし，要介護度が高くても意思の疎通が可能な患者もおり，患者を一個人として尊重し，診療に臨むべきである．また，治療範囲の制限があるため，必要に応じて高次医療機関と連携が取れる体制を確保し，緊急時や入院下での処置についても十分に検討しなければならない．当然のことであるが，医療保険・介護保険を理解しておく必要がある．また，ADLの状況，障害高齢者の日常生活自立度（寝たきり度）判定基準，認知症高齢者の日常生活自立度判定基準，口腔清掃の自立度判定基準（BDR指標；brushing, denture wearing, mouth rinsing）などは介護に携わる医療従事者間における共通言語であるため理解しておく必要がある（表6〜8）．

（2）検査・診断

①歯科訪問診療の申し込み
- 申し込み相談者（患者家族・医療，介護関連職員）から，できる限り情報を収集することが重要である．筆者らは，漏れのないよう，表の項目をチェックリストにして情報を収集している．このチェックリストは，患者の主訴，全身状態，環境，ケアスケジュールなどを把握できるため患者状況を事前にイメージしやすく，初回訪問時の器具器材の準備にも役立つ（図5）．

表6　ADL（Activities of Daily Living）の状況

1．移動	a：時間がかかっても，介助なしに一人で歩く b：手を貸してもらうなど，一部介助を要する c：全面的に介助を要する
2．食事	a：やや時間がかかっても，介助なしに食事する b：おかずを刻んでもらうなど，一部介助を要する c：全面的に介助を要する
3．排泄	a：やや時間がかかっても，介助なしに一人で行える b：便器に座らせてもらうなど，一部介助を要する c：全面的に介助を要する
4．入浴	a：やや時間がかかっても，介助なしに一人で行える b：体を洗ってもらうなど，一部介助を要する c：全面的に介助を要する
5．着替え	a：やや時間はかかっても，介助なしに一人で行える b：そでを通してもらうなど，一部介助を要する c：全面的に介助を要する
6．整容 （身だしなみ）	a：やや時間がかかっても，介助なしに自由に行える b：タオルで顔を拭いてもらうなど，一部介助を要する c：全面的に介助を要する
7．意思疎通	a：完全に通ずる b：ある程度通ずる c：ほとんど通じない

＊判定にあたっては，補装具や自助具などの器具を使用した状態であっても差し支えない．

（資料：厚生省「平成3年11月18日老健第102-2号」）

表7　障害高齢者の日常生活自立度（寝たきり度）判定基準

生活自立	ランクJ	なんらかの障害などを有するが，日常生活はほぼ自立しており，独力で外出する 　1．交通機関などを利用して外出する 　2．隣近所へなら外出する
準寝たきり	ランクA	屋内での生活はおおむね自立しているが，介助なしには外出しない 　1．介助により外出し，日中はほとんどベッドから離れて生活する 　2．外出の頻度が少なく，日中は寝たり起きたりの生活をしている
寝たきり	ランクB	屋内での生活はなんらかの介助を要し，日中もベッド上での生活が主体であるが，座位を保つ 　1．車椅子に移乗し，排泄はベッドから離れて行う 　2．介助により車椅子に移乗する
	ランクC	1日中ベッド上ですごし，排泄，食事，着替えにおいて介助を要する 　1．自力で寝返りをうつ 　2．自力では寝返りもうたない
期間		ランクA，B，Cに該当するものについては，いつからその状態に至ったのか 　　　年　　　月頃より（継続期間　　　年　　　カ月）

＊判定にあたっては，補装具や自助具などの器具を使用した状態であっても差し支えない．

（資料：厚生省「平成3年11月18日老健第102-2号」）

表8 認知症高齢者の日常生活自立度判定基準

I	なんらかの認知症を有するが，日常生活は家庭内および社会的にほぼ自立している
II	日常生活に支障をきたすような症状・行動や意思疎通の困難さが多少みられても，だれかが注意していれば自立できる
IIa	家庭外で上記IIの状態がみられる
IIb	家庭内で上記IIの状態がみられる
III	日常生活に支障をきたすような症状・行動や意思疎通の困難さがときどきみられ，介護を必要とする
IIIa	日中を中心として上記IIIがみられる
IIIb	夜間を中心として上記IIIがみられる
IV	日常生活に支障をきたすような症状・行動や意思疎通の困難さが頻繁にみられ，つねに介護を必要とする
M	著しい精神症状や問題行動あるいは重篤な身体疾患がみられ，専門医療を必要とする

（資料：厚労省〈平成18年4月3日老発第0403003号『「痴呆性老人の日常生活自立度判定基準」の活用について』の一部改訂について〉を改訂）

歯科訪問診療申込受付票　　受付日　　年　月　日

ふりがな
患者氏名　　　　　　　　　　　性別　男・女
住　所
電話番号
生年月日　　明・大・昭・平　　年　月　日（　歳）
申し込み相談者　本人・家族（続柄　　）・その他
相談者電話番号
全身状態　□脳血管障害 □心疾患 □不整脈 □ぜんそく □高血圧症
　　　　　□糖尿病 □認知症 □その他（　　　　　　）
　　　　　＊感染症　　なし・あり（　　　　　　）
　　　　　＊常用薬　　なし・あり（何種類？　　　種類）
介護保険　なし・あり（要支援　　度・要介護　　度）
入院による治療　可能・不可能
希望日　　月・火・水・木・金
希望時間　特になし・あり（　　　　　　）
申込理由　入れ歯について　なし・あり（上顎：FD / PD　下顎：FD / PD）
　　　　　　　　　　　　　□常時使用 □食事の時のみ □使用せず
　　　　　□入れ歯が合わない　（上顎：FD / PD　下顎：FD / PD）
　　　　　□入れ歯を作りたい　（上顎・下顎）
　　　　　□入れ歯がこわれた　（上顎・下顎）
　　　　　□歯がとれた　　　　（自分の歯・入れ歯）
　　　　　歯周病について
　　　　　□歯がぐらぐらする　　8 7 6 5 4 3 2 1 | 1 2 3 4 5 6 7 8
　　　　　□歯が痛い　　　　　　8 7 6 5 4 3 2 1 | 1 2 3 4 5 6 7 8
　　　　　□歯ぐきが痛い
　　　　　□歯ぐきから血が出る
　　　　　□口の中の腫れ
　　　　　□口臭
　　　　　□歯磨き指導希望
　　　　　□その他（　　　　　　　　　　　　）
駐車可能場所　〔　　　　　　　　　　　　　　〕

図5　歯科訪問診療申込受付票．

②初回時に把握すべき事項
- 医療面接・検査・診断時には，医療安全の立場から，必ず家族・医療，介護関連職員の同席を依頼する．まず，チェックリストに従って，記載内容について確認してから，必要事項を聴取し，さらに患者の社会資源・関連職種について把握する．主訴を中心として口腔内・外の通常の検査を行う．専門的検査に関しては，保存・歯周・補綴・口腔外科など各ページを参照されたい．
- 通常の診察に加えてさらに，開閉口が可能か，含嗽が可能か，唾液量はどうかなどの評価を行う．
- 食事状況の把握と咀嚼機能の評価により，摂食・嚥下機能を評価することは必須である．その際，嚥下機能のスクリーニング検査である，水飲みテスト，反復唾液嚥下テスト（Repetitive Saliva Swallowing Test：RSST）などを応用すると診断に有効である．
- 緊急な処置(義歯修理，炎症，外傷，顎関節脱臼)が必要な場合は，全身状態を考慮して対応する．

③検査時の注意事項
- 高齢者の全身状態は変動しやすいため，必ず治療前，治療中，治療後のバイタルサインを確認し，処置中の顔貌の変化も見逃さないように細心の注意をはらう必要がある．また，高齢者特有の心理面・精神面についても配慮する．
- 高齢者の口腔の特徴としては，髄腔が狭窄している・根面う蝕が多い・歯周疾患罹患歯が多い・粘膜疾患が多い・残根が多い・臨床的歯冠／歯根比が大きい歯が多い・咬耗歯が多い・咬合関係の不良・顎関節の加齢変化・唾液分泌量の低下などがある．
- 一般に診療は30分～1時間程度，1週間に1回程度が望ましいとされている．患者はベッド上か車椅子かに移乗しているか，そしてどのような診療体位がとれ，どれくらいの時間その姿勢を維持できるのかを評価し，患者が安楽で誤飲誤嚥が防止できる最良の姿勢を決定する．
- 患者が療養している部屋の間取りを確認してから，すなわちベッドの位置，コンセントの位置，水道が使用可能か，部屋の明かりの状態，器具・器材の配置をどうするかなど，種々の状況を把握してから，部屋のどこで治療を行うかを決定する．その際，歯科医師・歯科衛生士はどの位置で診療，診療補助にあたるのか，どのような姿勢がとれるかなどをイメージする（図6）．
- 歯科訪問診療では，患者の主訴と，家族や介護者の希望とのすり合わせも考慮し，治療計画を決定していく場合も多く，診

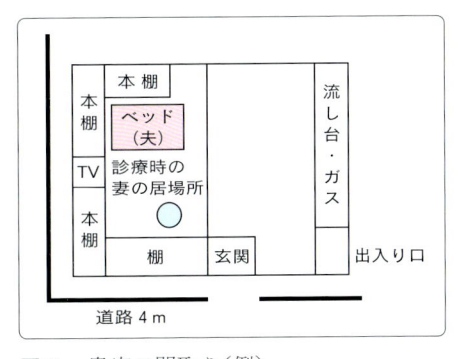

図6 患家の間取り(例)．

療室での歯科診療に増してさまざまな情報の収集が不可欠となる．インシデント・アクシデント防止のためにも，治療内容の説明・治療の記録として，前述のように漏れのないカルテ記載が必要である．それには，クリニカルパスの要素も兼ねるよう，カルテもチェックリストを応用すると安全かつ効率的である．
・ポータブルエックス線装置を使用することで，より正確な検査・診断が可能となり，在宅での治療が可能か，入院下での処置が必要かの判断がより明確になり非常に有効である．
・通常，訪問宅では玄関から患者が療養している部屋を行動範囲として心がけるべきである．

2）治療計画

(1) 治療計画の立案

検査・診断の項でも記載したように，歯科訪問診療では，主訴，患者家族の希望，車椅子に座れるか，誤飲・誤嚥が防止できる最良の姿勢での治療など，患者の安心・安全は，歯科医師・歯科衛生士の安心・安全につながる．図7で示すように，患者，歯科医師・歯科衛生士，環境の事柄について考慮・検討し，三位一体の治療計画を立案する．

在宅での歯科診療が困難であれば，入院下での処置を視野に入れる必要もある．高齢者の健康状態は変動しやすいため，治療計画は患者の状態に合わせて，臨機応変に修正を加えていく．

治療計画立案後，管理計画書を作成し患者または家族に治療内容について十分に説明して同意を得る．

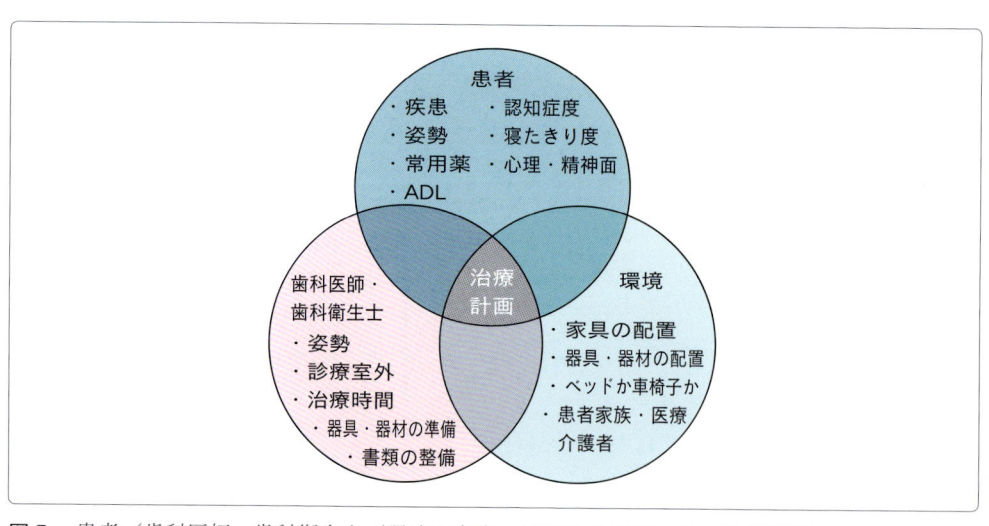

図7 患者／歯科医師・歯科衛生士／環境を考慮・検討した三位一体の治療計画．

(2) エンドポイントの決定

　筆者らは，在宅で行う治療は歯科用ユニットで行う治療に劣ってはならないと考える．しかし，患者の全身状態などにより，理想的なレベルの治療を行うことが困難で，治療の限界が存在する場合もある．理想的な治療が難しい場合でも，より快適に生活できるように可及的に形態・機能を回復させる必要がある．その際には，口腔の衛生管理の容易さ，予測される将来の変化に対応する柔軟性を考慮して，患者一人ひとりに最適な治療のエンドポイントを決定するべきである．

3）器材準備

　歯科訪問診療を始める際，どのような器具器材を準備するのか悩むことは多い．ここでは器材準備の考え方，器材の選択そして安全に診療するための器材について述べる．

(1) 器材準備の考え方

　歯科訪問診療では，持ち込む器材は必要最小限にすべきである．また，器材・材料が多ければその管理が複雑となり，使用頻度の低い材料の劣化も問題となる．少ない器材でスムーズな処置を行うためには，まず「予定処置中心の診療体制」を作ることが大切である．現場で綿密な治療計画を立てれば「予定外の処置」に遭遇する機会を減らすこともできる．

(2) 器材の選択

　近年の歯科訪問診療の需要増加に伴い，各メーカーはさまざまな歯科往診用器材を販売している．しかし，現場では「複雑」「不十分」「うるさい」「滅菌消毒ができない」など，イメージどおりではないものもある．どの器材にも一長一短があるため，購入前には十分に試用することをお勧めする．

　診療でもっとも重要なことは安全性である．器具自体の安全性は当然ながら，使い慣れた器材を用いて短時間で診療を終了し，患者負担を軽減することも合併症の防止につながる．そのため，過度な器材の簡素化が診療時間の延長につながることは避けなければならない．少し器材が増えても，スムーズな診療が行えるような環境を整えることが重要である．

(3) 安全に歯科訪問診療を行うための器材

　ここでは筆者らが臨床で使用している器材を紹介する．

①基本セット
- 往診先では小さなテーブルやベッドサイドにさまざまな器材を並べることが多い．当科では，蓋付きのバットに基本セットを組み，広げて利用している（図8）．診療終了後はバットに使用済み器材を入れて持ち帰ることができる．

②バイタルチェック
- 外科処置のみならず，処置前には血圧，脈拍，SpO_2などのバイタルサインのチェックを行い，診療録に記録する．生体モニタは持続的な監視が行えるが，小型の器材を組み合わせてもモニタリングは可能である（図9，10）．

③ライティング（照明）
- 口腔内に十分な照明がなければ，診療がやりにくいばかりか，材料の口腔内残留による誤飲・誤嚥などの事故にもつながる．筆者は両手で診療ができるように，ヘッドライトを用いている．ヘッドライトは各種メーカーから歯科用の物が販売されているが，登山用のライトを流用している事例も多い．また，照明付きのバイトブロックなども便利である（図11，12）．

④歯科訪問診療用ポータブルユニット
- 各メーカーからさまざまなタイプが発売されているが，往診先で注意すべきことは，切削やスケーリング時の注水である．歯科訪問診療の対象となる患者の多くは，誤飲・誤嚥のリスクを抱えている．ユニットを購入される際は，バキュームの吸引能力が十分であるものをお勧めする．また，注水処置の際は，患者の頭位や注水量を十分に考慮しなければならない．

⑤薬剤について
- 以前までは，根管治療時の洗浄剤として次亜塩素酸ナトリウムと過酸化水素水を用いた交互洗浄を行っていたが，現在は生理食塩液で洗浄している．反射の低下している

歯科訪問診療で使用する器材（図8～13）

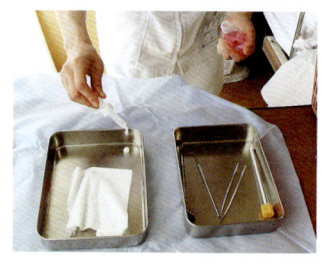

図8　基本セット．

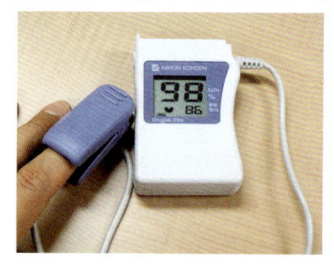

図9，10　モニタリング機器．

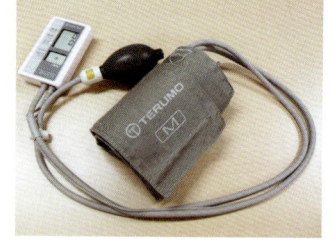

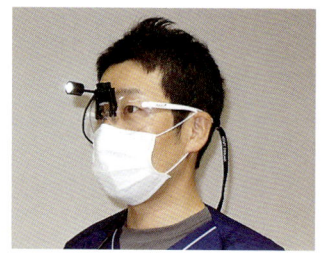

図11　ヘッドライト．

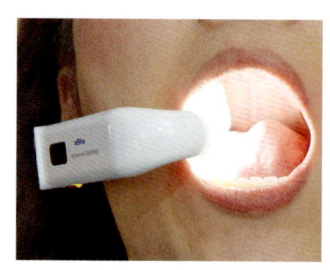

図12　照明付きのバイトブロック．

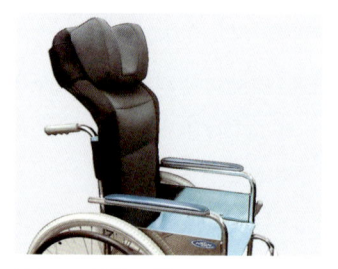

図13　車椅子用ヘッドレスト．

高齢者の口腔内で用いる薬剤は，より安全性の高い物を選び，ラバーダム，ガーゼまたはサクションを併用し誤飲・誤嚥に配慮する．

⑥車椅子について
- 往診では診療のポジショニングが厳しいために，治療に苦慮することが多い．頭部の保持がない椅子，とくに車椅子患者の診療は難渋する．その際，リクライニング機能付き車椅子，介護用ベッドの調整機能，また車椅子に取り付け可能なヘッドレストを利用するとよい（図13）．頭位が保持されると，患者の疲労が少なく，視野も改善される．また，施設によっては理髪室を持っているところもあるので，そのような設備を借用するのもよい．

⑦医療ゴミ
- 通常，診療室で発生するゴミは感染性廃棄物であることが多いため，専門の業者に処理を委託しなければならない．居宅で療養している場合，医療廃棄物に類似した紙おむつなどを含む廃棄物が発生するが，これは一般廃棄物である．廃棄物の処理は発生者にその処理義務があるので，歯科訪問診療の廃棄物は持ち帰ることが原則である．したがって，訪問先の家族または施設から「こちらで処理する」旨の申し出があっても，必ず持ち帰る．

4）口腔ケア

(1) 口腔ケアの定義
狭義には，口腔衛生管理を主体とする口腔清掃と義歯の清掃などをいうが，最近では，摂食，咀嚼，嚥下，構音，審美性・顔貌の回復，唾液分泌機能，除石，義歯の調整・修理，簡単な治療などを含む口腔疾患の予防・機能回復，健康の保持・増進を図るための手段として広義にとらえられている．

(2) 口腔ケアの効果
口腔感染症の予防，口腔機能の維持・回復，全身感染症の予防，全身の健康の維持・回復，コミュニケーション機能の回復などによるADLの改善・QOLの向上，それによる介護負担の軽減が期待できる（図14）．

(3) 口腔ケアの分類
日常的口腔ケアと専門的口腔ケアに分けられる（図15）．日常的口腔ケアは，本人の実施するセルフケアや家族，介護職が日常実施する口腔ケアであり，専門的口腔ケア（POHC：Professional Oral Health Care）は歯科医師，歯科衛生士などが歯科医学的管理のもとに，ケアプランを立案し，口腔保健指導，専門的口腔清掃，口腔機能の維持・回復などを実施し

図14 口腔ケアの効果.

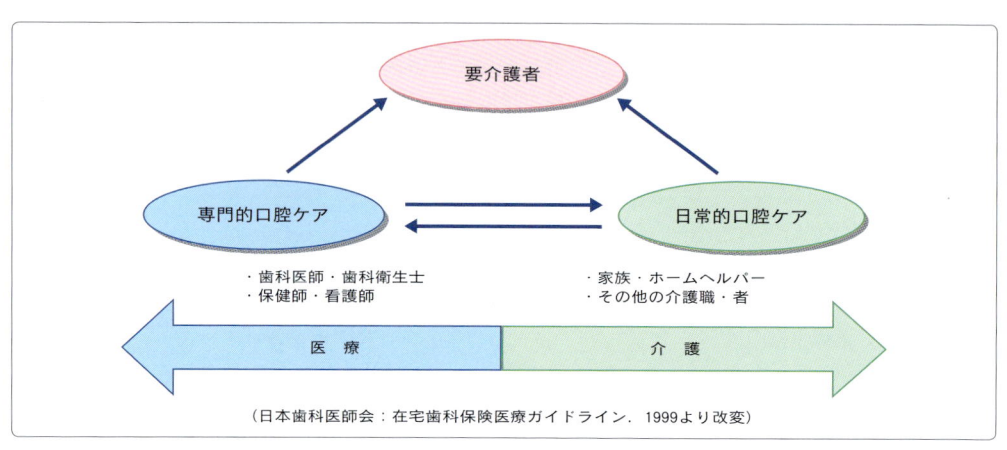

図15 口腔ケア定着のための協力体制.

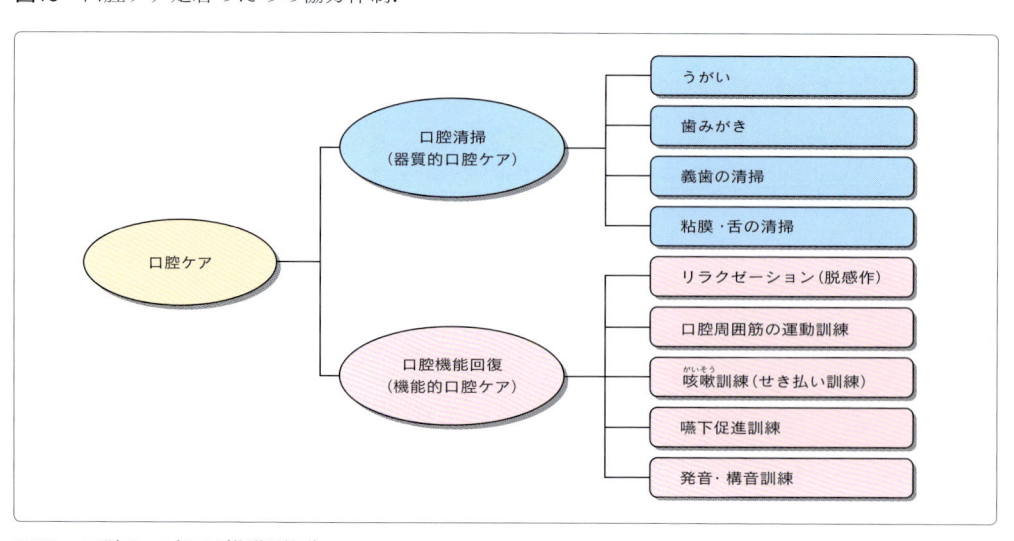

図16 口腔ケア（8020推進財団）.

ていく．日常的口腔ケアと専門的口腔ケアを，チームアプローチとしてケアマネジメントに位置付けていくことが口腔ケアの継続につながる．

さらに，専門的口腔ケアは主に口腔清掃を目的とする器質的口腔ケアと口腔機能維持・回復を目的とする機能的口腔ケアに分けられる(図16)．

(4) 要介護者への口腔ケア

口腔ケアを実施する前に，対象者の既往歴やこれまでの口腔ケアの状況，口腔ケアに対する抵抗，食事や嚥下の状態，介護状況などを把握するとともに，対象者にこれから「何を行うのか」をわかりやすく説明し，お互いのコミュニケーションを図る必要がある．

要介護高齢者では嚥下機能が低下していることが多く，誤嚥防止のためにできるだけ上体を起こした体位(脳血管障害後遺症で嚥下障害がある場合で30度程度)をとり，枕などで頭部を前屈させる姿勢を確保する．片麻痺があり側臥位をとる場合には健側が下方になるような体位とする．車椅子上で行う場合もベッド上と同様に頭部がやや前屈状態となるように調整し，頸部伸展とならように，効率良く短時間でケアを終了するようにする(図17)．

認知症で口腔ケアに拒否のある場合には，強制的に行おうとすれば，恐怖感や嫌悪感を抱き，その後のケアを難しくしてしまうので，実際に口腔ケアの後の爽快感を体験してもらい，少しずつ行うことが効果的である．口腔ケアが1回や2回うまくできなくても，生命の危険があるわけではないくらいの気持ちで，担当者自身や介護者が余裕を持つことが大切である．拒否されたときは無理に行おうとせず，時間をおいて対象者のペースに合わせて再度試みることを考える．

口腔ケアの体位(図17)

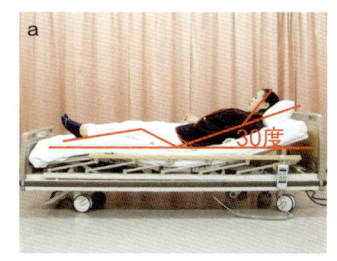

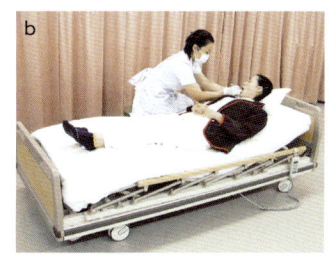

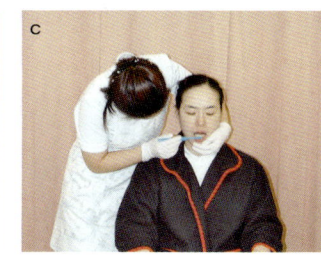

図17 a：枕などで頭部を前屈し誤嚥を防止する．b：片麻痺のある場合は，顔を健側に向け，誤嚥を防止する．c：座位で背部からの場合は，頭部を腕と腋で抱え込むようにする．

＜参考文献＞

1) 宮崎秀夫，八重垣健(編)．口臭ケア―要介護者の快適な生活のために．東京：医歯薬出版，2003；62-79．
2) 在宅歯科保健医療ガイドライン作成委員会(編)．在宅歯科保健医療ガイドライン．東京：日本歯科医師会，2001；77-85．
3) 植松　宏，稲葉　繁，渡部　誠(編)．高齢者歯科ガイドブック．東京：医歯薬出版，2007；352-375．

3．医療連携・チーム医療

1）地域医療支援病院

（1）地域医療支援病院とは

　地域医療支援病院とは，平成10年(1998年)の医療法第三次改正で，地域医療圏における病院，診療所の後方支援を担当する病院として，医療機関機能区分の一環として制度化された．具体的には，病院と診療所間の連携と医療機関相互の役割分担を図ることを目的に，紹介患者に対する連携医療，高度高額医療機器や施設の共同利用，地域医療従事者の研修などにより，かかりつけ医師・歯科医師を支援する機能を備えた病院で，都道府県知事が個別に承認する．

　平成23年(2011年)末の時点で340施設が承認されている．当初すべての二次医療圏内に整備されることを目標とされたが，現在でも約半数の二次医療圏において，地域医療支援病院が整備されておらず，複数の病院が存在する医療圏もあるなど，地域による偏在が指摘されている．

　地域医療支援病院においては，医療連携室が設置され，そこを基盤として地域医療連携を支援しており，患者紹介や病状対診などの病診連携，各種研修事業やCT，MRIなどの検査依頼などにおける相談窓口として機能している．かかりつけ歯科医師においても，地域医療の一環として，これらの機能を積極的に活用し，安心・安全な歯科医療と患者の利便性向上を図ることが肝要である．

（2）地域歯科診療支援病院とは

　平成18年度(2006年)診療報酬改定で，地域歯科診療支援病院初診料が新設され，同年には全国で176施設が，地域歯科診療支援病院として登録され，平成22年度には390施設に達している．その届け出に際しては，病院内の歯科・歯科口腔外科において，当該地域の歯科保険医療機関との連携体制や訪問歯科診療，障害者歯科診療等における診療体制や後方支援体制が確保されていること，紹介率が30％以上，もしくは20％以上で悪性腫瘍，骨折，顎骨形成術などの特定の手術件数を年間30件以上有するなどの施設基準(表9)が設けられている．

　また，平成20年度診療報酬改定で地域歯科医療支援病院入院加算が新設され，地域において歯科訪問診療を行っている診療所との連携医療が強化された．重度障害を有し，全身状態が不良な患者の歯科治療を，入院下において全身管理や行動調整を図りながら治療することが求められている．

表9　地域歯科診療支援病院　施設基準（平成22年度改正）

[施設基準]
(1) 常勤の歯科医師が2名以上配置
(2) 看護師及び准看護師（以下「看護職員」という）が2名以上配置
(3) 歯科衛生士が1名以上配置
(4) 次の各号のいずれかに該当すること．
　　イ．歯科医療を担当する病院である保険医療機関における当該歯科医療についての紹介率が100分の30以上
　　ロ．歯科医療を担当する病院である保険医療機関における当該歯科医療についての紹介率が100分の20以上であって，別に掲げる手術の1年間の実施件数の総数が30件以上
　　ハ．別の保険医療機関において，基本診療料に係る障害者加算を算定している患者及び歯科訪問診療料を算定している患者について，当該保険医療機関から文書により診療情報の提供を受け，求めに応じて受け入れ，歯科医療を担当する病院である保険医療機関の外来診療部門において歯科医療を行った患者数が月平均5人以上
　　ニ．歯科医療を担当する病院である保険医療機関において，基本診療料に係る障害者加算を算定している月平均患者数が30人以上
(5) 当該地域において，歯科医療を担当する別の保険医療機関との連携体制が確保されていること．

2）病院歯科との医療連携

（1）歯科開業医の立場を理解する

　筆者は大学病院勤務の後，病院歯科に20年以上勤務し，地域の開業医では対応の難しい患者を受ける立場にあった．卒業後，幾度も開業を考えたが，医療の最前線ですべての診療と経営とを一人でこなす自信が持てず，つねに同僚が複数いる職場を転々としてきた．同僚がいる環境はいつでも助言を受けられ，非常に心強い．この心強さを地域の開業医に還元しようとの姿勢で来た結果，困ったときには筆者を思い出してもらえる，開業医の「駆け込み寺」的存在になれた[1,2]．この経験を通して，病院歯科の連携促進についての注意点を述べたい．

　本書をお読みの方々の中には，母校の歯学部の世界しか知らない方々も少なくないと思う．歯学部を卒業する学生の約95%はいずれは開業するか開業医のもとに勤務する．大学という大組織に護られた環境から，医療の最前線へと立場は激変する．病院歯科（歯科大学病院を含む）に所属する人間は，開業した場合の自分が，紹介してよかったと思えるような存在にならねばならない．歯科での病診連携を発展させるには，開業医の立場を十分に理解することが肝要である．

　大学の口腔外科で永く研鑽を積み，埋伏智歯を手際よく短時間で抜けるようになった人間が開業したとする．開業してしばらくは難抜歯を熱心に行うが，数年経つと近くの病院や母校の口腔外科に依頼するようになってしまうことが少なくないという．その理由がわかるだろうか？

歯科に素人である患者は，治療の巧拙を結果でのみ判断する．埋伏智歯を手際よく抜いても，術後にはある程度の腫脹や開口障害が生ずるのは避けられない．院長の経歴など知らない患者は，時間がかかり，抜歯後も腫脹して非常に苦痛だったと評価する．このような患者の視点がわかり始めると，難抜歯を行う時間を付加価値が高くリスクの小さな治療にあて，難抜歯は他の医療機関に紹介することになる．紹介先で力量がはるかに劣る人間が担当し，抜歯に時間を要しても，設備の整った大きな病院でやってもらってよかったと患者は納得する．難しい抜歯を病院歯科に紹介してもらえたのはよい判断だったと紹介元の評価までが上がる．

　病診連携で患者をやりとりする場合，患者を受ける立場の病院歯科は，紹介元と患者双方の期待どおりの医療を提供できて当たり前である．開業医の多くは医療の最前線に一人で携わっている．病院歯科と違い，トラブルが起こっても病院組織が護ってはくれない．治療中に患者の容態が急変するなどのトラブルは極力回避したい立場にある．一方で経済的に独立しており，臨床から経営までのすべてを行っているとの自負心があり，地域医療に貢献しているとの誇りも高い．

（2）病院歯科が心がけるべきこと

　病院歯科のとるべき態度として肝要なのは，対応困難な紹介患者を「診てやる」という立場をとらないことである．病診お互いが診るべき患者をみ，共存共栄を目指す病診連携を厚労省も推進している．経営上の細かい問題に力を注ぐ必要がなく，同僚もいて精神的にも余裕のある立場は，診療所から紹介されるさまざまな症例に適切に対応することで，自身の評判を上げると理解されたい．

　紹介患者を受けたら間を置かず，患者を受けた旨の報告を行う．その時点での診断や治療方針が添えられればよりよい報告書となる．込み入った症例の場合は電話での報告でもよい．治療が長期にわたる場合は中間報告もするべきであり，治療終了時には治療経過を詳しく報告する．これらの一連のやりとりは，紹介した診療所にとって知識，技術の向上にもなり，ひいては地域歯科医療水準の向上にまで貢献することになる．

　依頼された治療が終わったら，必ず紹介元に患者を返す．患者の中には紹介元の治療に不満で，病院での治療を希望することも少なくない．このような場合でも紹介元の立場を極力尊重したい．依頼された治療内容と自身の治療方針が異なる場合でも（たとえば，抜歯を依頼されても保存できそうな場合），必ず先方に声をかけ，患者に理解・納得させたうえでの治療方針変更としたい．患者は治療に素人である．外観的に大きく，設備の整っている病院の人間が説明するのと，地域の診療所の説明とでは響きが違う場合が少なくなく，診療所の立場には十分に配慮せねばならない．

　依頼された治療終了後，他の部位の治療も頼まれることが稀ではない．悪い気持ちはしないが，この場合も必ず紹介元の了解のうえで円満に行うべきである．

また，紹介元での治療内容の批判はせぬよう注意したい．治療内容に関して不用意に発言したことが原因で，永らく地域の歯科医師会の信頼を失った病院歯科を仄聞したことがある．永年にわたって築き上げたよい評判も，不用意なひと言で瞬時に崩れ去ることを忘れてはならない．

　一方で診療所の側には，患者との関係が微妙になった症例を簡単な紹介状だけで送ることのないよう求めたい．事前に詳しい情報交換がなかったため，自身の立場をさらに悪くして訴訟にまで至ってしまった紹介元も稀ではない．

　医科と比べて診療単価が低く苦戦中の病院歯科であるが，急患には極力即応したい．忙しい合間を縫い，急を要する患者に適切な治療ができれば，患者は喜び，地域の歯科医からの信頼は深まる．そのうえ，自身の腕と胆力と判断力の向上も期待できる．力量も顔もわからない紹介先に大切な患者を依頼する紹介元は不安である．以上述べてきた事柄を心がけることで，「お互いの顔の見える連携」，良好な病診連携が醸成されると確信する．

3）地域医療連携クリティカルパスと歯科医療機関

　近年，他院，他科そして地域の歯科診療所と緊密な連携が必要な患者が増加している．たとえばビスフォスフォネート製剤投与患者については，医科からの投与前口腔疾患精査の依頼が増加している．歯科診療所からは抜歯や抜歯後治癒不全の治療の依頼が来る．抗血栓治療薬の投与患者については，最近では休薬しないことが主流になっているため，抜歯の依頼が増加している．その他の疾患患者についても歯科治療の依頼や口腔内スクリーニングの依頼が増加している．これらの治療の際には，既往疾患に関する診療情報の収集とその情報を理解するための医療知識が必要である．

　複数の医療機関の関わりを医療連携というが，医療制度改革の中でも地域医療連携は一貫して推進されてきた．しかしながら，医療連携の考え方そのものは医療制度の変遷に合わせて変化してきた．第一期は2000年から2005年くらいまでの期間で，かかりつけ医から病院への患者紹介が推進された．治療が難しい患者を抱え込まないで，適切な治療を受けることができるように病院へ紹介することが推進された．これを前方連携という．それにより病院に多くの患者が受診するようになったが，患者は本来主治医が変わることを嫌がるものであり，また社会的な要因もあり，一度入院すると退院を希望しない患者や家族をしばしば見かけるようになった．そのうち新規患者の入院治療さえも困難になる状況が生じてきた．そこで2006年から2008年頃の第二期では，病院から退院後のリハビリ・療養・日常管理を行う医療機関との連携が推進された．これを後方連携という．そして，2008年からの第三期では，地域全体を包括する連携，すなわちもっと幅広い医療・介護・在宅の連携が推進されるようになった．

　地域全体を包括する連携では，診療所⇔急性期病院⇔回復期病院⇔維持期病院・介護

施設・かかりつけ医というように，複数の医療機関を患者は移動することになる．これを，効率良く，安全に，切れ目なく実施するためには，患者情報の伝達を正確で効率良く実施しなければならない．また，主治医の変更に対する患者の不安を解消するために，良好な連携が保たれていることを説明する必要がある．そこで地域連携クリティカルパスという道具が開発された．現在，患者の退院を積極的に促し，在院期間を短縮するために，地域連携クリティカルパスを用いた医療連携が政策的に推進されている．このことは診療報酬で高い点数を設定されていることからもわかる．

診療報酬点数上では，地域連携パスには地域連携診療計画管理料をいう名称が与えられた．地域連携診療計画管理料(900)は急性病院から回復期病院への紹介を評価するものである．紹介された回復期病院から急性病院へは診療状況の報告が必要で，これは地域連携診療計画退院時指導料1(600)という項目で評価されている．まず平成18年に大腿骨骨折治療における連携に対して，上記の点数が設定された．平成20年には対象疾患として脳卒中が加わった．さらに平成22年からは，回復期病院から診療所への紹介を評価する地域連携診療計画退院計画加算(100)や，紹介を受けた診療所などが算定する地域連携診療計画退院時指導料2(300)という項目が新設された．また，がんも対象となり，がん治療を行う病院(がん診療連携拠点病院＝計画策定病院)が算定するがん治療連携計画策定料1，2(750)と，術後の経過観察を共同して行う医療機関(連携医療機関)が算定するがん治療連携指導料(300)が設定された．これ以外には，糖尿病や心筋梗塞なども地域連携クリティカルパスを用いた医療機関の連携が検討されている．

地域連携クリティカルパスの対象となる患者は，大腿骨骨折患者，脳卒中患者，がん患者，糖尿病患者などの，いわゆる有病者である．これらの患者も当然，歯科治療を受ける機会がある．地域連携パス患者の歯科治療・口腔ケアを行うこととはすなわち，有病者の歯科治療・口腔ケアを行うことである．これらの患者は，急性期病院やがん治療拠点病院の一次治療が終わると，退院して，自宅に戻るか，あるいは施設に入所する．入院中に口腔ケアの重要性を聞かされてきた人は，歯科治療を希望して歯科医療機関を受診するか，歯科訪問診療の依頼をする．しかし，有病者歯科治療はリスクが高く，また他科からの情報提供書を見ても理解しにくいことが多く(とくに直筆で読みづらいときは)，歯科治療を躊躇するのが正直なところである．また，訪問診療に十分に時間を取れない診療所もあろう．しかし，この状況をこのまま放置すると，十分な歯科医療を受けることができない歯科難民が増加してしまう可能性がある．

地域連携クリティカルパス対象患者の口腔ケア連携体制を整備する意義とは，地域医療連携のネットワークに参加することによって，①有病者歯科治療のリスクを低減し，②口腔ケアを受けることのできない歯科難民をなくすこと，と考えられる．

地域連携ネットワークに参加することにより，有病者歯科治療のリスクを低減できる理由としては，多くの医療機関にまたがる患者情報を把握できる，緊急時のバックアップを

確保できる(医科主治医が明確)，研修会などに参加して顔の見える信頼関係を構築できるなどが考えられる．実は，これらは自院の医療安全管理体制を整備することと同じである．結果として，歯科訪問診療に躊躇する診療所を減らし，口腔ケアを受けることのできない歯科難民を減少させることになる．地域連携パスを利用した連携体制の整備は各地域でゆっくりではあるが進んでいる．歯科医療機関はどう対応すべきか．

＜地域連携クリティカルパスへの対応＞

地域の歯科医療機関がばらばらに活動するのではなくまとまる必要がある．とはいっても温度差はあるであろう．まずは有志が集まり検討を開始する．以下に検討すべき項目を列挙した．

1．口腔ケアパス運営委員会の立ち上げと活動目標の決定
　・他業種が歯科に望むことを明らかにする．
　・他業種とのコミュニケーションの場に参加する．
　・医科連携パスに口腔ケア関連項目を設定するように働きかける．
　・他業種連携の窓口になる．
　・口腔ケアの知識の普及に努める．

2．地域医療連携の活動状況の把握
　・地域連携パス推進協議会の活動状況
　　大腿骨パス，脳卒中パス，糖尿病パス，5大がんパス
　・他業種の連携活動状況
　　看護師，薬剤師，病院事務職員，栄養士，介護関係者の集まり
　・地区歯科医師会の取り組み状況
　・歯科訪問診療の状況(地域ケア)
　・NST活動への参加(病棟ケア)

3．パスの策定
　①連携可能な歯科医療機関が各種研究会に参加する．
　②医科のパスを踏まえて治療や評価方法などに関する地域歯科診療ガイドラインを策定する．
　　・各種パスにおける歯科医療の位置付け・役割の確認(**表10**)
　③どの歯科医療機関が，どの病院・施設に訪問できるのか，どのような機能をはたせるのかを明らかにする(**図18**)．
　④地域的に漏れなくカバーできるような歯科医療機関の連携体制を作り，マップを作る．
　⑤口腔ケアパスを作る(**図19**)．
　　・医療従事者用パス
　　・患者用パス
　　・バリアンスシート

表10 地域医療連携パスの種類と歯科医療の位置付け

パスの種類	患者の口腔の状態	歯科医療の役割	パスでの位置付け
脳卒中	急性期は経口摂食不可能 口腔清掃不可能	急性期からの摂食嚥下訓練 専門的口腔清掃	急性期：口腔清掃 回復期：摂食嚥下訓練 維持期：歯科訪問診療 など
骨転移	経口摂食可能 口腔清掃可能	BP性顎骨骨髄炎の予防	BP投与1か月前からの口腔管理
消化器癌	急性期に絶食期間あり	急性期からの廃用萎縮予防	急性期 専門的口腔ケア
	経口摂食可能 口腔清掃可能	維持期の咀嚼機能向上	維持期 歯科的管理
大腿骨	経口摂食可能 口腔清掃可能	咀嚼機能維持 歯周疾患治療	維持期 歯科的管理（歯科訪問診療含む）
糖尿病	重症でなければ経口摂食可能 口腔清掃可能	歯周疾患検診 歯科保健指導	急性期 歯周疾患管理 維持期

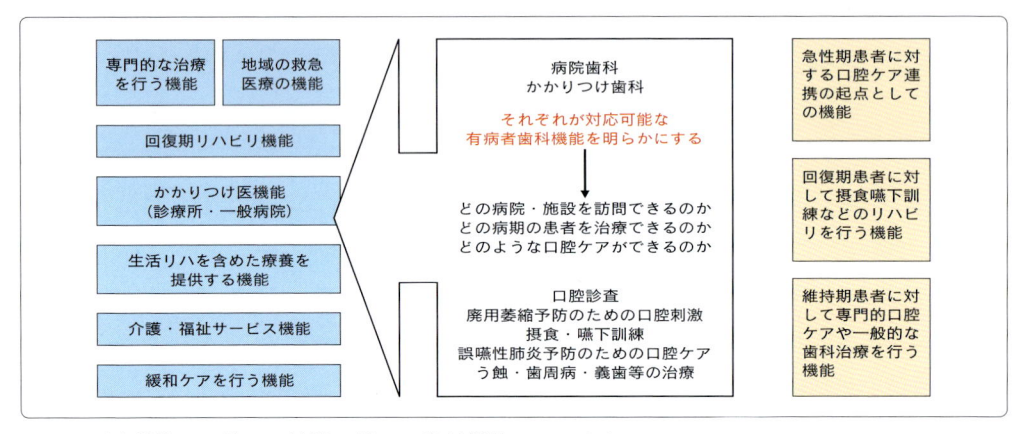

図18 医療機能と口腔ケア連携に関する歯科機能のかかわり.

図19 脳卒中歯科連携クリティカルパスの例.

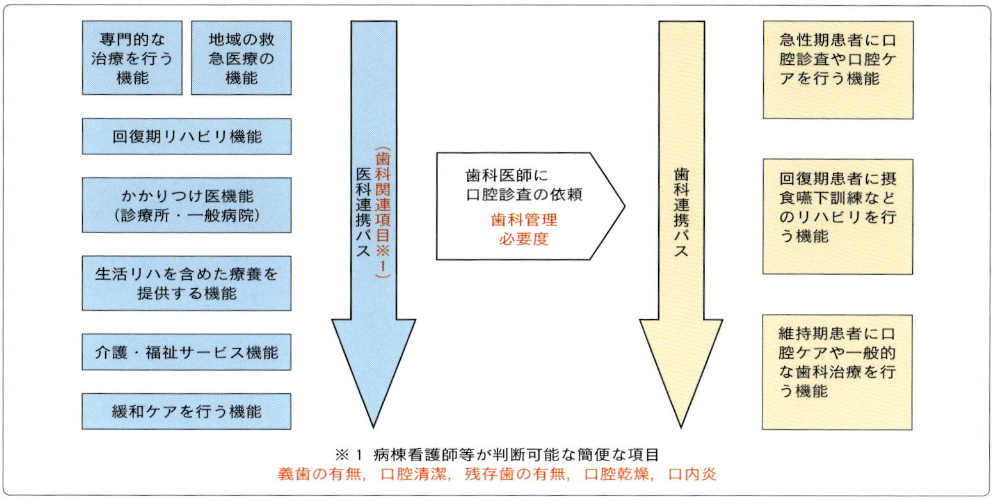

SECTION 7 地域医療・貢献

```
┌─────────────────────────────────────────────────────────────────┐
│  専門的な   地域の救                              急性期患者に口  │
│  治療を行う  急医療の       歯科医師に            腔診査や口腔ケ  │
│  機能       機能           口腔診査の依頼         アを行う機能   │
│                                                                 │
│  回復期リハビリ機能        歯科管理                              │
│                            必要度                回復期患者に摂  │
│  かかりつけ医機能   医科連携パス    歯科連携パス   食嚥下訓練など │
│  (診療所・一般病院)                               のリハビリを行  │
│                                                   う機能         │
│  生活リハを含めた療養を                                          │
│  提供する機能                                                    │
│                                                  維持期患者に口  │
│  介護・福祉サービス機能                          腔ケアや一般的  │
│                                                  な歯科治療を行  │
│  緩和ケアを行う機能                              う機能         │
│                                                                 │
│         ※1 病棟看護師等が判断可能な簡便な項目                  │
│         義歯の有無，口腔清潔，残存歯の有無，口腔乾燥，口内炎     │
└─────────────────────────────────────────────────────────────────┘
```

図20 医科連携パスから歯科連携パスへ．

⑥評価項目を検討する．

・数値の変化；訪問診療患者数，相談数，研修会参加者数，ヒヤリハット数など

・バリアンス(脱落症例)；患者数，原因など

・満足度調査；関連業種，住民

・歯科医療水準の評価；

⑦事務部門(急性期病院の地域連携推進室等)に連携(協力)歯科医療機関を登録する．

⑧医科連携パスに歯科関連項目を設定する(図20)．

・医師会関係者や事務部門(急性期病院の地域連携推進室など)と協議

⑨IT化に参加する．

⑩パスの評価

　ここでは医科のパスと歯科のパスをつなぐための評価項目として，歯科管理必要度というものを作成した(図20)．また，ビスフォスフォネート製剤投与患者の口腔ケアに関する歯科管理必要度とパスの例を作成した(図21, 22)．なお，他業種との連携に際しては，歯科医療機関同士も連携が取れていることが望ましいであろう(表11)．

4）退院時ケアカンファレンス

(1) 在宅歯科医療における多職種連携の重要性

　近年，超高齢化社会の到来と医療費の増大といった社会情勢と，口腔保健と全身疾患，口腔機能とADLの関わりが明らかとなりクローズアップされてきたことを踏まえて，在宅歯科医療の需要が増している．平成22年度の診療報酬改定では，在宅歯科医療の推進，

図21 歯科管理必要度（骨病変）→歯科管理の必要性を示す．

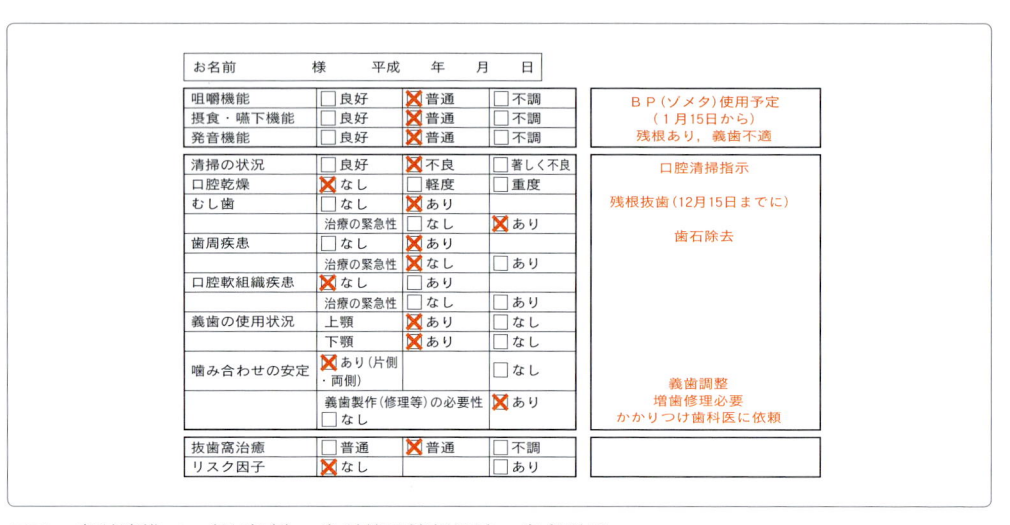

図22 歯科連携パス（骨病変）→歯科管理情報伝達，患者説明．

表11 地域医療連携パスに歯科項目を加える際に配慮すべきこと

歯科関連	・歯科医療機関が個別に参加するのではなく連携を持って組織的に参加する． ・歯科連携パスを作成しておく． ・多くの歯科医師や歯科衛生士が取り組みやすい． ・病院歯科医師とかかりつけ歯科医が分担して対応する． ・地域としての歯科管理漏れをなくす． ・評価により管理の問題点が明らかになったら改善する． ・評価で得られた情報を歯科管理の必要性を示すデータとして活用する．
医科関連	・医師，看護師や介護担当者が理解しやすく業務を増加させない． ・パスのアウトカム（成果）に貢献する．
患者関連	・患者や家族が理解しやすく安心できる内容である． ・個人情報管理に対する規定や守秘義務違反時の罰則に関する規定も設置 ・利用者を安心させる．

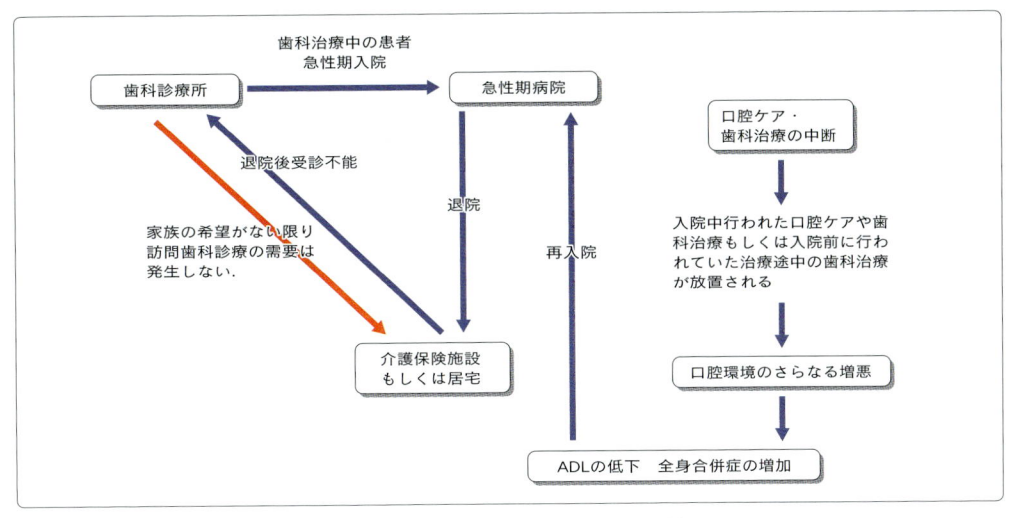

図23 急性期から介護移行期における在宅歯科医療をめぐる問題点.

多職種間での連携促進，退院時共同指導・退院指導の強化が重点項目として挙げられ，これを受けて厚生労働省も，地域に在宅歯科医療連携室を設置し，在宅歯科医療における医科や介護などの他分野との連携を図るための窓口として活用する在宅歯科医療連携室整備事業を実施することになり，各都道府県に設置を開始した．在宅歯科医療を巡る多職種連携の動きが急速に活発化してきた．

急性期病院では，2003年の診断群分類包括評価（DPC：Diagnosis Procedure Combination）の導入を契機に，入院患者の在院日数の減少や合併症防止，QOLの向上が急務となっている．そのため合併症防止の一手段として，急性期入院患者に対する口腔ケアが急速に浸透してきている．ところが，急性期入院期間は，看護師や病院内の歯科専門職が日常的・専門的口腔ケアで介入し，口腔内環境が維持されても，慢性期となり退院すると，居宅介護医療チームや家族，介護保険施設職員などへの引き継ぎがなされないために，口腔衛生状態が悪化し，誤嚥性肺炎などで再入院するなどの問題が生じていた（図23）．急性期から慢性期への移行期に，口腔内に歯科治療や口腔ケアのニーズがありながら，在宅歯科医療につながらない点が問題点として浮上している．一方，在宅医療の現場では多職種連携の重要性が増しており，急性期病院から居宅介護に移行される患者と家族を対象に，退院前に，居宅介護・医療に関連する職種が一堂に会し，ケアカンファレンスを開催し，問題点を共有し，より良い介護医療サービスにつなげていく「退院時ケアカンファレンス」の重要性が増している．

（2）退院時ケアカンファレンスの実際

退院時ケアカンファレンスは，急性期病院退院後，在宅介護療養が必要な患者と家族が，安心・安全な介護療養生活を続けられるよう，医師，看護師，ケアマネジャー，介護職な

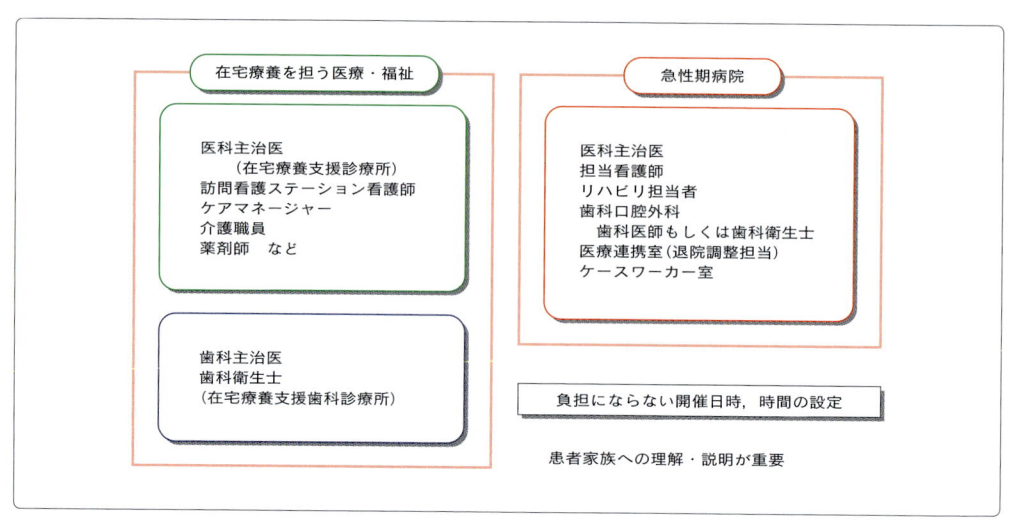

```
┌─────────────────────────────────────────────────────────────┐
│   ┌──在宅療養を担う医療・福祉──┐  ┌───急性期病院───┐      │
│   │  ╭──────────────╮   │  │ ╭──────────────╮ │      │
│   │  │ 医科主治医          │   │  │ │ 医科主治医          │ │      │
│   │  │  (在宅療養支援診療所)  │   │  │ │ 担当看護師          │ │      │
│   │  │ 訪問看護ステーション看護師│   │  │ │ リハビリ担当者       │ │      │
│   │  │ ケアマネージャー       │   │  │ │ 歯科口腔外科         │ │      │
│   │  │ 介護職員            │   │  │ │  歯科医師もしくは歯科衛生士│ │      │
│   │  │ 薬剤師  など        │   │  │ │ 医療連携室(退院調整担当)  │ │      │
│   │  ╰──────────────╯   │  │ │ ケースワーカー室       │ │      │
│   │                      │  │ ╰──────────────╯ │      │
│   │  ╭──────────────╮   │  └──────────────────┘      │
│   │  │ 歯科主治医          │   │                              │
│   │  │ 歯科衛生士          │   │  ┌──────────────────┐    │
│   │  │ (在宅療養支援歯科診療所) │   │  │負担にならない開催日時,時間の設定│    │
│   │  ╰──────────────╯   │  └──────────────────┘    │
│   └──────────────────────┘                                │
│                                        患者家族への理解・説明が重要  │
└─────────────────────────────────────────────────────────────┘
```

図24　退院時ケアカンファレンスの参加者.

どの多職種が協働することにより，退院後の最適な医療ケアや介護プランを実現することを可能にする，きわめて有効な方法である（図24）．医科では平成20年度診療報酬改定で，退院支援の取り組みが評価されることとなり，退院時共同指導料が新設された．歯科においても平成22年度診療報酬改定において導入されているが（表12），歯科医師，歯科衛生士が参画する退院時ケアカンファレンスは，急性期病院には，歯科がない病院が多く，さらに病院と連携して歯科訪問診療や口腔ケアを行う在宅療養支援歯科診療所が少ないことから，普及が進まないのが現状である．しかし，退院時ケアカンファレンスは，在宅医療に関わる職種間で，口腔の問題を共有できるだけでなく，他職種と「顔が見える関係」が構築可能で，医療・介護情報を容易に入手できる．さらにカンファレンスにより口腔管理が引き継がれ，口腔ケアに関わる多職種連携や歯科を含めたケアプランの立案が可能となり，急性期病院で取り組まれた日常的・専門的口腔ケアが在宅医療・介護にも継続的に反映されることから，シームレスな在宅歯科医療の提供が可能となる（図25，26）．退院時ケアカンファレンスはきわめて有意義なシステムで，在宅歯科医療の強化に向けて，今後システムの普及が望まれるが，多職種連携に向けて，歯科医師も全身疾患や要介護高齢者の特性に関する知識と理解を深めることが重要である．

表12　退院時共同指導料とは

- 保険医療機関に入院中の患者について，地域において当該患者の退院後の在宅療養を担う保険医療機関の保険医である歯科医師または歯科衛生士が，当該患者が入院している保険医療機関に赴いて，患者の同意を得て，退院後の在宅での療養上必要な説明および指導を，入院中の保険医療機関の保険医または看護師などと共同して行ったうえで，文書により情報提供した場合に算定する．

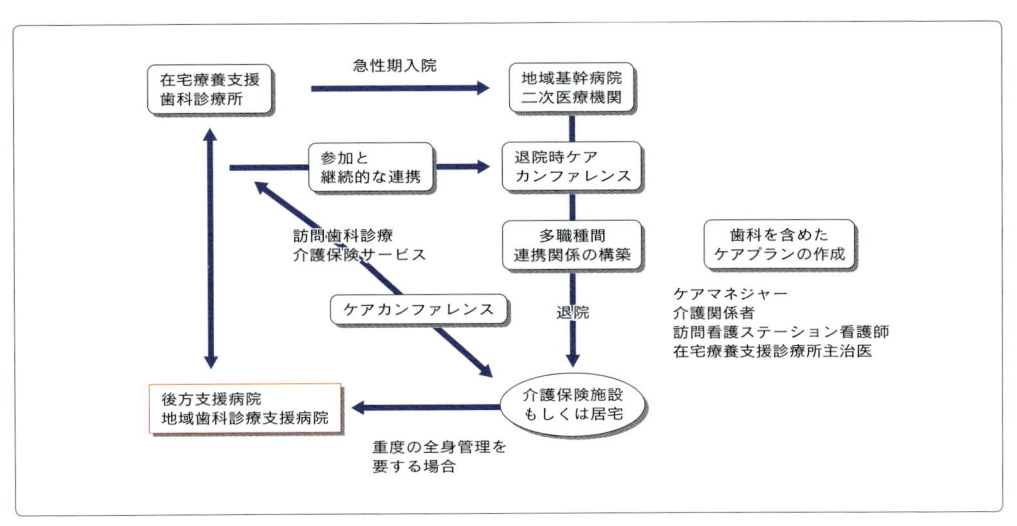

図25　医療・介護と連携した在宅歯科医療.

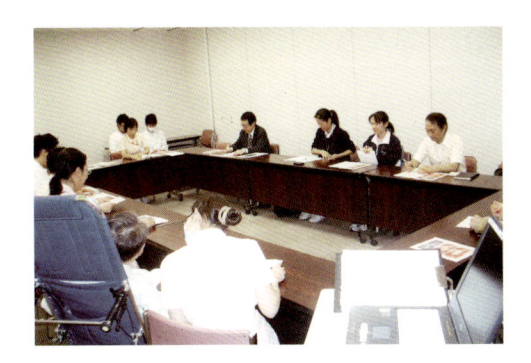

図26　退院時ケアカンファレンスの様子.

<参考文献>

1）佐野晴男．歯科における病診連携，北海道歯科医学会誌 66：7 - 12，2011

2）佐野晴男．都立荏原病院佐野晴男の病診連携まっしぐら．第2版，東京：医歯薬出版，2010．

3）濱本宜興．脳卒中患者への支援―地域連携クリティカルパスと歯科医療―．日歯医師会誌 61：858 - 868，2008．

4）濱本宜興．山形県の地域医療連携と病院歯科―地域連携クリティカルパスへの対応―．日歯医師会誌 62：206 - 209，2009．

5）木村年秀，山下喜世弘．歯科のシームレスケアへのかかわり．藤本俊一郎（編）．改訂版地域連携クリティカルパス　脳卒中・大腿骨近位部骨折・在宅・歯科在宅・NST．東京：メディカルレビュー社，2009；104 - 110．

6）野村一俊．地域連携パス作成のポイント．岡田晋吾（編）．地域連携パスの作成術・活用術．東京：医学書院，2008；9 - 12．

4．情報提供

1）診療情報提供書

　現在の解釈として，診療情報提供書は，医療機関が他の医療機関などへ患者を紹介(診療依頼)する際に発行する書類として位置づけしている場合が多い．いわゆる，診療依頼書(一般的には紹介状)と呼ばれるものであるが，このほか，患者の診療情報(受療状況などを含む)を他の医療機関から求められた(照会された)場合に回答する書類も広義には診療情報提供書である．なお，この場合の照会元が出す書類を「診療情報提供書」と解釈している事例も散見されるが，この文書そのものには診療情報の記載がない，すなわち，提供してはいないので，これは，診療情報提供書ではない．

　また，次項に述べる患者が「セカンドオピニオン」を希望した場合に発行するものも診療情報提供書である．

　本項ではこれらを区別して記載するとともに，現行の保険上の留意点も含め概説する．

(1) 紹介状としての診療情報提供書

　診療情報提供は，医療機関等間，医療機関から保険薬局(調剤薬局)または保健・福祉関係機関の有機的な連携を図ることを目的に発行するものである．患者の診療に関する情報を提供することにより，継続的な医療の確保，適切な医療を受けられる機会の提供，医療・社会資源の有効利用をも図ることができる．

　具体的記載事項は図27の書式に準ずる．診断名，紹介目的，既往歴および家族歴，症状経過および検査結果，治療，処方内容など現在までの診療内容などを総括的に記載する．紹介する際に必要とされる診療情報が不足していると，紹介先で改めて検査などが必要となり，紹介元で行った検査と重複して実施することにもなりかねない．これは，効率的ではないばかりか本来の情報提供の意義を失ってしまう．

　したがって，エックス線画像データ(フィルムの場合は原本またはコピー)，歯周病などで紹介する場合はこれまでの歯周基本(精密)検査データなども添付し，紹介先での継続的な治療が可能となるように配慮すべきである．

　全身疾患を有する患者で，以前受診した医療機関に履歴または現在の状況を照会した際の回答を添付すると再照会を防ぐこともでき，患者の負担軽減にもつながる．なお，当然ながら紹介先で近々の情報が必要な場合は再度の照会を実施すべきである．

　また，患者自身への対応に苦慮する所謂「問題患者」の情報については，診療情報提供書の備考欄に記載する場合がある．これは，この紹介状一式を患者自身が開封しないことを前提に行っているのであるが，このようなケースの患者はとくに患者自身で開封する可能性も十分に考えられるので，備考欄記載は後のトラブルの原因となるので避ける．このような情報は，別途，電話またはセキュリティをかけたE-mailなどで知らせるべきである．

紹　介　状（診療情報提供書）

紹介先医療機関名
　　　　　　　　科　　　　　　　　殿
　　　　　　　　　　　　　　　　　　　　　平成　年　月　日
　　　　紹介元医療機関の所在地：
　　　　　　　　　　名称：
　　　　　　　　　　　　電話番号　　　　　FAX
　　　　　　　　　　　　診療科名
　　　　　　　　　　　　歯科医師氏名　　　　　　　　　印

| 患者氏名　　　　　　　　殿　性別　男・女 |
| 患者住所　　　　　　　　　　　　電話番号 |
| 生年月日　明・大・昭・平　年　月　日（　）歳　職業 |

| 傷病名 |
| 紹　介　目　的 |
| 既往歴及び家族歴 |
| 病状経過及び検査結果 |
| 治療経過 |
| 現在の処方 |
| 備　　考 |

図27　診療情報提供書の記載事項．

（2）診療情報照会に対する回答書

　近年，病院では，これらの回答を地域支援または医療情報を担当する部署が行うケースが主流である．とくに，現在受診していない場合，入院履歴のある場合は退院時要約などの情報，外来の場合は診療録の情報から作成される，または，そのコピーが送付される．

　なお，病院ではこれらの文書は患者から自費として文書提供料を徴収しているので，患者にはその旨，事前に了承をとる必要がある．

　歯科においてこれらの照会はまれではあるが，近年，インプラントの普及により，転勤などでその歯科医療機関に受診できない場合，その治療経過について照会する事案が多くなった．この場合は，次医療機関で継続的な治療ができるよう，必要な情報（紹介状としての診療情報提供書の記載内容に準ずる）を提供する．

（3）その他

　本来，インプラントに限らず，転勤などで受診が中断したような患者が来院した場合は，直近に受診していた医療機関に照会するほうが前述のように効率的であり，また，患者も安心して治療を継続できる．

（4）健康保険上の留意事項

　保険請求に限ることではないが，紹介にあたっては，患者にその必要性を十分に説明し，かつ同意を得る必要がある．あわせて，事前に紹介先機関と調整のうえ，定められた様式またはこれに準じた様式以上の文書でなければならない．また，前述のように受療情報などを照会する文書発行はこの算定要件に満たない．ただし，照会と同時に診療を依頼した場合はこの限りではない．具体的な事例としては，いまだ治療を開始していない疾患の検査・診断・治療，高血圧治療薬などの薬剤変更依頼，BP製剤の休薬依頼などである．

　また，同様に患者の同意を得て，患者の居住地を管轄する市町村（保健所，精神保健福祉センター，地域包括支援センター）または介護保険法に規定される指定居宅介護支援事業者などに対して，診療状況を示す文書を添えて，患者に係る保健福祉サービスに必要な情報を提供した場合にも算定できる．

　なお，診療情報提供料（Ⅱ）は，次項のセカンドオピニオン時に算定するのであって，単に病院等高次医療機関に紹介した場合も，診療情報提供料（Ⅰ）で請求する．

2）セカンドオピニオン

（1）セカンドオピニオンとは

　　セカンドオピニオンとは，患者やその家族からの希望で，診療を担う歯科医師およびその医療機関に所属する歯科医師以外の歯科医師に助言を求めることである．本来は患者と主治医の良好な関係を保つために行われ，また，患者の自己決定権行使のための判断材料を増やすための手段である．しかし，結果として主治医もしくは受診している医療機関を変えることもありうる．

　　欧米ではすでに普及していることであるが，わが国でも，近年，医事紛争や患者の意識の高まりさらには保険診療の点数化も相まって，医学部または歯学部附属病院や大規模病院などでセカンドオピニオン外来を設置している医療機関が増えている．

　　セカンドオピニオンを実施することで，主治医の治療方針に納得できる結果となった場合は，歯科医師‐患者関係はより良好となるとともに，患者自身も安心して治療に取り組むことができる．

　　一方，主治医にとっては，見落とし，誤診などが発見される場合もあり，のちに医療過誤などに発展することなく，未然にそれらを防ぐことができるとともに，より良い治療方針を立てる一助にもなり得る．

　　結果的にセカンドオピニオンを求めた医療機関に転医となることもありえるが，われわれはこれを恐れることなく，真摯な態度でこれらを援助・支援する体制を取るべきである．なお，患者がセカンドオピニオンを求める医療機関などは患者自身で決定することから，その文書の宛先は記載しない．

（2）具体的な進め方

　　診療を担う歯科医師が，患者またはその家族からセカンドオピニオンを求める申し出があった場合は，現在の治療計画，検査結果，画像診断に関わる画像情報などの診療情報を可能な限り多く提供する．セカンドオピニオンを実施する歯科医師の負担も十分に考慮し，それまでの経過，説明事項，患者・家族から質問事項および主治医としての意見も添付する．

（3）健康保険上の留意事項

　　セカンドオピニオンの文書に対する算定は診療情報提供料（Ⅱ）となる．算定に際しては，患者またはその家族から希望があった旨を診療録に記載する．また，入院中の患者に対して当該情報を提供した場合であっても算定できる．なお，助言を受けた患者またはその家族の希望については，その後の治療計画に十分に反映させなければならない．

5. 介護保険

1）居宅療養管理指導

（1）基本方針

歯科医師が関与する介護保険給付対象のサービスは居宅療養管理指導である．

居宅療養管理指導とは，医師，歯科医師またはその指示を受けた薬剤師，歯科衛生士（歯科衛生士が行う居宅療養管理指導に相当するものを行う保健師，看護師および准看護師を含む）または管理栄養士が，通院困難な要支援・要介護状態の利用者の居宅を同意を得て訪問して，心身の状況や置かれている環境などを把握したうえで，可能な限り居宅において，その有する能力に応じ自立した日常生活を営むことができるよう，療養上の管理・指導・助言などを行うことにより，利用者の療養生活の質の向上を図るものである．

また，介護保険の給付である居宅療養管理指導は，医療保険からは給付しないとの調整規定が設けられており，介護保険の給付が優先する（表13）．

（2）歯科医師が行う場合

在宅の利用者（同一建物居住者以外の者または同一建物居住者）であって通院が困難なものに対して，当該指定居宅療養管理指導事業所の歯科医師が，当該利用者の居宅を訪問して行う計画的かつ継続的な歯科医学的管理に基づき，介護支援専門（ケアマネジャー）に対する居宅サービス計画の策定などに必要な情報提供ならびに利用者もしくはその家族などに対する居宅サービスを利用するうえでの留意点，介護方法などについての指導および助言を行った場合に，1か月に2回を限度として算定する（表14）．

表13　介護保険と医療保険の給付

介護保険	医療保険
歯科医師の居宅療養管理指導 通院困難な要介護者などについて訪問して行われる継続的な歯科医学的な管理に基づく ・介護サービス利用上の留意事項，口腔衛生などの相談指導 ・ケアプラン作成事業者などへの情報提供	歯科訪問診療 具体的疾患に関する歯科医学的管理 ・歯科疾患管理料 ・歯科疾患在宅療養管理料 ・歯科特定疾患療養管理料など 検査，投薬，欠損補綴など

表14　居宅療養管理指導費の算定構造

歯科医師が行う場合 （月2回を限度）	(1)同一建物居住者以外のものに対して行う場合 (2)同一建物居住者に対して行う場合	500単位 450単位
歯科衛生士などが行う場合 （月4回を限度）	(1)同一建物居住者以外のものに対して行う場合 (2)同一建物居住者に対して行う場合	350単位 300単位

1単位10円

□「情報提供」および「指導または助言」の方法

①ケアマネジャーなどに対する情報提供の方法

　ケアプランの策定などに必要な情報提供は，サービス担当者会議への参加により行うことを基本とする（必ずしも文書などによる必要はない）．

＜情報提供すべき事項＞

- 基本情報（医療機関名，住所，連絡先，歯科医師氏名，利用者の氏名，生年月日，性別，住所，連絡先など）
- 利用者の病状，経過など
- 介護サービスを利用するうえでの留意点，介護方法など
- 利用者の日常生活上の留意事項

②利用者・家族などに対する指導または助言の方法

　介護サービスを利用するうえでの留意点，介護方法などに関する指導または助言は，文書等の交付により行うように努める．なお，口頭により行った場合は，その要点を記録する．

（3）歯科衛生士などが行う場合

　在宅の利用者（同一建物居住者以外の者または同一建物居住者）であって通院または通所が困難なものに対して，次に掲げるいずれの基準にも適合する当該指定居宅療養管理指導事業所の歯科衛生士，保健師または看護職員が，当該利用者に対して訪問歯科診療を行った歯科医師の指示に基づき，当該利用者を訪問し，実地指導を行った場合に，1か月に4回を限度として算定する．

- 居宅療養管理指導が必要であると歯科医師が判断した者（その実施に同意する者）に対して，歯科衛生士，保健師または看護職員が，当該利用者を訪問し，歯科医師，歯科衛生士その他の職種の者が共同して，利用者ごとの口腔衛生状態および摂食・嚥下機能に配慮した管理指導計画を作成していること．
- 利用者ごとの管理指導計画に従い療養上必要な指導として当該利用者の口腔内の清掃，有床義歯の清掃または摂食・嚥下機能に関する実地指導を行っているとともに，利用者またはその家族などに対して，実地指導に関わる情報提供および指導または助言を行い，定期的に記録していること．
- 利用者ごとの管理指導計画の進捗状況を定期的に評価し，必要に応じて計画を見直していること．
- ＊指定居宅療養管理指導事業所：病院，診療所は保健医療機関として指定を受けていれば介護保険法の居宅療養管理指導事業所として指定を受けたとみなされる．

2）介護保険と介護保険施設で行う口腔機能維持管理加算

　私たち歯科医師が地域の一員として業をなしていくためには，歯科医療保険制度とともに介護保険制度についても知る必要がある．平成24年4月に介護保険が大きく改正された．歯科医療保険の改正は2年に一度行われるが，介護保険は3年に一度で，今回は両保険が同時に改訂された年になった．今回の介護保険の改正にあたっての基本的な視点は，下記のとおりである．高齢者の自立支援に重点を置いた在宅・居宅系サービスの提供の強化に基づく，地域包括ケアシステムの基盤強化，在宅生活時の医療機能の強化や介護保険施設における医療ニーズへの対応など，医療と介護の役割分担・連携強化．認知症の早期診断や対応体制の確立や認知症にふさわしい介護サービス事業の普及などを目指す認知症に対するサービスの充実といわれている．こんな中，口を支える歯科に関連するサービスも充実，強化され，ますます歯科に対する期待が高まってきている．

（1）口腔機能維持管理加算とは

　介護老人福祉施設，介護老人保健施設または介護療養型医療施設において，計画的な口腔ケアを行うことができるよう，歯科医師または歯科医師の指示を受けた歯科衛生士が，施設の介護職員に対して，技術的助言および指導などを行う場合に算定できるとされ，平成21年に行われた改定時に導入された制度である．この制度は，施設における口腔ケアの推進を目的としたもので，これまで，在宅系のサービスとして通所介護施設や通所リハ施設で実施されてきた口腔機能向上サービスがあったが，施設に入所している高齢者に対するサービスはなかったので，このサービスの創設は意義あるものであった．また，平成23年末には全国の施設に入居する高齢者の約4割がこのサービスを受けており，よく普及した制度となった．この加算においての歯科医師または歯科衛生士のかかわりは，月に1回以上であることが求められており，入所者の口腔内状態の評価方法，適切な口腔ケアの手技，口腔ケアに必要な物品整備の留意点，口腔ケアに伴うリスク管理，などに対して，技術的助言および指導を行うこととされている．今回の改正では，従来の口腔機能維持管理加算を施設の口腔ケアを実施する施設体制に対する加算（口腔機能維持管理体制加算）として置き換えられ，さらに新設として，歯科衛生士が直接的に入所者にかかわることを評価するサービス「口腔機能維持管理加算」が取り入れられた（図28，29）．この加算においては，歯科衛生士が直接行う口腔ケアが評価され，口腔機能維持管理加算を算定している施設において，歯科医師の指示を受けた歯科衛生士が，入所者に対し，口腔ケアを月4回以上行った場合に算定するもので，算定にあたっては，図30に示す様式を用いた個別の評価（アセスメント）とケアプランの提示が必要である．

> **口腔機能維持管理体制加算　30単位**
>
> 　介護老人保健施設などにおいて，歯科医師または，歯科医師の指示を受けた歯科衛生士が，介護職員に対する口腔ケアに係わる技術的助言および指導などを月1回以上行っている場合に，1か月につき所定単位数を加算する．
> 　当該施設において，歯科医師又は歯科医師の指示を受けた歯科衛生士の技術的助言および指導に基づき，入所者または入院患者の口腔ケア・マネジメントに係わる計画が作成されていること．
>
> **口腔機能維持管理加算　110単位**
>
> 　介護老人保健施設などにおいて，歯科医師の指示を受けた歯科衛生士が，入所者に対し，口腔ケアを月4回以上行った場合に，1か月につき所定単位数を加算する．ただし，この場合において，口腔機能維持管理体制加算を算定してない場合には算定しない．
> 　当該施設において，歯科医師または歯科医師の指示を受けた歯科衛生士の技術的助言および指導に基づき，入所者または入院患者の口腔ケア・マネジメントに係わる計画が作成されていること．

図28　口腔機能維持管理体制加算と口腔機能維持管理加算．

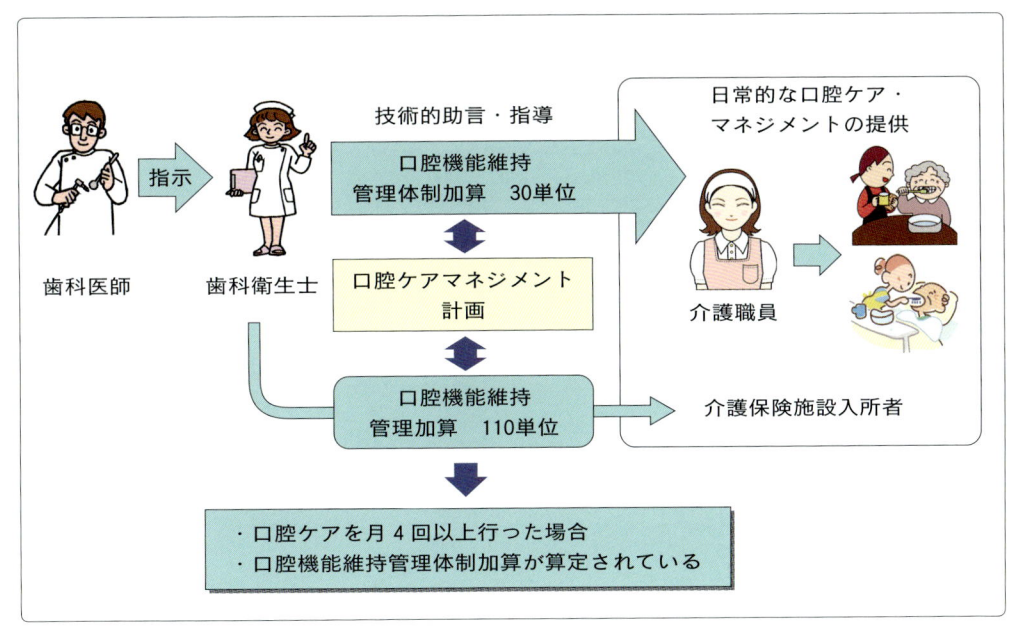

図29　口腔機能維持管理体制加算と口腔機能維持管理加算の流れ．

口腔機能維持管理に関する実施記録

ふりがな		□男 □女	□明 □大 □昭　　年　　月　　日生まれ	歳
氏名		要介護度・病名等		
かかりつけ歯科医	□あり □なし	入れ歯の使用	□あり □なし	同一月内の訪問歯科衛生指導（医療保険）の実施の有無（注） □あり □なし

注：医療保険により訪問歯科衛生指導料（歯科衛生士によるお口の中の清掃又は入れ歯の清掃に関する実地指導）を請求している場合には、同一月内においては、介護保険による口腔機能維持管理加算の費用を請求することはできません。

1．口腔に関する問題点等　　（記入日：平成　年　月　日、記入者：_____）
①口腔に関する問題点

口腔内での水分保持		1．可能　　2．やや困難　　3．著しく困難 ※「3」の場合の理由 　→ a．むせ　b．飲んでしまう　c．口から出る
食事中や食後のむせや痰のからみ		1．ない　　2．あまりない　　3．あり
口腔衛生状態	歯垢（プラーク）の付着状況	1．ない　　2．中程度　　3．著しい
	舌の汚れ等（舌苔）	1．ない　　2．薄い　　3．厚い
	口のかわき（主観的）	1．ない　　2．わずか　　3．著しい
臼歯部でのかみ合わせ	義歯なしの状態	1．ない　　2．あり ※「2」の場合　→　a．片側　b．両側
	義歯ありの状態	1．ない　　2．あり ※「2」の場合　→　a．片側　b．両側
その他の問題 （該当する項目があればチェックする。）		□口臭　□飲み込み　□会話　□食べこぼし □義歯の痛みや動揺 □その他（　　　　　　　　　　　　　）

②歯科医師からの指示内容の要点

2．実施した口腔ケアの内容の要点

月　日 （記入者：　　　）	月　日 （記入者：　　　）	月　日 （記入者：　　　）	月　日 （記入者：　　　）
□口の中の状態の説明 □歯みがき実地指導 □義歯清掃・指導 □食事姿勢や食環境の指導 □その他 [　　　　　]	□口の中の状態の説明 □歯みがき実地指導 □義歯清掃・指導 □食事姿勢や食環境の指導 □その他 [　　　　　]	□口の中の状態の説明 □歯みがき実地指導 □義歯清掃・指導 □食事姿勢や食環境の指導 □その他 [　　　　　]	□口の中の状態の説明 □歯みがき実地指導 □義歯清掃・指導 □食事姿勢や食環境の指導 □その他 [　　　　　]

3．その他の事項

図30　口腔機能維持管理に関する実施記録．

(2) アセスメント項目について

口腔ケアを実施するうえで必要なリスク評価や誤嚥性肺炎のリスク因子を抽出するために口腔のアセスメントが必要である．

①口腔内での水分保持能力

- 口腔ケアを実施するにあたり，口腔内に水分を保持する能力は，口腔ケア中の誤嚥を防止する観点からも重要である．口腔内での水分の保持能力は，うがいをする能力にもつながることから，口腔ケアによって物理的に破壊した細菌塊を確実に口腔外に排出する能力を意味する．

②食事中や食後のむせや痰のからみ

- 誤嚥性肺炎のリスクである嚥下障害の存在を日常の食事ケアの中から評価する項目である．誤嚥性肺炎は，誤嚥している人に起こるわけであるから，この項目が「あり」とされる人は，誤嚥性肺炎発症の最大のリスク者であるといえる．

③口腔衛生状態

- 口腔衛生状態の悪化は，それだけでは誤嚥性肺炎のリスクにならないが，口腔衛生状態が改善すれば，誤嚥性肺炎のリスクをある程度下げることが期待できる．また，歯科疾患の予防や口臭予防の観点からも重要である．舌苔の付着の有無は，口腔機能の中でもとくに舌の機能不全を疑う重要な項目で，口腔機能の改善の取り組みや食形態の提案などを行う際には重要な所見といえる．

④臼歯部での咬合

- 8020達成者をはじめとして，天然歯を多く残す高齢者が増えてきたとはいえ，歯を失っている人も多く，その結果臼歯部の咬合支持を失っている人は多くいる．さらに，歯科治療を受ける機会が少ないことや入院などをきっかけに義歯を外してしまう人も多いために，義歯による回復が行えていない人が多いのが実態である．歯科治療の必要性を判断し治療の勧奨を行う必要がある．臼歯部の咬合支持崩壊者に，食形態の提案を行ううえにおいても重要な所見であるといえる．

(3) 口腔ケアプランの策定と実施

本加算に求められている口腔ケアは，単に口腔の衛生管理をすることにとどまらない．誤嚥のリスクを回避しながらの口腔衛生管理の実施と食事指導や食環境の整備などといった摂食機能を支えるケアプランの策定，実施が求められている．

＜参考文献＞

1) 厚生労働省：「平成24年度介護報酬改定について」http://www.mhlw.go.jp/topics/kaigo/housyu/kaitei.htm

PART II
<各科>

保存修復 | SECTION 1

SECTION 1 | 保存修復

1．情報収集

治療に際して，患者の主訴に対する病態のみを単に処置するのではなく，病態の原因を明らかにすることで，診療効果を上げることができる．その手法として，Problem Oriented System(POS)という方法が用いられる．このシステムでは，患者からの情報収集に際し，身体的問題点だけではなく，心理的・経済的観点などを含め主観的・客観的に対応し，問題点の抽出・分析からプロブレムリストを作成し，治療計画を立案するといったプロセスを経て診療が行われる．

1）主観的情報収集

患者の訴えを正しく理解するために，最初の情報として，氏名，年齢，住所，職業などを確認し，ついで健康調査票(問診票)(図1)を活用しながら，主観的情報を医療面接によって収集する．

治療計画の立案を見据え，収集する情報の項目としては，主訴，現病歴，既往歴(局所・全身)，アレルギー(食物・薬剤・金属・歯科材料など)の有無，家族歴などのほかに，患者の希望も重要な因子となる．

加えて，患者の精神状態や治療に対する協力度，歯科疾患や歯科治療に対する知識の有無についても，医療面接から得る．

図1 健康調査票の例．

2）客観的情報収集

　正しい診断や適切な治療計画を立案するために，医療面接で得られた主観的情報を整理分析し，必要な項目の選定を経て，口腔内ならびに顎顔面・全身的な検査を実施する．

（1）口腔内検査
①視診
- デンタルミラーを用いて，歯の硬組織（う蝕・実質欠損），咬合関係，修復物，歯周組織などを観察する．

②触診
- 探針やピンセット，スプーンエキスカベーター，コンタクトゲージ，セパレーター，歯周プローブなどを用いてう蝕（大きさ・深さ），軟化象牙質（量・硬さ），修復物（辺縁部適合性・接触強さ），歯周組織（歯周ポケット・動揺度）などを検査する．

③エックス線検査
- 歯科用エックス線撮影装置，パノラマエックス線撮影装置，歯科用デジタルエックス線撮影システム，歯科用 CT などを用いて，う蝕（二次う蝕・歯髄腔との距離・隣接面う蝕），修復物，歯周組織（歯根膜腔・歯槽骨・歯槽硬線）の状態，歯根形態，歯髄腔の形態，歯列の状態，顎関節の状態などを検査する．歯科領域の撮影方法として，口内法や口外法のほかに新たに CT 撮影法が導入されてきた．また，う蝕の検査には等長法や咬翼法といった口内撮影法が用いられ，とくに咬翼法は隣接面う蝕を発見するのに適している．

④打診
- ピンセットなどを用いて水平・垂直打診を行い，違和感などの反応により歯根周囲の炎症を検査する．健常な場合は静音，根尖に病変のある場合には濁音が出る．

⑤温度診
- エアゾールのスプレーによって生じた氷結スポンジを用いて歯髄の冷反応を調べたり，加熱軟化したストッピングを用いて温熱反応を調べ，歯髄の生死や炎症の変化を検査する．

⑥電気診
- 電気歯髄診断器を用いて歯髄の生死を検査する．カリエスメーターを用いて患歯の電気抵抗値を測定し，う蝕の程度を検査する．

⑦レーザー蛍光法によるう蝕の検査
- 半導体レーザーを用いた装置（図2）によって，患歯に照射したレーザー反射光の強度を数値化して解析し，う蝕を検査することもある（図3）．

レーザー蛍光法によるう蝕の検査（図2，3）

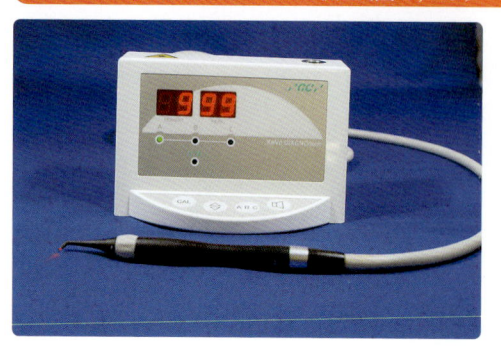

図2　ダイアグノデント®.

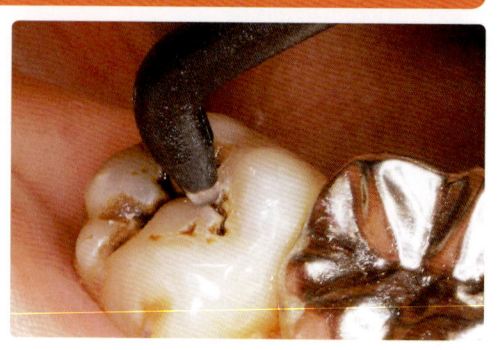

図3　ダイアグノデント®を用いた裂溝部の検査.

⑧活動性試験（カリエスリスク）
- カリエスリスクについての質問の後に，唾液緩衝能検査器材や唾液中のミュータンス連鎖球菌・乳酸桿菌の数を簡易的に数値化するキット（図4）を用いて検査を行い，さらにプラークスコアによってリスクの判定を行うこともある．

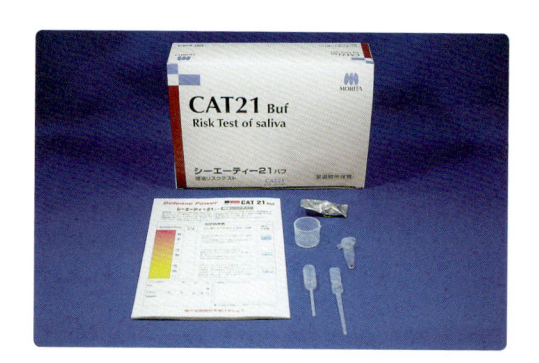

図4　う蝕活動性試験キット.

⑨模型検査（スタディモデル）
- 口腔内の模型を作製することで，歯列や咬合の状態を正確に検査し，咬頭干渉部位や不適合な修復物，歯ぎしりの形跡などを見出すことができる．

⑩咬合検査
- 咬合紙やオクルーザル・インディケーターワックスを用いて咬合関係をチェックする．

（2）顎顔面・全身的検査
顔貌（腫脹），開口状態，血圧，必要に応じて採血，金属アレルギーなどについて検査する．

（3）他の医療機関への対診
他の医療機関を受診している場合には対診を行い，局所的・全身的医療情報を獲得する．

3）患者の質問・希望などへの応答

　医療面接や各種検査・診察による主観的・客観的情報の収集を得た後は，その疾患に関わる事項，すなわち治療期間，通院頻度，治療の利点・欠点などについての質問をメモ書き（図5）しながら患者から受け，わかりやすく回答する．また，健康保険治療・自費治療についての希望も含め確認し，その場で回答できることと検査・診断後に回答することとの区別を図る．

　また，患者が希望するゴール地点と術者が考えるゴール地点とが必ずしも同一とは限らず，むしろ異なることが多い．したがって，患者の希望に沿えることと沿えないことを明確に示す必要がある．さらに，臨床写真や模型を用いて具体的に説明する方法は，患者の理解を深め，併せて患者の質問や願いを引き出すことに有効である．

　　　　カルテ番号○○○○○　　氏名　中○　○○男　　生年月日　58年4月　○日生

　　　治療期間（おおよそ1か月以内・3〜6か月・1年・　年）

　　　治療回数（　月・　日・1週・1回）

　　　保険治療内を(希望)・保険治療外
　　　　　上の歯の見えるところは白い歯が良い

　　　患者からの質問
　　　　・どのくらいの費用がかかるか？
　　　　・保険の歯と保険外の歯はどんな種類があるのか？
　　　　・どのくらい（耐久性が）違うのか？
　　　　・奥歯のない所はこのままでも良いか？
　　　　・1回の診療時間はどのくらいか？

図5　医療面接時のメモ．

2．診療計画

1）プロブレムリストの作成

　主観的・客観的に収集した情報から問題点を整理分析して，主要な事項を重要な順にリストアップすることによってプロブレムリストを作成し，診療計画の立案を経て，的確な診療に反映させる．プロブレムリストは，身体的問題点（M），精神的（心理的）問題点（P），社会的問題点（S）に類別すると整理しやすい．また，医療面接から得た患者の歯科治療に対する知識・経験・不安・理解力などによって，健康意識，家庭・仕事の環境，経済状態，性格や精神状態について推察することができ，これらは治療をスムーズに進めていくうえで有用である．

＜作成例＞（図6）

　患　者：54歳　女性

・**主観的情報**

　主　訴：左下の前歯が欠けた．

　現　症：|2番歯冠部破折，一過性冷水痛

　現病歴：昨日夕食時に破折を自覚

　既往歴：修復治療の既往なし，本態性高血圧症で現在降圧薬を服用中

　アレルギー：なし

　家族歴：なし

　患者の希望：あまり歯を削らないで，なるべく少ない回数で治療をしてほしい．

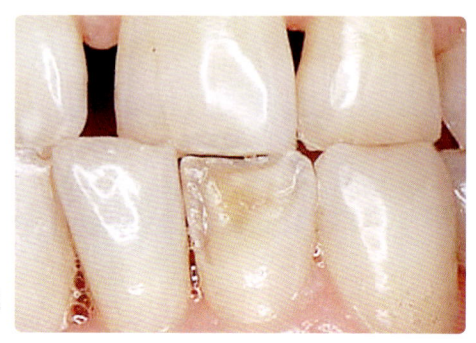

図6　下顎切歯切縁破折症例．

・**客観的情報**

　視　診：切縁から歯冠中央部にかけて約1/2程度の破折．う蝕は認めない．象牙質は露出しているものの，露髄は認めない．咬合関係は切端咬合である．

　触　診：破折部は擦過痛を訴える．

　電気診：反応（＋）

　温度診：冷反応（＋）

　血　圧：145/90mmHg

・**プロブレムリスト**

　M1：切縁から歯冠中央部に及ぶ歯冠長径約1/2の破折

　M2：生活歯

　M3：切端咬合

　M4：本態性高血圧症

　P1：切削への抵抗感

　S1：仕事多忙につき来院が困難

2）主観的・客観的情報の整理分析

（1）歯の痛みを主訴とする場合

①象牙質の痛み

＜身体的問題点＞

- 硬組織疾患名(う蝕，破折，知覚過敏など)
- 患歯の重要度
- 実質欠損の大きさと歯髄腔との距離
- 咬合状態
- 修復物の状態
- 治療上問題となる全身的疾患

＜心理的・社会的問題点＞

- 歯科治療に対する不安や協力度
- 理解度
- 他の心理的・社会的な問題

②歯髄の痛み

＜身体的問題点＞

- 緊急性の判断
- 歯髄疾患名(歯髄充血，一部性単純性歯髄炎，全部性化膿性歯髄炎など)
- 可逆性か不可逆性か
- 歯周疾患との鑑別
- 患歯の重要度
- 治療上問題となる全身的疾患

＜心理的・社会的問題点＞

- 歯科治療に対する不安や協力度，理解度
- 他の心理的・社会的な問題

（2）咬合不全など機能障害を主訴とする場合

＜身体的問題点＞

- 緊急性の判断
- 硬組織疾患名(う蝕，破折，知覚過敏など)
- 歯列や咬合の状態
- 患歯の重要度
- 欠損の広がり
- 治療上問題となる全身的疾患

＜心理的・社会的問題点＞
- 歯科治療に対する不安や協力度，理解度
- 他の心理的・社会的な問題

(3) 審美障害を主訴とする場合
①審美障害を認める場合
＜身体的問題点＞
- 硬組織疾患名（う蝕，変色症など）
- 修復物の状態
- 歯髄の生死
- 歯周組織の状態
- 歯の形態異常
- 歯列の状態
- 治療上問題となる全身的疾患

＜心理的・社会的問題点＞
- 歯科治療に対する不安や協力度，理解度
- 他の心理的・社会的な問題

②審美障害を認めない場合
＜心理的・社会的問題点＞
- 精神疾患
- 社会的背景

3) 緊急性・疾患類別の判断

　治療を開始するにあたって，必ずしも主訴の患歯を第一選択とすればよいわけではない．緊急性はあるが重要性は低い，緊急性はないが重要性は高いなどの実情に応じた治療の順位付けが必要である．順位付けの判断は，疼痛の程度・種類なども参考として，より緊急

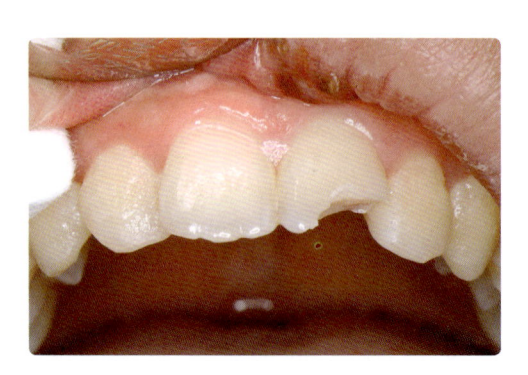

図7　上顎切歯切縁破折症例．

性のあるものから治療を開始する．

　また，医療者にとって緊急性のあることと，患者にとって緊急性のあることが異なることがあるので，治療をするにあたっては，口腔内状況を説明し患者の理解と協力を得ることが重要である．場合によっては，緊急性がなくても患者の要求があるものから治すこともありうる（図7）．

　主訴の患歯だけを診るのではなく，患歯を取り巻く環境（咬合，歯列，補綴物，悪習癖，プラークコントロール状態など）を観察する．そしてなぜその状態になってしまったのか原因を突き止め，その解決策を考える．的確な診断に基づき疾患別に類別して対応することは，患者負担の軽減に寄与する．

4）治療法の抽出

　現代の医療は経験則ではなく，すべて客観的事実に基づく医療（Evidence Based Medicine：EBM）に準ずるべきであり，歯科医療においても例外ではない．

　作成したプロブレムリストに則り，治療対象の問題解決への対応法をエビデンスに基づき可能な限り立案する（図8）．その中で，患歯や患者自身への侵襲の有無や大小，使用材料の歯科理工学的特徴，治療法の技術的難易度，予想される予後などを加味して適切な治療法を抽出する．

　抽出した各治療法に関しては，それぞれの特徴やリスクなどについて明瞭な分類を行っておき，説明できるように準備しておく．

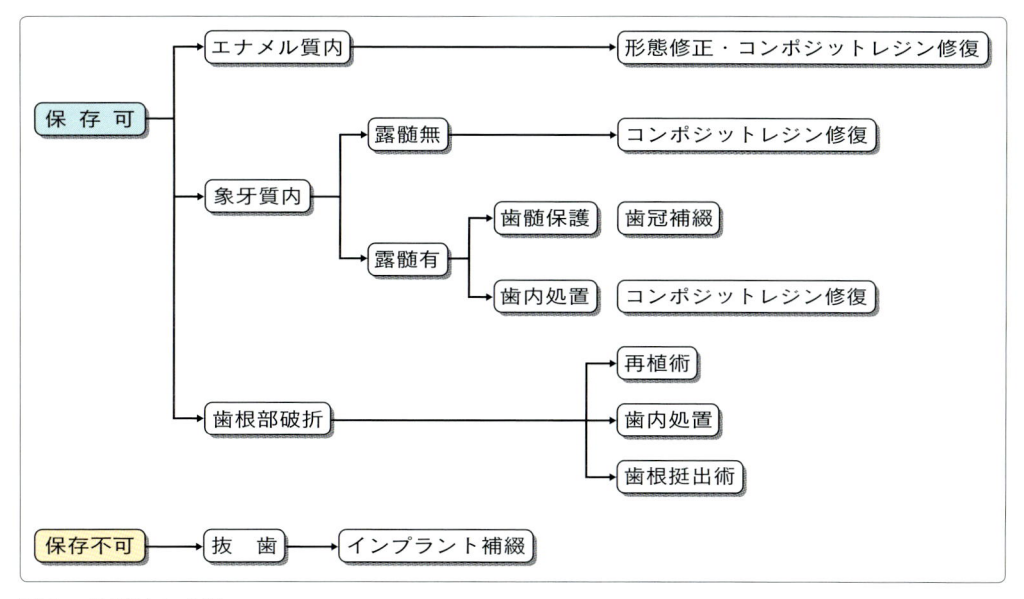

図8　治療法の立案．

治 療 計 画 説 明 書　　　平成○○年○○月○○日

カルテ番号	○○○○○　氏名　中○　○○男　様　（男）　　昭和58年4月○日生
主たる傷病名	歯の破折
他に見られる症状等	う蝕症……むし歯になっている歯が5本あります． 歯周炎……歯肉が腫れているところがあり歯肉から出血しています． 欠損症……歯がなくなっているところがあります．
初診日	平成24年12年○日
治療期間または治療回数	1週間から10日に1度のペースで約半年かかります．
治療計画の概要	1．歯の折れている前歯の根の治療と歯周炎の治療から行います． 2．左下のむし歯の治療を行います． 3．左上のむし歯は根の治療をした後にさし歯を作ります． 4．右下の歯がないところにブリッジを入れます．
保険給付以外の治療の有無	■有　　□なし　　説明資料　　□模型　□口腔内写真　□その他
備考	
保険医療機関名 所在地 担当医名	△△△歯科医院 東京都千代田区富士見○－○－○ 担当医　△△　△子　　　　印

注1）病名等は，現時点で考えられるものであり，今後治療を進めていくに従って変わることがあります．
注2）治療期間（回数）については現時点で予想されるものです．　　　　△△△歯科医院

図9　治療計画説明書例．

5）インフォームドコンセントの獲得

（1）現状の説明

主観的・客観的情報の整理分析によって抽出した情報に基づき，患者に対して現状を説明し，病態を把握，理解させる（図９）．その際には，エックス線写真や口腔内写真だけでなく模式図なども活用し，患者が理解しやすいように配慮する（図10）．

さらに，すべての説明においては，専門用語ではなく平易な用語を使用することが肝要である．

（2）同意の獲得

現状の説明に引き続き，具体的な治療法とその内容について説明を行う．その際，抽出した複数の治療法を提示し，治療にかかる期間や治療回数，健康保険摘要など治療費用などについての説明も行う．また，治療によって生じる良好な経過などのプラス面，あるいは不良な経過や治療にかかるリスクなどのマイナス面の両方を説明する．

そして，選択した治療法に関して同意を得ることによって，インフォームドコンセントの獲得とする．

なお，患者本人が未成年や意思の疎通が不明確な場合などは，保護者，親族家族などから承諾を受けることが必要となる．

治療計画書（図）　　　　○○年○月○日

中○　○○男様

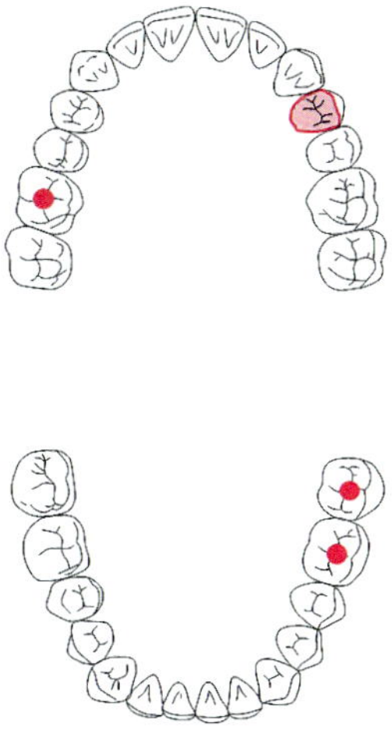

・左下の奥歯２本と右上の奥歯１本は，むし歯です．削って歯の色の詰めものを入れます．（健康保険適用）

・左上のむし歯は深いので，根の治療を行ってからかぶせものを入れます（かぶせものは材質によって，健康保険適用と自費のものがあります）．（当院では，自費の場合はセラミックを用いて○万円になります）

説明歯科医師名：○○　○○○

図10　治療計画説明書例（模式図入）．

3．予防・治療基本技術

1）プラークコントロール

　プラークコントロール(plaque control)は，プラークの形成を抑制するとともに，形成されたプラークを除去することによって，う蝕・歯周疾患・口臭の予防やステインなどの付着防止に有効である．とくに，コンポジットレジン修復を受けた歯ではエナメル質表面より修復物表面のプラーク形成が生じやすいため，窩縁部のエナメル質が脱灰されやすい．さらに歯質と修復物との接合界面における辺縁漏洩によって侵入した細菌が，酸を産生することによって辺縁性二次う蝕が生じる．

　プラークコントロールは，患者自身が行う口腔清掃によって大きく影響を受けることから，患者の「気づき」や「認識」が大切となる．したがって，来院時には全顎的なプラークの付着状態について染色剤を用いて染め出しし(図11)，スコアを記録保存しておくことは有用である．そして，染色された口腔内状態を鏡や口腔内カメラなどを用いて見せ，プラーク付着部について患者自身に確認させることが重要である(図12)．さらに，染め出し後の確認を経て，患者自身にブラッシングを行ってもらい，「磨き残し」箇所があることを認識させた後にブラッシング指導を行う．このプロセスによって患者自身の意識が高まり，より効果が期待できる．

　ブラッシング指導は，患者それぞれのブラッシング練達度に合わせて，「磨き残し」箇所に対する適切な方法を選択して行う．また，デンタルフロス・歯間ブラシ・タフトブラシなどの補助的清掃器具(図13，14)の選択と使用法について指導する．とくに補助的清掃器具を使用していなかった患者に対しては，通常のブラッシングに一手間加わることになるため，動機づけをしっかり行い，意識を高めておく必要がある．

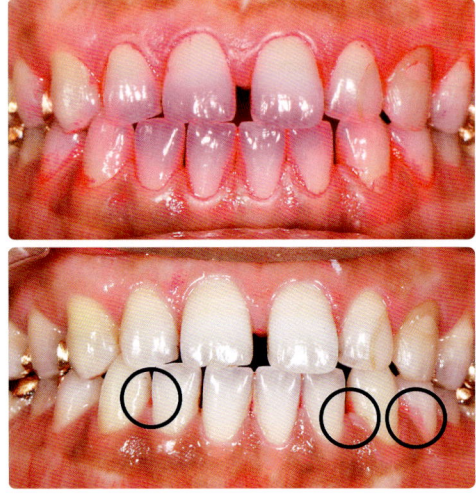

図11，12　プラークの染め出しと残存部の指摘． 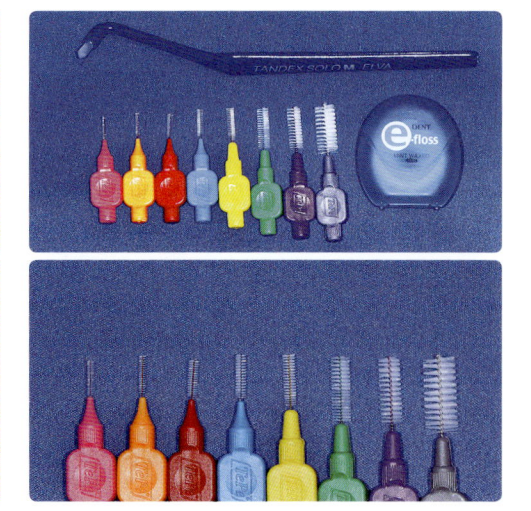　図13，14　各種補助的清掃器具(下は拡大図)．

2）罹患歯質除去

（1）エナメル質

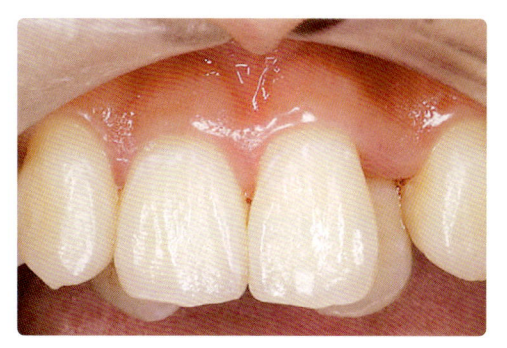

①初期エナメル質う蝕

- 初期エナメル質う蝕，すなわちエナメル質限局で実質欠損がなく，白濁のみを認めるような初期病変(図15)では，再石灰化による回復が期待できる．したがって，インフォームドコンセントを前提として理解と協力が得られる患者に対して，積極的な修復処置を行わず脱灰抑制と再石灰化促進を目的とする再石灰化治療を行い，注意深く経過観察していく．

図15　初期エナメル質う蝕症例．

- 実際には，個々のリスクに応じて，フッ化物の応用，プラークコントロールの徹底，生活習慣の改善といったプロフェッショナルケアとセルフケアの両面を適切に実施し，管理を行っていく．

②実質欠損を伴うエナメル質う蝕

- う窩が形成され実質欠損を認めるようなエナメル質う蝕では，欠損部が再石灰化によって回復することはない．したがって，う蝕罹患歯質を白濁や着色を指標としてカーバイドバーやダイヤモンドポイントなどを用いて高速切削によって除去する必要が生じる．

（2）象牙質

象牙質う蝕は，象牙細管がう蝕細菌の侵入経路となり，無機質の脱灰と有機質の分解とによって進行していく．病理学的には6～7段階の層状に分類されているが，臨床的には除去を必要とする部位を識別することが必要となる．従来，う蝕罹患象牙質の硬さ，着色，う蝕検知液などによる染色，切削時の患者の痛みなどを単独ではなく総合的指標として識別を行う．

①硬さ

- う蝕罹患象牙質は，う蝕細菌が産生する酸によって軟化するために硬さを指標として注意深く除去していく．ただし，硬さは個人の手指感覚に頼るところが大きいため，客観的指標とはなりにくい難点がある．

②着色

- 急性う蝕の場合は，着色の程度が少なく着色を指標とすることは困難である．一方，慢性う蝕のように明瞭な着色がある場合には，細菌の侵入前縁と着色の前縁がほぼ同

各種う蝕検知液（図16，17）

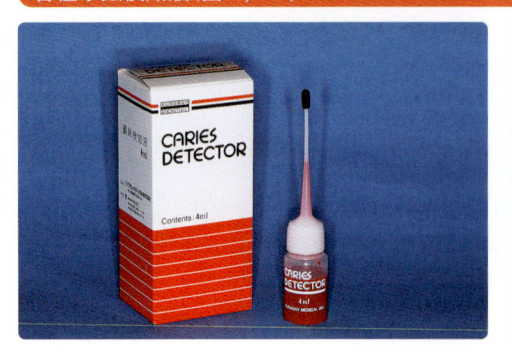

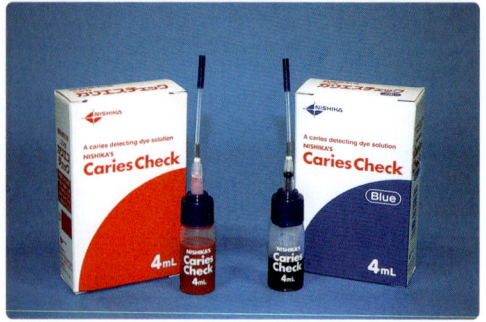

図16　カリエスディテクター®.

図17　カリエスチェック®.

位置にあるため，着色部を除去すればう蝕罹患象牙質を除去することができる．

③う蝕検知液などによる染色
- う蝕罹患象牙質は，除去を要する部位と再石灰化可能で保存すべき部位とに分類できることが明らかとなっており，前者の除去すべき罹患象牙質をう蝕象牙質外層，後者の保存すべきう蝕影響象牙質をう蝕象牙質内層としている．
- この2層のうち，外層のみを明瞭に濃く染色することによって識別可能にするう蝕検知液（1％アシッドレッドプロピレングリコール液）（図16）が開発され，頻用されるようになった．通常，外層には痛覚が存在しないため，積極的な局所麻酔による除痛法を施行せずに，患者に痛みを与えず罹患象牙質の除去が可能となる利点がある．しかし，この染色液は内層の一部まで淡くピンク色に染色することから，淡ピンク染色部は保存することが推奨されるために注意を要する．
- 最近では，分子量を大きくすることによって，より組織浸透性を抑えた検知液（ポリプロピレングリコール液）（図17）が開発され，臨床応用されている．

④切削時の痛み
- う蝕罹患象牙質の切削時に，疼痛を指標とすることは従前より行われてきている．しかしう蝕の進行は一様ではなく，また疼痛の発現も部位や切削時の手圧などによって左右されるために，客観的な指標としては難点がある．

⑤罹患象牙質の除去法
- 臨床的には，歯髄保護の観点からも高速切削を行うべきではなく，ラウンドスチールバーなど回転切削器具を低速回転で用いる方法が望ましい．
- その他，次亜塩素酸ナトリウムとアミノ酸を主成分とする液剤とハンドインストルメントを組み合わせた化学的機械的形成法や，Er：YAGレーザーなど歯科用レーザーを用いた除去法，エアブレーションを用いた除去法が存在する．また，最近ではMI（Minimal Intervention）の観点から，殺菌による歯質保存を行うオゾンガスを利用する装置（HealOzone）を用いた試みも臨床応用されている．

3）歯髄保護

修復治療にあたって良好な経過を得るために，歯髄に与えるさまざまな刺激をできるだけ避けることは重要なことである．修復時の刺激は，歯の切削に伴う刺激と修復物に起因する刺激に二分される．

切削に伴う刺激は，切削時の発熱や圧力によって影響が異なる．したがって，フェザータッチを基本とし，高速切削の的確な注水，う蝕検知液による罹患象牙質染色（図18）をガイドとした切削などを遵守する．

修復物に起因する刺激は現在の歯科材料では軽微とされているが，外界からの温度的刺激は残存しており，歯髄保護法を適用する．

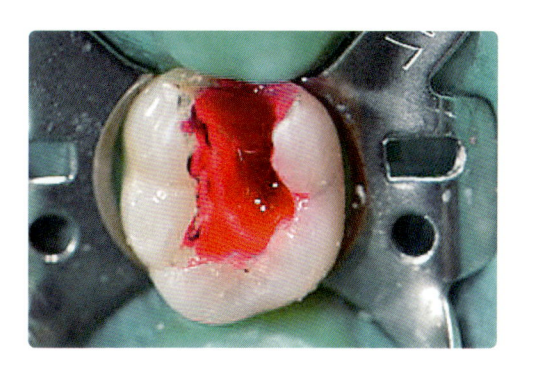

図18 う蝕検知液による罹患象牙質の染色．

（1）覆髄

水酸化カルシウム製剤や酸化亜鉛ユージノールセメントなどの，薬理的効果を有する歯科用セメントを応用する．

①間接覆髄

- 露髄が生じていない症例に対して行う（図19）．窩底部象牙質すべてを被覆する必要はなく，必要十分量のセメント練和物を探針や裏層器などの先端を用いて，窩底深部に小円を描くように貼付する．

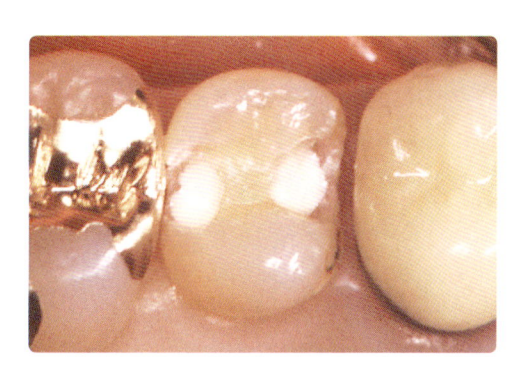

図19 水酸化カルシウム製剤による覆髄．

②直接覆髄
- 不顕性あるいは点状の露髄が生じた症例に対して，水酸化カルシウム製剤を用いてデンティンブリッジ形成の促進を期待し，保護を行う．次亜塩素酸ナトリウムと過酸化水素水による交互洗浄や，歯科用レーザーの活用などによって止血を行い，施術する．術後には，エックス線検査などによって一定期間の経過観察を実施する．

③暫間的間接覆髄
- 露髄の危険がある深在性う蝕で，除去すべき罹患象牙質を残置させた状態でセメントを応用し，暫間修復を行う．一定期間経過後に第三象牙質形成を確認し，開拡および罹患象牙質除去を行い修復処置へ移行する．

（2）裏層

①ライニング
- 菲薄な一層で象牙質面を被覆し，外来刺激を遮断することによって歯髄保護を行う．リン酸カルシウム系セメント，グラスアイオノマーセメントなどの歯科用セメントや，バーニッシュなどが用いられる．

②ベース
- 機械的性質や断熱効果に優れたリン酸亜鉛セメント，グラスアイオノマーセメントなどの歯科用セメントが主に用いられる．外来刺激の遮断のみならず，窩洞深層の補強や形態修正にも応用される．
- 歯髄に近接した場合は，水酸化カルシウムセメントなどを被膜状に深部に応用し，その上層を裏層用セメントで被覆するというサブベースも行われる．

③レジンコーティング
- セラミックインレー修復などの接着性間接修復では，レジン接着システムと低粘性レジンの併用によって露出象牙質の保護を行う（図20）．これは，接着性の向上，修復物適合性の向上，仮封時の歯髄保護などに有効である．

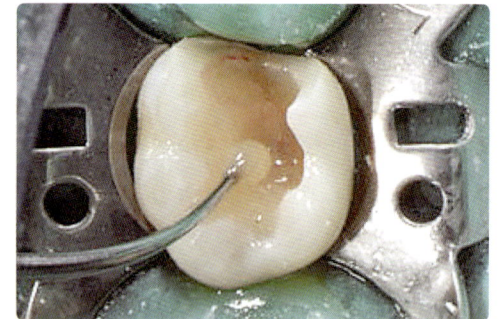

図20 レジン接着システムと低粘性レジンによるレジンコーティング．

なお，日本歯科保存学会によるう蝕治療ガイドラインでは，「露髄はしていない深い窩洞を確実な接着によってコンポジットレジンで修復した場合，裏層の有無は術後の歯髄症状の発現に影響を及ぼさない．よって深在性う蝕に対するコンポジットレジン修復に裏層は必要ない」としている．

4）歯肉排除・歯間分離

（1）歯肉排除

歯肉排除は印象採得時だけでなく，う蝕など実質欠損が歯肉縁下に及ぶ場合には窩洞形成時や成形修復時にもしばしば行われる．

代表的な方法として，歯肉排除用綿糸（圧排糸）を用いる方法が挙げられる．綿糸を歯肉溝に挿入することによって歯肉縁全周に渡る排除を得られるが，用いる糸の直径によって効果が変化する（図21）．症例に応じて1本の綿糸を用いる方法と，2本を用いて歯肉溝深部に細い綿糸，浅部に太い綿糸を挿入する方法がある．挿入時には探針を用いる場合もあるが，先端が鋭利過ぎる際には専用インスツルメントまたはエキスカベーターや歯周プローブなどを用いる．

その他の局所的に歯肉排除を得る方法として，歯間乳頭部にはウェッジ，唇舌側部にはクランプも頻用されている．また，歯肉が息肉様を呈している場合には，歯肉剪刀や外科用メスによる除去が行われる．とくに，高周波電気メスや歯科用レーザーを活用すると，出血を少量に抑えることが可能であり直後の処置を妨げることがない（図22）．

歯肉排除（図21，22）

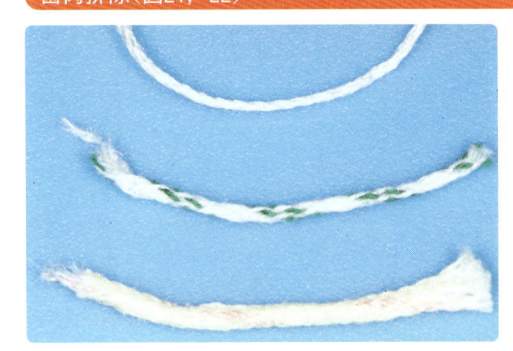

図21　太さの異なる歯肉排除用綿糸．

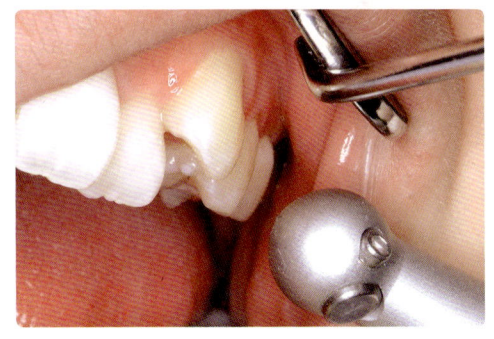

図22　歯科用 CO_2 レーザーによる歯肉排除．

（2）歯間分離

歯間分離には，従来 Ivory，Ferrier などの歯間分離器が用いられてきたが，消毒滅菌の観点からもディスポーザブルなウェッジを使用する機会が増加してきた．ウェッジは歯間分離だけでなく，前述の歯肉排除やマトリックスバンドの歯面への圧接などにも有益なために頻用されている．また，隣接面歯頸部形成時の歯間乳頭部保護を目的として，事前に挿入しておくプレウェッジという手法も可能なことが特徴となる（図23）．多くのウェッジは木製やプラスチック製からなるが，中には透明プラスチック製で照射光を透過させることにより，隣接面側室部に填塞した光重合型コンポジットレジンの重合を促進できる光導型ウェッジもある（図24）．

歯間分離（図23，24）

図23　木製ウェッジを用いたプレウェッジ．

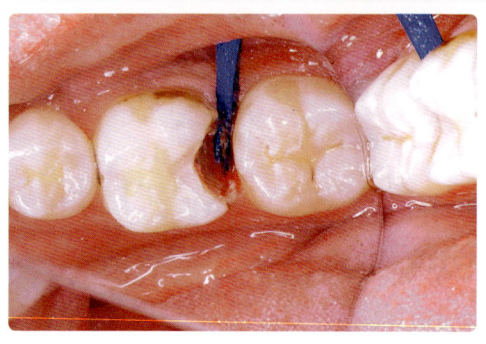

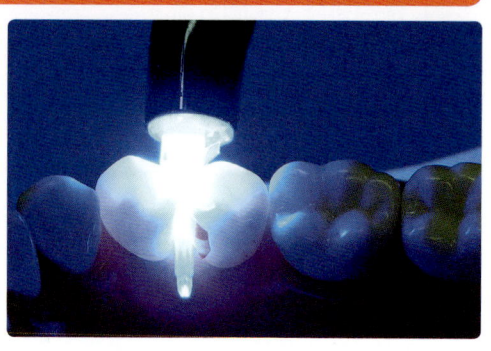

図24　光導型ウェッジによる照射光透過．

　以上は，歯肉排除と歯間分離ともに施術当日に効果を得る即時法であるが，各々テンポラリーストッピングや暫間被覆冠などを用いて次回来院時までに効果を得る緩徐法があり，それぞれ一長一短があるため，症例に応じて選択が必要である．

5）隔壁の装着

（1）隔壁法

　歯冠部の成形修復，とくに隣接面を含む複雑窩洞症例に際し，マトリックスバンドとマトリックスリテーナーを用いて，一時的な人工の隔壁を設ける隔壁法の活用は，臨床的に有効であり，かつ応用機会も多い．

（2）使用器材と装着手順

　もっとも一般的な Tofflemire 型マトリックスリテーナーと市販の透明マトリックステープを用いた装着手順を示す．患歯の辺縁隆線高さに合わせて調整した約 5 cm のマトリックス（写真では黄色テープを使用）を，温めたミラーの辺縁で"しごく"ことで，適度な豊隆を付けることができる（図25）．患歯に対しリテーナーが頬側に位置するよう，かつ術後に咬合面方向に撤去できるよう装着し，リテーナーの幅広のツマミを時計回りに廻すことでテープを歯面に圧着させる．ついで，隣接面側室部の歯肉側窩縁へのマトリックス密着とマトリックス厚さ分の歯間分離を図るために舌側からウェッジを確実に挿入する（図26）．

　また，近年多様な形状の製品が市販されているリング型マトリックスリテーナー（図27）は，豊隆があらかじめ付与されている付属の空豆型マトリックスとの組み合わせによって，簡便な隔壁の装着を行うことができる．しかし，隣接面部の欠損が隅角部を越えて頬舌側面に及ぶ症例では，リングによる十分な歯間分離やマトリックスによる残存歯質との等高移行的な賦形が困難になることもある．

　このシステムの場合は，患歯の大きさに適合する空豆型マトリックスを隣接面に挿入

SECTION 1　保存修復

隔壁の装着手順（図25〜30）

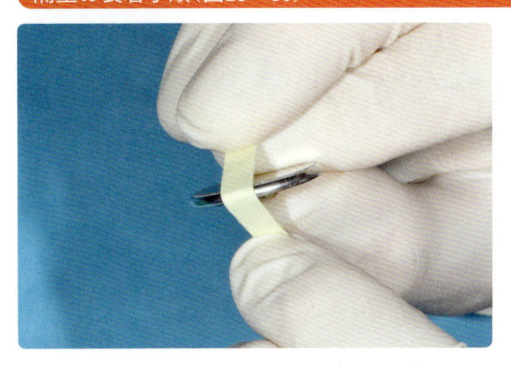

図25　温めたデンタルミラーの縁で，透明マトリックステープに豊隆を付与する．

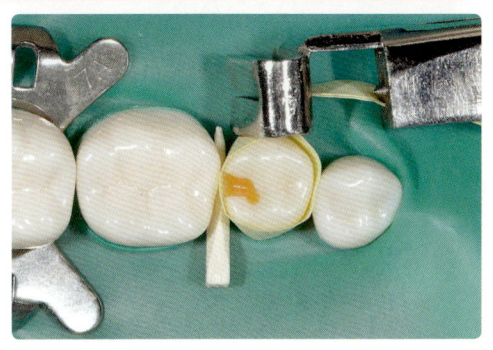

図26　Tofflemire式マトリックスリテーナー装着歯への確実なウェッジ挿入．

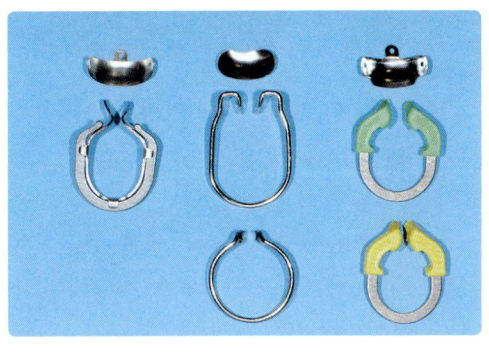

図27　リング型マトリックスリテーナーと空豆型マトリックス．

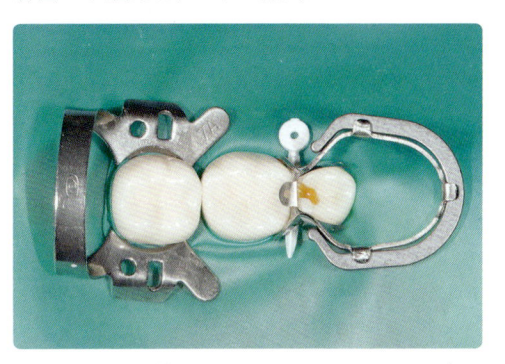

図28　リング型マトリックスリテーナーと空豆型マトリックス装着歯への確実なウェッジ挿入．

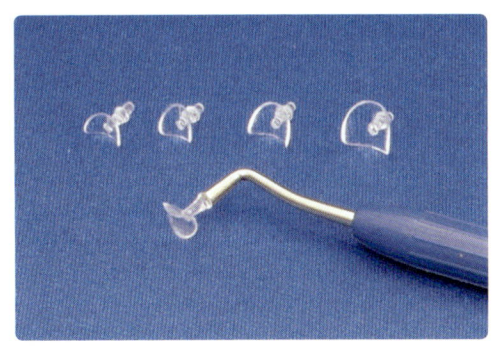

図29　歯頸部窩洞用の透明サービカルマトリックス．

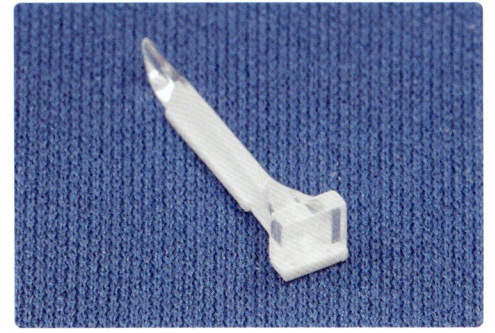

図30　光導型ウェッジ．

し，付属のフォーセップスを用いてリング型リテーナーを装着後に，頬側または舌側からウェッジを確実に挿入する（図28）．

　さらに，隔壁装着に有用な周辺器材としては，光重合型修復材料による歯頸部内側性窩洞症例に用いる透明サービカルマトリックス（図29）や透明マトリックスによる隔壁法の際に用いる光導型ウェッジ（図30）がある．

6）簡易・ラバーダム防湿

(1) 防湿法の意義

治療に際しての防湿法の実施は，
①術野の開放と明示
②無菌的処置
③乾燥環境の保持
④修復器材・薬剤の誤飲・漏出防止
⑤周囲軟組織の排除・保護

を図ることができ，安心・安全そして信頼性に長けた診療に寄与する．

(2) 簡易防湿

ラテックスアレルギーや身体的問題などによってラバーダム防湿を実施できない場合に行う．コットンロール・巻き綿花・ガーゼなどを患歯の歯肉頬移行部や舌側の口底の患歯側に安置し，一時的に患歯を唾液や舌・頬粘膜から隔離する．

上顎の歯肉頬移行部は，前歯部・臼歯部にかかわらず比較的安置しやすい．一方，下顎前歯部では唇側の歯肉頬移行部にコットンロールを，舌側の口底にコットンロールを芯にしたやや大きめの巻き綿花を正中から両側にかけて置くと防湿を図りやすい(図31)．下顎臼歯部では頬側の歯肉頬移行部にコットンロールを，舌側の口底にコットンロールを複数個重ねたり，やや大きめの巻き綿花の安置が効果的である(図32)．下顎におけるコットンロールなどの固定が困難な場合は，ラバーダムクランプのウィングを利用する．

(3) ラバーダム防湿

ラバーダムシート，ラバーダムフレーム(ホルダー)，ラバーダムクランプフォーセップス，ラバーダムパンチ，ラバーダムクランプを用いて患歯の露出・孤立化を図る．また，追加としてテンプレート，デンタルフロス，排唾管，ハサミなどが利用される．

基本的な術式を示す．ラバーダムパンチによるラバーダムシートの穴開けは，慣れるまでテンプレートを用いて患歯位置を印記することが効率的である(図33)．ついで，患歯への試適・調整を終えたクランプの表裏・唇頬舌に注意しながらウィングをラバーダムシートに掛け入れた後に，ラバーダムクランプフォーセップスを用いて患歯歯頸部の適切な位置にクランプを装着する．クランプのウィングからラバーダムシートをはずす際には，必ず先端が鋭利でない器具や指で行う(図34)．患歯両隣接面へのデンタルフロス挿入によって，患歯の確実な露出と孤立(図35)を図った後に，鼻孔を塞がぬようにラバーダムフレームを取り付ける(図36)．

ラバーダム防湿法（図31〜36）

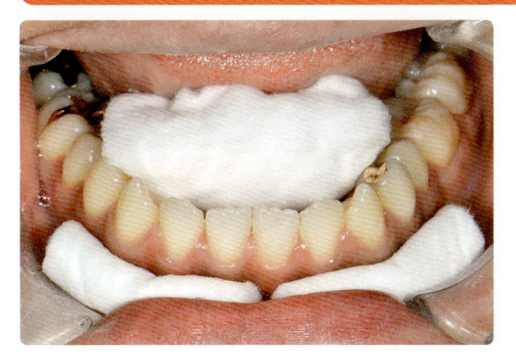

図31　下顎前歯部への簡易防湿例.

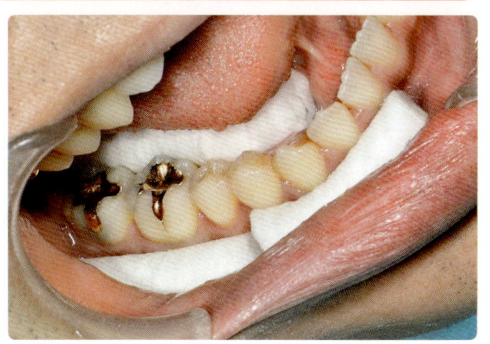

図32　下顎臼歯部への簡易防湿例.

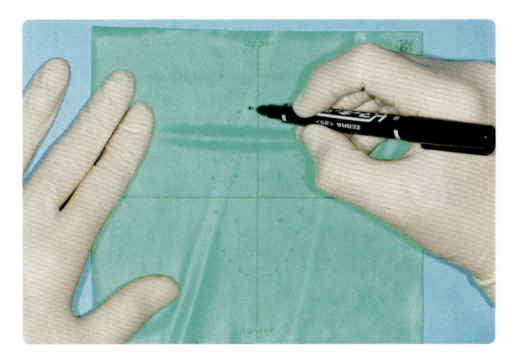

図33　テンプレートをラバーダムシート下に置いた患歯位置の印記.

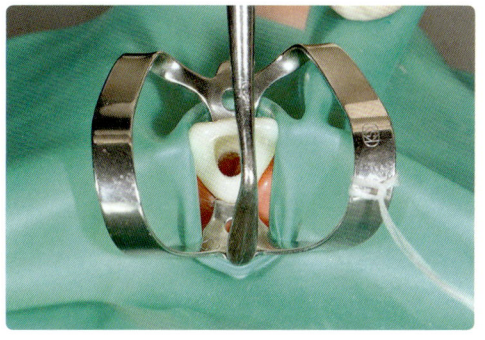

図34　クランプウィングからのラバーダムシート撤去（シートを傷つけないよう配慮）.

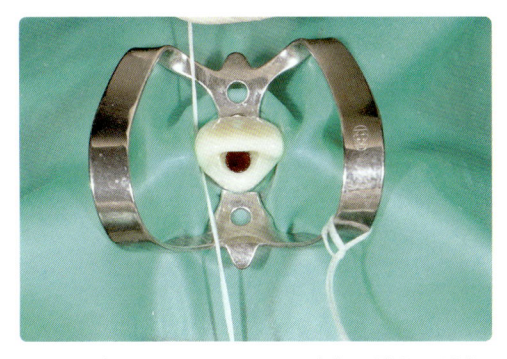

図35　デンタルフロスによる確実な露出と孤立.

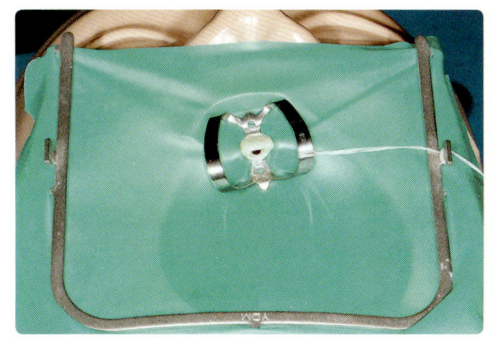

図36　鼻孔を封鎖しないラバーダムフレームの装着.

4．予防・治療技術

1）予防填塞

（1）フィッシャーシーラント

　小窩裂溝は清掃しにくい構造を有すことから，う蝕の三大好発部位に数えられる．歯質接着研究の賜物としてフィッシャーシーラントが開発され，乳歯や幼若永久歯の小窩裂溝う蝕予防に多大な効果を示している．

　フィッシャーシーラントは，レジン系またはグラスアイオノマーセメント系の製品が販売されている．施術に先立ち，歯面清掃を入念に行いプラークなどの付着物を除去しておくが，この際には施術時の歯面処理を妨げないようフッ素無配合の研磨ペーストを用いる．レジン系シーラントの場合には，リン酸またはセルフエッチングプライマーによる歯面処理を行う．グラスアイオノマーセメント系シーラントは化学硬化型と光化学両硬化型とに分けられ，ともにセメント自体が歯質接着性を有しているが，とくにレジン添加型である光化学両硬化型シーラントの場合は，ポリアクリル酸やセルフエッチングプライマーによる歯面処理が推奨されている．

　填塞操作の際には，ダイレクトアプリケーションタイプのレジン系シーラント（図37）の場合は直接患歯に填塞を行う．グラスアイオノマーセメント系シーラントなどそれ以外の場合は，練和物を填塞用アプリケーター（図38）またはディスポーザブルブラシなどを用い，酸処理後の脆弱なエナメル質表面を傷つけないように注意しながら填塞する．

フィッシャーシーラント填塞用器材（図37，38）

図37　ダイレクトアプリケーションタイプのレジン系シーラント．

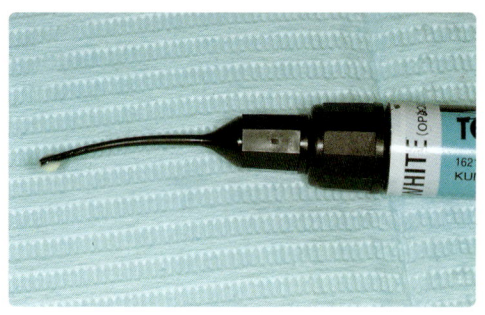

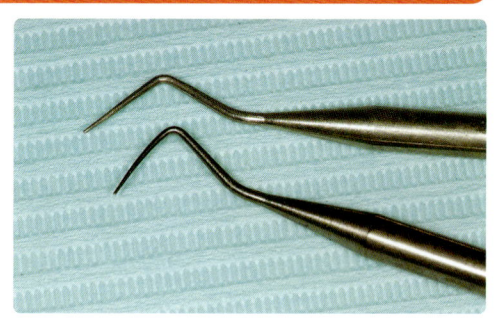

図38　シーラント填塞用アプリケーター．

（2）その他の予防填塞

　近年，従来のシーラントとは異なる概念で歯をコーティングしてしまうという積極的なう蝕予防法も始まっている．これは，歯質接着性液状レジンを用いて外来の細菌からはシールド効果を，内部の歯質にはフッ素徐放により耐酸性を強化させる狙いがある「予防被覆」ともいえる手法である．小窩裂溝に限らずすべての歯表面をコーティングできるた

めに，乳歯や幼若永久歯などの従来的な対象だけでなく，高齢者の露出根面などにも応用可能であり，歯科診療所のみならず在宅や介護施設などでの今後の臨床成果が期待される．

　フィッシャーシーラントは小窩裂溝部には有効であるが，隣接面などその他の歯面までをカバーできるものではなく，術後に隣接面う蝕に罹患する症例も多々見受けられる（図39）．施術によりやみくもに安心することは患者術者ともに禁物であり，食事指導や口腔清掃指導などに加えて継続的な管理が重要である．

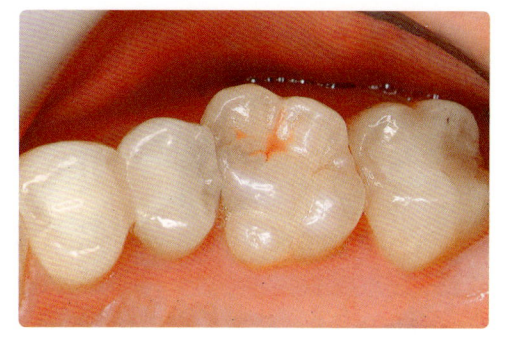

図39　シーラント処置後の隣接面う蝕発症例．

2）コンポジットレジン修復

（1）今日のコンポジットレジン修復

　コンポジットレジン修復の最大の特徴は，歯質と調和する色調と歯質のみならず各種修復材料に対する良好な接着性を兼備していることである．しかし，コンポジットレジンペースト自体は接着性を有していない．したがって，歯質をはじめとする被着面に物理・化学的なメカニズムによる接着性を獲得する処置として，接着システムを用いた処理を行うことが必須となる．

　近年の接着システムは，その性能・簡便性・多機能性・汎用性の改善が目覚ましく，従前の G.V.Black 提唱による非接着性窩洞の概念を払拭するとともに，FDI（国際歯科連盟）提唱（2000・2002年）の『う蝕管理（治療）における MI の原則』を具現化させる基盤となっていることは周知のとおりである．

（2）コンポジットレジンの分類

　修復に際しては，眼前の症例にもっとも有効なコンポジットレジンを選択し応用することが求められる．したがって，フィラー，修復部位，重合方式をはじめとするコンポジットレジンの分類とそれぞれの特徴を理解しておくことは，チェアサイドにおける使用材料の絞り込みに重要である．とくに近年では供給形態や稠度に改良がなされ，操作性・利便性に長けた修復が行えるようになっている．

①供給形態による分類

　　＜シリンジタイプ（図40）＞
　　・MFR 型・SFR 型・ハイブリッド型・セミハイブリッド型が採用
　　・多くの色調・オペーク色が供給

各種コンポジットレジン（図40〜42）

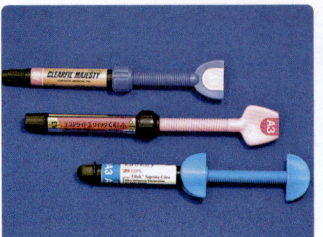

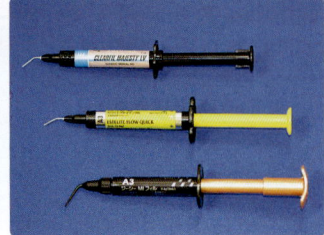

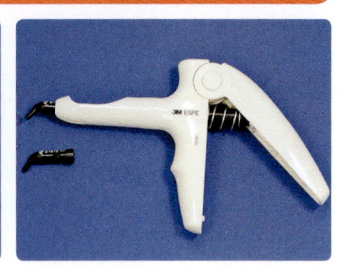

図40　シリンジタイプ．

図41　ダイレクトアプリケーションシリンジタイプ．

図42　コンピュールタイプ．

＜ダイレクトアプリケーションシリンジタイプ（インジェクタブルシリンジタイプ）（図41）＞
- 低粘稠性で流動性に長けたレジンを供給
- 窩洞や応用部位へ直接注入・塗布が可能

＜コンピュールタイプ（図42）＞
- 一定量のレジン封入チップを付属シリンジに装填して応用
- 窩洞へレジンを直接填塞することも可能
- 露光の危険性が少なく保管が容易
- 感染予防に有効

②稠度による分類

＜フロアブルコンポジットレジン＞
- 流動性，ぬれ性に長けたレジン
- 少ないフィラー配合量，希釈モノマー量の増加で機械的強度に劣る傾向
- 供給形態はダイレクトアプリケーション（インジェクタブル）シリンジが一般的

＜パッカブルコンポジットレジン＞
- フィラー配合量とベースレジン粘稠度の調整で加圧填塞しやすいレジン

（3）レジン接着システム

①歯質への接着

　歯質接着に際しては，組織学的に大きく異なるエナメル質と象牙質の特徴や用いる器材の特性を理解し，的確に応用することが必要である．

　＜代表的なレジン接着システムの基本的歯面処理法（表1）＞
- エッチングボンディングシステム：象牙質接着性を謳った当初のシステムであり，エナメル質・象牙質両者へのエッチングとボンディングの2ステップによって接着を期待している．
- 3ステップシステム：エッチング，プライミング，ボンディングの各プロセスを3回のステップで着実に行うシステムである．

表1 レジン接着システムの処理材・ステップ数・処理手順

システム	処理材	ステップ数	処理手順
①	エッチャント ボンディング材(アドヒーシブ)	2ステップ	エッチャント窩壁全面塗布(エナメル質・象牙質一括同時処理)→水洗→乾燥→アドヒーシブ窩壁全面塗布→光照射
②	エッチャント プライマー ボンディング材(アドヒーシブ)	3ステップ	エッチャント窩壁全面塗布(エナメル質・象牙質一括同時処理)→水洗→乾燥(余剰水分除去・ブロットドライ)→プライマー象牙質面塗布→乾燥→アドヒーシブ窩壁全面塗布→光照射
③	セルフエッチングプライマー ボンディング材(アドヒーシブ)	2ステップ	セルフエッチングプライマー窩壁全面塗布(エナメル質・象牙質一括同時処理)→乾燥→アドヒーシブ窩壁全面塗布→光照射
④	エッチャント セルフプライミングアドヒーシブ	2ステップ	エッチャント窩壁全面塗布(エナメル質・象牙質一括同時処理)→水洗→乾燥(余剰水分除去・ブロットドライ)→セルフプライミングアドヒーシブ窩壁全面塗布→光照射
⑤	セルフエッチング プライミングアドヒーシブ	1ステップ	セルフエッチングプライミングアドヒーシブ窩壁全面塗布(エナメル質・象牙質一括同時処理)→乾燥→光照射

- セルフエッチングプライマーシステム：酸性(pH約1.2〜2.8)の接着性レジンモノマーをプライマーに配合することによって，エナメル質・象牙質両者のエッチングと象牙質プライミングを一括同時処理後に，ボンディングすることによって接着を得る2ステップのシステムである．供給形態としては，1ボトルまたは2ボトルのセルフエッチングプライマーと1ボトルのアドヒーシブによるタイプが一般的であり，現在頻用されている(図43)．

- セルフプライミングアドヒーシブシステム：エッチング材によるエナメル質・象牙質両者への酸処理・水洗・乾燥後に，象牙質プライミングとエナメル質・象牙質両者のボンディングを一括同時処理によって接着を得る2ステップのシステムである．供給形態としては，エッチャント，セルフプライミングアドヒーシブ各1ボトルによるタイプが一般的である(図44)．

- オールインワンアドヒーシブシステム：エッチング，プライミング，ボンディングのプロセスを一つの処理液によって一括同時に行うことで接着を得る1ステップのシス

各種レジン接着システム(図43〜45)

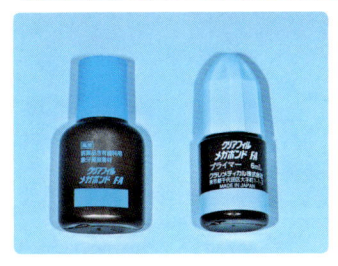

図43 セルフエッチングプライマーシステム．

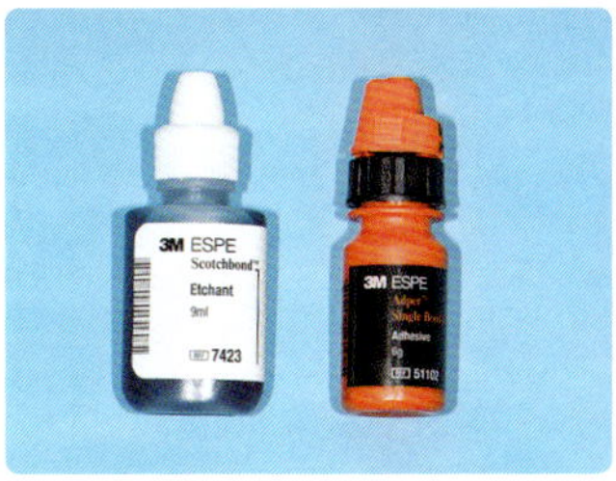

図44 セルフプライミングアドヒーシブシステム．

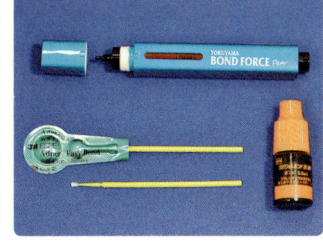

図45 オールインワンアドヒーシブシステム．

テムである．供給形態としては1ボトルタイプやブラシ付きブリスターパッケージタイプなどが主流となり，現在頻用されている（図45）．

②修復材料への接着

　補修修復に際しては，修復材料に応じた前処理後にレジン接着システムを活用して接着効果の向上を図る．

　＜金属＞

・被着面にサンドブラスト処理を行う．
・口腔外処理が可能な場合には，超音波洗浄を行う．とくに貴金属合金の場合にはスズ電析によるメッキ層の生成が有効である．
・イオウ基を含むプライマーを塗布後に乾燥する．

　＜ポーセレン＞

・被着面にリン酸処理を行う．
・シランカップリング剤を応用する．
・口腔外処理が可能な場合には，フッ化水素酸の応用が有効である．

　＜コンポジットレジン＞

・接着対象はレジン中の無機フィラーであることから，処理法はポーセレンに準じる．

（4）光照射器

①ハロゲン光照射器

・現在臨床で頻用されている．
・ハロゲンランプは安価であり，光強度は高いが，発熱や消費電力が大きい．

②キセノン光照射器

・高出力の光照射によって照射時間の大幅な短縮が可能である．
・多数歯への修復や生活歯への漂白に有用である．
・照射器本体やランプが高価であり，照射時の発熱による歯肉・歯髄への留意が必要である．

③LED光照射器（図46）

・LED（Light Emitted Dioxide：発光ダイオード）は波長域がカンファーキノンの反応する450〜500nmと一致し，紫外線・赤外線域の波長を排除するフィルターを必要としない．
・発熱量が少なく，LED自体の寿命が長く，コードレスタイプが主流である．

（5）関連器材

　MI概念の普及によって，低侵襲性やより確実・効果的な修復に寄与する各種関連器材が提供されている．

各種関連器材（図46〜48）

図46　LED 光照射器.

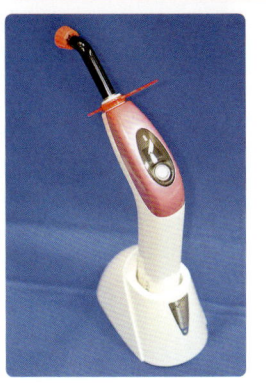

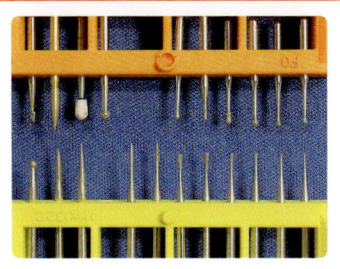

図47　小型（MI）回転切削器具.

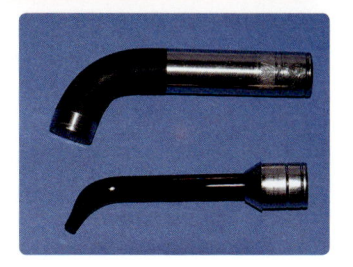

図48　光集束（ターボ）型照射筒.

①小型（MI）回転切削器具（図47）
- 従前のポイントより刃部径・軸径が小さい．
- ラウンドやペアー型ダイヤモンドポイントがある．
- ポイントの可動範囲が広がり，健全歯質の保存を図りながら窩開拡ができる．

②光集束（ターボ）型照射筒
- 照射筒の光ファイバーを先端部で細くすることによって光を集束させ，有効照射出力の向上を図っている（図48）．

（6）一般的修復手順

①修復前の前準備
- ブラッシング指導，プラークコントロール，スケーリング，着色・沈着物の除去

②修復時の前準備
- 歯面清掃・口腔内消毒
- 咬合検査：窩洞外形は窩縁を対合歯と咬合接触させないように設定する．
- 除痛法：患者が痛みを訴え，除痛を希望するのであれば必要に応じて行う．
- 色調選択（シェードテイキング）：
    ⅰ．ラバーダム装着前に行う．
    ⅱ．歯面を濡らした状態で行う．
    ⅲ．明るい自然光あるいはユニットの無影灯下で行う．
    ⅳ．短時間で行う．
- 防湿
- 歯間分離
- 歯肉排除
- 圧子の調整

③窩洞形成
- う窩の開拡：エアタービン装着のラウンドやペアー型ダイヤモンドポイント，ペアー型カーバイトバーを用いて注水下で行う．
- 感染歯質の除去：マイクロモーター装着のスチールラウンドバーや手用切削器具を用いて，う蝕検知用薬液によって赤染された感染象牙質を低速回転で除去する．

④歯髄保護
- 残存歯質の厚みが十分な場合は，とくに歯髄保護を考慮する必要はない．
- 不顕性露髄が疑われる場合，あるいは偶発的な露髄が生じた場合は，窩洞を次亜塩素酸ナトリウム水溶液と過酸化水素水との交互洗浄後に，水酸化カルシウム系セメントやリン酸カルシウム系セメントで覆髄を行い，第三象牙質の形成を期待する．

⑤コンポジットレジン填塞
- 隔壁の準備：隣接面を含む複雑窩洞症例では，必要に応じ隔壁を設け窩洞の単純化を図る．
- レジン接着システムによる歯面処理を行う．
- コンポジットレジンの填塞：深い窩洞では重合収縮応力の緩和を目的に低粘性レジンの象牙質面一層塗布や積層充填法による填塞を行う．
- 賦形：レジンによって窩縁をわずかに被覆（ラップジョイント）するよう操作しつつ，解剖学的形態の賦形を行う．また，事前に調整したマトリックスを用いて填塞したレジンを圧接賦形する．

⑥光照射
- 光照射に際し，術者・患者・アシスタントは遮光板や保護用めがねで目を保護する．

⑦仕上げ研磨
- 填塞当日は，溢出レジンの除去と咬合調整にとどめる．最終的な形態修正・仕上げ研磨は，原則として填塞24時間以降に，超微粒子ダイヤモンドポイント，ホワイトポイントなどを用いて形態修正後に，粒子の粗いものから細かいものへと順次研磨する．

⑧予後・術後管理
- 修復後，数日以内に歯髄状態・咬合状態・色調の調和などを確認する．さらに6か月あるいは1年ごとのリコールを実施し，辺縁適合性・二次う蝕の有無・摩耗状態・修復物や歯質の破折の有無・色調の調和・歯髄状態などを確認・管理し，必要に応じ補修修復などの対応を図る．

3）グラスアイオノマーセメント修復

(1) グラスアイオノマーセメントの材料学的特徴と臨床的留意点

歯質接着性・審美性を兼備するグラスアイオノマーセメントは，同様の性質を有するコ

表2　グラスアイオノマーセメント修復の適応症・禁忌症

適応症	禁忌症
①根面う蝕 ②くさび状欠損 ③3級窩洞 ④5級窩洞(広範な唇側面被覆症例を除く) ⑤小窩裂溝の予防填塞 ⑥初期の咬合面裂溝う蝕 ⑦臼歯隣接面のトンネル窩洞修復 ⑧長期暫間修復 ⑨乳歯の修復(1・2級を含む) ⑩う蝕感受性の高い患者 ⑪ART(Atraumatic Restorative Treatment) 　：非侵襲的修復法)	①1級窩洞(咬合圧が負荷される症例) ②2級窩洞(頰舌側面への開放症例を除く) ③4級窩洞 ④切端部破折・咬耗の修復 ⑤咬頭被覆を要する修復 ⑥広範な唇側面被覆を要する修復 ⑦口呼吸患者の唇・頰側面修復

ンポジットレジンより機械的強度や色調再現性の点で劣るものの，硬化した修復物からのフッ化物イオン徐放によって抗う蝕性や周囲歯質の再石灰化を促す．したがって，修復に際しての適応症・禁忌症(表2)を踏まえ，適切な対応を図ることによって，MIコンセプトに沿った修復を行うことができる．

(2)グラスアイオノマーセメントの種類

　グラスアイオノマーセメントは，従来型とレジン添加型の2種に分類することができる．いずれも良好な接着性・色調再現性を有するとともに，軽微な歯髄刺激性やフッ化物イオンの徐放とリチャージによる抗う蝕性を有している．しかし，従来型グラスアイオノマーセメントでは，初期(一次)硬化過程における水との接触によって，セメントの軟化や白濁を招くという感水性を示し，さらに，二次硬化後には乾燥による離水によってひび割れ・亀裂が生じ，白濁を招くという性質を示す．したがって，レジン添加型では，従来型の酸-塩基反応による硬化機構にレジン重合(ラジカル)反応を加えることによって，これらの改善が図られ，現在臨床において主流となっている(図49)．

①従来型グラスアイオノマーセメント

　＜修復時留意点＞

　・感水期(填塞後)と形態修正後にバーニッシュを塗布
　・セメント練和時の気泡混入に注意
　・仕上げ・研磨は次回来院時とし，バーニッシュ塗布が必須

②レジン添加型グラスアイオノマーセメント

　＜修復時留意点＞

　・窩壁にポリアクリル酸を用いて前処理

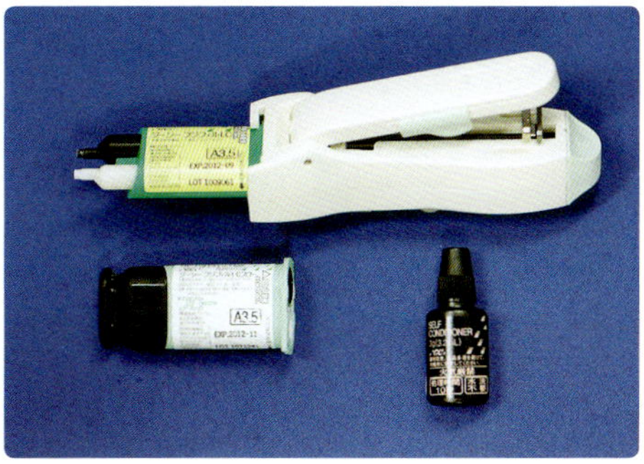

図49　レジン添加型グラスアイオノマーセメント．

- セメント練和時の気泡混入に注意
- 光・デュアルキュア硬化型の場合には，填塞後に光照射
- 填塞後と仕上げ・研磨時のバーニッシュ塗布は必須ではないものの良質な硬化と研磨面の獲得に有効

（3）修復手順

＜1回目処置＞

色調選択→ラバーダム防湿→窩洞形成→ポリアクリル酸前処理（レジン添加型症例）→セメント練和→填塞→バーニッシュ塗布→光照射（レジン添加型症例）→形態修正→バーニッシュ塗布

＜2回目処置＞

バーニッシュ塗布→仕上げ・研磨

4）コンポジットレジンインレー修復

　間接法によるコンポジットレジンインレー修復は，コンポジットレジン直接修復で熟達が求められる適正な隣接面形態や接触状態の回復が模型上で行える．さらに，コンポジットレジンによる重合収縮応力が接合界面に影響しにくいという利点が挙げられる．また材料によっては，追加加熱重合を行うことによって機械的強度や耐摩耗性などを向上させている．しかし，直接修復に比べ歯質切削量が多くなり，また介在させるセメント層による2つの界面とセメント自体の強度が予後に影響を与える．

（1）窩洞形成

　インレー体は脆性を示し，接着性レジンセメントを用いて装着するため以下に留意しながら窩洞形成を行う（図50）．

- 修復物辺縁が咬合接触しない円滑な曲線による外形
- 窩洞幅径はメタルインレー窩洞より少し大きめの咬頭頂間距離約1/3を目安
- 歯肉縁と同じ，または縁上の歯肉側壁窩縁設定
- 側壁の外開きは大きめ
- インレー体に2mm以上の十分な厚みを持たせる窩洞深さ
- 保持形態は不要，丸みを帯びた線角・点角，最小限の予防拡大

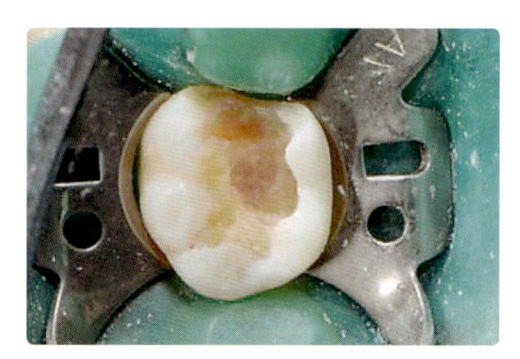

図50　抵抗形態に配慮した窩洞形成．

（2）レジンコーティング・印象採得・仮封

　窩洞形成終了後には，窩洞内面に対しレジン接着システムによる歯面処理を行い，フロアブルレジン（低粘度レジン）を象牙質窩壁に一層塗布するレジンコーティング法を行う（図51）．この方法は，レジンセメントの象牙質接着性を向上させるだけではなく，樹脂含浸層の生成による外来刺激の遮断や辺縁封鎖性・窩壁適合性を向上させる．しかし，レジンコーティング表層に酸素による未重合層が存在する場合は，シリコーンゴム印象面の荒れを生じさせ，さらに，レジン系仮封材と強固に接着してしまう．したがって，印象採得・仮封の前には，十分にアルコール清拭する必要がある．

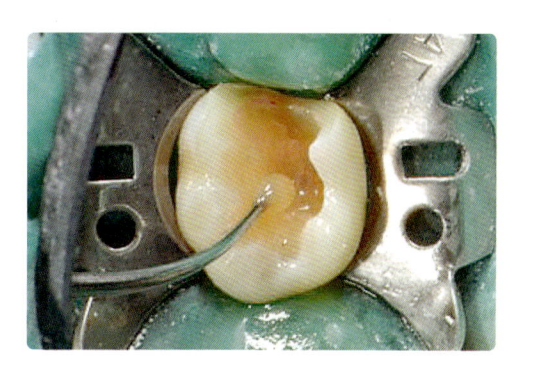

図51　低粘度レジンの窩底部への一層塗布．

（3）インレー体の試適・接着

　仮封の除去後に，インレー体を試適し，隣接面接触・マージンの適合を確認する．咬合調整はインレー体破折の原因となるので接着が完了してから行う．

　一般的な術式としては，インレー体内面に対するサンドブラスト処理を行った後に，リン酸エッチング処理を経てシランカップリング処理を行う．一方，窩洞内面のエナメル質窩壁とレジンコーティング表面に対し，リン酸エッチングによる清掃を経てシランカップリング処理を行う．

　ついで，デュアルキュア型レジンセメントをインレー体内面に塗布し，窩洞内に挿入後，インレー体を圧接した状態で2，3秒間の光照射を行い，半硬化した余剰セメントをすばやく撤去する．セメントの完全除去後に十分な光照射を行い，咬合調整，仕上げ・研磨を行う．その後，定期的なリコールによって術後の管理を図る．

5）セラミックインレー修復

（1）セラミックインレー修復の臨床的留意点

　セラミックインレー修復は，生体親和性・審美性・耐摩耗性に優れる反面，脆性を示すことから，強大な咬合力が負荷される部位や歯ぎしりなどの悪習癖がある症例には不向きである．

表3　セラミックインレー修復の長所・短所

長　　所	短　　所
①優れた色調再現性 ②きわめて少ない変色・着色 ③優れた耐摩耗性 ④優れた生体親和性 ⑤良好な化学安定性(酸・アルカリ・口腔液に不溶) ⑥熱・電気の不良導体 ⑦歯質に近似した熱膨張率	①修復物の製作過程が煩雑 ②適合性にやや劣る(複雑な窩洞に不適) ③強大な咬合力・外力が負荷される部位に不適 ④術者・制作者の経験・技量による色調再現性・窩洞適合性の差異

表4　セラミックインレー修復の適応症・禁忌症

適応症	禁忌症
①3級窩洞 ②前歯部5級窩洞 ③前歯部くさび状欠損 ④咬合力があまり負荷されない臼歯1・2級窩洞	①強大な咬合力が負荷される部位 ②歯ぎしりなどの悪習癖がある症例

したがって，その長所・短所(表3)や適応症・禁忌症(表4)を見極めて活用することによって，患者のニーズに応えることができる．

(2)セラミックインレーの作製方法

セラミックインレーの作製方法は，①築盛・焼成法，②鋳造法，③加熱加圧成型法，④削り出し法に大別できる．

①築盛・焼成法
- 焼成用セラミックスの粉末を蒸留水または専用液で練和後に，耐火模型の窩洞内への築盛・コンデンス・賦形，乾燥，焼成炉内での焼成，グレージングによって修復物を作製する．

②鋳造法(キャスタブルセラミックス法)
- 蝋型を作製後にリン酸塩系埋没材で埋没し，ロストワックスを経て鋳造，セラミングによって修復物を作製する．

③加熱加圧成型法(押し込み法)
- 蝋型を作製後にリン酸塩系埋没材で埋没し，ロストワックス，圧入電気炉内でのセラミックスインゴット可塑化後に加圧押し込みによって修復物を作製する．セラミングは不要である．

④削り出し法(ミリング法)：CAD/CAM法と倣い加工法との2種がある．
- CAD/CAM法(コンピュータ支援設計加工法)：CAD装置の小型CCDカメラまたはスキャナーを用いて光学的印象採得後に，モニター画面上で三次元デジタルデータによ

CAD/CAM 法（図52〜57）

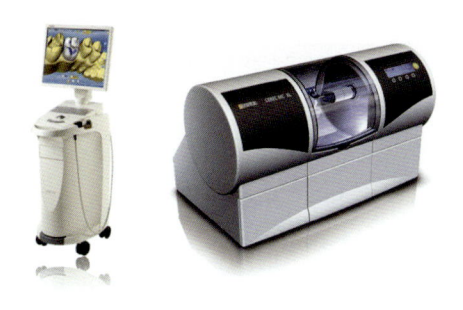

図52　CAD/CAM 装置．

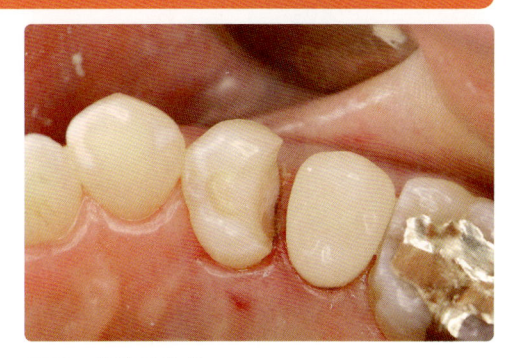

図53　修復対象歯．

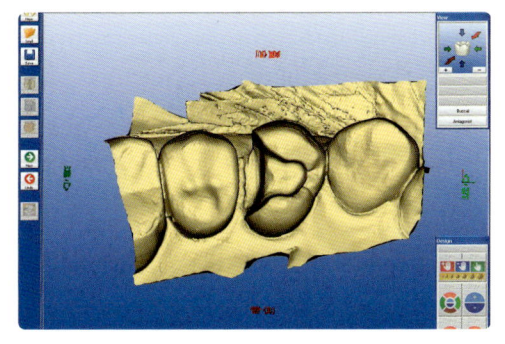

図54　光学的印象後のモニター画面．

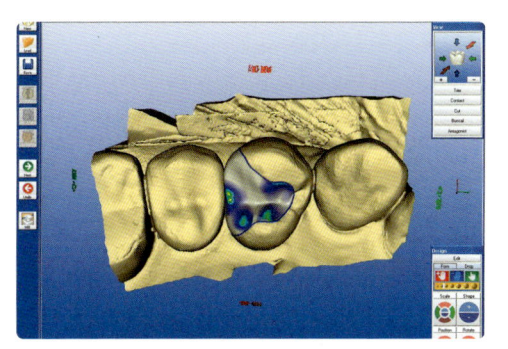

図55　モニター画面上での設計．

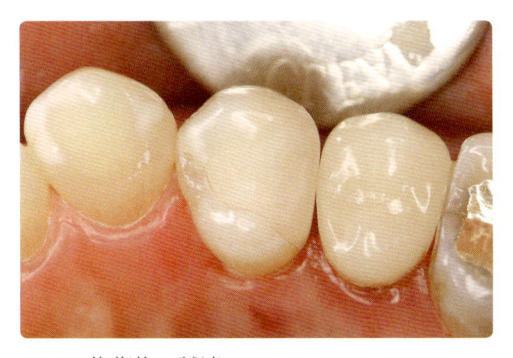

図56　修復物の試適．

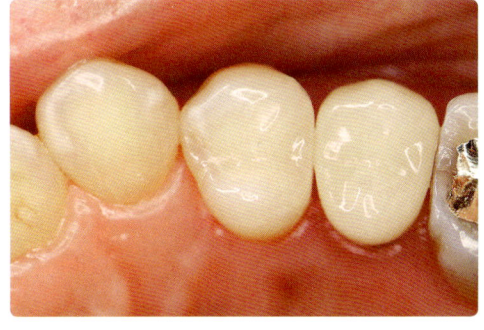

図57　修復直後．

　　る修復物の設計（図52〜55）を行う．ついで，CAM 装置によって専用のセラミックスブロックから修復物を削り出し，必要に応じてステイニングを行い，修復物を作製する（図56, 57）．

・倣い加工法：口腔内直接法または間接模型上でプロインレー（インレー原型）を作製後，スキャニング部にプロインレー装着を経て，セラミックスブロックから倣い加工にて修復物を削り出し，必要に応じてステイニングを行い，修復物を作製する．

6）ベニア修復

　ベニア修復は歯冠全体の色調・形態を審美的に改善できることから，ブリーチングでは対応できない重度の変色歯や患歯自体の形態異常などの症例に幅広く適応できる．直接口腔内のみでコンポジットレジンを用いて施術する直接法と，セラミックスまたは硬質レジンによるラミネートシェルを製作し合着する間接法とに分類される．

　術前に口腔内写真を撮影（図58）し，シェードテイキングを行っておく．術前写真は，形態や色調の参考として技工操作にも有用である．円錐歯などの場合には無形成で処置できるが，それ以外はエナメル質に限局した形成を行う．形成する形態としては切縁削除する被覆型と削除しない部分被覆型があるが，形成する際には前歯部の接触状態をあらかじめ確認しておく（図59）．

　間接法の場合は，歯肉排除後に印象採得・仮封を行うが，機械的保持を有さないために仮封には注意を要する．次回来院時には完成したシェルを試適するが，シェルを患歯に載せただけではシェルと形成面との間で光の乱反射が生じて，色調適合を判断することができない場合が多い．レジンセメントキットの中には，セメント自体の色調を再現したトライインペーストが用意されている製品がある．このペーストをシェルの内面に介して色調をチェックする（図60）と，シェルの色調判断に有用である．なお，このペーストは顔料やグリセリンなどからなり，硬化することはないが残存していると接着の妨げにはなるので，エタノール清拭や超音波洗浄などで除去を行った後に合着操作に移行する．

　合着に際し，形成面にはレジン接着システムを，シェル内面にはシランカップリング剤をレジンセメントと併用することにより接着性を発揮させる．なお，レジンセメントはラ

ベニア修復（図58〜61）

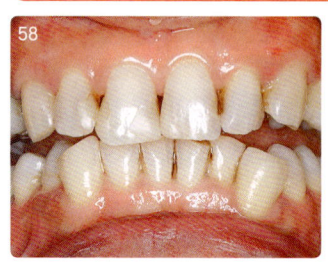

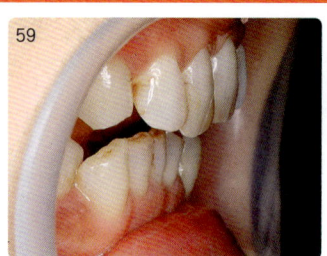

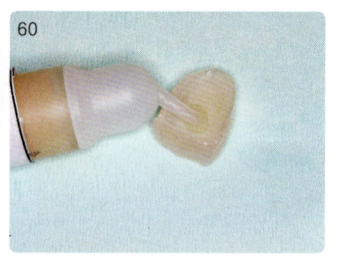

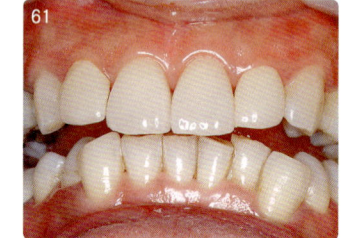

図58　術前写真（<u>2</u>＋<u>2</u>の計4歯をベニア修復する）．
図59　前歯部の接触状態の確認．
図60　シェル内面へのトライインペーストの塗布．
図61　ベニア装着直後．

ミネートシェルを透過した光によって重合されるので、シェル全体に光が当たるように照射筒の位置をずらしながら、十分な照射時間を確保する．合着後は辺縁歯肉や歯肉溝内にもレジンセメントなどの残渣が及ぶために、確認を怠ってはならない（図61）．

7）メタルインレー修復

審美性が得られないものの臼歯部での応用はいまだ多く、2級症例、たとえば上顎大臼歯隣接面などは代表的な適応症例となる（図62）．本修復法は通常間接修復であり2回の来院が必要ではあるが、技工操作を分離することによりチェアタイムを短縮できる利点を有する．したがって、術者にとって1回目の来院では①形成，②印象の2点，2回目の来院では③試適，④調整，⑤合着，この計5点が重要で、かつ力を注ぐポイントとなる．

（1）1回目の来院

窩洞形成は歯質保存を考慮しつつ、箱形を基本とする従来的な形態とする．そのうえで歯髄保護、たとえば歯科用合金の熱伝導性を考慮してのセメント裏層などを行っておく（図63）．また、削除量が多い症例の場合には、裏層後に小窩などの補助的保持形態を付与しておくと維持力の増強に有効である（図64）．

印象採得時において、唾液や血液の付着防止は印象精度の向上や模型の面荒れを防ぐ意味でも重要であり、収斂剤含有の歯肉排除用綿糸やアドレナリン浸漬した綿球を適宜利用する．採得した印象は流水によって唾液などを十分に洗浄するが（図65）、その後はスタンダードプリコーションの点で電解水やグルタール製剤などによる薬液消毒が望ましい．た

メタルインレー修復：1回目の来院（図62～65）

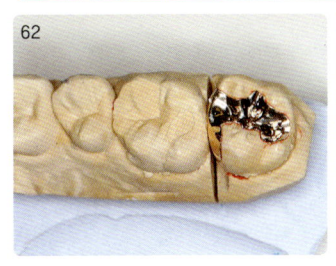

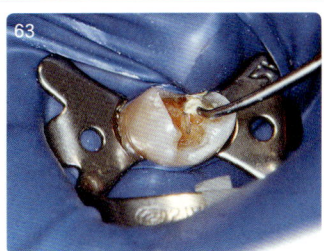

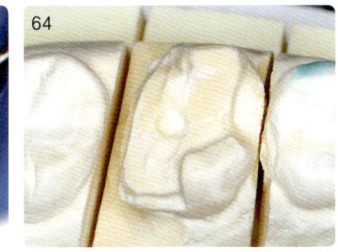

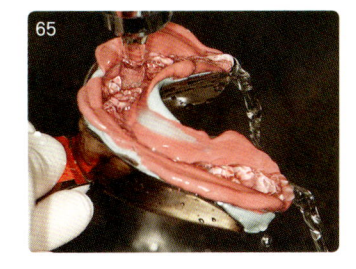

図62　7の模型上のメタルインレー．
図63　グラスアイオノマーセメントを用いた裏層．
図64　咬合面中央部直下への小窩付与．
図65　印象採得後の流水下での洗浄．

インレー修復：2回目の来院（図66～68）

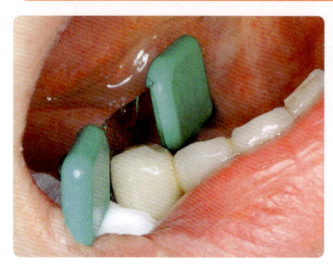

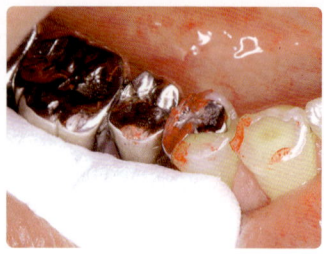

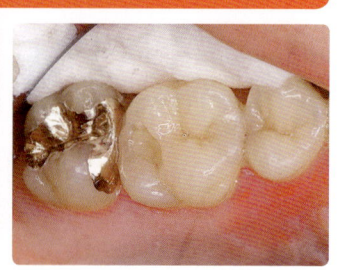

図66 コンタクトゲージの挿入.　図67 咬合紙による検査.　図68 装着直後のメタルインレー.

だし印象材によっては薬液消毒に適さない場合もあるので，事前に確認をしておく．近年は技工所においてあらかじめ紫外線照射などによる模型の消毒も行われているが，診療室における積極的な感染予防対策は重要であり，医療スタッフ全員の協働が不可欠である．

（2）2回目の来院

完成した技工物の窩洞への試適は，2級メタルインレーの場合，隣接面接触状態の検査・調整から行う（図66）．通常コンタクトゲージが用いられるが，ステンレス製薄板という性質上，酷使されたゲージは傷やしわが多く亀裂が生じていることもあり，「歯間挿入時の抵抗感」が不明瞭になる危険性があるので注意する．隣接面の調整は，豊隆状態と接触点形態のバランスをとることが重要であり，接触点が広い面状にならないように心がける．

隣接歯との接触状態の調整が終了した後は，咬合状態の検査・調整を行う（図67）．その際には咬合接触状態だけでなく，必ず側方運動時の咬合干渉の有無も対象とする．調整によって咬合面形態を損なった場合は，フィッシャーバーやラウンドバーを用いて裂溝の回復などを行う．その後，最終的な試適を行うが，隣接面鼓形空隙の状態に注視し，歯間ブラシなど補助清掃器具の使用可能な形態であることを確認しておく．

次いで，合着操作に移行する．本来，メタルインレーは機械的保持により維持を得るため，接着性をまったく有さないリン酸亜鉛セメントでも良好な予後を得ていたが，現代では接着性だけでなくフッ素徐放など他の特徴を有する従来型グラスアイオノマーセメント，レジン添加型グラスアイオノマーセメントなどが頻用されている．さらに被着体に合わせたプライマー処理によって良好な接着性を発揮できる接着性レジンセメントや，簡便な操作と接着性とを両立したセルフアドヒーシブセメントなども市販されており，適宜活用することが望ましい．合着操作と引き続いての余剰セメント除去によって，修復完了とする（図68）．修復後の不快事項として，窩洞形成時の歯髄への近接度や使用合金の熱伝導性によっては，メタルインレー装着後に一過性の冷水痛を訴えることがあるが，この点は治療に先だち必ず説明しておく必要がある．通常は時間経過に伴い，第三象牙質添加により徐々に消退していくが，程度によっては注意を要する．

表5 変色歯への対応法と歯への侵襲の関連

歯への侵襲	対応法
小 ↓ 大	ブラッシング（ホームケア）
	PMTC（プロフェッショナルケア）
	マニキュア（レジン系材料を用いたホワイトニング）
	ブリーチング
	ラミネートベニア（レジン直接法）
	ラミネートベニア（ポーセレン，レジン間接法）
	全部被覆冠（ジャケット冠，陶材焼付冠）

（平井義人ほか編：保存修復学 第5版，医歯薬出版，東京，2007より改変）

8）着色・変色歯への治療

　ホワイトニングはブラッシング指導から全部被覆冠装着までが該当し（表5），歯科審美に対するニーズの増加とともに希望する患者も増加している．その中で症例に応じて患歯への侵襲の大小，必要期間，経済的理由などを加味して適切な対応を選択するが，ほとんどの症例においてブラッシング指導とPMTCは主たる対応としても補助的対応としても有効性があるためつねに実施すべきである．色調は患者自身の主観によって判断される場合が多く，客観的な情報を得るためにも術前の写真撮影は必須である．その際には，シェードガイドをフレーム内に入れて撮影すると術前後の効果判定にも有用である（図69）．

　漂白法は侵襲が少ない対応であり，患歯が少数の失活歯の場合には，ウォーキングブリーチが確実な手法である．はじめに行う舌側からの髄腔開拡時（図70）には，髄角部の残余物に注意する．これは失活歯の変色の原因物質であり，漂白効果の阻害因子となるだけでなく，施術後の後戻りの原因ともなるので完全除去を心がける．歯冠部の根管充填材除去の後に過酸化水素水と過ホウ酸ナトリウムの混和物を填入するが，仮封時の密閉性を確保するためにも窩洞周囲の清拭を怠ってはならない（図71）．数日おきに混和物を除去，填入を繰り返して色調変化を観察する．

着色・変色歯の治療（図69～71）

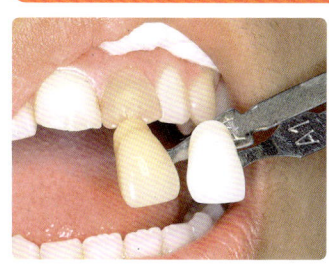

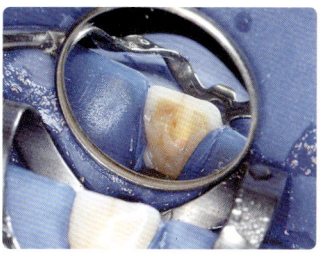

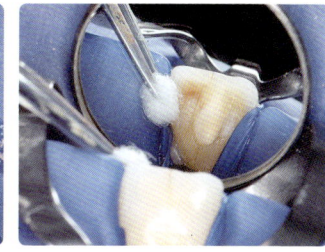

図69　患歯のシェードテイキング．

図70　髄角部残余物に注意した髄腔開拡．

図71　仮封前の清拭．

ホームブリーチング（図72，73）

図72　カスタムトレーの試適．

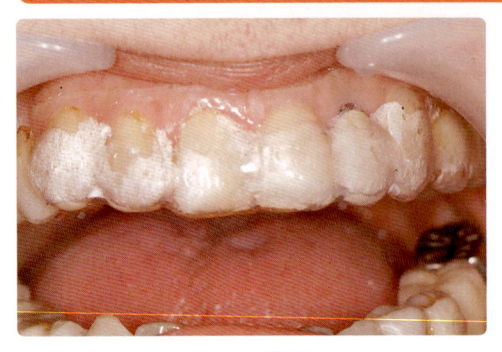

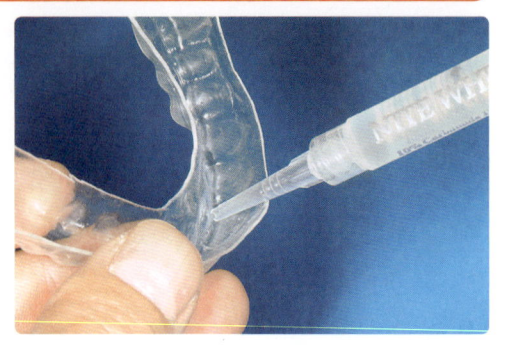

図73　カスタムトレーへの薬剤注入．

　患歯が多数で治療期間を短縮したい場合には，オフィスブリーチングを選択する．過酸化物を歯面に塗布し，光照射を行い，反応を促進させることによって漂白効果を得る．1，2回の施術で効果が得られるが，一過性の知覚過敏を生じやすい．

　治療期間を数週間とれる場合は，ホームブリーチングを選択する．患者の顎模型からポリビニールなどでカスタムトレーを製作し，患者が自らトレー内に専用薬剤を填入装着することによって漂白効果を得る（図72，73）．低濃度の過酸化尿素ゲルを用いるために，治療期間はかかるもののオフィスブリーチングよりも知覚過敏を生じにくい利点がある．トレー製作の注意点としては，歯頸部の密着性を得るために模型上の気泡を除去しておくことや，薬剤の液だまりを設定することなどが挙げられる．また，さらに漂白効果を高めたい場合には，オフィスブリーチングとホームブリーチングを組み合わせて実施する．

　Feinmanの分類3度以上のような重度のテトラサイクリン症など漂白法が効果を得にくい症例の場合には，漂白法に固執せずにベニア修復などを選択する必要が生じる．

9）補修修復

　修復物・補綴物の破損は外傷や咬合異常によって惹起される場合が多く，口唇や頬粘膜などの周囲軟組織の損傷にも留意する．周囲軟組織が健全であっても歯根部が損傷している場合も多いために，歯肉縁下の状態に注意し，打診や動揺度検査に加えてプロービングやエックス線検査などにより，歯根部の破折などを併発していないことを確認しておく．次に，修復物・補綴物の破損部を精査し，その材質や亀裂の進展などを把握しておく．あくまでも部分的な破損のみで修復物の大部分に適合状態などの問題がない場合（図74）や，全体の再修復に臨床的・経済的などの障壁がある場合（図75）は補修修復を選択する．

　補修修復には光重合型コンポジットレジンを応用し，①被着面削合による新鮮面露出，②洗浄，③被着面への接着処理，④レジンの築盛・重合硬化，⑤研磨調整の各ステップを実施する．

補修修復(図74〜77)

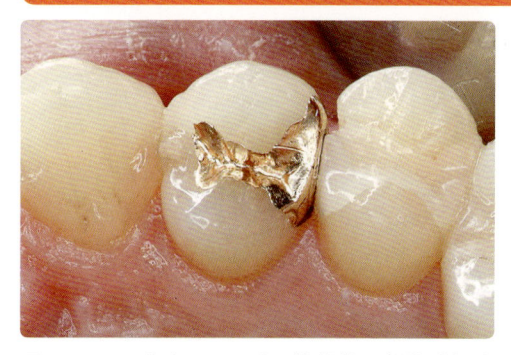

図74 コンポジットレジン修復後の部分破折症例.

図75 術前のレジン前装部破折症例.

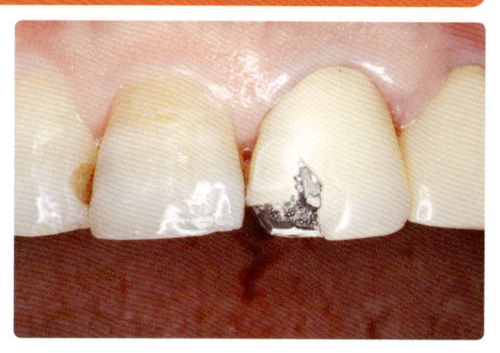

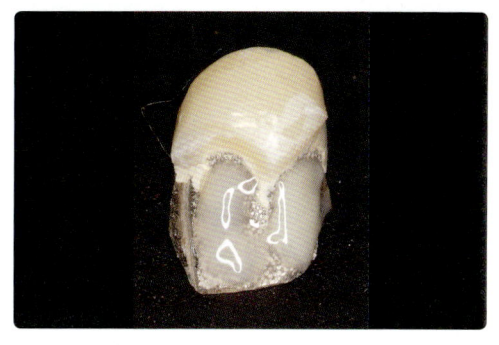

図76 充填用フロアブルレジン(左)とオペークレジン(右)によるマスキング効果の差違.

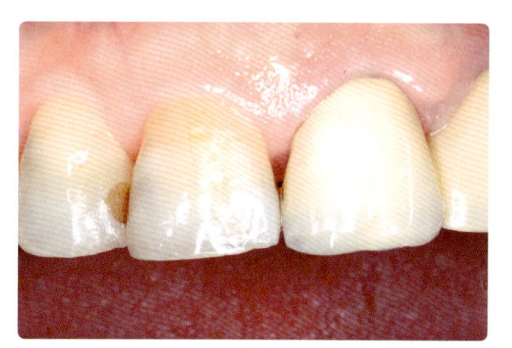

図77 補修修復後のレジン前装部破折症例.

　①はタービンやマイクロモーターなどの回転切削器具を用いるか,口腔内用の小型サンドブラストを用いる.その際に,破折した前装部に超微粒子ダイヤモンドポイントを用いて,幅の広いベベルを付与しておくと補修充填用レジンの色調適合を得やすい.

　②はリン酸ゲルとそれに伴う水洗・乾燥により実施する.

　③は被着面の材質により,レジン接着システム,セラミックス／レジン用プライマー(シランカップリング剤),金属用プライマーの使い分けを行う.ボンディング剤の厚みは審美性を損なうことがあるので,塗布後のエアーブローにより菲薄にしておく.

　④は修復物の構成に応じて,はじめに金属やセラミックスの色調改善のためにオペークレジンを薄く塗布・重合硬化させた後に,あらかじめ選択しておいた単色あるいは複数色のレジン築盛を行っていくレイヤリングテクニックを活用する.オペークレジンは通常のフロアブルレジンと比べてマスキング効果が高く(図76),それゆえに遮光性も高いために光重合・硬化しにくいことを念頭に置き,薄目の塗布・十分な光照射を心がける.

　⑤は通法のレジンの調整研磨に準じ,咬合調整・仕上げ研磨を行い終了とする(図77).とくにセラミックス修復物に際しては,セラミックスと補修用レジンの研磨性が異なることに注意が必要である.

5. 高頻度治療

1) 1・2・3・5級う蝕症への治療

歯冠部の小窩裂溝部，隣接面および歯頸部は不潔域またはこれに近接していることから，歯種にかかわらずう蝕罹患率が高く，1・2・3・5級の原発性う蝕症として治療する機会が多い．また，歯列弓の屈曲部に位置する犬歯から小臼歯にかけての歯頸部には，アブフラクションと長期的な誤刷掃などを原因とするくさび状欠損（摩耗症）も発症しやすいことから修復頻度が高い．さらに，辺縁性二次う蝕などに対する再治療を要する場合も多く，治療頻度の高い症例の代表といえる．審美性に優れた低侵襲性の無痛的治療は患者の切なる願いであり，これを具現化するコンポジットレジン修復は，これらの症例に対する高頻度治療法として身につけておくことが大切である．以下に各症例の留意点を述べる．

(1) 1級・2級う蝕症例について

23歳の女性．下顎右側第二小臼歯の冷水による一過性疼痛を主訴として来院した（図78）．遠心隣接面部のう窩を開拡後に，う蝕検知液にて染色する（図79）．染色したう蝕象牙質外層の除去後に，咬合面窩縁部へのラウンドベベル付与，隔壁の装着を経て，本症例ではオールインワンアドヒーシブにて歯面処理を行う（図80）．システム指定の方法遵守にて乾燥後に，可及的に照射筒を窩洞に近接させて光照射を行う．この際，ターボ型照射筒を用いると効果的である（図81）．

咬合面関与の症例では，術後の咀嚼痛や辺縁漏洩などの発生抑制を図るため，低粘性レジンを象牙質窩壁と歯肉側窩縁に塗布・照射重合し，次いで修復用レジンを舌側壁または頰側壁と歯肉側壁を覆うように填塞し，歯質透過光にて重合硬化させる（図82）．その後，残る頰・舌側壁の填塞と透過光照射を行い，咬合面の隆線・小窩裂溝などはインクリメンタルテクニックの要領で賦形しながら，ブラッシングにて移行的な表面に整え（図83），光照射を行う．ラバーダム撤去後に咬合状態を確認しつつ，必要に応じ解剖学的形態を整え（図84），可能な限り次回来院時に最終的な仕上げ・研磨を行い，処置終了とする（図85）．

(2) 3級う蝕症例について

28歳の女性．上顎左側側切歯の褐線による審美障害を主訴として来院した．処置前に色調選択を行う（図86）．う蝕検知液を併用しながら，MIダイヤモンドポイントやラウンドバーなどを用いて褐線の窩洞内追求とう蝕象牙質外層の除去を行う．本症例では既存修復物の除去に至る（図87）．感染象牙質除去を経て窩縁部にベベル付与を行い，透明ストリップス装着後にレジン接着システムによる歯面処理・光照射，必要に応じて低粘性レジンを窩洞内の軸壁象牙質に塗布する（図88）．低粘性レジンは薄層ではあるが歯質透過光による重合硬化は有効である（図89）．その後，光透過性を控えたオペーク系レジンまたは唇側の

1級・2級う蝕症例（図78〜85）

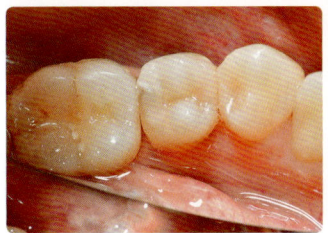

図78　初診時．

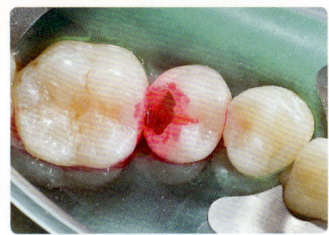

図79　う蝕検知液による染色．

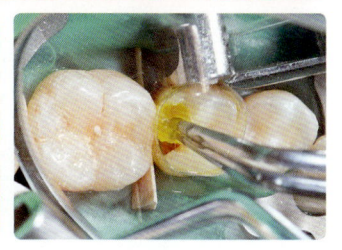

図80　歯面処理．

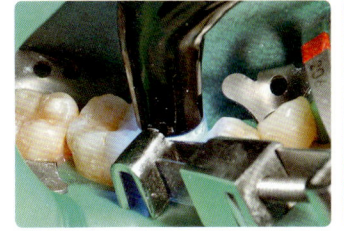

図81　光照射．

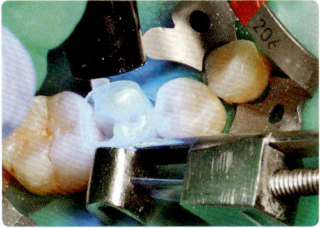

図82　レジン重合．

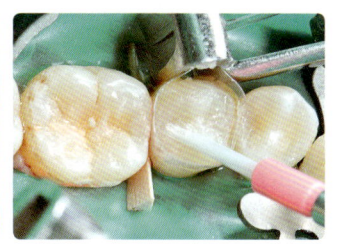

図83　填塞レジンの平滑化．

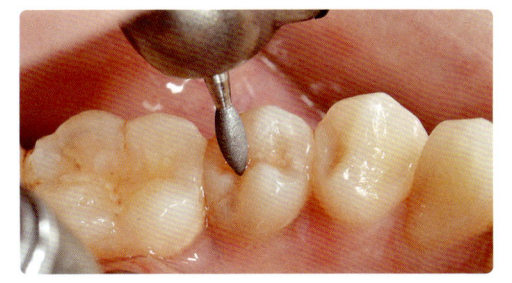

図84　解剖学的形態の修正．

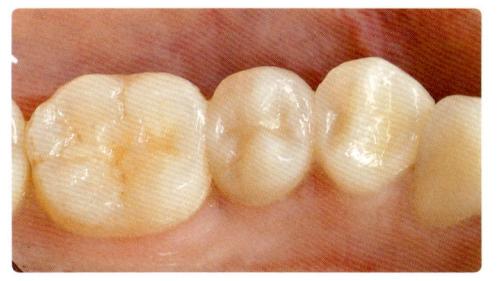

図85　修復直後．

3級う蝕症例（図86〜93）

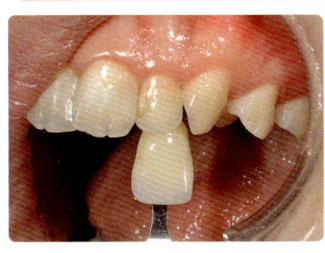

図86　処置前の色調選択．

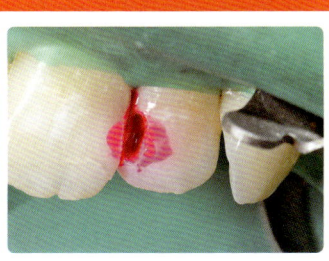

図87　う蝕象牙質外層の除去．

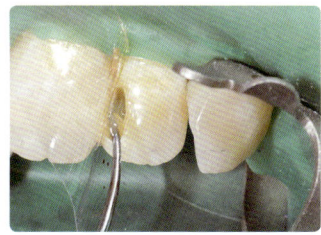

図88　レジン系処理材で処理．

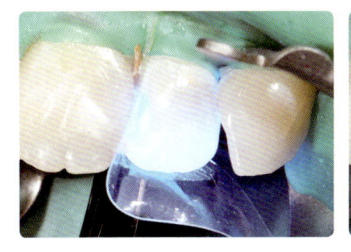

図89　レジン重合．

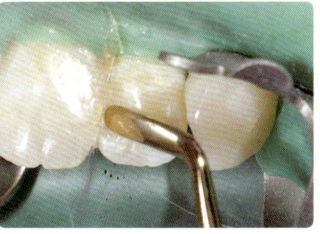

図90　分割積層充填の実施．

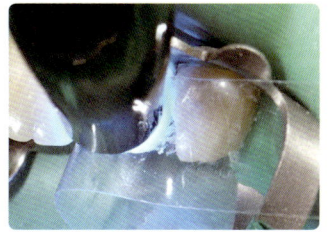

図91　窩洞開放側の光照射．

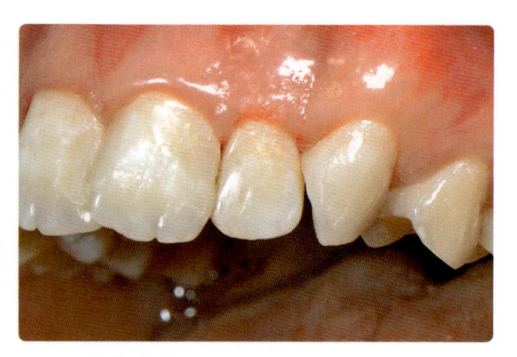

図92　ディスク状器材による研磨．　　　図93　修復直後．

　色調より濃い修復用レジンによって，舌側壁を覆うように分割積層（図90）し，歯質透過光によって重合・硬化させる．次いで，唇側の色調に合う修復用レジンやエナメル色調レジンによる分割積層充填・歯質透過光による重合硬化を繰り返し，最終レジン填塞後には唇側からの十分な光照射を行う（図91）．唇側面から隣接面への形態修正，および次回来院時の仕上げ・研磨は，ディスク状研磨器具の"しなり"と"レジンから歯面に向けての回転"を活用しながら行い（図92），処置終了とする（図93）．

（3）5級う蝕症例について

　62歳の女性．上顎右側犬歯歯頸部の審美障害を主訴として来院した．処置前の色調選択後に，歯頂側エナメルにやや幅広のベベルを付与する（図94）．市販の透明マトリックステープを約5 cmの長さに切り取り，その中央部に患歯歯頸部の湾曲よりやや大きめのU字形切り込みを加える（図95）．U字形切り込みが患歯の中央に位置するようにテープを両隣接面に挿入する（図96），正常な接触圧の場合，テープは任意の位置で安定する（図97）が，接触点がない場合にはウェッジを用いて固定を図る．テープ下縁を患歯唇側歯面に沿わせつつ，静かに歯肉溝内へ挿入する（図98）．U字形切り込みテープは，歯肉を排除すると同時に歯肉縁下のう蝕象牙質を露出明示する"サービカルフェンス"として働く（図99）．フェンス内にう蝕検知液を塗布（図100）し，赤染したう蝕象牙質外層を慎重にラウンドバーで除去する．サービカルフェンスはバーによる歯肉損傷の防止に寄与する（図101）．

　オールインワンアドヒーシブシステムの活用は，歯面処理合計時間の短縮に有益であり，サービカルフェンスは処理液の漏出や歯肉溝滲出液などによる処理面汚染の抑制に寄与する（図102）．接着システムの光重合を経て，修復用レジンをタッピングしながら歯面とサービカルフェンス内面に沿わせつつ填塞する（図103）．光照射に際しては，フェンス外側からピンセットで把持することによって，歯頸部の特徴的な"くびれ"を付与できる（図104）．レイヤリングテクニックと複数の色調を用いた修復用レジンの填塞とブラシにより平滑移行化は，良質な審美性の回復と確実な接合界面の獲得に貢献する（図105）．形態修正，次回来院時の仕上げ・研磨はディスク状研磨器具を活用し（図106），処置終了とする（図107）．

5級う蝕症例（図94〜107）

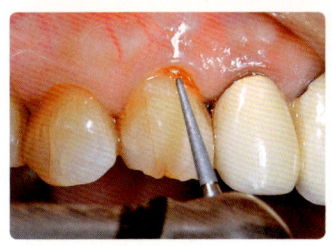

図94 ベベルの付与.

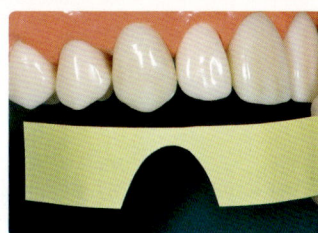

図95 U字形切り込み付与.

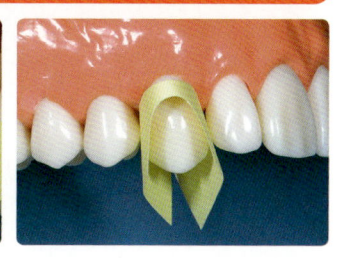

図96 テープの挿入方法.

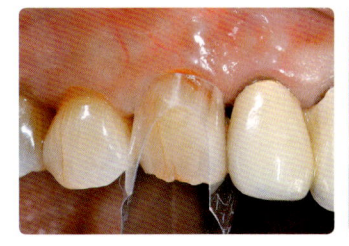

図97 テープの挿入例.

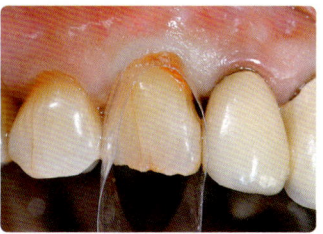

図98 歯肉溝内への挿入.

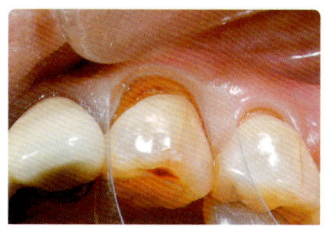

図99 歯肉排除と患部の明示.

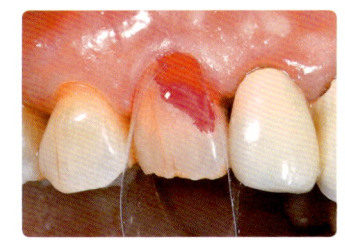

図100 う蝕検知液の塗布.

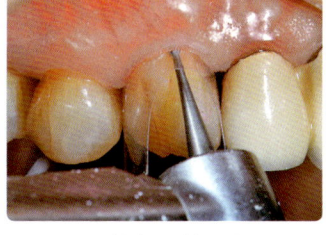

図101 う蝕象牙質の除去.

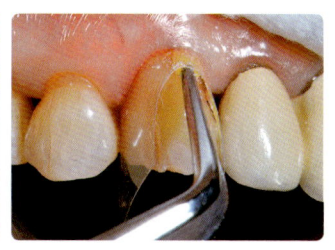

図102 歯面処理.

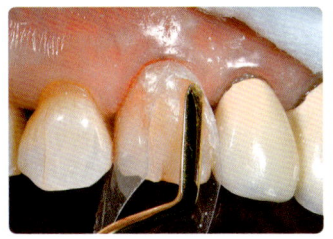

図103 レジン填塞.

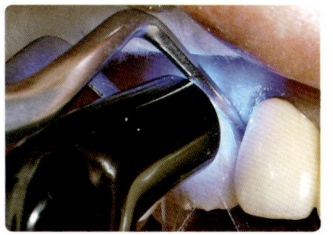

図104 光照射.

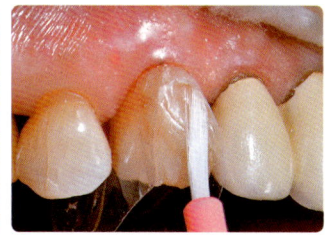

図105 表面ブラッシング.

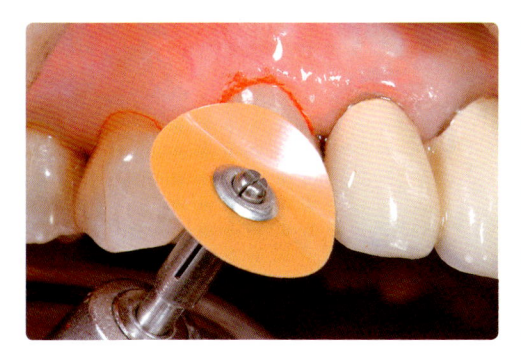

図106 ディスク状器材による研磨.

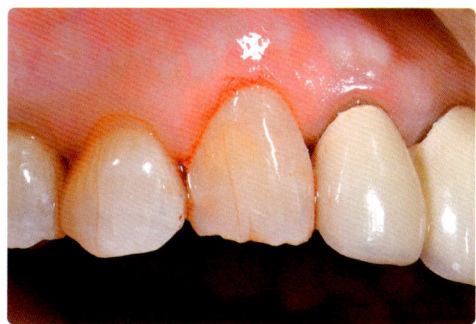

図107 修復直後.

2）くさび状欠損症への治療

　くさび状欠損症は，う蝕症の次に多いとされている代表的な歯科硬組織疾患の一つである．その罹患率は年齢とともに上昇し，複数歯に発症することも多い（図108）．

　主な成因は，歯ブラシの不正使用による摩耗と，咬合応力集中によるアブフラクションの2つが考えられているが，それぞれ単独の作用ではなく，その他の要因も含めて複合的に作用することによって生じることが多いとされる．

　実質欠損が小さい場合には細い溝状の形態を示すが，欠損が大きい場合は歯頂側がエナメル質辺縁，歯肉側が象牙質辺縁を有するくさび状や皿状，階段状などの形態を示すようになる．欠損の大部分は露出象牙質からなり，その表面は滑沢な硬化象牙質により構成されている．通常は歯質のみに欠損が生じるが，修復物にも摩耗が生じる場合がある（図109）．

　対応としては，原因療法としてのブラッシング指導や咬合治療，実質欠損自体への対応としてのグラスアイオノマーセメントやコンポジットレジンを用いた接着性修復処置が行われる．修復物の摩耗や被覆冠直下の歯頸部歯質の欠損などが併発している場合は，部分的な補修修復あるいは修復物や補綴物の再修復のどちらを選択するべきかの見極めが重要となる．修復治療に際しては表層の汚染歯質を一層削除した後に修復操作に移行するが，う蝕を併発している場合（図110）には，通常のう蝕除去法に基づいてう蝕検知液を併用して歯質切削を行う．

　修復材料としては修復物自体の弾性変形による応力集中緩和が可能な材料が選択され，なかでも近年はフロアブルレジンが多用されている．歯肉側辺縁が歯肉縁に近接しているために，確実な歯肉排除や防湿が必要となる．たとえばサービカルマトリックスや，細くU字状に切った透明ストリップスを歯肉溝に挿入するサービカルフェンスを応用すると有用である（図111，112）．

　なお，う蝕を併発している場合や知覚過敏を伴う場合も多いために，施術に際しては切削やエアーブローに伴う冷刺激による侵襲に留意する．

3）象牙質知覚過敏症への治療

　いわゆる「痛み」を主訴とする疾患であるが，自発痛ではなく，あくまでも化学的，温度的，擦過，浸透などによる刺激を受けた際の誘発痛によって疼痛を生じる．特徴として感受性に個人差があること，同一患者でも日によって異なること，明確な再現性がないということなどが挙げられる．患歯あるいは患部の特定には，スリーウェイシリンジを用いることが一般的である．その際に，対象歯の両側隣在歯歯頸部をコットンロールで覆うようにしてからエアーを当てると対象歯のみに限定して冷風を当てることが可能で，とくに連

くさび状欠損症例（図108～112）

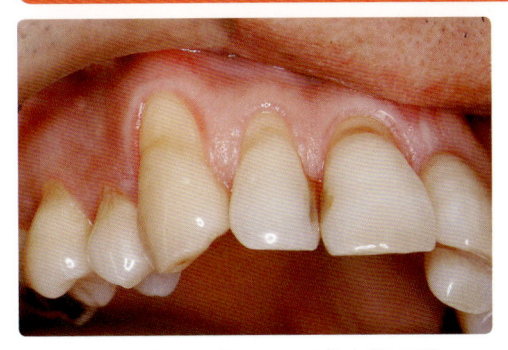

図108　複数歯に発症のくさび状欠損症例.

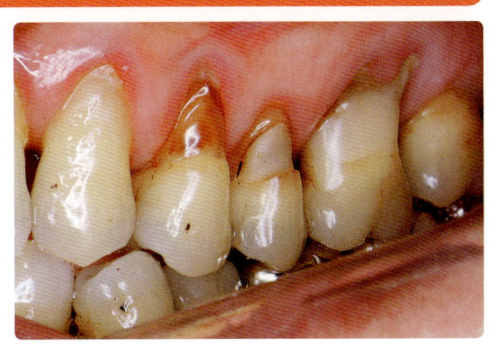

図109　修復物にも摩耗が生じている症例.

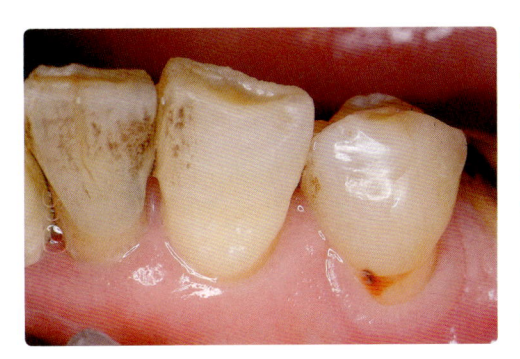

図110　う蝕を併発したくさび状欠損症例.

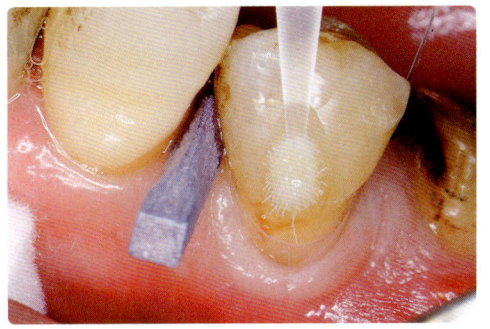

図111　サービカルフェンスの応用.

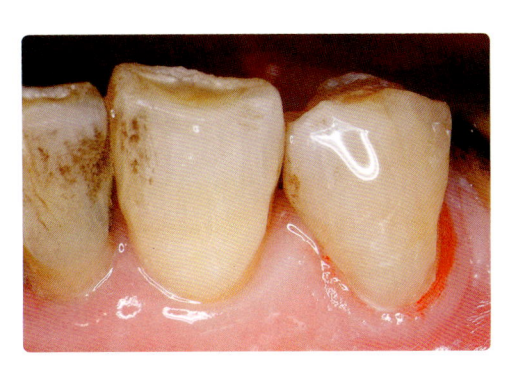

図112　修復直後のくさび状欠損症例.

続して歯肉退縮が認められる場合の患歯の特定に有効である（図113）.

　知覚過敏症は原発性知覚過敏症と術後性象牙質知覚過敏症とに大別できる．原発性知覚過敏症は象牙質露出に伴うもので，くさび状欠損症と併発することも多い．術後性象牙質知覚過敏症は，歯質切削，コンポジットレジン充填時などの接着性修復における接着不全や金属製修復物の装着あるいは矯正治療などが原因として挙げられ，ルートプレーニングや歯周外科手術後の発症も多い．また，過酸化物の刺激によるブリーチング処置後の知覚過敏症もしばしば発症する．

象牙質知覚過敏症（図113〜116）

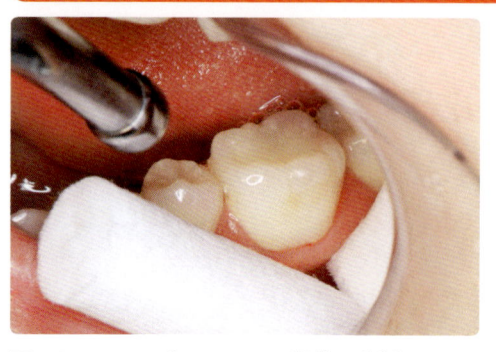

図113　エアーブローによる患歯の確認．

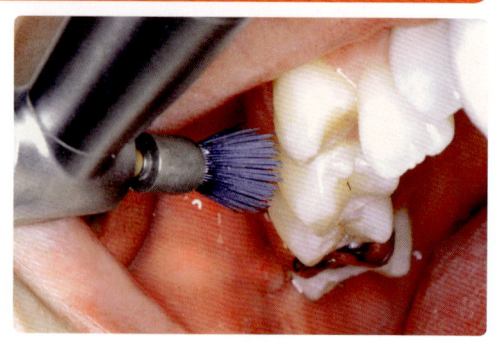

図114　薬剤塗布前の歯面清掃．

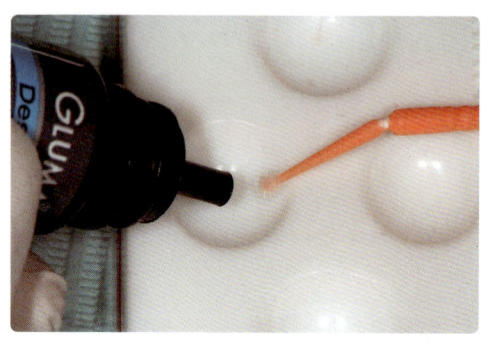

図115　ディスポーザブルブラシへの薬剤採取．

図116　知覚過敏処置用の歯科用レーザー．

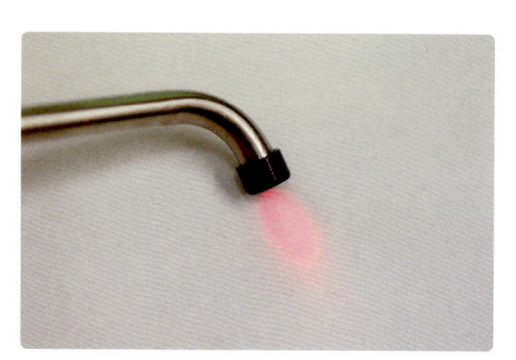

　対応としては，再石灰化の促進，象牙細管開口部の閉鎖，知覚神経の鈍麻などが挙げられる．具体的には症状に応じて，軽度の場合はブラッシング指導や知覚過敏用歯磨剤を応用する．中等度の場合は薬剤塗布や修復処置，まれに重度に至った場合は抜髄処置も考慮する必要がある．

　薬剤塗布は，フッ素含有研磨剤による歯面清掃後に（図114），フッ化ナトリウムや乳酸アルミニウムなど金属化合物，あるいはグルタルアルデヒドやパラホルムアルデヒドなどを成分とする薬剤を小綿球やディスポーザブルブラシによって行う（図115）．さらに歯質接着を活用した象牙細管開口部の積極的な閉鎖を得るために，知覚過敏処置用のグラスアイオノマーセメントやレジン系接着性コーティング材も臨床応用されている．

　加えて，He-Ne，半導体レーザーなど歯科用レーザーの照射も知覚鈍麻が得られることから臨床応用されている（図116）．

6．応急処置

1）脱離修復物への処置

　修復物脱離の原因は，セメントの溶解や辺縁漏洩などの合着材側の要因，二次う蝕や破折などの歯質側の要因，あるいは咬合圧の過剰負担も考えられる．これらはすべて関連が深く，単独とは限らず複合的に関与することによって脱離が惹起されることが多い．また，装着後から脱離までの期間も問題となる．たとえば短期間で脱離した場合は，唾液の混入や合着材の硬化不良，咬合調整の不全などが考えられるが，長期間経過後に脱離した場合は，前述の二次う蝕やセメントの溶解に加え，患歯以外の欠損による咬合変化や歯周状態の変化などまでもが関与してくるために要因をさらに複雑にしてしまう．

　対応としては再装着または再修復が考えられ，事前にエックス線検査などによる患歯の状態の把握と，ホワイトシリコーンなどによる脱離物の適合状態の検査を行っておく．また，脱離してから受診までの期間経過が長期であれば歯の移動も生じている危険性があり，咬合紙を用いた咬合状態の検査・調整も不可欠である．患歯に重篤な二次う蝕などがなく，脱離物の適合状態にも問題がないようであれば，再装着を選択する．

　再装着の際には患歯を精査し，う蝕検知液併用により罹患歯質や残存した合着材を除去しておく．脱離した患歯は一見問題がないようでも清掃性は悪化しているのが常であり，プラークや食渣の付着も認められる場合が多いために歯面清掃を実施する．

　修復物内面には，合着材の残存や腐食した表面が存在することが多く，その場合はサンドブラスト処理（図117）や一層の研磨（図118）によって新鮮面を露出させておく．その後，修復物の材質に合わせて金属用プライマーやシランカップリング剤などを併用して（図119, 120）再装着を実施する．

　再装着後に短期間で再脱離を起こすような症例の場合は，見落としていた要因が必ず存在する．諸検査を怠った安易な再装着は避けなければならない．

脱離修復物の処置（図117～120）

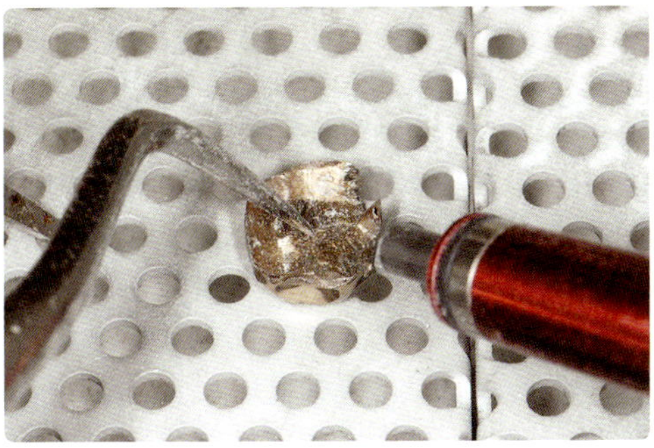

図117　脱離物内面へのサンドブラスト処理．

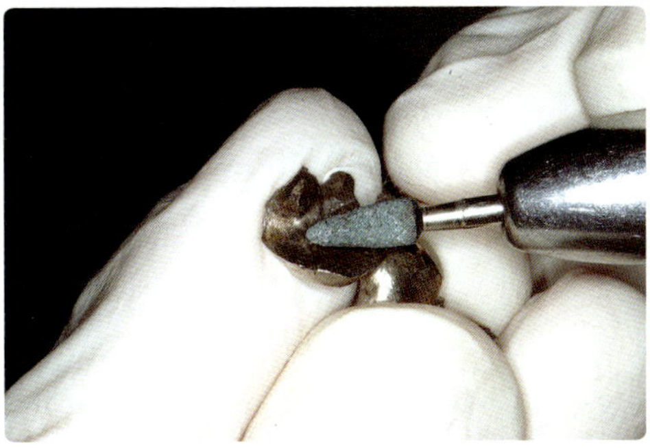

図118　脱離物内面の研磨．

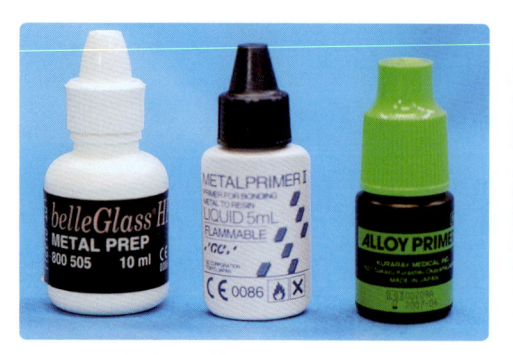

図119　各種金属用接着性プライマー．　　　　図120　脱離物内面へのプライマー塗布．

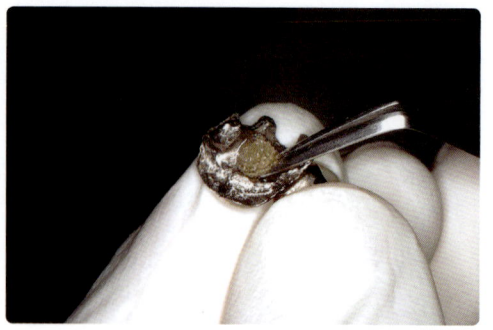

2）破折歯への処置

　歯の破折は，修復物・補綴物の破損と同様に外傷などによって惹起される場合が多いために，患歯だけでなく周囲軟組織の損傷に留意する．患歯に対しては，エックス線検査，プロービングなどを行うが単独では判別が困難な場合も多く，その他染色など複数の検査を加えて実施する．また破折部位の検査だけでなく，電気診を行い歯髄の生活反応を確認しておく．

　エナメル質微小亀裂の検査には，コンポジットレジン重合用の光照射器を活用して透照法を行うのが容易で有効性が高い（図121，122）．患者自身に自覚がまったくない場合でもエナメル質微小亀裂を発見する機会は意外と多く，透照法は術後性知覚過敏の予知にも応用でき，ホワイトニングの術前検査時にも有効である．また，臼歯部の破折は咬合が関与している場合が多く（図123），研究用模型も診断のうえで参考になる（図124）．

　対応としては，外傷に起因する場合は動揺の状態に応じた接着性レジンによる暫間固定を実施し，咬合痛・咀嚼痛を訴える場合には咬合調整や投薬などを施す．破折歯自体への対応としては，歯冠部に限局している場合にはコンポジットレジン修復，広範囲に及ぶ場合にはベニア修復や全部冠装着も適応となる．症例によっては破折片を患者自らが持参する場合もあり，レジンセメントやコンポジットレジンの応用により破折片を接着させて施術を行う（図125，126）．広範囲の破折や，歯内処置を必要とする歯髄の損傷や失活の場合は，暫間被覆冠を製作・装着して最終修復までの機能的・審美的な回復を得る．暫間固定を行った場合は，固定期間終了後に固定装置を除去し，最終修復を施す．外傷歯の場合は，治療終了後，ある程度の期間を経過した後に歯髄疾患を惹起する場合も多いために，この点を事前に説明しておくだけでなく，術後管理を適切に実施する（図127）．

　なお，外傷が関与している場合は，ドメスティックバイオレンス（DV）や傷害など人為的な暴力によって受傷している可能性も常に念頭に置き，他医療機関への対診や公的機関への通報など医療従事者として迅速かつ適切に対応することが望ましい．

破折歯の処置（図121〜127）

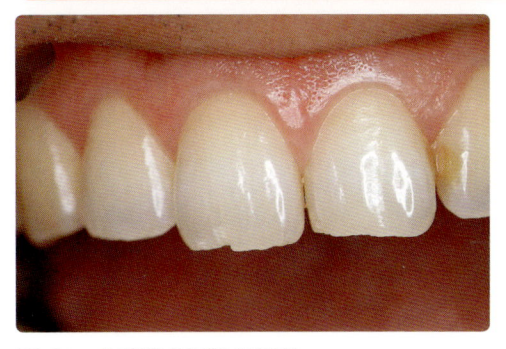

図121　上顎前歯部破折症例.

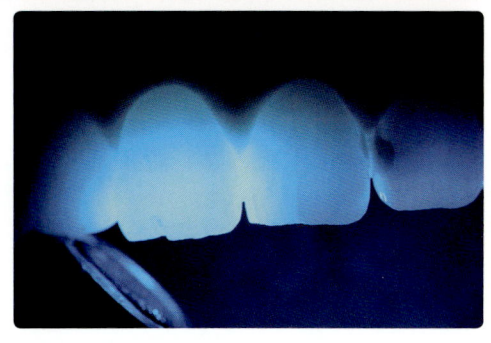

図122　光照射器応用による透照法.

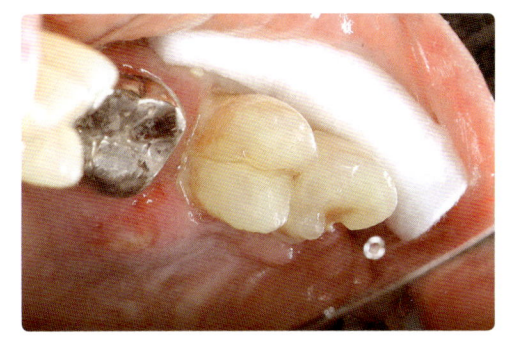

図123　上顎小臼歯垂直破折症例.

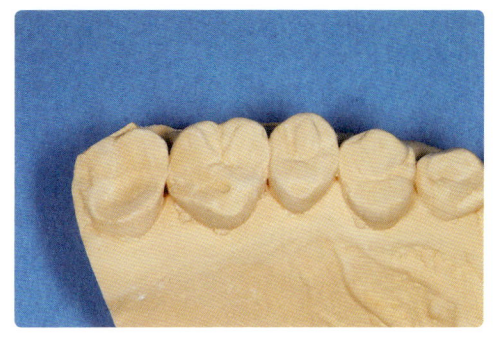

図124　研究用模型上を用いた検査.

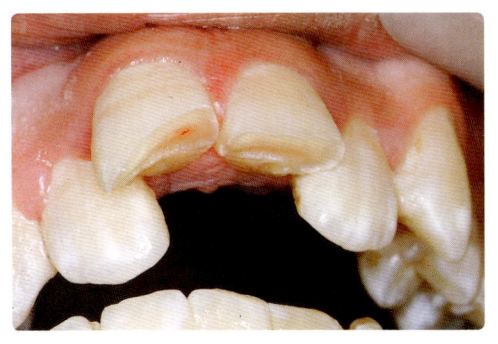

図125　術前の上顎前歯部破折症例.

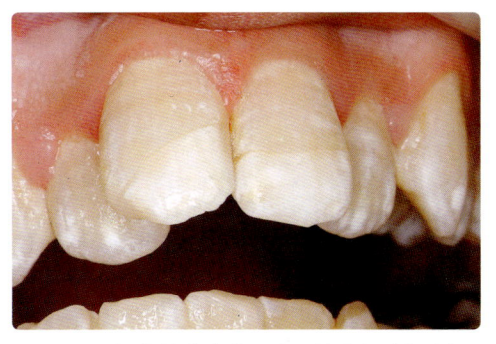

図126　破折片接着直後の上顎前歯部破折症例.

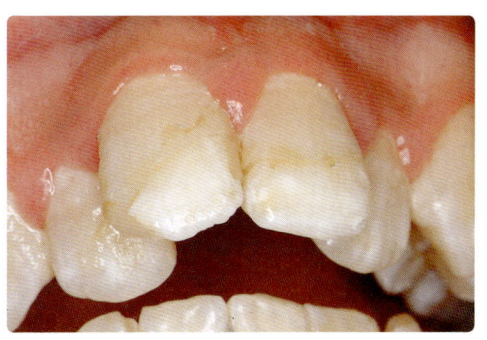

図127　1年経過後の上顎前歯部破折症例（褐線が認められるものの歯髄に異常はない）.

7. 経過評価管理

1）リコールシステムの確立・実施

　治療後の患者の健康管理を行うためには，患者に対して定期的な再来院を促して術後の経過観察によって，新たな疾病の予防と良好な口腔状態を維持しそれを管理することに対する動機づけをする必要性がある．

　この医療者側からのアプローチをリコールといい，再来院予約の確認や，その際の検査や処置，ブラッシングの再評価や再指導などを行う一連のシステムをリコールシステムという．リコールは治療計画に最初から取り入れ，すべての治療終了後にはリコール再来院の予約をとる．

　リコールは，3か月，6か月，12か月など一定期間と，個々の患者のライフステージやカリエスリスク，歯周病など他の口腔疾患の進行度，患者自身の有する協力度などによりその間隔を設定する．期日に合わせて，余裕を持たせた時期にハガキやメールなどで患者に対してリコール時期であることを告知する（図128）．

2）口腔内状態の検査

　修復後の不快事項には，二次う蝕，辺縁部の不適合，体部破折，脱落，色調不良，摩耗，腐蝕，食片圧入，知覚過敏，咬合痛，ガルバニー疼痛などがある．患者が再来院した際にこれら不快事項に関する検査・評価を行い，適切な対応をとることが望ましい．

　また修復歯だけでなく，それ以外の歯に対してう蝕の発生や，COなどの要観察歯が存在する場合には，各歯のう蝕進行程度，その他にプラークコントロールの状態やカリエスリスクの変化，咬合状態の変化などの情報も得るべきである．したがって，その後の患者教育および管理のためにも，一口腔単位におけるう蝕以外の歯周組織検査などの諸検査や評価が重要となる．

3）患者の意見聴取

　口腔内状態の検査を行った後に，患者の主観に基づく術後の疼痛や不快感の有無・種類・程度に加え，使用感・舌感・満足度・感想など治療全般についての聴取を行う．

　時間的経過によって患者の口腔内・外環境は影響を受けるが，その変化は個々によって異なり，リコールごとに患者から得られる意見や情報などの解釈には考慮が必要となる．聴取した内容は，リコールごとに記録として残す（図128）ことによって事後の参考とする．

＜リコールはがき例＞

歯科定期検診のお知らせ

歯科定期検診の時期がまいりました．
つきましては，来る

　　　　月　　日（ ）午前・午後　　時　　分

に，お口のなか全般の状態を検査し，治療した
歯の経過を確認いたしますので，ご来院下さい．

なお，ご都合が悪いときは，お手数ですがお早めに
ご連絡をお願い申し上げます．

　　　　　　　　　　　TEL ○○○－○○○－○○○○
　　　　　　　　　　　〒　○○○－○○○○
　　　　　　　　　　　○○区○○町○○○番地
　　　　　　　　　　　　　　○○歯科医院

＜リコール時の記録例＞

リコール問診票

カルテ番号　　　氏名　　　　　（男・女）　年　月　日生

　　　　　　平成24年12月1日
初診日　　　平成24年10月10日
処置内容　　コンポジットレジン修復
　部位　　　上顎右側中切歯

処置完了日　平成24年11月1日

疼痛　　　　　　　　（＋）（－）
違和感　　　　　　　（＋）（－）
辺縁着色　　　　　　（＋）（－）
辺縁不適合　　　　　（＋）（－）
二次う蝕　　　　　　（＋）（－）
ざらつき（舌感）　　（＋）（－）

満足度：
大変満足している・まあまあ満足している・ 普通 ・やや不満・大変不満

本人による希望
・先がとがってきた気がするのでどうにかならないか．
・舌側がすこしざらざらするので気になる．
・前はもう少しへこんでいた気がする．

図128　リコールはがき例とリコール時の記録例．

4）患者教育

　修復歯を含めた歯の予後は，患者本人の管理の差で大きく異なる．より良い予後獲得のためには，プラークコントロールはもとより，口腔内管理に対する意識を高める一環として原発性・再発性う蝕の発生機序，それにまつわる事項や口腔内に生じる多様な疾患について説明しておくとよい．しかし，患者が持つ知識量は個人によって大きく異なり，また関心の有無によっても影響を受ける．さらに，患者の中には「一度修復を行えば，もう一生大丈夫なんだ」と理解している人もいることから，治療中に得てきた情報によって患者の理解度や知識を推測し，少しずつデンタル IQ を上げていくことが重要である．

（1）二次う蝕について

　すべてのう蝕のなかでもっとも頻度が高いのは，二次う蝕である．たとえば，メタルインレー修復のようなセメントが介在する修復では，経年的なセメントの溶解・摩耗で生じたギャップにプラークが堆積してう蝕の原因となる．また接着性を有するコンポジットレジン修復においても，辺縁のチッピングなどによってギャップが生じ，二次う蝕へと移行する危険性がある．しかも，コンポジットレジン修復の二次う蝕症例では，罹患部の歯質とレジンとの接着は破壊されているが，罹患していない歯質との接着は担保されているため，脱落などの変化は生じにくい．したがって，患者は異変に気付かないことが多く，不快症状を訴える時点では，う蝕の拡大によって抜髄の適応となる症例も少なくない．修復を受けた歯であっても，ふたたび修復が必要となる場合があることを患者に理解してもらうことが大切である．

（2）間食について

　糖質が含まれている食品や飲料を飲食すると急速にプラークの pH が低下し，その後経時的に中性の pH に戻ってくる．当然ながら，pH 低下の回数の増加に伴いエナメル質脱灰のリスクは上昇する．したがって，脱灰を生じさせないためには，口腔内環境を酸性に傾けさせない日常的な取り組みが予防となることを患者に説明し，理解させることが重要である．

　また pH の低下は食品・飲料の種類や性状などによって異なることを，患者に認識してもらう．しかし，完全な摂取制限は患者の負担が大きいため，pH の低下を招きにくい食品・飲料への切り替えによってう蝕の発生リスク軽減を図る指導が現実的といえる．

5）プロフェッショナルケアの実施

　定期検診を含めリコールで来院した患者に対し，以前に治療を行った修復歯を検査する

場合，不適合や破折などによって明瞭に確認できる場合もあるが，歯石の下にう蝕や辺縁破折が生じている場合には容易に確認ができない．したがって，口腔内清掃状態が不良な場合には，除石やプラークなどの除去後に検査を行う．また，患者が自覚しない修復物の異常や歯の疾患を確認した場合には，鏡や口腔内カメラなどを活用しながら患者に説明を行い，治療を要する場合には同意を得ることが大切である．

（1）修復物について

修復物異常のチェックには，二次う蝕の有無や辺縁適合性などについて触診やエックス線写真をはじめとする各種検査によって診断する．またデンタルフロスを使用している患者には，フロスの「毛羽立ち」の有無によって，隣接面の異常を推察することができる．

①インレー修復
- 修復歯に対し探針やデンタルフロスなどを用いて適合状態を確認する．ギャップや段差を確認した場合には，辺縁の擦り合わせを行い，回復が図れない場合には，補修修復・再修復を説明・同意の後に行う．

②コンポジットレジン修復
- 辺縁にギャップ・段差がある場合には，色素の付着・沈着によって褐線が生じていることが多い（図129）．褐線を確認した場合には原因を見極める．オーバーフィリングの辺縁破折による褐線である場合には，研磨を行うことによって褐線の消去と平滑平坦な辺縁とする．しかし，修復物辺縁の破折・咬耗・摩耗・気泡の存在などによって凹面が生じている場合には，補修修復・再修復が必要となる．
- コンポジットレジン修復では，経年的な修復物表面の着色や修復物自体の変色が生じる場合がある．色素の表面付着による着色の場合には研磨を行うことで改善できる．一方，色素の浸潤や材料自体の色調変化による変色の場合には，変色部分の補修修復・再修復によって対応する．また，硬質レジンやハイブリッドセラミックスであっても着色・変色は生じる（図130）ため，術後の経過観察・管理・対応を適正に行う．

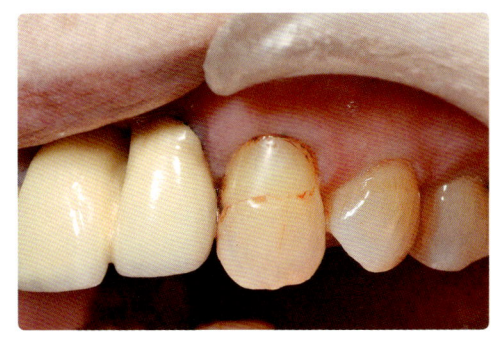

図129 辺縁部のギャップ・段差による褐線．

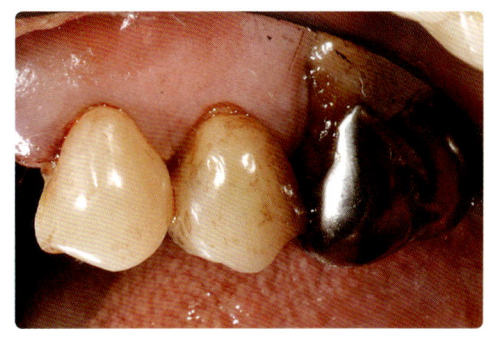

図130 ハイブリッドセラミックスクラウンへの着色．

歯内治療 | SECTION 2

SECTION 2 | 歯内治療

1. 医療面接

1）医療情報の収集

（1）意義

正しい治療方針を選択するためには，的確な診察・検査と診断が必要である．歯内治療で対象となるのは歯髄，根管，根尖歯周組織などであり，直視が困難な部位であるので，術前の医療情報の収集は不可欠である．

（2）術式

①医療面接（問診）

＜主訴＞

- 患者が来院した理由，もっとも苦痛を感じ治療を求めている症状を聞く．

＜現病歴＞

- 主訴について，来院するまでの出来事をできるだけ詳しく，時系列に把握する．
- 症状の発病時期，発病原因や誘因，発病時の症状，これまでの経過など．また他院で治療を行っている場合は治療内容，治療経過などを聞く．

＜全身的既往歴と現在の健康状態＞

- 患者がこれまでに経験した，あるいは現在も治療を行っている医科的疾患と現在の健康状態を把握する．もし，患者が現在も治療を行っている医科的疾患がある場合は，治療内容，投薬の有無などを聞くとともに，必要に応じて主治医に対診する．また，薬剤アレルギーの有無については必ず確認する．

＜歯科的既往歴の確認＞

- 患者がこれまでに経験した患歯あるいは患部以外の歯科治療内容について把握する．とくに歯科麻酔既往の有無とそのときの異常の有無，抜歯の既往の有無とそのときの異常の有無については必ず確認する．

②現症の精査

＜口腔外（顎顔面部，頸部，口唇および口腔周囲）部分の視診，触診＞

- 口腔内の症状が原因で口腔外の周囲組織や所属リンパ節に痛みや腫脹が生じることはまれではない．視診および触診でそれらの状態を把握する．

＜口腔内の診察＞

- 歯だけでなく歯肉，口腔粘膜，口蓋，舌，舌下部，咽頭などについても必要に応じて視診，触診を行う．歯肉の腫脹や瘻孔（フィステル）の有無は頰側だけでなく舌側・口蓋側も見ること．歯については視診，触診，打診，動揺度測定，電気診，温度診，エックス線検査を行う．

主訴	
現病歴	

自覚症状	自発痛： － 違和感 ＋ ＋＋ （間欠性 持続性） 誘発痛： － 違和感 ＋ ＋＋ （1分未満 1分以上持続） 　　　　冷痛　温痛　咬合痛　食片嵌入時
視診	口腔外： － 発赤 腫脹 瘻孔 その他（　　　　　　） 修復物： － AF RF In On Cr Br 鉤歯 Tek 仮封 その他（　　　　　） う窩： － 浅 深 大 小 残根 露髄： － 不明 ＋ 歯髄ポリープ 歯冠破折： － 不明 ＋ 歯肉： 正常 発赤 腫脹 瘻孔 排膿 根尖相当部粘膜 正常 発赤 腫脹 瘻孔 排膿
触診	口腔外： － 腫脹 硬結 所属リンパ節腫脹 根尖部圧痛： － 違和感 ＋ ＋＋　　歯周ポケット 打診　垂直： － ひびく ＋ ＋＋ 　　　水平： － ひびく ＋ ＋＋ 動揺度： m0 m1 m2 m3
歯髄生活診	電気診： － ＋ 値（　　） 対照歯＿＿＿ 値（　　） 寒冷診： － ＋ 値　□ X線写真より明らかに失活歯であるため歯髄生活診は行わず 温熱診： － ＋ 値　□ 歯肉に接する金属修復物が装着されているため電気診は行わず 　　　　　　　　　　□ 視診より明らかに生活歯と判断されたため電気診は行わず
う窩の 電気抵抗値	メーター指示値（　　　　　　） □ う窩が無い，あるいはリークが生じるため行わず □ 視診あるいはX線写真より明らかに露髄が認められるため行わず
X線検査	既根管治療： － ＋ 根尖部異常像： － ＋ 　　　　　歯根膜腔拡大　透過像（最大径　　mm）　骨硬化像　暈状の透過像 根分岐部病変： － ＋ 分岐部無 歯根吸収： － ＋ 根尖 内部 外部 根未完成歯： 未完成 完成 根管狭窄： － ＋ 根管内異物： － ＋ 種類（　　　　　　　　　　　　　　　） 穿孔： － ＋ 歯槽骨吸収度 0-1/3 1/3-1/2 1/2-2/3 2/3-
診断名	歯内治療後の修復方針

図1　プロトコールの一例．

③診療録への正確な記載
・医療情報の収集の結果は，それぞれ得られた内容を正しく診療録およびプロトコールに記録する（図1）．

2）診察

(1) 視診

最初に行う診察であり，疾患の確定診断に向けて今後の検査方法の選択を決定する重要なステップである．視診で患歯を間違えたり，重要な症状を見落としたりすることは絶対にあってはならないことである．

発赤，腫脹，瘻孔（図2〜6）

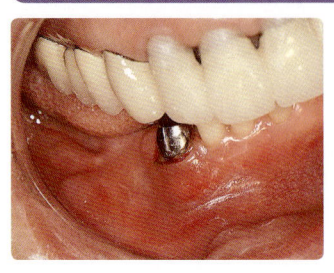

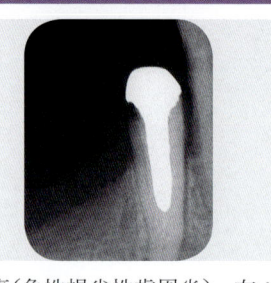

図2，3 左：歯肉腫脹の口腔内写真（急性根尖性歯周炎）．右：同，エックス線写真．

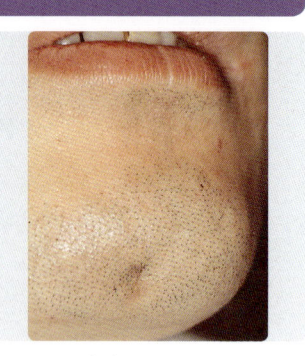

図4 外歯瘻．

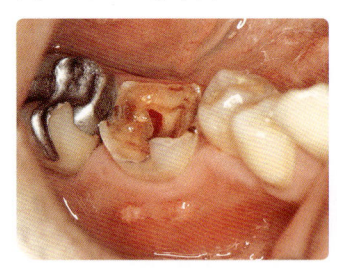

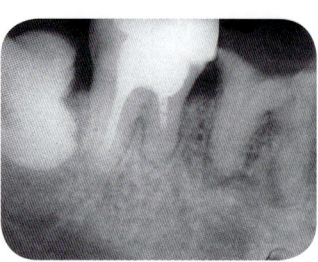

図5，6 左：瘻孔の口腔内写真．右：同，エックス線写真．

①硬組織

硬組織の視診では下記の点に注意が必要である．

- う蝕：位置，大きさ，深さ，軟化象牙質の色，硬さ
- う蝕以外の実質欠損：くさび状欠損，咬耗，摩耗，破折，亀裂
- 歯の変色：位置，大きさ，色
- 修復物・補綴物：種類，適合状態，脱離の可能性，破折，隣接歯との連結の有無
- 歯髄腔：露髄の有無，ポリープの有無，排膿の有無

②歯周組織・口腔粘膜

根尖相当部粘膜や粘膜の発赤，腫脹の状態を，健康と思われる部位と比較する．下記の点に注意が必要である．

- 歯周ポケット：長さ，出血・排膿の有無．発赤，腫脹，瘻孔の有無（図2〜6）

③その他

咬合関係：外傷性咬合の有無

- 位置異常（転移，癒合，捻転），歯数異常（過剰歯，萌出異常）

（2）触診

手指や器具を用いて直接触ることにより，歯の状態，および軟組織の腫脹や圧痛の有無，硬さ，範囲を調べる検査である．腫脹の有無は視診でほぼ確認できるが硬さ，圧痛および波動の有無は触診で判断する．

①口腔外
- 患部と健常部を比較することが大切である．根尖部相当歯槽骨を口腔外から触診して圧痛の有無を検査することは炎症の広がりを確認するのに重要である．所属リンパ節の圧痛の有無も炎症の広がりを確認できる．

②口腔内
- 口腔内といっても範囲は広い．口腔粘膜，歯肉(辺縁部，根尖相当部)，口蓋部，舌，口底，口腔前庭などの部位について視診の情報と合わせて確認する．

③歯
- 探針やエキスカベーターなどの器具を用いて，う蝕の状態，擦過痛の有無，露髄の有無，修復物や補綴物の適合度などについて調べる．

(3) 打診

歯科用ミラーやピンセットの柄の先で歯冠部を軽くたたき，健全歯と比較して反応を調べる方法である．たたく方法で垂直打診と水平打診の2種類がある(図7，8)．打診の反応として，痛み，不快感および違和感を訴える．健全歯を含む複数の歯に打診を行うことにより患歯が特定できる．垂直打診は根尖部疾患，水平打診は歯周病の進行度と関係が深いとされているが，直接的な因果関係はないとされている．健全歯では打診に反応は生じないので，垂直または水平打診で反応があった場合，何らかの病変が疑われる．

打診（図7，8）

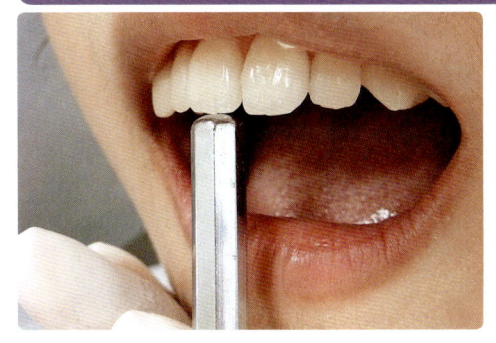

図7　垂直打診． 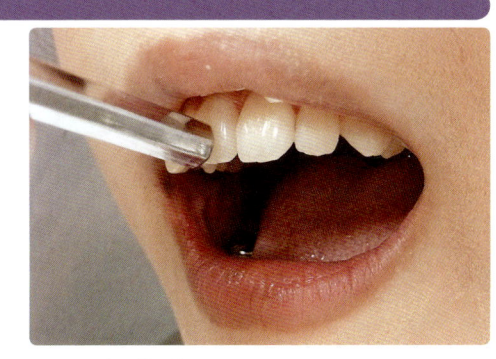　　　　　　図8　水平打診．

(4) 歯の動揺度測定

ピンセットで歯冠部を把持し，頰舌側，近遠心側，歯頂側に動かすことにより歯の動揺度の測定ができる．歯冠部を把持できない臼歯部などでは，ピンセットの先端を咬合面に当てて動かす．主に歯周病進行度の判定の指標に用いられるが，炎症が根尖部から歯周組織全体に拡散した場合，歯内疾患のみの原因で歯が動揺することはまれではない．

2. 診療計画（検査・診断を含む）

1）歯髄・根尖歯周組織疾患の検査・診断

（1）検査に用いる器材・器具

①歯科用ミラーとピンセット
・打診，動揺度測定

②ポケットプローブ
・歯周ポケットの深さを測定できるが，ポケットが深くて根尖部まで到達している場合や，1箇所だけ歯周ポケットが深い場合などを確認することができる．また，分岐部病変の有無を確認することができる．

③エアシリンジ
・歯面に吹きかけて痛みが生じるかを見る．

④咬合紙
・咬合と歯の痛みとは密接な関係があるので，上下の咬合関係の把握は大切である．

⑤電気的歯髄診断器
・歯に微量な電流を流し，その反応を見ることで歯髄の生活力の有無が判定できる．

⑥温度診（冷熱診用）
・エアゾールを付属のスポンジペレットに吹きかけると気化熱の関係で冷却され，氷塊ができる．この氷塊を歯に当てて，その反応を見ることで歯髄の生活力の有無が判定できる．

（2）主な検査方法

①歯髄診（図9～13）
・歯髄・根尖歯周組織疾患の検査の中でもっとも重要な検査は，患歯の歯髄の生活力の有無である．生活力の有無により診断名が変わるだけでなく，治療方法も大きく変わることになる．生活力がある場合はできる限り歯髄を残すということを第一に考える必要がある．また，治療の際には局所麻酔が不可欠となる．生活力がない場合は，根尖歯周組織への炎症などの波及を食い止めるためにも根管治療が必要となることが多い．この際には基本的に局所麻酔は行わないでよいことになる．

・歯髄診には電気診，温度診（冷熱診，温熱診）がある．メタルの修復がされていない，あるいはされていても歯肉と触れていない場合は電気診が第一選択となる．メタルが歯肉と触れている場合，電流は漏洩してしまうので電気診は使えない．その場合は温度診（冷熱診）が用いられる．患歯に熱したガッタパーチャなどを当てる温度診（温熱診）は第一選択としないのが一般的である．また，電気診と温度診（冷熱診）の両方を実施するとより確実に歯髄の生活力の有無が判定できる．

歯髄診（図9〜13）

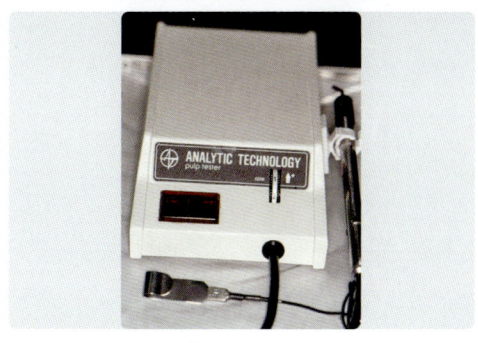

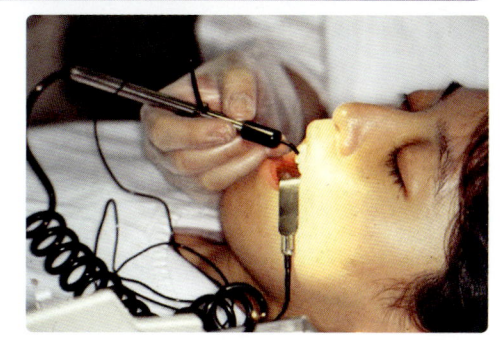

図9，10　左：電気的歯髄診断器．右：使用しているところ．

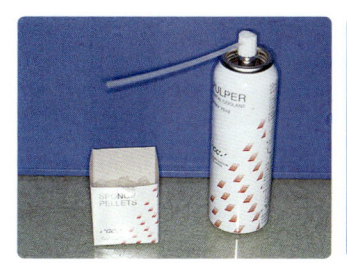

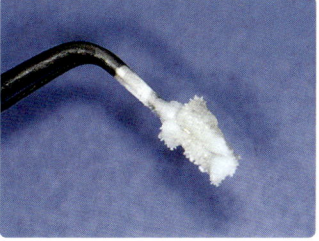

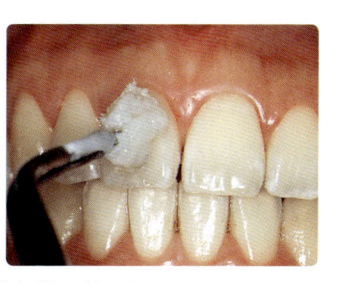

図11〜13　左：温度診（パルパー®）．中：作製した氷塊．右：氷塊を歯に当てたところ．

②インピーダンス測定による露髄検査（図14）
- う蝕の除去前あるいは除去後に象牙質の窩底と口腔粘膜間の電気抵抗値（インピーダンス）を測定することで露髄の有無が判定できる．

③透過光による検査（透照診）（図15）
- 歯に強い光を照射し，その透過光により歯の異常を発見する検査方法である．隣接面のう蝕の有無や歯の破折（亀裂）の有無に有効である．専用の器具もあるが，光重合コンポジットレジン用の照射器でも応用できる．

露髄検査と透照診（図14，15）

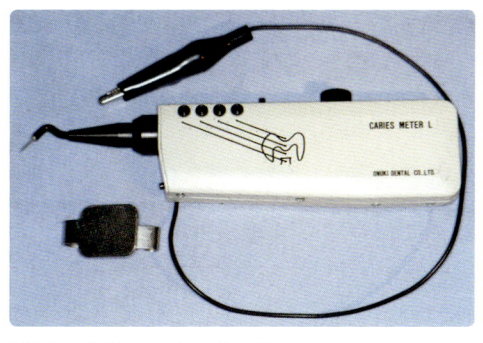

図14　カリエスメーター®．

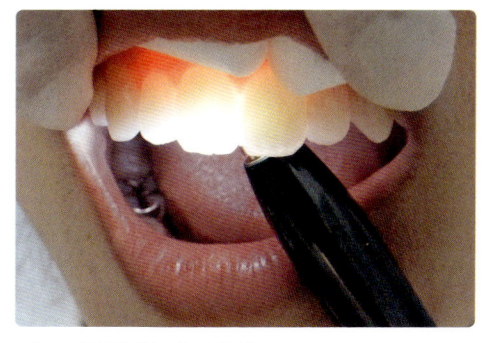

図15　透過光による検査．

④麻酔診
- 患歯が同定できないような場合に，もっとも疑わしい部位に局所麻酔を行って，痛みの消失の有無により原因歯を特定する方法である．急性歯髄炎時の激痛，関連痛，歯痛錯誤などの症例に有効である．

⑤切削診
- 象牙質をバーで切削した際に生じる疼痛の有無で歯髄の生活力の有無を判定する方法である．歯髄診や温度診で歯髄の生活力の有無を判定できない場合に有効であるが，歯質や修復物を切削するので最後の手段として用いるべきである．

⑥エックス線検査
- 歯内治療領域においては，必要不可欠の検査法である．歯根，根管，歯根膜腔，歯槽骨，根尖歯周組織などについて，視診では得られない情報が収集できる．また，治療後の経過観察で予後の判定に有用である．口腔内の単純撮影，偏心投影法が一般的であるが，歯科用 CT による三次元的な撮影を用いた診断も多く用いられるようになってきている．

(3) 歯髄・根尖歯周組織疾患の臨床的診断

歯髄・根尖歯周組織疾患の確定診断は病理組織学的検査による診断を行う必要があるが，現実には不可能なので，これまで述べてきた診察と検査の結果を総合して臨床的診断を行い，それに対応した治療法を選択しているのが普通である．

表1は歯科医師国家試験出題基準(平成18年度版)による歯髄・根尖歯周組織疾患の分類である．この分類はわが国ではもっとも典型的であるが，臨床的所見だけでなく病理組織学的所見も加味された診断名で分類されている．近年，歯髄疾患については初期の炎症は歯髄充血から始まるが，その病態は継続的に変化していくので主に治療方法からみた臨床的分類が一般的となってきている．すなわち，歯髄保存の可否によって「可逆性」「不可逆性」歯髄炎の大きく2つに分類する方法である．この考え方で臨床的分類が明確になされているのが表2のように Cohen による歯髄疾患の臨床的分類である．

図16は歯髄・根尖歯周組織疾患の臨床的診断のフローチャートである．このフローチャートに従って診察と検査の結果を当てはめていけば，患歯の現在の臨床的診断がほぼ正しく行える．ただし，腐敗臭の有無によって診断が分かれる急性化膿性歯髄炎と急性壊疽性歯髄炎，歯髄壊死と歯髄壊疽は根管治療を行って歯髄腔内の臭いの有無で最終的な診断名が付けられる．また，根尖歯周組織疾患の単純と化膿性の鑑別診断は症状の強さや根尖歯周組織部の腫脹や排膿の有無で行う．さらに歯根肉芽腫と歯根囊胞の鑑別診断は臨床的にはほとんどできず，病理組織学的検査が必要となる．したがって，根尖歯周組織疾患の診断は慢性か急性かの鑑別が重要となるが，この鑑別は急性症状の有無で比較的簡単に行える．

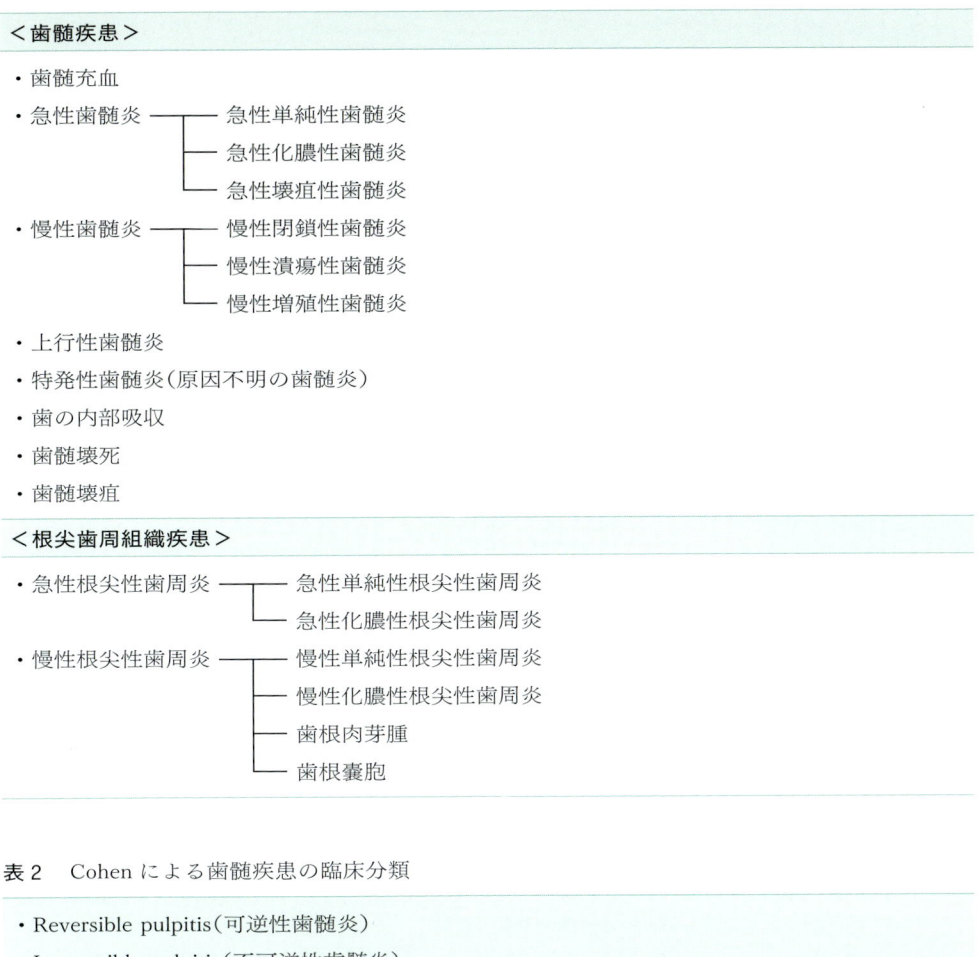

表1　歯科医師国家試験出題基準(平成18年度版)による歯髄・根尖歯周組織疾患の分類

<歯髄疾患>
- 歯髄充血
- 急性歯髄炎 ─┬─ 急性単純性歯髄炎
　　　　　　　├─ 急性化膿性歯髄炎
　　　　　　　└─ 急性壊疽性歯髄炎
- 慢性歯髄炎 ─┬─ 慢性閉鎖性歯髄炎
　　　　　　　├─ 慢性潰瘍性歯髄炎
　　　　　　　└─ 慢性増殖性歯髄炎
- 上行性歯髄炎
- 特発性歯髄炎(原因不明の歯髄炎)
- 歯の内部吸収
- 歯髄壊死
- 歯髄壊疽

<根尖歯周組織疾患>
- 急性根尖性歯周炎 ─┬─ 急性単純性根尖性歯周炎
　　　　　　　　　　└─ 急性化膿性根尖性歯周炎
- 慢性根尖性歯周炎 ─┬─ 慢性単純性根尖性歯周炎
　　　　　　　　　　├─ 慢性化膿性根尖性歯周炎
　　　　　　　　　　├─ 歯根肉芽腫
　　　　　　　　　　└─ 歯根嚢胞

表2　Cohenによる歯髄疾患の臨床分類

- Reversible pulpitis(可逆性歯髄炎)
- Irreversible pulpitis(不可逆性歯髄炎)
　　┬─ Symptomatic irreversible pulpitis(症状のある不可逆性歯髄炎)
　　└─ Asymptomatic irreversible pulpitis(症状のない不可逆性歯髄炎)
　　　　　Hyperplastic pulpitis(増殖性歯髄炎) ┐
　　　　　Internal resorption(内部吸収) 　　　├ を含む
　　　　　Canal calcification(根管の石灰化) 　┘
- Pulp necrosis(歯髄壊疽)

2) 歯根破折

近年歯内治療後に補綴治療を施されている歯において歯根破折の症例が少なからず認められるようになってきた(図17, 18). 原因としては既製金属ポストとコンポジットレジンによる築造, 残存歯質が少ない歯へのメタルコア, ポストの長さ不足, 過剰な太さ, などが挙げられている. また, 打撲や咬合性外傷などの影響もあわせて考えられる.

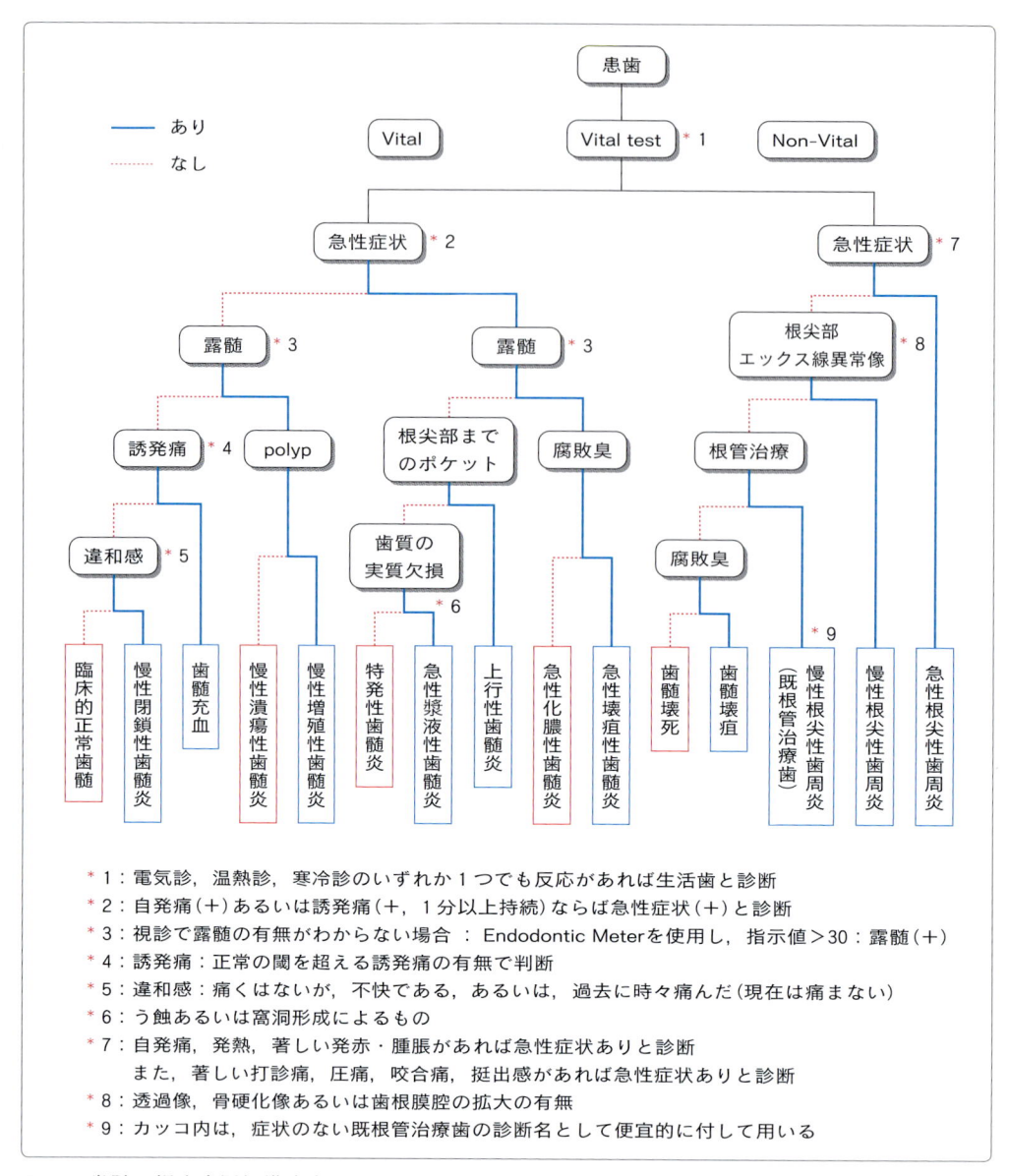

図16 歯髄・根尖歯周組織疾患診断のためのフローチャート.

* 1：電気診，温熱診，寒冷診のいずれか1つでも反応があれば生活歯と診断
* 2：自発痛（＋）あるいは誘発痛（＋，1分以上持続）ならば急性症状（＋）と診断
* 3：視診で露髄の有無がわからない場合：Endodontic Meterを使用し，指示値＞30：露髄（＋）
* 4：誘発痛：正常の閾を超える誘発痛の有無で判断
* 5：違和感：痛くはないが，不快である，あるいは，過去に時々痛んだ（現在は痛まない）
* 6：う蝕あるいは窩洞形成によるもの
* 7：自発痛，発熱，著しい発赤・腫脹があれば急性症状ありと診断
　　また，著しい打診痛，圧痛，咬合痛，挺出感があれば急性症状ありと診断
* 8：透過像，骨硬化像あるいは歯根膜腔の拡大の有無
* 9：カッコ内は，症状のない既根管治療歯の診断名として便宜的に付して用いる

　エックス線検査で破折線が確認できる水平性破折や垂直性破折は診断が容易であるが，歯根に破折線が存在しているにもかかわらずエックス線では確認できない症例も少なからずある．この場合はまず臨床症状として以下のようなことが起きる．歯の動揺，咬合痛，歯肉の発赤や腫脹，深い歯周ポケット，瘻孔（フィステル）の存在などが認められる．とくに1箇所のみ非常に深い歯周ポケットが認められる場合はその部位の歯根面に破折線が存在していることが強く疑われる．また，エックス線では歯根全体に暈状のエックス線透過

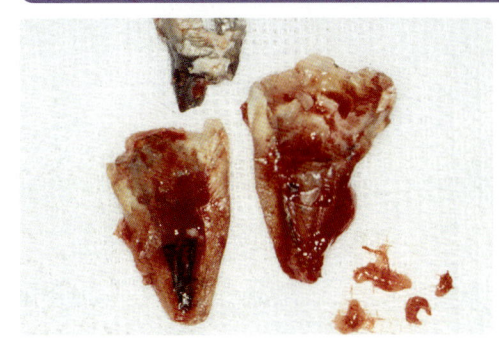

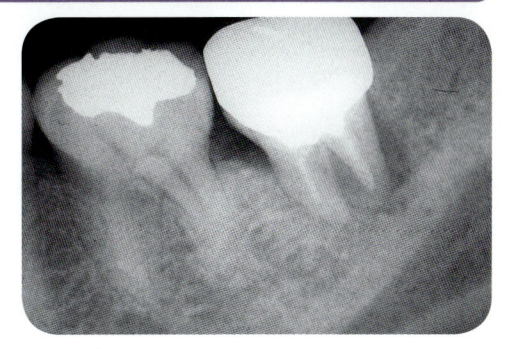

歯根破折（図17，18）

図17，18 左：歯根破折（抜歯後）．右：術前のエックス線写真．

像が認められることが多いが，歯科用三次元CTを撮影するとより歯根破折が疑われる像が得られる．

歯根破折の症例か判断がつかないときは，補綴物を除去して歯質を直視することで破折線を確認できることも多いが，この場合には除去する前に十分な説明を行うことが必要である．補綴物を除去して破折線が見つかった場合，その多くが抜歯となる．

3）診療計画の立案

歯髄・根尖歯周組織疾患の臨床的診断のフローチャートに則って歯髄炎あるいは根尖性歯周炎と診断された場合，治療計画としては下記のようになる．

①経過観察，う蝕治療あるいは修復物の再治療：慢性閉鎖性歯髄炎，歯髄充血
②抜髄：①以外の歯髄炎，ただし窩洞形成中の小さな露髄で軟化象牙質がない場合は直接覆髄，歯冠破折などにより大きく露髄している場合で汚染がほとんどないと思われる場合は生活歯髄切断
③感染根管治療：急性あるいは慢性根尖性歯周炎
④外科的歯内療法：歯冠部に補綴物，根管内にメタルコアのポスト，根尖部のエックス線透過像が大きい場合

上記の中で正しく判断しなければならないのは歯髄保存の可能性，すなわち抜髄するべきか残すべきかの判断である．露髄の有無，露髄の状態，自覚症状（自発痛，誘発痛）の状態，軟化象牙質の状態，打診痛の有無，根尖歯周組織の状態，歯周病の状態，歯根の完成度（とくに根尖部），年齢，全身状態（治療に対する抵抗力）などを総合的に評価する．また，慢性閉鎖性歯髄炎や歯髄充血の診断名で経過観察とした症例でも，定期検診を行い，症状の消退あるいは緩和がみられない場合は，引き続き経過観察とするか抜髄を行うかについて，患者に今後予想される病態の進行度を十分に説明して相談する必要がある．

3．予防・治療（基本）技術

歯内治療の成功には正しい診断と症例選択を行ったのち，以下に述べる基本的な歯内治療技術を行う必要がある．そのどれもが正確に行われたときはじめて歯内治療は成功する．

1）アクセスキャビティプレパレーション

（1）アクセスキャビティプレパレーションの目的

歯内治療を行うには，まず歯冠歯髄腔を覆っている歯質（天蓋）を除去し，歯根歯髄腔の入口である根管口を明示する．この根管口を通じて根管拡大，根管洗浄，根管充填を行うので，器具や材料が容易に根尖部まで到達できるように十分な歯質の除去を行う．これら一連の操作をアクセスキャビティプレパレーションという．

アクセスキャビティプレパレーションを正しく行うには，歯髄腔の解剖学的形態の知識を十分に知っておく必要がある．一般的に歯髄腔は歯の外形に相似しているといわれているが，実際は非常にバリエーションが大きく，複雑である．さらに，年齢，う蝕，咬耗，外傷などさまざまな要因でその形態は変化が起こりやすい．術前のエックス線写真から歯髄腔の形態を予想するのであるが，三次元の形態を二次元の画像から読み取らなければならず，術者の知識，経験，技能に負うところが大である．

（2）アクセスキャビティプレパレーション時の注意点

①術前のエックス線写真の読影（図19，20）

- 歯内治療時には術前のエックス線写真を必ず撮影する．原則として口内法による二等分法で撮影した写真が必要であり，パノラマ撮影写真では正確な情報は得られないことが多い．また，術前における同じ部位の偏心投影写真や三次元CT画像があれば理想的であるが，これらは必要に応じて撮影するのが一般的であり，無意味に術前において患者に多くのエックス線を浴びせることは倫理的に許されない．

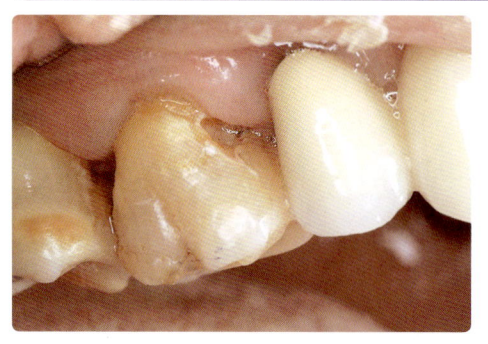

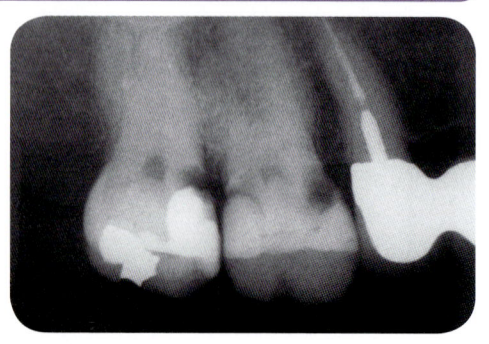

術前写真（図19，20）

図19，20　左：歯頸部う蝕の口腔内写真．右：同，術前のエックス線写真．

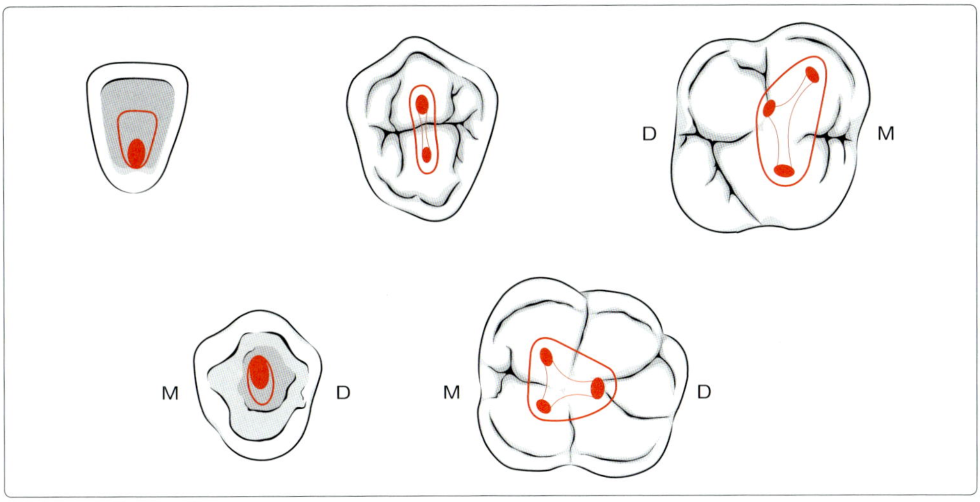

図21 典型的な各歯種の窩洞外形線．

- 術前のエックス線写真では，歯冠歯髄腔の大きさ，形，修復象牙質の有無／歯根の数と歯根歯髄腔の数，湾曲の方向と湾曲の度合い／歯根歯髄腔の幅，閉塞・狭窄の有無／側枝，分岐根管の有無／内部吸収，外部吸収の有無，などを可及的に正確に読み取ることが求められる．

②窩洞の概形と天蓋への穿孔（図21）

- 歯種別にすべての歯について基本的な窩洞の外形線を覚えておく必要がある．近年，できる限り歯質を削除しないほうがよいという考え方から，窩洞の外形線を小さくする傾向がある．しかし，あくまでも上記に述べたアクセスキャビティプレパレーションの目的に叶うように外形線を設定すべきである．はじめは最終的な外形線よりも少し内側を，外開きに形成して天蓋方向にバーを進めていき穿孔（露髄）させる．なお，アクセスキャビティプレパレーション時には患歯にあるう蝕は完全に除去することが必要である．また，歯肉に触れている金属充填物・補綴物は後の根管長測定時の妨げになるので，やはり完全に除去するのが望ましい．さらに残存歯質が薄くなってしまった部分は，治療中あるいは治療後に破折しやすいので，咬頭を削除しておくことが求められる．

③天蓋の除去と根管口明示

- 天蓋への穿孔（露髄）後，まず穿孔した位置が天蓋のどの部位なのかを把握する．普通は天蓋の中央部より離れた部位に穿孔しているので，この場合はその部位より中央に向かって歯質を除去していく．また，とくに大臼歯で起こりやすいが，ある程度深く形成しても穿孔しない場合，上顎は口蓋根方向，下顎は遠心根方向にバーを進めると穿孔しやすい．抜髄の場合は露髄すると出血するので，露髄の位置が把握しやすいが，感染根管の場合は直探針で確認する．

- 天蓋や髄角の完全な除去が必要であるが，これの確認は有鉤探針を用いて行う．取り残しがあった場合は，電気エンジンのラウンドバーで歯質を掻き上げるように削除する．また，大臼歯の近心根の歯髄腔は解剖学的に遠心方向に向いているので，普通にアクセスキャビティプレパレーションしただけでは，器具は遠心から近心に向けて挿入することになる．便宜的に根管口部の近心壁象牙質を削除することで，器具がより近心方向から挿入できるようになる．根管口の位置が確認できたら，根管口部から根尖部までの約1/3を目安に根管口をフレアーに形成する．これは器具をスムーズに根管に挿入しやすくするためである．フレアー形成にはピーソーリーマー，ラルゴドリル，ゲーツグリデンドリルなどの器具を用いて低速回転で行う．なお，根管口が狭い場合は，はじめにフレアー形成を行うと根管歯髄腔の方向を間違え易く，以後の器具の挿入ができなくなることがあるので慎重に行う必要がある．また，根管口が狭い場合は，ある程度根管拡大が進んでからフレアー形成を行ってもよい．

2）ラバーダム防湿

歯内治療の目的は根管内を無菌状態にすることである．したがって根管内に処置を施している最中に，外部の細菌汚染物が根管内に入ってしまうような状態は強く防止する必要がある．このため歯内治療中の術野から細菌を隔離するためにラバーダム防湿を行うことが必要となる．

（1）ラバーダム防湿の目的
　①患歯への細菌汚染（唾液漏洩）防止
　②術野の確保
　③軟組織の保護
　④器具の誤嚥・誤飲防止

（2）使用器具
　ラバーダムシート，ラバーダムパンチ，クランプ，クランプフォーセップス，フレーム，デンタルフロス（図22）

（3）ラバーダム防湿の術式
　①クランプの選択と患歯への試適：翼付クランプの種類は非常に多いが，歯種によって選択する必要があり煩雑すぎる．その点，無翼型のクランプは大・小2種類しかないので，大臼歯が大クランプ，それ以外は小クランプで対応できる．

②ラバーダムパンチによるラバーダムシートへの穴開け：ラバーダムシートがある程度の大きさ（15cm×15cm）である場合は，つねに中央に穴をあければよい．歯種によって中央から位置をずらして穴の開ける方法があるが，これはラバーダムシートの面積が小さい場合（12.7cm×12.7cm）に行うものである．汎用性を考えると面積の大きいラバーダムシートを用いるほうがよい．

③クランプにラバーダムシートを付けて，クランプフォーセップスで歯に装着する．あるいははじめにクランプのみをクランプフォーセップスを用いて歯に付けて，その後ラバーダムシートをかける．

④ラバーダムシートと歯の間に隙間のないように適合させる．

⑤デンタルフロスを用いて隣接歯とのコンタクト部を適合させる．

⑥フレームを付ける：一般にはヤングのフレームを用いるが，最近はディスポーザブルのフレームも使われるようになってきた．

⑦手術野の消毒を行う：小綿球を用いて希ヨードチンキ→消毒用アルコールの順に，患歯を中心に同心円状に拭う．

(4) 歯質が崩壊している場合のラバーダム防湿

歯質の崩壊が著しく，そのままではクランプがかからない，あるいはラバーシートと歯質との隙間ができてしまう場合は，まず軟化象牙質を除去し，残存歯質を利用して，光重合型接着性コンポジットレジンを用いて修復を行う．この方法を隔壁法という．矯正用バンドや鋳造物を用いる場合もある．

(5) 患歯にクランプがかからない場合

残根状態で患歯にクランプがかからない場合は，いろいろ工夫してラバーダム防湿が実現できるようにしなければならない．ラバーダム防湿は「かかる」のではなく「かける」ものである（図23）．

ラバーダム防湿（図22，23）

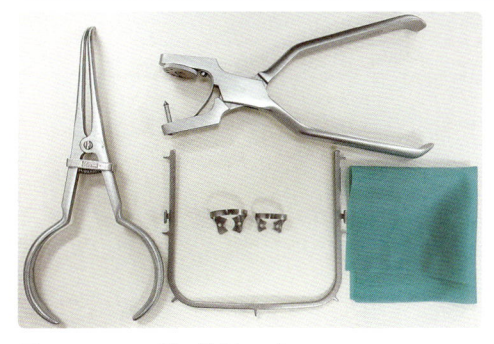

図22　ラバーダム防湿一式．

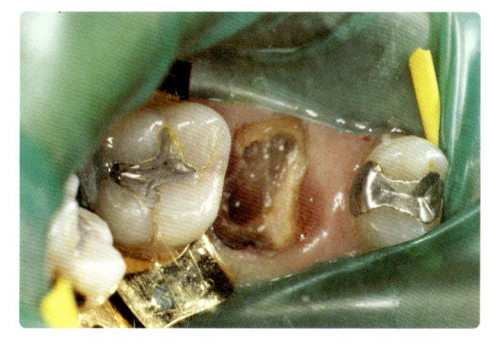

図23　残根状態の歯へのラバーダム防湿例．

3）根管作業長測定

(1) 根管作業長とは

　根管拡大を行うにあたり一番重要なことは，根尖部のどこまで拡大を行うかである．一般には根尖部のセメント質-象牙質境界まで拡大する．この位置は生理学的根尖孔と呼ばれ，歯髄組織と歯根膜組織との移行部にあたる．この位置は解剖学的根尖孔とは一致しないことが多い．根管口から生理学的根尖孔までの歯根歯髄腔を拡大し，根管充填することになる．この作業する長さを根管作業長というが，実際は根管口を長さの基準にはできず，アクセスキャビティの外形線上の位置を長さの基準としている（図24）．

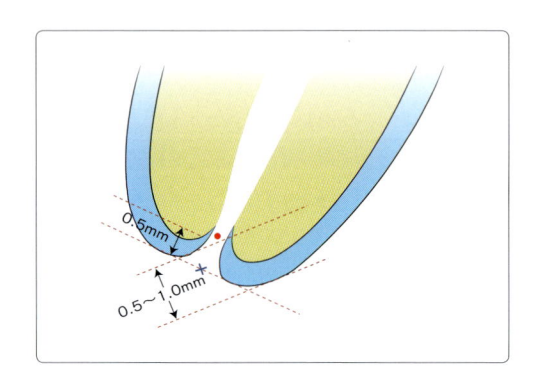

図24　生理学的根尖孔の模式図．
● 生理学的根尖孔　✕ 解剖学的根尖孔

(2) 根管作業長の測定方法

　直接生理学的根尖孔の位置を決定できればよいが実際には不可能であるので，間接的にその位置を決めている．一般的に下記の2つの方法がある．

①エックス線写真を利用する方法（図25）
　・実際に挿入したリーマーなどの長さと，画像上の長さから比例計算で根管長を決める方法である．根管作業長を決める方法ではないこと，ラバーダム防湿をしたまま撮影する，複数根管が同時に映らなかった場合は再度撮影する必要がある，など臨床的には問題が多い．

②電気的根管長測定器（図26）
　・根管内に挿入したファイルの尖端が，生理学的根尖孔に届いたとき，ファイルと生体組織との電気抵抗値（インピーダンス）が歯種によらずほぼ一定であることを利用して根管作業長を決める方法である．現在市販されている電気的根管長測定器は測定時に2つの周波数を用いており，根管内の湿潤状態にあまり影響を受けずに根管作業長を決めることができる．なお，金属補綴物などが装着されていて測定時に電流が歯肉に漏洩する場合，根管内に穿孔などがあって測定時に電流が歯根膜組織に漏洩する場合，根未完成歯のようにいわゆる生理学的根尖孔が存在していない場合などは正しく測定できないので注意が必要である．

図25 エックス線写真を利用する根管作業長決定法.

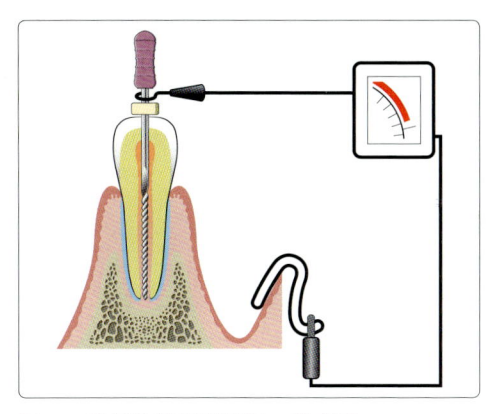

図26 電気的根管長測定の模式図.

(3) Root ZX®による根管作業長測定方法

現在もっともポピュラーに使用されている電気的根管長測定器であるRoot ZX®（モリタ）を用いた根管作業長測定方法を説明する（図27〜29）.

①測定できるようにRoot ZX®をセットする.
② Root ZX®の電源をONにする.
③手用ファイルの金属部分にクリップをひっかけて根管内に入れる.
④ファイルの尖端が根尖部に近づくにつれて，パネルのメーター値が進んでいく.
⑤設定した位置に近づくと警告音が鳴る.

電気的根管長測定の原理では，ファイルの尖端が生理学的根尖孔部，すなわち歯根膜部に届いたときにもっとも電流の変化が大きくなる．Root ZX®ではメーター値0.5の前後がこれに匹敵する．現在Root ZX®のメーター値と根管作業長の関係についてはいくつかの考えがある.

根管作業長測定法（図27〜29）

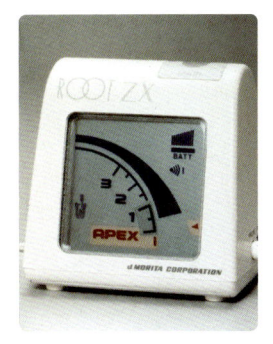

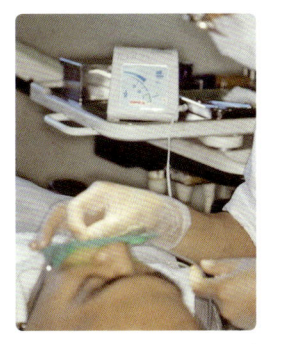

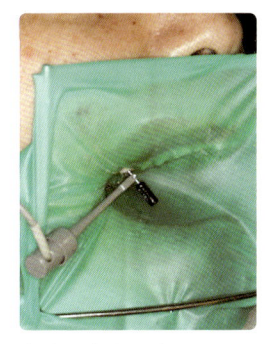

図27〜29 左：電気的根管長測定器 Root ZX®. 中，右：電気的根管長測定時の臨床写真.

> ・メーター値0.5のときの長さから0.5mm引いた長さ

　もっとも生理学的根尖孔までの作業長に近くなるといわれているが，一度この長さを決めたら，他のファイルはその長さまでストッパーを付けて拡大することになる．実際は根管拡大が進むと根管作業長の長さは短くなることが多いが，この方法ではその補正ができない．

> ・メーター値1.0のときの長さ
> ・メーター値1.5のときの長さ

　この両方の長さを根管作業長として用いて根管拡大を行う場合，理論的には長さをメジャーで測定する必要はなく，つねにメーター値が1.0あるいは1.5になるまで拡大すればよいことになる．実際には決めた根管作業長の位置にストッパーを付けて，その作業長まで到達したときに，メーター値が1.0あるいは1.5になることを確認しながらファイルを大きくしていく．いずれにしても，測定した長さよりメーター値を基準に拡大していく．この3種類の方法で根管拡大を終了し根管充填を行った場合，術後のエックス線写真による根尖部の到達度には臨床的には差がないことがわかっている．ただし根尖部の到達度が，メーター値1.0のときの長さで行った場合は若干オーバーフィリング(overfilling)になることがあり，メーター値1.5のときの長さで行った場合は若干アンダーフィリング(underfilling)になることがある．

4）根管拡大・形成

（1）根管拡大・形成の目的・意義
①根管を機械的に拡大することにより，根管内を無菌的にする．
②狭窄や湾曲している根管を修正して根管充填が正しくできるようにする．

（2）正しい根管拡大・形成の条件
①根尖部付近（歯根の根尖部1/3）の形態が，本来の根管の湾曲に近い形態に拡大されている．
②根管口から根尖部まで根管壁が滑沢でテーパーが付いている．
③根尖孔の破壊・移動(Zip)・段差(Step)がない．
④根尖部に apical seat (apical stop) が形成されている．
⑤抵抗なく根管作業長まで器具が到達する．
⑥根管壁の薄い部分はできる限り削らない．

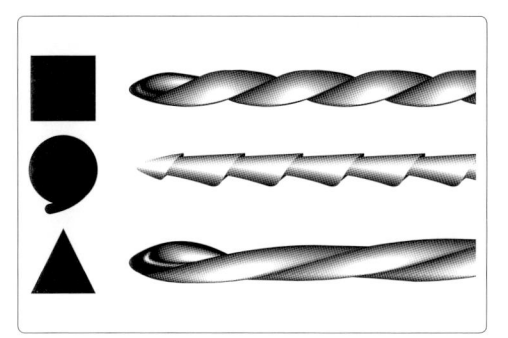

図30　3種類の手用切削器具．上からKファイル，Hファイル，リーマー．

(3)根管拡大・形成の使用器具(図30)
①Kファイル
- ステンレススチール製で断面形態が四角形である．時計まわりに180度から270度回転のリーミング操作と根管壁を擦りながら引き上げるファイリング操作の両方が行える．

②Hファイル
- ステンレススチール製で断面形態は円形に近い円錐を重ねた形になる．根管壁を擦りながら引き上げるファイリング操作はKファイルよりも効率よく行えるが，回転させるリーミング操作は根管壁象牙質に食い込んで破折するため禁忌である．

③リーマー
- ステンレススチール製で断面形態は三角形である．時計まわりに90度から180度回転のリーミング操作を行うことにより穿通能力はKファイルよりも強い．またファイリング操作も行えるがKファイルやHファイルと比較するとかなり効率が悪い．

＊上記①～③のステンレススチール製手用切削器具はISO規格に則って標準化されている．＃10～＃140のファイルは柄の部分がカラーコード化されている．

④ニッケルチタン(Ni-Ti)ファイル
- 超弾性と形状記憶性を有している金属でできているので，本来の根管の形態を損なうことなく根管形成ができるが，切削能率はステンレススチール製よりもかなり劣っていた．手用のステンレススチール製のファイルやリーマーよりもテーパーを増加して，電気的根管長測定回路を組み込んだロータリーシステムで使用することにより，手用ファイルやリーマーとはまったく異なる根管拡大術式が行われるようになった．

(4)主な根管拡大・形成の術式
①スタンダード法(図31)
- 測定した根管作業長まで，細いKファイルから1号ずつ大きさを上げていき，最初に根尖部に抵抗を感じた号数より3号上まで拡大する．感染根管では，この基準より

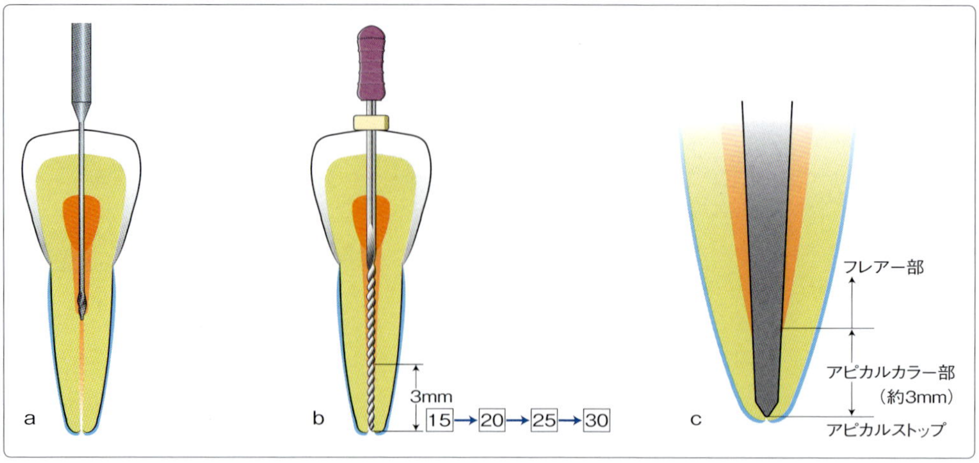

図31 スタンダード法．**a**：ゲーツグリデンドリルで根管口上部付近を拡大する．**b**：根管作業長までファイルを入れる．はじめに抵抗を感じたファイルのサイズから3号上まで拡大する．その後根管作業長より3mm上の部分までゲーツグリデンドリルなどで太く拡大する．**c**：根管作業長の尖端はアピカルストップが形成され，上部3mmまではアピカルカラー，それよりも上部はフレアー形成となる．

もファイルに新鮮健康象牙質削片がつくまでサイズを大きくするのがよいとされている．ストレートな根管ではうまく根管拡大できるが，根尖部が湾曲している根管では根尖孔の移動(Zip)やStepが生じやすいのであまりすすめられない．

②ステップバック法（図32）

- 湾曲根管の拡大・形成に適している．測定した根管作業長まで，細いKファイルから1号ずつ大きさを上げていき，最初に根尖部に抵抗を感じた号数より3号上まで拡大する．この号数は湾曲根管の場合，①のスタンダード法と比較してかなり細い号数のファイルとなる．その後1サイズ大きいファイルで，作業長より1mm短い位置まで拡大形成を行う．次にさらに1サイズ大きいファイルで，作業長より2mm短い位置まで拡大形成を行う．これを繰り返すが，ファイルにはプレカーブをつける，再帰ファイリングを十分に行う必要がある．これらを怠ると湾曲根管の尖端が削片で詰まってしまう．

③クラウンダウン法

- 2段階の根管拡大方法である．すなわち根管口から根尖部1/3の位置までピーソーリーマー，ラルゴドリル，ゲーツグリデンドリルなどを用いてフレアーに形成する．次に太いファイルから根尖部方向に拡大していき，細いファイルで最終的に生理的根尖孔まで到達させる．従来の生理的根尖孔まで器具を到達させて根管作業長を決めて，その後根管全体を太く拡大していくという方法とはまったく逆の発想である．近年ニッケルチタン(Ni-Ti)ファイルとロータリーエンジンによる拡大方法として普及している（クラウンダウン法の詳細は⇒p.336参照）．

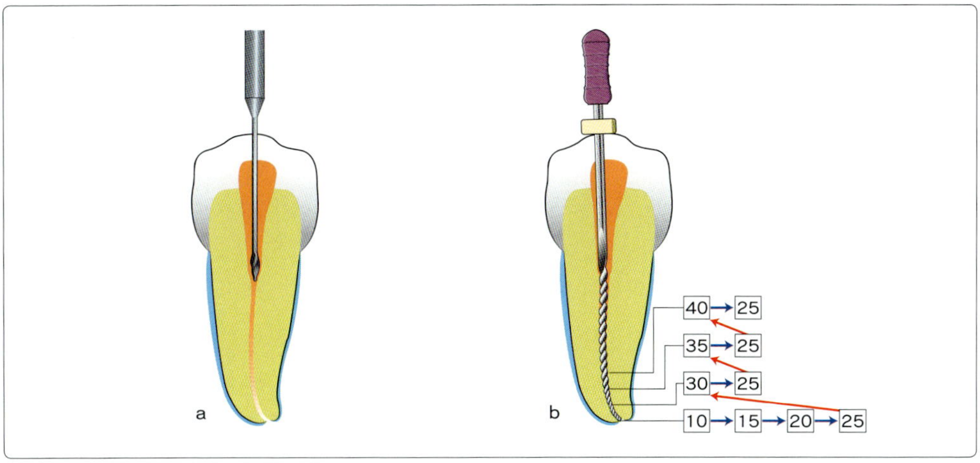

図32 ステップバック法．**a**：ゲーツグリデンドリルで根管口上部付近を拡大する．**b**：根尖部に抵抗を感じた号数より3サイズ上まで根管作業長まで拡大する．その1サイズ大きいファイルで1mm短くしていく．これを少なくとも3号上まで行う．1つ大きいサイズで1mm上まで拡大が終わったら元のサイズのファイルで根管作業長まで拡大する．

5）根管洗浄

(1) 根管洗浄の意義

　根管内を化学的に洗浄することは，機械的根管拡大ができなかった根管部位や，根管拡大時に生じた感染源を含む象牙質削片や歯髄組織の残渣を除去するための重要な処置である．現在の歯内治療の考え方では，根管内を無菌化にするもっとも効果的，効率的な方法はファイルなどによる機械的根管拡大と，同時あるいはその後に行う化学的根管洗浄であるとされている．

(2) 根管洗浄に用いる溶液

　現在根管洗浄に用いる溶液としては，有機質溶解剤としての次亜塩素酸ナトリウム（NaClO）溶液と無機質溶解剤としてのEDTA（Ethylene Diamine Tetraacetic Acid）溶液の2種類がある．

①次亜塩素酸ナトリウム（NaClO）溶液（図33）

- NaClO溶液は強アルカリ性で有機質溶解性が高く，抗菌作用，抗ウイルス作用を有しているので，細菌や真菌だけでなくウイルスにも有効である．NaClO溶液は歯内治療の根管洗浄剤としてもっとも重要なものであるが，強力な有機質溶解作用があるため，皮膚や口腔軟組織に対しても刺激性が高く，根尖孔外に逸出させると強い痛みや化学的炎症を引き起こすおそれがある．臨床での使用濃度は0.5%〜5.25%が一般的であるが，日本では6%以上の濃度が製品化されており，高い濃度で使用されている

ことが多い．濃度を薄めて使用しても抗菌作用，抗ウイルス作用はほとんど低下しない．NaClO 溶液は化学的にやや不安定で，温度，pH，光，有機質との接触などで薬力価が低下してしまう．とくに濃度が低い場合に影響を受けやすいことが知られている．歯内治療時に NaClO 溶液を使用する際はラバーダム防湿を行い，皮膚や口腔軟組織に漏れて障害が生じないようにすることが必要である．

- 以前は 3％ H_2O_2（オキシドール）との交互洗浄を行うことがすすめられていた．NaClO と 3％ H_2O_2 が反応して酸素が発泡し，その作用で根管内に残留した汚染物質や象牙質削片を根尖口外へ除去させるのが有効とされていた．NaClO 溶液をまず先に根管内に満たし，20〜30 秒間放置し，その後 3％ H_2O_2 を加えて発泡させるのが正しい術式である．近年，3％ H_2O_2 が NaClO の抗菌作用を弱めるという報告がなされ，3％ H_2O_2 との交互洗浄から，NaClO の単独使用のほうがよいとされてきている．

② EDTA（Ethylene Diamine Tetraacetic Acid）溶液（図34, 35）

- EDTA 溶液は象牙質内に含まれているカルシウムとキレートを形成する作用を有している．その結果無機質，すなわち象牙質を溶解させる作用を持っている．ところで根管拡大・形成を行うと根管壁象牙質表層にはスメア層が形成される．現在の歯内治療においてはこのスメア層は感染源の残存，根管充填時の緊密度の低下，細菌の再感染の場となる，などの理由で除去するべきであるとされている．根管内に存在しているスメア層の除去にもっとも効果的なものが EDTA 溶液である．現在日本では15％ EDTA 溶液（pH7.4）と 3％ EDTA 溶液（pH9.0）の 2 種類の濃度の製品がある．どちらもスメア層の除去能力という点ではほとんど差はない．

- EDTA 溶液の使用においてもっとも考慮すべき点は，スメア層を除去するために根管壁象牙質を溶解させているということである．溶解することは最小限であっても少なくとも根管壁象牙質表層が軟化する可能性を否定できない．したがって，根管内に EDTA 溶液を作用させる時間はできるだけ短くすることが望まれる．また，根管内に EDTA 溶液を作用させた場合は，NaClO 溶液，生理食塩液，あるいは滅菌蒸留水を用いて十分に洗浄し，根管内から完全に EDTA 溶液を除去しておくことが必要である．

根管洗浄に用いる溶液（図33〜35）

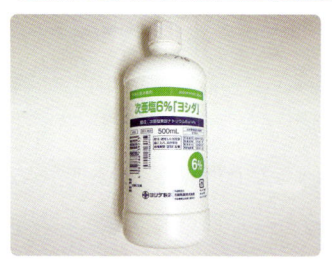

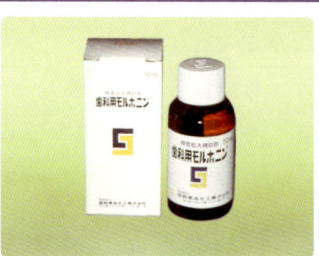

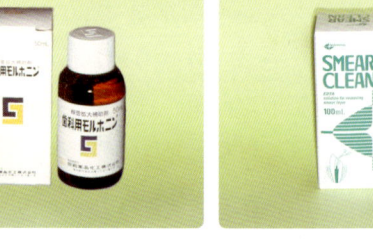

図33　NaClO 溶液．

図34, 35　EDTA 溶液．左：歯科用モルホニン®．右：スメアクリーン®．

（3）超音波を利用した根管内洗浄

　以前より超音波を利用した根管洗浄は行われていた．実験的には洗浄効果があることは確かであるが，最大の欠点はストレートな根管については洗浄効果が望めるものの，湾曲根管の根尖部へのアプローチが行える超音波洗浄用チップがないことである．さらに湾曲根管に応用した場合，チップが破折する可能性が高い．なお，超音波を利用しても細菌を完全に除去することは不可能なので，洗浄液に NaClO 溶液を用いることは必要となる．

6）細菌培養検査

（1）根管内から検出される細菌

　感染根管から検出される細菌は多種にわたるがその多くは偏性嫌気性菌である．また，通性嫌気性菌も少なくはない．感染根管内に存在している細菌は主根管内だけでなく，根管壁象牙質の表層から深部まで侵入することがわかっている．なお，生活歯髄においても歯髄内に細菌が存在していたという報告があるが，あくまで歯髄組織内であり，生活歯髄において根管壁象牙質の内部に細菌が侵入することはないと思われる．

（2）細菌培養検査の意義（図36〜38）

　根管の細菌検査は，根管治療時に根管内の無菌性を確保したかどうかの確認のために行われている．日本では従来よりアンプル式のプラディア培地が市販されており広く普及している．術式としては，検査したい根管内に滅菌ペーパーポイントをできる限り根管作業長まで挿入し，滅菌生食液をしみこませる．1〜2分後，ペーパーポイントをアンプル式培地内に投入し，48〜72時間，37℃のふ卵器の中で培養する．透明の培地に濁りが生じた場合は細菌の増殖と認め陽性と判断する．まったく透明のままで変化がないときは陰性と判断する．この場合は好気性菌の培養であるので，プラディア培地での培養検査が陰性であっても，根管内が無菌的になっているとはいえない．近年はユニットサイドでも簡易に嫌気性培養が行えるキットが市販されるようになってきている．

細菌培養検査（図36〜38）

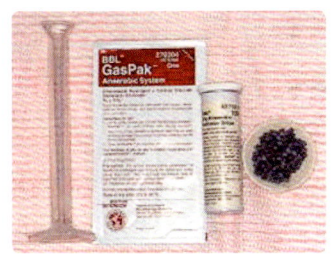

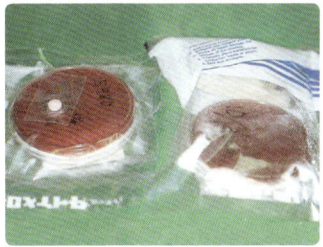

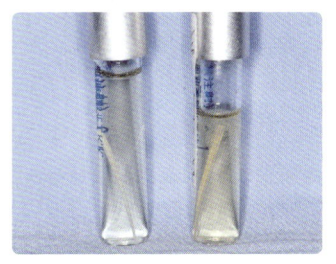

図36，37　簡易嫌気性培養キット．

図38　細菌培養検査（プラディア培地）．

（3）塗抹標本による検査

　根管から採取した滲出液，血液，膿などをスライドグラスに塗抹し，染色後，顕微鏡で細菌や細胞の成分の状態を観察する方法である．この方法では細胞の生死がわかりにくく，また，細菌数が少ないと検出はできない．

- メチレンブルー染色：細胞成分と細菌を同時に観察する．
- グラム染色：グラム陽性菌は濃紫色に，グラム陰性菌は深紅色に染色される．
- ギムザ染色：白血球の種類と形態を観察する．

7）根管貼薬

（1）根管貼薬の目的

　歯内治療には1回治療と複数回治療がある．1回治療とは文字通り1回の治療でアクセスキャビティプレパレーションから根管充填までを終了する治療であるので，根管貼薬は必要ない．ただし1回の治療時間は非常に長くなる．日本では，1回の治療時間を長く取ることがあまりできない関係で，一般的に複数回治療を行う．この場合に，根管拡大して空隙のできた根管内をそのままでアクセスキャビティを仮封するか，根管内に消毒作用のある薬剤を入れて仮封するかのどちらかとなる．現在用いられる仮封材は程度の差はあれ封鎖性に問題がある．すなわち治療時に根管内の無菌性が獲得できたと思われる根管でも，何もせずに仮封のみ行うと，次回来院時には根管内から細菌が検出される．この理由として，次回来院時までに仮封材を介して唾液が漏洩し，唾液中の細菌がアクセスキャビティ内に侵入したため，あるいはわずかに根管内に残留した微量な細菌が，次回来院時までに増殖したためと考えられている．複数回治療においては，このような細菌の漏洩や増殖を防止するために根管貼薬を行う必要がある．なお，現在の歯内治療における根管貼薬には，根管内に残留している細菌を薬剤で除去するという積極的な目的はない．根管内の細菌を除去する方法は，機械的根管拡大と化学的根管洗浄で行うものであり，根管貼薬はあくまでも補助的な静菌作用が発揮できればよい．

（2）根管貼薬に用いる薬剤（図39～44）

　わが国では現在でもホルムクレゾールを代表とするホルマリン製剤やフェノール製剤，ヨウ素製剤など殺菌力の強い根管消毒薬を用いている場合が少なくない．しかしとくにホルマリン製剤は組織刺激性が強く，また，成分であるホルムアルデヒドは発がん性，遺伝毒性が報告されている．前述した根管内の細菌除去の考え方からすると，このような殺菌力＝組織刺激性の高い薬剤を根管貼薬する必要はない．

　現在もっとも推奨される根管貼薬剤として水酸化カルシウム製剤がある．水酸化カルシウム製剤は約pH12の強アルカリであり，有機質溶解作用が強いので，殺菌作用も同様に

水酸化カルシウム製剤による根管貼薬（図39〜44）

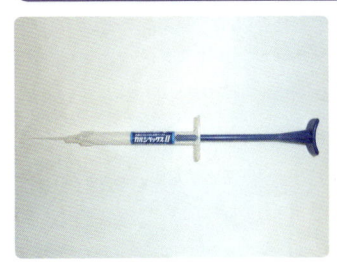

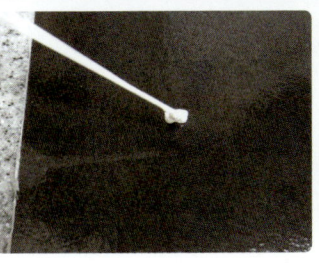

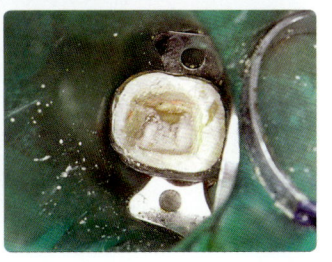

図39, 40　左：カルシペックス®．右：出したところ．

図41　水酸化カルシウム貼薬除去前．

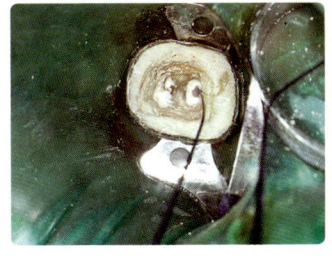

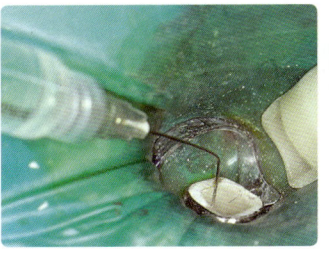

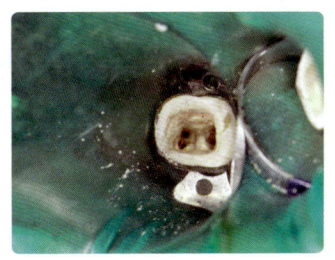

図42　水酸化カルシウム貼薬除去．ブローチで孔を開ける．

図43　水酸化カルシウム貼薬．NaClO溶液で洗浄．

図44　水酸化カルシウム貼薬除去後．

強い．ペースト状で根管内に貼薬するが，殺菌作用が持続することも知られている．さらに根管内の壊死歯髄組織溶解作用，消炎作用，硬組織誘導作用，根尖部からの滲出液抑制作用，LPSの不活化作用などを有している．以前は水酸化カルシウム粉末と滅菌蒸留水や滅菌生理食塩液を使用時に練和してレンツロなどで根管内に挿入しなければならず，操作が煩雑であった．現在はプレミックスタイプでシリンジから直接根管内に挿入できる製品が市販されており，貼薬時の不都合はなくなってきている．なお，水酸化カルシウムは溶剤に重量比で50％まで含有している製品を使用するのがよい．含有する濃度が低くなるとpHの低下が生じやすくなり，水酸化カルシウムの薬理作用が減退する．水酸化カルシウム製剤貼薬での問題点は，次回来院時の除去である．とくに根尖部付近まで密に貼薬した場合は除去するのに時間がかかる．一般的な除去方法として細いファイルやブローチを使って貼薬してある根管内に通路を付け，NaClO溶液で洗浄する．水酸化カルシウム製剤はNaClO溶液と反応しながら洗い流される．わずかに残った根尖部付近の水酸化カルシウムはファイルで除去する．

（3）仮封の方法（図45, 46）

アクセスキャビティの仮封の方法には単純仮封と二重仮封の2種類が主に使われている．仮封材に完全な辺縁封鎖性を期待できないので，二重仮封のほうがより漏洩度が低くなる．ただし，根管貼薬剤として水酸化カルシウム製剤を用いた場合，殺菌作用が長期に持続

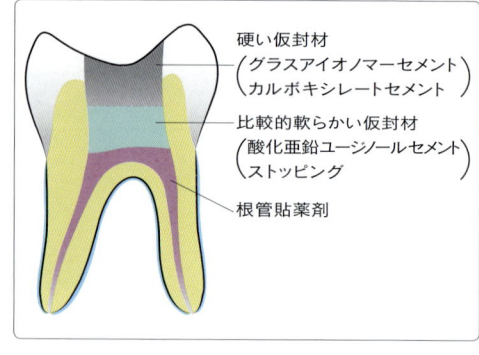

図45 単純仮封．

図46 二重仮封．

するので単純仮封のみで臨床的には問題ないことが多い．仮封材としては長らく酸化亜鉛ユージノールセメントが用いられてきたが，現在では水硬性セメントを用いることが多くなってきている．根管貼薬剤として水酸化カルシウム製剤を用いた場合は，仮封材の除去は超音波スケーラーを用いることができる．

従来，根管内からの滲出液や排膿が著しい場合，アクセスキャビティを封鎖せずに，ヨード綿栓を根管内に挿入しただけで開放する方法（J 開）がよいとされてきた．しかし，この方法は逆に根尖部への唾液中の細菌の汚染などを引き起こし，治癒が遅延することが知られてきたために，現在は仮封することが第一選択となってきている．

8）根管充填

（1）根管充填の目的

歯内治療によって無菌的になった根管に対して，再感染を防止するために生体に親和性のある材料を用いて三次元的に緊密に封鎖することが目的である．根管充填後は，根尖歯周組織が安静に保たれるので，傷害を受けた組織の治癒が起こり，また生理学的根尖孔部での骨の新生やセメント質の添加が期待できる．

（2）根管充填の時期

下記の条件がすべて満たされたときが根管充填の時期である．
①根管拡大形成が終了し，根管内の無菌性が獲得できている．
②根管充填が可能な根管形態に形成されている．
③自発痛，腫脹，咬合痛などの自覚症状，打診痛や根尖部圧痛などの誘発痛がない．
④根管内に腐敗臭がない．
⑤根管からの排膿，出血，滲出液がない．
⑥瘻孔があった症例では，消失あるいは閉鎖している．

ただし③については術前の症状が非常に強かった症例では，完全に症状が消失するには長期間必要な場合が少なくない．このような場合は，歯内治療を行うことで症状が徐々に緩和していく傾向が認められれば，多少の症状が残っていても根管充填を行ってよい．根尖歯周組織の安静を図ることで，さらに症状が改善され，最終的に消失する．また，④については水酸化カルシウム貼薬，NaClO溶液での洗浄を行うとほとんどの症例で腐敗臭は消失するので，わざわざ綿栓やペーパーポイントを根管内に挿入して腐敗臭の有無を確認する必要はない．

根管充填の時期を誤ると歯内治療自体が失敗に終わる．一般には時期を早まったために症状が再発することが多いが，逆に根管充填時期を逸したために，症状が消失せずに貼薬と仮封を繰り返す場合もあるので注意すべきである．①から⑥の条件が満たされた場合はすぐに根管充填を行うことが肝要である．

（3）根管充填の材料（図47〜49）

根管充填の材料は固形の根管充填材と根管用シーラーの併用が一般的である．どちらか一方だけでの根管充填は，根管を三次元的に封鎖することは難しい．固形材としてはガッタパーチャポイントを用いるのが一般的である．ガッタパーチャポイントには，規格化された主ポイントと，空隙を埋めるためのアクセサリーポイントの2種類がある．ガッタパーチャポイントは保存状況によって材質が劣化し，脆くなって操作時に破折しやすくなる．また，熱に弱いので加熱滅菌ができないなどの欠点がある．最近ポリプロピレン樹脂のポイントが市販されている．このポイントの最大の利点はオートクレーブによる滅菌が可能であること，劣化を起こさないことである．

根管用シーラーには酸化亜鉛ユージノール系，水酸化カルシウム系，レジン系，非ユージノール系，シリコン系などがある．それぞれに長所と短所があるが，メーカー通りの粉液比で練和して臨床応用した場合，とくに臨床的に差が生じることはない．症例によってシーラーを使い分ける必然性はないので，どれか1種類の根管用シーラーを用いて根管充填を行えばよい．

根管充填材（図47〜49）

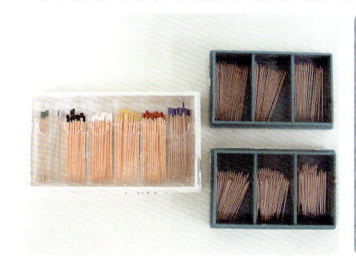

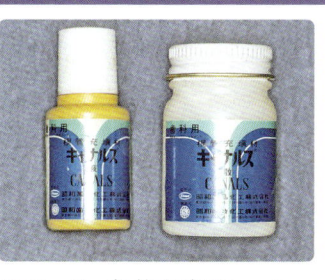

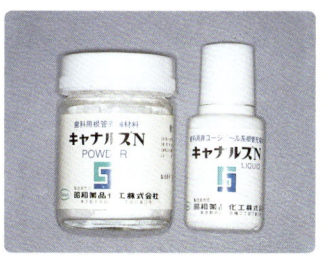

図47　ガッタパーチャポイント．　図48，49　根管充填用シーラー．左：CANALS®，右：CANALS-N®．

根管充填用器具（図50～52）

図50　根管充填用器具．上3本：根管用プラガー．下：キャナルスプレッダー．

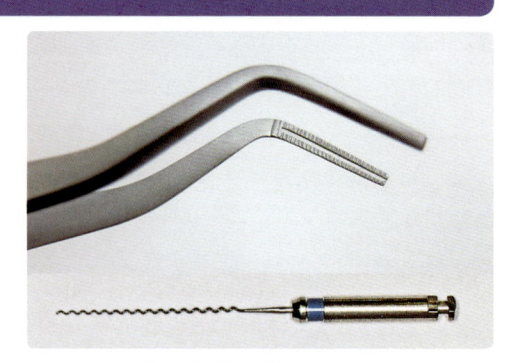

図51，52　上：根管充填用ピンセット．下：レンツロ．

（4）根管充填用器具（図50～52）

根管充填時には専用の器具が必要である．

①根管充填用ピンセット：先端に溝がついているので，ガッタパーチャポイントを把持しやすい．

②キャナルスプレッダー：側方加圧根管充填時に用いる．ニッケルチタン製は弾性があるので使用しやすい．

③根管用プラガー：太，中，細の3種類がある．根管充填材を根尖方向に圧接するのに用いる．

④レンツロ：根管用シーラーを根管内に流し込むのに用いる．

（5）根管充填法

大きく分けて側方加圧根管充填法と垂直加圧根管充填法の2種類がある．臨床的には両者の方法で成功率に差はない．

①側方加圧根管充填法（図53）

- 現在もっとも普及している根管充填法で，根管用シーラーと主ポイントを入れ，キャナルスプレッダーで主ポイントを圧接して空隙を作り，アクセサリーポイントをその隙間に挿入する．以後スプレッダーによる圧接とアクセサリーポイントの挿入を繰り返す．アクセサリーポイントが挿入できなくなったら，加熱したエキスカベーターか根管用プラガーで，根管口部を焼き切る．その後焼き切った部分のガッタパーチャポイントを冷えた根管用プラガーで根尖方向に圧接する．この方法において主ポイントを根尖部に到達させるのは，根尖方向に圧接するときではなく，はじめに主ポイントをシーラーとともに挿入したときである．したがって，適切な主ポイントを選択し，根管作業長まで届くかどうかを試適しておくことが重要である．また，複根管を有する症例では，1根管ずつ根管充填していくのが一般的であり，失敗が少ない．

根管充填法（図53, 54）

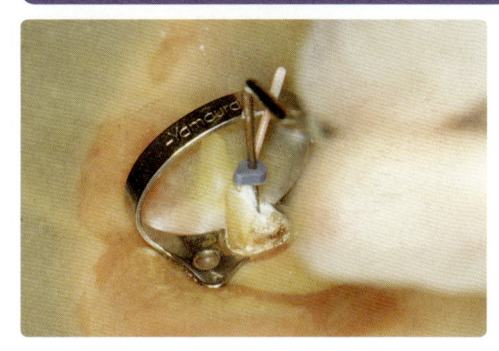

図53 側方加圧根管充填．

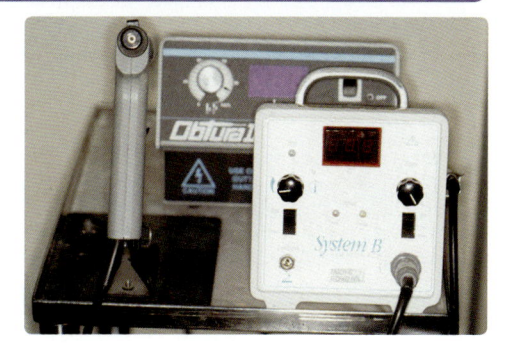

図54 垂直加圧根管充填時の使用装置（SystemB® と Obutura II®）．

②**垂直加圧根管充填法**（図54）
- さまざまな方法が装置の開発で考え出されてきている．ここではシステム B® とオブチュラ II® による熱可塑性ガッタパーチャを用いた垂直加圧根管充填法を説明する．根管内に主ポイントと根管用シーラーを入れ，システム B® の加熱したヒートプラガーを根管内に挿入し，ガッタパーチャポイントを軟化させる．これを何回か繰り返し根尖部を密接に充填する．次に軟化して流動性のあるガッタパーチャを流出できるオブチュラ II® を用いてバックパッキングを行う．バックパッキングは短時間で行える．

4．予防・治療（アドバンス）技術

1）外科的歯内療法

　通常の根管治療では治癒しない，あるいは補綴物の状況などで再根管治療ができない，難治性根尖性歯周炎に対して行われる治療法である．外科的歯内療法として逆根管治療（歯根端切除術），あるいは意図的再植が行われる．

　逆根管治療では，通常の根管治療とは異なり，根尖方向から歯科用顕微鏡下で根管処置を行う．術前には歯科用CT（CBCT）画像で歯根形態，根管形態，頬側歯槽骨面からの根尖の位置，根尖部骨欠損の位置・大きさなどを検査し，手術をシミュレーションしておく．

　歯肉弁は術野へのアクセスと術後の審美的治癒を目的として図64のように形成する．CBCTを参考にして，歯科用顕微鏡下で骨を最小限に開削し，肉芽組織の搔爬を行う．肉芽組織中には菌塊や根尖孔外に溢出した根管充塡材などを，根尖部には破折・側枝・根尖部の歯石様付着物などを確認できる場合がある．

　次いで根尖を1〜3mm程度，歯軸に垂直に切除する．歯根切断面をメチレンブルーで染色し，マイクロミラーに映った鏡像を歯科用顕微鏡下で精査し，破折・側枝・フィン・イスムスなどの有無を確認する．破折線が認められる場合はさらに切除量を増やし，破折がなくなるか調べる．なくならなければ保存不可能な歯根破折と診断せざるを得ず，処置はここまでとなる．歯根破折による抜歯の可能性については，術前に患者に十分説明しておく必要がある．

　破折がなければ，主根管，側枝，イスムスなどに対して超音波チップを用いて逆根管窩洞を形成する．骨窩洞には止血薬を含ませた綿球を入れておく．逆根管窩洞をエアで乾燥して逆根管充塡を行う．逆根管充塡にはEBAセメントを使用する．充塡後，骨窩洞内から綿球を取り出す．EBAセメントは比較的早く硬化し，確認してから切断面を研磨する．術野を生理食塩液で洗浄したら歯肉弁を元の位置に戻し，6-0ナイロン糸を用いて縫合する．術後にデンタルエックス線写真を撮影して根尖部透過像の形態，逆根管充塡の状態を確認する．1か月，3か月，6か月および1年後に経過観察し，治癒状況を患者に説明する．同時に口腔内写真撮影を行っておき，歯肉の治癒状態も説明しておくとよい．

　逆根管治療は80〜90％の高い成功率が報告されている．通常の再根管治療に比べて信頼性が高く，歯を保存するための最後の手段として採用できる方法である（図55〜65）．

SECTION 2　歯内治療

外科的歯内療法（図55～65）

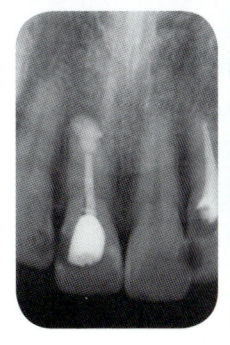

図55　術前のエックス線写真．過去に他院にて歯根端切除手術を受けていたが経過不良のため再手術が必要となった．

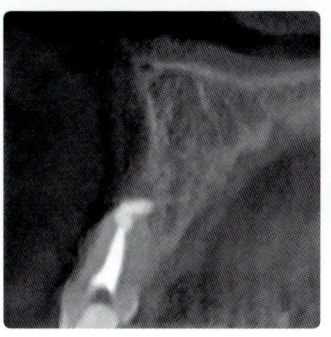

図56　術前のCBCTによる頬舌断面像．根尖病変の範囲，逆根管充填の状態を把握できる．

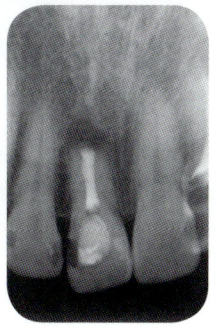

図57　術直後．以前の逆根管充填材は除去され，根尖部透過像は明瞭となっている．

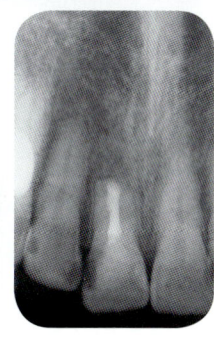

図58　6か月後．根尖部透過像は消失し，骨が再生している．

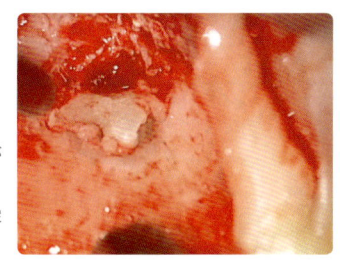

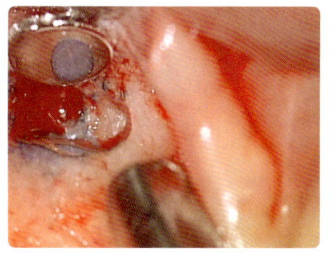

図59，60　左：根尖部の観察．以前の施術による逆根管充填がみられる．右：根尖切除後．メチレンブルーにて染色．青く染まった部分は除去対象となる．

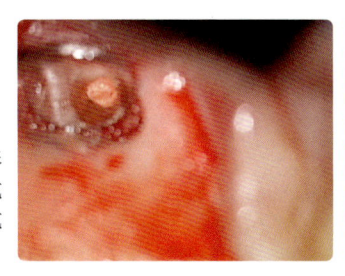

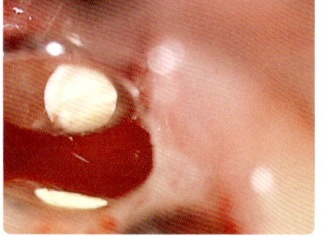

図61，62　左：逆根管窩洞形成．窩洞の奥には以前の根管充填材がみられる．右：逆根管充填（EBAセメント）．

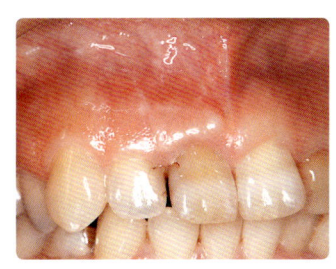

図63　術前．

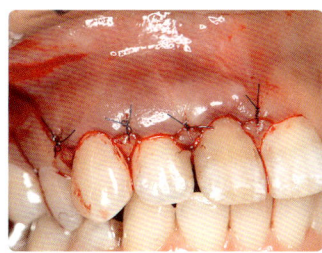

図64　術直後．

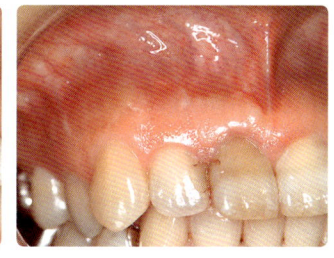

図65　3か月後．軟組織の治癒は良好で，術前とほとんど同じ状態に回復している．

2）歯科用顕微鏡

歯科用顕微鏡（図66）が歯内療法に導入されてから20年近くたつ．もはや最新の治療器材というよりも，通常使用する器材という位置づけである．歯内療法は暗く狭小な根管を治療対象とするので，拡大視野で明るい照明下で観察・処置ができる歯科用顕微鏡は必須の治療器材である．歯科用顕微鏡下では通常の歯科器材が使えないことが多く，いくつか専用の器具を用意しなければならない．

デンタルミラーは表面反射のものでなければならない．通常のミラーはガラスの表面と下面で反射した像が両方見えて二重像となり，観察しづらくなる．表面反射ミラーは対象物がクリヤーに見える反面，使用後の洗浄や器具同士の接触により傷がつきやすい．

顕微鏡下では，根管探索のための象牙質切削，ガッタパーチャや破折ファイル除去をするために超音波チップを使用する．ミラー像で観察しながら根管内に挿入して作業できるようにスプレッダー先端のように細い形態である．タービンやコントラハンドピースを根管治療の目的で顕微鏡下で使用することは視野を妨げるため非常に困難である．

歯科用顕微鏡は患歯の検査，通常の根管治療，外科的歯内療法などで主に使用される．非外科的歯内療法ではとくに以下のような目的に用いられる．

①歯の破折，亀裂線の探索
②根管口の探索
③根管内の検査
④フィン・イスムスの探索・切削
⑤ガッタパーチャ除去
⑥破折ファイルなどの異物除去
⑦う蝕除去
⑧穿孔に対する検査・処置
⑨根管内の検査（どのくらいきれいになっているか，排膿はないか）
⑩隔壁作成時に使用するマトリックスの適合確認

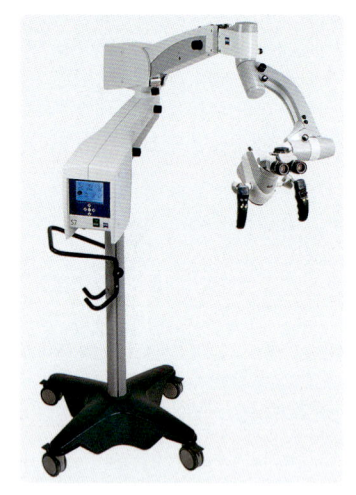

図66 歯科用顕微鏡（ツァイス）．

歯科用顕微鏡を効果的に使用するためには，歯内療法の知識に習熟したうえで特別な訓練を受けなければならない．根管を探索する場合でも患歯の根管形態について知らなければ，どこを削って探せばよいのかわからない．また，歯科用顕微鏡は対象物の表面を精査することはできるが，内部構造までは調べることができない．歯科用CTで情報を得たうえで顕微鏡下で探索することがより安全で効果的である（図67～73）．

歯科用顕微鏡の臨床例（図67～73）

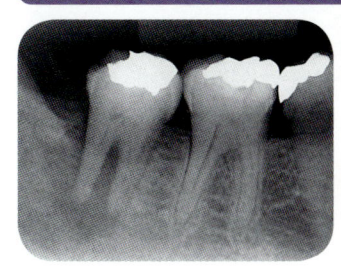

図67 根尖部透過像が認められた下顎右側第二大臼歯．

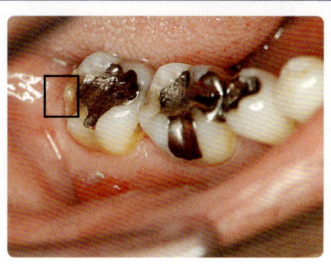

図68 口腔内では瘻孔が認められた．遠心頬側の歯頸部には限局性の歯周ポケットが認められ（枠内），歯科用顕微鏡で観察した．

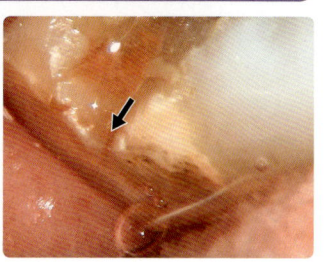

図69 強拡大で観察すると亀裂線が確認できた（矢印）．

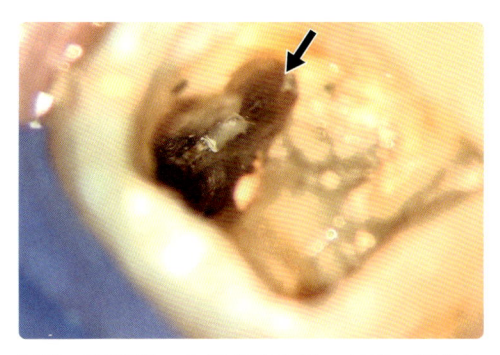

図70 下顎第一大臼歯遠心根．矢印の部分にもう一根管が見つかった．

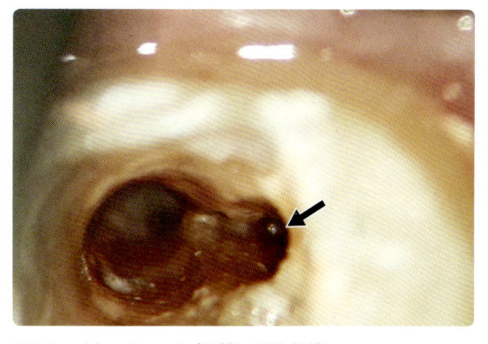

図71 見つかった根管の形成後．

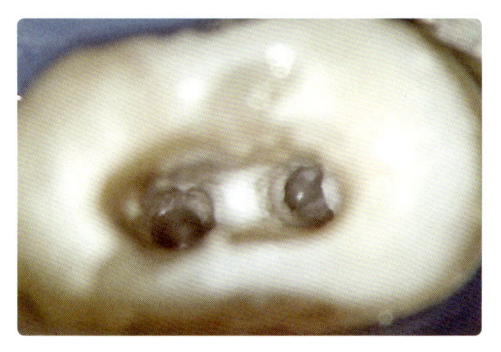

図72 根管清掃状態の確認．形成直後の根管．泥状になった削片が根管壁に付着している．

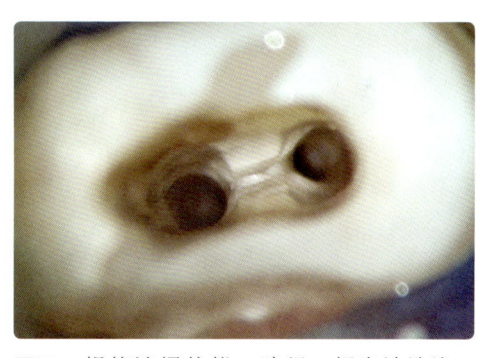

図73 根管清掃状態の確認．超音波洗浄，NaClOでの洗浄を経て根管乾燥を行った．根管内がきれいになっていることが確認できる．

3）クラウンダウン法による根管形成

根管清掃・形成は，根管内の汚れを除去して，根管を根管充填できる形態に整えていく作業である．ステップバック法は卒前教育で教えられる基本術式で，細いファイルを根尖まで挿入し，順次挿入ファイルを太くして根尖孔を拡大しすぎずにテーパーをつけて根管を広げていく方法である（⇒ p.322参照）．これに対して，根管上部を太いファイルで拡大して順次細いファイルを根管内に挿入していく方法がクラウンダウン法である．正式には Crown-down pressureless technique という．ゲーツグリデンドリルと手用Kファイルを使用する（図74〜76）．

①髄腔開拡
②ゲーツグリデンドリルによる根管上部の拡大
③根管の穿通確認
④＃80Kファイルを根管内に挿入し，watch winding
⑤ファイルが進まなくなったら順次細いファイルに交換して同様の操作
⑥ファイルが根尖孔に到達したら根管形成終了
⑦根尖孔に到達したファイルが＃30以下の場合は④〜⑥を繰り返して＃35が根尖孔に到達できるようにする．

クラウンダウン法では，根管内でファイル先端のみが根管壁を切削する．無理な力をかけないように操作するので，ファイル破折のおそれは少ない．湾曲根管でもレッジを作るほどの大きな力をかけないで器具操作を行う．根管上部を広げていくので，根尖孔に到達するファイルは根尖孔に近いサイズのファイルとなる．ステップバック法よりも根尖孔のサイズを正確に見積もることができる．使用するファイルも少なくてすみ，合理的な根管形成が可能となる．

NiTiファイルは専用ハンドピースに装着して使用する根管切削器具である．やはりクラウンダウン法での根管形成となる．効率的な根管形成が期待できる反面，エンジンで回転させて使用するため，ファイル破折が問題となっている．NiTiファイルの破折を回避するためにはファイルに加わる負荷をできるだけ小さくしなければならない．NiTiファイルは手用ステンレススチールファイルと異なり，断面形態，テーパーがさまざまでシステムに含まれる器具を順に使用することで根管形成が終了する．簡素化を図り，使用器具の本数を少なくする商品が発売されている．ファイル破折のほかに，閉塞時の根管探索ができない，ファイルにプレカーブが付与できないという欠点がある．手用ファイルで穿通させるなど，根管形態をある程度標準化しておいてから使用するとよいようである．NiTiファイル単独での根管形成を行うには，かなりの訓練が必要と思われる．ファイル破折を考えても使用するメリットがあるかどうか，検討が必要である．新商品が次々と発売され，まだ開発途上の感は否めない．

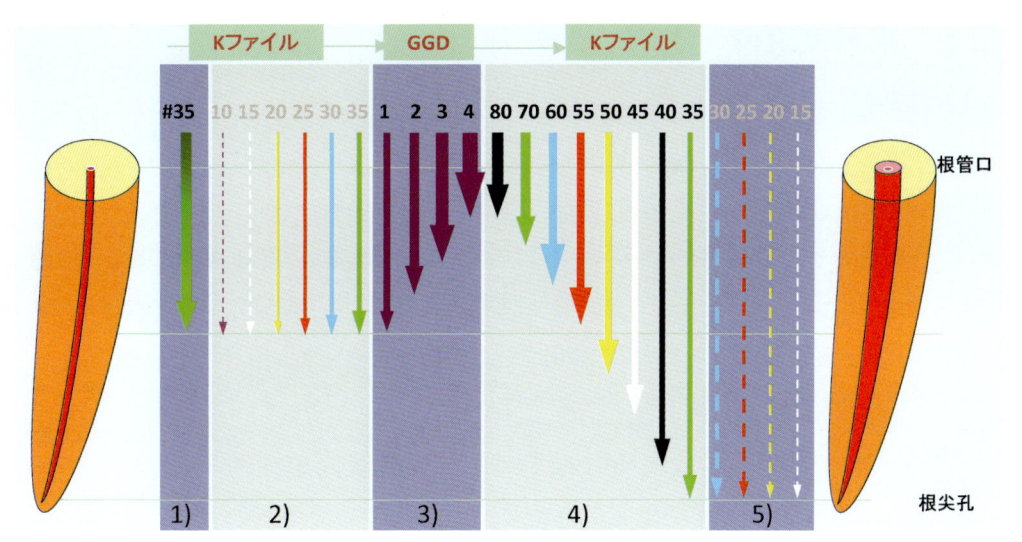

図74　クラウンダウン法．
1）根管の触診．＃35K ファイルが根管中央部まで挿入可能かを調べる．穿通させる必要はない．挿入できれば3）へ進む．＃35K ファイルは髄腔開拡で形成した歯質に接触しないようになっていなければならない．挿入できなければ2）へ進む．
2）＃15・20K ファイルを狭窄した根管に挿入する．歯根中央部付近まで挿入できればよい．穿通させる必要はない．＃35K ファイルが1）と同様の長さまで挿入できるようになれば3）へ進む．
3）＃35K ファイルを挿入できた方向にゲーツグリデンドリル（GGD）を挿入する．＃1は＃35と同じ深さまで，＃2－4は順次浅くしていき，＃4は根管口付近から歯冠側を掻き上げるように削る．GGD は削り込むように使用せず，引き上げるときに削るように使用する．
4）＃80から順に細いファイルを使用する．根管内に watch winding で挿入し，進まなくなったらまっすぐに引き上げて次のファイルに交換する．ファイルが根尖に届いたら根管形成終了．クラウンダウン法では，ファイルは常に先端部が歯質に食い込んでいる状態なので，より正確にMAF を決定できる．＃35以上で穿通したらこれ以上の操作は必要ない．
5）＃35で穿通しない場合，さらに細いファイルで negotiation を行う．プレカーブを付与して探索することも有効である．＃30以下で穿通した場合，根管充填可能な太さ（＃35程度）まで根管を拡大する．

　Watch winding とは，腕時計の竜頭を巻くような操作．ファイル把持部を持って60～120°程度の正回転と逆回転を繰り返しながら根尖方向に軽圧をかけて根管内にファイルを入れる．
　Negotiation とは，穿通するかどうかを確認する操作．プレカーブを付与して watch winding する．

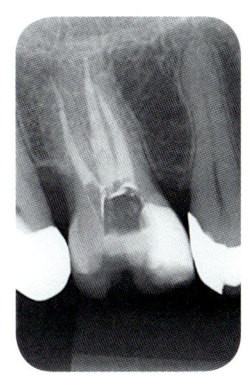

図75　クラウンダウン法で根管形成後，根管充填された上顎第一大臼歯．

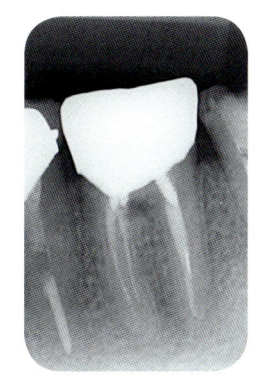

図76　クラウンダウン法で根管形成後，根管充填された上顎第二大臼歯．

5．高頻度治療

1）歯髄保護

う蝕治療において，歯髄を保存できるかどうかは歯にとっての岐路となる．歯髄は可能であればぜひ保存したいが，できない場合もある．可逆性歯髄炎であれば歯髄保存可能，不可逆性歯髄炎であれば抜髄となる．しかし，この診断に客観的な診断基準はない．下記のような項目について検査し，その結果を判定するのが大まかな目安となる．歯髄保存に有利な項目数，および不利な項目数から術者が主観的に歯髄の保存性を判断する．

検査項目　　歯髄保存に	有利←		→不利
年齢	若年	中間	高齢
打診痛	−	±	＋
修復物	無		有
う蝕	無		有
露髄	無	判定不能	有
露髄部周囲のう蝕	無		有
根管狭窄	無		有
自発痛	無		有
根尖部異常像	無		有
誘発痛	無		有
歯髄保存	可能		不可

象牙芽細胞は象牙細管内にその突起を伸ばし，歯髄と象牙質は複合体を形成している．象牙質は歯髄と密接な関連がある．象牙質が口腔内に露出した場合，直径約3μmの象牙細管を通して歯髄は外界と交通することとなる．露髄の有無にかかわらず象牙質が露出するということは，象牙質歯髄複合体の概念より，歯髄保護を考えねばならないことを意味する．歯髄を保存するための処置手順は以下のとおりである．

①無菌処置のために，ラバーダムを装着

②う蝕除去．う蝕検知液を使用して徹底的に行う

④適切な材料で確実に充填

直接覆髄：露髄した場合，露髄部周囲にう蝕が残っているような状況では歯髄保存処置はうまくいかないことが多いので，抜髄が推奨される．露髄部周囲が健全象牙質であれば，直接覆髄を行う．直接覆髄剤としては接着性レジン，水酸化カルシウム製剤，MTAなどが使用される．覆髄剤の上にはコンポジットレジンなどを利用して適切に修復する．覆髄後には3か月，6か月，1年後に経過観察して，歯髄が正常に維持されていることを確認すべきである．症状が出たり，失活した場合には根管治療を行う（図77〜86）．

暫間的間接覆髄：う蝕を除去すると露髄することが想定される場合の処置法である．露髄を避けるためにう蝕を完全に除去しない．歯髄に近いと思われる部分のう蝕を残したまま窩洞をセメントで充填する．6か月後にデンタルエックス線写真で修復象牙質ができていることを確認してから再度う窩にアクセスし，取り残したう蝕を徹底的に除去して修復処置を完了する．歯髄保存を危機にさらす露髄を避けるための処置である．

症例1（図77〜79）

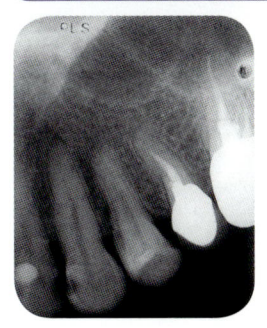

図77 49歳女性の上顎左側犬歯．近心にう蝕による透過像が認められた．

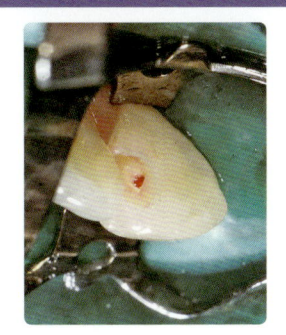

図78 う蝕を除去したところ露髄し，出血した．コンポジットレジンで直接覆髄した．

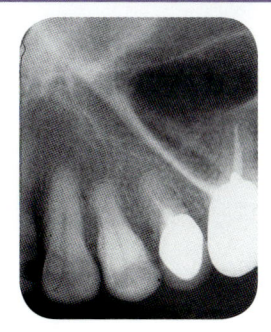

図79 10年後のデンタルエックス線写真．とくに臨床症状は認められなかった．

症例2（図80〜82）

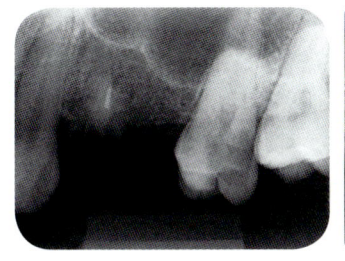

図80 36歳男性の上顎左側第二大臼歯．臨床症状はみられなかったが，大きなう蝕による透過像がみられた．

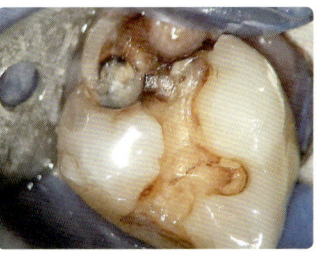

図81 口腔内写真．

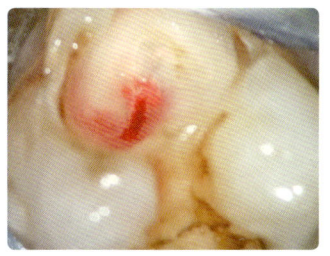

図82 う蝕を除去すると，露髄がみられた．露髄面が大きく歯髄保存は不可で，抜髄が必要と診断した．

症例3（図83〜86）

図83，84 左：28歳女性の下顎右側第二大臼歯．数年前にう蝕治療を行ったが，違和感が消えなかった．右：う蝕除去を行ったが，露髄はみられなかった．コンポジットレジン充填とした．

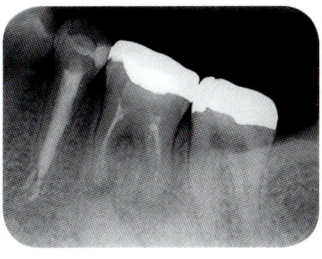

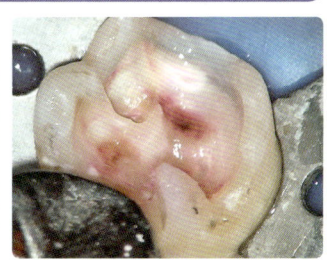

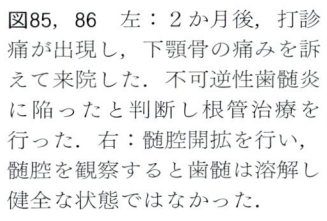

図85，86 左：2か月後，打診痛が出現し，下顎骨の痛みを訴えて来院した．不可逆性歯髄炎に陥ったと判断し根管治療を行った．右：髄腔開拡を行い，髄腔を観察すると歯髄は溶解し健全な状態ではなかった．

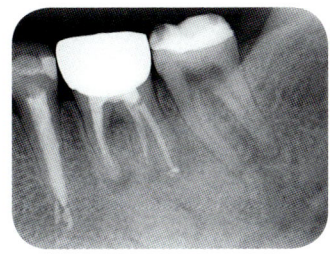

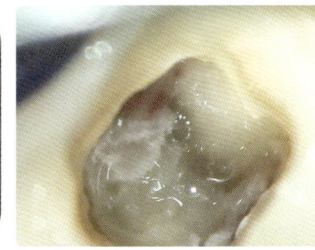

2）抜髄

歯髄保存が不可能と判断された場合，つまり不可逆性歯髄炎と診断した場合に抜髄を行う．歯髄に生活反応があってもデンタルエックス線写真では透過像や骨硬化像などの根尖部異常像が認められる場合がある．治療手順は以下のとおりである（図87～92）．

①浸潤麻酔
②ラバーダム
③う蝕・修復物の除去
④必要に応じて隔壁作製
⑤髄腔開拡
⑥根管形成
⑦根管洗浄
⑧根管充填
⑨仮封

通常は初回に根管形成・洗浄まで行い，水酸化カルシウムを貼薬後に髄腔には乾燥綿球を入れて仮封をしておく．仮封材としては水硬性セメントがよく用いられる．次回，症状がないことを確認してから根管充填する．根管内には残髄や歯根膜由来の組織の侵入があったりして器具操作により疼痛を生じる可能性があるので，抜髄後であっても次回治療時には浸潤麻酔を行ったほうがよい．

根管治療時にはつねにラバーダムが必須で，ラバーダムを省略できる場合はない．抜髄では根尖で神経線維が断裂することにより傷となり痛みが出やすい．さらに細菌感染があると症状が複雑化しやすいので，無菌操作が肝要である．抜髄後の根尖部では多少なりとも炎症反応が生じ，咬合痛や自発痛が出るので，予防のために患歯は対合歯と当たらないように調整しておくとよい．また，頓服での鎮痛薬の投与が必要である．

初回治療時に根管形成を完了できない場合，隔壁作製まで，髄腔の歯髄除去まで，＃25Kファイルでの根管形成まで，など歯髄炎による急性症状が出にくいと思われる処置まで行う．臨床症状が軽度で，診療時間に余裕があれば抜髄時に根管充填まで行ってもよい（1回治療）が，適用する症例選択は慎重に行われなければならない．

抜髄を選択するのは，不可逆性歯髄炎，あるいは将来不可逆性歯髄炎になると診断した場合である．歯髄症状が強くて改善が見込めない，露髄部周囲にう蝕が認められる，歯髄は生きていても打診痛など根尖歯周組織での症状が認められる，歯冠修復に伴う侵襲により将来不可逆性歯髄炎に陥ることが予想される，などの場合が考えられる．

不可逆性歯髄炎と診断されても急性症状がなければ，当日にただちに抜髄を行わない．咬合調整と仮封を行い，次回治療時間を確保して治療することが可能である．しかし，急性症状がある場合は，都合をつけてただちに治療を行わなければならない場合がある．

抜髄（図87〜92）

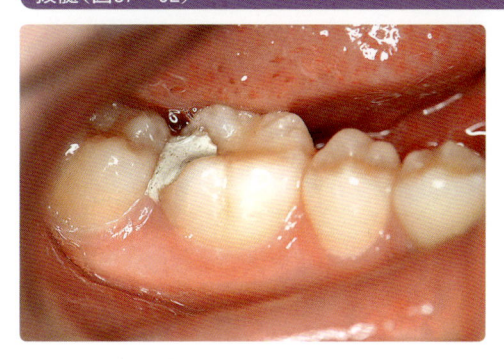

図87 21歳女性の下顎右側第一大臼歯．遠心のう蝕により不可逆性歯髄炎を発症，根管治療が必要となった．

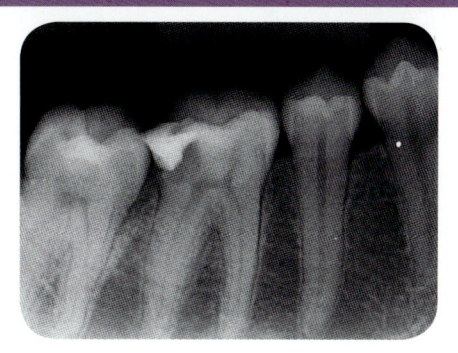

図88 同歯のデンタルエックス線写真．遠心のう蝕は歯髄腔を侵蝕している．

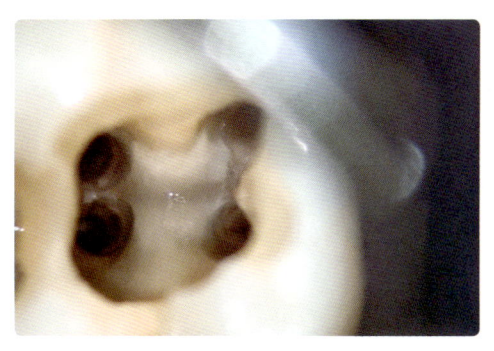

図89 抜髄後に根管形成終了．4根管であった．

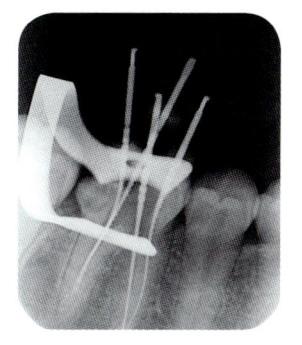

図90 作業長確認のデンタルエックス線写真．電気的根管治療測定器の精度は高いが，状況によりメーター指示が不安定となる場合がある．そのような場合はいとわずにファイル試適のデンタルエックス線写真を撮影する．本症例では遠心根の作業長がアンダーであることが確認された．

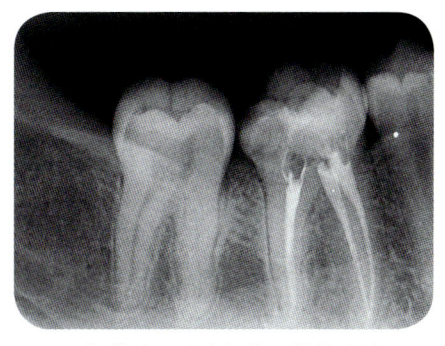

図91 作業長を再確認後，根管充填した正放線撮影．術前のエックス線写真と比較して根管充填の到達度を確認する．また，予後観察する際の対照画像となる．

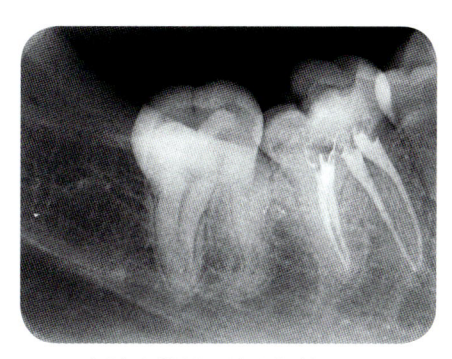

図92 偏遠心撮影．遠心根管の重なりを分離して根管充填の到達度および緊密度を確認することができる．

3）感染根管治療

歯髄が失活して根管治療が必要な場合に行われる．根管は未処置の根尖性歯周炎が適応症である．わが国では感染根管治療は再根管治療と同義に扱われるが，本来異なる処置である．

歯髄は壊死しているほか，デンタルエックス線写真での根尖部異常像（歯根膜腔の拡大，根尖部透過像，骨硬化像）がみられる．口腔内所見では，根尖相当部歯肉の腫脹，あるいは瘻孔が認められることがある．歯肉腫脹に対して，軽度であればとくに処置は必要ないが，急性症状を伴う場合は切開排膿などの応急処置を行う．臨床所見としては自発痛，打診痛，根尖部圧痛などの痛みが認められる．感染根管治療は抜髄とほとんど処置手順は同じである（図93～101）．

＜初回治療時＞	＜次回治療時＞
①浸潤麻酔	⑩症状確認
②ラバーダム	⑪浸潤麻酔
③う蝕・修復物の除去	⑫ラバーダム
④必要に応じて隔壁作製	⑬根管洗浄
⑤髄腔開拡	⑭根管乾燥
⑥根管形成	⑮根管充填
⑦根管洗浄	⑯仮封
⑧貼薬，仮封	
⑨必要に応じて投薬（抗菌薬，鎮痛薬）	

歯髄は失活していても浸潤麻酔を行ったほうが患者は痛みを感じずにすむ．治療時の痛みの原因として，クランプが歯肉を圧迫する，ファイルが根尖歯周組織を刺激する，歯髄失活しているとの診断でも一部は生活している，などが考えられる．抜髄の場合と同様，ラバーダムは必須で省略することはできない．

根尖性歯周炎に由来する臨床症状がみられることが多く，その症状の消失を待って根管充填する．臨床症状がある場合，1回治療の適応はあまり推奨できない．通常は根管形成・洗浄が終われば次回以降に痛みの軽減・消失，歯肉腫脹・瘻孔の消失がみられ，治療を進められる．臨床症状の軽減がみられないうちは，根管充填できない．根管の見落としがないか，外科的歯内療法の適応を考える必要はないか，など治療方針を再検討しなければならない．根管充填に至ってもデンタルエックス線写真でみられる根尖部異常像の消失には時間がかかる．3か月程度で縮小傾向はみられるが，縮小・消失と確定的に判断するには1年以上かかる．

感染根管治療（図93〜101）

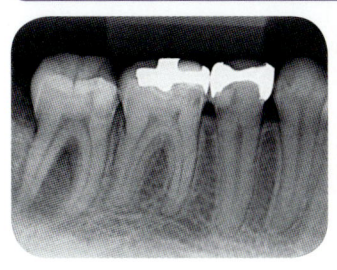

図93 21歳女性の下顎左側第二大臼歯のデンタルエックス線写真．近心レジン充填部の二次う蝕が原因で歯髄が失活し根尖周囲透過像が出現した．

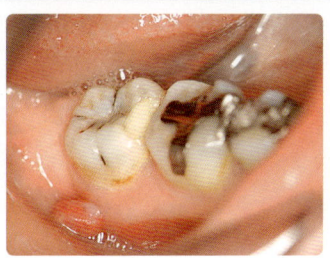

図94 左側第二大臼歯には瘻孔がみられた．

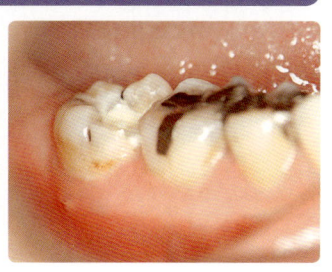

図95 根管治療後，瘻孔は消失して瘢痕となっていた．

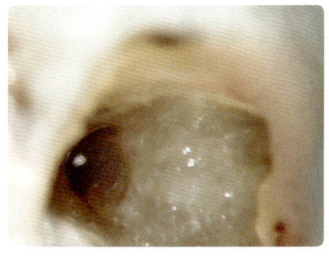

図96 根管充填直前の遠心根管．

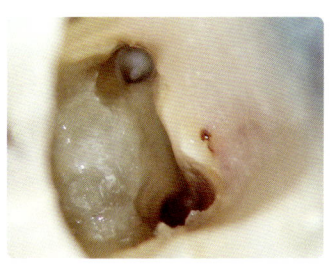

図97 根管充填直前の近心根管．

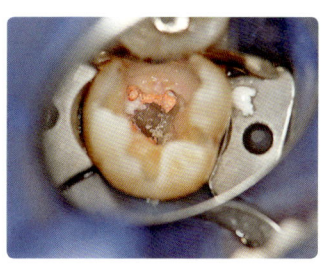

図98 根管充填後の髄腔の様子．

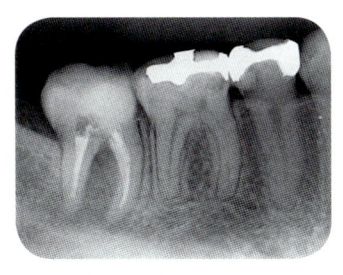

図99 根管充填確認のデンタルエックス線写真．

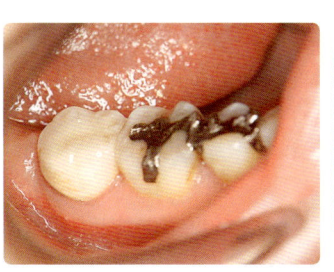

図100 6か月後の口腔内写真．瘻孔の再発はみられない．

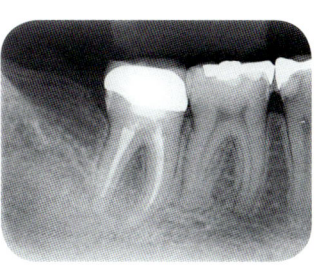

図101 6か月後のデンタルエックス線写真．根尖周囲透過像は消失し，歯槽骨が再生している．とくに分岐部の骨の再生が著しい．

4）再根管治療

　再根管治療は感染根管治療と混同されているが，別な治療である．適応症は以前，根管治療が行われた歯にみられる根尖性歯周炎であるが，根尖性歯周炎の予防を考えなければならない場合にも行われる．後者では以前の根管治療に何らかの不備があるために再根管治療が必要となる．治療手順は感染根管治療に準じる（図102～111）．

＜初回治療時＞	＜次回治療時＞
①浸潤麻酔	⑫症状確認
②歯冠修復物の除去	⑬浸潤麻酔
③ラバーダム	⑭ラバーダム
④う蝕・ポストコアの除去	⑮根管洗浄
⑤必要に応じて隔壁作製	⑯根管乾燥
⑥髄腔開拡	⑰根管充填
⑦根管充填材の除去	⑱仮封
⑧根管形成	
⑨根管洗浄	
⑩貼薬，仮封	
⑪必要に応じて投薬（抗菌薬，鎮痛薬）	

　再根管治療の特徴は歯冠修復物・築造・根管充填材を除去しなければならないことである．ポストコアが装着されていると，その除去は困難で，時間や治療回数がかかったり，穿孔や歯の破折のリスクを伴う．とくに鋳造ポストを除去する際には穿孔してしまう場合がある．根管充填材の除去は根管形成と並行して進められる．ゲーツグリデンドリル，Ｋファイルで機械的に除去し，ガッタパーチャ溶解剤を併用する．フィン，イスムスに入り込んだ根管充填材の除去は歯科用顕微鏡下で特殊な器具を使用しながら行う．これらの根管充填材が未処置の根管口を塞いでいることもあるので，丁寧に除去していかなければならない．以前の根管形成でのレッジ形成や根管内器具破折があると再根管形成の障害となり，いずれも穿通を妨げる．レッジのある根管では，プレカーブを付与した＃15-20Kファイルをwatch windingで操作し，根管を探索してみる．根管が見つからなければその位置で閉塞と診断せざるを得ない．破折ファイルの除去は，歯科用顕微鏡下で専用の超音波チップを使いながら行う．しかし破折ファイルが再破折したり，根尖孔外へ押し出されたり，歯質を削りすぎて穿孔に至ることもある．そのために破折ファイルがあっても臨床症状がなければ除去しないという選択肢もある．元々の根管形成が太いと，再根管形成を行う余地が少ない．根管充填材を除去したあとで現状の根管を洗浄するだけとなってしまう場合もある．以上のような理由で再根管治療では根管形成に多くの制約を受け，臨床症状の消失に時間がかかったり，エックス線透過像が消失しにくい．つまり治療成功率があまり高くならない．再根管治療で改善がみられなければ外科的歯内療法の適用を検討すべきである．

再根管治療（図102～111）

図102, 103 左：45歳女性の下顎右側第二小臼歯．右：CBCT画像．以前の根管治療は根管の分岐部で止まっている．

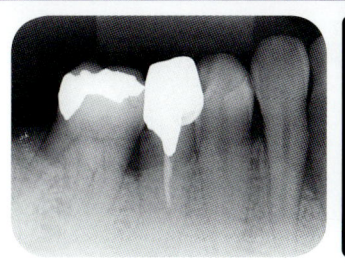

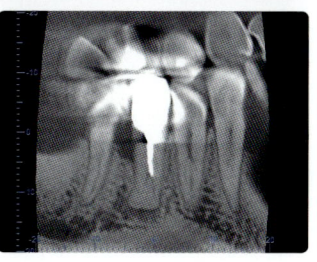

図104, 105 左：口腔内写真．頰側面観．歯肉退縮が認められた．右：舌側面観．二次う蝕が認められた．

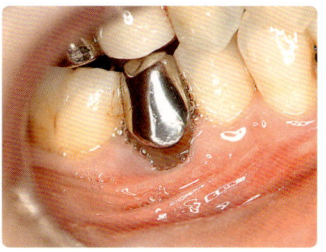

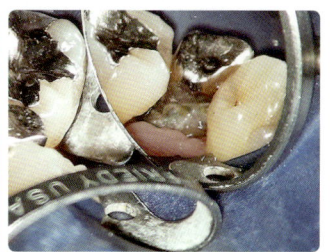

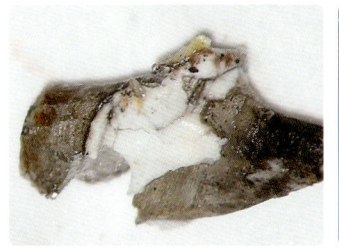

図106 再根管治療時に除去したポスト．

図107 ポスト除去後の患歯．舌側歯頸部にはう蝕が広がっていた．

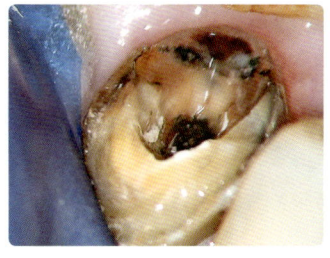

図108 う蝕除去後に接着性レジンを使用して隔壁を作製した．隔壁は根管充填後，そのままコアの一部となる．

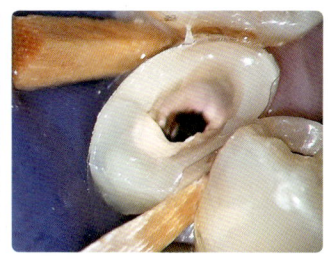

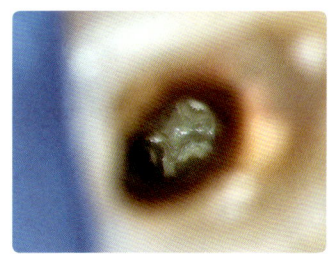

図109 根管内の歯科用顕微鏡での拡大像．根管は3つに分岐していた．

図110 根管充填後のデンタルエックス線写真．

図111 6か月後のデンタルエックス線写真．根尖部に歯根膜腔の再生が確認できた．経過良好である．

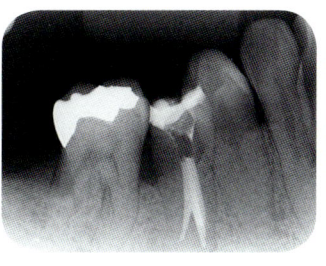

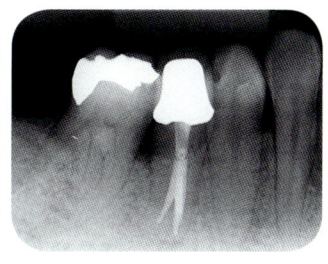

6. 応急処置

1）急性症状への応急処置

　歯内療法で必要な応急処置は，急性歯髄炎および急性根尖性歯周炎に対するものである．急性症状がある患者は急患として来院することが多く，治療時間を十分にとることができない．患者は急性症状の原因がよくわからないため不安感が強い．治療時間がないのに無理に治療しようとすると，穿孔などの事故を誘発することがある．

　急性歯髄炎では，患者は次のような痛みを訴える．

①歯髄の自発痛（ズキズキする）
②強い誘発痛（温度痛）
③咬合痛（かむと痛い，痛くてかめない）

　この処置には以下のようなものがある．これらの処置にはそれほど時間は必要ないので短時間でも確実に処置することができる（図112～120）．

＜咬合調整＞

　炎症があると歯は挺出するので，いつもどおり噛んでも異常な痛みを感じる．患者は痛みと原因がわからない不安感のために，さらに痛みが増すという悪循環に陥る．咬合調整によりいつもどおりに噛んで痛みを感じないことをチェアサイドで確認できればそれだけで患者は落ち着き，痛みはかなり和らぐ．

＜投薬：抗菌薬および鎮痛薬＞

　抗菌薬を3日分と鎮痛薬を頓服で3回分程度処方する

＜仮封＞

　う窩がある場合，しっかりと仮封しようとせず，水硬性仮封材をそっとう窩に置く．う窩と口腔内の交通を遮断あるいは減少させるのが目的である．

＜浸潤麻酔＞

　痛みが強くてかつ時間がない場合，除痛のために浸潤麻酔だけを行うことも有効である．

＜歯冠部歯髄の除去＞

　抜髄処置をする時間が取れないとき，浸潤麻酔後に歯冠部歯髄の除去のみを行う場合もある．歯冠部歯髄を除去するだけでも痛みは消失するといわれている．

＜抜髄＞

　時間が十分に取ることができれば，通法に従い麻酔抜髄を行う．

＜説明＞

　痛みの原因を丁寧に説明することは，患者の不安感を取り除くにはとても効果がある．

　抜髄を行うことは理想的に思えるが，急性歯髄炎の歯に根管処置を行うとフレアアップを誘発しやすい．応急処置は除痛処置にとどめ，自発痛が消退して治療時間も十分にとることができるようになってから抜髄処置を行いたい．

SECTION 2　歯内治療

症例1（図112～114）

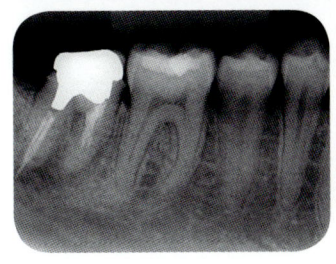

図112　25歳女性の下顎右側第二大臼歯．急性根尖性歯周炎で来院．根尖周囲に透過像がみられる．下顎頰部の麻痺感と喉のあたりの痛みを訴えていた．

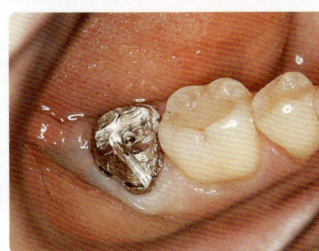

図113　口腔内写真．顕著な腫脹はみられず，炎症は顎骨内にとどまっていることが推測された．

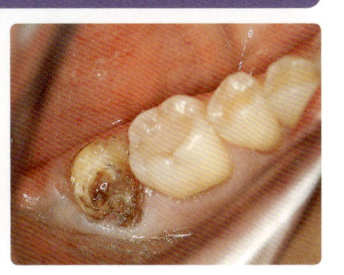

図114　急患での来院のため，根管治療を行うほどの時間を確保できなかった．浸潤麻酔後にメタルコアを除去し，水硬性セメントで仮封した．抗菌薬と鎮痛薬も処方した．痛みは同日中に緩和した．

症例2（図115～120）

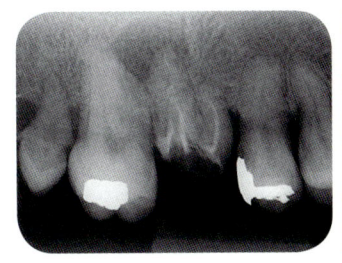

図115　52歳女性の上顎右側第一大臼歯．急性根尖性歯周炎で来院．口蓋根周囲に大きな透過像が認められた．

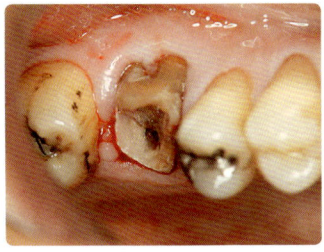

図116　歯肉腫脹が認められたが波動は触れなかった．急患来院で治療時間が取れなかったため，水硬性セメントで仮封して抗菌薬と鎮痛薬を投与した．

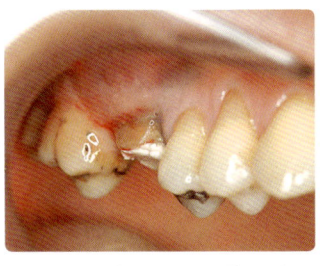

図117　初診から2日後，痛みが取れないため再度急患来院．歯肉腫脹部は波動を触れるようになっていた．

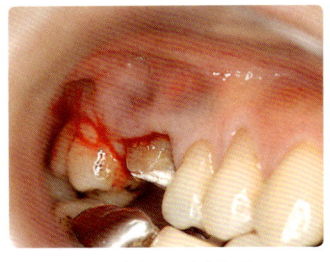

図118　分岐部の歯周ポケットは歯肉腫脹部と交通し，腫脹部を押さえるとポケットから排膿を認めた．この日は治療時間を確保できたため根管形成まで終了した．

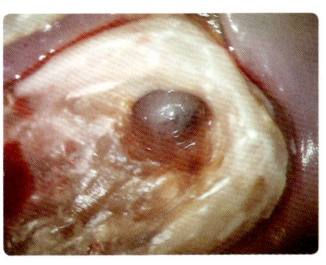

図119　3週間後，痛みや歯肉腫脹などの症状はみられなくなったが，口蓋根から排膿を認めた．

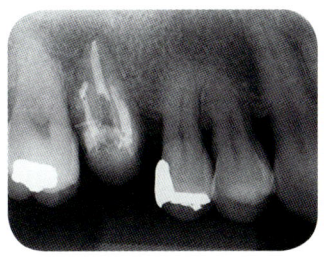

図120　さらに2週間後，すべての症状が消失したため根管充填を行った．

2）歯肉腫脹への応急処置

急性根尖性歯周炎では患者は次のような症状を訴える．
①咬合痛
②顎骨内の自発痛
③歯肉腫脹
④頰部腫脹

これらの症状に対する処置は次のようである（図121～125）．
①咬合調整
②投薬
③切開排膿
④腫脹部周囲への浸潤麻酔

歯肉腫脹部が波動を触れるときのみ，切開排膿を行う．波動を触れないときに切開してもまだ膿は形成されていない．炎症が強い場合は切開部がふさがらないようにドレーンを設置する．ドレーンは，ラバーダムシートをH型に切って成形して設置する．炎症を起こしている部位では内圧の上昇により患歯は挺出するので，咬合調整する．急性歯髄炎の場合と同様である．急性症状がある場合に根管処置するとさらなるフレアアップを引き起こすことがある．通常は咬合調整と投薬を行って帰宅させ，安静にしてもらう．室温程度のおしぼりなどを患部に当てるのはよいが，氷などで患部を冷やすと，あとでしこりが残ったりするので，勧めてはならない．必要であれば，腫脹部周囲へ浸潤麻酔を行う．腫脹部中心部への麻酔は炎症を拡散させるので禁忌である．根管治療は急性症状が落ち着いてから行う．

なお，根管開放処置は病態を複雑にし，痛みも改善しない．仮封をするたびに急性症状を起こすようになると治療が進まなくなる．排膿が止まらないようであればシリンジで吸い出すなどして膿が出なくなるのを待つと最後は出血となる．この状態で仮封し，投薬すればよい．根管開放は原則として行ってはならない処置である．

SECTION 2　歯内治療

歯肉腫脹への応急処置（図121〜125）

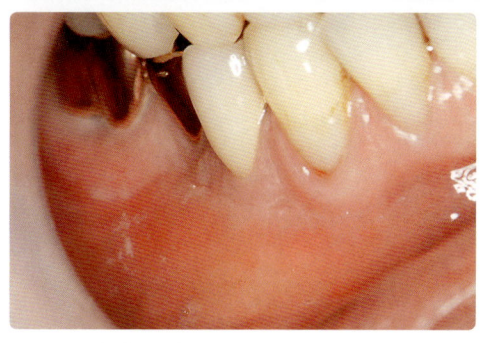

図121　歯肉腫脹がみられた下顎右側小臼歯部．歯肉頬移行部がふくれている．痛みはみられなかった．

図122　患部のデンタルエックス線写真．下顎右側小臼歯部に大きな根尖部透過像が認められた．原因歯と考えられた．

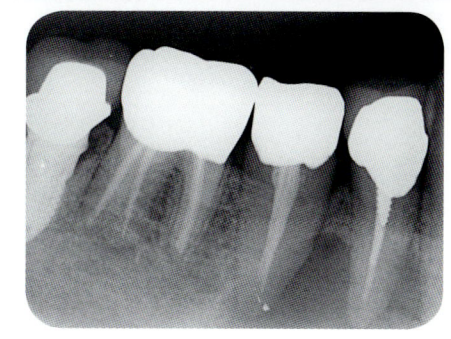

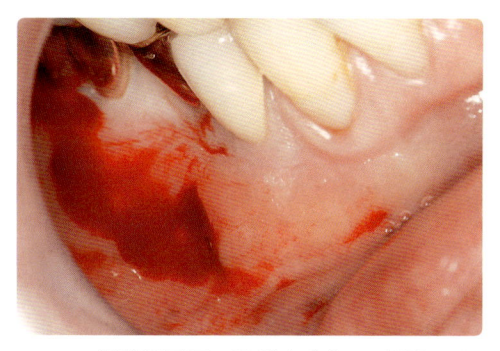

図123　腫脹部周囲に浸潤麻酔後，腫脹部を切開した．白色の排膿後に血性の排膿が認められた．ドレーンは設置しなかった．

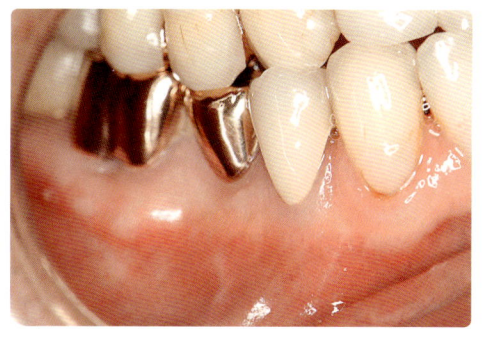

図124　18日後，腫脹は消退していた．切開部は白く瘢痕として残っていた．このあと外科的歯内療法を適用し良好に治癒していた．

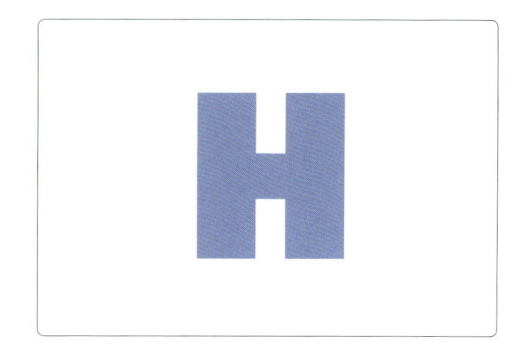

図125　ラバーダムシートから切り出したドレーンの形態．大きさは1片が約2cm．

7. 経過評価管理

1）根管充填前の評価

　歯内療法において，術前の歯の状態を歯髄・根管と根尖歯周組織に分けてそれぞれ以下のいずれかに評価・分類する（図126〜137）．

＜歯髄・根管＞
- 正常歯髄
- 可逆性歯髄炎
- 症状のある不可逆性歯髄炎
- 症状のない不可逆性歯髄炎
- 歯髄壊死
- 既治療歯
- 既治療開始歯

＜根尖歯周組織＞
- 正常根尖歯周組織
- 症状のある根尖性歯周炎
- 症状のない根尖性歯周炎
- 急性根尖膿瘍
- 慢性根尖膿瘍
- 硬化性骨炎

　根管治療中には毎回打診痛，根尖部圧痛，歯肉腫脹，瘻孔，根管内での排膿，自発痛の有無などの臨床症状について調べる．根管充填をする時期の判断は，根管形成が終了しており，臨床症状がないことが前提となる．歯肉腫脹・瘻孔・根管内での排膿・自発痛があるうちは根管充填には移行できない．これらの症状の持続は根管治療に関連する炎症の徴候と考えられるため，根管治療の継続が必要である．根管形成が終了していても症状がある場合は，根管洗浄と水酸化カルシウムの根管貼薬を行う．根管洗浄には，negative pressureを用いた方法を採用して根尖まで洗浄すると効果が高い．

　打診痛・根尖部圧痛は，強い痛みがなく，治療前よりも軽減していれば，違和感程度の痛みが残っていても根管充填してよい．また，根管充填後に外科的歯内療法が予定されている場合には，臨床症状にかかわらず根管充填してよい．根管充填後には外科処置の必要性について再評価が必要であるが，まれにすべての症状が消失して治癒することがある．

　根尖部透過像の大きさは根管充填の時期に影響を与えない．しかし，歯の保存を脅かすほどの大きさのものであれば，根管治療開始時より3か月程度の経過を確認して透過像の縮小傾向を確認してから根管充填する場合もある．

　逆根管治療が前提であれば，臨床症状にかかわらず根管充填をしてよい．

SECTION 2 歯内治療

症例1（図126，127）

図126，127 左：40歳女性の上顎左側側切歯が原因の瘻孔．根管治療を開始した．右：根管治療を進めると瘻孔は縮小したが，完全に消失していない（矢印）．瘻孔からゾンデを挿入すると入る．根管充填はまだできない．

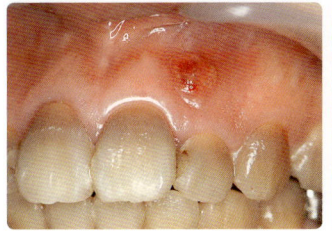

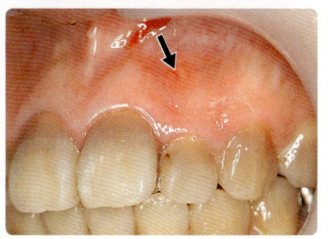

症例2（図128）

図128 61歳女性の下顎右側第一大臼歯．根管形成は終了．根管内から血性の排膿が認められ根管内からの滲出液がなくなるまで根管充填はできない．

症例3（図129～134）

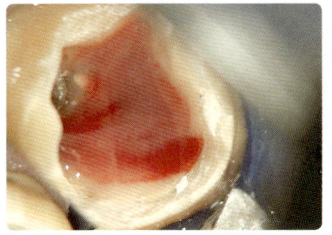

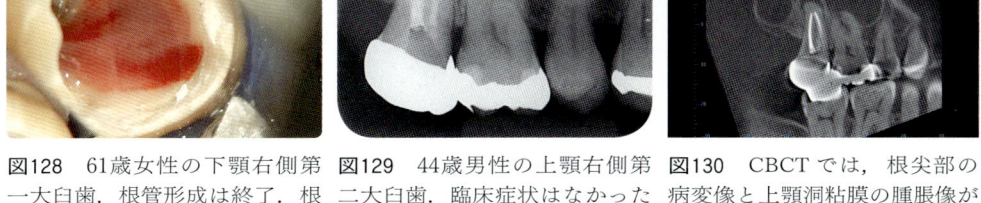

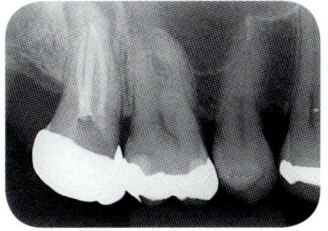

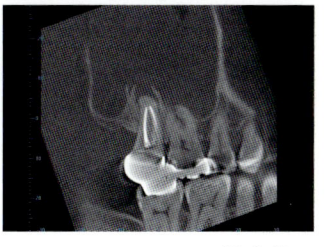

図129 44歳男性の上顎右側第二大臼歯．臨床症状はなかったが，根尖部透過像が認められた．

図130 CBCTでは，根尖部の病変像と上顎洞粘膜の腫脹像が連続している．

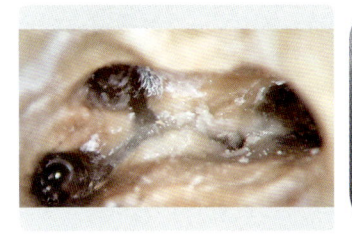

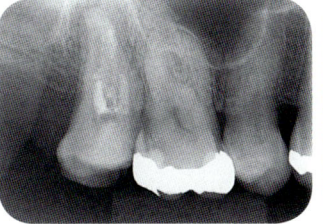

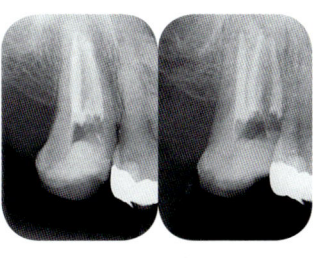

図131，132 左：根管形成は終了しており，臨床症状もなかったが，根管治療による治癒傾向が確認できてから根管充填することとした．右：根管治療を開始して6か月後．根尖部透過像は消失傾向を確認できた．

図133，134 左：根管充填後の正放線撮影画像．右：偏遠心撮影．

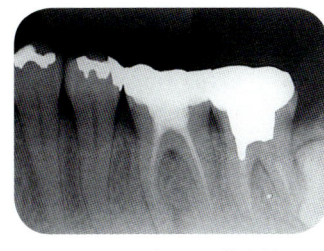

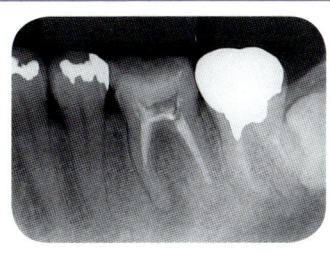

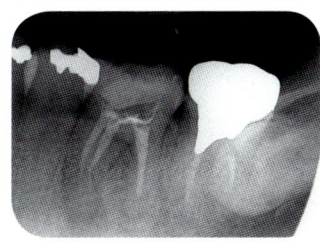

症例4（図135～137）

図135～137 左：38歳女性の下顎左側第一大臼歯．自発痛と歯肉腫脹を訴えていた．近心頬側根の湾曲の先にはファイル破折があり，非外科的には除去不可能と考えられた．中：近心頬側根の逆根管治療を行うこととし，臨床症状に関わらず根管充填を行った．右：偏遠心撮影画像．ファイル破折は舌側根管にあることがわかる．

2）根管充填後の評価

　根管充填を行ったら，施術直後にデンタルエックス線写真で根管充填の評価を行う．根管充填材の根尖への到達度，緊密度，根管形成の形態，根管形成の根管からの逸脱，湾曲への追従などを確認する．

　根管充填材の根尖への到達度では，作業長まで到達していない（不足根管充填：underfilling，アンダー）と思われた場合は再根管充填を検討する．エックス線的根尖の位置と根管充填材先端の位置で判定するが，一般的にはその差が2mm以上であればアンダーと判定する．ただし，エックス線的根尖と根尖孔の位置は一致するとは限らず，根尖到達度の評価は難しい場合がある．根管形成時に根管の石灰化などにより作業長が明らかに短い場合には，アンダーでもやり直す必要はないが，症状の再発などがあれば外科的歯内療法の適応を検討する．

　作業長を大きく超えている場合（過剰根管充填：overfilling，オーバー）は外科的な掻爬を考えなければならない．根管充填時の溢出だけでなく，再根管治療時の根管充填材除去中に古い材料を押し出している場合もある．シーラーの若干の溢出，過剰根管充填，根尖孔からの押し出しについては，患者に状況を説明したうえで症状がなければそのまま経過観察とする．過剰根管充填を避けるため，作業長の確定が難しい場合は，電気的根管長測定だけではなく，ファイルやガッタパーチャポイントを試適したデンタルエックス線写真を撮影すべきである．

　緊密度は根管充填の質を評価するうえで重要な検査項目である．アンダーで緊密度が低いと根管治療の予後に影響することが報告されている．そのため，緊密度に問題がある場合は再根管充填しなければならない．根管形成の形態が不足していると緊密な根管充填ができない場合がある．術後の症状を診断したうえで，再根管治療の必要性を判断しなければならない．

　根管形成の過剰，湾曲した根管形態からの逸脱がある場合，再根管形成で改善することは非常に困難となる．術後の経過をみたうえで，外科的歯内療法の必要性を考慮しなければならない．

　根管充填後は速やかに築造を行い，仮封冠などを作製して補綴処置に備える．根尖部透過像が大きい場合などは3，6，12か月後などにデンタルエックス線写真撮影をして透過像の縮小傾向を確認してから補綴を行う（図138～142）．

根管充填後の評価（図138〜142）

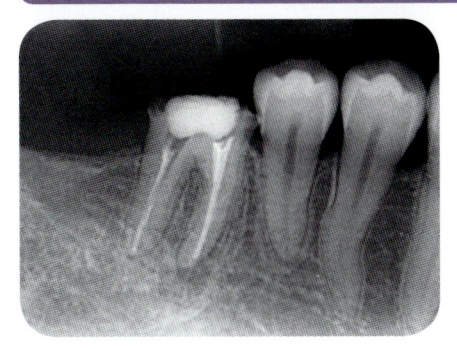

図138 35歳女性の下顎右側第一大臼歯．急性根尖性歯周炎後の根管処置依頼で来院．近心根に根尖部透過像がみられた．急性症状は落ち着き，打診に違和感を訴えただけだった．

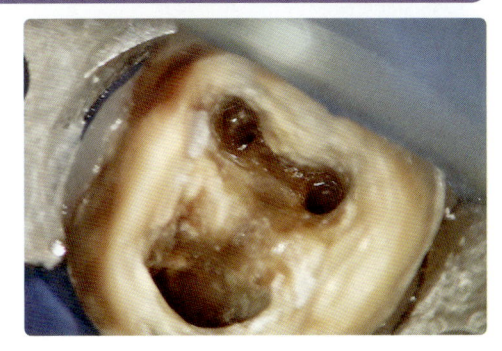

図139 根管形成終了後．3根管であった．

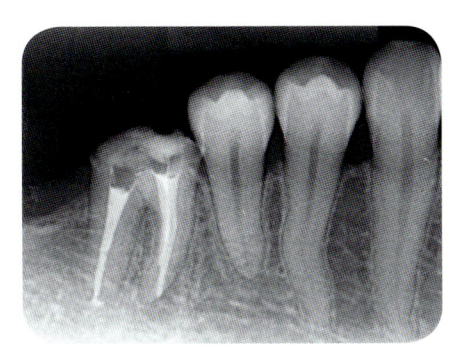

図140 打診に対しても違和感を訴えなくなったので根管充填をした．

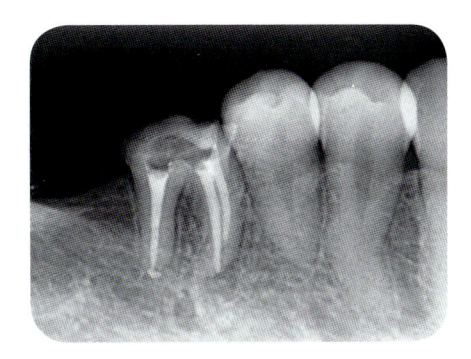

図141 偏遠心撮影．近心頰側根管がアンダー根充であることが確認できた．

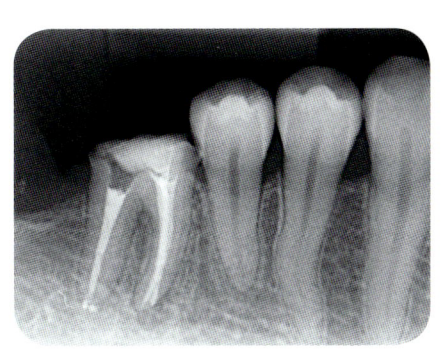

図142 近心頰側根管のみ作業長を再確認して再根管充填を行った．今後，経過観察を行う．

3) 補綴物修復後の評価

根管治療が終了し，臨床症状が安定していれば歯冠修復を行う．歯冠修復物の質は根管治療の予後にも影響があることが報告されている．Liang らの報告によると，根尖部透過像の認められない抜髄歯の2年後の状態を歯科用CT(CBCT)で調べたところ，次のような結果が得られた．根尖病変の出現に歯冠修復の質が有意に影響していた．

根尖病変		有	無
歯冠修復	良好	20%	80%
	不良	52%	48%

歯冠修復後に根尖性歯周炎が再発した場合，歯冠修復に問題がなければ外科的歯内療法を選択できる．しかし歯冠修復物のマージンが不適合である，マージン部に二次う蝕がある，などの場合，外科的歯内療法を選択することはできない．歯冠修復物を除去して再根管治療を検討しなければならない．

ポストと根管充填材の間に空隙がみられることもよくある．この空隙の長さと根尖病変の出現にも有意な関係が報告されている．補綴修復後の根尖歯周組織の評価の際には，ポスト，築造，歯冠修復物の質，二次う蝕の有無を調べなければならない．

根管治療後の経過観察は術後1か月，3か月，6か月，1年，以後毎年を基準に行う．その際に以下の項目をチェックする．

<デンタルエックス線写真>
・根尖歯周組織の状態
　　歯根膜腔の拡大
　　根尖病変の有無，大きさ
　　骨硬化像
・二次う蝕
・歯根吸収
・歯冠修復物の適合状態

<口腔内>
・打診痛（垂直，水平）
・根尖部圧痛
・歯肉腫脹の有無
・瘻孔の有無
・歯周ポケット

これらの項目は歯内療法のプロトコールに記載し，以前の状態と比較する．患歯の口腔内写真を撮影して変化がないか確認する．

もし悪化している項目があった場合，追加の処置や投薬が必要か判断する．病変の再発が認められた場合，そのまましばらく経過観察とするか，外科的歯内療法を適用するか，抜歯となるか検討しなければならない．根管治療を行った歯は10年で数パーセントの出現率で垂直性歯根破折が発生するといわれている．症状がある場合は垂直性歯根破折の有無を調べる必要がある．歯頸部外部吸収は早期発見すれば治療できる可能性がある（図143〜149）．

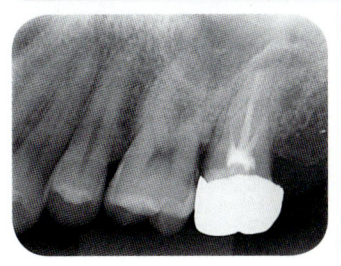

補綴物修復後の評価（図143～149）

図143　51歳男性の上顎左側第二大臼歯．根尖部透過像が認められ，慢性根尖性歯周炎と診断した．根管充填は不十分で歯冠修復物も不適合であった．

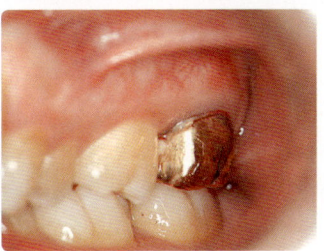

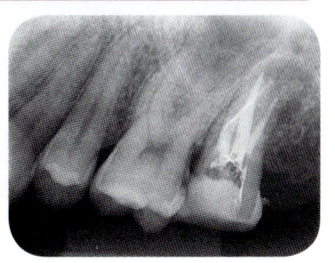

図144　口腔内でもマージンの不適合が確認できた．

図145　根管充填後のデンタルエックス線写真．

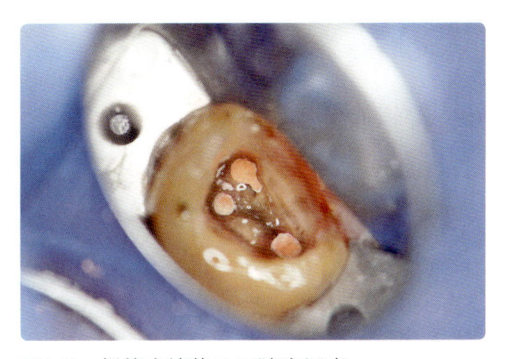

図146　根管充填後の口腔内写真．

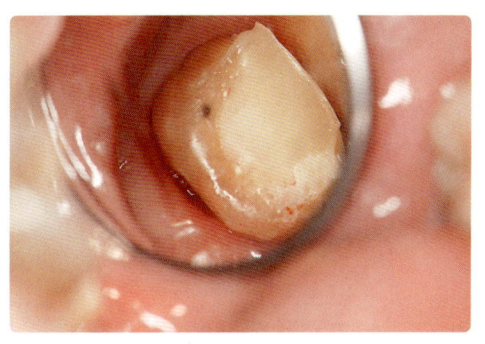

図147　レジン築造後．

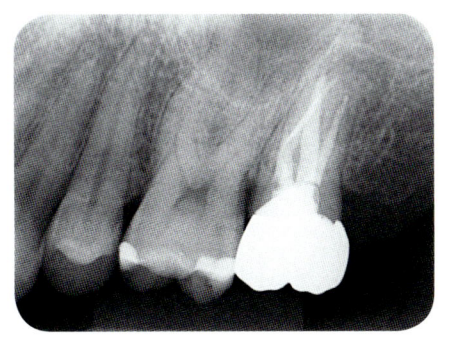

図148　8か月後のデンタルエックス線写真．根尖部透過像は縮小している．歯冠修復物の適合も良好である．

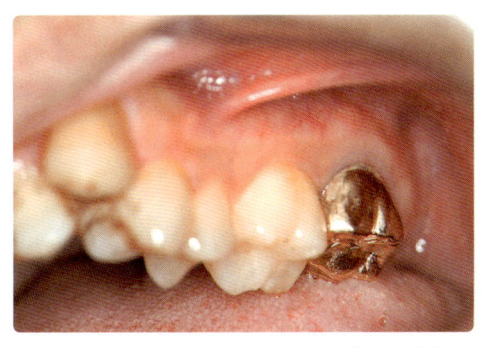

図149　口腔内写真．マージンの適合は良好であるが，患者のプラークコントロールは不良であった．

＜参考文献＞

1）Yu-Hong Liang, Gang Li, Paul R. Wesselink, Min-Kai Wu. Endodontic Outcome Predictors Identified with Periapical Radiographs and Cone-beam Computed Tomography Scans. J Endod 2011；37：326-331.

2）Moshonov et al. The Effect of the Distance Between Post and Residual Gutta-Percha on the Clinical Outcome of Endodontic Treatment. J Endod 2005；31：177-179.

歯周治療　SECTION 3

SECTION 3　歯周治療

1. 医療面接

1）医療情報の収集

　歯周治療に限らず歯科治療において，疾患とその症状や経過，また全身状態や患者の治療に対する意欲などに関するさまざまな情報は非常に有効である．ただし，医療面接を行ううえで注意しなければならない重要なポイントを理解しておかなければならない（図1）．診断に必要な病歴を詳細にとるのが目的である問診では，医師側からの一方的な情報収集だけの質問になってしまうため人間的な側面が失われてしまう．歯周治療は長期間にわたり行われるので，一番大切なのは患者と医師との良好な関係である．そこで，問診で得られる科学的側面に加え，医療面接では患者に人間として接することで信頼関係を築くことが大切であり，結果的により詳細で正確な聴取が可能となる（図2）．歯周治療は患者の協力がなければ成功しない．患者にとって第一印象となる医療面接は後の治療の成否に関係してくるので，基本については再度確認しておく必要がある．

```
・患者さんとの良好な人間関係の構築
・問題点を相手に話させるテクニック
・「相手の立場になって聴く」姿勢
        ↓
コミュニケーション・スキルが必要
```
図1　医療面接を円滑に進めるには．

```
・治療に必要な情報を収集する
・必要な情報や治療方法を提示する
・指導と治療への動機づけ
・良好な人間関係を構築する
・患者中心の医療を実現する
```
図2　医療面接の目的．

2）歯科医師と患者との関係確立（インフォームドコンセント）

　ほとんどの症例において患者は病気意識が低く，それに反して歯周治療を最後まで確実に行うと半年から1年またはそれ以上のかなり長期間の通院が必要となってくる．また，治療が順調に進んでいくと，歯周疾患の状態が良好になるに伴い患者にとって不快な症状が現れてくる．それは，炎症の消退による歯肉退縮や知覚過敏，歯間空隙（ブラックトライアングル）の出現や拡大とそれに伴う発音障害（とくに前歯部歯肉の退縮により空気が漏れてしまう）などである（図3）．

　以上のことから，治療を行う際に患者に現状を十分に理解させ，治療方針や治療期間さらには治療により起こりうる情報を伝え，同意を得ることが重要である．

```
・歯肉退縮（歯肉の炎症が消退）
・歯間空隙の拡大（歯肉の炎症が消退）
・知覚過敏（歯肉退縮による）
・発音障害（歯肉退縮による）
・審美障害（歯肉退縮による）
```
図3　歯周治療を行うことにより生じる弊害．

- ブラッシングによる清掃が困難
- プラークなどが停滞しやすい
- 嫌気性細菌（歯周病原性細菌）が生息しやすい
- 歯石が形成されやすい

図4　深い歯周ポケットを治療する理由.

- 現状の説明
- なぜ歯周病になってしまったかを自覚させる
- 歯周治療（スケーリングなど）を行っても再発の可能性があることを伝える

図5　ブラッシングの必要性を伝える.

3）患者の指導と動機づけ，治療への患者の参加（モチベーション）

　歯周疾患についてはその罹患率が成人の80％以上であることから国民の関心もあり，テレビや雑誌などのマスメディアでたびたび取り上げられている．そのため，以前に比べて患者の歯周疾患に関する知識が上がっているように思われるが，その反面思い込みなどにより誤った理解がされていることもあるので，十分注意しなければならない．

　歯周疾患は慢性的経過をたどって進行しているため，患者が自覚または想像している程度よりも重度であることが多い．そこで，歯周治療を行う前に必ず現状をよく理解させる必要がある．通常，プロービングデプスやプラークスコアなどの検査結果やエックス線写真などを用いて行うが，それだけで現状が患者へ確実に伝わっているか疑問に思われる．たとえば，患者へプロービングデプスが8mmあると伝えるのと，鏡を使って実際にプローブが歯肉溝の奥底へ入って行くのを自身の口腔内で見るのでは，同じ病状説明でも受け取り方が全然違ってくる．また，深いポケットをなぜ治療する必要があるのかについても説明する必要がある（図4）．歯周疾患の現状と治療の必要性についての理解を得たら，次はブラッシングの重要性についての説明になる（図5）．まず歯周病の原因がプラークであることをシェーマなどで説明した後，現状（プラークの付着状況）について先ほどのように鏡を用いて本人に確認させる．さらに歯周治療の基本であるスケーリングなどを行っても，プラークコントロールができていないとすぐに再発してしまうことも理解させる．

　モチベーションは，最初だけではなく治療の途中でも繰り返し行うことが重要であり，それを維持することが，結果的に治療を成功へ導くことになる．

4）病歴聴取

（1）主訴

　患者のもっとも訴えたい事項を患者の表現で簡潔にまとめるのが主訴である．歯周治療が関係する主訴としては「歯肉が腫れた」「歯がぐらぐらする」などが挙げられ，このようなケースではスムーズに歯周治療へ移行できる．一方，明らかに歯周病なのに主訴が違う場合はまず患者の訴えを聞き，主訴に対する処置を行いながら患者に歯周病であることを認

識させてから，歯周治療を行うのが好ましい．

(2) 現病歴

主訴に対して，症状の起こり方や経過などについて詳細に尋ねる．とくに急性歯周膿瘍では，症状が繰り返し起こることにより病態が重度になることが予想できる．

(3) 既往歴

歯周治療を行う際に注意するべき全身疾患として，糖尿病や高血圧が挙げられる．糖尿病は免疫機能の低下により易感染性となり，末梢血管循環障害により歯周治療を行った際の治癒不全が起こりやすい．高血圧は直接的には関係ないが，カルシウム拮抗薬を服用している場合は前歯部の線維性歯肉腫脹を生じていることがある．卵巣摘出などの女性ホルモンの分泌に影響を及ぼす疾患に関しても，慢性剝離性歯肉炎の原因となることがある．

(4) 家族歴

侵襲性歯周炎（早期発症型歯周炎）は家族内で発現することが多いため，診断を行うにおいて歯周病に関する家族歴を聴取するのは必須である．また，特殊な歯周疾患のなかでも症状が重篤である Papillon-Lefévre 症候群や Chediak-Higashi 症候群，低アルカリホスファターゼ症などは遺伝的要素が強いため，家族歴には注意しなければならない．

(5) 生活歴

生活歴で関係してくる項目として，喫煙やストレス，肥満などが挙げられる．喫煙は歯周病の主要なリスクファクターとして知られており，歯周病の罹患率を2～9倍も高めてしまい，さらに歯肉からの出血などの自覚症状を現しにくくし，歯周治療を行った際の治癒にも影響を及ぼす．とくに再生治療や歯肉移植などを行う際は，喫煙者は要注意である．ストレスがあると，クロモグラニンやコルチゾールといったストレスホルモンが免疫機能を低下させてしまうため，ストレスの有無は歯周病の発症や進行に関わってくる．また，肥満においても歯周病との関連は多数報告されている．

歯周病も生活習慣病であり，生活歴が不良であると治療の結果はあまり良くないが，反対に生活歴を正そうと取り組んでいる患者は歯周治療の結果も良くなる傾向にある．

(6) 患者・家族の希望

歯周治療を理想的な治療計画どおりに行っていくと，抜歯や外科的侵襲，治療費や治療期間などのさまざまな問題が生じてくる．われわれ歯科医が考えている理想と患者が求めている治療が異なった際は，患者に処置の必要性について十分説明し理解を得るか，患者の要望に応えるようにするのが望ましく，一方的に進めないよう注意する．

2．診療計画（検査・診断を含む）

1）歯周組織の診察

（1）プラークの付着状態

　プラークの検査から，患者のブラッシングの不備な点，さらに患者の治療への理解度，治療への貢献度を評価することができる．

　使用器具は，プラーク染め出し液（歯垢染色液），ポケット測定器（歯周プローブ）または探針などである．プラークの検査内容およびその方法はいくつかある．プラークの付着状態の測定は，探針やプローブでの擦過や，歯垢染色液を用いた着色の有無で，付着のあるなしを評価するものと（図6，7），それに量的なものを併せて評価する場合とがある．

　プラークの付着状態の診査の結果は，記録用紙に記入するが，通常は，O'LearyのPlaque Control Record（PCR）を用いる（図8）．そして，その数値（％）の推移とブラッシング不十分な部位が克服されているかどうかの評価が重要である．すなわち，前回と比較してどの程度値が低下したか，またどの部位に磨き残しがあるかに着眼する．そして，その結果を的確なブラッシング指導に結びつける．PCRの値は，20％以下が理想とされる．

プラークの付着状態の検査（図6〜8）

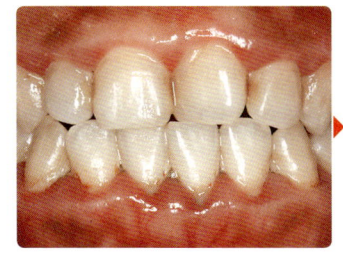

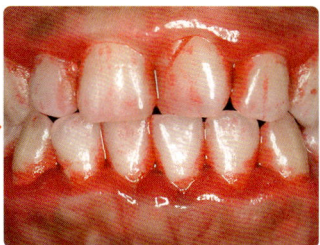

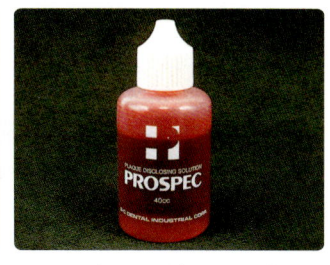

図6　プラーク染め出し前（左）と染め出し後（右）．　　図7　プラーク染め出し液．

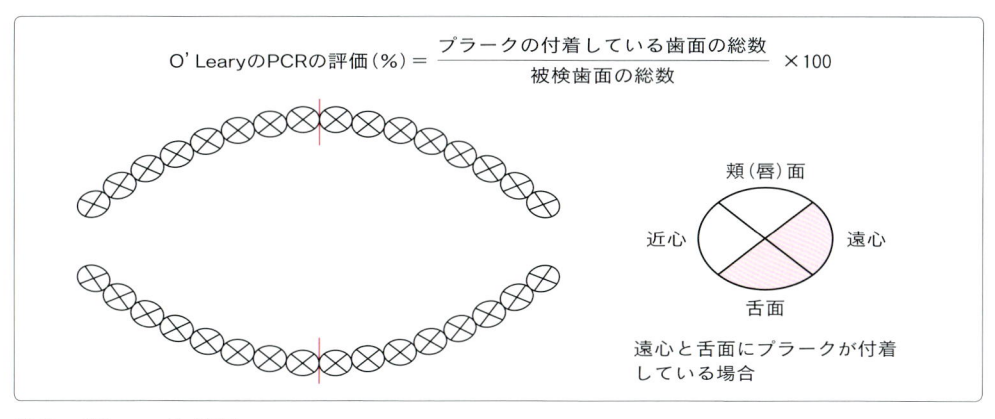

$$\text{O'LearyのPCRの評価（\%）} = \frac{\text{プラークの付着している歯面の総数}}{\text{被検歯面の総数}} \times 100$$

頰（唇）面　近心　遠心　舌面

遠心と舌面にプラークが付着している場合

図8　O'LearyのPCR．

（2）歯周ポケットの状態（深さ・出血）

　本検査方法は，病態の把握と治癒の程度を把握するうえでもっとも有力な検査であり，歯周病の有無，組織破壊の程度の探査を行うものである．

　使用器具はポケット測定器（歯周プローブ）を用いる（図9）．プローブを，歯肉溝内または歯周ポケット内に根面に沿わせて根尖側方向へ挿入する．その場合の挿入圧は，25～30g程度が適性でポケット底をなぞるように動かす（図10）．測定は歯の各箇所の周辺の状態を検査し，4箇所または6箇所を記録する（図11）．また，測定の際にはプローブの動かし方と角度にも留意し，深いポケットを見逃さず，長さだけを測定するのではなく，歯肉の抵抗性を検査する（図12～14）．ポケットの深さに加え，歯肉の抵抗性を評価する．その指標はプロービング時の出血の有無で，ポケット底部の炎症の有無の検査はBleeding On Probing（BOP）を用いる（図15）．

　"プロービング時の出血＝炎症＝原因（プラークや歯石）の存在＝対応"である．出血部位は治療により，それらの原因を取り除く必要がある．プロービング時の出血は，メインテナンス時などで少し深いポケットが残存していた場合，再治療か経過観察かの判断基準に用いることができる．記録用紙には，歯周ポケットの深さはmmで，また出血部位はその数字を赤文字にしたり，数字を○印で囲うなどして記入する（図11）．

　歯肉辺縁部から歯肉溝底部またはポケット底部までの距離は，プロービングによるポケットの深さはプロービングポケットデプス（PPD），そしてセメント-エナメル境（CEJ）または歯冠部に設けられた基準点から，歯肉溝底部またはポケット底部までの距離は，付着

プロービング（図9～16）

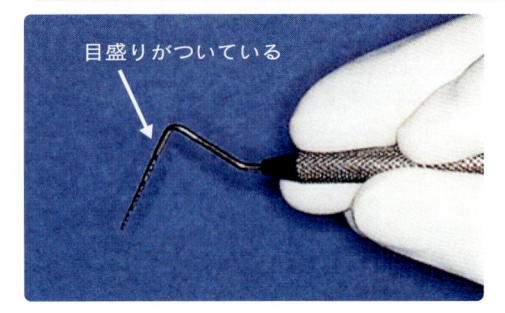

図9　歯周プローブ．

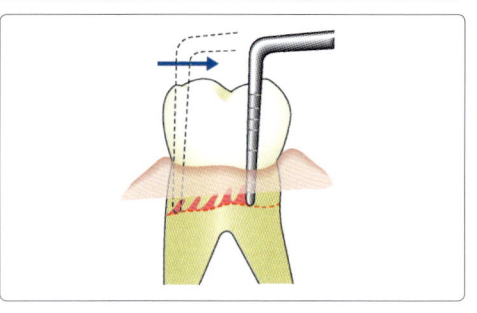

図10　ウォーキングプロービング．ポケット底部を，プローブの尖端でなぞるように移動させる．

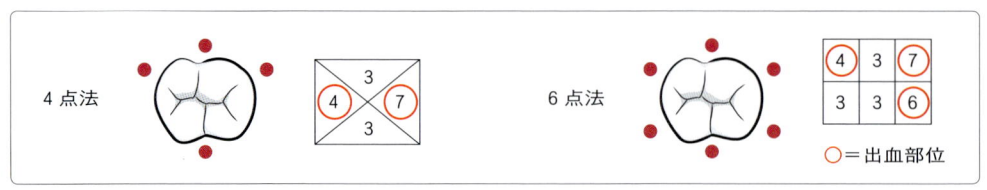

図11　プロービングの測定点．

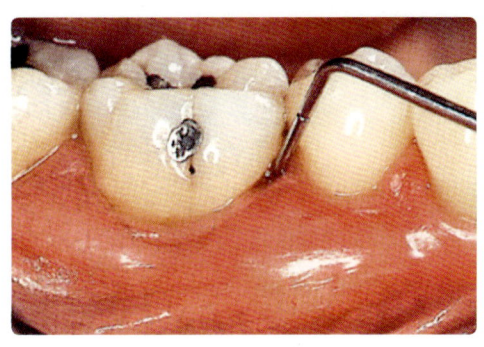

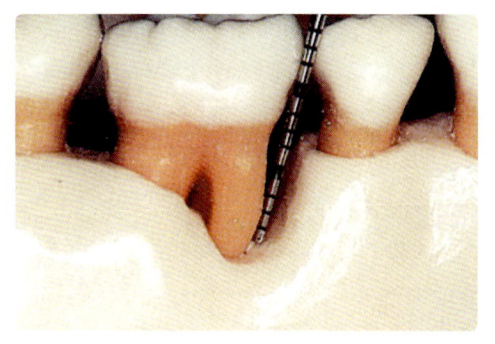

図12, 13　プローブの挿入角度. 歯肉縁下の歯根の形態を考慮する.

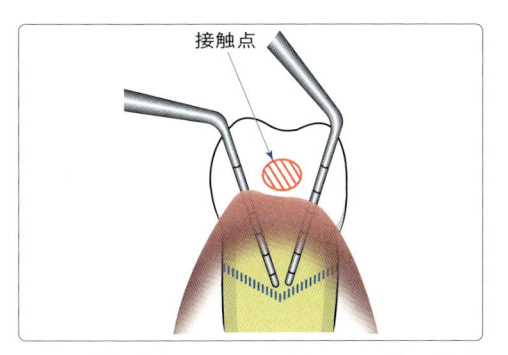

図14　接触点(コンタクト)直下の測定. 隣接面の検査では, 接触点直下を慎重に検査する(この部位が深い場合が多い).

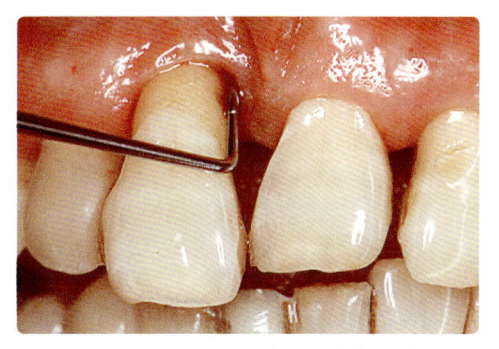

図15　ポケットからの出血の測定(BOP).

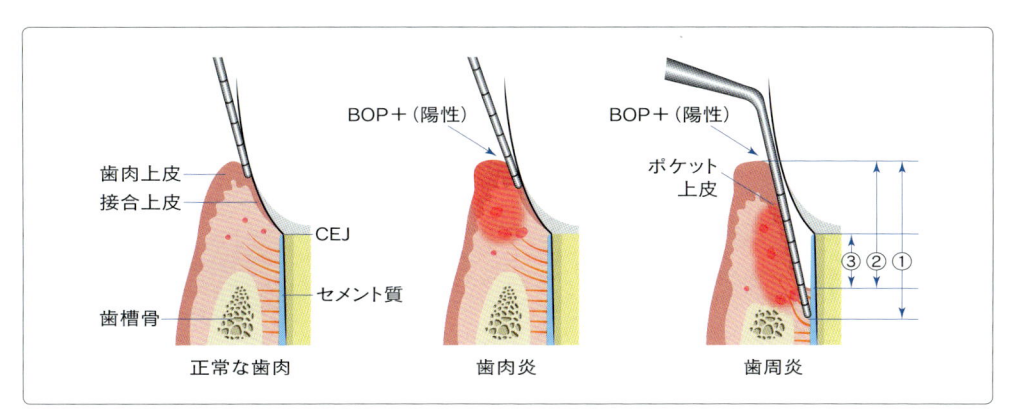

図16　ポケットの測定項目. ①プロービングポケットデプス(PPD). ポケット底部に炎症がある場合, プローブが貫通して出血する(BOP). ②理論上のプロービングポケットデプス(PPD). ③理論上の臨床的アタッチメントレベル(CAL). この状態では基準点のCEJが歯肉縁下のため, 現実的にはここを基準点にできない.

の位置の状態を調べることから, クリニカルアタッチメントレベル(CAL)と呼ばれる(図16). しかし, 炎症存在部位ではプローブはポケット底部を貫通し, 健全な結合組織に到達しているので, その際の値を読むことになる(図16).

(3) 歯の動揺度

歯の動揺度の検査は，歯周組織の破壊程度を，歯の動きの方向や移動量から評価する方法である．歯の動揺(揺れ)は歯の周囲の炎症や歯槽骨破壊の程度と関連して増加してくる．この現象の発現程度を歯をさまざまな方向へ動かすことで評価する．したがって，この方法は，歯の総合的な機能を評価するとも考えられる．

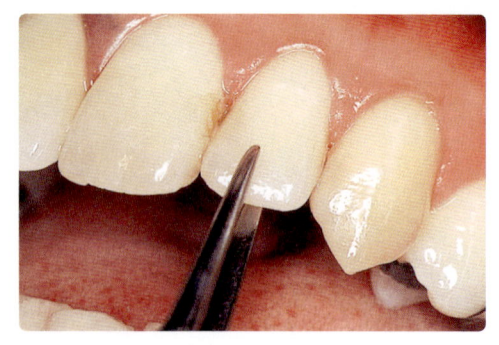

図17 動揺度の検査．

測定はピンセットを使用する方法や手指を使用する方法などがあり(図17)，評価は一般的に Miller の分類に準じ(表1)，各歯ごとに記録する．また測定時に疼痛の有無もあわせて調べる．

表1 動揺度検査の基準

動揺度	名　称	臨床的判定基準	頬舌方向へ動く範囲 (約250gの力)
0度	生理的動揺	ほとんど動きを感じない ほかの歯にくらべ下顎前歯でやや大きい	0.2mm 以下
1度	軽度の動揺	唇(頬)舌方向にわずかに動く	0.2〜1.0mm
2度	中等度の動揺	唇(頬)舌方向に約1〜2mm動く 近遠心方向にもわずかに動く	1.0〜2.0mm
3度	高度の動揺	唇(頬)舌，近遠心方向に約2mm以上動く さらに，垂直(歯軸)方向にも動く	2.0mm 以上

(4) 歯間離開度

歯列や咬合関係を正しく保つ役割を担う接触点に対し，その接触の強さを調べること．コンタクトゲージ(図18, 19)やデンタルフロスを用いる．コンタクトゲージはスチール板で，歯間部に挿入し，挿入可能な厚さから歯間離開度を求める．歯間離開度は，110μm までが安全域，110〜150μm までが注意域，150μm 以上を食片圧入が生じる危険域としている(表2)．

デンタルフロス利用の場合は，歯間部に咬合面方向から接触点を越えるように挿入し，そのときの抵抗力を調べる．

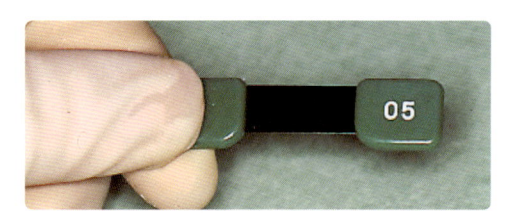

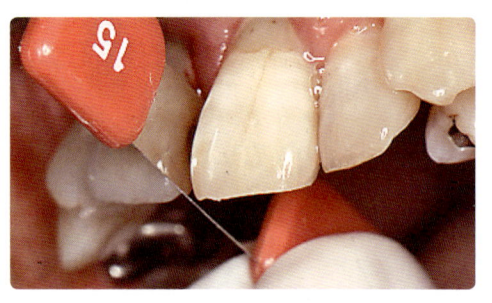

図18, 19 コンタクトゲージ．

表2 コンタクトゲージを用いた歯間離開度検査の基準

50μm	持つ部分が緑色	安全域
110μm	持つ部分が黄色	注意
150μm	持つ部分が赤色	危険（食片圧入の可能性が高くなる）

（5）根分岐部の状態

根分岐部の軟組織の炎症および歯槽骨の欠損状態を垂直的または水平的に検査する．使用器具はポケット測定器（歯周プローブ）で，とくに根分岐部用プローブ（図20，21）を用いる．まず垂直的なポケットの深さを測定し，次いで根面や根分岐部形態，水平的な分岐部の骨欠損の状態，歯石の存在などを測定する（図22）．歯肉の状態，根分岐部の歯槽骨欠損の状態によって，根分岐部病変の分類を行う（表3）．その際，エックス線写真の所見も併用する．

根分岐部の検査（図20〜22）

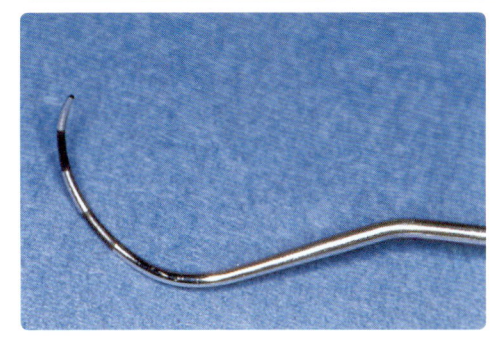

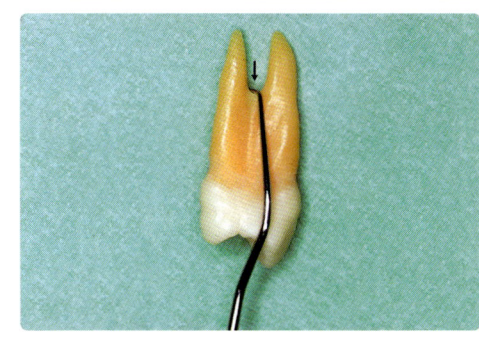

図20，21 根分岐部用プローブ．左：ネイバースプローブ（分岐部用プローブの一種）．右：小臼歯用プローブ．

＜垂直的プロービング＞

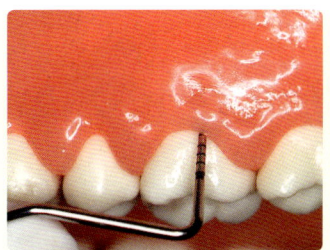

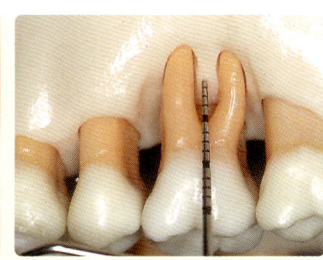

＜水平的プロービング＞

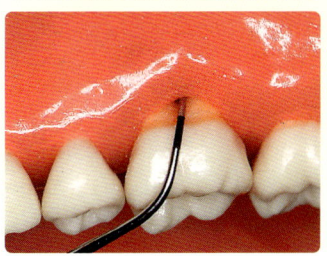

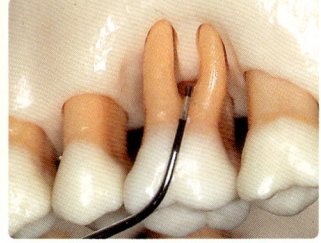

図22 根分岐部のプロービング．

表3　根分岐部病変の分類

A：Glickman(1958)による水平的評価
　第Ⅰ級：根分岐部の歯根膜に病変が認められるが，歯槽骨にはエックス線写真上の異常を認めない．
　第Ⅱ級：根分岐部の一部に歯槽骨の破壊が認められるが，歯根膜や歯槽骨の一部は正常な状態で残っており，プローブを挿入しても貫通しない．
　第Ⅲ級：根分岐部は歯肉で覆われているが，歯槽骨は破壊されており，プローブが頰舌的または近遠心的に貫通できる．
　第Ⅳ級：根分岐部が口腔内に露出しており，プローブが障害もなく貫通できる状態にまで歯周組織が破壊されている．

B：Lindhe(1983)による水平的評価
　1度：水平方向に歯周プローブは入るが，歯の幅径の1/3以内．
　2度：水平方向に歯周プローブが1/3以上入るが，貫通はしない．
　3度：水平方向に歯周プローブを入れると貫通する．

(6) 口腔内写真撮影

　口腔内の初診時の状態および臨床的経過を，口腔内撮影用カメラを用いカラー画像で記録する．患者の動機づけのために用いられることもある．歯，歯列，咬合関係，歯肉の健康状態および口腔内軟組織の状態を記録する．

　撮影部位の規定はないが，通常正面像，左右側面像，上下咬合面像を撮影し，必要に応じ，臼歯部の舌側面観や，局所部位を拡大撮影する（図23）．

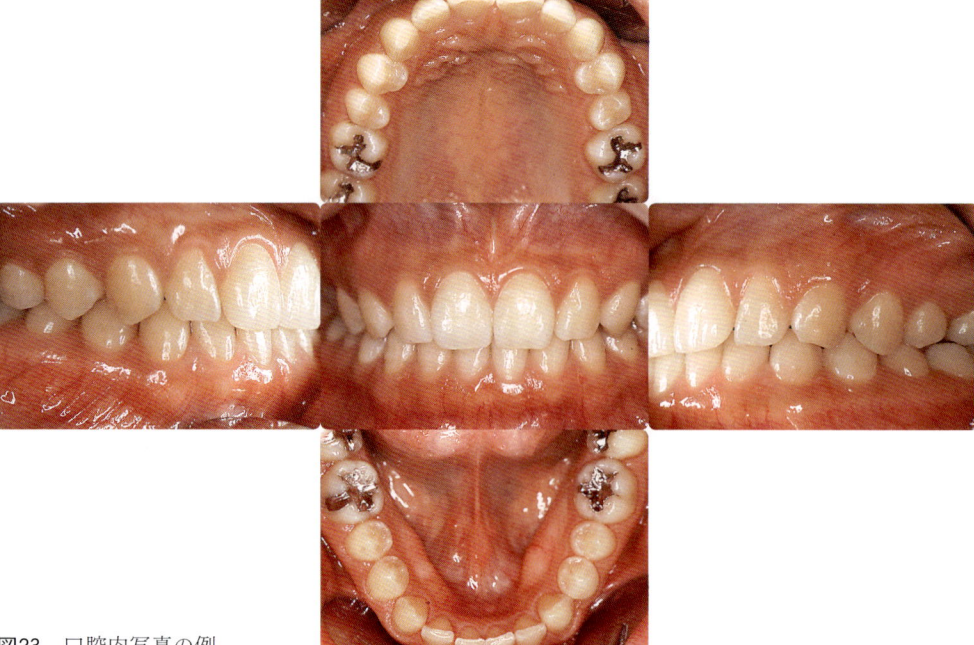

図23　口腔内写真の例．

（7）口腔内研究用模型（スタディキャスト・モデル）

上下顎歯列の石膏模型を作製し，歯肉や軟組織の形態，歯の形態や位置，咬合状態などを検査する．

製作方法はさまざまであるが，長期間保存することを考慮に入れ，丁寧に製作する必要がある．また，患者説明用にも有用である．印象採得はアルギン酸系の印象材を用いて動揺歯に留意して行う．アンダーカットの多い歯列の場合には，ユーティリティーワックスなどで埋めてから採得を行う．完成した模型には，患者名，カルテ番号，性別，年齢，採得した日付，治療段階などを記入する．

（8）歯肉退縮量

歯頸部と歯肉辺縁部との位置関係，歯肉退縮の性質，特性などを検査する．根面被覆のための手術の成功率についての基準分類として Miller の歯肉退縮の分類がある（図24）．

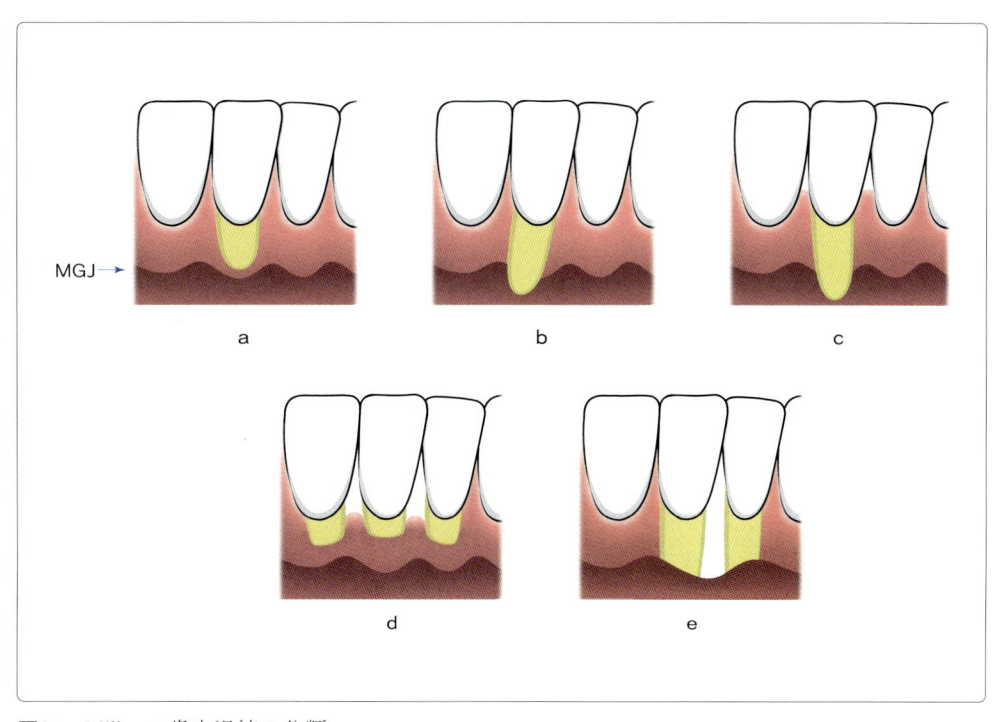

図24　Miller の歯肉退縮の分類．
Class Ⅰ：辺縁歯肉が歯肉歯槽粘膜境（MGJ）を越えて退縮していない歯肉退縮．隣接歯間の軟組織あるいは骨は失われていない．100％被覆は可能である（a）．
Class Ⅱ：辺縁歯肉が歯肉歯槽粘膜境を越えて退縮している歯肉退縮．隣接歯間の軟組織あるいは骨は失われていない．100％被覆が可能である（b）．
Class Ⅲ：乳頭がセメント-エナメル境よりも根尖側にあるが辺縁歯肉よりは歯冠側に位置する隣接面間の骨の欠損を伴った歯肉退縮．100％の被覆はできない（c）．
Class Ⅳ：歯間乳頭の一方あるいは両方が辺縁歯肉と同じ高さであるような，歯間部の骨の欠損と軟組織の欠損．根面被覆はできない（d, e）．

図25　付着歯肉幅の計測方法．
①歯肉溝またはポケットの深さをプローブで計測する．
②歯肉辺縁から歯肉歯槽粘膜境までの距離を測定する．歯肉歯槽粘膜境は頬や口唇の牽引，プローブの腹による圧迫などによる可動部と非可動部の境界を探ることや，粘膜への浸透性を利用してヨード溶液による染色で鑑別する．
③付着歯肉の幅（B － C）＝辺縁歯肉から歯肉歯槽粘膜境までの距離（A － C）－歯肉溝またはポケットの深さ（A － B）

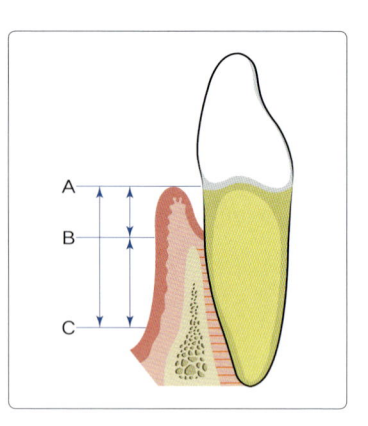

（9）付着歯肉の幅

口腔前庭部の角化歯肉の幅を計測する（図25）．歯肉歯槽粘膜境の決定にはヨード溶液を使う方法，口唇，頬粘膜を牽引して可動部とそうでない部分との境界を探る方法がある．

（10）エックス線検査（歯槽骨吸収形態・歯冠歯根比）

歯槽骨の吸収状態，歯根膜腔の状態を検査すること．

検査項目は，

①歯槽骨の吸収形態（水平性，垂直性）
②歯根膜腔の拡大の状態
③歯槽硬線（白線）の消失状態
④修復物，補綴物と歯槽骨との関係
⑤根分岐部病変の有無
⑥歯内病変の有無

などである．

エックス線検査は三次元の情報が二次元になっているために，近遠心的な歯槽骨の破壊状態の把握は容易であっても，頬舌的な歯槽骨の情報が得られにくい．よって，検査情報を立体構築するために，歯周ポケットの垂直的・水平的プロービングや動揺度などの情報を併用する必要がある．

標準撮影法（図26），咬翼法（バイトウィング法）（図27），パノラマエックス線写真（オルソパントモグラフィー）（図28）などが歯周組織検査に用いられるが，パノラマエックス線写真は解像度が低い．

（11）歯髄の生死（歯髄の電気的検査）

⇒歯髄疾患の治療：p.308参照

エックス線検査（図26〜28）

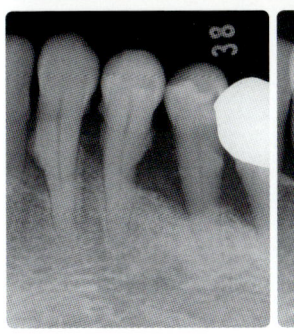

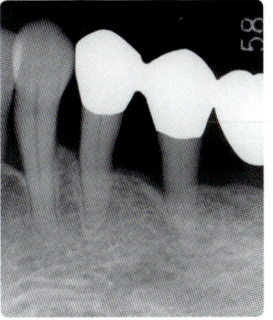

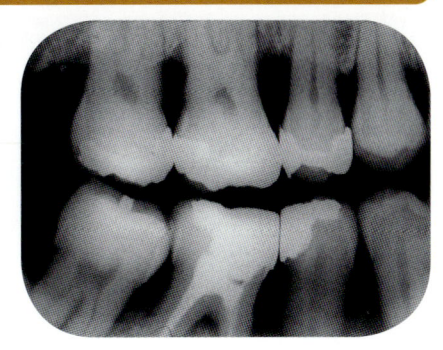

図26　標準撮影法．

図27　咬翼法（バイトウィング法）．

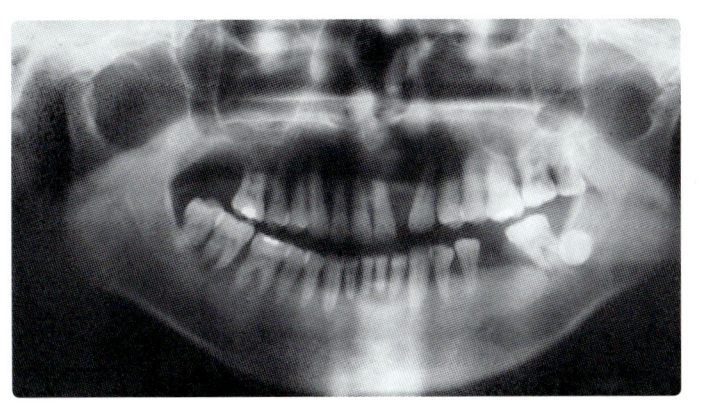

図28　パノラマエックス線写真（オルソパントモグラフィー）．

2）歯周疾患の診断

（1）歯肉病変

　歯肉病変とは，付着の喪失および歯槽骨の吸収や歯根膜の破壊のない，歯肉に限局した炎症である．歯肉病変は，プラーク（細菌）によるプラーク性歯肉炎と全身性因子が関与する非プラーク性歯肉病変，さらに歯肉増殖に大別される．プラーク性歯肉炎は，その発症として局所のプラークが単独あるいは主体でかかわっている．一方，非プラーク性歯肉病変は，ウイルスなどのプラーク以外の感染による病変，粘膜皮膚病変，アレルギー反応，外傷性病変に分類される．歯肉増殖は，線維性歯肉増殖を特徴とする疾患であり薬物性歯肉増殖症［⇒（4）特殊性歯周疾患：p.372参照］と遺伝性歯肉増殖症に大別される．

①プラーク性歯肉炎の診断（図29〜31）

　局所のプラークの存在の有無を確認することが重要であり，プラーク染め出し液の使用が有効である．また，付着の喪失は認められず，そのポケットは仮性（歯肉）ポケットであり，エックス線における歯槽骨の吸収は認められない．

> **プラーク性歯肉炎：25歳男性（図29～31）**

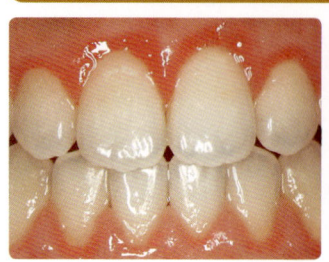

図29 プラーク染め出し液使用前の状態．視診にて上顎辺縁歯肉に発赤が観察される．

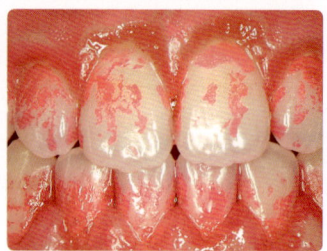

図30 プラーク染め出し液使用後の状態．辺縁歯肉を含め歯冠中央部にわたりプラークの存在が確認された．

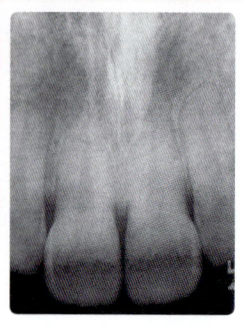

図31 エックス線所見．歯槽骨の吸収は認められない．

（2）歯周炎

　歯周炎とは，付着の喪失および歯槽骨の吸収や歯根膜の破壊を伴う歯肉の炎症である．外傷性因子により病変の進行が早まる場合もあるが，一般にその進行速度は緩慢である．ポケットは付着の喪失（アタッチメントロス）を伴う真性（歯周）ポケットであり，多くの場合，プロービング時の出血を伴う（図32，33）．エックス線所見では，歯冠歯根比の変調を認めるものの，頬舌側の吸収状態を把握することは困難である（図34）．付着の喪失の測定には，とくにセメント-エナメル境からポケット底部までを示すクリニカルアタッチメントレベルを用いる（図35）．歯周炎は慢性歯周炎と侵襲性歯周炎に大別される．

①慢性歯周炎の診断

- 軽度歯周炎は付着の喪失が3mm以下であり，歯槽骨の吸収状態が歯根長の1/3以下，根分岐部病変が存在しないものである．
- 中等度歯周炎は付着の喪失が4～6mm以下であり，歯槽骨の吸収状態が歯根長の

> **慢性歯周炎：70歳男性（図32～34）**

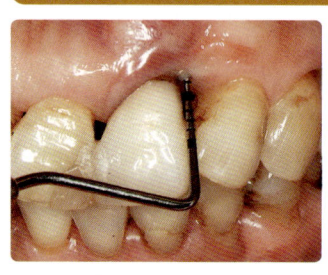

図32 プロービングを行っているところ．同時に排膿も観察された．

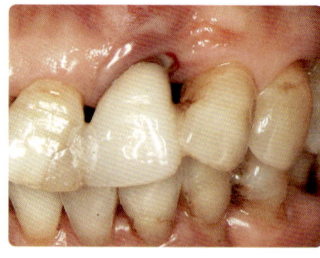

図33 プロービング後，出血が観察された（Bleeding On Probing：BOP＋）．

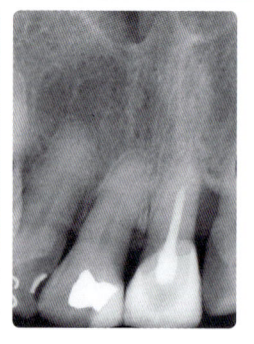

図34 エックス線所見．プロービングにより遠心側に付着の喪失が確認され，著しい歯冠歯根比の変調が観察される．

図35　歯周治療前後の歯周ポケットとクリニカルアタッチメントレベルとの関係．
プロービングポケットデプス（PPD）
治療前：6 mm　治療後：3 mm
クリニカルアタッチメントレベル（CAL）
治療前：7 mm　治療後：6 mm

1/3～1/2以下，根分岐部病変が存在し動揺が認められるものである．
・重度歯周炎は付着の喪失が7 mm以上であり，歯槽骨の吸収状態が歯根長の1/2以上，根分岐部病変が2度以上，動揺度が2度以上のものである．

②侵襲性歯周炎の診断

　歯周炎部位を除き全身的には健康であるものの，急速な歯周組織破壊（歯槽骨吸収，付着の喪失），家族内発症を認める．一般的にはプラークの付着は少なく，10～30歳代での発症が多い．二次的な特徴として*Aggregatibacter actinomycetemcomitans*, *Porphyromonas gingivalis*の存在比率が高くなり，生態防御機構，免疫応答の異常が認められる．その罹患部位が7歯以下の場合を限局型とし，8歯以上の場合を広汎型という．

（3）咬合性外傷

　咬合性外傷とは，咬合力により生じる歯周組織の障害であり，一次性と二次性とに大別される（図36）．一次性咬合性外傷とは，過度な咬合力により外傷が生じたものである．一方，二次性咬合性外傷は，歯周炎の進行により支持歯槽骨が減少して咬合負担能力が低下した歯に生じる外傷であり，生理的な咬合力によっても引き起こされる（図37，38）．

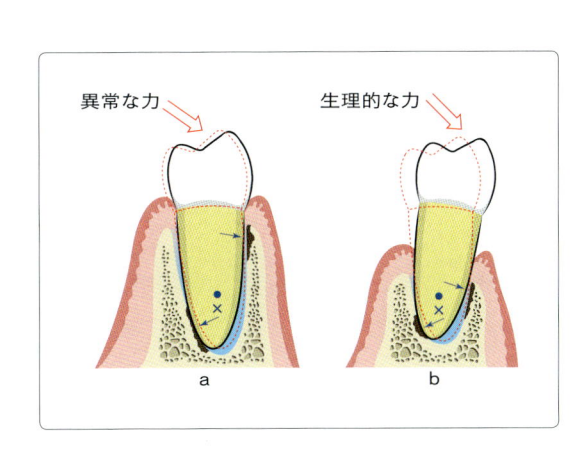

図36　咬合性外傷の分類．
a：一次性咬合性外傷．
b：二次性咬合性外傷．

二次性咬合性外傷：45歳女性（図37，38）

図37　上顎左側第二小臼歯，第一大臼歯に咬合性外傷が認められる．とくに，第二小臼歯口蓋側の咬頭と対合歯との干渉が著しい．

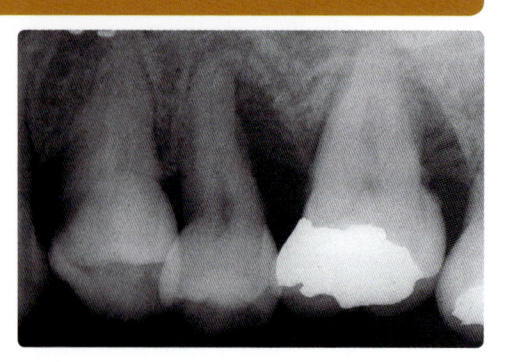

図38　図37のエックス線写真．遠心側に垂直性骨吸収が認められる．

①咬合性外傷の診断

　動揺度が1度以上であり，エックス線写真において辺縁部歯根膜腔の拡大・垂直性骨吸収が認められる歯を咬合性外傷と診断する．その他の口腔内所見として，過度の咬耗・歯の病的移動・歯の破折などが観察される．エックス線所見として，歯槽硬線の消失や肥厚・歯根吸収・セメント質の肥厚などを伴う場合がある．

（4）特殊性歯周疾患

　歯周組織破壊は，細菌感染と宿主との反応により生じる．歯周治療はこの細菌（プラーク）の除去を図ることである．しかしながら，この徹底を図ったとしても症状の改善が認められない場合がある．このような場合，全身的因子がかかわっている可能性を考慮すべきであり，それが疑われる場合十分な医療面接とそれに対応した医師への対診を行う．全身疾患に関連するリスクファクターとして以下の項目が挙げられる．

- 遺伝的因子
- 環境因子ならびに全身的因子
- 年齢・性別
- メタボリックシンドローム

以下に代表的な特殊性歯周疾患とその臨床的診断を示す．

①壊死性潰瘍性歯肉炎・歯周炎（Necrotizing Ulcerative Gingivitis：NUG（図39），Necrotizing Ulcerative Periodontitis：NUP）

　辺縁歯肉や歯間乳頭部に壊死・潰瘍を認め，同時に口臭は強くなる．進行に伴い，灰白色の偽膜とクレータ状の歯間乳頭部歯肉を呈するようになる．全身的には，発熱，倦怠感を伴うことがある．以下の因子がその発症に関与していると考えられている．

- 精神的ストレス
- 免疫抵抗力の低下

| 壊死性潰瘍性歯肉炎：19歳男性（図39） | 慢性剥離性歯肉炎：60歳女性（図40） |

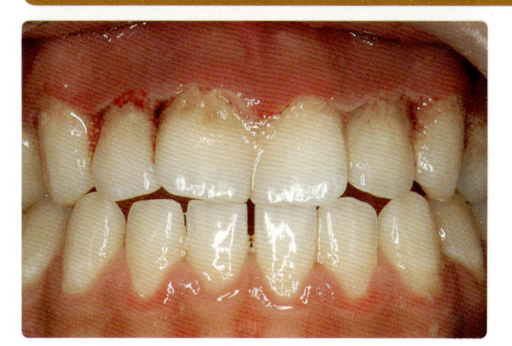

図39 辺縁歯肉に壊死，潰瘍が観察される．一部偽膜も観察される．口臭は著しい．

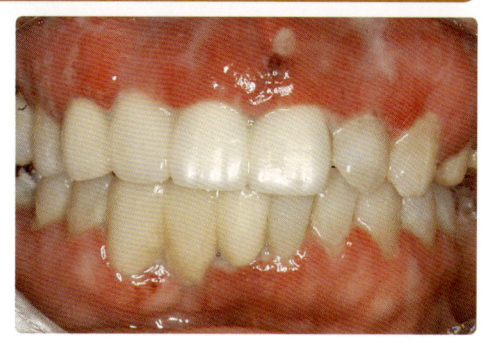

図40 歯肉に水疱が形成され一部水泡が自壊している．著しい接触痛による咀嚼障害が認められる．皮膚疾患の既往はない．

- 栄養不良
- スピロヘータ属，紡錘菌，*Prevotella intermedia* などの細菌
- 過度の喫煙

なお，ヘルペス性歯肉炎，急性白血病性歯肉炎，Down 症候群による歯周炎，後天性免疫不全症候群においても同様の口腔内症状を呈する場合があるので，鑑別診断が重要である．

②慢性剥離性歯肉炎（図40）

歯肉上皮の剥離や菲薄化を伴い炎症が持続した場合，剥離性糜爛と浮腫性紅斑が特徴的に発現する．疼痛を伴い，症状は長期化する場合が多い．その成り立ちは，ホルモンの変調や栄養障害が主因として考えられていたが，皮膚疾患の一症状とも考えられている．口腔内症状において，水疱を形成する場合，感染説・ウィルス説・酵素異常説などが支持され，炎症性角化異常症の場合，薬剤・金属・精神的ストレスなどが考えられている．しかしながら，両者の成り立ちに関する詳細は不明である．臨床診断において，尋常性天疱瘡や扁平苔癬などの皮膚疾患の一症状の口腔内発現の場合があり，皮膚疾患の有無を聴取，鑑別することが重要である．

③薬物性歯肉増殖症（図41）

ある種の薬物服用による副作用として，著しい歯肉増殖を呈する場合，薬物性歯肉増殖症と呼ぶ．臨床症状として，線維性の歯肉増殖が認められ，その増殖は歯冠部を覆う場合がある．さらに，当該部位にプラークが蓄積することにより，歯肉増殖が著しくなる場合がある．歯肉増殖を呈する可能性のある代表的な薬物には，フェニトイン（抗痙攣薬），ニフェジピン（血管拡張作用），シクロスポリン A（免疫抑制剤）が挙げられる．すなわち，全身的既往歴とそれに伴う使用薬剤の既往を歯周組織検査と同時に聴取することは，その診断を容易にすると同時に，内科医への対診を促し安全な治療計画の立案に寄与するために重要である．

薬物性歯肉増殖症：24歳男性（図41）

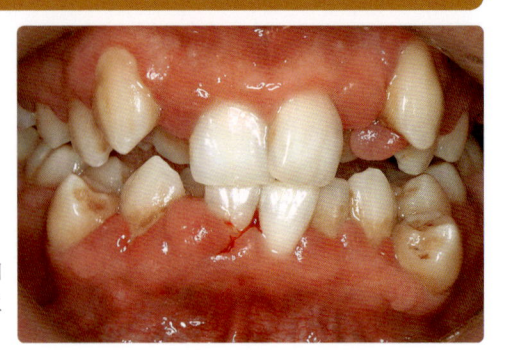

図41　3年前から抗痙攣薬を服用している．歯間乳頭部に著しい線維性の腫脹が認められる．叢生も認められ，口腔清掃は不良である．

（5）急性症状

　歯周領域における急性症状とは，緩慢で無痛的経過を呈している慢性歯周炎が，何らかの外来性刺激，疲労やストレスなどの内因性刺激により急性炎症の症状を呈する状態である．一般臨床で多く遭遇するのは，歯肉膿瘍と歯周膿瘍である．

①歯肉膿瘍の診断

　隣接する歯周ポケットからの細菌感染や，歯肉に対する外部からの刺激，歯肉への外傷や感染によって，歯肉結合組織に形成された膿瘍である．多くの場合疼痛を伴う．臨床所見として以下の項目がある．

- 歯肉の発赤・浮腫性腫脹
- 膿瘍部からの排膿
- 当該歯の打診痛，圧痛
- 時に炎症の亢進による歯の動揺

②歯周膿瘍の診断

　歯周組織内に発生した限局性の化膿性炎症により，膿の貯留を伴う局所の組織破壊を呈している状態である（図42，43）．とくに，深い歯周ポケットを伴い歯周ポケット入り口が閉鎖されて限局性の化膿性炎症が深部に存在している場合，咬合性外傷が存在する場合，糖尿病に罹患した感染抵抗性が低い患者などの場合に発生しやすい．臨床所見として以下の項目がある．

- 全身症状として，発熱や倦怠感を覚えると同時に，時に顎下リンパ節の腫脹を呈する場合がある．症状の亢進により，咬合・咀嚼時に疼痛を伴い，摂食困難となる場合がある．
- 腫瘍部の発赤・浮腫性腫脹・膨隆
- 時として腫瘍部膨隆の波動感
- 当該歯の疼痛とポケットからの排膿
- 咬合痛，咀嚼痛を伴う開口障害

急性歯周膿瘍：60歳男性（図42，43）

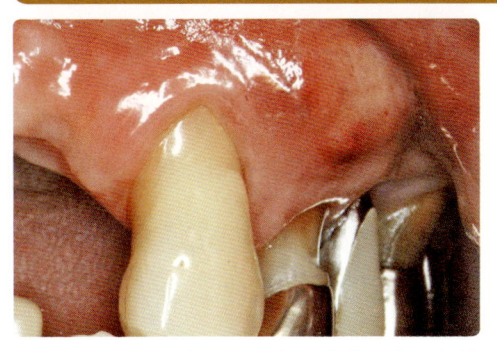

図42 上顎左側第一小臼歯に波動を伴う急性歯周膿瘍が認められる．

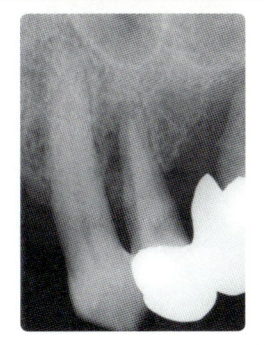

図43 図42のエックス線写真．根分岐部を含む病変が観察される．

（6）歯周 - 歯内疾患

歯周 - 歯内疾患とは，歯周・歯内各領域の疾患が，互いの領域に波及したものをいう．辺縁歯周組織と根尖歯周組織とは解剖学的に近接しているために，互いの領域に疾患が波及しやすい．すなわち，辺縁歯周組織の異常は根管側枝や根尖孔を介し歯髄に影響を及ぼし，一方歯髄側からの異常は，根管側枝や髄幹，根尖孔を介して辺縁歯周組織に影響を及ぼす場合がある．Class I 〜 III に大別される．

①歯周 - 歯内疾患の分類（図44）

＜ Class I ＞
- 主たる原因が歯内疾患によるもので，根尖付近の皮質骨破壊による排膿路（瘻孔）が，歯根膜に沿って歯冠方向に生じている状態⇒歯内疾患由来型病変

＜ Class II ＞
- 主たる原因が歯周炎によるもので，ポケットの深化により根尖孔や副根管を介して歯髄に感染や炎症が波及した状態⇒歯周疾患由来型病変

＜ Class III ＞
- 歯内疾患と歯周疾患の両者が存在する歯において，2つの炎症病変が独立し進行した結果，両者が連続した状態⇒複合型病変

②歯周 - 歯内疾患の検査項目
- 歯髄の生死
- 歯周ポケットの深さ
- エックス線写真
- 歯肉の炎症の程度
- 疼痛の種類
- 咬合の状態
- 歯根破折の有無

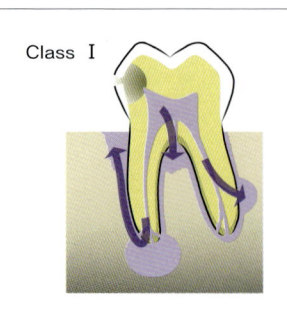

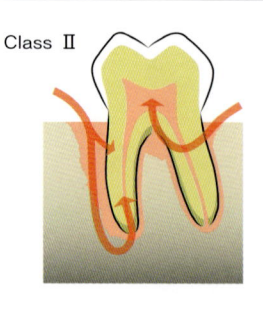

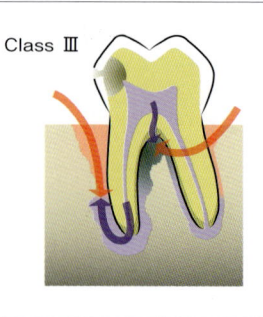

図44 歯周 - 歯内疾患の分類（GuldenerとLangelandによる）．
ClassⅠ：歯内疾患由来型病変．ClassⅡ：歯周疾患由来型病変．ClassⅢ：複合型病変．矢印は疾患の進行方向を示す．

③歯周 - 歯内疾患の診断（表4）

＜ClassⅠ：歯内疾患由来型病変＞（図45，46）

- 歯髄の生活反応はない．
- 瘻孔から，プローブやガッタパーチャーポイントを挿入するとその先端が根尖と一致することがエックス線写真から認められる．
- 瘻孔から，プローブやガッタパーチャーポイントを挿入すると，その先端は根尖部に到達する．
- 歯肉腫脹は根尖相当部と一致する場合がある．
- 一部のみ深い歯周ポケットを形成することが多い．
- 根尖相当部にエックス線透過像が認められることが多い．
- 患歯の症状は隣接する部位と比較して著明である．

＜ClassⅡ：歯周疾患由来型病変＞

- 歯髄は生活反応を示すが，示さない場合もある．
- 瘻孔から，プローブやガッタパーチャーポイントを挿入すると，その先端は歯根面に

表4 歯周 - 歯内疾患の分類とその臨床症状

分類	歯髄	打診痛	歯の動揺	歯周組織	エックス線所見
ClassⅠ：歯内疾患由来型病変	失活歯髄	垂直方向により顕著な反応を示す	あり	・歯周ポケットの存在 ・出血や排膿 ・発赤や歯肉退縮	根尖部や根分岐部あるいは，根尖部から片側の歯槽骨部にかけての透過像
ClassⅡ：歯周疾患由来型病変	生活，失活いずれの場合もある	水平打診による反応	軽度〜重度	・深い歯周ポケットの存在 ・出血や排膿 ・発赤や歯肉退縮 ・著明なアタッチメントロス	歯槽骨頂から根尖部にいたる透過像
ClassⅢ：複合型病変	失活歯髄	水平および垂直打診による反応	あり	・歯の全周にわたる歯周ポケット ・歯周ポケットからの排膿 ・発赤，腫脹や歯肉退縮	歯槽骨頂から根尖部にいたる透過像

歯内疾患由来型病変の一例：68歳女性（図45, 46）

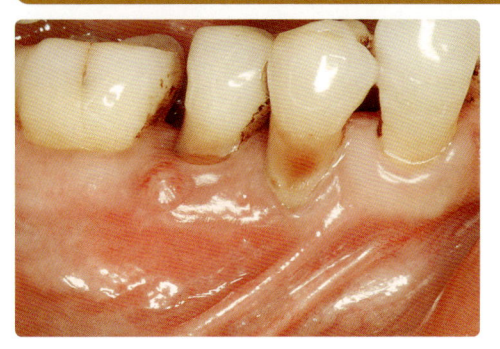

図45 頬側歯肉に瘻孔が認められる．頬側に限局した歯周ポケットを認める．

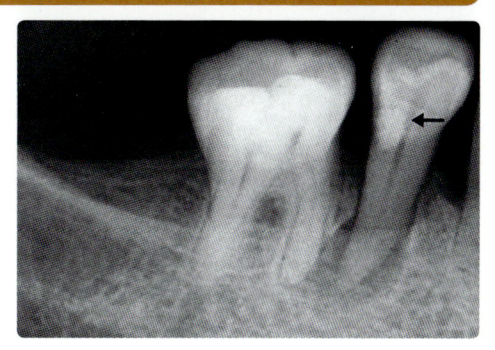

図46 根尖相当部にエックス線透過像が認められる．遠心歯頸部に古い充填物が存在する．

達し歯周ポケットと交通する．
・歯の全周にわたる深い歯周ポケットが存在する．
・歯肉の発赤・腫脹が歯周ポケット底部に認められる．
・患歯周囲のエックス線透過像が幅広く認められる．

＜ClassⅢ：複合型病変＞
・歯髄の生活反応はない．
・瘻孔から，プローブやガッタパーチャーポイントを挿入すると，その先端は根尖部に到達する．
・歯の全周にわたる深い歯周ポケットが存在する．
・歯周炎罹患部位が複数存在する．
・ClassⅠやClassⅡと比較して歯根周囲全域にわたるエックス線透過像が認められる．

（7）鑑別診断

歯周疾患の原因が見極めにくい事例として以下の項目が挙げられ，各事例における診断ポイントを示す．

①**歯内疾患**⇒（6）歯周 - 歯内疾患：p.375を参照のこと．

②**歯根破折**

とくに縦破折を呈している場合，エックス線写真において典型的な"蟹の爪様所見（図47）"を，またエックス線写真で明らかな破折線が認められない場合，歯根全体を取り囲むような透過像を呈し，破折線と一致して深い歯周ポケットが認められる場合が多い．また，解剖学的に深い根面溝の存在する場合，縦破折と同様に根面溝に一致して深い歯周ポケットが認められる．

③**狭い根分岐部病変**

根分岐部病変は，専門の根分岐部用プローブを用いる．分岐部の湾曲に沿って挿入し，

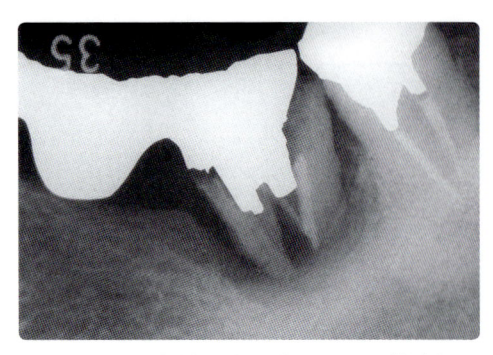

図47　下顎左側第二大臼歯における縦破折のエックス線写真所見(76歳女性).

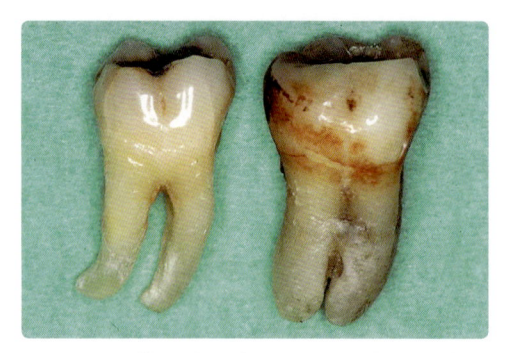

図48　下顎第一大臼歯における歯根離開度の差．右側の歯の離開度は狭く，根分岐部病変の診断は困難である．

慢性歯周炎の進行した上顎左側第二大臼歯：70歳女性（図49，50）

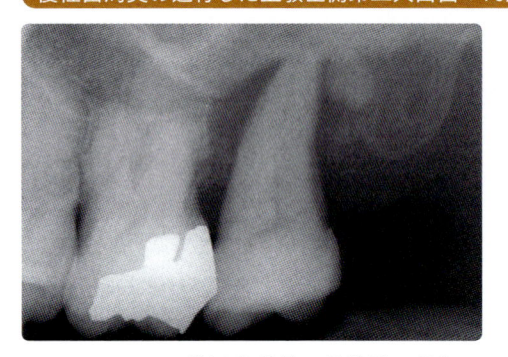

図49　エックス線写真所見．歯槽骨の吸収は著しいが根分岐部病変の存在は確認できない．

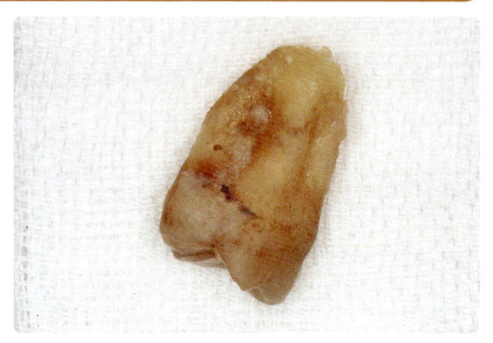

図50　抜歯した歯．根の癒合が認められ，癒合部に沿って深い歯周ポケットが認められた．

先端を根面に沿わせながら精査する．解剖学的に狭い歯根離開度(図48)，根の癒合(図49，50)，長いルートトランクなどは，正確な根分岐部病変の診断達成を困難にする因子である．よって，根分岐部用プローブを用いた検査に加えてエックス線写真を含めた総合的な検査が必要となる．なお，的確な検査や処置を施したにもかかわらず，歯周病の改善が認められず，歯肉弁を剥離して根面の状態精査によりはじめて解剖学的な歯根形態を把握できる場合は珍しくはない．

<参考文献>

1）Rateitschak KH, Rateitscack EM, Wolf HF, Hassell TM. Color Atras of Dental Medicine 1. Periodontology, Thieme, New York, 1989, 311-313.
2）Lang NP, Lindhe J. Clinical Periodontology and Implant Dentistry, Munksgaard, Denmark, 2008, 573-586.
3）特定非営利活動法人日本歯周病学会(編)．歯周病の診断と治療の指針　2007．東京：医歯薬出版，2007，1-9.
4）特定非営利活動法人日本歯周病学会(編)．歯周病の検査・診断・治療計画の指針　2008．東京：医歯薬出版，2009，1-9.

3）治療計画の立案

（1）治療計画を左右する因子

　治療計画を立案するうえでまず考慮しなければならないのは「治療の到達目標」である．たとえば患者の主訴が歯肉からの出血など，機能的なことでなければ「歯周炎の進行を抑制する」ことが主な到達目標になる．この目標を達成するための臨床的基準は以下のとおりである．

- プロービング時の出血が10％以下
- 5 mm 以上の歯周ポケットが存在せず 4 mm 以下であることが望ましい．
- 2 度または 3 度の根分岐部病変が存在しない．

　他方，歯の動揺や喪失などによる咀嚼機能の問題，あるいは審美的な要求が強いのであれば，それらも考慮した到達目標となる．

　一般には以下の因子が治療計画を左右すると考えられる．

＜歯に関する要因＞
- 歯周支持の残存量
- プロービングデプス
- 歯の位置と咬合関係
- 歯の動揺度
- 歯髄の状態と歯根あるいは歯髄腔の解剖学的状態
- 補綴に利用できる健全な歯質

＜患者に関する要因＞
- 総合的治療計画における特定の歯の戦略的価値
- 患者の機能的，審美的要求度
- 患者の年齢と健康状態
- 口腔衛生状態

　また，治療計画を立案するうえでは，補綴的な側面などを考慮した 1 口腔単位での状況の把握も重要であるが，1 歯ごとの診断も重要である．たとえば，保存の可否，歯周外科適用の可能性，最終補綴を考慮した場合に支台歯になり得るか，などあらかじめ個々の歯に関して検討する必要がある．1 歯単位の診断法として欧米では以下のような基準が用いられている．

- 歯肉炎：支持組織の喪失はみられない．プロービング時の出血
- levis 型歯周炎：歯根長 1/3 未満の支持組織の水平的喪失，プロービング時の出血
- gravis 型歯周炎：歯根長 1/3 以上の支持組織の水平的喪失，プロービング時の出血
- complicata 型歯周炎：くさび状骨欠損（歯間部の骨クレーター，骨縁下ポケット）
- 根分岐部病変 2 度と 3 度

また，近年では以下の基準も用いられている．

- 歯肉炎：プロービング時の出血，アタッチメントロスおよび骨吸収がない，プロービングデプスが3mm以下，仮性ポケット
- superficialis型歯周炎：歯周病変の形態にかかわらずプロービングデプス5mm以下，くさび状または水平型骨吸収，プロービング時の出血
- profunda型歯周炎：歯周病変の形態にかかわらずプロービングデプス6mm以上，くさび状または水平型骨吸収，プロービング時の出血

＜根分岐部の診断＞

- interradicularis superficialis型歯周炎：水平的プロービングデプスが3mm以下の根分岐部病変，プロービング時の出血
- interradicularis profunda型歯周炎：水平的プロービングデプスが3mmを超える根分岐部病変，プロービング時の出血

(2)治療計画の提示

①初期治療計画の立案

　歯周治療の初期段階においては，患者の協力度，基本治療の効果などがあらかじめわからないため，すべての治療方針を明確に決定することはできないが，まずは可能な範囲で前述の基準に基づいて個々の歯のリスク評価を行ったうえで，保存可能な歯，保存不可能な歯，予後が判断できない歯に分類する．この段階では患者には予後が判断できない歯が保存できた場合とできなかった場合の治療方針の違いなど，異なった治療目標を提示する必要がある場合もある．図51〜55は51歳女性の例である．初診時の精密検査に基づいて歯の保存の可否を診断した．

②歯周基本治療

　立案された初期の治療計画に基づいて歯周基本治療が遂行される．通常，以下の治療が行われる．

- 動機づけと繰り返しの口腔衛生指導
- 保存不可能な歯の抜去
- 暫間補綴
- 暫間固定
- 不良修復物の除去または修正
- 歯内治療
- う蝕治療
- 歯肉縁下インスツルメンテーション

　この症例においては，口腔衛生指導，不適合補綴物の除去，|1(21)の抜歯，上顎前歯部の暫間ブリッジの装着，6|(36)の感染根管治療，全顎の歯肉縁下インスツルメンテーショ

＜初診時＞（図51〜55）

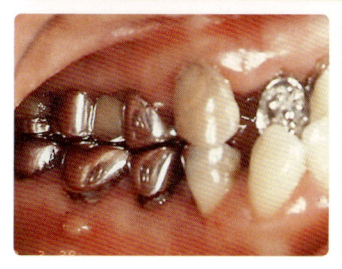

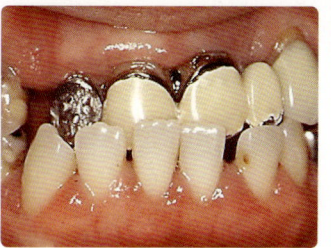

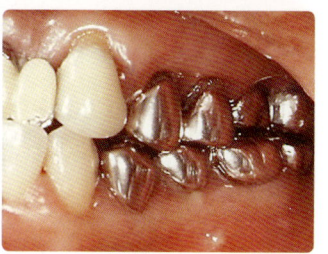

図51〜53　初診時の口腔内写真．

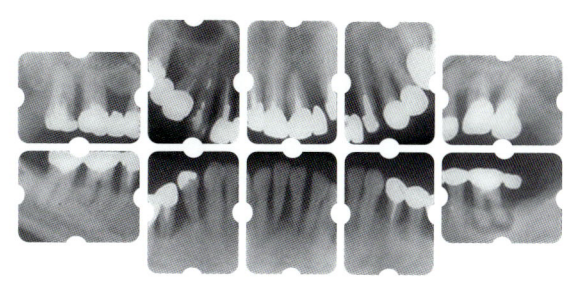

図54　初診時のエックス線写真．

図55　初診時の歯周チャートおよび歯の保存の可否の判断．

BOP73%
プラークスコア90%

保存可能	16, 14, 12, 11, 23〜27, 47〜45, 43, 42, 31〜35
保存不可能	21
予後判断不能	17, 13, 44, 41, 36

ンが行われた．予後判定が不能の歯は治療の経過をみて判定する計画を立て遂行した．

③再評価および修正治療の立案

　歯肉縁下インスツルメンテーションがひと通り終了してから3か月の治癒期間を経て再評価が行われる．場合によっては非外科的な治療を再度行う場合もある．その結果，治癒が不完全な部位に対して確定的な治療計画を立案したうえで修正治療を行う．選択肢としては以下の治療が考えられる．

- フラップ手術などの歯周外科
- 根分岐部病変の治療
- 抜歯

　これらの治療後，または基本治療で歯周炎が適切に抑制できたと判断された場合には，最終補綴またはサポーティブペリオドンタルセラピーに移行する．この症例においては基本治療後にプロービング時の出血およびプロービングデプスが5mm以上残存した部位にフラップ手術を遂行した．また基本治療で反応の悪かった 7̲, |7̲ (17, 27)は抜去された．

＜4年後＞（図56～60）

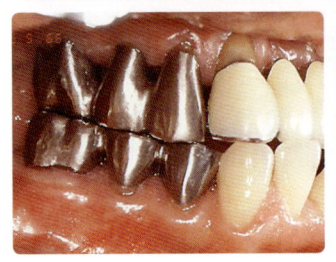

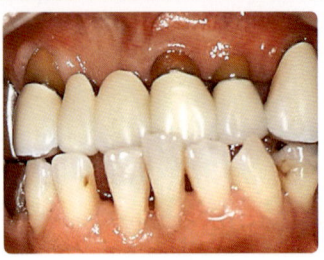

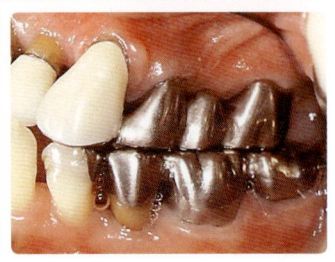

図56～58　初診時より4年後（SPT 時）の口腔内写真．

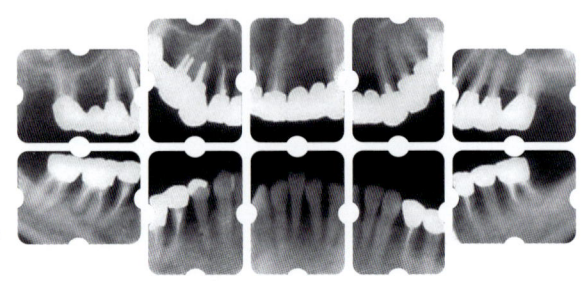

図59　初診時より4年後（SPT 時）のエックス線写真．

BOP 5 ％
プラークコントロールレコード 8 ％
図60　初診時より4年後の歯周チャート（BOP が消失した部位は数値を記入していない）．

④サポーティブペリオドンタルセラピー（SPT）

　歯周基本治療および修正治療が終了したならば，歯周炎の再発防止のためにSPTを行わなければならない．SPTという用語はかつてはメインテナンスと呼ばれていたが，これは単にリコールという意味より，歯周病を再発させないために必須の治療であることが強調され，このような用語に変更されたという経緯がある．わが国ではSPTとメインテナンスを別物と定義されているが，国際的には同じものであり，本来はそれらを区別する意味はない．

　SPTは患者の必要に応じて1～12か月間隔で行われるが通常は2～3か月に1度が適切と考えられている．SPTにおいては動機づけおよび口腔衛生指導を繰り返し徹底することが最重要である．

　この症例においては，動的治療により歯周炎の治癒がみられため，固定式ブリッジによる欠損部の補綴を行ったうえでSPTに移行した．4年後の口腔内写真および歯周チャートを示す（図56～60）．

3．予防・治療（基本）技術

1）生活習慣と歯周病予防

（1）栄養と食生活

　精製炭水化物や高脂肪食による食後の急激なグルコースや脂質の上昇は，内因性のReactive Oxygen Species(ROS)を産生し，その結果，酸化ストレスが引き起こされる．一方，魚油中に含まれるω3不飽和脂肪酸は食後の中性脂肪量を減少させ，抗炎症作用を持つことから注目されている（図61）．歯周病は，歯周病原細菌の感染が原因ではあるが，このように食生活によって炎症が修飾される可能性が示唆されている[1]．また，一方，歯周病による歯の喪失，咀嚼機能の低下が栄養摂取に強い影響を与え，栄養に偏りを起こす可能性も示唆されている．

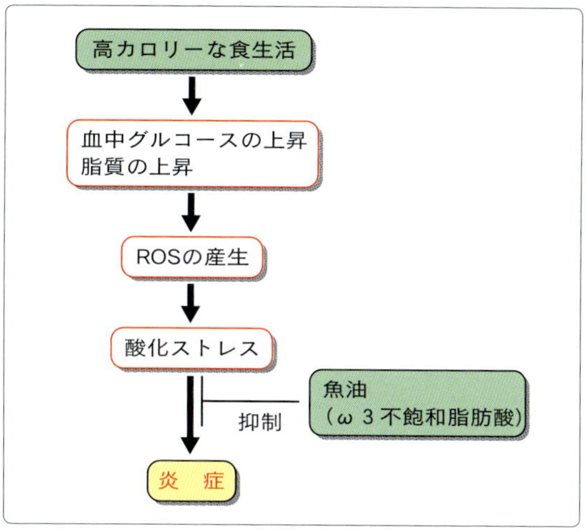

図61　(Chapple L. Potential mechanisms underpinning the nutritional modulation of periodontal inflammation. *J Am Dent Assoc* 2009；140：178-184より改変引用)．

（2）喫煙

　喫煙が歯周病に影響するということは，古くより多くの報告があり，明確なコンセンサスが得られている．喫煙者では重度の歯周病の罹患者が多く，歯の喪失数や無歯顎者の割合も上昇することが明らかになっている．喫煙の影響は，喫煙本数，年数に比例して大きくなること，また，とくに若年者において影響が大きいことも報告されている[2]．

（3）ストレス

　古くより，精神的なストレスは歯周病のリスクファクターであると考えられている．ストレスがある状態では，免疫が抑制されることや，好中球の増加による組織破壊の促進が起こっていることが明らかになっており，ストレスが全身の健康に負の影響を与えることが知られている．ストレスが歯周病に影響するメカニズムとしては，口腔衛生状態の不良，喫煙・飲酒量の増加，望ましくない食生活などに表される健康を障害する行動と，免疫抑制による歯周病感受性の上昇が考えられている[3]．

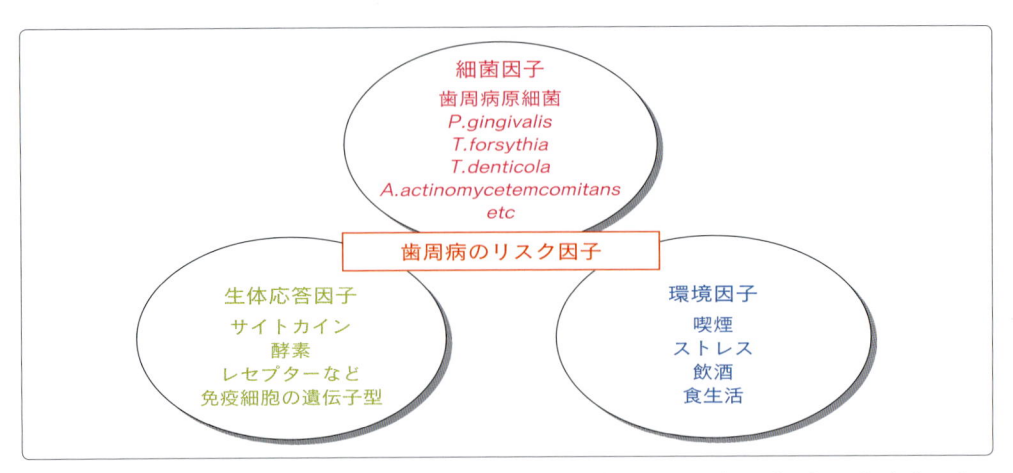

```
           細菌因子
         歯周病原細菌
          P.gingivalis
          T.forsythia
          T.denticola
      A.actinomycetemcomitans
             etc

         歯周病のリスク因子

   生体応答因子              環境因子
    サイトカイン              喫煙
      酵素                ストレス
   レセプターなど              飲酒
   免疫細胞の遺伝子型           食生活
```

図62 （Page RC, et al. The pathogenesis of human periodontitis：an introduction. *Periodontology 2000* 1997；14：9‐11より改変引用）.

（4）生活習慣変容の必要性

　歯周病のリスクファクターとして，歯周ポケット内に存在する細菌因子と，遺伝子により支配されている生体応答因子，そして，喫煙やストレスならびに食生活に代表される環境因子の3つの因子からなっている[4]（図62）．歯周病は単なる感染症ではなく，生活習慣と深くかかわりのある疾患であり，歯周病の予防・治療のためにも生活習慣を見直す必要がある．

2）歯周治療

（1）歯周基本治療

①応急処置（表5，図63〜70）

　歯周病に関係して，応急処置が必要な主訴は疼痛と歯の動揺である．症状は歯肉膿瘍と歯周膿瘍が主であるが，腫脹などが認められない場合もある．原因としては慢性歯周炎の急性化，歯周‐歯内病変の急性化，咬合性外傷，歯根破折，セメント質剥離などによる急性化が挙げられる．鑑別診断が肝要であるが，急性症状による疼痛などで検査が十分できないこともあり，原因を突き止めるのが難しく，誤診する危険性もある．したがって，確定診断が得られない場合は，不可逆的な処置をなるべく避ける対応が基本となる．炎症に

表5　応急処置

症状	対応
腫脹・疼痛	抗菌薬・鎮痛薬の全身投薬 抗菌薬の歯周ポケット内投与，切開
歯の動揺・脱臼	咬合調整，暫間固定

慢性歯周炎の急性化による歯肉膿瘍（図63〜66）

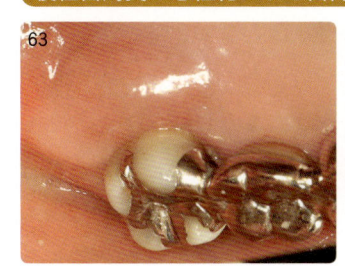

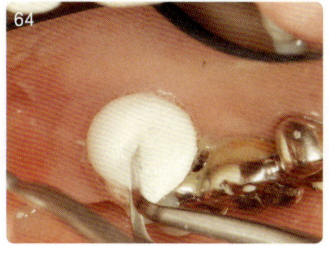

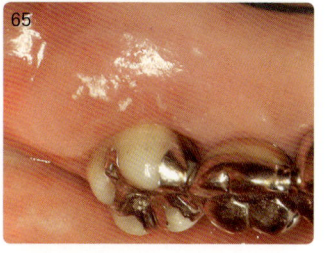

図63　7｜口蓋側の腫脹，歯周ポケット深さ9 mm．
図64　オキシドール綿球で清拭消毒．
図65　カタラーゼ反応により白色となる．切開による排膿が予想できる．
図66　6｜の分岐部病変が急性化．抗菌薬歯周ポケット内投与で対応．

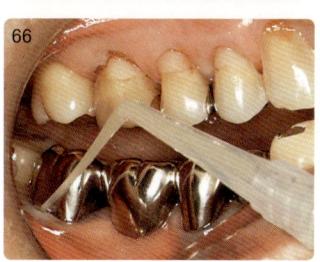

歯根破折による歯槽膿瘍（図67, 68）

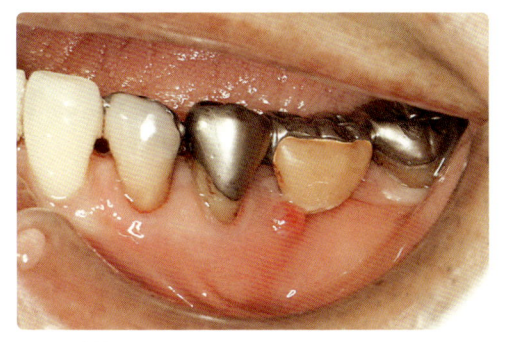

図67　5｜瘻孔を伴う歯肉腫脹が認められる．
図68　抗菌薬を全身投与し，急性症状の消退後抜歯．縦破折線が認められる．

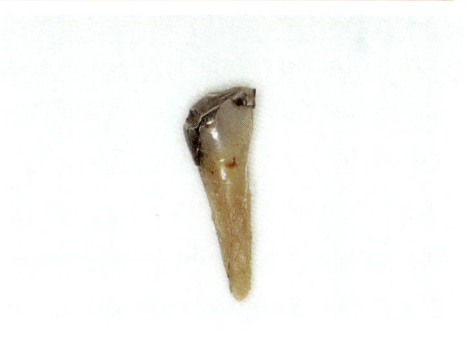

咬合性外傷による急性発作（図69, 70）

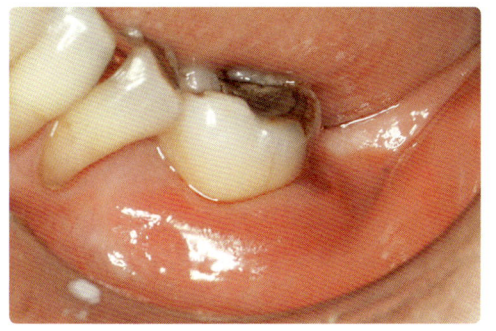

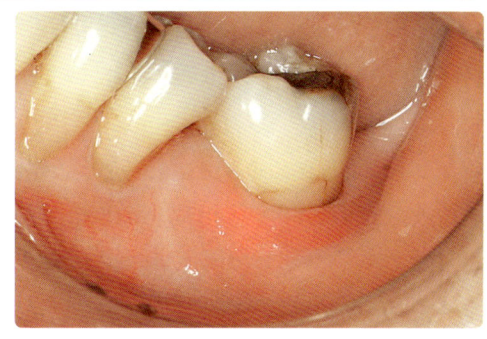

図69　6｜急性発作時．
図70　咬合調整10日後．

よる腫脹・疼痛が主訴の場合は抗菌薬の全身投与と鎮痛薬の投与が第一選択となる．また，歯周ポケット内洗浄と併用し，抗菌薬歯周ポケット内投与も選択肢となる．局所の歯肉縁下への機械的なアプローチは，健全な歯周組織を傷つける危険性があり，控えるべきである．波動が触れる膿瘍で，カタラーゼ反応が認められる場合は切開を行い，排膿路を確保することにより，疼痛を緩和できる．咬合状態を確認し，明らかに外傷性咬合がある場合，咬合調整を行う．しかし，急性症状が緩解したときに咬合が低くなってしまう可能性があるので，最小限にとどめる．歯の動揺が主訴の場合は，咬合を確認し，必要に応じて咬合調整，暫間固定を行う．

②口腔衛生指導導入の留意点（図71）

まず，患者に歯周病という病気を理解してもらうことが大切である．そのためには，患者自身の現症の説明つまり，患者自身に歯周病の存在を気づかせることが第一である．患者が歯周病の存在に気がつくと，患者はその病気が治るかどうかが気になる．そこで治療法を提示する．つまり，患者が治療法に関心を持ったこの段階でエチケットではない，治療法としてのプラークコントロールを導入し，できるだけ具体的な方法を指導する．さらに患者自身のプラークコントロールだけで歯周病の状態が良くなることを自覚してもらうことが重要である．自覚すれば，プラークコントロールが治療法であることが患者の中でますます確かなものとなる．また，術者の言ったことが本当であることを実感することにより，医師-患者間の信頼関係が構築できる．逆にプラークコントロールが確立しないまま，Scalling Root Planing(SRP)に進んでいくと，歯周病の状態が良くならないので，信頼関係が構築できないことになる．

---

①患者への歯周病という病気の説明
②患者自身の現症の説明
　⇒患者自身の歯周病の存在の気づき
③治療法の提示
④治療法としてのプラークコントロールの導入
　⇒できるだけ具体的な方法
⑤患者自身のプラークコントロールで，歯周病の状態が良くなることを自覚
　⇒セルフエフィカシー（self-efficacy）を支える

図71　プラークコントロールの導入のステップ．

③プラークの機械的除去法（ブラッシング）（表6，図72〜75）

口腔衛生指導に用いる用具として，
・歯ブラシ　・デンタルフロス　・歯間ブラシ　・その他
がある．歯ブラシを用いたブラッシング法はブラシの毛先を使う方法とブラシの脇腹を使う方法に大別され，前者は主に歯面清掃，後者は歯肉のマッサージ効果も期待した方法で

表6　各ブラッシング法の特徴

方法	使用部位	歯ブラシの固さ	目的
スクラッビング法	毛先	普通〜固め	歯面清掃
バス法	毛先	軟らかめ	歯面清掃，マッサージ
チャーターズ法	脇腹	普通	歯面清掃，マッサージ
ローリング法	脇腹	普通	歯面清掃，マッサージ

ブラッシング法（図72〜75）

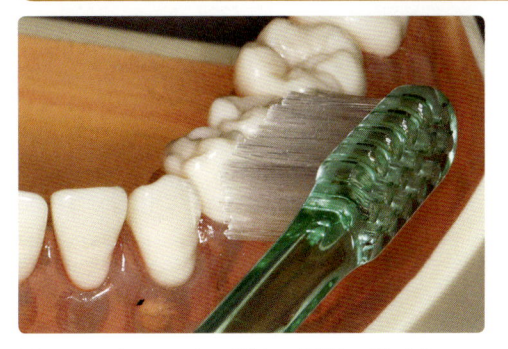

図72 スクラッビング法の頰側の歯ブラシの当て方．歯頸部の歯肉辺縁と歯の境目に毛束の下縁を当てる．

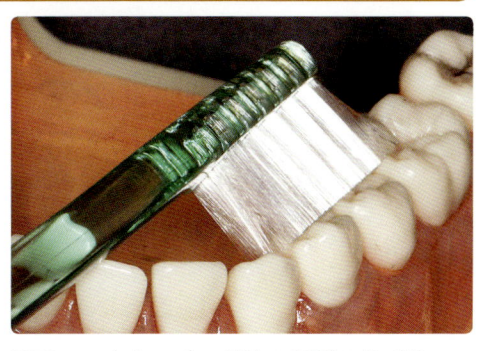

図73 スクラッビング法の舌側の歯ブラシの望ましい当て方．少し斜めに当て，舌側歯頸部の歯肉辺縁と歯の境目に毛束の下縁を当てる．柄が両側中切歯の間で切縁に接する．

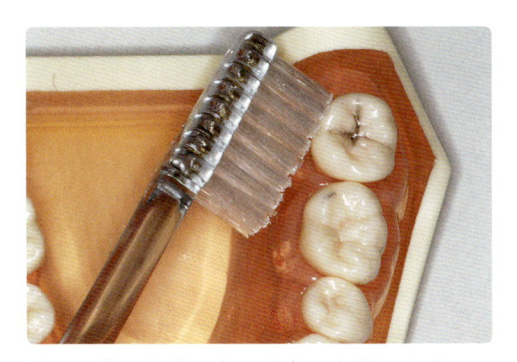

図74 誤った当て方．毛束の先端しか当たっていない．

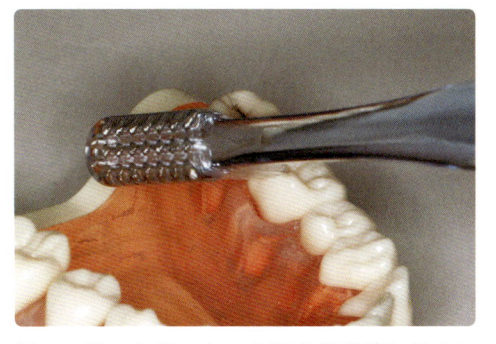

図75 誤った当て方．毛束が歯頸線に斜めに当たっている．柄の位置からある程度当て方の正誤がわかる．

ある．歯周病の治療と予防には歯面清掃を目的としたスクラッビング法とバス法が推奨されている．患者の口腔内の状態（歯列の大きさ，歯並び，歯肉の状態，歯の欠損，修復・補綴物の種類や形態）により適切なものを選択する．歯ブラシの選択にあたっては，ブラッシング方法と患者の技術的な習熟度を考慮する．一般的にはヘッドの小さなナイロン製の歯ブラシが推奨されている．最近は多種類の電動（回転，音波，超音波）歯ブラシも販売されており，術者は電動歯ブラシを含め各種ブラッシング方法を熟知してから，具体的に患者に提示する必要がある．

補助清掃用具（図76〜79）

図76，77　歯間清掃用具．左：デンタルフロス，右：歯間ブラシともにしっかり隣接面に押しつけ，歯肉に沿わせながら使用する．

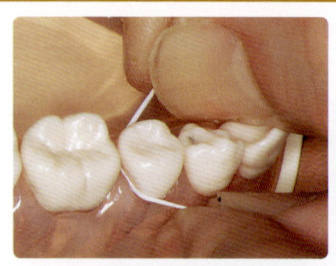

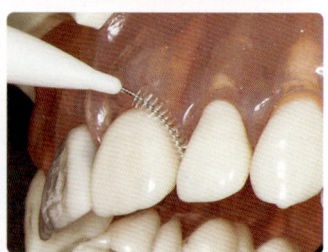

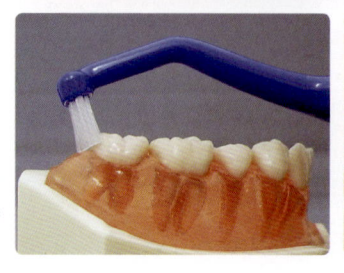

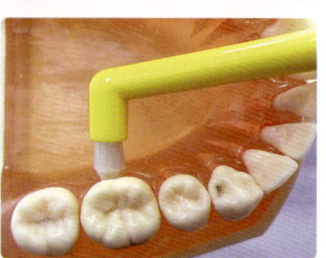

図78，79　その他の清掃器具．他の器具では到達しにくい部位には，ワンタフトブラシなど特殊な器具を用いる．

④プラークの機械的除去法（清掃補助器具）（図76〜79）

ブラッシングだけでは隣接面のプラークをすべて除去することはできないので，歯間清掃器具の使用が必要となる．歯間空隙の形態により，デンタルフロス，歯間ブラシを使い分ける．両者とも単に歯間部の食物残渣を取るのが目的でなく，隣接面に付着したプラークを除去するためのものであるので，しっかり隣接面に押しつけ，歯肉に沿わせながら使用するよう指導する．その他の清掃器具として，ワンタフトブラシなどがある．これらの器具は他の器具では到達しにくい部位に使用する．

⑤プラークの化学的抑制法（図80，81）

洗口薬などでプラークの化学的抑制法が検討されているが，洗口薬によるプラーク除去効果はあくまで限定的であり，機械的除去が必要である．

歯周基本治療における使用としては，スケーリング後の歯周病原細菌の再増殖期とされる2〜4週間の継続的使用が有効となる．

プラークの化学的抑制法（図80，81）

図80　プラーク抑制作用を持つ洗口薬として，プラーク形成抑制作用や薬剤の歯面への沈着作用を有する低濃度のクロルヘキシジン溶液が使用される．

図81　その他，フェノール化合物，ポビドンヨード，塩化セチルピリジニウム，エッセンシャルオイルなどがある．

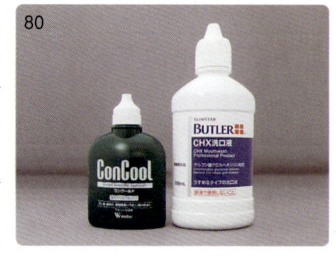

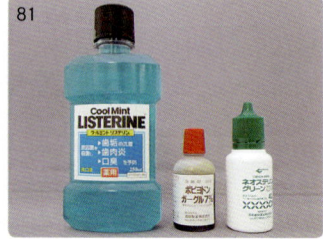

⑥スケーリング・ルートプレーニング(SRP)

　スケーリングとは歯面・根面に付着した沈着物(主に歯石)を機械的に除去する操作をいう．ルートプレーニングは，通常スケーリング直後に行うもので，汚染された根表面のセメント質や，スケーリングで除去しきれなかった歯石の小塊などを機械的に除去して根面を滑沢化する操作をいう．

　歯肉縁上のプラークコントロールが良好な状態で，スケーリング・ルートプレーニングにより根面のプラーク保持因子が完全に除去できれば，歯周組織の炎症は軽減し，歯周ポケットは浅くなり，歯周病の進行は抑制される．

　手用スケーラーで，現在主に使用されているのは，鎌型(シックルタイプ)(図82，83)と鋭匙型(キュレットタイプ)(図84)のスケーラーである．鋭匙型スケーラーは，カッティングエッジが両側についているユニバーサル型と，片側のみについているグレーシー型(図85)とがある．

　鎌型スケーラーは，コンタクト直下の歯肉縁上歯石を除去するために便利であり，鋭匙型スケーラーは歯肉縁下歯石の除去，ルートプレーニングに有用である．

鎌型スケーラーと鋭匙型スケーラー(図82〜84)

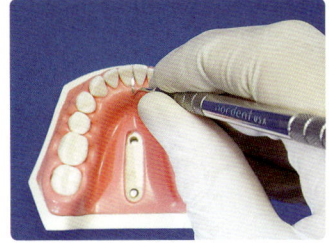

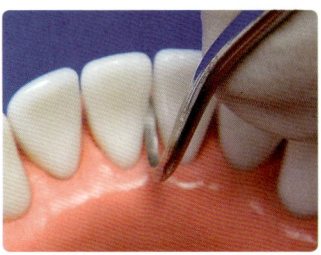

図82，83 鎌型スケーラーは先端が細く，狭い部分にもブレードを入れられるので，歯間部のコンタクト直下の歯石を除去するのに適している．

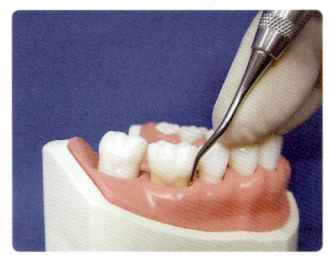

図84 鋭匙型スケーラーは，ブレードの先端が丸く，歯肉縁下に挿入してスケーリング・ルートプレーニングを行うのに適している．

グレーシー型スケーラー(図85，86)

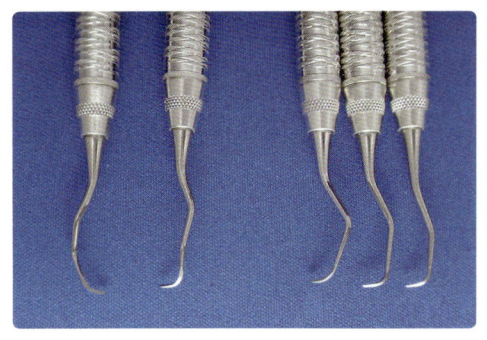

図85 グレーシー型スケーラーの主なもの．番号によって使用部位が異なる．

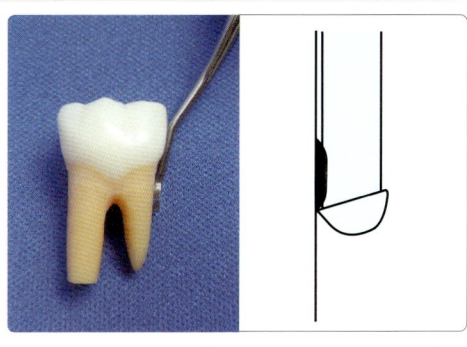

図86 グレーシー型スケーラーの正しい当て方．

グレーシー型スケーラーは，番号によって使用部位が異なるが，すべて第一シャンクを根面に平行にすると，ブレードが適切な角度で根面にあたり，効率良く歯石が除去できるようになっている（図86）．

＜グレーシー型スケーラーの番号と使用部位＞

- もっとも基本的な形態をしているのは1－2番であるが，1－2番よりも第一シャンクが長い5－6番は，前歯部でもポケットが深い場合や，1－2番では到達しにくい舌側口蓋側に用いられ，1－2番よりも用途が広い（図87）．第一シャンクと第二シャンクのなす角が5－6番よりややきつい7－8番は，臼歯部の頬舌口蓋側に使用する．第一シャンクを歯軸に平行にしたときにハンドルが口の外に向かうように設計されている（図88）．
- 11－12番は，図89のように，シャンクの屈曲の外側がカッティングエッジとなっており，臼歯部の近心面に使用する．13－14番は，図90のように，シャンクの屈曲の内側にカッティングエッジがついており，臼歯部の遠心面に使用する．いずれも図91のように，それぞれ第一シャンクを歯軸に平行にしてブレードを当てたときに，ハンドルが口の外に向かうようになっており，対顎でスケーラーの動きを制限されないようになっている．
- 以上が基本であるが，大切なことは，ブレードの先端3分の1が根面に適合していること，第一シャンクが歯面に平行になっていることである．

＜グレーシー型スケーラーによるハンドスケーリング＞

- 歯肉縁下歯石の位置を確認した後，その部位に合った適切なスケーラーをポケット内に挿入し，ブレードの先端を根面に沿わせて歯石を探りながら歯石の最根尖側端まで到達させる．到達したら第一シャンクを起こして歯軸に平行にし，レストを確実に置いてしっかりとスケーラーを把持する（図92）．

グレーシー型スケーラーの番号と使用部位（図87～91）

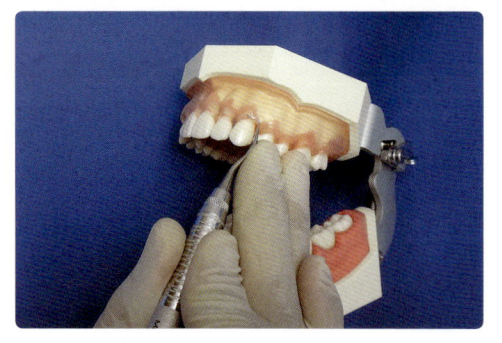

図87　5－6番をポケットの深い右上犬歯に使用しているところ．

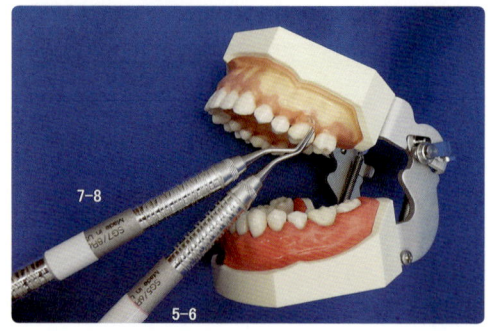

図88　第一シャンクをそろえた場合，7－8番は5－6番よりもハンドルが口の外に向かう．

図89 11-12番を臼歯部近心面に正しく当てると，ハンドルは近心方向，つまり口の外に向かう．

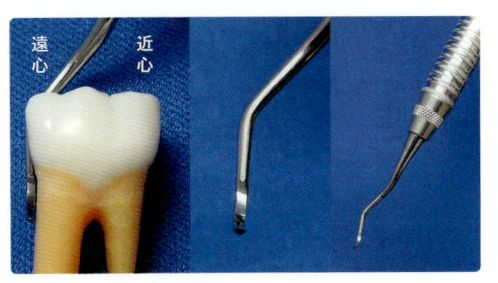

図90 13-14番を臼歯部遠心面に正しく当てると，ハンドルは近心方向，つまり口の外に向かう．

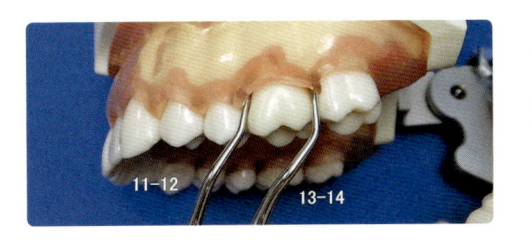

図91 11-12番を近心面に，13-14番を遠心面に当てたところ．シャンクの屈曲により，いずれもハンドルが口の外に向かう（左は拡大図）．

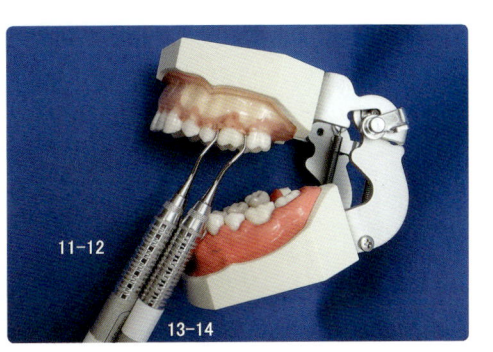

- 第一シャンクを歯軸に平行にして，歯石にブレードが引っかかっていることを確認した後，レストに力を入れてレストを中心に腕とスケーラーを一体として，レストを中心に回転させる力を加える（図93）．カッティングエッジを歯石と根面の間に打ち込むようにして，ほんのわずかにブレード先端を歯冠側方向に動かし，歯石を一塊として根面から剥がす．

グレーシー型スケーラーによるハンドスケーリング（図92, 93）

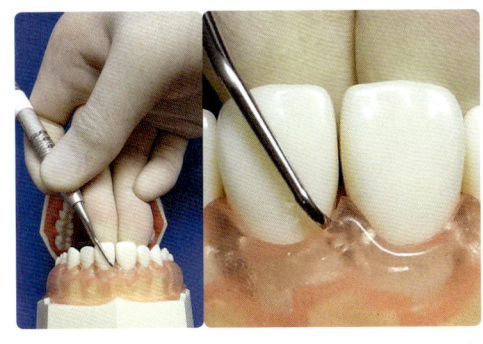

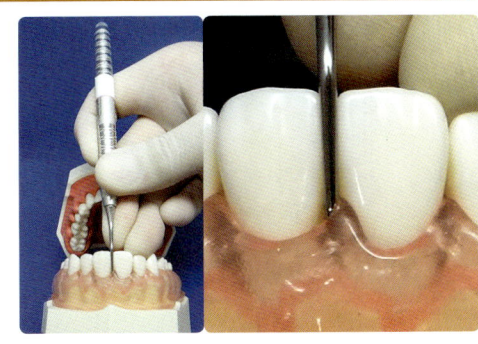

図92 歯肉縁下歯石の底部までスケーラーの先端を挿入し，第一シャンクを歯軸と平行にする．

図93　レスト（支点）の指を押して，その反作用で歯石をパチンとはじく．

＜グレーシー型スケーラーによるルートプレーニング＞

- スケーリングのときと同様に，第一シャンクを歯軸に平行にするが，ルートプレーニングの際は，スケーリングよりも側方圧を弱く，ストロークを大きくして，汚染された根表面のセメント質やスケーリングで除去しきれなかった歯石の小塊などを機械的に除去する（図94）．1ストローク1ストローク確実に，露出根面全体を順番に，均一に平滑化する．

＜超音波スケーラーによるスケーリング＞

- ポケットの入り口が狭くて深い場合や，根分岐部などでハンドスケーラーを挿入しにくい場合には，超音波スケーラー（図95の左）によるスケーリングが有効である．
- 超音波スケーラーは，チップの先端を歯石の付着した歯面にあて，先端を常に上下左右に移動させながら使用する．図95の右のようなチップを用いれば，根分岐部など形態が複雑な部分の歯石にも容易に到達できる．

ルートプレーニング（図94）

図94　ルートプレーニングでは，汚染された根表面のセメント質やスケーリングで除去しきれなかった歯石の小塊などを機械的に除去する．

超音波スケーラー（図95）

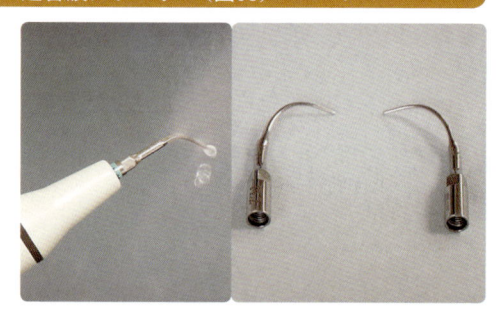

図95　左：超音波スケーラー．右：根分岐部用チップ．

⑦ PMTC

　PMTC(Professional Mechanical Tooth Cleaning)は，元来，う蝕および歯周病予防のために元スウェーデン王立イエテボリ大学歯学部予防歯科の Prof. Per Axelsson によって提唱された概念であり，現在では「歯科医師，歯科衛生士が，器具とフッ化物を用いて，すべての歯面の歯肉縁上・歯肉縁下 1〜3 mm のプラーク(バイオフィルム)を機械的に除去する方法である」と定義されている．PTC(Professional Tooth Cleaning)とは異なり，スケーリングやルートプレーニングは原則として含まない．PMTC は単なる歯面研磨ではなく，機械的にプラークを除去することであり，う蝕・歯周病の予防，歯周基本治療および動的な歯周治療後に行われるメインテナンスや SPT(Supportive Periodontal Treatment) 時に適用される．う蝕・歯周病の原因はバイオフィルムを形成した細菌であり，その除去には機械的除去がもっとも効果的であるため，PMTC は合目的的である．使用する器材に関しては他書で詳細に述べられているため，PMTC の各ステップ(表 7)に沿って留意点を述べる．

表7　PMTC のステップ

1．プラークの染出し
2．研磨材(研磨ペースト)の注入・塗布
3．隣接面の清掃・研磨
4．頰舌面・咬合面の清掃・研磨
5．歯面・ポケット内洗浄
6．フッ化物塗布

1．プラークの染め出し
　唾液に浸潤されやすいため下顎舌側から染色を開始する．

2．研磨材(研磨ペースト)の注入・塗布
　フッ化物配合研磨材(図96)をあらかじめ十分量を満たしておくと，効率良い作業が可能となり，摩擦による発熱を防止できる．メーカーにより研磨材の組成・研磨性が異なるため，選択においては対象となる歯質や補綴物の性質・特徴を理解することが必要である．その際，RDA(Radioactive Dentin Abrasivity)値が参考となる．

3．隣接面の清掃・研磨
　下顎臼歯部(キーリスク部位)から開始する．往復運動式コントラアングルハンドピースにエバチップ(図97)を装着して，2〜3 mm 歯肉を押し下げながら行う．

フッ化物配合研磨材(図96)

図96　各種研磨材(研磨ペースト)．

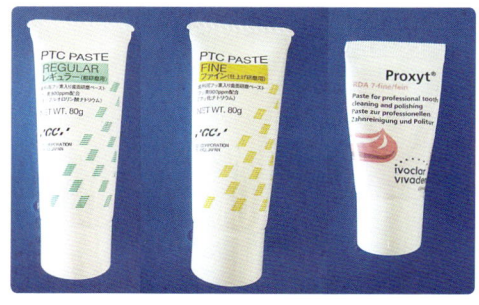

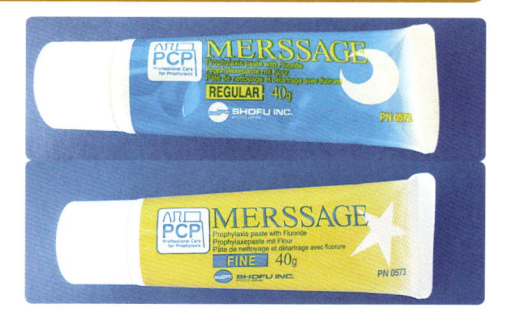

隣接面の清掃・研磨器材（図97）

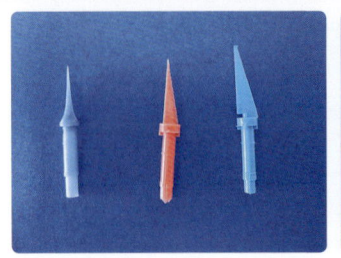

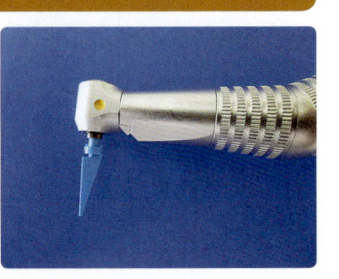

図97 各種エバチップと，それを往復運動式コントラアングルハンドピースに装着した状態．

頰舌面・咬合面の清掃・研磨器材（図98〜100）

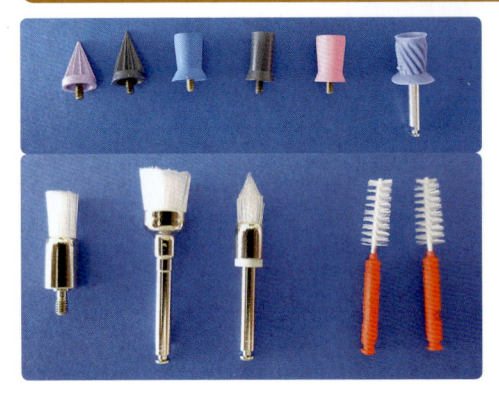

図98 各種ラバーカップとブラシ．

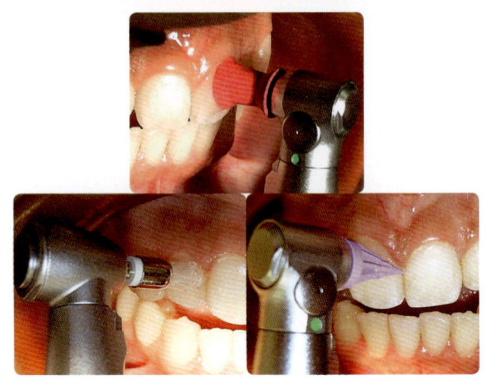

図99 ラバーカップとブラシ使用の実際．

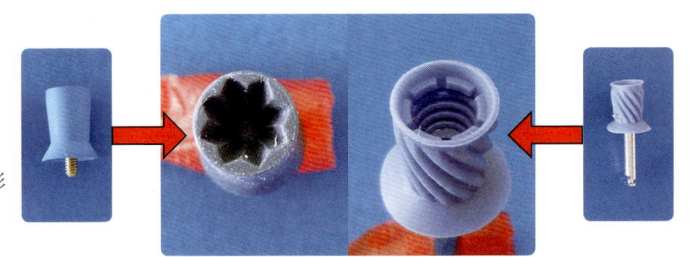

図100 ラバーカップの内面形状の違い．

4．頰舌面・咬合面の清掃・研磨

低速回転コントラにラバーカップやブラシを装着して行う（図98）．歯面ごとに3〜7秒行い，カップ・ブラシのマージンを辺縁歯肉ポケット内に挿入する（歯肉の色がカップの圧迫により白くなるのが目安）（図99）．とくにカップごとに，それ自体の厚み（リブ）・内面のウェブ（図100）により研磨効果が異なるので，注意が必要である．

5．歯面・ポケット内洗浄

歯肉溝・ポケット内の研磨材の残存に留意する．とくに接触点下ではデンタルフロスを用いると除去しやすい．

6．フッ化物塗布

知覚過敏や根面う蝕の予防のために重要であり，塗布後簡易防湿下で4〜5分放置後，洗浄する．また，術後30分〜1時間は飲食を避けることが望ましい．

⑧知覚過敏症の処置

　歯周治療により，象牙質知覚過敏症が発症し，患者さんが「歯がしみる」と訴えることがある．これは，歯周炎による歯肉腫脹が消退し，歯根面が口腔内に露出することや，スケーリング・ルートプレーニングによりセメント質が失われ，象牙質が露出することに起因することが多い．

　象牙質知覚過敏症は，擦過刺激，エアによる乾燥刺激などの外来刺激が加わることで，一過性に「鋭く，刺すような痛み」が誘発されることを指す．

　知覚過敏症の治療法には，知覚過敏抑制剤の塗布がある（図101）．一方，患者さんに知覚過敏を抑制する成分を含んだ歯磨剤を使用してもらう方法も効果的である．また，歯質の摩耗を伴うような強い圧でブラッシングを行っていないか，適切なブラッシング方法の確認も必要である．

⑨生活習慣・悪習癖の改善

　歯周基本治療中には，歯周治療に影響を与え得る口呼吸やブラキシズムなどの習癖の改善が必要となる．

　口呼吸患者では，唾液による自浄作用が低下し，歯周病やう蝕のリスクが高まる．そのため，上顎口蓋歯肉の堤状隆起（テンションリッジ）の有無や，問診での確認を行う．口呼吸が認められる場合には，患者本人への指導，および必要に応じてマウススクリーンの装着を行う．

　ブラキシズムは，咬合性外傷として歯周組織の破壊を著しく促す．しかし，患者本人の自覚が希薄なことが多いため，歯の咬耗（ファセットの形成）や歯面のクラック，多数歯に及ぶ歯頸部のアブフラクション，エックス線写真の垂直性骨吸収像，咀嚼筋の慢性的な鈍痛などから診断を行う．ブラキシズムへの対応としては，ナイトガードの装着（図102）が有効である．

知覚過敏症の処置（図101）

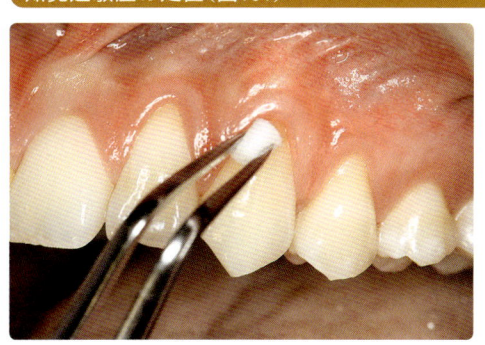

図101　知覚過敏抑制剤の塗布．

ブラキシズムへの対応（図102）

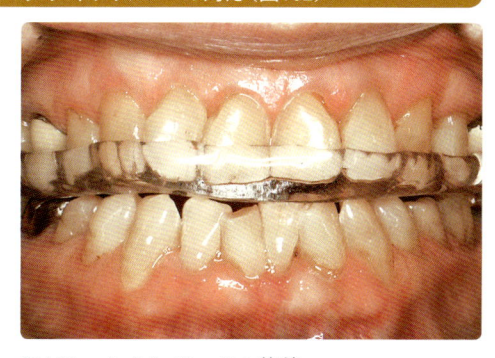

図102　ナイトガードの装着．

（2）歯周外科治療

歯周外科治療は，その目的により組織付着療法，歯周組織再生療法，切除療法，歯周形成手術の4種類に分類される．歯周外科治療は一般的に，歯周基本治療後の再評価でプロービングポケットデプスが4mm以上，プロービング時の出血が＋の部位が適応となるが，それ以外にも歯肉の形態不良改善のために行われることがある．歯周外科治療を行うにあたっては，患者の全身状態，口腔衛生状態，喫煙のコントロールなどを考慮して，それぞれ良好なときにのみ，手術に対する患者の同意を得たうえで行う．

①フラップ手術（歯肉剥離掻爬術）

＜概要＞
- 組織付着療法．骨膜を含む全層弁または骨膜を歯槽骨面に残した部分層弁を剥離，形成後，明視下でのプラーク，歯石および不良肉芽組織を掻爬する．ポケットの除去もしくは減少を目的とする．一般的に再評価時に歯周基本治療では治癒しなかった部位に対して行う手術であり，歯周治療の際にもっともよく行う外科治療である．

＜適応＞
- 歯周基本治療後の再評価時に残存した4mm以上の歯周ポケット，垂直性骨吸収，重度の水平性骨吸収，根分岐部病変などに対して行う．歯周基本治療で歯周ポケットの内面のプラーク保持因子などが除去しきれなかった部位に対して行う．

＜術式＞（図103〜107）

1．浸潤麻酔

口腔内を清拭（塩化ベンザルコニウムなど）し，浸潤麻酔を行う．浸潤麻酔は必要十分量（4〜6歯であれば3.6mL程度）を頬側および舌側（口蓋側）の歯肉頬移行部，付着歯肉に行う．手術に使用する器具はすべて滅菌されたものを使用する．

2．切開

プロービングを行い骨欠損の形態を確認し，切開時の参考にする．切開は，血液が流れるため，遠心から近心に向けて行う．切開は歯肉頂から歯槽骨頂に向けて，内斜切開で行う．この際，歯肉をできるだけ温存したい場合（前歯部，ポケットが浅い部分など）は，メスを歯冠に沿わせながら歯肉溝内に入れ（歯肉溝切開），切除したい場合（上顎口蓋側，ポケットが深い部分）は，メスを歯冠より離して（通常は，0.5〜1mm程度），歯槽頂に達するように行う．使用するメスは，臼歯部であれば12番，前歯部は11番が使用しやすいことが多いが，部位により使用しやすいものを用いるとよい．弁の閉鎖が確実に行えるように切開は歯根の形態に合わせてスキャロップ状（扇

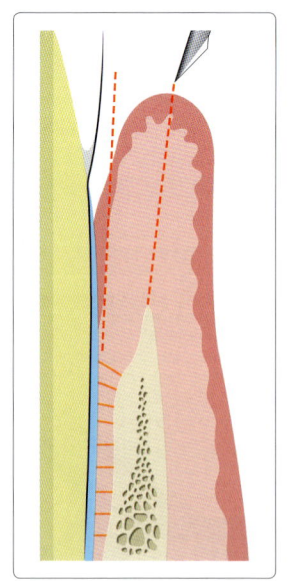

図103　フラップ手術の模式図．

フラップ手術（図104〜107）

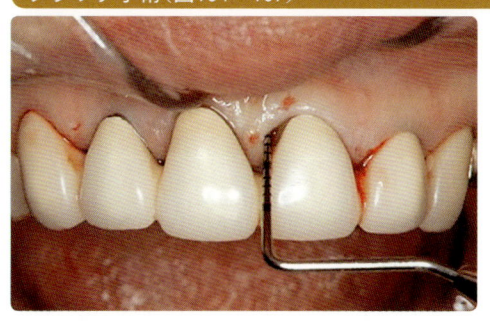

図104 浸潤麻酔後にプロービングを行い，歯槽骨の形態を確認し，切開の参考にする．

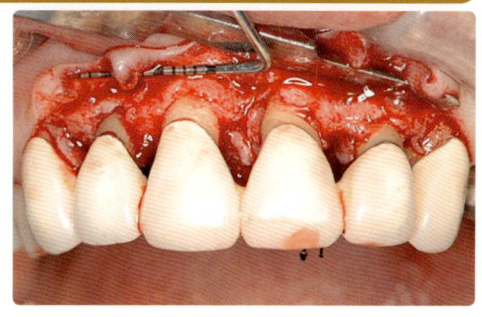

図105 剥離後，歯根面，骨欠損が確認できるように十分に剥離する．

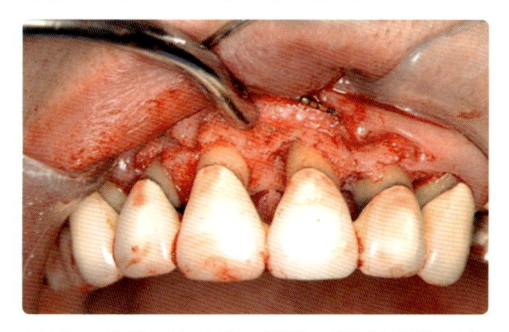

図106 掻爬，SRP 後，根面，骨面が確認できるように十分に行う．

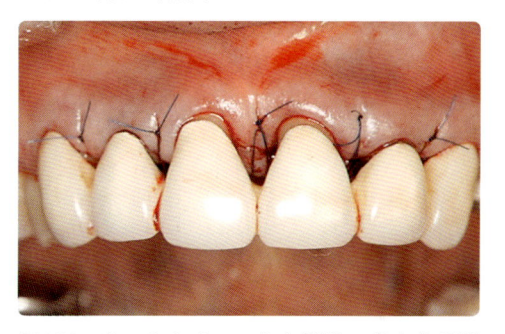

図107 6－0ナイロン糸を使用，歯肉弁が緊密に合うように縫合する．

型）に行う．とくに前歯部では，歯間乳頭を保存できるように切開を行う．切開線は，対象歯の近心，遠心に，半歯から1歯延長して行う（剥離した際に十分に術野を確保するため）．

3．剥離

骨膜剥離子を用いて，剥離しやすい部分（近心）より粘膜骨膜弁を形成する（フラップの形成）．剥離は必要十分かつ最小限に行う．歯槽骨頂を追いながら剥離を行い，歯槽骨を2〜3mm 程度露出させ，歯根面に十分に器具がアクセスできるように形成する．とくに，歯間乳頭部，深い骨内欠損がある部位は剥離が難しいため，十分に注意しながら行う．

4．掻爬・スケーリング・ルートプレーニング（SRP）

剥離後，キュレット，超音波スケーラーなどを使用して肉芽組織の除去を行い，歯槽骨欠損を露出させ，歯根面を完全に露出させる．SRP を行い，歯根面の歯石などを十分に除去する．必要に応じて，生理食塩液で洗浄しながら歯石，肉芽組織の取り残しがないか確認しながら行う．

5．縫合

縫合を行い，フラップを元の位置に戻す．縫合は歯間部で頬舌のフラップを縫合する．通常は絹糸，ナイロン糸などを用い，4－0を使用することが多い．止血を確認し，手術を終了する．必要に応じて歯周パックを使用するが，最近では使用しないことが多い．

6．術後管理

術後は，感染予防のための抗菌薬，疼痛管理のための消炎鎮痛薬，抜糸までブラッシングができないため含嗽薬の投与を行う．1〜2週間後に抜糸を行う．

＜治癒形態＞

- 長い上皮性の付着により治癒する．

②歯槽骨整形術・歯槽骨切除術

＜概要＞

- 切除療法．フラップ手術と同時に行うことが多い．フラップ手術を行った際に，不整な骨形態があった場合に，そのままでは歯周ポケットが残存すると思われる際に行う．

＜適応＞

- 歯槽骨の形態が不整なもの．浅い骨内欠損．深い骨内欠損は，切除量が多くなるため適応外である．また，切除後に十分な歯槽骨の支持が得られない場合には行わない．

＜術式＞（図108〜110）

- フラップ手術と同様に，粘膜骨膜弁を形成し，歯槽骨を露出させる．シュガーマンのボーンファイル，オーシャンビンのボーンチゼル，滅菌生理食塩水注水液でラウンド

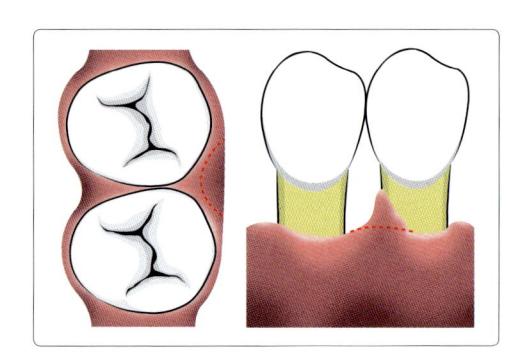

図108　歯槽骨整形術・歯槽骨切除術の模式図．

歯槽骨切除術（図109，110）

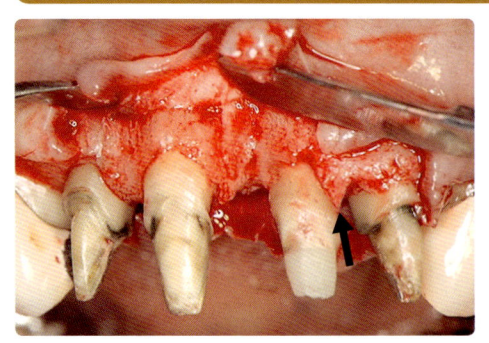

図109　骨切除前．

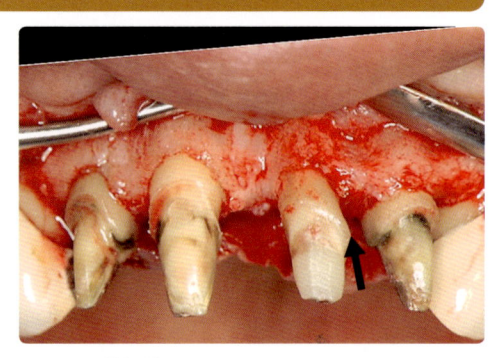

図110　骨切除．

バーなどを用いて歯槽骨を整形，切除する．整形術は，固有歯槽骨を切除することなく，歯槽骨の形態を生理的な形態にすることをいう．切除術は，歯根を支持している固有歯槽骨を除去することをいう．

＜治癒形態＞
- 上皮性の付着．

③歯冠長増大（延長）術

＜概要＞
- 切除療法．主に補綴治療（クラウン，ブリッジ）の際に，歯質が少なくフェルールの確保（帯環効果）が得られない際に，必要な歯質の量（2 mm 程度）を確保しながら，生物学的幅径を侵害しない位置に歯冠形成時のマージンを設定できるように行うことが多い．

＜適応＞
- 歯根周囲に十分な歯槽骨がある歯が適応．骨切除後に補綴物の支台歯とならないような歯は適応外である．

＜術式＞（図111，112）
- フラップ手術と同様に歯肉を剥離し，歯根周囲の歯槽骨を十分に露出させ，歯槽骨切除を行う．歯肉，歯槽骨の厚みにもよるが，生物学的幅径を考慮し，4 mm 以上は骨縁上に歯根が露出するようにする．必要に応じて歯肉弁の整形を行い，縫合する．対象歯の周囲に付着歯肉のない場合は，歯肉を部分層弁で剥離し，骨膜縫合などを利用して，切除した骨の分だけ根尖側寄りに位置づけて縫合して付着歯肉を温存する方法を併用することもある（歯肉弁根尖側移動術：APF）．

＜治癒形態＞
- 上皮性の付着．大幅な切除を伴う場合は，疼痛が出易いので注意する．

歯冠長延長（増大）術（図111，112）

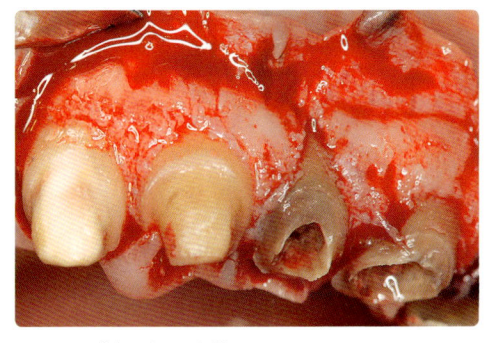

図111　歯冠長延長前．

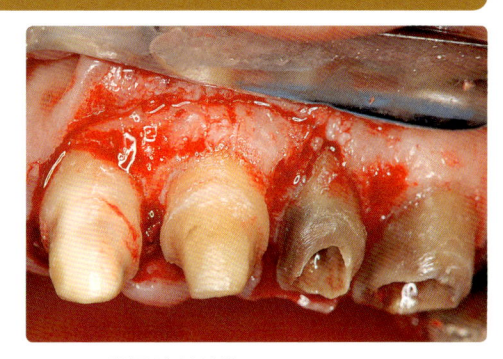

図112　歯冠長延長後．

レーザーによる歯肉切除術（図113～116）

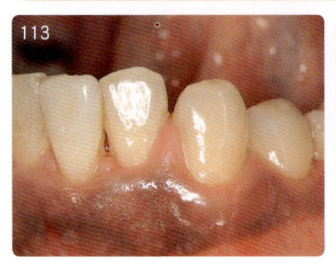

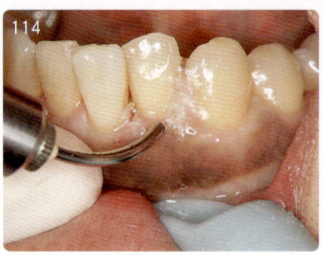

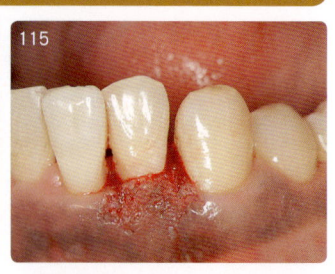

図113 術前．レーザーの出力：80mJ，繰り返しパルス数：30Hz，注水，非注水照射併用，局所麻酔薬使用（キシロカイン 0.2mL）．
図114 術中．
図115 術直後．
図116 術後3か月．

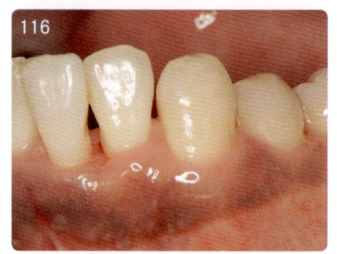

④歯肉切除術・歯肉整形術

＜概要＞
- 切除療法．ポケットの除去は確実であるが，付着歯肉幅の減少，歯肉退縮が生じる．Er：YAG レーザーなどを使用して行うこともある（図113～116）．

＜適応＞
- 歯肉増殖の患者に行うことが多く，歯肉ポケットもしくは浅い骨縁上の歯周ポケットが適応．深い骨縁下ポケットは適応外．

＜術式＞（図117）
- Crane-Kaplan のポケットマーカーを使用して，ポケット底部の位置を記録する．記録した位置より根尖側から歯冠側にあるポケット底部に向け切開を行う（外斜切開）．スケーラーにより歯肉を除去し，必要に応じて根面の SRP を行う．創部には，歯周パックを行う．

＜治癒形態＞
- 歯冠側寄りに歯肉が少し増殖し，上皮性の付着により治癒する．

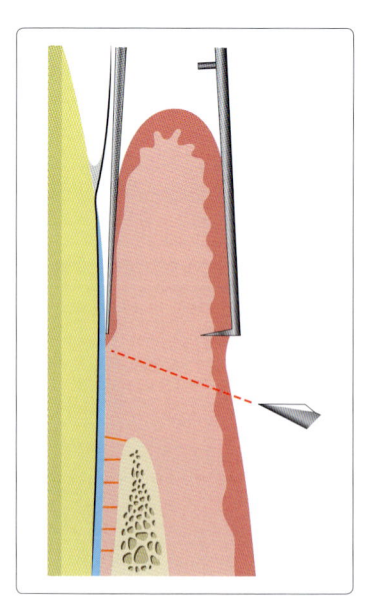

図117 歯肉切除術・歯肉整形術の模式図．

⑤歯周ポケット搔爬術

＜概要＞
- 組織付着療法．歯周ポケット内壁の搔爬を行い，SRPも同時に行う．

＜適応＞
- 比較的浅いポケットが適応．浮腫性の歯肉で良好な治癒．

＜術式＞（図118）
- キュレットの刃部を歯周ポケット内の歯肉側に向け（SRPの際と逆向き），歯肉を指で押さえながらポケット底部より引き上げ，歯肉内縁上皮および炎症性結合組織を除去し，SRPを行う．必要に応じて縫合する．

＜治癒形態＞
- 長い上皮性の付着により治癒する．

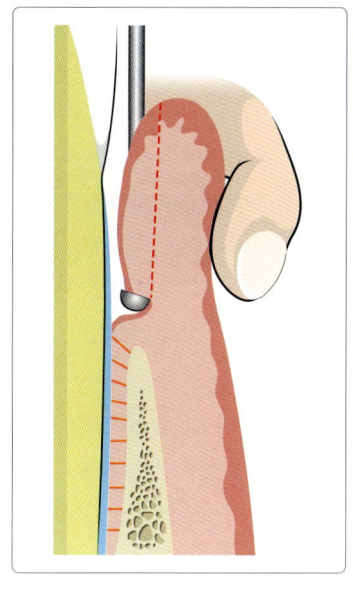

図118 歯周ポケット搔爬術の模式図．

⑥新付着術〔Excisional New Attachment Procedure：ENAP〕

＜概要＞
- 組織付着療法．歯周ポケット搔爬術にメスを使用する方法．

＜適応＞
- 骨縁上ポケットで，ポケット底部が角化歯肉中にあるもの．

＜術式＞（図119）
- Crane-Kaplanのポケットマーカーなどを使用して，ポケット底部の位置を確認し，歯肉頂付近より内斜切開を加える．内縁上皮と炎症性の結合組織を除去し，SRPを行う．フラップ手術とは違い粘膜骨膜弁は形成しない．その後歯肉を歯根面に圧接するように縫合する．

＜治癒形態＞
- 長い上皮性の付着により治癒する．

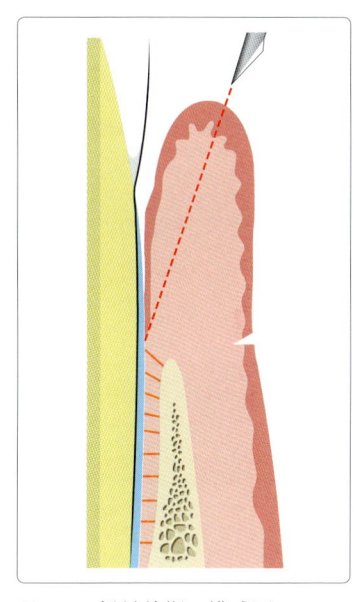

図119 新付着術の模式図．

⑦歯肉歯槽粘膜形成術（MGS，歯周形成外科手術，プラスティックサージェリー）（図120〜127）

歯肉歯槽粘膜形成術（Mucogingival Surgery：MGS）は，歯肉歯槽粘膜手術，歯肉歯槽粘膜治療とも呼ばれ，歯の周囲歯肉の形態的な欠損，位置や量を修正する外科手術，小帯・筋の付着異常の除去や口腔前庭の拡張を目的とした外科手術，つまり，歯肉と歯槽粘膜の両方に対するあらゆる外科手術を表すものとして主に使用されてきた．近年では，インプラント周囲組織をも含めて，Periodontal plastic surgery（歯周形成外科）という言葉が使用されるようになってきている．それは，発育中，または外傷や疾患によって生ずる歯肉，歯槽粘膜，あるいは骨の欠損および形態的な異常に対する予防や修正を目的に行われる外科処置を意味している．

具体的には，歯肉の増大（口腔前庭拡張術，歯肉移植術），根面被覆（歯肉移植術），インプラント周囲粘膜欠損の修正（歯間乳頭再建術，歯肉移植術），歯冠長の延長（歯冠長延長術），異所萌出歯の歯肉の保存（歯肉移植術，歯肉弁根尖側移動術），小帯異常の除去（小帯切断術，小帯切除術），抜歯後の顎堤萎縮の防止（オベートポンティック），欠損部顎堤の増大造成（歯槽堤増大術）などが含まれる．

遊離歯肉移植術（図120，121）

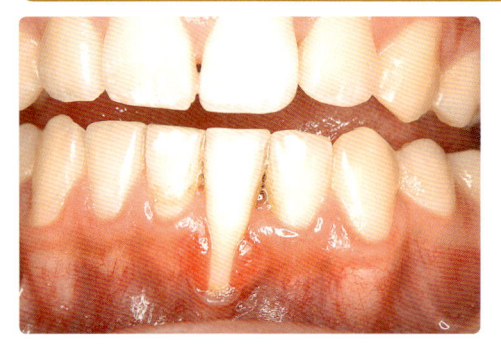

図120　移植前．

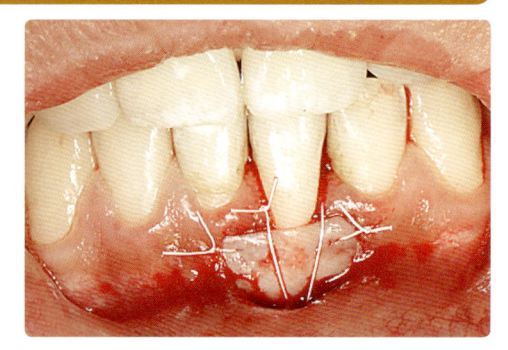

図121　移植後．

結合組織移植術（図122，123）

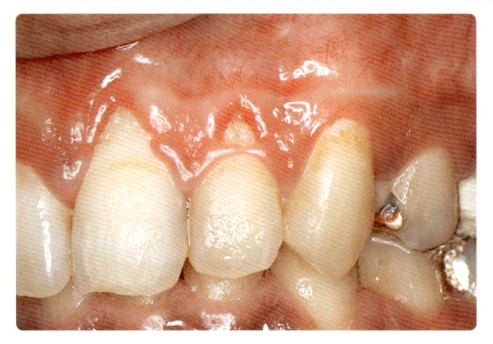

図122　移植前．

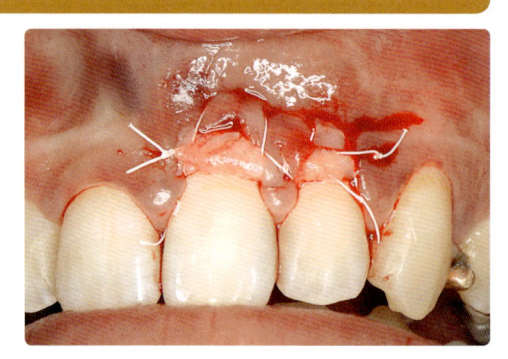

図123　移植後．

図124 歯肉弁根尖側移動術．内斜切開および縦切開(歯肉歯槽粘膜境を越える)を入れ(a)，粘膜弁あるいは粘膜骨膜弁で歯肉を剥離する．縫合は縦切開部より行い，歯肉弁を根尖側に固定する(b)．

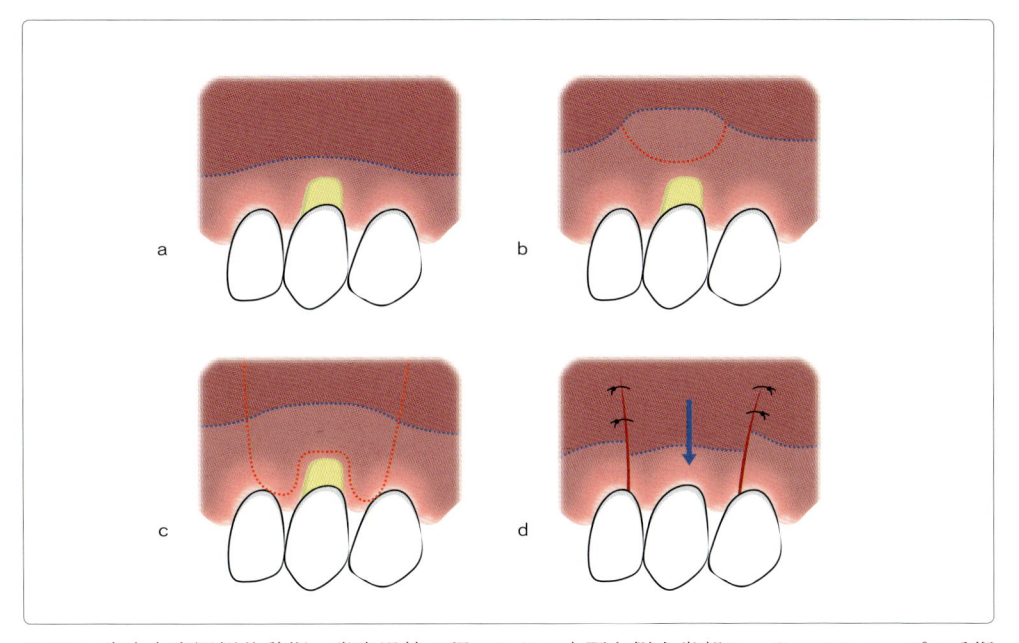

図125 歯肉弁歯冠側移動術．歯肉退縮が認められる上顎左側犬歯部に，2つのステップの手術を行う．上顎左側犬歯部は付着歯肉が少ないため(a)，遊離歯肉移植を行い，付着歯肉を増加させる(b)．次に内斜切開および縦切開を入れて(c)，粘膜弁で歯肉を剥離し，歯肉弁を歯冠側に移動させて縫合する(d)．

さらに，歯肉移植術は，有茎歯肉弁移植術と遊離移植術に分類される．有茎歯肉弁移植術には，Laterally(側方)，Oblique(斜方)，Coronally(歯冠側)，Double papilla pedicle flap(両側歯冠乳頭歯肉弁移動術)，Semilunar coronally repositioned flap(半月状歯肉弁歯冠側移動術)などが含まれる．遊離移植術には，上皮付き歯肉を移植する遊離歯肉移植術と上皮下の結合組織のみを移植する歯肉結合組織移植術とがある．

また，歯肉弁移動術の場合，どの方向に歯肉弁を移動するか，つまり，歯冠側か，根尖側か，側方かにより，それぞれの名称が分けられる．

図126 歯肉弁側方移動術．頬側歯肉退縮が認められる下顎右側側切歯(a)の歯肉退縮部周囲に切開を入れる(b)．下顎左側側切歯近心隅角部に縦切開(2歯分)を入れ剥離する(c)．下顎右側中切歯部は粘膜骨膜弁で，下顎左側中切歯は粘膜弁で歯肉を剥離する(d)．剥離した歯肉弁を下顎右側側切歯に移動して縫合する(e)．

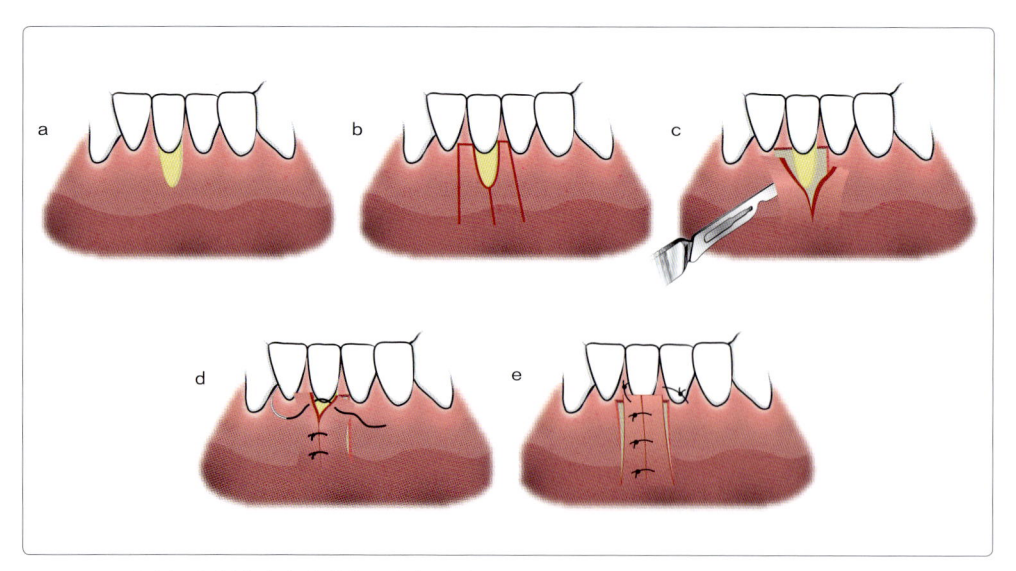

図127 両側歯冠乳頭歯肉弁移動術．頬側歯肉退縮が認められる下顎右側中切歯(a)の歯肉退縮部周囲に切開を入れ，次に下顎右側中切歯に隣接する両側の歯肉に切開を入れる(b)．その後，粘膜弁で歯肉を剥離する(c)．次に，2つの歯肉弁を中央で縫合し(d)，さらに歯冠側に懸垂縫合を行う(e)．

(3) 根分岐部病変の処置

根分岐部病変の分類(図128)と，それぞれの処置法を以下に示す．

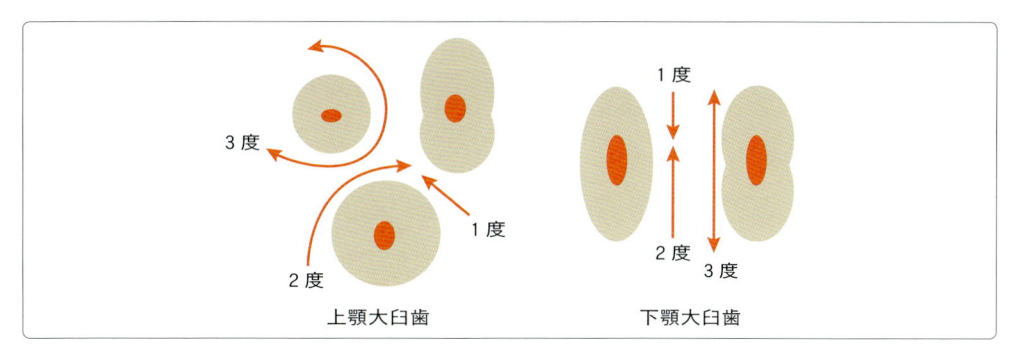

図128 根分岐部病変の分類(Lindhe と Nyman, 1983).
1度：水平方向に歯周プローブは入るが，歯の幅径の1/3以内．
2度：水平方向に歯周プローブが1/3以上入るが，貫通はしない．
3度：水平方向に歯周プローブを入れると貫通する．

① 1度 ⇒ 分岐部整形術(ファーケーションプラスティ)(図129)

＜適応＞
- 分岐部の骨吸収が軽度であり，1度の症例．

＜術式＞
- フラップ手術下で棚状の骨形態や骨吸収による骨鋭縁を整形するオステオプラスティーと，分岐部の根面の形態を整形するオドントプラスティーを行うことにより，分岐部の清掃性を改善する．
- 歯槽骨形態は近遠心根形態をダブルスキャロップ状になるように修正する．

＜注意点＞
- 分岐部のエナメル突起の見落としに注意する．
- 歯根の切削面は粗造となるため，研磨しておくことが望ましい．

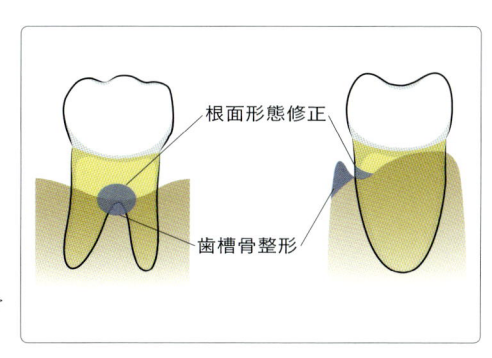

図129 分岐部整形術．歯根形態と歯槽骨形態を回転切削器具を用い修正する．

② 2度⇒組織再生誘導法（GTR法），エナメルマトリックスデリバティブ（エムドゲイン®）の適用（図130）

＜適応＞
- 2度まで骨吸収が進行しているが，歯根の離開や骨吸収の進行状態によりデブライドメントが可能であり，付着歯肉が保存されている症例．

＜術式＞
- フラップ手術下で，根分岐部を徹底的にデブライドメントし，バリヤーメンブレン（遮断膜）を歯根に緊密に接するよう縫合糸で固定する．あるいはエムドゲイン®を併用する．
- 必要に応じて自家骨移植を併用し，減張切開を加え，閉創する．

＜注意点＞
- 再生治療は術式と同様に，適応症の選択が重要である．
- 術前に適応を十分に検査する．
- メンブレン設置の基本技術，自家骨採取部位も十分検討する．

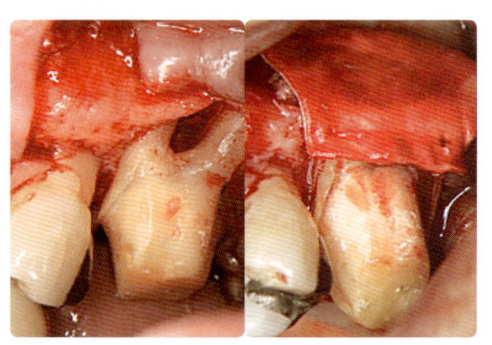

図130 GTR法．左：分岐部内部を徹底的に掻爬．右：吸収性メンブレンを設置．

③ 2～3度⇒歯根切除（ルートリセクション）（図131）

＜適応＞
- 分岐部の骨吸収が進行し，2～3度の症例．歯根のみを除去し，歯冠を保存する．

＜術式＞
- 回転切削器具を用いて，保存不可能な歯根の切除を行う．
- 基本的にはフラップ手術時に明視下で治療することが望ましいが，歯肉が分岐部を超えて退縮している症例では，フラップを展開せずに，治療可能である．

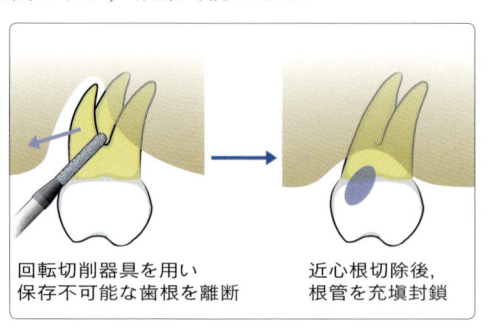

図131 歯根切除．

＜注意点＞
- 歯根を切断する際，他の根を損傷しないよう，分岐部の位置を確認する．
- 切除面の分岐部形態が移行的となるように修正する．
- 肉芽組織，歯石の取り残しも十分注意する．
- 必要に応じて歯冠補綴による隣在歯との連結固定を行う．

④ 2～3度⇒歯根分割抜去（トライセクション：上顎，ヘミセクション：下顎）（図132）
＜適応＞
- ルートトランクが短く，歯根が離開している症例に適応．根分岐部まで骨吸収が進行しているが，歯冠部も含めて歯根の抜去を行うことで清掃性を改善する．

＜術式＞
- フラップ手術下で，分岐部を明示し，根間中隔の直上を回転切削器具を用いて，分割する．
- 完全に離断したことをプローブなどで確認し，抜根を行う．
- 軟組織の状態によっては，フラップを展開せずに治療も可能である．

＜注意点＞
- 分岐部の取り残しによるアンダーカットが生じないように注意する．
- 保存可能と診断した歯根の周囲に，歯槽骨が残存していることを明視下で確認する．とくに根間中隔と周囲の骨の高さの差に注意する．
- 最終的に歯冠補綴による隣在歯との連結固定が必要である．

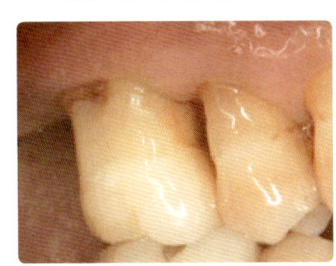

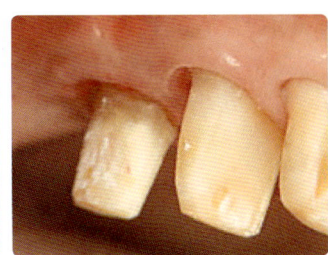

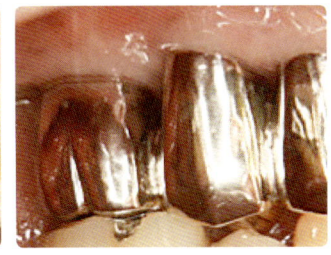

図132 歯根分割抜去．左：近遠心に2度の分岐部病変．中：頰側2根を分割抜去し，口蓋根を保存．右：小臼歯と連結補綴．

⑤ 2～3度⇒歯根分離（ルートセパレーション）（図133）
＜適応＞
- 分岐部と近遠心部の骨の高さが同等であり，垂直的な骨吸収を認めず，ルートトランクが短く，歯根が離開している症例．歯根を分離し補綴治療により分岐部を解放することで，清掃性を改善する．

＜術式＞
- フラップ手術下で，根間中隔の直上を回転切削器具を用いて，分割を行う．分岐部の歯根と歯槽骨の形態を修正し，閉創する．

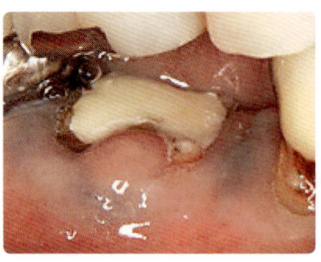

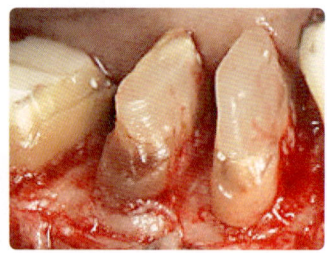

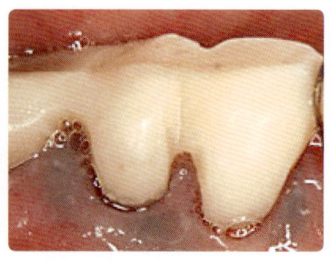

図133　歯根分離．左：歯内治療後，2度の分岐部病変．中：歯根分離と歯肉弁根尖側移動術を併用．右：小臼歯化を図る．

- 症例によりフラップを展開せずに治療可能である．

＜注意点＞
- 根間中隔と近遠心の残存骨の高さに差がある場合は，術後の歯肉の後戻りにより分岐部にポケットが残存しやすい．
- 術後は補綴治療による連結固定が必要である．

⑥2～3度⇒トンネル形成術（トンネリング）（図134）

＜適応＞
- 生活歯の分岐部の骨吸収が進行し，2～3度の症例．歯肉が分岐部より歯冠側で残存している症例では，フラップ手術下で行うことが望ましい．

＜術式＞
- 分岐部を明示した後，回転切削器具を用いて，分岐部の残存骨を切削し，反対側まで穿孔させ，歯間ブラシが交通可能にする．
- 余剰骨の整形と肉芽組織，歯石を十分掻爬除去し，閉創する．また，必要に応じて分岐部の歯根形態も修正する．

＜注意点＞
- 髄床底部の掻爬は明視下で行えないので，注意する．
- 生活歯として保存可能であるが，過剰の歯根の削除は術後の知覚過敏の原因となるため慎重に行う．
- 術後にう蝕が発生しやすい欠点があるため，十分な清掃指導と予防処置を講ずる．

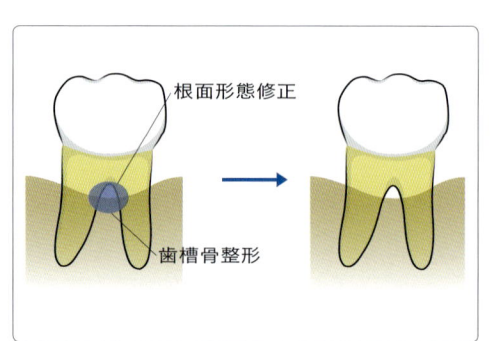

図134　トンネル形成術．歯槽骨形態を回転切削器具などを用い修正し頬舌側を交通させる．

（4）咬合治療

①咬合治療と歯冠形態修正

　外傷性咬合は歯周炎を進行させる増悪因子の一つであり，咬合治療が必要になる場合がある．外傷性咬合を除去することにより歯周組織の破壊を軽減する．咬合性外傷に対する治療として，咬合治療と歯冠形態修正が挙げられる．

　咬合性外傷は一次性咬合性外傷と二次性咬合性外傷に分類される．一次性咬合性外傷の原因としては過高な修復物や位置異常歯があり，このような場合には咬合調整や修復物の再製を行う．二次性咬合性外傷に対する治療においては，まず炎症因子のコントロールを行うことが優先される．炎症に対する歯周基本治療後にも歯の動揺が増加するなど，咬合性外傷の徴候が認められる場合には，咬合調整や固定を行うことにより，歯周組織への影響を抑える．

②暫間固定と永久固定

　歯周治療を行ううえで歯の動揺が問題となる場合に，レジン充填固定法やスーパーボンドによる固定などの暫間固定を行う．また，歯の動揺があり，そのままの状態では機能的な支持力が発揮できない場合には，プロビジョナルレストレーションを用いた方法により補綴物の形状や範囲を評価することがある．

　同様に，歯周基本治療や歯周外科などが終了した後に，歯の動揺が残り，そのために咀嚼機能などが十分に発揮できない場合には，咬合機能回復処置として，歯冠修復物の連結による永久固定を行う．この際には，炎症や咬合性外傷に対する注意のみならず，修復物の破損や脱離，および歯根破折に対する配慮が必要となる（図135）．

③咬合機能回復処置

　歯周治療後に咀嚼機能や審美性の回復，さらに歯周組織の長期的な安定化のために必要な修復・補綴治療を総称して，咬合機能回復処置という．咬合機能回復処置には，歯冠修復と欠損補綴が含まれる．欠損に対する補綴方法としては，ブリッジ，可撤性義歯，インプラントが存在する（図136）．

暫間固定と永久固定（図135，136）

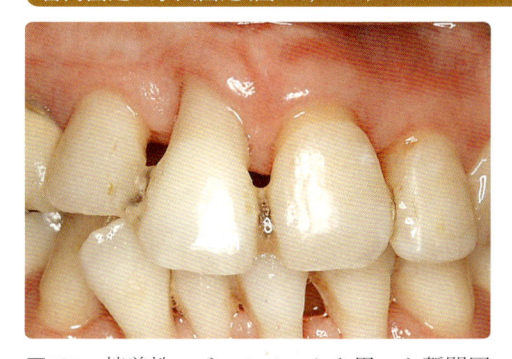

図135　接着性レジンセメントを用いた暫間固定の例．

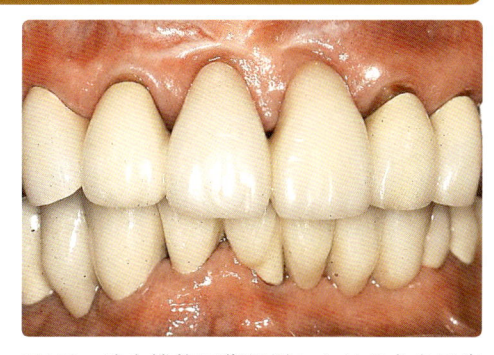

図136　咬合機能回復処置における永久固定（ブリッジ）．

（5）薬物療法

　歯周治療にはブラッシングやスケーリング・ルートプレーニングなどによる物理的方法と，薬物療法を主とする化学的方法がある．化学的方法のうち，歯周ポケット内洗浄は歯肉縁上・縁下のプラークコントロールに補助的に用いられる．一方，抗菌薬の局所投与（LDDS）や全身投与は，急性症状の軽減，スケーリング・ルートプレーニング（SRP）治療の付加的効果，菌血症の予防，歯周治療後の感染予防を目的として使用される．

①薬物療法の症例選択

　歯周膿瘍（歯周炎の急性発作）に対し，抗菌薬を単独で全身投与や局所投与することは，急性症状の改善に有効である．しかし，その後に歯周基本（原因除去）治療を行う必要がある．SRPを行っても十分な臨床的改善が認められない治療抵抗性歯周炎やSPTが良好に維持されているにもかかわらず，歯周炎の悪化が認められる難治性歯周炎では，再評価後に繰り返しのSRPと薬物療法（全身投与，LDDS）を併用する．また，年齢に対して歯周組織破壊が著しい広汎型重度慢性歯周炎，広汎型侵襲性歯周炎患者では，歯周治療に対する反応が悪い場合が多いため，SRPと薬物療法（全身投与，LDDS）の併用を検討する．歯周外科治療などの侵襲の大きい治療を行った場合は，感染の予防を目的として抗菌薬の全身投与を行う場合が多い．歯周治療では，一過性の菌血症を生じる頻度が高いため，リスク患者（細菌性心内膜炎，大動脈弁膜症，チアノーゼ性先天性疾患，人工弁・シャント術実施患者）においては，菌血症予防のため抗菌薬の術前投与（全身投与）を行うことを検討する．

②全身投与

　歯周病に対する全身投与法には主として経口投与が用いられる．投与期間は，3〜7日を目安とし，抗菌スペクトルの広いβ-ラクタム系（セフェム，ペニシリン系）のほか，患者の全身状態や症状に合わせてマクロライド系，ニューキノロン系などが用いられることが多い．

③局所薬物配送システム（Local Drug Delivery System：LDDS）（図137）

　ポケット内にゲル状の抗菌薬を直接投与する方法．ポケット内で，抗菌薬が一定期間，徐放性に放出されることにより，長時間，高濃度でポケット内細菌に作用させることができる．また，全身投与と比較して，抗菌薬の副作用や耐性菌の出現を軽減することができ

図137　ペリオフィール®投与時の写真．冷所保存の状態でただちに使用すると冷痛を感じたり，注入速度が遅すぎると圧痛を生じる場合があるので注意が必要．

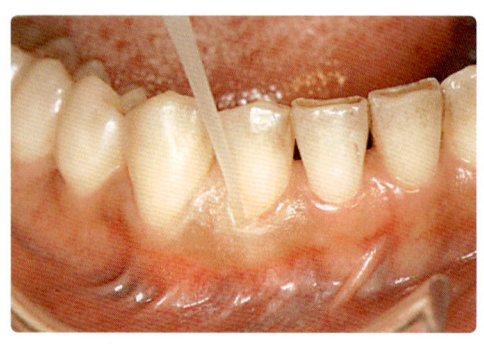

る．本邦では，塩酸ミノサイクリン歯科用軟膏(ペリオクリン®，ペリオフィール®)は，週に1回，歯周ポケット内に充満する量を注入し，4週連続投与が望ましいとされている．

(6) メインテナンス治療

　歯周病は，一度状態が回復しても，不十分なプラークコントロール，咬合性外傷や習癖などによって，疾患が再発する可能性がある．そこで，患者の口腔内の健康を維持するため，疾患を術者のコントロール下に置くために，メインテナンスという患者をサポートする管理が必要である．また，積極的治療の後に継続して行われる Supporting Periodontal Therapy(SPT)は，病状が安定したと判定されたときから始まる，現状(口の中の健康)を維持するための定期的な治療であり，その目的は炎症状態を悪化させずに口腔内の健康を守ることである(図138)．

①メインテナンス

　歯周基本治療，歯周外科治療，修復・補綴治療により治癒した歯周組織を長期間維持するための健康管理．歯周病は，プラークコントロールが不十分だと容易に再発することから，定期的なメインテナンスが必須である．メインテナンスは，患者本人が行うセルフケア(ホームケア)と歯科医師，歯科衛生士によるプロフェッショナルケア(専門的ケア)からなる．

"治癒"とは，

　歯周組織が臨床的に健康を回復した状態をいう．歯肉に炎症がなく，歯周ポケットは3mm以下，プロービング時の出血がない，歯の動揺は生理的範囲を基準とする．

②歯周サポート治療；Supportive Periodontal Therapy(SPT)

　歯周基本治療，歯周外科治療，修復・補綴治療により病状安定となった歯周組織を維持するための治療．プラークコントロール，スケーリング・ルートプレーニング，咬合調整

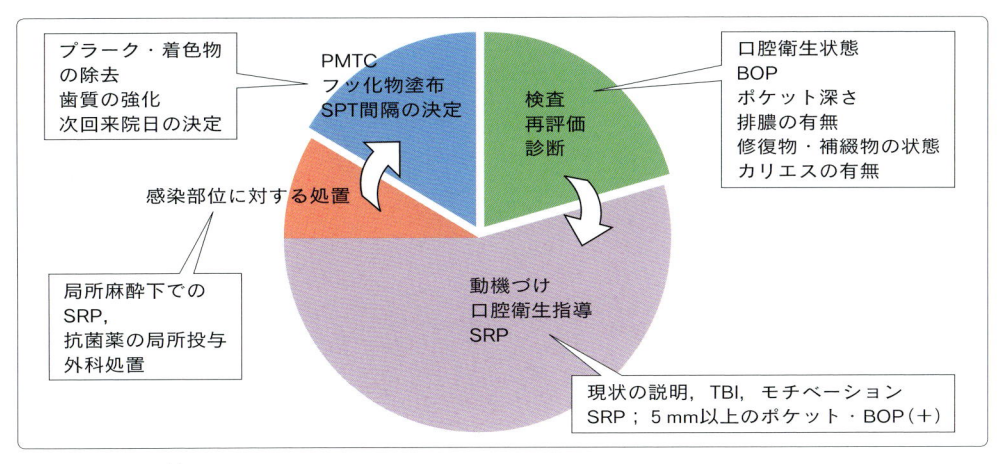

図138　SPTの流れ．

などの治療が主体となる．

"病状安定"とは，

歯周組織のほとんどの部分は健康を回復したが，一部分に病変の進行が休止しているとみなされる4mm以上の歯周ポケット，根分岐部病変，歯の動揺などが認められる状態をいう．

③メインテナンス・SPTの目的
- 歯周病再発の予防
- 再発または新たな疾患発症部位の早期発見・早期治療
- 良好な歯周組織環境の長期にわたる維持

④SPT時の検査
- 咬合状態の検査(フレミタス・早期接触・咬合干渉)
- 修復補綴物の検査
- う蝕の検査
- プロービングポケットデプス，クリニカルアタッチメントレベルの検査
- プロービング時の出血(BOP)検査
- 根分岐部の検査
- プラークコントロール検査
- エックス線写真による歯槽骨状態の検査
- 習癖の検査(口呼吸，舌癖，体癖)
- ブラキシズムの検査
- 日中歯牙接触癖の検査(TCH；Tooth Contacting Habit)

⑤メインテナンス・SPT時の治療

＜検査結果をもとに必要な処置を選択＞
- 現在の口腔内状態・生活環境について問診
- 口腔衛生指導・習癖指導
- 歯肉縁上／縁下プラーク・歯石の除去
- 咬合調整(必要に応じて)
- 全身的・局所的抗菌薬の投与，ポケット内洗浄(必要に応じて)
- 知覚過敏処置(必要に応じて)
- 修復・補綴物の調整
- フッ化物塗布

⑥口腔内の状況に関する説明
- 現在の状況に関して説明を行い，治療が必要な部位があれば指摘する．
- 歯周病の原因およびリスクファクターに関して情報提供を行い，現在のプラークコントロール状況に合わせた動機づけ(モチベーション)を行う．

⑦ SPT のリコール間隔

- 一般的に 1〜3 か月ごと．
- リコール間隔は，状況に応じて適宜増減させる．

<参考文献＞

1) IL Chapple. Potential mechanisms underpinning the nutritional modulation of periodontal inflammation. J Am Dent Assoc 2009；140：178-184.

2) A Stabholz, et al. Genetic and environmental risk factors for chronic periodontitis and aggressive periodontitis. Periodontol 2000 2010；53：138-153.

3) DC Peruzzo, et al. A systematic review of stress and psychological factors as possible risk factors for periodontal disease. J Periodontol 2007；78：1491-1504.

4) Page, RC et al. The pathogenesis of human periodontitis：an introduction. Periodontology 2000 1997；14：9-11.

5) 日本歯周病学会(編)．歯周病の診断と治療の指針 2007．東京：医歯薬出版，2007；24-26.

6) 日本歯周病学会(編)．歯周病の検査・診断・治療計画の指針 2008．東京：医歯薬出版，2009；24-29.

7) 伊藤公一ほか．臨床歯周病学．東京：医歯薬出版，2007；84-99.

8) Barrington EP. An overview of periodontal surgical procedures. J Periodontol. 1981 Sep；52(9)：518-28.

9) 岡本　浩(監訳)．Lindhe J, Karring T & Lang NP. 臨床歯周病学とインプラント　第 4 版(臨床編)．東京：クインテッセンス出版，2005；629-703.

10) Proceedings of the World Workshop on Periodontics. Consensus report on mucogingival therapy. Annals of Periodontology 1996；1：702-706.

11) 日本歯周病学会(編)．歯周病の検査・診断・治療計画の指針 2008，2009；30.

12) 日本歯周病学会(編)．歯周病の検査・診断・治療計画の指針 2008，2009；32-35.

13) 石川烈ほか．歯周病学．京都：永末書店，1996；140-141，190-192.

14) 特定非営利活動法人日本歯周病学会．歯周病専門用語集．東京：医歯薬出版．

15) 特定非営利活動法人日本歯周病学会．歯周病の診断と治療の指針 2007．東京：医歯薬出版．

16) Position paper Periodontal Maintenance. J Periodontol 2003；74：1395-1401.

4．予防・治療（アドバンス）技術

1）歯周組織再生療法

失われた歯周組織を再生させる方法として，1960年代にSchallhornらは，骨移植を報告した．その後，凍結乾燥骨やハイドロキシアパタイトなどが使用されるようになった．さらに，1980年代に入ってNymanらにより，歯周組織再生誘導（GTR）法が紹介され本邦でも広く応用されるようになった．さらに1990年代には，歯根発生段階を模倣することをコンセプトとしたエムドゲイン®が紹介された．これらの再生療法について記す．

（1）歯周組織再生誘導（GTR）法

1976年にMelcherは，歯周外科後に根面に集積する細胞によって治癒の形態が決定することを報告した．上皮由来細胞が集積すると長い上皮性付着が形成され，結合組織由来細胞が集積すると根吸収が生じる．さらに，歯槽骨由来の細胞が根面に付着すると骨性癒着が起こる．歯根膜由来細胞が集積すると，線維性付着が形成されることがわかった．そして，1982年にNymanらは歯根膜由来の細胞を根面に誘導することにより歯周組織の再生を促すGTR法を報告した．上皮細胞は，外胚葉由来の細胞であり損傷を受けるといち早く損傷の場に遊走してくる．そのためGTR法では，歯肉弁と骨との間にメンブレンを設置することによって，歯根面への上皮や結合組織の侵入を阻止して，骨や歯根膜の再生を促して新付着を獲得するものである．GTR法で使用されるメンブレンは，大きく分けると非吸収性膜と吸収性膜に分類される．

＜適応症＞
- 狭く深い垂直性骨欠損
- 2度根分岐部病変（⇒ p.406参照）
- メンブレンを被覆可能な歯肉が存在
- 角化歯肉の幅が十分に存在する症例

＜術式＞（図139～144）
1．局所麻酔
2．歯肉を可及的にロスしないように歯肉溝切開を加える
3．全層弁にて歯肉弁を剥離
4．デブライドメント
5．メンブレンを設置
6．歯肉弁を復位し，歯肉弁に圧が加わらないように縫合し，メンブレンが露出しないように完全閉鎖

術後は，抗菌薬および鎮痛薬の投与を行い，必要に応じて含嗽剤の使用を指示する．機械的な清掃は2週間程度は中止するよう指導する．

症例：吸収性膜を使用（図139〜144）

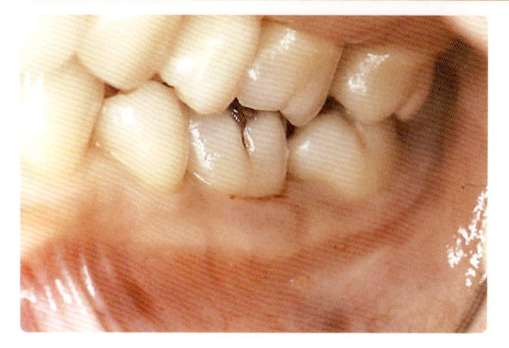

図139　下顎左側第一大臼歯の術前の状態．

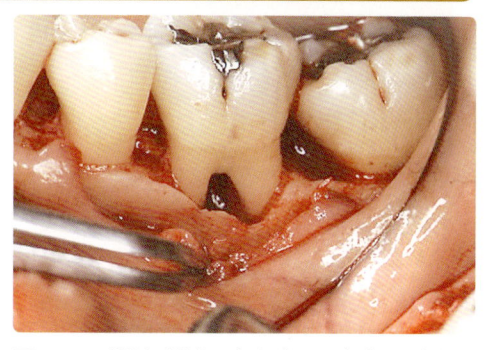

図140　下顎左側第一大臼歯に2級根分岐部病変が認められる．

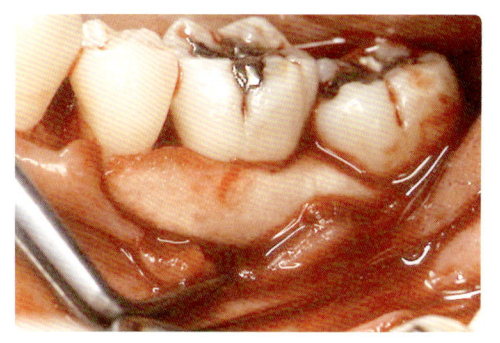

図141　吸収性膜を設置．

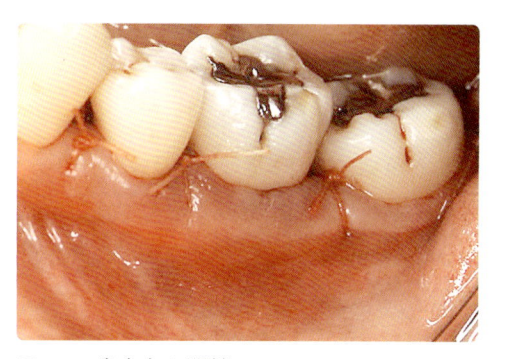

図142　歯肉弁を閉鎖．

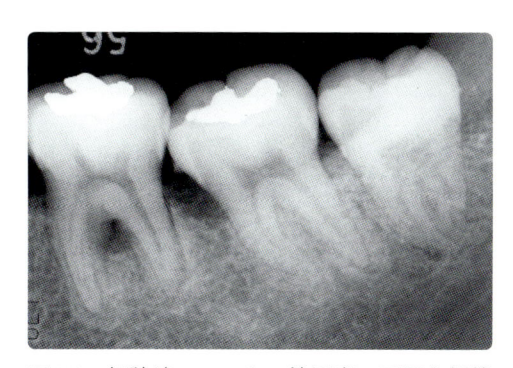

図143　初診時のエックス線写真．下顎左側第一大臼歯根分岐部には，近遠心の骨レベルより根尖側まで骨吸収が認められる．

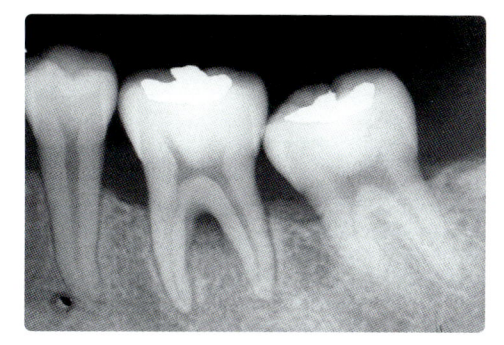

図144　術後6か月のエックス線写真．下顎左側第一大臼歯の根分岐部病変は近遠心の骨レベル近くまで改善がみられる．

GTR法で使用するメンブレンには，コラーゲンや乳酸／グリコール酸共重合体を成分とする吸収性膜とexpanded-polytetrafluoroethylene：e-PTFEからなる非吸収性膜がある．非吸収性膜は，術後4～6週間後にメンブレン除去のための二次手術を必要とする．さらに，吸収性膜であるコラーゲン膜と比較すると，術後にメンブレンの露出が生じやすいといった報告があり，術後の経過観察には注意が必要である．メンブレンが露出した場合には，感染がないかどうか確認をして，感染がない場合には術野を清潔に保ち，排膿などの感染の徴候が認められる場合には，メンブレン除去が必要となる．吸収性膜が術後に露出した場合は，メンブレンが吸収して感染の危険性が少ない．初心者にとっては，コラーゲン膜などの吸収性膜が扱い易いであろう．

（2）エナメルマトリックスデリバティブの応用
　歯根は歯冠が形成された後，ヘルトウィッヒ上皮鞘が形成され，そこから分泌されるエナメルマトリックスタンパク質により間葉系細胞が誘導され歯根形成が促される．この原理を応用したものがエムドゲイン®ゲルである．すなわち，歯周疾患で破壊された歯周組織に幼若ブタ歯胚より抽出されたエナメルマトリックスデリバティブを塗布することにより，歯周組織の再生を図るものである．
　エムドゲイン®ゲルの適応症は，製品の添付資料によると，歯周ポケットの深さが6 mm以上，エックス線写真上で深さ4 mm以上，幅2 mm以上の垂直性骨欠損(根分岐部を除く)とされているが，ほぼ，GTR法と同様と考えられている．多くの文献にでは，GTR法とエムドゲイン®を用いた場合にその効果には大きな違いは認められていない．
　＜術式＞(図145～151)
　1．局所麻酔
　2．歯肉を可及的にロスしないように歯肉溝切開を加える
　3．全層弁にて歯肉弁を剥離
　4．デブライドメント
　5．歯根面の処理(エッチング処理)：リン酸もしくはクエン酸などを用いて根面のスメア層を除去．その後，十分に生理食塩液にて洗浄
　6．エムドゲイン®ゲルを根面に塗布
　7．歯肉弁を復位し，歯肉弁に圧が加わらないように完全閉鎖
　術後は，抗菌薬および鎮痛薬の投与を行い，必要に応じて含嗽剤の使用を指示する．機械的な清掃は2週間程度，中止するよう指導する．術後7～14日に抜糸を行う．

症例（図145〜151）

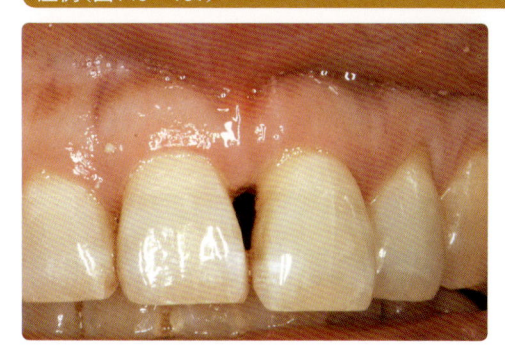

図145　上顎前歯部の術前の状態．

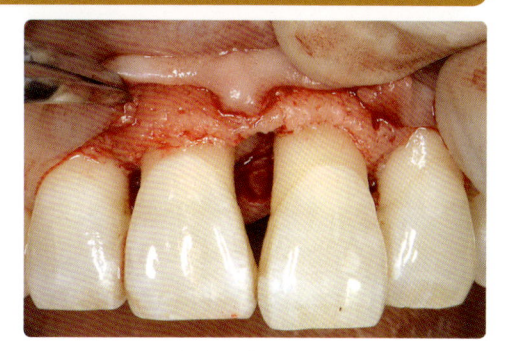

図146　上顎左側中切歯近心に3壁性の骨欠損が認められる．

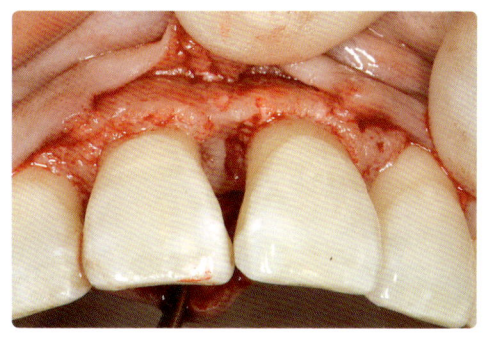

図147　上顎左側中切歯近心に3壁性の骨欠損が認められる．

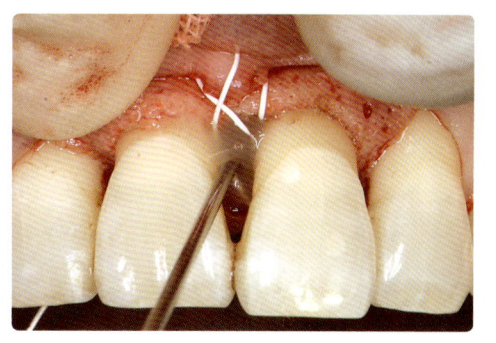

図148　根面処理後，エムドゲイン®を塗布．

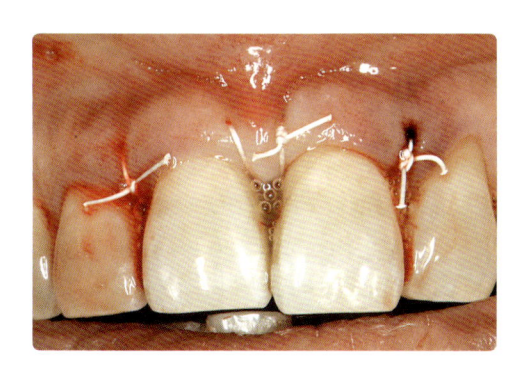

図149　歯肉弁を閉鎖．

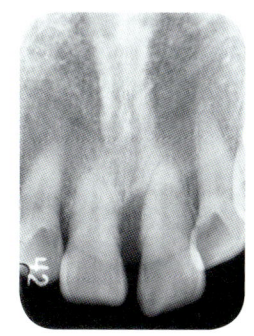

図150，151　左：初診時のエックス線写真．
右：術後1年のエックス線写真．

（3）骨移植術

歯周組織が破壊された部位への自家骨や他家骨を移植することによって歯槽骨の再生が得られると報告がある．本邦では，自家骨やハイドロキシアパタイトなどの人工骨やウシ骨由来の移植材が使用されてきた．諸外国では，さまざまな同種他家移植材やウシ由来移植材などが多く使用されているが，本邦では厚生労働省の認可が得られていない製品が多い．

自家骨の採取部位は，主に口腔内から採取することが多い．上顎結節，下顎最後臼歯遠心や下顎枝，骨隆起部，無歯顎歯槽堤部などから採取する．採取は，チゼルやボーンスクレーパー，破骨鉗子，トレフィンバーなどを用いて採取する．

骨移植の適応症は，移植骨を維持できるような3壁性骨欠損が望ましい．また，GTR法と併用して骨移植が行われ，良好な成績も報告されている．

＜術式＞（図152～155）

1．局所麻酔
2．歯肉を可及的にロスしないように歯肉溝切開を加える
3．全層弁にて歯肉弁を剥離
4．デブライドメント
5．移植骨片の採取
6．骨を欠損部に移植
7．歯肉弁を復位し，歯肉弁に圧が加わらないように縫合して完全閉鎖

術後は，抗菌薬および鎮痛薬の投与を行い，必要に応じて含嗽剤の使用を指示する．機械的な清掃は2週間程度，中止するよう指導する．術後7～14日に抜糸を行う．

（4）再生療法のポイント

再生療法であるGTR法，エムドゲイン®ゲル，骨移植術を成功させるためには，可及的に歯肉を保存することが必須である．さらに，徹底したデブライドメントを行い，しっかりと出血のコントロールをする．その結果，歯根面および骨欠損の状態が確認できる．この状態で，それぞれの選択した再生療法を行い，歯肉弁にて完全に閉鎖をすることが重要である．さらに，再生療法を行うにあたっては，通常のフラップ手術が確実に行えることが術者の条件となる．確実な処置を行うには，日々のトレーニングが必須である．

症例（図152〜155）

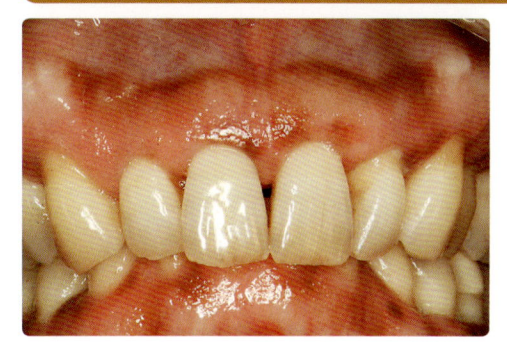

図152　上顎前歯部の術前の状態.

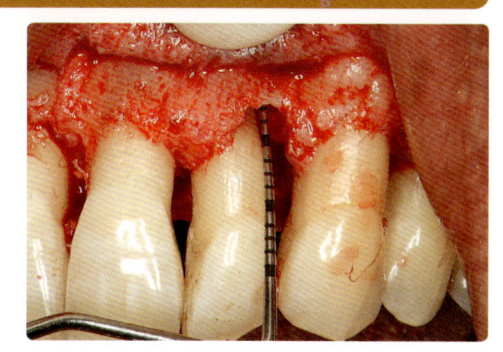

図153　左側側切歯遠心に垂直性骨欠損が認められる.

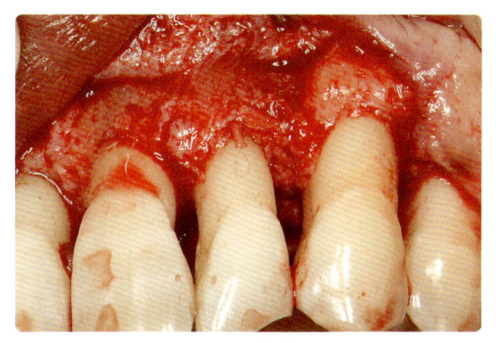

図154　自家骨を移植.

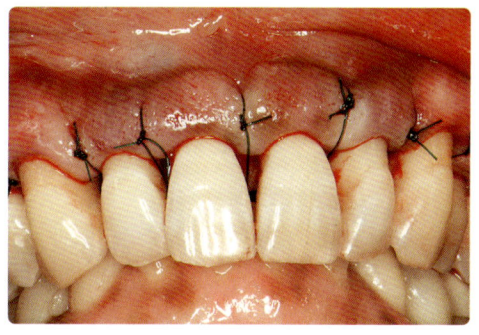

図155　歯肉弁を閉鎖.

クラウンブリッジ | SECTION 4

SECTION 4 クラウンブリッジ

1. 医療面接

　適切な診療計画を立案するためには患者の問題を的確に把握することが必要である．具体的には医療面接，診察，および検査の一部を行って情報を収集し，そこから問題を抽出してプロブレムリストを作成する．プロブレムリストは計画立案から治療，メインテナンスに至るまでの「配慮すべき事項」となる．よって患者の抱える問題を正しく把握した質の高いプロブレムリストを作成することは重要である．この章ではプロブレムリストの作成方法を中心に，医療面接や診察について考える．

1）医療面接

　医療面接を行うことによって主訴，現病歴，既往歴，社会歴，家族歴などを適宜患者から聞き出す必要がある．

2）診察

　診察は全身的診察，口腔外診察，口腔内診察に大別される．全身的診察には患者の表情や精神状態，口腔外診察には咀嚼筋および顎関節の診察，口腔内診察項目には視診，触診，打診，温度診などが含まれる．検査には歯列，下顎運動，模型，エックス線，咀嚼能力，咬合接触，構音機能検査などがある．

3）プロブレムリストの作成

　プロブレムリストの作成にあたっては，医療面接や診察で得られた数多くの情報を整理する必要がある．表1にプロブレムリストと関連する医療面接，診察および検査項目をまとめた．使い方としては，該当する項目にチェックを入れ，回答できない項目については，次回来院時に「情報の入手方法」に従って，情報を収集する．チェックのついた項目を集めることで一般的なプロブレムリストが作成できる．症例に応じて項目の追加，削除を行いながら活用していただきたい．

表1　プロブレムリスト

チェック	項目	情報の入手方法	詳細
	＜全身，背景に関する問題＞		
□	処置や投薬をするうえで問題となる全身的疾患がある	医療面接 全身的診察	現病歴，既往歴 患者の表情，動作
□	クラウンブリッジの製作に考慮すべき職業的，社会的背景がある	医療面接	社会歴
□	精神的な問題がある	医療面接 全身的診察	主訴，現病歴，既往歴，家族歴 患者の表情，精神状態
	＜口腔に関する問題＞		
□	審美的な不満がある	医療面接	主訴，現病歴
□	顎関節に症状がある	口腔外の診察	咀嚼筋，顎関節
□	現在の咬頭嵌合位に問題があることが疑われる	医療面接 口腔内診察 検査	現病歴 下顎運動検査，模型検査，咬合接触検査
□	咬合誘導様式に問題があることが疑われる	口腔内診察	誘導様式の検査
□	咀嚼機能に問題がある	医療面接 口腔内診察 検査	現病歴 咀嚼能力検査，咬合接触検査
□	発音機能に問題がある	口腔内診察 検査	 構音機能検査
□	ブラキシズムなどの異常習癖が疑われる	医療面接 口腔内診察 検査	現病歴 下顎運動検査，模型検査
□	う蝕罹患傾向が高い	医療面接 口腔内診察 検査	家族歴，既往歴 エックス線検査
□	口腔清掃状態が不良である	医療面接 口腔内診察	既往歴，社会歴
□	歯列の形態に異常がある	口腔内診察 検査	 模型検査
□	歯周組織に異常がある	口腔内診察 検査	 エックス線検査，歯周組織検査
□	歯冠や歯根，軟組織の形態に異常がある	口腔内診察 検査	 エックス線検査，模型検査

2. 検査, 診断, 診療計画

プロブレムリストの作成を終えたら, 診療計画を立案する. 診療計画はのちに変更や修正が必要になることもあるが, だからといって計画が大まかすぎると, 補綴装置を製作する段になってはじめて問題に気づく場合がある. とくに多数歯に及んだり, 複雑なクラウンブリッジの症例ではなるべく詳細かつ具体的な計画を作成することが望ましい.

1) 検査と診断

クラウンブリッジの診療計画作成にあたっては関連する部位についての詳細な検査と診断が必要になる. 検査項目については表2に示した.

2) ブリッジの設計

ブリッジの設計には部位だけでなく, 材料や咬合様式についての内容も含まれる. 設計すべき項目を表2にまとめた. 表2の使い方については, まず各支台歯, 欠損部位, および歯列について表に示した項目の検査を行い, 結果を記入する. これを参考に設計の項目について検討し, 最後に確認事項と照らし合わせて問題がないことを確認し, 設計が完成する.

多数歯のブリッジや難症例についてはこの時点でワックスアップを行うことを推奨する. ワックスアップを行うことにより, ブリッジの歯冠形態, 支台歯形態が具体的に把握でき, 支台歯の抜髄が必要, 対合歯の削除が必要などの予測にも役立つ. 診断用ワックスアップには他にも以下に述べる多くの利点がある. 患者へブリッジの設計を説明するのに用いると一般的な患者説明用模型や図示に比較してわかりやすい. プロビジョナルレストレーション製作の際にはシリコーン材料などで陰型を採得, レジンを注入することで, チェアタイムが短く, 形態の付与が容易になる. プロビジョナルレストレーションが破折したり咬耗した場合の再製作も容易である. 支台歯形成の際には陰型を割断したものを口腔内に挿入することにより, 削除量の確認を行うガイドとして利用することができる. また補綴装置を製作する際に歯科技工士に渡すことで, プロビジョナルレストレーションを補綴装置の形態に反映することができる(図1).

しかし, 検査項目の中には治療により変化する可能性があるものもあり, 設計に苦慮することも多い. たとえば, 初診時に動揺度の大きかった支台歯が治療の進行に伴って咬合が安定して動揺度が小さくなる, 歯の保存の可否についてう蝕の除去や根管治療をしてみないと判断が難しいといった場合である. このような場合にもプロビジョナルレストレーションの活用が有効である. ブリッジを設計後, 早期にプロビジョナルレストレーションを装着することで, う蝕や歯周疾患の処置, 補綴前処置を行っている間に使用することが

表2　ブリッジの設計

＜検査＞

◆各支台歯について

う蝕，歯質欠損の大きさ	なし	小	大
歯冠歯根比	良	普通	不良
歯冠長	長	普通	短
根尖周囲組織の異常	なし		あり
辺縁歯周組織の状態	なし		あり
動揺度	（　　　　　）		
ポストの状態	（　　　　　　　　　　）		
歯冠の傾斜，位置異常	なし		あり
対合歯の材料	（　　　　　　　　　　）		
対合歯の挺出	なし		あり

◆各欠損部について

欠損の近遠心径	短	普通	長
顎堤の形態	（　　　　　　　　　　）		
付着歯肉	多		少

◆歯列について

　術前の誘導様式

　　前方運動時の接触部位 ─────┼─────

　　右側方運動時の接触部位 ─────┼─────

　　左側方運動時の接触部位 ─────┼─────

＜設計＞

ブリッジの歯式　─────┼─────

術前の咬頭嵌合位の変更	なし	精査後決定	変更必要
誘導様式の変更	なし	変更必要（　　　　　　　　）	
使用材料	（　　　　　　　　　　）		
咬合面	金属	前装用レジン	陶材
頰側（唇側）	金属	前装用レジン	陶材（カラーの形態：　　）
舌側（口蓋側）	金属	前装用レジン	陶材
ポンティック基底面	金属		陶材
ポンティック基底面の形態	（　　　　　　　　　　）		
対合歯歯冠形態修正の必要性	なし		あり（咬合調整・歯冠修復）

＜確認事項＞

☐支台歯の負担能力（歯根，歯周組織）に問題がない
☐支台歯への負担が大きすぎない（欠損の位置，大きさ）設計である
☐ブリッジの着脱方向に問題がない
☐診断名に対応した設計である
☐プロブレムリストに配慮した設計である

できる．この間に歯周組織の変化，動揺度の変化，審美，発音，咀嚼機能，清掃性，咬合などの評価を行い，問題があれば設計を修正または変更する．とくに難しい症例においては，プロビジョナルレストレーションを活用することが，ブリッジの設計を評価するのに役立つ．

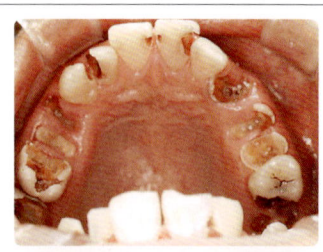

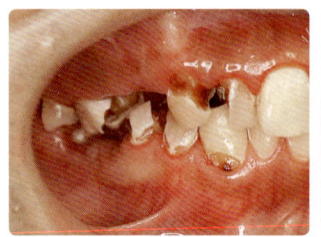

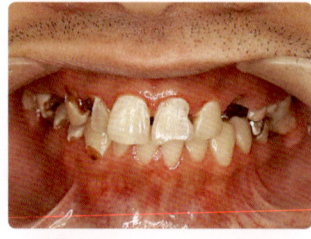

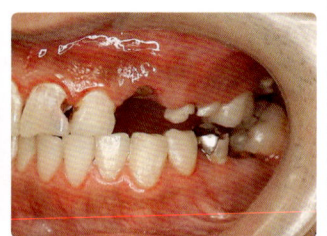

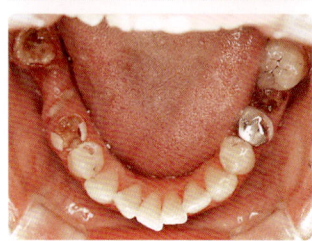

a：初診時の口腔内写真．多数歯にう蝕が認められる．

- 審美的な不満がある．
- 現在の咬頭嵌合位が不安定である．
- 咬合誘導様式に問題があることが疑われる．
- 咀嚼機能に問題がある．
- う蝕罹患傾向が高い．
- 口腔清掃状態が不良である．
- 咬合平面に不正がある．

b：作成したプロブレムリスト．

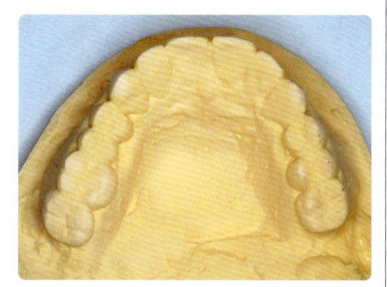

c：診断用ワックスアップから作製した複模型．この症例では検査後まもなく診断用ワックスアップを行い，プロビジョナルレストレーションを作製した．う蝕などの処置が長期に及ぶことが予想されるが，プロビジョナルレストレーションが咬耗や破損をしても複模型からただちに再製作することができる．

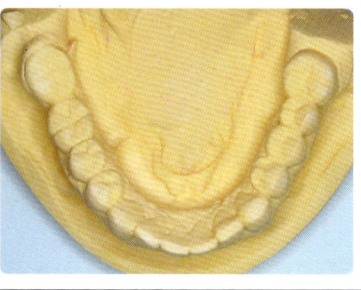

図1　診断用ワックスアップ．

3．治療基本技術

1）支台歯形成

補綴治療を行ううえでもっとも基本的で重要な処置であり，支台歯形成の状態により補綴装置の良否が決まる（図2〜7，表3）．

> ＜支台歯形成のポイント＞
> ①軟化象牙質の徹底除去
> ②補綴物を着脱可能とするためアンダーカットがない形成
> ③対合歯との十分なクリアランス
> ④補綴装置の種類に適した形成（フィニッシュラインの形態，設定位置，削除量など）
> ⑤フィニッシュラインの連続性
> ⑥補綴物の十分な維持力
> ⑦必要最小限かつ十分な支台歯の削除

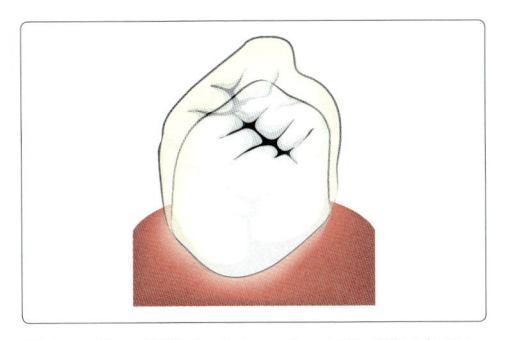

図2　歯の形態を"ミニチュア"（縮小）化した形成．しかし，アンダーカットのない形成．

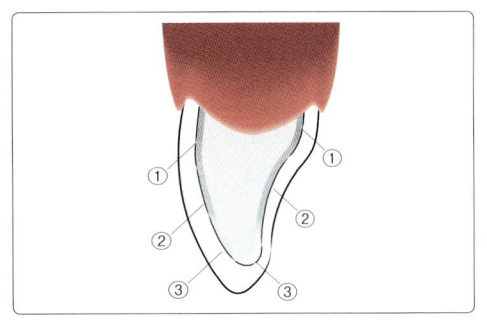

図3　支台歯の模式図．前歯部では唇側，舌側とも三面形成とする．①舌側の第1面と平行（テーパー6°）にし，維持形態とする．②唇側：色調再現のため．舌側：機能，清掃性，発音などを考慮する．③色調再現．抵抗形態．

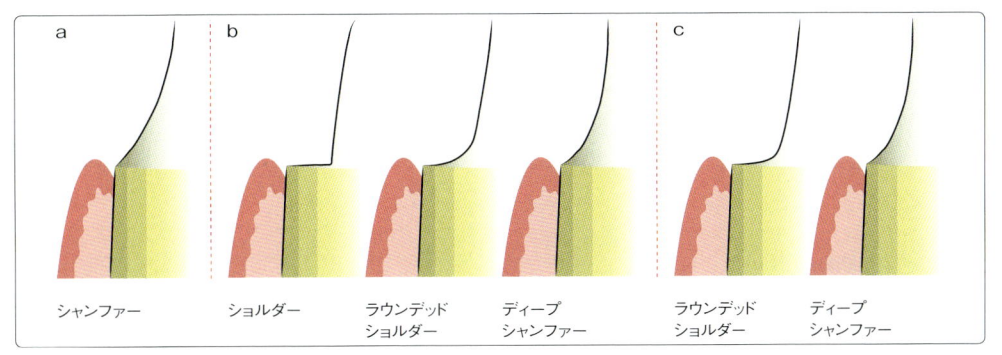

図4　各修復物に推奨される支台歯フィニッシュライン形態．a：全部金属（鋳造）冠．b：陶材焼付（鋳造）冠．レジン前装（鋳造）冠．c：オールセラミッククラウン．

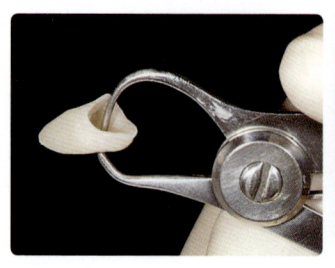

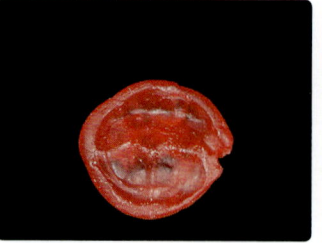

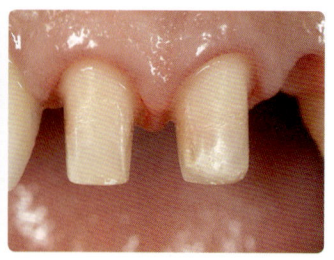

図5 プロビジョナルレストレーションを活用し，削除量の確認．
図6 ワックスなどによる咬合面削除量の確認．
図7 支台歯形成の終了した支台歯．

表3 各クラウンの支台歯形成概要

	フィニッシュラインの設定位置	フィニッシュライン部の削除量	軸面部の削除量	咬合面の削除量
全部金属冠	歯肉縁	0.5～0.8mm	1.0～1.2mm	1.0～1.5mm
前装冠	歯肉縁下0.5～1.0mm	1.0～1.2mm	1.5～2.0mm	1.5～2.0mm
オールセラミッククラウン	歯肉縁上～歯肉縁下0.5mm*	1.0～1.2mm	1.5～2.0mm	1.5～2.0mm

＊使用するセラミック材料により異なる点に注意．項目：「オールセラミッククラウン」⇒p.440を参照．

2）精密印象採得

補綴物の適合精度に，最終精密印象採得の成否が大きく影響を及ぼす．とくに，支台歯フィニッシュラインを歯肉縁下に設定する場合には，印象採得の難易度は上がる．不適合な補綴物を装着すると歯周組織に対し，為害作用を生ずることになる．そのため，精密印象採得は非常に重要な治療ステップの一つである．

（1）支台歯周辺の歯周組織のコントロール

まずは，精密印象採得前に歯周組織が健康でなければいけない．歯周組織に炎症がある場合は，正確な印象採得は難しくなり，かつ，術後の歯肉の予知性は低くなる．そのためには，印象採得前の歯周組織のコントロール（スケーリング，適合のよいプロビジョナルレストレーションの装着など）を徹底する必要がある．

（2）適切な歯肉圧排

支台歯の最終印象で採得すべき部位は，支台歯形成面，フィニッシュラインおよびフィニッシュラインより下の根面部である（図8）．そのためには，フィニッシュラインを明確にするための適切な歯肉圧排が非常に重要になる（図9～11）．

SECTION 4　クラウンブリッジ

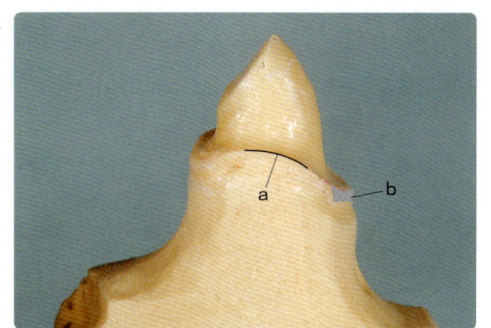

図8　a：フィニッシュラインが一線で明確に再現されている．b：歯根面の印象範囲．この部分が再現されることにより，クラウンの頬側歯肉縁下からのカントゥアが付与しやすくなる．

歯肉圧排（図9～11）

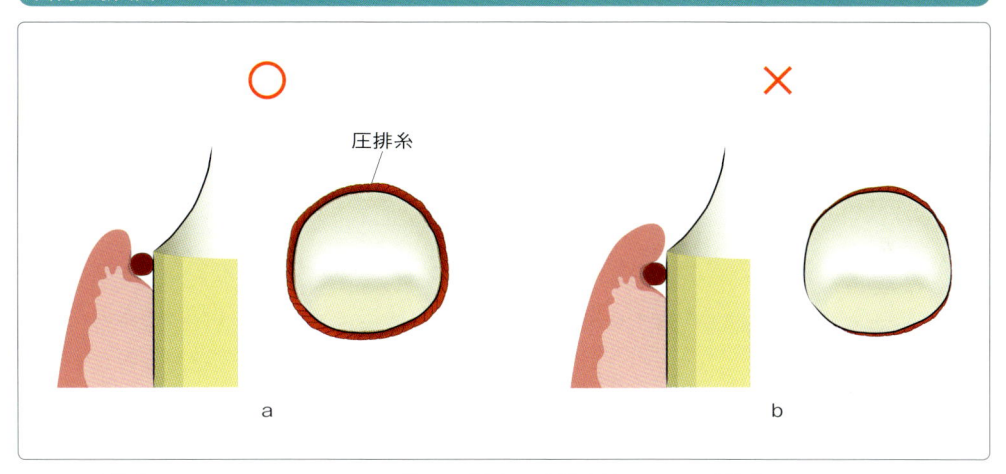

図9　圧排糸はフィニッシュラインの横に"置く"感覚を持つ．a：圧排糸がフィニッシュラインの真横に位置する．上方から見ると支台歯全周にわたり圧排糸が見える状態にする．b：圧排糸がフィニッシュラインから深く入りすぎている．上方から見ると辺縁歯肉が圧排糸の上に被さり，圧排糸が見えない状態．

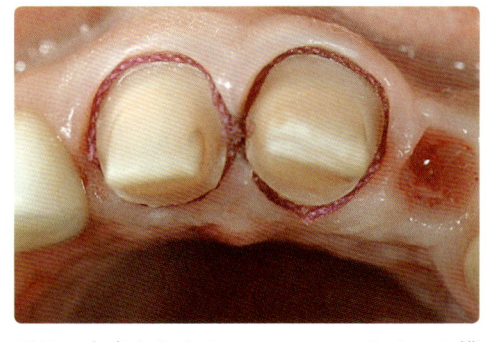

図10　上方からみてフィニッシュラインの横に圧排糸が観察できるようにする．

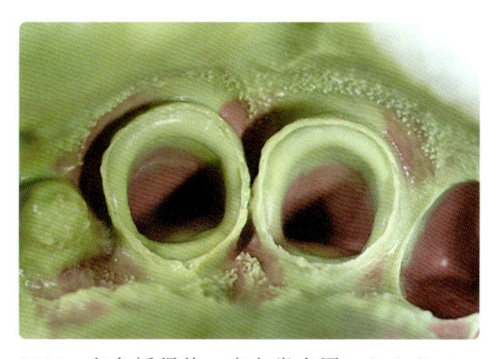

図11　印象採得後．支台歯全周にわたりフィニッシュラインと歯根面部の印象が採得されている．

429

（3）精密印象採得に適した印象材の使用

クラウンブリッジの精密印象採得には，主にシリコーンラバー印象材が使用される．永久ひずみが小さく，優れた弾性復元性を有するため，連合印象法や二重同時印象法により個歯トレーを使用せずに優れた精度の印象を採得できる．トレーとしては個人トレー，既成の金属トレーあるいはディスポーザブルのプラスチックトレーなどが使用される．

（4）顕微鏡下での印象面の確認

印象採得後ただちに，顕微鏡を使用して印象面の確認を行うことが重要である．印象のちぎれ，丸み，気泡，フィニッシュラインの連続性などを点検する．不備がある場合は躊躇せず，再印象採得を行う．

3）咬合採得

咬合採得は，患者，術者および材料が関与するために精度を上げることは難しいが，重要なことである．咬合採得の精度は，咬頭嵌合位の安定性，欠損歯数と形態，補綴装置の大きさなどによって決まってくる．まず，咬合採得時の患者の姿勢に注意しなければならない．通常の診療は水平位で行われるが，咬合位は，患者の姿勢やそのときの感覚によって影響されるので，咬合平面が床と水平になるように診察台を起こして採得するのが好ましい．採得材料は，ワックス，咬合採得用シリコーンラバー印象材，印象用石膏などが用いられる．ワックスは，安価で簡便であるが硬化時の収縮量が大きく，熱や応力によって変形しやすいため取り扱いには注意を要する．咬合採得用シリコーンラバー印象材は，精度が非常に高く，アンダーカットを適切に除去して使用する（図12～17）．

咬頭嵌合位が安定していても，咬合支持域が欠けている場合や，支台歯数が多い場合は，咬合床を利用して記録する（図18～20）．

咬合採得（図12～17）

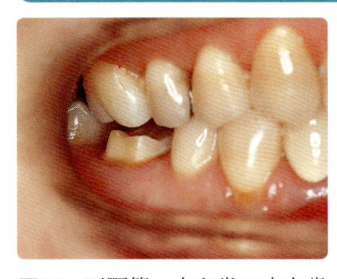

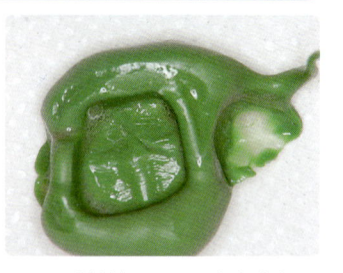

図12 下顎第一大臼歯の支台歯形成終了時の頰側面観．

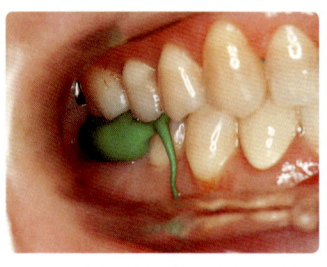

図13 咬頭嵌合位を咬合採得用シリコーンラバー印象材にて採得．

図14 単独冠なので支台歯部分のみの咬合採得．

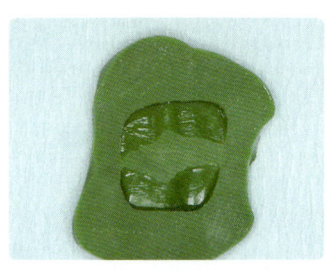

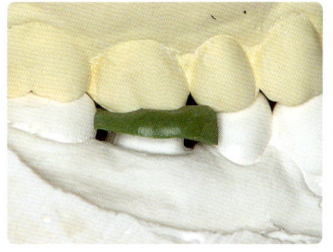

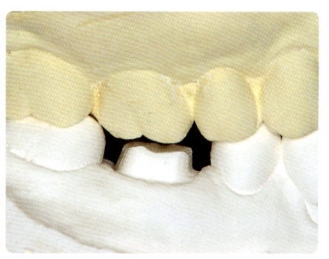

図15 トリミングの終了したインターオクルーザルレコード.
図16 上下顎の模型に適合したインターオクルーザルレコード.
図17 咬合器付着の終了した上下顎模型.

咬合床を用いた咬合採得（図18〜20）

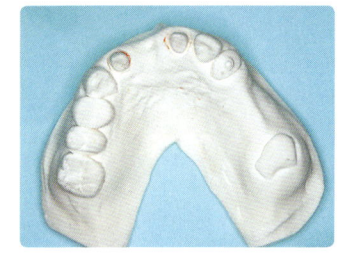

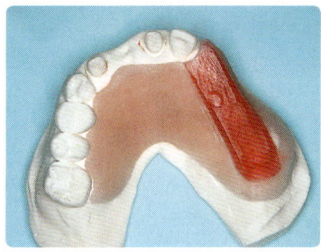

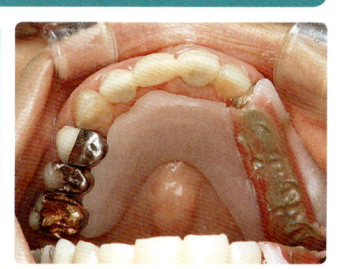

図18 上顎前歯部ブリッジを製作予定であるが，左側臼歯部の咬合支持が欠けている.
図19 咬合床を作製.
図20 咬合床を用いた咬合採得（前歯部テンポラリーブリッジを装着した状態で採得）.

4）色調の選択と伝達

(1) 色調の評価法

　歯冠色材料を使用した補綴装置を用いて機能を回復する場合，歯列に調和した色調を有する補綴装置を製作することが重要である．そのためには，色調の選択，色調の伝達そして補綴装置の色調の再現が必要となる．色調を評価する前に，色の参考となる歯に対して，歯面清掃を行うことが重要である（図21）．色調を評価する方法は，シェードガイドや色見本を用いて人の目で判断する視感比色法（図22）と，光電色彩計や分光測色計などの測色装置を使用した器械測色法（図23）がある（表4）．視感比色法は，簡便な方法であるが，術者の主観，経験，色彩感覚および周囲の環境に影響されるので限界をよく理解して行わなければならない．

　器械測色法は，装置の精度向上に伴い，歯冠の微細な部位を精度よく測色することが可能である．また，得られた色彩学的情報が数値化されるので，客観的に評価できる利点もある（図24）．

色調の評価法（図21〜24，表4）

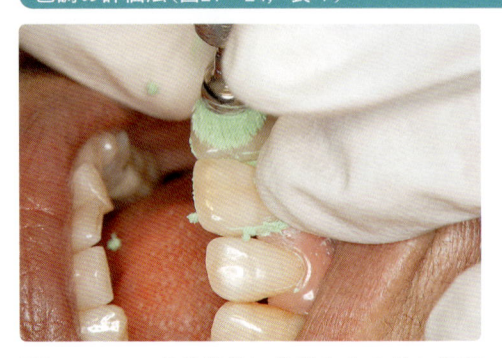

図21　シェード決定前に参考となる歯の歯面清掃を行う．

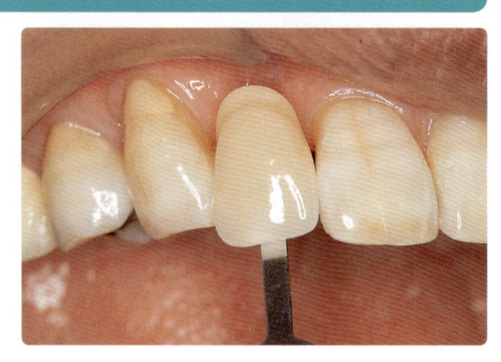

図22　シェードガイドを用いた色調の決定（視感比色法）．

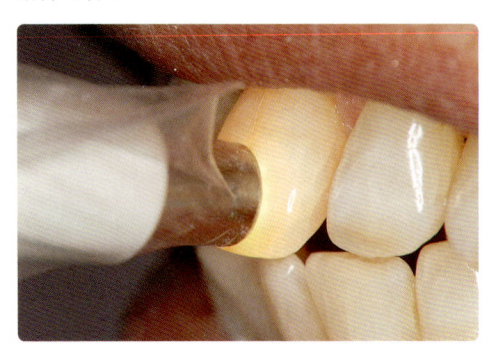

図23　分光測色計（ビタイージーシェード）を用いた色調の決定（器械測色法）．

表4　視感比色法と器械測色法の比較

	視感比色法	器械測色法
簡便さ	簡便	器械が必要であり煩雑
客観性	やや有り	有り
費用	低い	高い

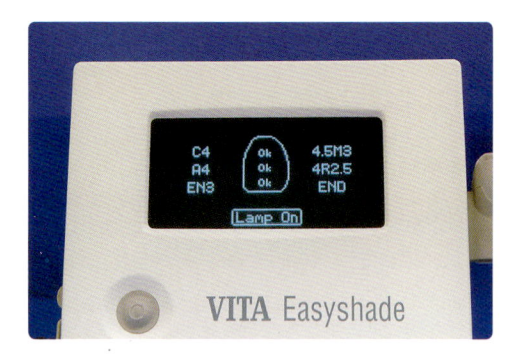

図24　分光測色計で得られた色調の値．

（2）色調の伝達方法

　視感比色法や器械測色法で選択された色調は，技工指示書を介して歯科技工士に伝達される．術者と歯科技工士が使用するシェードガイドは，あらかじめ同じものを使用するよう打ち合わせを行う必要がある．歯面の部位によって異なるシェードが選択された場合は，その詳細やスケッチを技工指示書に記入する必要がある．また近年では，口腔内撮影用デジタルカメラの進歩とフィルムレス化に伴い，容易に口腔写真を歯科技工士に送付することが可能となってきているので，参考の写真も送付することが好ましい．

5）試適，仮着，合着

（1）試適

　クラウンやブリッジの完成後，口腔内の試適の前に模型上で確認する．とくに，クラウン内面の気泡や支台歯模型とクラウン辺縁部の適合，形態や豊隆，前装部の審美性，ポンティックの形態などは，問題がないかあらかじめ確認しておく．

　試適の際は，最初に隣接歯間関係の調整を行う．隣接歯間関係を検査するには，デンタルフロス，咬合紙，コンタクトゲージなどが用いられる．コンタクトゲージは，3種の厚さの異なる金属板を歯間部に挿入して接触状態の強さを定量的に測定する．緑色の50μmのゲージが挿入可能で黄色の110μmのゲージが挿入不可能である接触状態の強さが望ましい(図25)．適合状態の確認は，探針を用いて補綴装置の辺縁部を擦過して行う．探針が補綴装置辺縁に引っかかるようであれば，シリコーンラバー製適合試験材料を使用し，補綴装置内面をチェックする．材料をクラウン内面に入れ，支台歯に圧接する(図26)．材料が硬化したらクラウンを口腔外に取り出して内面を点検する．適合試験材がすべての部分で一様に薄い膜となっていれば合格である(図27)．特定の部位の金属が露出した状態や適合試験材に孔があいた場合は，その部位を鉛筆などでマークし，削合調整を行う．

試適（図25～27）

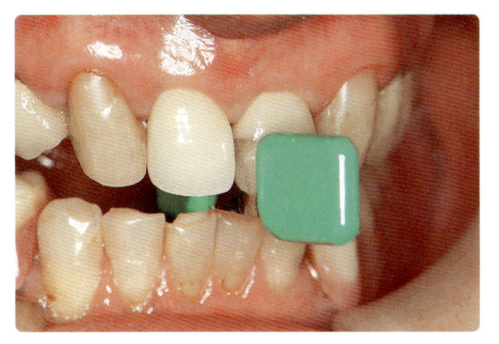

図25　コンタクトゲージによる隣接歯間関係の検査．

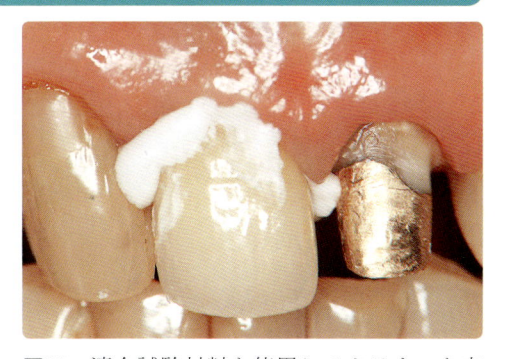

図26　適合試験材料を使用してクラウンを支台歯に圧接した．

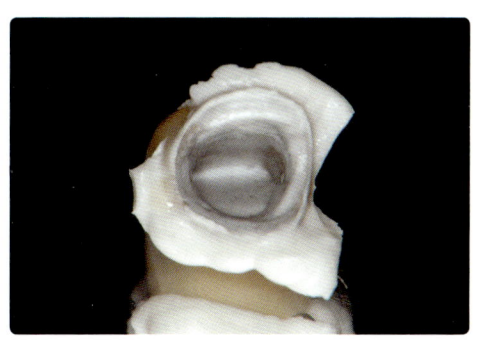

図27　クラウン内面の均一な適合試験材料．

仮着（表5，図28）

表5　仮着の必要があると思われる場合

〈術者側〉	・患者側に高度な要求がある場合 ・歯間ブラシなどによる清掃性を確認したい ・自浄性を確認したい ・咬合状態を確認したい ・歯周組織の状態を確認したい
〈患者側〉	・形態や色調を日常生活の中で確認したい ・機能的に満足できるか確認したい ・以前，補綴装置を入れて舌や粘膜に違和感があった

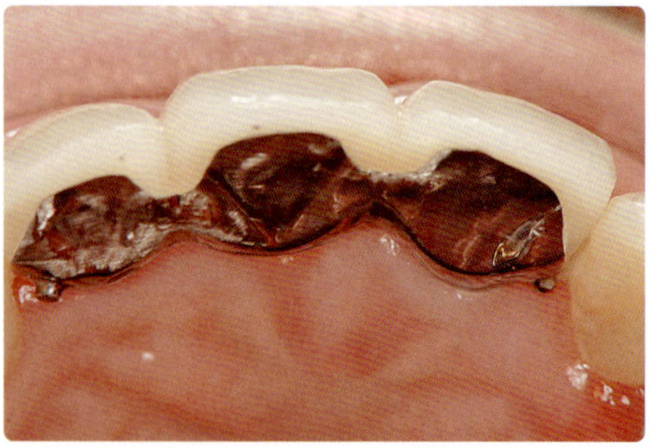

図28 仮着中の硬質レジン前装冠ブリッジ．補綴装置の遠心部に撤去用突起を設けてある．

（2）仮着

試適，調整の終了したクラウンやブリッジは，通常トラブルがなく良好な経過が見込まれる場合は，合着を行う．しかし，術者や患者に不安な要素があれば，補綴装置を仮着して経過観察を行う（表5）．補綴装置の仮着は，プロビジョナルレストレーションと異なり，装置の適合が良好で変形しないため撤去が困難になることがある．そのため補綴装置には舌などを障害しない位置に撤去用突起を付与しておく必要がある（図28）．また仮着材は，撤去時を考慮して硬化後の強度が高くない材料を選択する．

（3）合着

合着とは，歯冠修復物や補綴装置を窩洞や支台歯に結合させる操作のことであり，その際に使用される材料を合着用セメントという．また接着性モノマーを含有し，歯質や金属などに化学的に結合するセメントを接着性レジンセメントという．

接着ブリッジやオールセラミックスによる補綴処置を行う場合，接着性レジンセメントを使用する．接着性レジンセメントは，組成からMMA系レジンセメントおよびコンポジット系レジンセメントに分類される．12％金銀パラジウム合金を用いた接着ブリッジには，4-META/MMA-TBBレジンと硫黄化合物を含有したプライマーを使用することにより良好な耐久性を示すことが知られている[1]．

オールセラミックスによる補綴装置の装着には，コンポジット系レジンセメントを使用する．補綴装置に対する前処理として，シリカ系の陶材が使用されている場合は，フッ化水素酸によるエッチングとシランカップリング処理が有効であり[2]，アルミナやジルコニアといった高強度セラミックスには，リン酸エステル系モノマーを含有したプライマーが有効である[3,4]．歯面処理の効果を確実にするためラバーダム防湿を行い，補綴装置を接着する（図29～31）．

合着（図29～31）

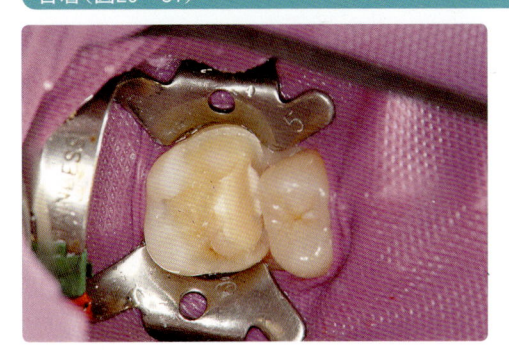

図29 補綴装置を接着するために支台歯にラバーダム防湿を行った．

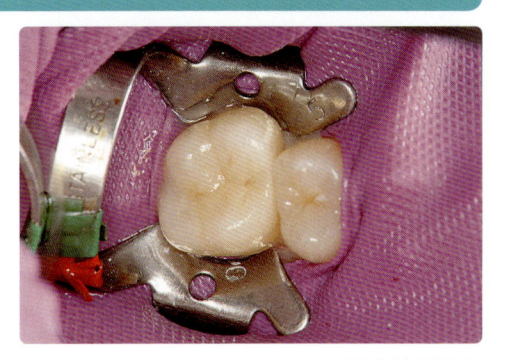

図30 オールセラミックによる部分被覆冠を装着（クラパールDCセメントを使用）．

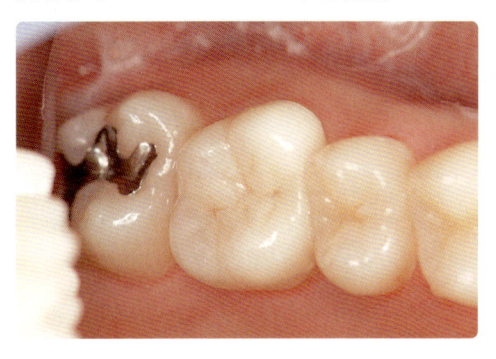

図31 補綴装置装着後の咬合面観．

＜参考文献＞

1）Matsumura H, Shimizu H, Tanoue N, Koizumi H. Current bonding systems for resin-bonded restorations and fixed partial dentures made of silver-palladium-copper-gold alloy. Japanese Dental Science Review 2011；47：82-87.

2）Ide T, Tanoue N, Yanagida H, Atsuta M, Matsumura H. Effectiveness of bonding systems on bonding durability of a prefabricated porcelain material. Dental Materials Journal 2005；24：257-260.

3）Yamada K, Koizumi H, Ishikawa Y, Matsumura H. Effect of single-liquid acidic primers on bonding of a composite luting agent jointed to a prefabricated alumina coping material. Nihon Hotetsu Shika Gakkai Zasshi 2008；52：189-193.

4）Koizumi H, Nakayama D, Komine F, Blatz MB, Matsumura H. Bonding of resin-based luting cements to zirconia with and without the use of ceramic priming agents. Journal of Adhesive Dentistry 2011, in press.

4．治療技術

1）陶材焼付冠（陶材焼付鋳造冠）

　陶材焼付冠での修復は，歯冠色材料を使用した修復方法ではもっとも応用頻度，応用範囲が広く，その予知性も高い．

（1）レジン前装冠との比較

　陶材焼付冠は，天然歯に似た色調と透明度，耐摩耗性，耐変色性，色調安定性に優れている．その反面，陶材の焼成に伴う繰り返し加熱によるメタルフレームのひずみや変形，製作に必要な技術と高価な設備，患者の経済的負担増などの欠点がある．
　一方，レジン前装冠は，材料や器具が安価で技工操作も簡単であり使用金属の限定がなく，製作時のひずみや変形は少ないが，耐摩耗性や強度，吸水性，耐変色性などの欠点がある．

（2）オールセラミッククラウンとの比較

　オールセラミッククラウンと比較して，適応範囲が広い，ろう着が可能である，装着材料に制限がない，金属弾性があるため応力集中による破折が生じにくいなどの利点がある．
　一方，コーピングとして金属を使用するためクラウンに光透過性がないため審美的に不利であるという欠点がある．

（3）審美的観点からのコーピング形態と支台歯形成

　陶材焼付冠は金属を使用するため上記のようなさまざまな利点があるが，その一方で金属があるため光透過性が完全に遮断されてしまうという審美的な面での欠点を持っている．そのために，クラウンマージンから歯周組織にかけて，審美性を損ねる"シャドウ"や"ブラックマージン"が生じる（図32）．したがって，マージン付近のコーピング設計に注意が必要である（図33～35）．

陶材焼付冠のコーピング形態と支台歯形成（図32～36）

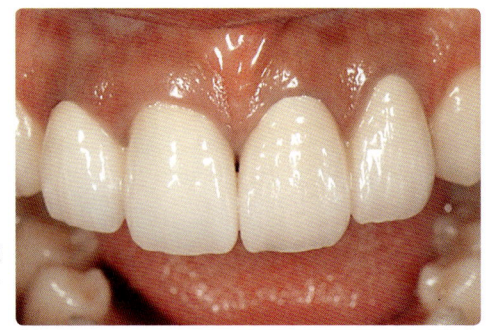

図32 "シャドウ"と"ブラックマージン"が認められる．このような歯肉の薄い症例では十分な注意が必要である．

図33 a：メタルマージン．b：インビジブルメタルマージン．c：ポーセレンマージン．

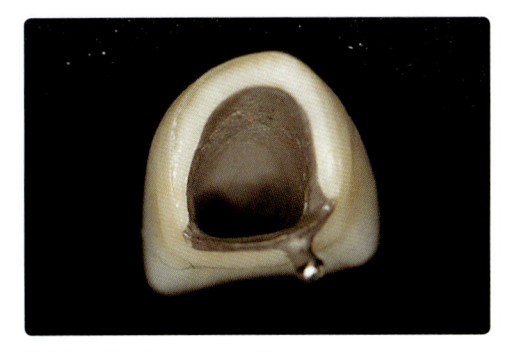

図34 ポーセレンマージン．

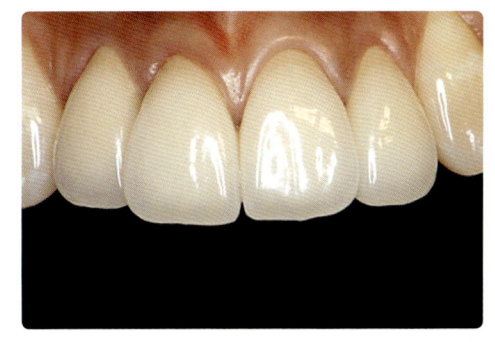

図35 口腔内にクラウンを装着した状態．歯肉の薄い症例でもこのように"シャドウ"のコントロールをすることが可能となる．

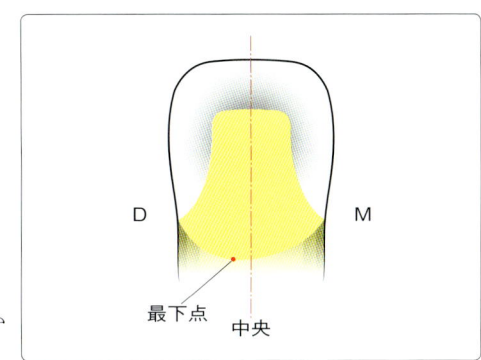

図36 フィニッシュラインの最下点は唇側中央からやや遠心に位置する．

　また，確実な歯肉縁下へのフィニッシュラインの設定が必須となる．これを怠ると，クラウン装着後早期に"ブラックマージン"が生じることになるので，十分な注意が必要である．その際に，フィニッシュラインの最下点をやや遠心に設定するのがポイントである（図36）．

2）ポーセレンラミネートベニア

ポーセレンラミネートベニアは比較的歴史の古い修復方法で，長期の安定した臨床成績が報告されている[1]．

（1）適応症
- エナメル質に限局した広範囲のう蝕
- 薬物などの副作用による変色歯
- 奇形や破折
- 発育不全による形態異常歯
- 歯間離開歯
- 捻転歯　など

（2）特徴

ポーセレンラミネートベニアの利点と欠点を表6に示す．

表6　ポーセレンラミネートベニアの特徴

利点	欠点
・全部被覆タイプのクラウンと比較して歯質削除量が少ない． ・麻酔の必要なし． ・歯髄に対する損傷少ない． ・二次う蝕になりにくい． ・アンテリアガイダンスを変化させない（上顎の場合）．	・適応症が限られる． ・接着のみに維持を求めている． ・破折の危険性がある． ・少なからず歯を削る．

（3）支台歯形成

エナメル質内の形成にとどめることが大原則である(図37)．ラミネートベニアは非常に薄く，歯質に接着させることで歯と一体化して機能するようになるため，接着に有利なエナメル質を保存することが重要である．フィニッシュラインの形態はシャンファーで，歯肉縁付近(エナメル質内)に設定する．ラミネートベニアの歯質削除量は非常に少ないが，ラミネートベニア製作に必要な厚みを確保することは非常に重要であり，"必要最小限"の歯質削除量が必要となる(図38)．

（4）装着方法

ポーセレンラミネートベニアの長期安定には確実な接着操作は必須である(図39)[1]．エナメル質とセメント間は強固な接着(エナメル接着)となることは広く知られている．ポー

ポーセレンラミネートベニアの支台歯形成（図37，38）

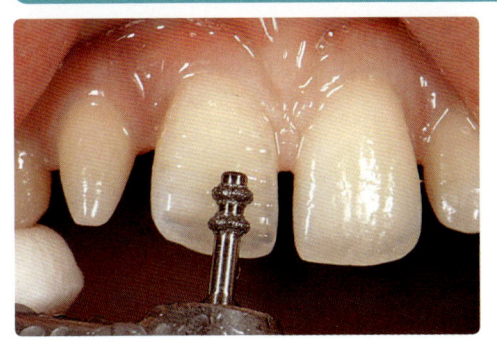

図37　このようなバーを使用することで，エナメル質内のガイドグルーブが付与できる．

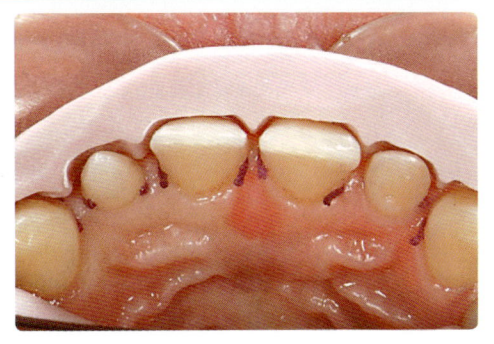

図38　支台歯形成用インデックスを使用することで，均一な厚みの削除量を把握することが必要となる．このようなインデックスを使用することで，必要最小限の支台歯形成が可能となる．

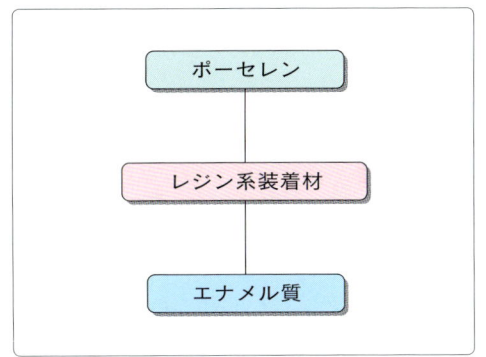

図39　ポーセレンラミネートベニアの接着には，ポーセレン・装着材および装着材・エナメル質間の安定した接着が必要である．

セレンとレジン系装着材料の接着には，ポーセレン内面に対する①フッ化水素酸処理（2.5〜10％，1分間），②シランカップリング処理の2つのステップを行うことで，確実な接着が得られる．

3）オールセラミッククラウン

オールセラミックスは，1980年代前半からロストワックス法を用いたキャスタブルセラミックス，プレッサブルセラミックスなどが開発され，その光透過性，透明性，製作の簡便性などから臨床応用されてきた．さらに，1990年代になるとCAD/CAM技術を応用し，高強度型セラミックスが臨床で多用されるようになってきた．オールセラミック修復物の特徴としては，金属を使用しないため修復物の光透過性に優れており，また，生体親和性に優れていて金属アレルギー患者への応用が可能である．

表7 歯科用セラミックスの分類

シリカベースド セラミックス	長石質系陶材（ポーセレンラミネートベニアなど） リューサイト強化型セラミックス（IPS Empress など） 二ケイ酸リチウム含有セラミックス（IPS e.max プレスなど）
ノンシリカベースド セラミックス	酸化アルミニウムセラミックス（In-Ceram，Procera など） 酸化ジルコニウムセラミックス（Katana，Cercon，Zeno など）

表8 歯科用セラミックスの比較

	機械的強度	光透過性	装着材料	咬合調整	フィニッシュラインの設定位置
シリカベースドセラミックス	大	高い	レジン系装着材料	口腔内	歯肉縁上～歯肉縁
ノンシリカベースドセラミックス	小	低い	従来型歯科用セメントあるいはレジン系装着材料	口腔外	歯肉縁～歯肉縁下0.5mm

（1）歯科用セラミックスの分類と比較

　歯科用セラミックスは，セラミックス中のシリカ含有量で大きく2つに分類される（表7）．シリカベースドセラミックス（シリカが15％以上含有）は，ノンシリカベースドセラミックスに比較して機械的強度は小さいが，光透過性に優れている（表8）．シリカベースドセラミックスは機械的強度が小さいため，支台歯にレジン系装着材料にて強固に接着する必要がある．さらに，装着前の咬合調整は基本的に禁忌である．一方，ノンシリカベースドセラミックスは強度が高いため，従来の陶材焼付冠と同様に試適時の咬合調整が可能で，装着材料もレジン系装着材料以外にも従来の歯科用セメントが使用できる．シリカベースドセラミックスはレジン系装着材料での装着が必須のため，フィニッシュラインを歯肉縁下に設定すると，余剰材料の除去が困難になる．しかし，ノンシリカベースドセラミックスはレジン系装着材料以外での装着も可能なため，フィニッシュラインの歯肉縁下への設定が可能である．また，高強度セラミックスであるノンシリカベースドセラミックスは，ブリッジ症例へ応用できる（図40，41）．

（2）オールセラミッククラウンの特徴

　前述した生体親和性，光透過性などの特徴があるが，さらに，陶材焼付冠のように金属をフレームワークとして使用しないため，歯頸部付近の"明るさ"が容易に再現することができる（図42）[2]．

オールセラミックブリッジ（図40，41）

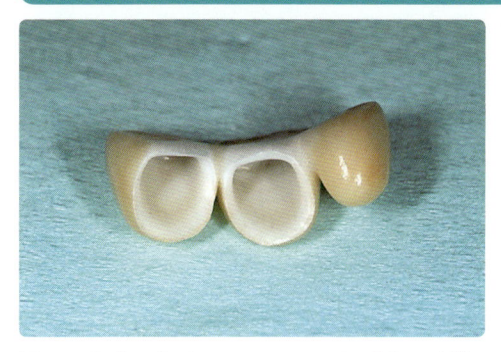

図40　完成したオールセラミックブリッジ[2]

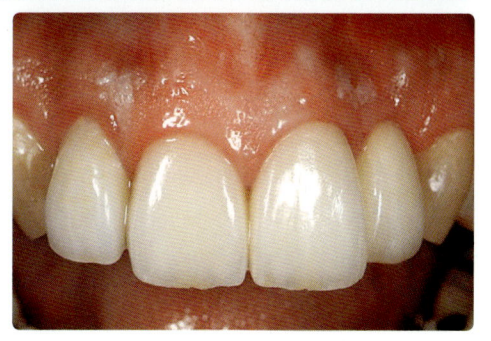

図41　オールセラミックブリッジ（ジルコニアセラミックス）[2]．

オールセラミッククラウン（図42，43）

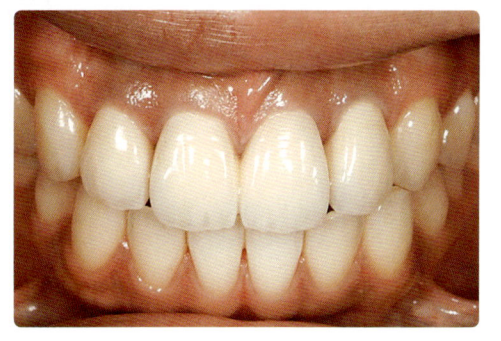

図42　オールセラミッククラウン（2+2の4歯）（項目：「陶材焼付冠」の図32症例の術後）．

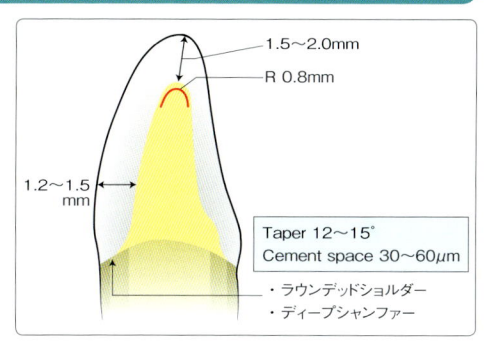

図43　オールセラミッククラウンの支台歯形成の概要図．

（3）支台歯形成

　オールセラミック修復物の支台歯形成は，従来の鋳造修復での支台歯形成の概念から切り離して考える必要がある．つまり，支台歯全体に"丸み"を付与する必要がある．さらに，CAD/CAMを用いてクラウンを製作する場合は，より"丸み"をつけるようにする．それにより，適合，破壊強度に有利であるといわれている（図43）．

4）レジンジャケットクラウン

　患者の審美的要求は，前歯部のみならず臼歯部にまで及んできているのが現状である．レジンジャケットクラウンの適応症は，主として前歯部および小臼歯部の単独の歯が対象である．小臼歯部を審美的に回復する症例では，硬質レジンジャケットクラウンが健保収載されており，費用の面から選択しやすい補綴装置であると考えられる（図44）．硬質レジ

ンジャケットクラウンの支台歯形成における辺縁形態は，全周にわたってラウンデッドショルダーもしくはヘビーシャンファー形態とする（図45）．削除量は咬合面で1.2～1.5mm，歯頸部で0.8～1.0mmとし，可及的に形成量が均一となるように行い，鋭利な部分は残さないようにする（図45，46）．形成された支台歯の高さは，最終補綴装置の歯冠長3/4～2/3程度が適切であり，1/2以下になると辺縁部に応力が集中し，破折の危険がある．装着時には，クラウン内面にシランカップリング処理を行い，レジンセメントにて装着する．装着後には，硬質レジンの物性により破折，咬耗，表面性状，表面の滑沢性などに注意しながら経過観察を行う（図47～49）．表面の滑沢性が失われてきた場合は，ダイヤモンド砥粒の含有した研磨剤などを用いて再研磨を行う．

硬質レジンジャケットクラウン（図44～47）

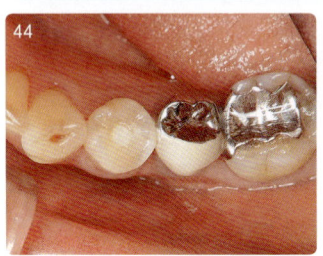

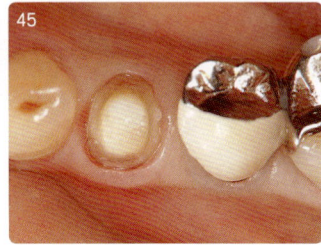

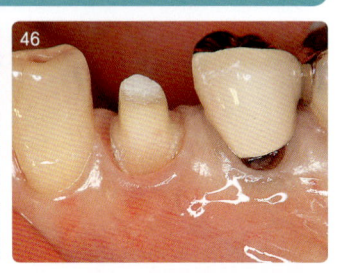

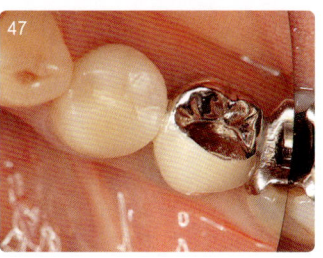

図44 歯内療法処置の終了した下顎左側第一小臼歯．患者は歯冠色の硬質レジンジャケットクラウンによる補綴処置を希望した．
図45 支台歯形成後の咬合面観．
図46 支台歯形成後の頬側面観．
図47 硬質レジンジャケットクラウン装着半年後の咬合面観．やや表面の滑沢性が失われている．

別症例（図48，49）

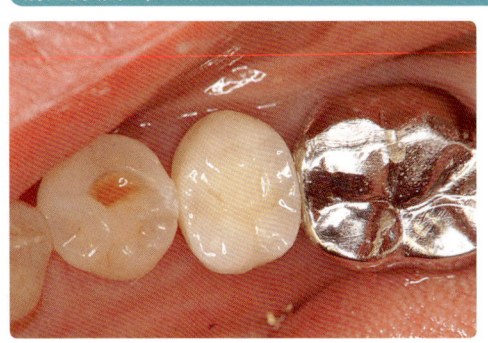

図48 硬質レジンジャケットクラウン装着後の咬合面観．
図49 装着から半年後の咬合面観．咬耗，滑沢性の消失などに注意しながら経過観察を行っている．

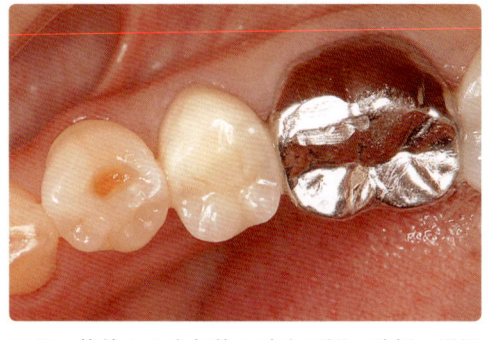

5）接着ブリッジ

　接着ブリッジの設計は，原則として1歯欠損が対象である．接着ブリッジの支台装置は，健全歯質が多い支台歯，実質欠損を伴わない支台歯に適用される．形成は原則としてエナメル質内にとどめ，削除量も必要最低限とする点が，従来の部分被覆冠との相違である（表9）．前歯部の形成は，保持形態を基底結節の中央に求める場合がある．切端咬合およびそれに近い症例は，上顎前歯の支台装置にとって障害の少ない症例と思われる．接着ブリッジのフレームに使用可能な合金は，Co-Cr合金および12%金銀パラジウム合金である．金属フレームの接着面は，アルミナ粉末を用いたサンドブラスト処理が有効である．サンドブラスト処理後，プライマーを金属接着面に滴下する．Co-Cr合金を使用する場合は，リン酸エステル系のMDPモノマーを含有したアロイプライマーやエステニアオペークプライマーが効果的である．12%金銀パラジウム合金を使用する場合は，硫黄化合物を含んだメタルタイトやV‐プライマー，アロイプライマーが有効である．装着材料は，重合開始剤を多く含むTBB重合開始系レジン（スーパーボンドC&B）を使用する（図50〜56）．

表9　前歯生活歯に用いられる支台装置の特性

	前装冠	3/4クラウン	接着ブリッジの支台装置
歯の削除量	かなり多い	中等度	少ない
局所麻酔	必要	必要	通常は不要
暫間被覆冠	必要	必要	不要か製作困難
装着前の処理			
支台歯	清拭	清拭	エナメル質のリン酸エッチング
鋳造体	清拭	清拭	サンドブラスト＋プライマー
装着材料	各種	各種	レジン系，コンポジット系
装着技術	簡便	簡便	習熟が必要
外観	自然観あり	不良	金属が露出する可能性あり

（松村英雄，田中卓男，田上直美．接着ブリッジの基本術式と臨床評価．日本歯科医師会雑誌 2008；61（4）：24より一部改変引用）

接着ブリッジ（図50〜56）

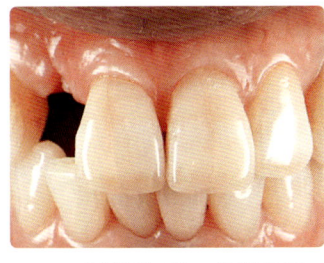

図50　上顎側切歯が歯根破折で抜歯となった症例．

図51　研究用模型の欠損部咬合面観（赤部：咬耗部分）．支台歯形成のデザインは咬耗部分を避けるように配慮した．

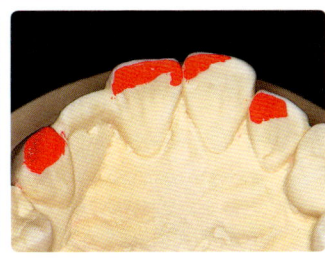

図52　上顎中切歯と犬歯における接着ブリッジ支台歯形成．支台歯形成前に咬合状態を咬合紙にて確認している．

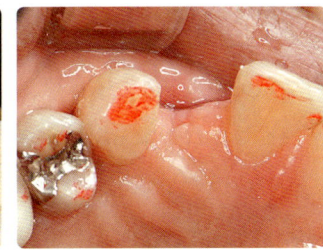

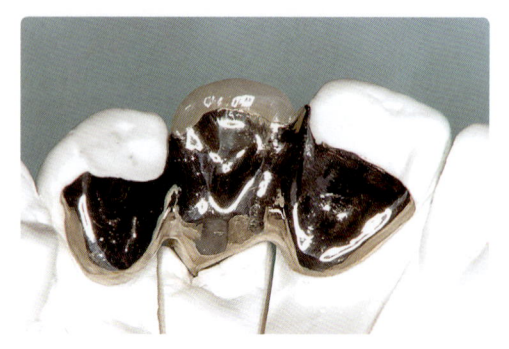

図53　完成した接着ブリッジの咬合面観.

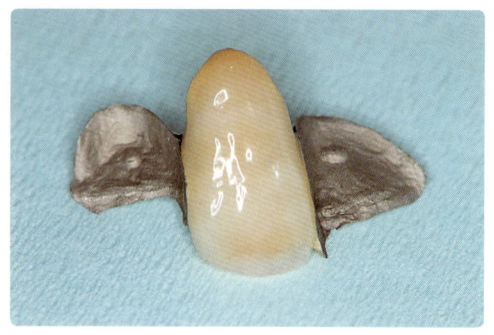

図54　12％金銀パラジウム合金製接着ブリッジ．前装部はエプリコード（クラレメディカル）．金属フレームにはサンドブラスト処理を行っている．

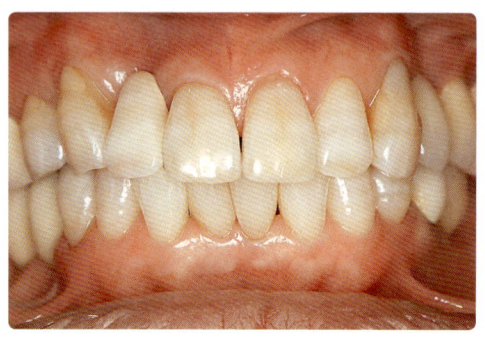

図55　接着ブリッジ装着後の正面観．装着材料は，スーパーボンドC＆B（粉末はオペークアイボリー）を使用した．

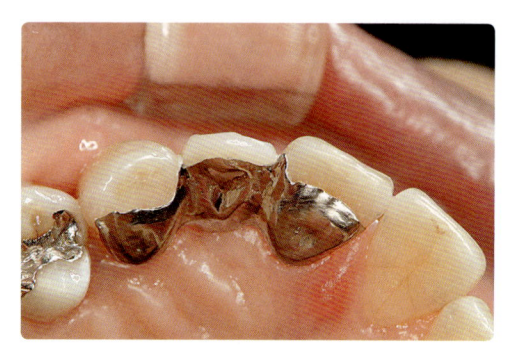

図56　接着ブリッジ装着後の咬合面観．

6）インプラントとクラウンブリッジ

　インプラント治療の利点の一つとして，可撤性補綴装置からクラウンブリッジタイプ（固定性）補綴装置への変換がある．クラウンブリッジタイプの上部構造において，適切な位置へのインプラント体埋入が重要であり，その埋入位置により上部構造の形態，審美性，清掃性などに影響を及ぼす．したがって，補綴主導型インプラント治療を行うことが必要であり，ステントなどを使用した検査，診断およびインプラント体埋入が必須である．

　以下にインプラント上部構造と通常の補綴装置との相違について述べる．

（1）被圧変位性

　被圧変位性に関しては，インプラント上部構造製作に際して，十分に配慮する必要があ

る．インプラント体周囲には天然歯に存在する歯根膜のような組織はなく，直接骨と結合している（オッセオインテグレーション）．そのため，インプラント上部構造の咬合関係，適合，隣接面コンタクト，使用材料などの点に注意を払う必要がある．

①咬合関係
- 天然歯とインプラントでは歯の変位量が異なるため，対合する歯と咬合した際に，軽い咬合時に天然歯と同等の咬合接触状態にすると，強く咬合した際にはインプラントの咬合接触が強くなることがある（図57）．そのため，天然歯の咬合接触よりも少し弱めの咬合接触を与えることが推奨されている．

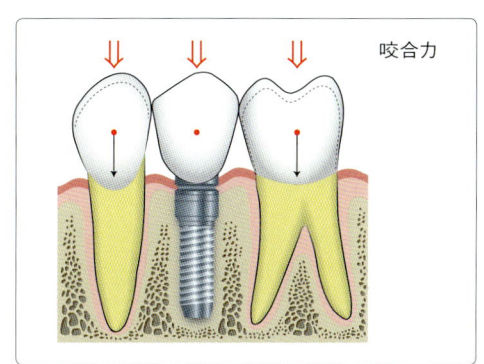

図57　インプラントと天然歯の被圧変位量の違い．

②適合
- インプラントが複数本の場合，上部構造の良好な適合を得るためには，天然歯より正確な適合が求められる．天然歯のクラウンの場合は，被圧変位を有するため，わずかな不適合は許容されるが，インプラント上部構造の場合はそのまま不適合の状態を示す．正確な適合を獲得するために，インプラント治療においてはろう着を行う頻度が高くなる（図58, 59）．

インプラントアバットメントと上部構造（図58〜61）

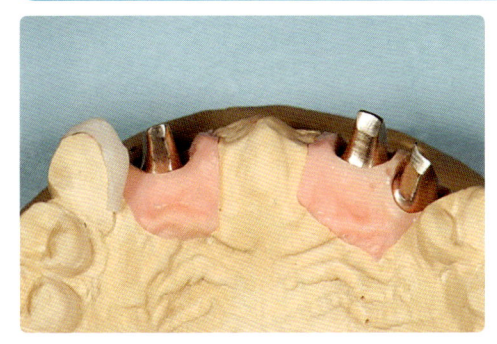

図58　インプラントアバットメント．

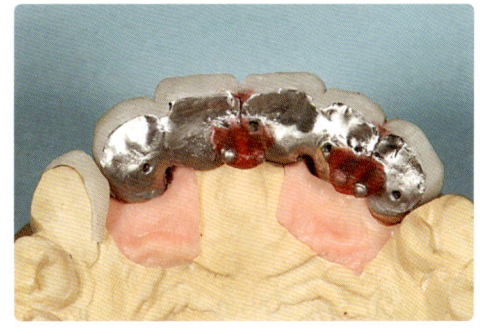

図59　インプラント上部構造．即時重合レジンにてろう着用咬合面コアの採得をしたところ．

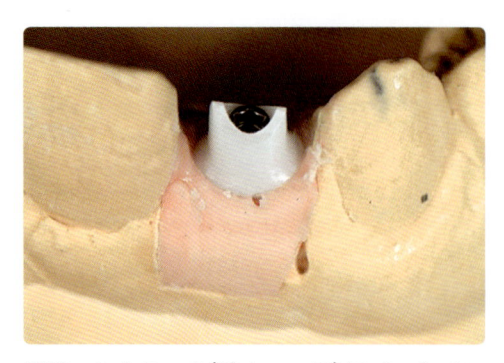

図60　セラミック（ジルコニア）アバットメント．

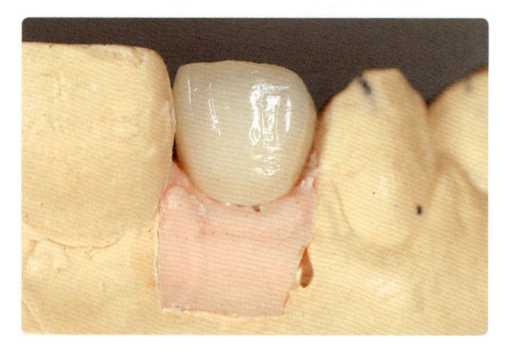

図61　オールセラミック（ジルコニア）クラウン．

③隣接面コンタクト
- 天然歯におけるコンタクトポイントの強さよりもコンタクトポイントを強く調整する．

④使用（修復）材料
- インプラント上部構造に使用される材料は，金合金，陶材焼付冠，オールセラミッククラウンあるいはレジン前装冠などが挙げられる（図60，61）．その中で臼歯部においては，安定性や対合歯への影響などを考慮し，金合金の使用が推奨されている[3]．しかし審美的な観点からは陶材焼付冠が広く臨床で使用されているのが現状である．

（2）直径，形態

インプラント体の直径は3〜6mmであり，とくに臼歯部において天然歯よりも細いため，インプラント上部構造の形態が天然歯と同様には付与しにくい．

（3）固定方法

通常，天然歯はセメント固定であるが，インプラントの場合はセメント固定に加えて，インプラントの特徴であるリトリーバビィリティーを生かしたスクリュー固定がある．それぞれ特徴があるが，スクリュー固定は取り外しが容易で，セメントを使用しないため歯周組織に影響が少ないが，アクセスホールが必要になるため審美性，咬合関係付与の点で不利である．

＜参考文献＞

1) Fradeani M, Redemagni M, Corrado M. Porcelain laminate veneers : 6- to 12-year clinical evaluation - a retrospective study. Int J Periodontics Restorative Dent 2005 ; 25 : 9 - 17.

2) Komine F, Blatz MB, Matsumura H. Current status of zirconia-based fixed restorations. J Oral Sci 2010 ; 52 : 531 - 539.

3) Yip KH, Smales RJ, Kaidonis JA. Differential wear of teeth and restorative materials : clinical implications. Int J Prosthodont 2004 ; 17 : 350 - 356.

5．高頻度治療

1）プロビジョナルレストレーション

プロビジョナルレストレーションは，最終補綴装置に付与する形態や機能を模索し，その情報を最終補綴装置に反映させる治療用暫間被覆冠のことを示す．テンポラリーレストレーションとほぼ同義であるが，プロビジョナルレストレーションは最終補綴装置の設計に考慮している点が異なる．

（1）プロビジョナルレストレーションの役割

　①歯髄，歯質の保護
　②口腔機能(咀嚼，発音機能)の回復
　③歯列の保全
　④審美性の確保
　⑤歯周組織の健康維持と評価
　⑥咬合関係の安定と改善
　⑦最終補綴装置の設計
　⑧ラボサイドへの情報伝達　など

　上記のようなプロビジョナルレストレーションの役割があるが，それ以外にも咬合採得時の指標，支台歯形成量の指標など多くの役割があり，補綴治療においては非常に重要なステップである．

（2）診断用ワックスアップの必要性

　補綴治療を行う際には，診断用ワックスアップを行うが，プロビジョナルレストレーション製作においては必須の治療ステップである．研究用模型上で咬合関係，審美性などを考慮し診断用ワックスアップを行う．その診断用ワックスアップをもとに，プロビジョナルレストレーションを製作し，咬合関係，審美性などの項目を確認する(図62〜64)．

診断用ワックスアップ（図62〜64）

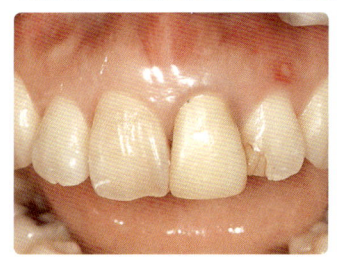

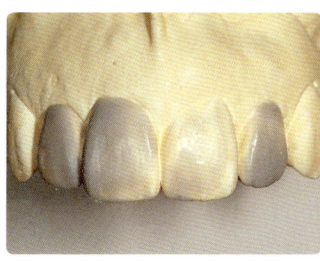

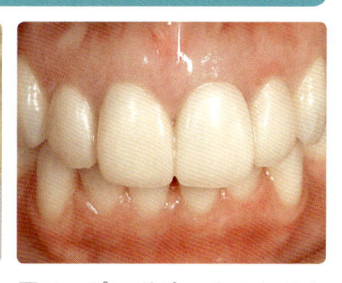

図62　初診時口腔内写真．
図63　診断用ワックスアップ．
図64　プロビジョナルレストレーション装着時．

（3）プロビジョナルレストレーションの製作方法

直接法と間接法がある．直接法には①既製プラスチッククラウンを使用し製作，②餅状レジンを圧接して製作，③術前状態を印象し製作する方法がある．間接法は診断用ワックスアップを利用し製作する（図65～67）．

適切なプロビジョナルレストレーションを製作するには間接法が推奨される（表10）．

間接法（図65～67）

予想支台歯形成 → 診断用ワックスアップ → シリコーンでワックスアップの印象 →

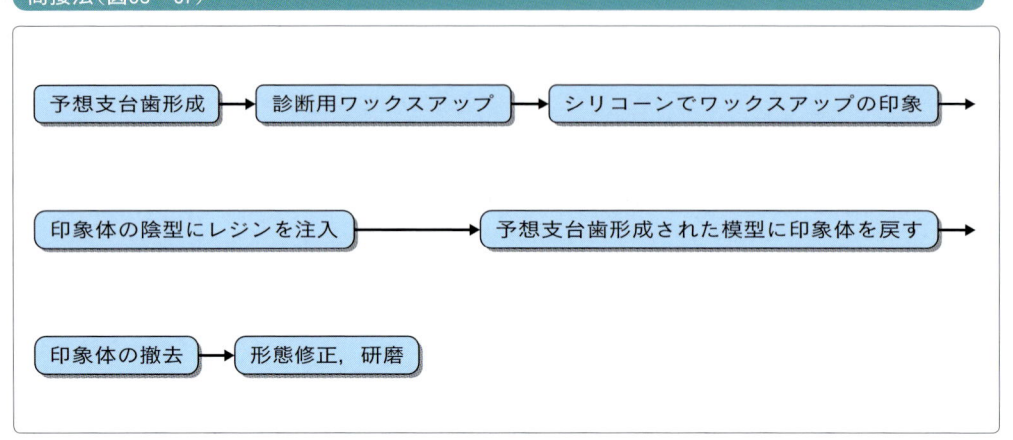

印象体の陰型にレジンを注入 ← 予想支台歯形成された模型に印象体を戻す ←

印象体の撤去 → 形態修正，研磨

図65　プロビジョナルレストレーション製作手順（間接法）．

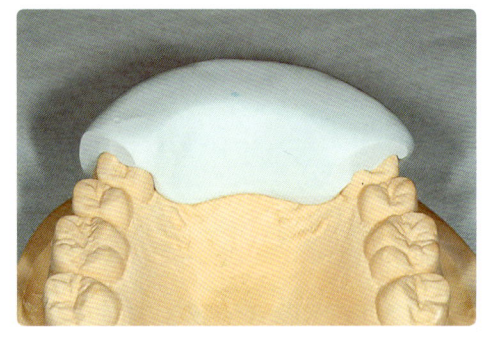

図66　診断用ワックスアップのシリコーンパテでの印象．

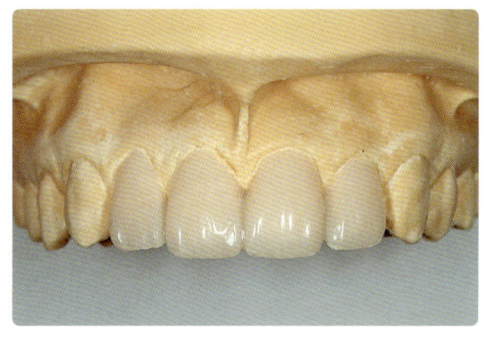

図67　間接法で製作したプロビジョナルレストレーション．

表10　間接法の特徴

利点	欠点
・解剖学的形態および機能的形態を付与しやすい． ・耐摩耗性，色調安定性など材料学的に優れた質を得ることができる（レジン）． ・チェアタイムを短縮できる．	・印象採得，模型製作，診断用ワックスアップなどの操作が増える． ・アポイント回数が増える．

2）支台築造

　支台築造法は，歯質の崩壊の程度，窩縁の位置，上部構造の種類などにより異なってくる．また用いる材料や手法の組み合わせなどにより，多岐にわたる（表11）．直接法と間接法があり，利点，欠点をよく理解し使い分けることが重要である（表12）．
　以下に実際例を示す（図68〜74）．

表11　歯質の崩壊の程度と使用材料について

窩洞の大きさ	付属品	材料
小さな窩洞（有髄歯）	なし	セメントやコンポジットレジン
小さな窩洞（無髄歯）	ピン	セメントやコンポジットレジン
歯冠部歯質の残っている無髄歯	ピン，ポスト	コンポジットレジン
		鋳造体
歯冠部歯質がほとんどない無髄歯（帯環効果の得られるもの）	ポスト	コンポジットレジン
		鋳造体
崩壊が歯肉縁下まで及んでいる歯		鋳造体

表12　直接法と間接法の利点，欠点

	直接法	間接法
利点	製作が単純 即日築造可能 築造後，即日支台歯形成，印象採得が可能 窩洞にアンダーカットがあってもよい	適正な支台歯形態を付与できる 歯肉溝からの滲出液の影響を受けにくい 1回のチェアタイムを短縮できる
欠点	1回のチェアタイムが長い 操作が難しい（賦形，接着操作など）	製作過程が複雑である 技工操作が必要 来院回数が1回増える 大きなアンダーカットの除去が必要 仮着材の影響を受ける

支台築造（図68〜74）

図68　上顎右側第一および第二小臼歯の咬合面観．第二小臼歯の遠心は歯肉溝からの滲出液で濡れている．このような状態では，直接法による支台築造は困難である．金属支台築造と接着レジンセメントを組み合わせた方法を選択．

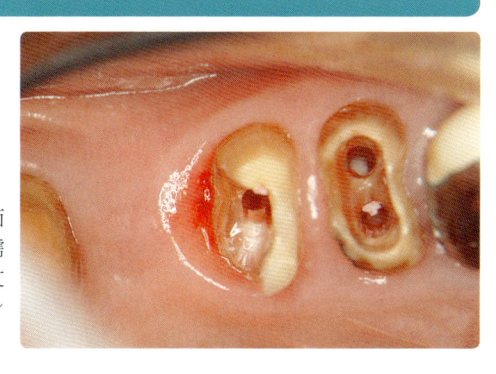

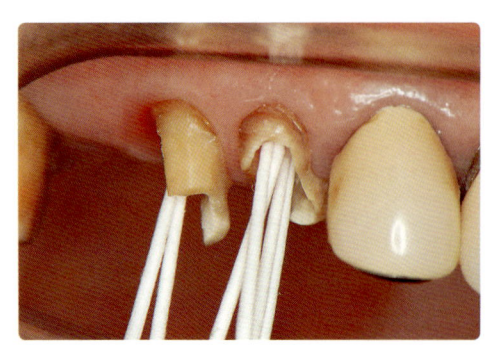

図69　支台築造体を装着する前に根管内を乾燥させる．

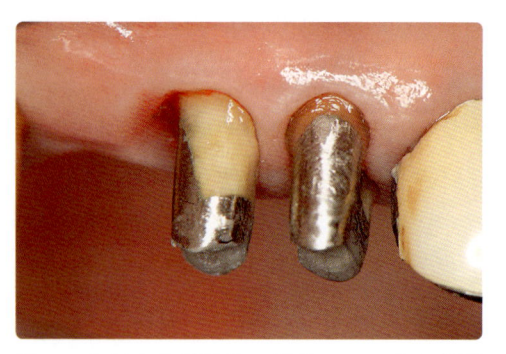

図70　金属支台築造体が接着され，支台歯形成が終了した上顎右側第一および第二小臼歯の頰側面．

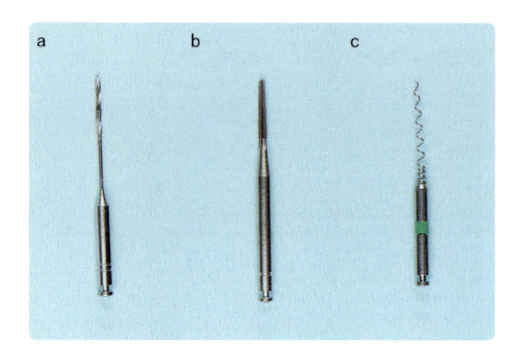

図71　支台築造の根管形成の際に使用される器具．a：ラルゴバー，b：根管形成バー，c：印象用レンツロ．

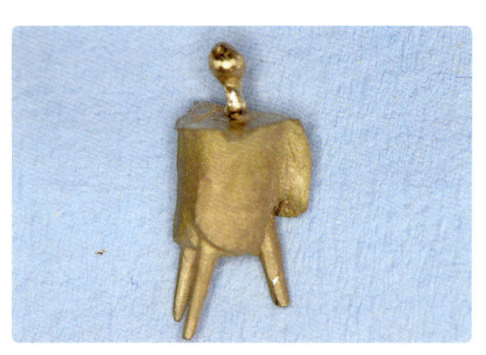

図72　金属による支台築造体の例（分割コア）．大臼歯など根管の方向が異なる歯を支台築造する場合は分割コアを用いる．

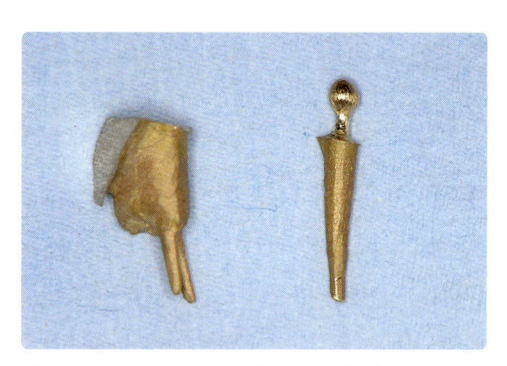

図73　2つのパーツに分かれた分割コア．

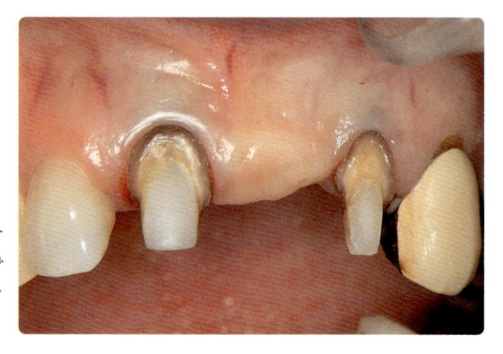

図74　ファイバーポストによる支台築造の例．十分な帯環効果を得られる歯質が残存した症例であったので，ファイバーポストとコンポジットレジンを使用し直接法による支台築造を行った．

3）全部金属冠

全部金属冠は，多くの歯冠補綴装置の中で高い機械的強度を持ち耐久性に優れている．また，形態再現性に優れ，辺縁の適合が良好な性質を持っている．全部金属冠の製作法は，従来歯科鋳造法であったが，最近ではCAD/CAM法も用いられるようになってきている．全部金属冠は，主として臼歯部で歯冠部の実質欠損が大きく，充填処置では歯冠形態の回復が困難な歯に対して適応する（図75～78）．支台歯形態は，3つの部位に分けられる．

（1）咬合面形態

支台歯の咬合面形態は，使用金属に咬合圧や咀嚼運動に対する耐久性を持たせ，金属冠の咬合面形態を付与することを考慮し，逆屋根形態とし対合歯との間に1.0～1.5mmの間隙を確保する．

（2）軸面形態

クラウン内面と支台歯の軸壁には，合着用セメントが介在する．そのためクラウンの浮き上がりを防止する目的で支台歯軸面にテーパーを付与する．大きなテーパーは，クラウンの保持力の低下を招くため，適切なテーパーは，2～5度とされている[1]．

（3）辺縁形態

全部金属冠の辺縁形態は，支台歯との適合を重視するためシャンファー，フェザー，ナイフエッジ，ベベルといったものを選択する．

全部金属冠（図75～78）

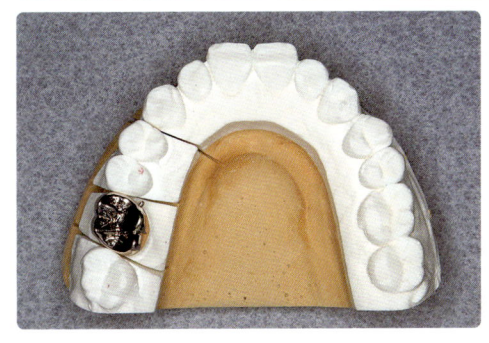

図75　上顎右側第一大臼歯の全部金属冠．

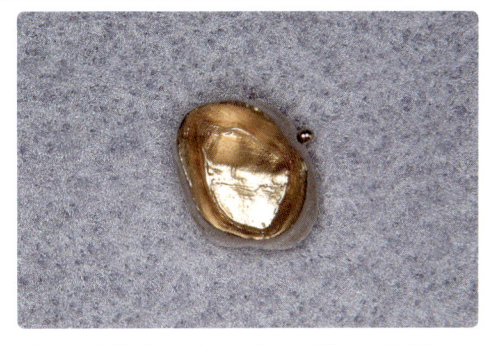

図76　全部金属冠内面および撤去用突起．歯科技工所には試適，仮着を行うため撤去用突起の付与と内面の気泡の有無を確認するためガラスビーズによるサンドブラスト処理を依頼した．

図77 調整終了後の全部金属冠内面．試適調整が終了し，合着するため撤去用突起を除去し，接着のため内面をアルミナ粉末によるサンドブラスト処理を行った．

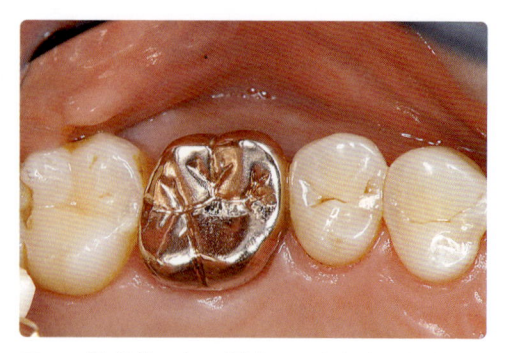

図78 装着後1年が経過した全部金属冠（金属は金合金 Type Ⅲ，プライマーはメタルタイト，装着材はスーパーボンドC&Bを使用した）．

4）レジン前装冠

　前装冠は，唇側や頰側あるいは下顎の咬合面など外観に触れる部分を歯冠色材料，その他の部分を歯科用金属で構成する補綴装置である．歯冠色材料として，レジンあるいは硬質レジンを使用したものがレジン前装冠である．歯冠色材料と金属を組み合わせることにより，審美的な色調の回復と機械的な強度を得ることができる．製作法は，陶材焼付冠と比べて簡便であり，高価な設備を必要としない．前歯部においては，現在健保適用されているため，わが国においてもっとも一般的な審美的支台装置である．

　支台歯形成時には，陶材焼付冠と同様に良好な色調再現性を得るため，唇側あるいは頰側の支台歯辺縁形態は，ショルダー，ラウンデッドショルダーあるいはディープシャンファーとする．レジンは，陶材と比べ強度や化学的安定性が劣るため，長期的な経過において変色，着色，咬耗あるいは摩耗がみられるため，前歯部においては舌面を切縁まで金属で裏打ちし，臼歯部では咬合面を金属で被覆することとされている．しかし，フィラーの含有率の向上やマトリックスの物性向上などにより，前歯部切縁や臼歯咬合面もレジンで製作可能となってきている（図79）．

図79 上顎3前歯にレジン前装冠を装着し，30か月経過した状態．3か月に一度のメインテナンスを行い，ステインが着色した場合は，ダイヤモンド砥粒を含んだ研磨材で再研磨している（金属は金銀パラジウム合金，前装材料はソリデックス）．

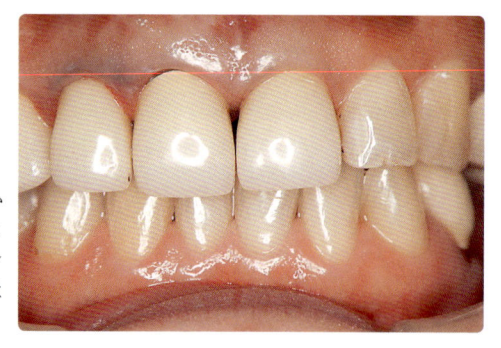

＜参考文献＞

1) Jorgensen KD. The relationship between retention and convergence angle in cemented veneer crowns. Acta Odontologica Scandinavica 1955 ; 13 : 35-40.

6. 応急処置

1）クラウン装着歯への応急処置

　クラウン装着歯は歯質欠損が広範囲に及んでおり，応急処置として種々の状況を想定する必要がある．支台歯が生活歯であるか失活歯であるかの診断も重要である．患者が緊急来院した際，主訴に対する処置として考えられる例を表13に示す．

表13　主訴に対する処置として考えられる例

- 痛みに対して除痛
    - 歯髄炎に対し鎮静または抜髄
    - 根尖性歯周炎に対し開放または根管処置
- 重度の歯周病，歯根破折に対して抜歯
- 歯冠破折に対して暫間的修復
- 脱落に対して再装着
- 固定性義歯の破折に対する修理

2）ブリッジの補修

　ブリッジは通常最低3ユニットで構成され，補修の機会があるとすれば前装材料の破折に対する対処であることが多い．単独冠の陶材前装部が広範囲で破折した場合は通常クラウン全体が再製となるが，多数歯にわたるブリッジの一部が破折した場合は部分的補修を行うこともある．

　図80〜92に陶材焼付補修冠によるブリッジの補修法を示す（表14）[1]．

陶材焼付補修冠によるブリッジの補修法（図80〜92）

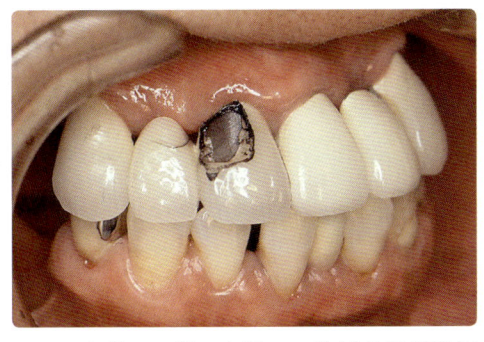

図80　患者は63歳の女性で，陶材前装部破折に対する処置を希望している．

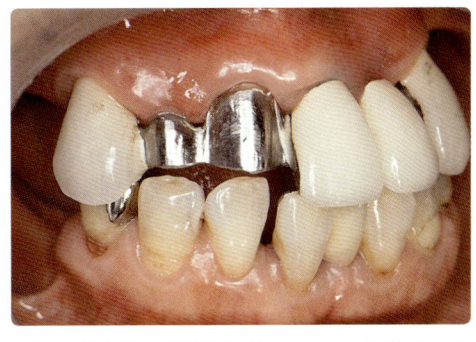

図81　破折した陶材をダイヤモンドポイントで除去した．

PART II 　各科

図82　切縁付近に形成された保持孔.

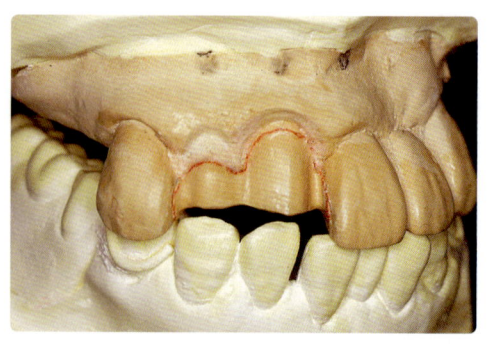

図83　作業用模型のポンティック基底面にあたる部位を石膏で修正した.

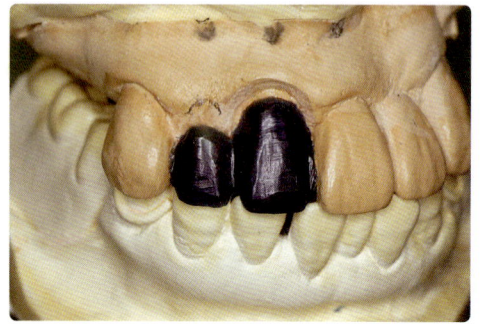

図84　ワックスによるメタルフレーム概形の形成.

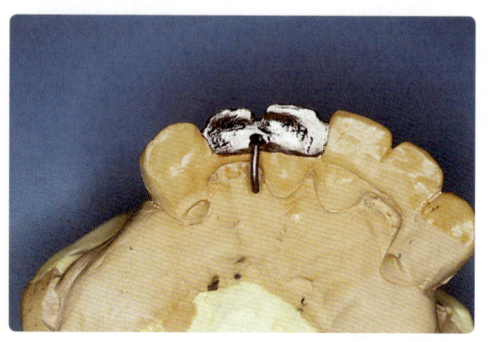

図85　カットバックの後，陶材焼付用金合金を用いてフレームワークを鋳造した.

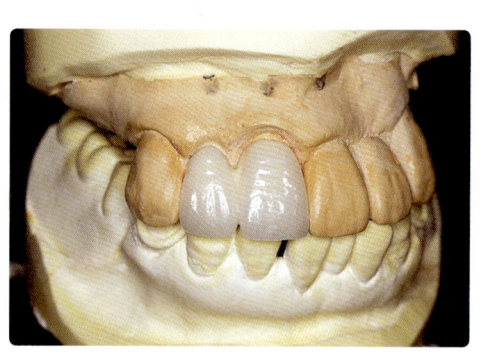

図86　陶材を焼成した状態.

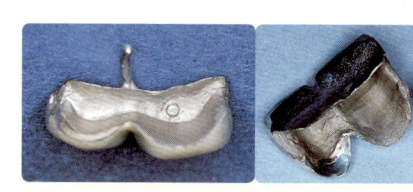

図87　左：補修冠の装着に接着材料を用いるため，試適の後で接着面にアルミナブラスト処理を行った．右：その後，金属接着用プライマーを塗布した．

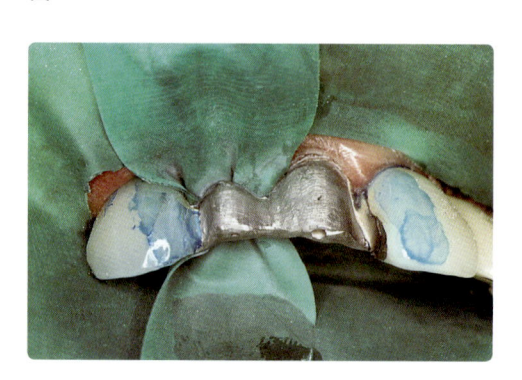

図88　口腔内の接着面もブラスト処理を行う．

454

図89　引き続き金属接着用プライマーを塗布する．

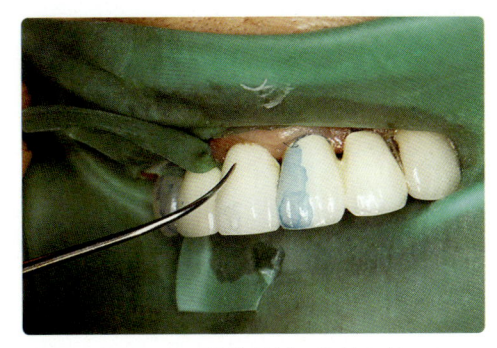

図90　常温重合型接着材料で装着を行った．

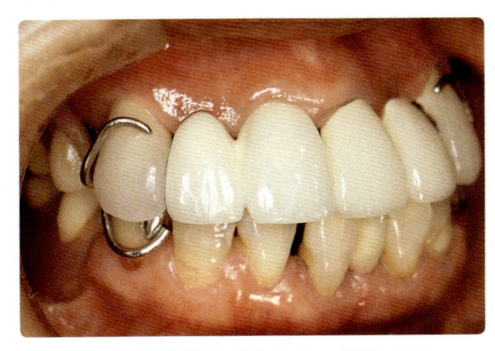

図91　陶材焼付補修冠装着後の頬側面観．

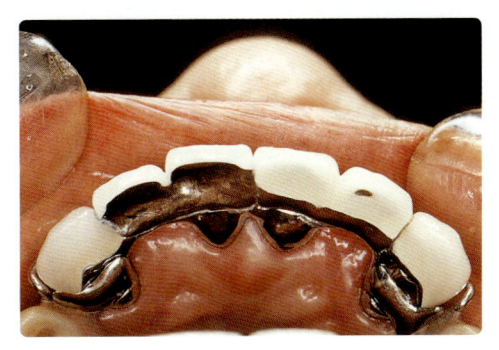

図92　装着後の舌側面観．

表14　本症例接着のための表面処理と装着材料

- 口腔内形成面(陶材焼付用 Co-Cr 合金，バイオキャスト，ジェネリック)
  仮封除去，試適後，アルミナブラスト(エアーブラシ，パーシェ)処理
- 補修冠接着面(陶材焼付用金合金，デグデント U，デグサ)
  試適後，アルミナブラスト(ハイアルミナ，松風と技工室用ブラスター)処理
- 口腔内，補修冠共通
  ブラスト処理後，金属接着用プライマー(アロイプライマー，クラレ)を塗布
  　貴金属接着成分 VTD(チオン)と非貴金属接着成分 MDP(リン酸エステル)を含む
  スーパーボンド C & B(サンメディカル)で接着

　このような補修症例において，前装部が削除された部位はアンダーキャスティング，技工室で製作される補修冠はオーバーキャスティングと呼ばれる．間接法，オーバーキャスティングによる補修は来院が最低2回必要であるが，成形補修法に比して経過が格段に良好であるという利点がある．補修冠の保持形態が十分確保できないため，金属接着システムで装着を行うことが必須となる．

<参考文献>

1) Tanoue N, Ogata T, Koizumi H, Matsumura H. Repair of an anterior fixed partial denture with a resin-bonded overcasting and a dual functional metal priming agent: A clinical report. Int Chin J Dent 6(1): 17-20, 2006.

7. 経過評価管理

経過評価管理は歯周処置，う蝕処置を行うだけでなく，変化の確認，リスクの判断，処置を行うことで，問題の発生を予防する．また歯科医師にとっては自分の処置を評価する機会となるため，診療技術の向上につながる．

1）固定性補綴装置の評価

表15にブリッジの評価項目を示した．術前の診察で得られる情報に加え，「変化」についての情報が得られる．たとえば色調について初診時の診療では「色調の不適合」ということしかわからないが，経過観察時には「○年の間に色調がどのように変化した」という情報が得られる．これを患者に説明することで，同一医療機関で継続的に受診することの意義を理解しやすくなり，受診のモチベーション維持につながるメリットもある．

ブリッジの評価にあたっては，診療計画の立案を行うときと同様に医療面接，診察，検査を必要に応じて行うが，これに加えて口腔内写真も有用である．口腔内写真は拡大して見ることができるため，診察中に気づかなかったことを発見することも多い．治療終了時の口腔内写真と比較することで経過を客観的に評価することができる（図93〜96）．

表15　固定性補綴装置の評価項目

- 脱落
- 破損
- 咬耗，摩耗，咬合の変化
- 二次う蝕
- 歯根破折
- 歯周疾患の進行
- 歯髄疾患，根尖性歯周炎
- 前装部などの着色，破折
- 全身状態の変化
- 生活環境の変化
- 加齢
- 清掃状態の変化

2）固定性補綴装置の術後管理

図97に術後管理のフローチャートを示した．固定性補綴装置の評価を行って変化を認めた場合には自覚症状があるか，今後の変化はどう予想されるかなどを考慮して，ただちに処置が必要か，もしくは経過観察を行っていくかを判断する．また，リコール間隔が適正かどうかについても検討する必要がある．

口腔内写真による経過の評価（図93〜96）

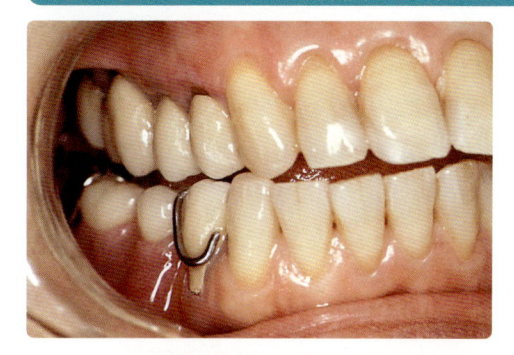

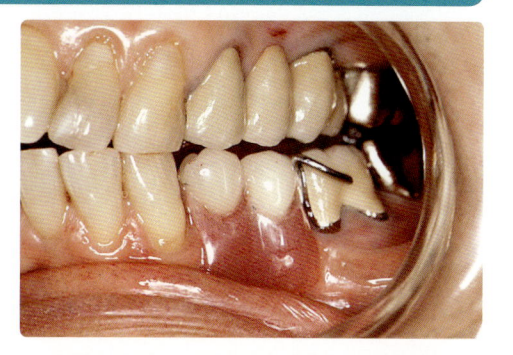

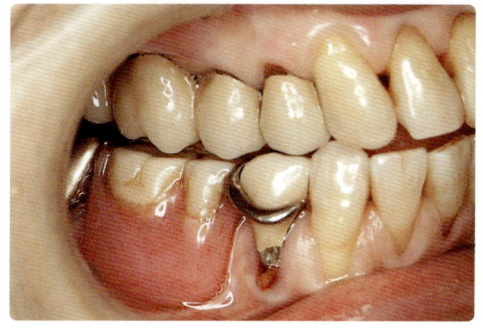

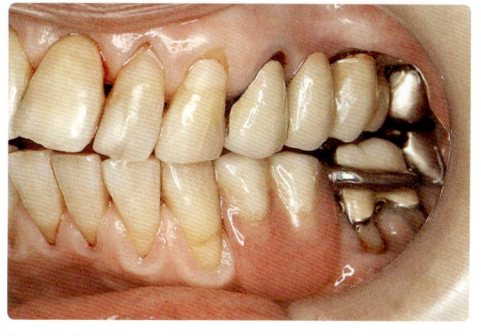

図93〜96　上：治療終了時における左右側方運動時口腔内写真．下：治療終了後8年経過時における左右側方運動時口腔内写真．歯の咬耗により離開量が変化していることが確認できる．

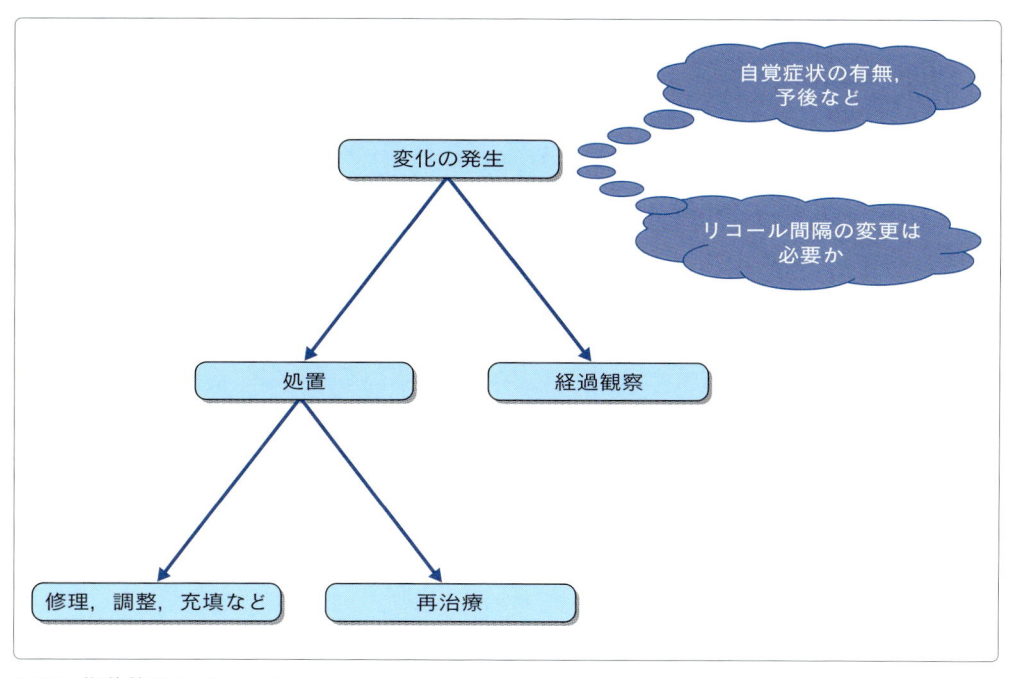

図97　術後管理のフローチャート．

有床義歯 | SECTION 5

SECTION 5 | 有床義歯

1. 医療面接

1）医療面接

医療面接の目的を以下に挙げる．
①患者との良好な信頼関係を構築（ラポール形成）すること
②主訴，現病歴，既往歴，生活歴，自覚症状などを正確に聴取し，患者の言葉で記録すること
③患者の教育，動機づけ，治療への協力関係の構築をすること

無歯顎患者あるいは部分無歯顎患者は一般に高齢者が多い．しかし，高齢でなくても歯科臨床研修医あるいは若い歯科医師にとっては人生の先輩であるという事実を認識し尊敬の念を持ち，年下ではあっても歯科治療に関しては専門の知識，技能を有する歯科医師の立場で，患者と同じ目線に立つという基本姿勢を忘れないようにする必要がある．

また，衛生面に配慮した服装や髪型などの身だしなみを整え，口臭や体臭などで患者に不快感を与えないようにする必要がある．

初対面では「こんにちは．○○さんですね，私は担当医の○○です」と話しかけ，患者の確認と自己紹介を行う．「お待たせしました」あるいは「今日は暑い（寒い）ですね」などのちょっとしたひと言が患者の緊張を和らげる．初対面でのイメージは重要で，まず一般社会人としての対応ができ，さらに若いけれども歯科治療に関しては専門の知識，技能を有する歯科医師の態度を示すことにより，患者は安心して医療面接に応じてくれる．

話し方は，「おじいちゃん」「おばあちゃん」とはいわず，必ず「○○さん」と名前で呼ぶ．上から目線で話したり，友達口調（ため口）で話したり，幼児に使うような言葉（幼児語）で話したりすることは決して行ってはならない．高齢者の場合，聴力や注意力が低下している場合があり，そのような場合にはゆっくりとした大きな声で患者のテンポで話しかけ，聴取に際し同じことを別の言い方で聞いたりして，患者の十分な理解を図り，正確に聴取する必要がある．

2）診察

一般的な診察と局所的な口腔外および口腔内の診察を行う．無歯顎患者あるいは部分無歯顎患者は一般に高齢者が多く，全身の健康状態や全身疾患に関する聴取が重要となり，服用薬剤の状況などの聴取も必要となる（表1）．

3）プロブレムリストの作成

医療面接，診察，種々の検査結果から，患者が抱える種々の問題（プロブレム）が明らか

表1 有床義歯の診察

一般的な診察	口腔外の診察	口腔内の診察	その他
①主訴 ②現病歴 ③既往歴 　・全身的既往歴 　・局所的既往歴 ④現症 ⑤服用薬剤	①全身的診察 ②顎関節の診察 ③顔貌の診察 ④口腔周囲筋の診察	①残存歯の診察 ②咬合関係の診察 ③欠損部顎堤と顎堤粘膜の診察 ④口腔軟組織の診察 ⑤唾液の診察	現義歯の診察など

になってくる．この問題を列挙したものをプロブレムリスト(Problem List)という．

患者の問題を解決する方法には，従来から行われている疾患対応型(DOS：Diagnosis Oriented System)と，問題志向型(POS：Problem Oriented System)がある．DOS は疾患中心の考え方に対してPOSは問題中心の考え方で，POS は疼痛や症状などの医学的問題(Medical Problem：M)のみならず，これらに影響を及ぼしている心理的問題(Psychological Problem：P)や社会的背景(Socio-economic Problem：S)なども含めて患者の問題をとらえる方法である．

現在の診療録は，従来の診断志向型診療録(Diagnosis Oriented Medical Record：DOMR)から問題志向型診療録(Problem Oriented Medical Record：POMR)に変わっており，POMR は解決すべき個々の問題を患者からの主観的情報(Subject：S)，歯科医師側からみた客観的情報(Object：O)，それらの情報の評価(Assessment：A)，情報と評価から導き出された治療計画(Plan：P)(この４項目を略して，SOAP)を記載することによって，POS に基づいた個々の問題解決を目指す診療録である．

有床義歯補綴治療では，疼痛の有無，現義歯の評価，顎堤の状態などの補綴学的な面，身体的な面，精神医学的な面，社会的な面，経済的な面からの問題点を抽出しプロブレムリストを作成する．

＜全部床義歯補綴のプロブレムリストの一例＞

M-1：上顎床下粘膜の咀嚼時疼痛

M-2：上下顎全部床義歯の不適合

M-3：上下顎全部床義歯人工歯の咬耗

M-4：上顎前歯部にフラビーガム

P-1：短気

P-2：頑固で非協力的

P-3：あまり人の話を聞かない

S-1：娘さんの車で通院

S-2：保険の範囲内での治療

2．検査，診断，診療計画

1）治療計画の立案

医療面接，診察，種々の検査から抽出したプロブレムリストに基づき診断を行い，治療計画を立案していく．

治療計画の順序としては，

①主訴に対する処置，治療：床下粘膜の疼痛，義歯の脱落，咀嚼不良，発音不良などの主訴に対して，まず可能な限り改善を行う．

②前処置：その後に，必要に応じて前処置を行う．無歯顎患者の場合，現義歯の改善(床外形，適合，咬合関係)，床下粘膜の改善(褥瘡性潰瘍，義歯性口内炎，義歯の圧痕)，暫間義歯(治療義歯)の作製などを行う．部分無歯顎患者の場合，残存歯の歯周治療，歯内治療，う蝕治療，不良補綴物の除去・歯冠補綴，支台歯の形態修正，部分床義歯の修理(支台装置，義歯床部分の床外形，適合，咬合関係)などを行う．

③最終治療：プロブレムリストと前処置での問題点の改善の程度から，最終的な有床義歯補綴の設計を行う．

＜全部床義歯補綴の治療計画の一例＞(前ページのプロブレムリストに対して)

M-1：義歯床粘膜面部の削除調整

M-2：直接法によるリライン

M-3：現義歯の咬合面に即時重合レジンを築盛し，咬合面再構成

M-4：上顎の新義歯作製時に，選択的加圧印象法

P-1：事前に十分説明を行い，予約時間を待たせないようにし，1回の治療時間を短くする．

P-2：事前に十分説明を行い，義歯の清掃方法などに関してモチベーションを上げていく．

P-3：必要に応じて何度でも十分に説明を行う．

S-1：娘さんに説明し協力を得て，患者と娘さんの都合のいい日に予約を入れる．

S-2：最終的な治療は，インプラントや金属床義歯は用いずに，レジン床全部床義歯とする．

(1)主訴に対するM-1とP-1，P-2，S-1を初診時あるいは初期に行う．

(2)前処置としてM-2，M-3を行い，適合と咬合関係を改善する．

(3)最終治療として上下顎全部床義歯を作製する(M-4，P-3，S-2)．

全部床義歯設計のための資料（図1～5）

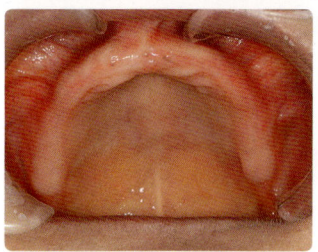

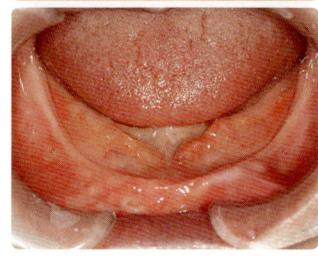

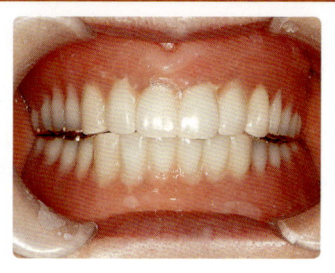

図1，2　口腔内写真．

図3　現在の義歯の状態．

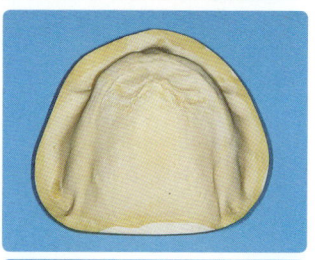

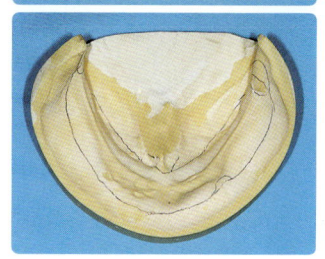

図4，5　研究用模型．

2）全部床義歯の設計

　医療面接，診察，研究用模型上での検査，エックス線検査，プロブレムリストなどに基づき診断を行い，治療計画に則って設計を行う．とくに口腔内の診察の記録や口腔内写真，現在の義歯の状態，研究用模型などを参考に設計を決定していく（図1～5）．
　全部床義歯の製作にあたり，以下の項目について設計する．
　①床の外形：上顎義歯床後縁の位置
　②リリーフの部位：口蓋隆起，下顎隆起，切歯乳頭部，正中口蓋縫線部
　③印象採得の方法：加圧印象，選択的加圧印象，動的印象，咬合圧印象
　④咬合採得の方法：垂直的顎間関係，水平的顎間関係
　⑤咬合器の種類：半調節性咬合器（コンダイラー型，アルコン型），平均値咬合器
　⑥人工歯の種類：材質（陶歯，硬質レジン歯，ブレード歯，レジン歯），形態（解剖学的人工歯，機能的人工歯，非解剖学的人工歯）
　⑦咬合様式：フルバランスドオクルージョン，リンガライズドオクルージョン，モノプレーンオクルージョン，ユニラテラルバランスドオクルージョン
　⑧人工歯の排列位置：歯槽頂間線法則，パウンドライン，交叉咬合排列
　⑨義歯床用材料の種類：レジン床，金属床（Co-Cr，チタン，金合金）
　⑩床用レジンの重合方法：加熱重合，常温重合，マイクロ波重合
　⑪重合後の咬合調整の時期：リマウントによる咬合器上，口腔内
　上記の項目が決まると，治療回数と期間，治療の費用などが決まってくる．

部分床義歯設計のための資料（図6，7）

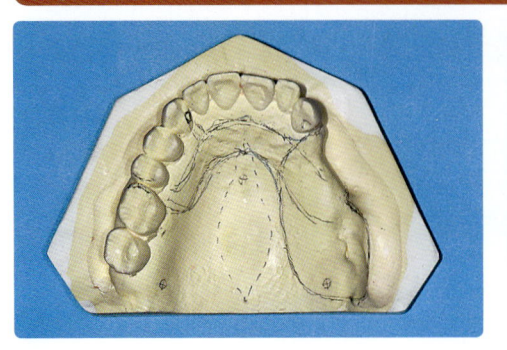

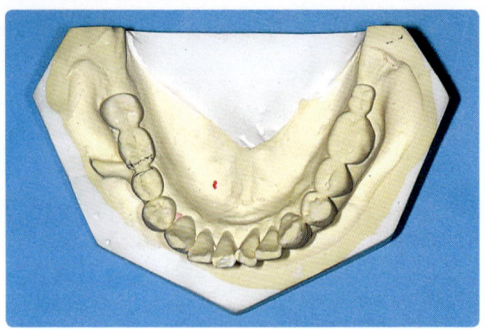

図6，7　サベイング後の研究用模型．

3）部分床義歯の設計

　医療面接，診察，研究用模型上での検査（図4，5），エックス線検査，プロブレムリストなどに基づき診断を行い，治療計画に則って設計を行う．とくに残存歯の状態（動揺度，歯周組織の状態，咬合関係），口腔内の診察の記録や口腔内写真，サベイング後の研究用模型（図6，7），現在の義歯の状態などを参考に設計を決定していく．

　部分床義歯の製作にあたり，以下の項目について設計する．

①義歯の着脱方向
②支台歯の決定
③維持，支持，把持
④床の外形
⑤リリーフの部位
⑥支台装置の種類
⑦大連結子の種類
⑧印象採得の方法
⑨咬合採得の方法
⑩咬合器の種類
⑪人工歯の種類
⑫咬合様式
⑬人工歯の排列位置
⑭義歯床用材料の種類
⑮床用レジンの重合方法
⑯重合後の咬合調整の時期

　上記の項目が決まると，治療回数と期間，治療の費用などが決まってくる．

3. 治療基本技術

1）部分床義歯の印象採得

（1）部分床義歯の概形印象採得

　概形印象の主な目的は研究用模型と個人トレー作製用模型の作製である．部分床義歯作製においては研究用模型で予備サベイングを行うので，重要な工程である．症例に合う部分欠損用の既製トレーがあればよいが，ない場合には有歯顎用のトレーを用いる．口腔内で前歯部正中からハミュラーノッチやレトロモラーパッドを覆うまでの距離を探針やピンセットを利用して大まかに計測し，適切な大きさのトレーを選択する．使用中の義歯がある場合にはこれを参考に選択すればよい．嘔吐反射の有無を問診で確認し，あれば必要な対策を講じる．上下顎とも必ず試適を行う．下顎では舌をトレーの上に乗せてもらい，指示に応じて前に突き出す，左右に動かすといった機能的な運動ができることを確認する．過不足があればトレーをカットしたり，ユーティリティーワックスで延長したりダムを作ったりして修正しておく．原則として下顎の印象採得を先に行う．

　アルジネート印象材の粉末と水を正確に計量し，清潔な冷水を用いて操作時間を確保する．十分に練和し，欠損部に印象材を多めに盛る．上下顎とも唇頬側は口唇や頬を引っ張るなどして術者が適切に辺縁を形成する．下顎では舌を必ずトレーの上に乗せてもらい，試適時に練習した機能的な運動を指示する．印象の可否の判断は模型上で義歯の設計が可能で個人トレーが作製できるかどうかを基準とする．たとえば下顎の遊離端欠損で残存前歯部口腔前庭の最深部が完全に印象域に入っていなくても，通常実用上の支障はない（図8）．

　石膏はできるだけ早めに注入する．アルジネート印象材はボクシングできないので，辺縁でたれない程度のやや硬めの硬石膏を練和する．辺縁が薄くなると破損しやすいので厚くしておく．石膏は模型が若干大きくなるよう盛っておき，トリミング後の模型が唇頬粘膜の反転部を再現していることが必要である．下顎では模型の舌小帯付着部が長くなり過ぎないよう適切に盛っておくと，後の修正が少なくてよい．石膏は基底面が上になった状態で硬化させる．のちに普通石膏などで台付けをするため基底面にアンダーカットがあるほうがよく，基底面を必要以上に平らに整形しない．

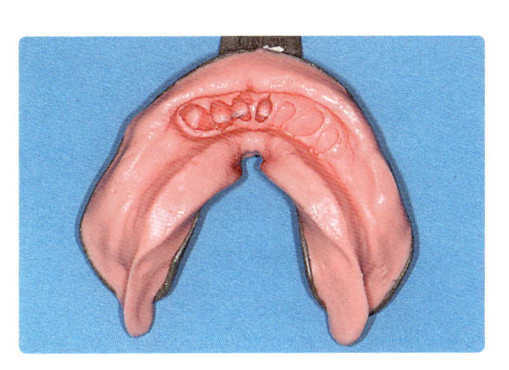

図8　下顎の概形印象．

（2）部分床義歯の精密印象採得（一塊機能印象法）

　有歯顎用の既製トレーで概形印象を採得すると，一般に欠損部顎堤の頬側が長くて幅が広すぎる模型となる傾向がある．そこで個人トレーを作製する際，この部分を若干短めに作製しておくとチェアサイドでの修正が少ないことが多い．前歯部欠損の場合は上下唇小帯付近の機能的運動を記録する必要があるので，トレーのハンドルが運動を阻害しないデザインにする．前歯部欠損以外ではトレーのハンドルを長めにしておくと撤去しやすい．ストッパーは必ずしも理想的な位置に設置できるとは限らないが，可能なら支台歯と支台歯の隣在歯を避け，動揺度が小さくてできるだけ離れた位置にある残存歯に3箇所設置するのが望ましい．

　粘膜支持型と歯牙‐粘膜支持型の義歯では，全部床義歯に準じてモデリングコンパウンドなどで辺縁形成を行い，弾性印象材を用いて精密印象を採得する（図9）．上下顎唇側・頬側の辺縁は口唇や頬粘膜を機能的に動かすなど術者が介入した意図的な形成が可能である．これに対して，下顎の舌側の辺縁は印象材の硬化中の患者の舌運動の良否に依存するので，試適時に舌を動かす事前の確認はたいへん重要である．残存歯に動揺があったり，大きなアンダーカットがあってラバー系印象材の使用が困難な場合には，撤去しやすい寒天‐アルジネート連合印象やアルジネート単独印象が行われることもある．この場合も精度的観点から個人トレーの使用は必須である．

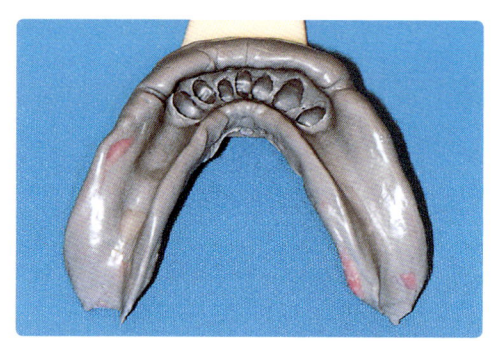

図9　コンパウンドとシリコーン印象材による一塊機能印象．

（3）部分床義歯の精密印象採得（模型改造印象法）

　下顎遊離端欠損などで模型改造印象法を行う場合には，1回目の印象はできるだけ無圧的に採得する必要があるため，寒天印象材を用いるのが望ましい．水冷管の付いた専用トレーがない場合には，次善の策として溢出孔を多数付与した個人トレーを用い，スペーサーを厚くし軟らかくフローのよい印象材を用いてできるだけ加圧しないのがよい．2回目の印象では咬合堤に中心咬合位の対合歯の圧痕を記録し，これを咬んでもらい患者自身の咬合圧下で欠損部顎堤粘膜の機能印象を採得する．このとき全部床義歯に準じてモデリングコンパウンドなどで辺縁形成を行う．欠損部全体をコンパウンドで加圧し，フローのよい印象材でウォッシュすることもある（図10〜13）．印象材のフローがよくてもある程度

模型改造印象法（図10～13）

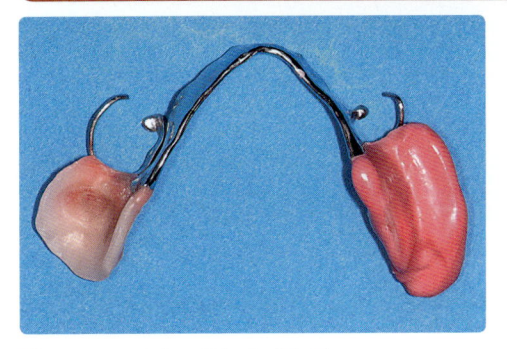

図10　コンパウンドによる加圧．

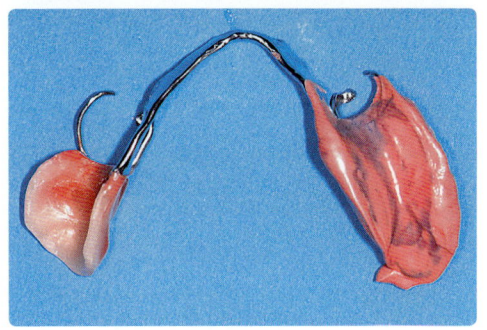

図11　シリコーン印象材によるウォッシュ．

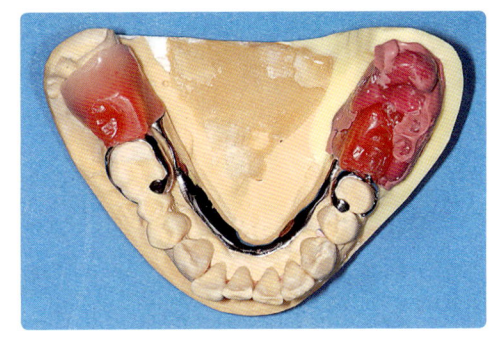

図12　作業用模型の切断と改造．

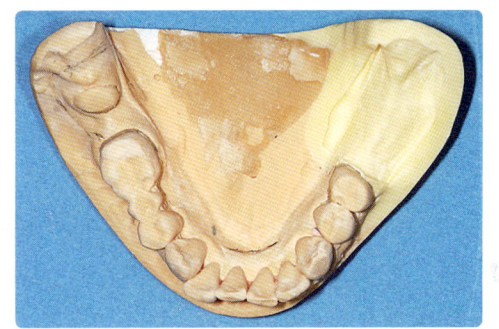

図13　改造された作業模型．

は加圧される．術者が手指を添えて採得する場合は維持装置のレスト部分のみを押さえ，欠損部の咬合堤には手指圧が加わらないようにする．

　模型改造印象法の本来の目的は，機能時の欠損部顎堤粘膜の形態を合理的に記録して粘膜支持を増強させることであるが，ラバー系弾性印象材による一塊機能印象法に比べ，本法には装置が無理なく撤去できて撤去時の患者の苦痛が圧倒的に少ないという実際的なメリットもある．

2）部分床義歯の咬合採得

　上顎模型はフェイスボウトランスファーや咬合平面板によって咬合器上の装着位置が決まる．一方，下顎模型は上顎模型に対して位置を決める．無歯顎と違って部分欠損では欠損の分布や対合歯列の状況が異なるので，症例ごとに咬合採得の合理的な作業の手順を考えて行う．

　研究用模型同士の中心咬合位が明らかで，安定して再現性よく復位する症例では基本的に顎間関係の記録を採得する必要はない．シリコーンバイト材などで残存歯同士の咬合関係を記録することはあるが，これは確認のために用い，咬合器装着時には介在させないほ

うがより正確な咬合器装着ができる．

　欠損が大きく残存歯が少なくなると一般に咬合床の必要な症例が増える．場合によっては咬合床とシリコーンやレジンなどで採得した残存歯の咬合面の記録とを併用することもある．完成義歯を構成するクラスプや大連結子を組み込んだ咬合床は口腔内で安定しているので，咬合採得の精度が高い(図14, 15)．一方，レストやフックなどは咬合に関与する部分が高い可能性があるので，事情が許すなら一度金属構成要素の試適を行い，内面の調整と咬合に関与する部分の咬合調整を済ませておく．これを用いて基礎床と咬合堤を作製し，その後あらためて咬合採得を行うのが最善の方法である．クラスプや大連結子を咬合器装着後に作製する場合は，金属構成要素のない咬合床を用いる(図16)．この場合口腔内の安定度が相対的に低く咬合採得の精度は劣る．そこで基礎床を広い面積で残存歯に接触させたり，咬合床の維持・安定のために線鉤を屈曲して単腕の維持装置を付けるなどの工夫が必要である．

　顎間関係の記録のための咬合床が不要な症例でも，上顎前歯部の欠損症例ではリップサポートおよび正中や人工歯切縁の位置などを決定・記録し，伝達するツールとしての咬合床が必要である(図17)．一方，下顎前歯部の欠損症例では，欠損部顎堤の位置や上顎前歯によって人工歯の排列位置がほぼ決まるので咬合床の必要性は比較的少ない．なお，上顎前歯部欠損で下顎前歯部が残存している症例では，上顎前歯部の唇舌的な排列位置が下顎前歯部に大きく規制されるためリップサポートの自由度が小さく，患者の審美的な希望に必ずしも応えられない場合があるのでよく説明して理解を得ておく．

　咬合採得終了後，上顎模型に対する下顎模型の中心咬合位の位置が再現性よく安定して決まったかどうかチェアサイドで確認できるよう，作業用模型・咬合床とセットで対合の模型を準備しておく必要がある．そのためには対合の印象を前回の来院までに採得していなくてはならない．対合模型の臼歯部の咬合面や上顎前歯部の舌面，下顎前歯部の切縁など咬合に関与する部分の小突起はよく点検して完全に除去しておく．

　旧義歯の義歯床や人工歯の情報があると，チェアサイドでの調整量の少ない咬合床が作製でき，人工歯排列・蠟義歯作製時にたいへん参考になる．とくに前歯部人工歯排列に際し貴重な資料となる．そこで，比較的治療の早い時期に旧義歯の印象を採得しておき，参考模型を作製しておくことが推奨される(図18)．

　場合によっては欠損部すべてに蠟堤を付ける必要はない．たとえば遊離端欠損に加え前歯部の中間欠損もある下顎の症例では，中間欠損部では咬ませず後方の遊離端欠損部の蠟堤のみで記録するほうが，一般に咬合採得はより正確に行える．

　上下顎模型の後方部が互いに干渉して模型同士を正しく咬ませられないことがある(図19)．この場合，干渉部の石膏を削る(図20)．模型後方のシロ部分をはじめ義歯の作製に直接関係のない部分は必要に応じてトリミングしてよい．

SECTION 5　有床義歯

咬合採得（図14〜20）

図14　クラスプや大連結子を組み込んだ上顎の咬合床．

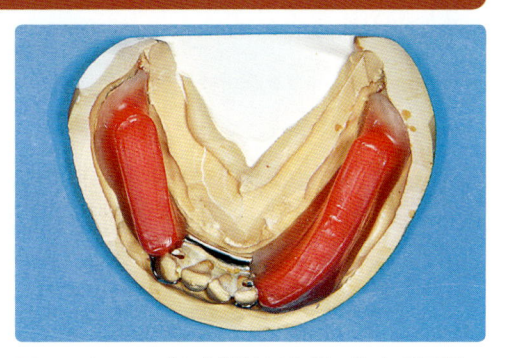

図15　クラスプや大連結子を組み込んだ下顎の咬合床．

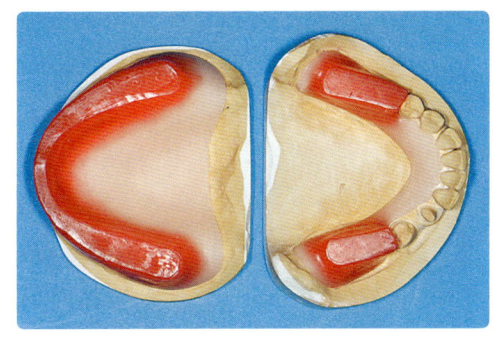

図16　金属構成要素のない咬合床．

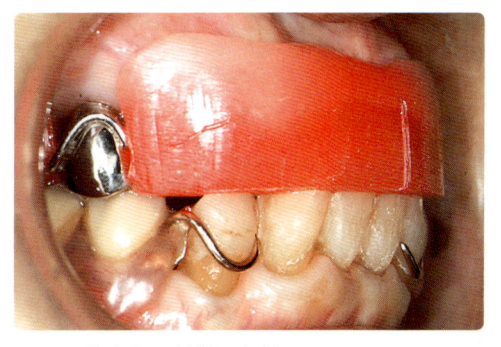

図17　前歯部の情報を伝達するツールとしての上顎前歯部の咬合床．

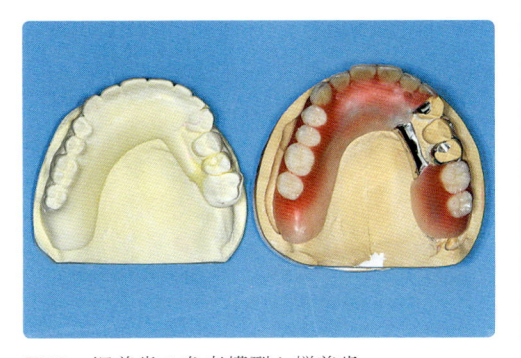

図18　旧義歯の参考模型と蝋義歯．

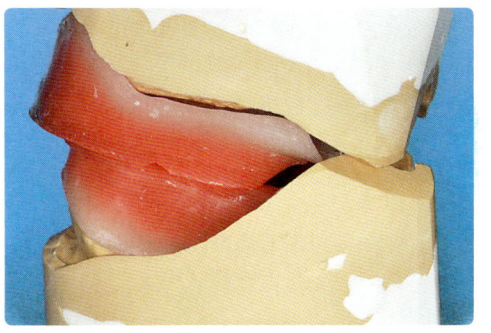

図19　模型同士の後方部の干渉．

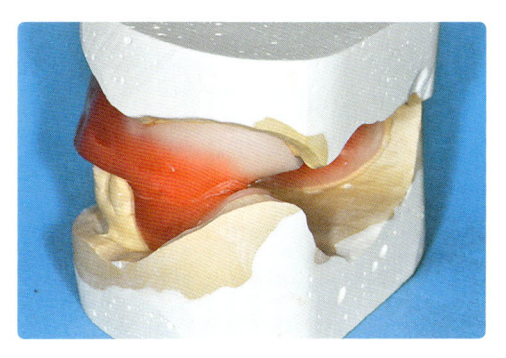

図20　干渉のない正しい顎間関係．

3）部分床義歯の試適

　全部床義歯と同様に部分床義歯も蝋義歯の試適は必須である．

　蝋義歯の試適以前に金属構成要素のみを試適・調整して適合をすでに確認している場合はよいが，はじめて金属構成要素付きの蝋義歯を装着してみる場合は，レストがレストシートに正しく適合していることを確認する．うまく適合しない場合は，適合検査材などを用いて所定の位置に納まるまで細心の注意を払って干渉部を調整する．支持や把持機能に支障をきたすほど大胆に削ってはならない．下顎では義歯床や大連結子が舌運動を阻害しないか再度チェックする必要がある．舌小帯の位置が高位で平均的なリンガルバーの設置が困難な場合には，サブリンガルバーやリンガルプレートの適用が有効な場合がある．また，下顎隆起のある症例ではリンガルプレートを適用し，内面を十分にリリーフして床や大連結子によって圧迫しないことを確認しておく．

　次に床の外形を検査する．KennedyのⅠ級やⅡ級症例では機能印象した床辺縁部の形態に過不足がないか点検する．また審美的な問題がないかチェックし，外観に触れる部位は必ず患者本人に鏡視にて確認してもらう（図21，22）．維持装置が見えるかどうか，可撤性の義歯を装着していることが第三者にわかるかどうかは，患者本人にとって機能の回復以上に切実な関心事であることが多い．前歯欠損症例では，人工歯の色・形態，口唇からの切縁部の見え加減やリップサポートについてもよく確認してもらい，患者の希望を聞き，要望があれば可能な範囲で修正する．

　次に咬合をチェックする．基本的に座位かやや後傾させた体位で行う．軽く開閉口運動をさせて中心咬合位に再現性よく安定して咬み込むことを確認する．咬合紙を用いてチェックし，人工歯やレスト・フックなど対合歯と咬合する金属構成要素の咬合調整を行う．このとき片側性の欠損であっても両側同時に咬合紙を咬ませ，下顎が欠損側に偏位しないよう留意する．蝋義歯では中心咬合位での調整にとどめ，人工歯の変位や脱落を防ぐため原則として偏心運動のチェックや咬合調整は行わない．残存歯同士の咬合接触関係がある場合は，蝋義歯を装着していないときとまったく同じ状態になるまで慎重に咬合調整を続ける．もし咬合器上で付与した咬合接触状態と大きく異なっているときは，チェアサイドで人工歯を排列し直し，中心咬合位で咬んでもらって口腔内で修正することもある（図23）．患者自身の口腔内はいわば理想的な咬合器である．修正が大掛かりで長時間を要することが見込まれる場合はチェックバイトを採得し，咬合器再装着後再排列・再歯肉形成を技工室で行っておき，次回再試適を行うこともある．

　義歯の装着によって発音に支障が生じないか評価する．サ行の音やサ行を含む言葉が発音試験に使われることが多い．とくに上顎前歯部の欠損症例では，前歯部の被蓋，人工歯の排列位置，口蓋部の床形態や厚さなどが発音に関与するので必要に応じて修正するが，義歯床の機械的強度の観点からは厚さの調整には限度がある．一般に前歯部の口蓋側には

義歯試適（図21～23）

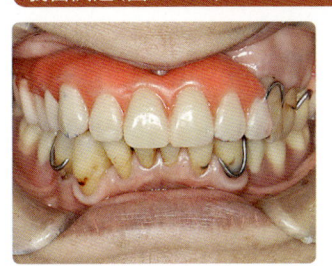

図21　蝋義歯試適．

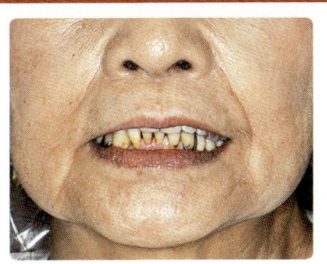

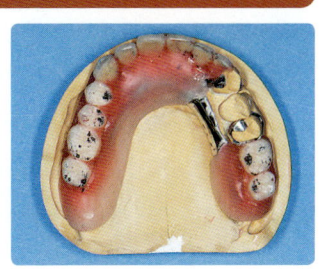

図22　リップサポートと前歯部の審美性確認．

図23　チェアサイドで排列を修正した蝋義歯．

全部床義歯に準じてS字状隆起を付与するのがよい．義歯床だけでなく大連結子によって発音に支障が生じていないかチェックする．

4）義歯装着時の対応

　完成義歯を口腔内に挿入する前に義歯を注意深く観察し，バリや鋭利な凹凸や小突起を削除後軽く研磨し，疼痛を起こさないよう前準備をしておく．義歯装着時に検査する項目と調整する項目は多岐にわたる．

　着脱性，維持および把持を点検する．術者がゆっくりと義歯を挿入してみて着脱が無理なく可能かどうか，維持装置の維持力が適正かどうか評価する．万一挿入時に疼痛が生じたら，義歯床が軟組織のアンダーカットに入っている可能性があるので，当該部を適切に削除する必要がある．正しいガイドプレーンが付与されていれば着脱は一方向でのみ可能で，義歯を外すときに支台歯に有害な側方力は加わらない．拮抗腕が有効に機能しているなら維持腕の維持力は小さくて済む．把持を担う鋳造拮抗腕とCo-Crなどの線鉤を用いた維持腕を併用したコンビネーションクラスプは，プライヤーを用いて調整しやすい（図

コンビネーションクラスプ（図24，25）

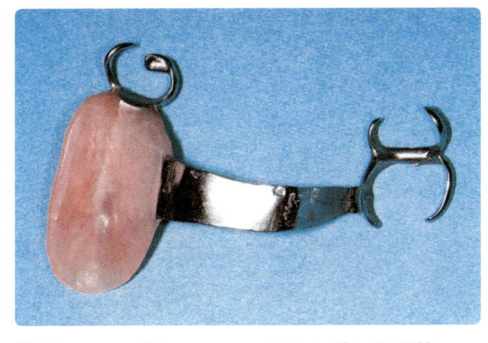

図24　コンビネーションクラスプと双子鉤．

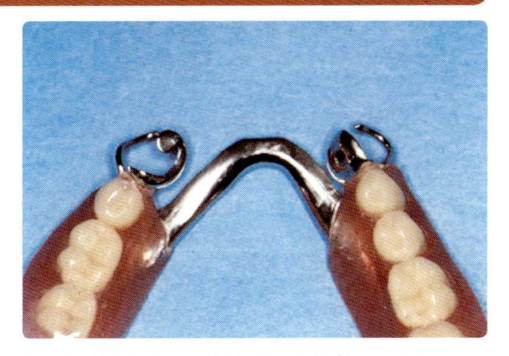

図25　鋳造拮抗腕と屈曲維持腕のコンビネーションクラスプ．

24, 25). ただし強度低下などの問題が生じないよう, 義歯床から立ち上げることのできる直接支台装置に適用を限り, ろう着による一体化はしないほうがよい.

　適正な維持力に調整したら, 患者に着脱法を指導する. 装着時は所定の位置まで押し込むだけでガイドプレーンに沿って正しく装着できるので, 手指で装着する限りとくに問題は生じない. 口腔内に入れて対合歯で咬んで装着する癖がつくと, 変形や破損のリスクが高まり勧められない. 外すときは複数の支台歯に指を乗せて支点とし, 複数の維持腕に爪をかけて同時に外すようにする. こうすると支台歯に有害な側方力が加わらず, 支台歯の延命につながる. 部分床義歯の支持は可能なら3箇所に設定するのがよいが, この観点からアンダーカットを利用する維持は2箇所がよい. 支持の3箇所は遠い部位ほど効果的で, 維持の2箇所は患者自身が同時に爪をかけやすい部位が理想的である. したがって近心に位置する支台歯は望ましいといえる. なお習慣的に義歯床を引っ張って外す患者は意外に多く, これで義歯を外すことはできるが, 支台歯の保護の観点からは勧められない旨をよく説明する.

　次に咬合関係をチェックする. 蝋義歯試適時に中心咬合位の咬合調整が終わっていても床用レジンの重合収縮に伴う人工歯の変位があるので, 通常わずかで済むが中心咬合位のチェックと調整は必要である. 残存歯同士の咬合接触関係がある場合, その状態を指標にするのは蝋義歯の試適時と同様である. 咬合紙とカーボランダムディスクなどの切削器具を用いて咬合調整を行う(図26). 具体的な手技については[⇒ p.487：5. 高頻度治療1)部分床義歯装着後の咬合調整]の項で後述する.

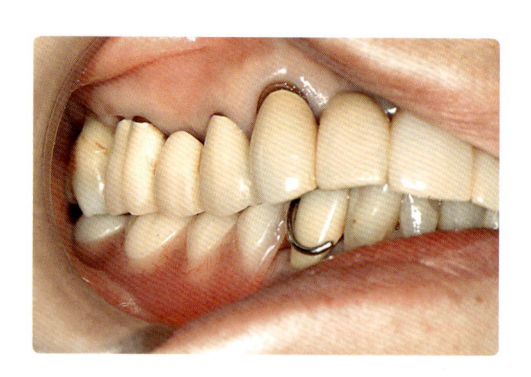

図26 咬合調整の完了した下顎遊離端義歯.

5) リライン, リベース

(1) リライン

　義歯床の粘膜面と顎堤粘膜の適合が緩くなっているが, 人工歯の咬合が患者の下顎運動と調和しており, この咬合接触関係を今後も維持したいときリラインが行われる. 義歯自体は審美的で清潔に使用されている必要がある. 一般に患者は新義歯作製によって使用中の義歯の不備や問題点が解決されるものと期待していることが多いので, 咬合関係が保全

適合検査（図27，28）

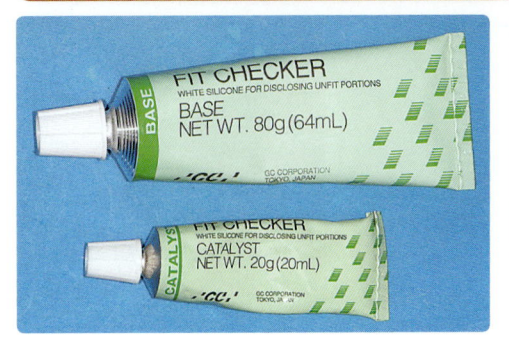

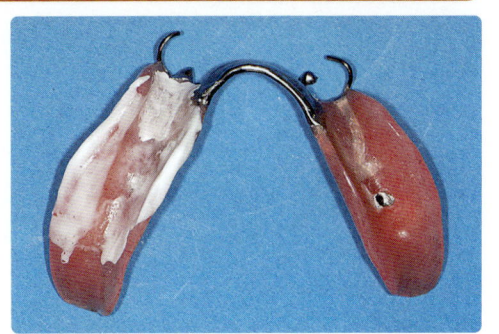

図27　シリコーン適合検査材．

図28　下顎遊離端義歯の適合検査．

されることの意義やリラインの術式についてよく説明し，理解を得ておく．リラインには直接法と間接法があり，後述のようにそれぞれに一長一短がある．

リラインに先立ち，適合試験を行って口腔内で義歯床の粘膜面と顎堤粘膜の適合の度合いを調べる．近年付加重合型シリコーンの適合検査材が用いられることが多い（図27）．この材料は硬化の開始と完了がたいへん早い．すなわち操作時間がたいへん短いので，材料の練和，盛り付けから口腔内挿入，圧接という一連の作業を手早く迅速に行う必要がある．術者が顎堤粘膜を乾燥させている間に補助者が練和，盛り付けを行うのがよい．必要に応じて付属のリターダーを用い，作業時間を延長することができる．遊離端義歯では義歯床を強く圧接すると義歯床の後方が必要以上に沈下するので，患者に中心咬合位で咬んでもらうのがよい（図28）．

リライン用レジンにはある程度の厚みが必要である．添加するレジンの層が薄かったり，境界部が移行的になると時間の経過とともに劣化して剥げたようになるケースがあり，望ましくない（図29）．新鮮面を露出させるためあらかじめ床面を一層削除しておくが，境界は添加するレジンができるだけ均一な厚みのバルクになるように明瞭な形態を付与しておくのがよい．削除後は床用レジンに表面処理を行うと効果的である．ある種の有機溶媒によって表面が一層溶解し，添加するレジンとよく接着するようになる．塩素系のジクロロ

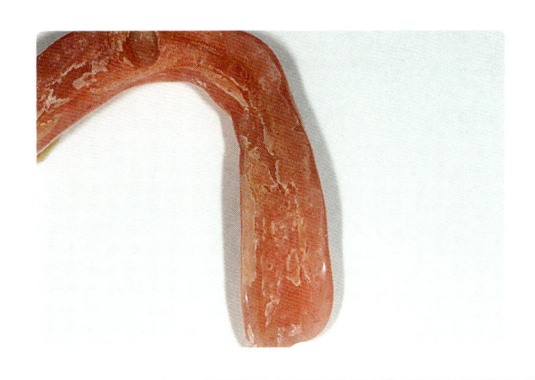

図29　直接法リライン用レジンの劣化と剥離．

直接法リライン（図30〜32）

図30 直接法リライン用レジンの混和.

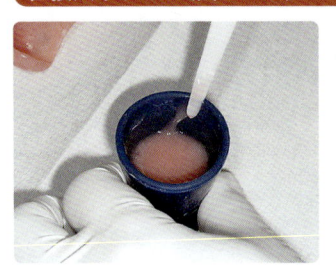

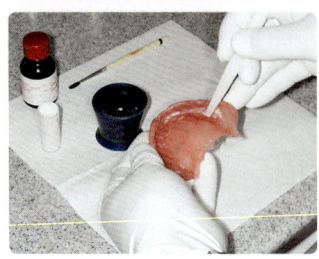

図31 直接法リライン用レジンの盛り付け.

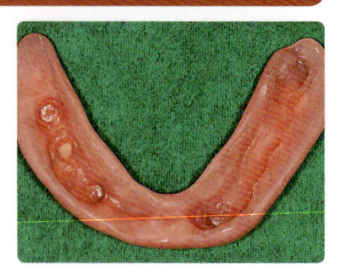

図32 完了した直接法リライン.

メタンや酢酸エチルがリライン用レジンのキットに入っていることが多い．前者は発がん性の可能性が指摘されており，近年後者が用いられる機会が増えている．ただし，効果の持続性という観点からは酢酸エチルのほうが劣っている．今後，より安全で短時間の処理で済みかつ大きな効果の得られる表面処理法の開発が望まれる．

近年，低刺激性モノマーを用いた直接法リラインが多用される傾向にある．この方法はチェアサイドで一連のステップが完了するので，患者に義歯のない期間を強いることがない．ただし一度の操作で首尾よく完了しなくてはならないので，手技には細心の注意が必要である．常温重合型リライン用レジンの場合は，支台歯や軟組織のアンダーカットに余剰のレジンが溢れて硬化すると外せなくなるので，完全に硬化する前に義歯を数回着脱させ，一度撤去する必要がある．その点，光重合型リライン用レジンの場合は，着脱によって外せる状態を確認してから光を照射すればよいので，比較的安心して行える（図30〜32）．

一方，間接法リラインによって，床縁の延長や床縁部付近の床研磨面の形態修正も同時により機能的に行える．また，材料的にも床用レジンそのものを使用するのでより高品質で審美的な義歯として患者に返すことができる．間接法リラインでは，使用中の義歯をトレーとして欠損部顎堤の印象を採得する必要がある．よい印象を採得するためには義歯床の外形が適切でなくてはならないので，必要に応じて義歯床の過不足をなくしておく．一般に長時間流動性が持続するアクリル系印象材を用いてダイナミック印象が行われることが多い（図33, 34）．この方法によって患者の日常生活における機能時の欠損部顎堤粘膜の動態が記録されるので，合理的である．印象面をより滑沢にするために，ダイナミック印象材の表層をフローのよい弾性印象材でウォッシュすることもある（図35）．このステップによってリライン後の床粘膜面の滑沢さが増す（図36〜38）．シリコーンコアーを採得して流し込みレジンでリラインする方法，フラスク埋没して加熱重合レジンを用いる方法およびリライニングジグに模型を装着して常温重合型や光重合型のリライン材を用いる方法がある．

ダイナミック印象（図33〜35）

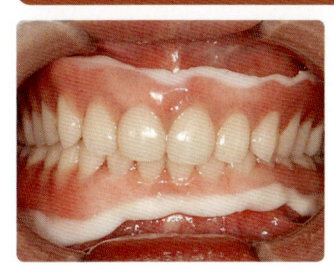

図33 口腔内のダイナミック印象．

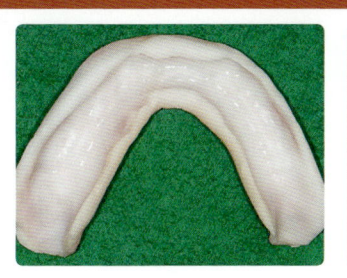

図34 下顎のダイナミック印象．

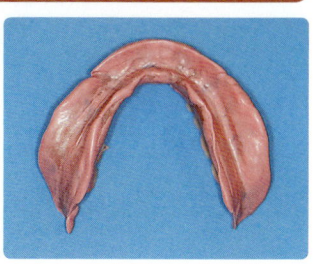

図35 シリコーン印象材によるダイナミック印象材のウォッシュ．

間接法リライン（図36〜38）

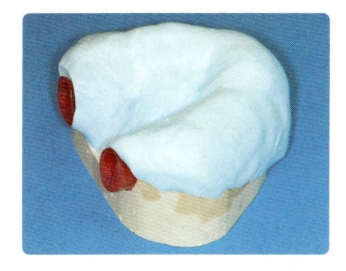

図36 シリコーンコアと注入孔・溢出孔のワックススプルー．

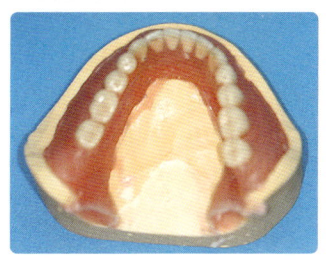

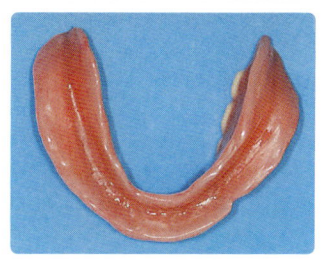

図37 流し込みレジンの重合完了．

図38 間接法リライン後の床粘膜面．

（2）リベース

　リベースの適応症は，リラインと同様に義歯床の粘膜面と顎堤粘膜の適合が緩くなっていて，かつ現在の人工歯の咬合接触関係を今後も維持したいが，義歯床が劣化や変色を起こしているなどの理由で床用材料全体の交換が望まれる場合である．教科書的にはその他に修理やリラインを繰り返して義歯床が厚くなりすぎた場合なども挙げられている．咬合関係の保全を図りたい部分床義歯の症例は全部床義歯より一般に少なく，床用材料全体の交換が必要と判断されるなら，部分床義歯は新規作製で対応される頻度が高いものと想像される．

　リベースには直接法がないので，義歯を預かりフラスク埋没して加熱重合レジンを用いるか，シリコーンのコアを採得して流し込みレジンを用いる．原則的に人工歯に陶歯を用いていることがリベースの前提であるが，近年硬質レジン歯が広く普及し，部分床義歯に陶歯を用いる頻度は低くなった．しかしながら，人工歯の維持に必要な部分は残して切断し，義歯床部分を交換すれば人工歯の種類を問わずリベースは可能である（図39〜44）．硬質レジン歯を用いた上顎全部床義歯のリベースの例を示す．この例では患者は義歯の咬合

リベース（図39〜44）

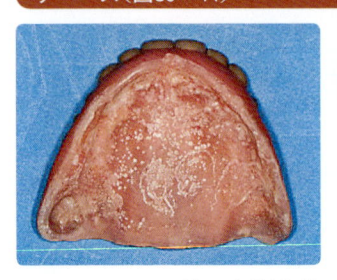

図39　リベース前の上顎全部床義歯．

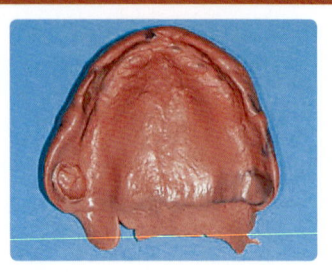

図40　シリコーン印象材によるリベース用印象．

図41　ワックススプルー植立．

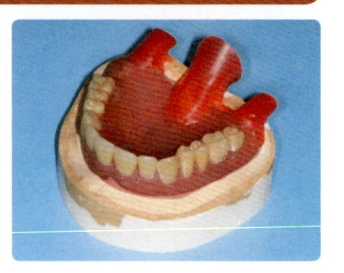

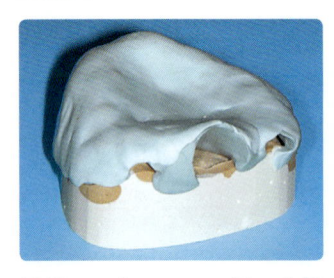

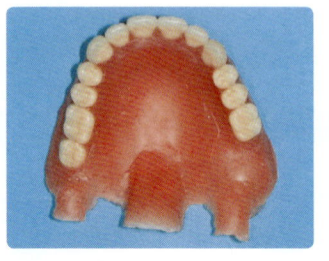

図42　シリコーンコアーと注入孔・溢出孔．

図43　流し込みレジンの重合完了．

図44　リベース完了．

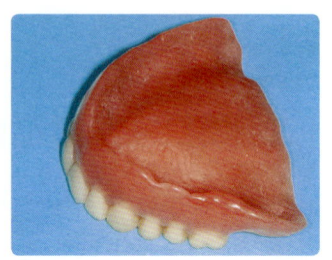

口蓋部を厚く修正した例（図45，46）

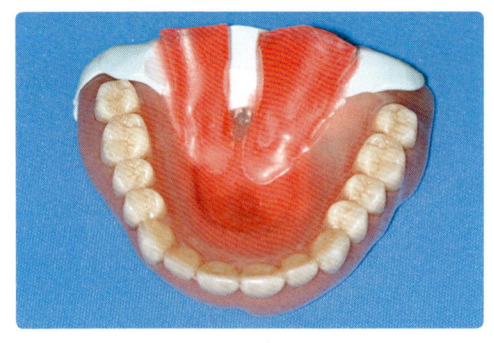

図45　ワックス盛り上げとワックススプルー植立．

図46　流し込みレジンの重合完了．

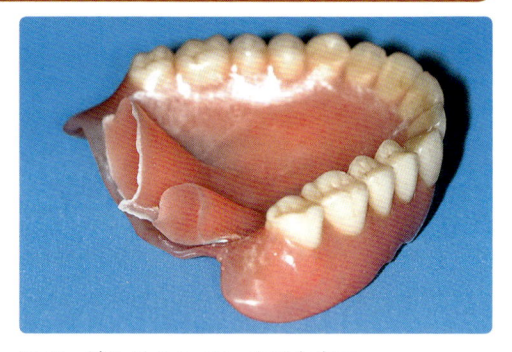

接触関係に十分満足し保全を望んでいたが，床粘膜面全体が不潔になり床用材料全体の交換が必要と判断されたものである．流し込みレジンを用いる場合は，義歯床全体を切断除去する以外は間接法リラインと同様の工程である．この方法は義歯床の形態を変更する場合などにも応用できる．

使用中の義歯の口蓋部を厚く修正した例を示す（図45，46）．

4．治療技術

1）全部床義歯の印象採得

精密印象の方法には，顎堤に加わる圧力により下記のように分けられる．
①無圧印象
②加圧印象
③選択的加圧印象

機能的な分類には，次の5つがある．
①解剖学的印象
②機能印象
③ダイナミック印象
④咬合圧印象
⑤咬座印象

（1）個人トレーによる印象採得法

①個人トレー作製用模型とリリーフ
- 研究用模型を複製し，個人トレー作製用模型を作製する．
- 個人トレー作製のためにリリーフを行う．スペーサーは，手圧にて加圧したい場合はスペーサーなしとし，あまり加圧したくない場合はパラフィンワックス（約1.4mmの厚さ）1〜2枚用いる．フラビーガムが存在し選択的加圧印象を行う場合は，フラビーガム部分はパラフィンワックス1〜2枚のスペーサー，それ以外はスペーサーなしとする（図47）．また，必要に応じてブロックアウトを行う．

②個人トレーの作製
- 個人トレーの外形は，筋圧形成時のコンパウンドのスペースを考慮し，上顎の歯肉頰（唇）移行部，下顎の歯肉頰（唇）移行部および下顎の歯肉舌移行部は，移行部より2〜3mm短く作製する．小帯部は，1mm短く作製し，上顎後縁部および下顎のレトロモラーパッド部は，最終的な義歯の外形と同じ位置にする．

③筋圧形成
- 棒状のモデリングコンパウンドで筋圧形成を行う（図48）．上顎の後縁部は，コンパウンドで加圧しポストダムを付与する．フラビーガム部分は無圧的に印象採得を行う目的で，筋圧形成終了後に遁路を設ける．

④印象採得
- シリコーン印象材を用いて印象採得を行う（図49）．全部床義歯の場合，上顎には流れの良い印象材を，下顎には流れが中等度の印象材を使用すると印象採得しやすい．

個人トレーによる印象採得法（図47～49）

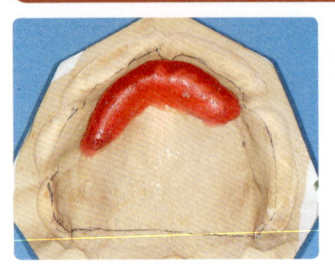

図47 選択的加圧印象用のリリーフ．

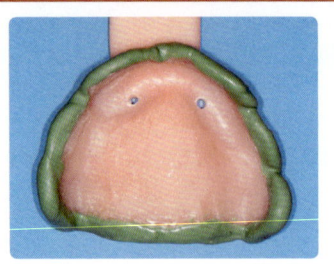

図48 筋圧形成終了後の個人トレー．

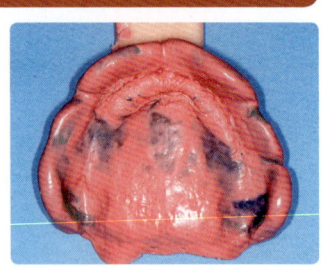

図49 シリコーン印象材を用いた印象採得．

ダイナミック印象（図50，51）

図50 複製義歯を用いたダイナミック印象．

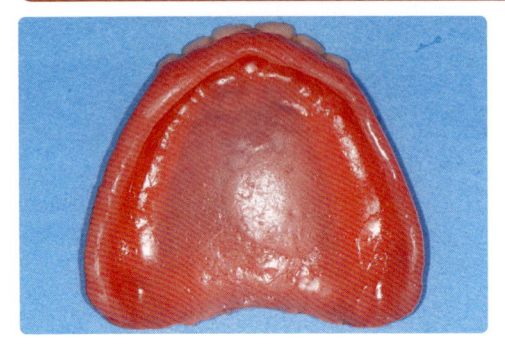

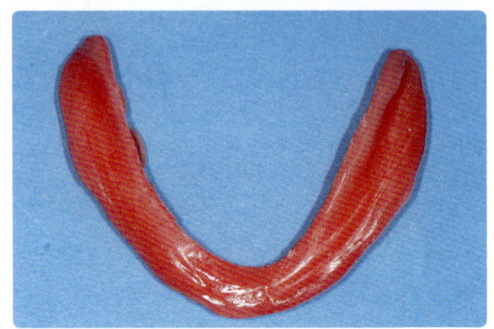

図51 複製義歯を用いたダイナミック印象．

（2）ダイナミック印象法

使用中の義歯あるいは複製義歯（図50，51）をトレーとして印象採得を行う．ダイナミック印象材（アクリル系印象材）を義歯床粘膜面部に敷き，患者に1～2日使用させ，日常生活における咀嚼や会話時の義歯床下粘膜や義歯周囲粘膜の機能的形態を採得する．

2）無歯顎の咬合採得

（1）無歯顎患者の咬合採得のステップ

①咬合床の作製
- 作業模型を作製後，リリーフの必要な部位にスズ箔，鉛箔，石膏などでリリーフを行う（図52，53）．咬合床（基礎床と咬合堤）を作製する（図54，55）．基礎床の外形は最終義歯の外形と同じにする．

②咬合床の口腔内試適
- 咬合床を口腔内に試適し基礎床の外形の確認をする．大きすぎる場合は削除調整する．

咬合床の作製（図52〜55）

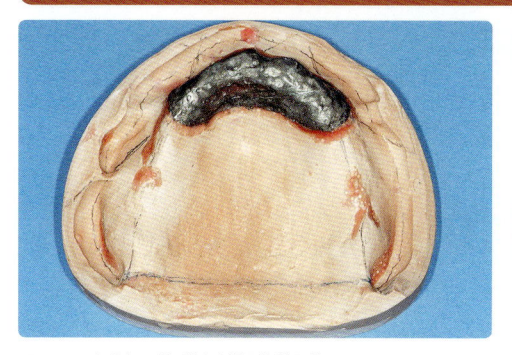

図52　上顎の作業用模型（鉛箔でフラビーガム部をリリーフ）．

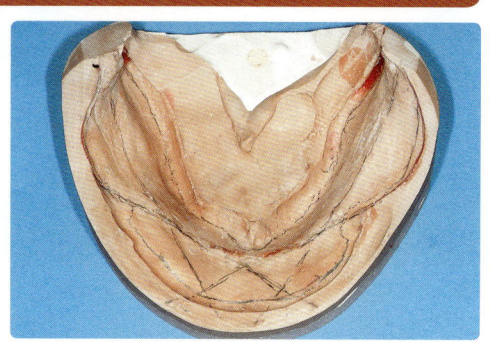

図53　下顎の作業用模型．

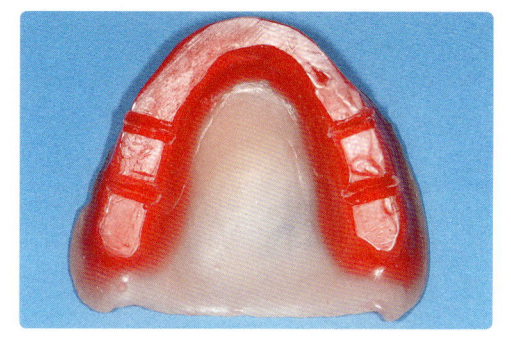

図54　上顎の咬合床．

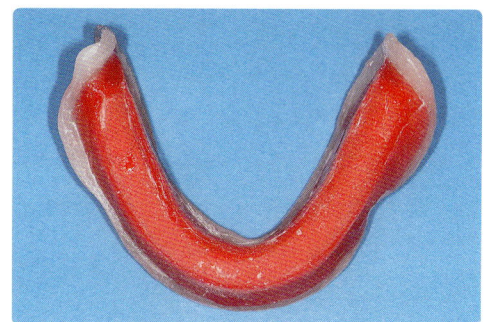

図55　下顎の咬合床．

③仮想咬合平面の設定

- 仮想咬合平面の設定は，上顎の咬合床を口腔内に装着し，咬合平面測定板を用いて，正面観で，咬合堤が上唇下縁より1〜2mm下方で，瞳孔線（左右の瞳孔をつないだ線）と平行になるようにする（図56）．側面観では，カンペル（Camper）平面（鼻聴道線，Camper線）と平行になるように設定する（図57）．

仮想咬合平面の設定（図56，57）

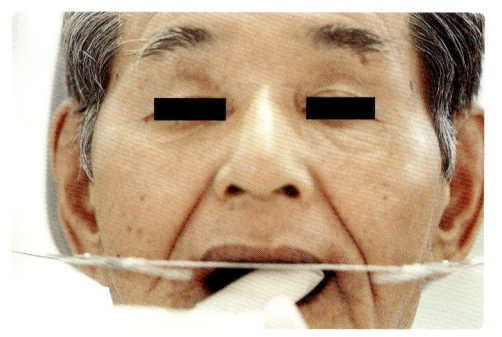

図56　正面観．

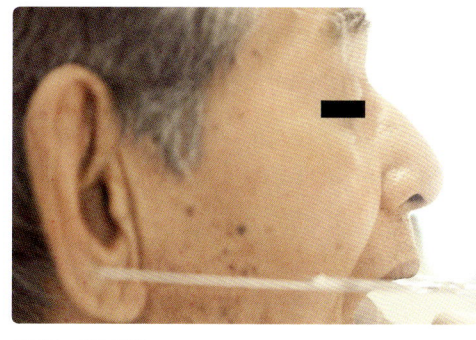

図57　側面観．

垂直的顎間関係の記録：(図58)，水平的顎間関係の記録：(図59，60)

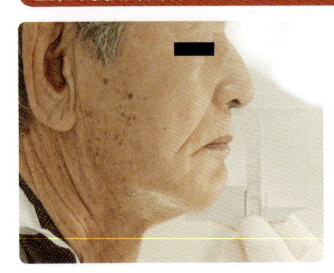

図58　下顎安静位利用法．
図59　ゴシックアーチトレーサーの設置． 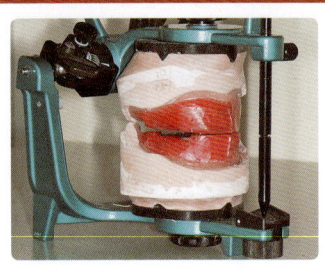
図60　ゴシックアーチ描記後の描記板． 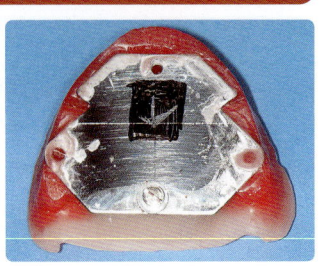

④垂直的顎間関係の記録
- 垂直的顎間関係は，下顎安静位利用法（図58），発音利用法，嚥下法，顔面計測法などを用いて決定する．このとき，複数の方法を併用して確認する．

⑤水平的顎間関係の記録
- 水平的顎間関係は，タッピング法，筋疲労法，ワルクホフ小球利用法，頭部後傾法，嚥下法，側頭筋触診法，咬筋触診法などを併用しながら決定する．さらにゴシックアーチ描記法（図59，60）で確認する．

⑥咬合堤形態の修正
- 咬合採得が終了した後，咬合堤前歯部の唇面形態を，人工歯排列の目安となるようにリップサポートの確認をし修正する．臼歯部は排列の目安になるように蝋堤の形態を修正する．

⑦標示線（標準線）の印記
- 咬合床の唇面に，正中線，口角線，鼻翼幅線，上唇線，下唇線を記入する．

3）全部床義歯の試適と重合後の咬合調整

(1) 全部床義歯の試適のステップ

①義歯床の外形の検査
- 片顎ずつ蝋義歯外形の検査を行う．

②排列位置，歯肉形成の検査
- 片顎ずつ排列の位置や歯肉形成を検査する．
- まず，咬合平面の確認を行う．上顎で咬合平面がカンペル平面と平行になっているか，下顎は咬合平面が舌背の高さとほぼ同じ位置になっているか確認する．
- その後，下顎の排列位置や歯肉形成が，舌あるいは口唇や頰と調和をしているか確認する．下顎がニュートラルゾーンに排列されているか，舌房が狭くなっていないか，下顎前歯部が唇側に寄りすぎて口唇で蝋義歯が浮き上がったりしないかなど確認する．

顎間関係の検査（図61，62）

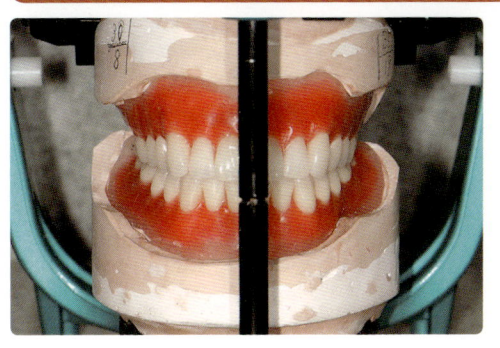

図61 咬合器上の蝋義歯．

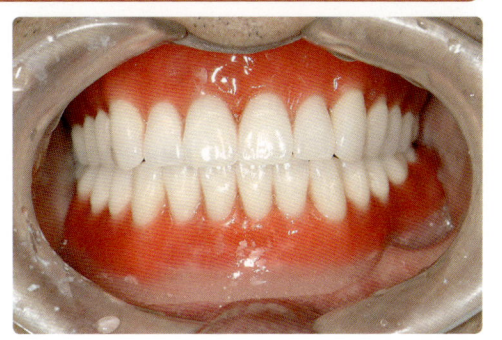

図62 口腔内の蝋義歯．

③顎間関係の検査
- まず，蝋義歯を口腔内に試適した状態で，咬合採得時と同様の方法で垂直的顎間関係（咬合高径）の確認を行う．
- 次に水平的顎間関係が咬合器上（図61）と口腔内（図62）に違いがないか確認を行う．
- その後，上下顎の臼歯部が口腔内でしっかり嵌合しているか，転覆試験や布製の咬合紙を用いた引き抜き試験などによって検査する．

④審美性の検査
- 前歯部の人工歯排列について，人工歯の色調，大きさ，形態の確認をし，正中線の位置，人工歯切縁の位置と口唇との関係，人工歯の唇舌的な位置などを確認する．人工歯によるリップサポートの状態を正面観，側面観で確認する（図63）．必要に応じて，人工歯排列を修正する．

⑤発音の検査
- 正しく発音できるか，検査する（図64）．

審美性・発音の検査（図63，64）

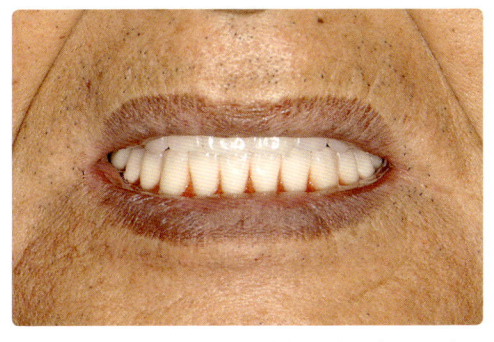

図63 リップサポートの状態を確認（正面観）．

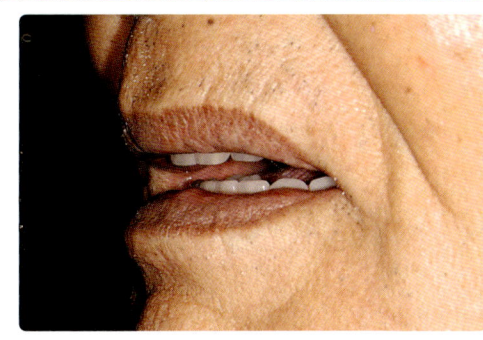

図64 発音検査．

重合後の咬合調整（図65～68）

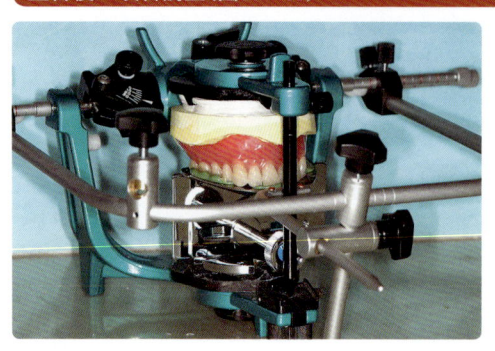

図65　フェイスボウトランスファー法で咬合器再装着．

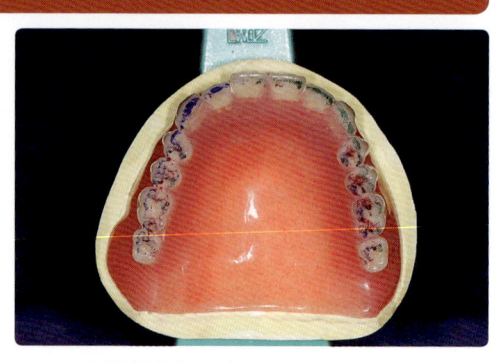

図66　選択削合（上顎）．

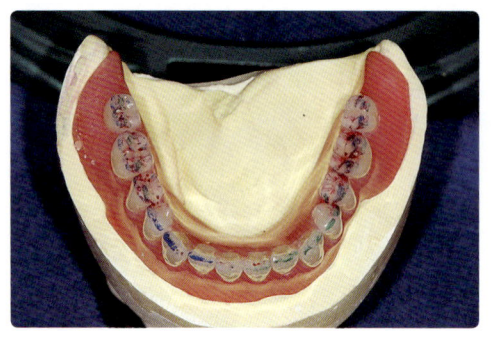

図67　選択削合（下顎）．

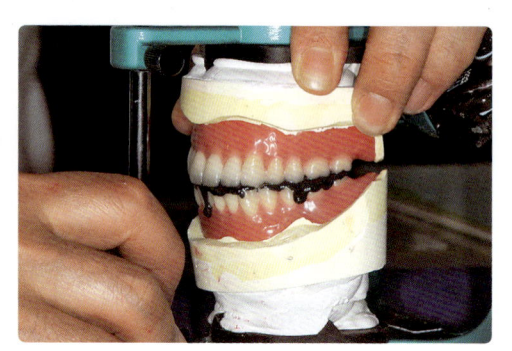

図68　自動削合．

（2）重合後の咬合調整のステップ

　重合・研磨が終了した全部床義歯を咬合器に再装着し，重合操作で生じた床用レジンの重合ひずみや人工歯の移動などを検査し，咬合調整を行う．

①重合した義歯の咬合器再装着
- 咬合器再装着には，テンチのコアを使用する方法，スプリットキャストを使用する方法，フェイスボウトランスファーを行う方法がある（図65）．

②選択削合
- まず，咬頭嵌合位で削合を行い，その後，前方運動時および側方運動時の削合を行い，付与する咬合様式を確立させ，咬合小面を形成する（図66，67）．

③自動削合
- 選択削合終了後に自動削合を行い（図68），その後人工歯咬合面の研磨を行う．

4）義歯装着時の対応

　蝋義歯試適時に行った検査事項を義歯装着時にも確認する．片顎ずつ確認を行い，その後，上下顎の咬合関係を検査する．

（1）全部床義歯の装着時のステップ

①義歯床外形の検査と調整

- 重合操作時に義歯床縁部のレジンのバリなどで床縁が過長になる場合があるので、まず、義歯の外形を検査する．とくに小帯などの可動部は確認が必要で、過長部は削除調整する．

②義歯床適合性検査と調整

- 義歯床粘膜面部の適合状態を検査する．適合試験には、ホワイトシリコーンやプレッシャーインディケーターペースト（PIP）などを用いる．加圧部は義歯床粘膜面部を削除調整する．

③咬合関係の検査と調整

- 患者座位で咬合関係の検査を行う（図69）．実際に食事をするポジションで、少し顎を引いた状態で行う．咬合紙を使用する場合は、なるべく薄いものが好ましく、左右同時に用いて咬合接触状態を検査する．まず、タッピング運動により早期接触部位を確認し、咬合調整を行って中心咬合位（咬頭嵌合位）を確立する．その後、付与した咬合様式となるように偏心位での咬合調整を行う．スピルウェイを付与し、咬合面の仕上げ研磨を行う．

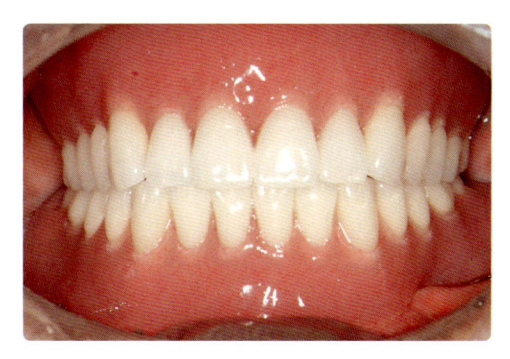

図69　患者坐位で咬合関係の検査を行う．

④義歯安定性の検査と調整

- 咬合調整が終わったら、患者さんと少し話をしながら、閉口時や開口時などの自然な動きの中での義歯の維持、安定状態を検査する．とくに、オトガイ唇溝に対向する下顎前歯部歯槽部は確認が必要で、下口唇に押されて下顎全部床義歯が浮き上がることが多い．また、上顎義歯床辺縁部が厚すぎて義歯の脱落を生じることがある．このような場合、削除調整を行う．

⑤審美性の確認

- 義歯の審美性を確認し、その後、手鏡で患者に確認をしてもらう．必要に応じて前歯部切縁を少し削合したり犬歯の尖頭などを少し削合して咬耗観を出したりして、自然な歯並びとなるように修正する（図70，71）．

審美性の確認（図70，71）

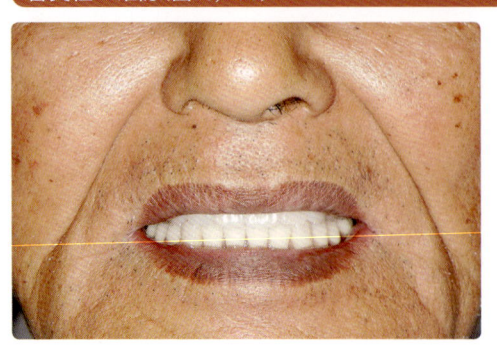

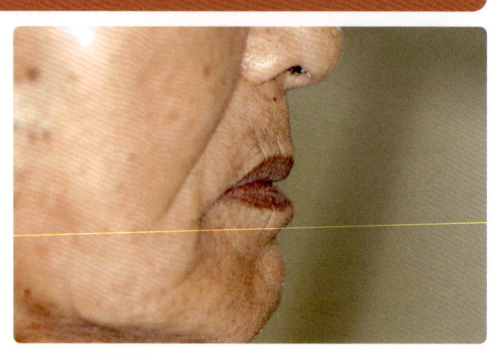

図70　正面観．

図71　側面観．

⑥発音の検査
- 新義歯で正しく発音ができるか検査する．

⑦違和感がないかの確認
- 新義歯に対して，違和感がないか患者に尋ねる．必要に応じて調整を行う．

　全部床義歯の装着時の検査と調整が終わると，次に患者指導を行う．今まで全部床義歯を使用していた患者でも，新しい義歯に慣れるのには2週間から1か月程度かかり，義歯装着時が補綴治療終了時ではないことを説明する．

（2）装着時の患者指導の方法

①摂食法について
- 食べ物は小さい物や軟らかい物から試していくように指導する．いきなり前歯部で硬い物を咬断したり極端に偏心位で咬合したりすると，義歯の脱離や転覆が生じることがあると説明する．はじめは咬みやすいところで咬むように指導する．

②発音に対する慣れ
- 徐々に慣れてくることを説明する．慣れには個人差があり，数日かかることがあると説明し，はじめのうちは旧義歯に比べてしゃべりにくいことがあると説明する．

③清掃方法
- 義歯の清掃は，毎食後と就寝前に義歯用ブラシなどを使用して行うように指導する．あまり強く磨くと摩耗して義歯床粘膜面部の不適合の原因となるので，流水下で軽く磨くように指導する．また，義歯取り外し後は，うがいなどで口腔内の食物残渣を除去し，口腔内も清掃するように指導する．

④就寝時の義歯の取り扱い
- 就寝時は義歯を取り外し，水中か義歯洗浄剤の溶液中に保管するように指導する．

⑤疼痛の発生と調整,術後管理について

　新しい全部床義歯を使用し始めると,義歯床下粘膜が擦れたり疼痛が生じたりすることがあるので,必ず数回の調整が必要であり,また,その後に定期的なメインテナンスも必要であることを説明する.

5）全部床義歯装着後の調整

　新しい義歯に慣れるのには2週間から1か月程度かかり,この期間は調整期間とし,その後は具合が悪くなくても3か月あるいは半年に一度,定期検査を行う必要がある.

（1）装着後の調整
①疼痛部位の調整
- 新義歯で実際に食事をすると,義歯床下粘膜に疼痛部位が生じたり,褥瘡性潰瘍ができたりする.また,旧義歯の感覚で咀嚼したことにより頰粘膜や舌の誤咬が生じたりする.装着して1か月は,これらの検査を行い,調整を行う必要がある.必要に応じて患者指導を行う.

②義歯床粘膜面部の適合検査と調整
- 義歯床粘膜面部の適合性を検査する.まず,片顎ずつ手圧において行う,加圧部は削除調整を行う.全部床義歯は粘膜支持であり,顎粘膜は被圧変位するので,骨隆起部などの粘膜が薄い部位はリリーフが不足すると過圧部となりやすい.
- 次に咬合位でも適合性試験を行い,調整を行う（図72）.

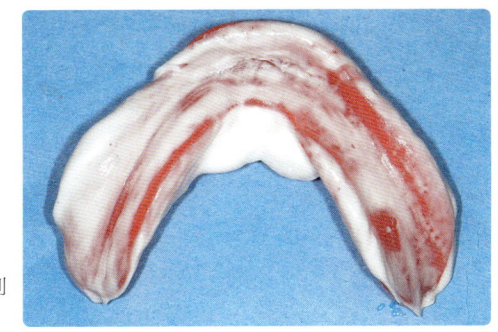

図72　義歯床粘膜面部の適合検査.過圧部は削除調整を行う.

③咬合関係の検査と咬合調整
- 来院時には,必ず咬合関係の検査を行う.必要に応じて,咬合調整を行う.

④義歯と口腔内の清掃
- 口腔粘膜と義歯の清掃状態を確認する.不十分な場合は,再度,患者指導を行う.

⑤違和感がないかの確認
- 新義歯に対して違和感がないか患者に意見を聞く.必要に応じて調整を行う.

（2）装着後の評価

新義歯装着後の調整が終了し，義歯にある程度慣れた段階で，咀嚼機能，構音機能，患者満足度などの評価を客観的に行う．

①咀嚼機能の評価

- 咀嚼能率判定表（咬度表）[1]や咀嚼可能食品調査表[2]などを利用して，旧義歯と新しく装着した全部床義歯との咀嚼能力を比較し，どの程度改善されたかを客観的に評価し，患者に提示し説明を行う．

②構音機能の評価

- 構音検査法[3,4]（音節復唱検査，単語検査，文章検査など）を使用して発音を客観的に評価し患者に説明する．患者は新義歯での発音への慣れに対して不安を抱くことがあり，これを取り除くために客観的なデータとして使用する．

③患者満足度の評価

- 全部床義歯装着者の満足度スコア[5]などを利用して，新義歯装着後の義歯の満足度を評価する．

＜参考文献＞

1）山本為之．総義歯臼歯部人工歯の配列について(2)—特に反対咬合について—．補綴臨床 1972；5：395-400．

2）中嶋　博ほか．顎顔面部損傷労働災害患者の障害認定のための新しい咀嚼障害評価方法の検討．日本口腔外科学会雑誌 2000；46：462-471．

3）阿部雅子ほか．構音検査法〈試案1〉．音声言語医学 1981；22：209-217．

4）船山美奈子ほか．構音検査法に関する追加報告．音声言語医学 1989；30：283-292．

5）赤川安正ほか．総義歯装着者の満足度スコアの開発．広大歯誌 1993；25：45-48．

5．高頻度治療

1）部分床義歯装着後の咬合調整

　咬合調整は咬合紙とカーボランダムディスクなどの切削器具を用いて行う．咬合紙のインクは実際には咬合接触がなくても咬頭頂などに偶然に触れて着色するので，着色部を無闇に削ってはいけない．着色の状態を鵜呑みにせず何も介在させない状態で開閉口運動や前方，側方の偏心運動を行わせ，肉眼でよく観察し着色部と照合して真の咬合接触部位を見極めて選択的に削る．赤と青の2つの色の咬合紙を併用すると判定しやすい（図73，74）．真の接触部位は印記部の中央が抜けたような特徴的な着色をする．嵌合時に咬合面舌側の咬合関係は直視できないのでより慎重に見極めなくてはならない．中心咬合位では非機能咬頭の内斜面，機能咬頭同士であれば下顎の頰側咬頭の内斜面を優先的に削る．偏心運動時の作業側では原則的に BULL の法則に従い，平衡側では下顎の頰側咬頭の内斜面を優先的に削る．以上が原則であるが，臨床では杓子定規にこのとおりに行わない場合もある．たとえば対合歯が健全な天然歯であれば，歯質の保存を優先し人工歯側で削合調整するなどの状況に応じて対応する．可及的に残存歯で偏心運動時のガイドを担うのが義歯の安定の観点からは望ましい．上顎犬歯欠損症例などで小臼歯が残存していれば側方運動のガイドをさせることがある．しかしながら，人工歯でガイドせざるを得ないケースもある．この場合は可及的に多くの人工歯に力が分散するようグループファンクションドオクルージョンとする．対顎が全部床義歯の場合はバランスドオクルージョンの確立を目指す．

　このように部分床義歯の人工歯に付与すべき咬合接触関係は，症例ごとに目指すゴールが異なる．また，実際上日常生活で動かすことのない範囲にまで偏心運動の調整をする必要はない．一般に前方運動は前歯の切縁同士が接触する位置まで，側方運動は犬歯の尖頭同士が接触する位置までが調整範囲の目安である．

咬合調整（図73，74）

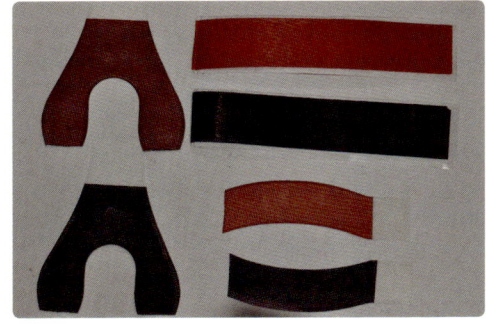

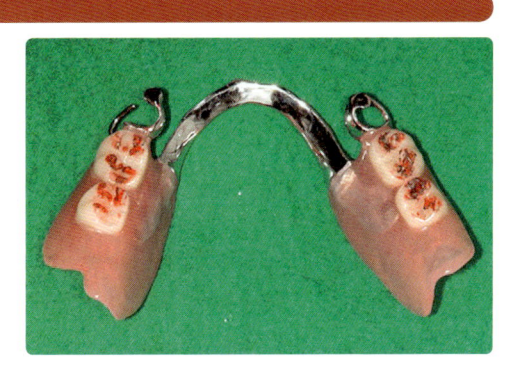

図73，74　咬合紙（左）による咬合検査（右）．

2）顎堤粘膜の疼痛に対する処置

　顎堤粘膜の疼痛に対しては，口腔内と義歯をよく検査して原因を明らかにする．患者の訴えに対応した部位に発赤や褥瘡性潰瘍があれば，着脱時の擦過や局所的な過度の圧迫が原因である（図75）．遊離端義歯では機能時の後方の義歯床の沈下は避けられないので，本質的に疼痛を発現しやすい構造をしている．咬合の不調和による義歯の動揺も疑う必要がある．場所が明確なら検査用ペーストを当該部位に適量塗布し，一度義歯を装着して中心咬合位で咬ませた後取り出す．ペーストが転写されてくるので，その部を一層削り，研磨して仕上げる（図76，77）．視診で疼痛部位が特定できない場合は，シリコーン適合検査材を用いて検出する．練和後速やかに患者の訴えに対応した部位に検査材を盛り，装着して中心咬合位で咬ませた後取り出す．薄い箇所を調べ，マーキングして一層削り研磨して仕上げる．食品やロールワッテを咬んでも痛まないことを確認し，褥瘡性潰瘍の部位をオキシドールなどで消毒し，ステロイド軟膏などを塗布後，しばらく食事や飲水を控えるよう指示して帰宅させる（図78）．義歯床でなく大連結子が軟組織に食い込んで褥瘡性潰瘍を生じている場合もある（図79）．

顎堤粘膜の処置（図75〜79）

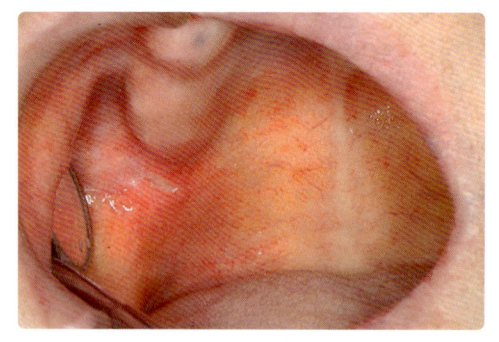

図75　ハミュラーノッチ部の褥瘡性潰瘍．

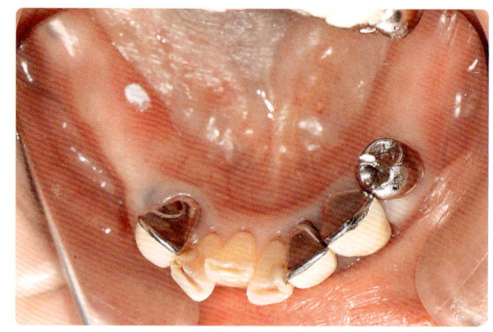

図76　検査用ペーストの塗布．

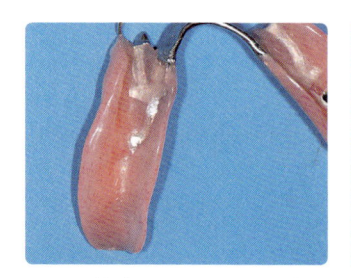

図77　検査用ペーストの義歯床粘膜面への転写．

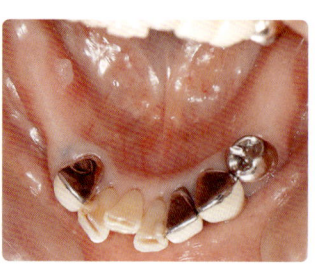

図78　褥瘡性潰瘍へのステロイド軟膏塗布．

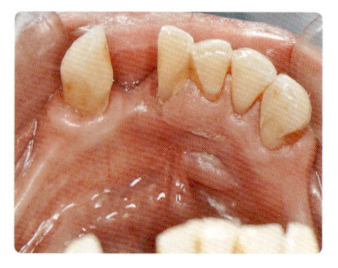

図79　リンガルバーの圧迫による褥瘡性潰瘍．

6．応急処置

1）破損義歯の修理

　義歯床の破折や人工歯の脱離・破折などは全部床義歯と共通である．床の破折に対しては基本的に床粘膜面形態を再現する作業模型を作製する必要がある（図80〜84）．一般に修理用常温重合レジンが使用されることが多いが，リラインやリベースの項で述べた流し込みレジンを使用すると気泡がなく仕上がりがきれいである．一方，金属構成要素の破折は部分床義歯特有の破損である．大連結子が破折することはまれで，ほとんどクラスプの破損である．線鉤と鋳造鉤からなるコンビネーションクラスプの維持腕の破折に対しては，線鉤を屈曲して常温重合レジンで埋入する．作業はチェアサイドで行うか印象を採得して作業模型を作製し技工室で行う．印象は義歯を外した状態で支台歯を中心に採得するか義歯を取り込むピックアップ印象とする．状況が許すなら線鉤埋入部の先端をループ状にしておくと回転が防止できて予後がよい（図85）．このとき埋入される部分にアルミナでサンドブラスト処理を行い，金属接着性プライマーを塗布すればより強固な修理ができる．鋳造鉤の破折に対しては支台歯周囲の印象を採得し，間接法でクラスプを新規に作製して次回破損した鋳造鉤を除去後交換する．この場合も上記の被着面処理を行うとよい．クラスプがフレームワークの一部となっている場合は義歯を再作製せざるを得ないこともある．

義歯修理（図80〜85）

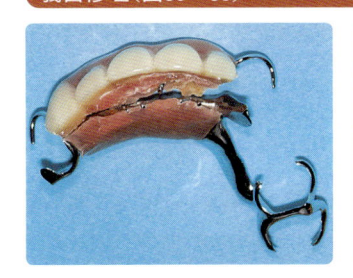

図80　義歯床の破折．

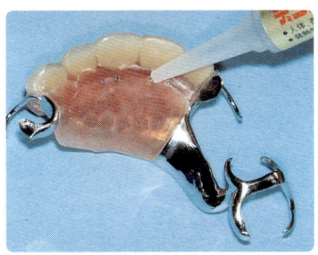

図81　瞬間接着材による仮固定．

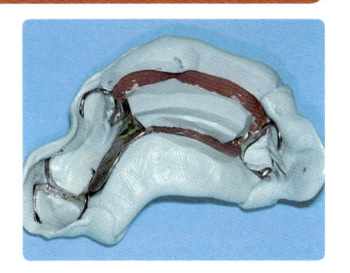

図82　シリコーンパテによる模型製作準備．

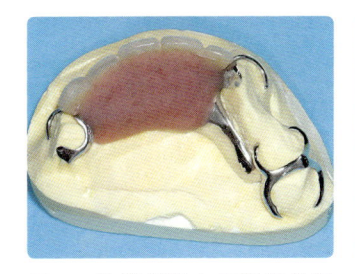

図83　作業模型と修理用常温重合レジンの盛り上げ．

図84　修理完了．

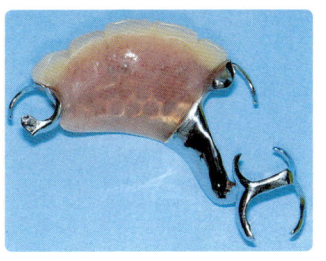

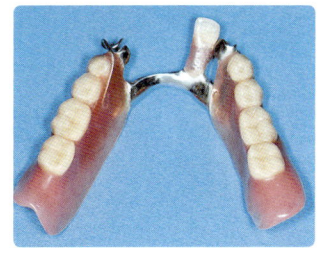

図85　先端をループ状にした線鉤の埋入修理．

2）義歯の暫間的な応急処置

　部分床義歯の支台歯は，一般に少ない本数で義歯の支持，維持，把持を担っているため，トラブルのリスクが他の残存歯より相対的に高い．う蝕により支台歯の歯冠が崩壊したり，修復物が脱離したり，動揺が大きくなったりする．抜歯を余儀なくされることもある．支台歯がなくなれば，通常はデザインの異なる義歯を新規に作製するほかはない．しかしながら，抜歯窩の治癒を待つ期間の暫間的な応急処置が必要である．

　使用中の義歯を補修・改造し，暫間義歯として使ってもらうのが患者・術者双方にとって都合がよいことが多い．支台歯が抜歯されたり歯冠部が破折して残根状態になったら，当該部位に義歯床や人工歯を追補する（図86～92）．

　抜歯により結果的に無歯顎になった場合は全部床義歯に改造する必要がある．義歯床を常温重合レジンで拡大し，義歯床辺縁を機能的に形成して適切な形態を付与する．拡大部位の辺縁の形成のみでは満足な吸着が得られない場合，直接法リライン材などを用いて辺縁封鎖や粘膜面の適合向上を図ることもある（図93，94）．

　特殊な方法であるが，抜歯された当該歯や撤去された補綴装置を利用できる場合がある．接着性レジンを応用すれば比較的容易に行うことができる．抜去歯の歯根を切断したり，撤去冠の内面にレジンを填塞して研磨するなど準備をしておく．レストやクラスプなどの金属構成要素と抜去歯・撤去冠などそれぞれに適切な表面処理を行った後，接着性レジンで所定の位置に接着し義歯と一体化すれば，抜歯窩の治癒を待つ期間の暫間義歯として使えることがあり，外観や舌感などの環境の変化が比較的少なくて済む（図95，96）．

義歯の補修・改造（図86～96）

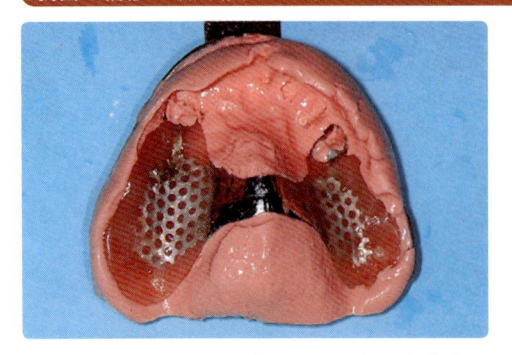

図86　アルジネート印象材による部分床義歯のピックアップ印象．

図87　作業用模型．

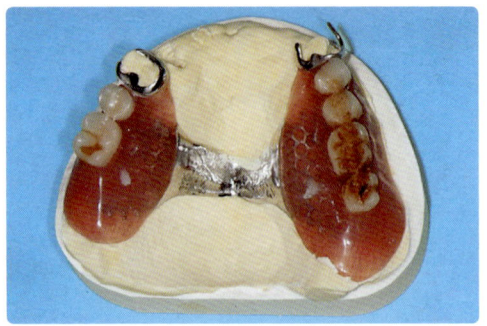

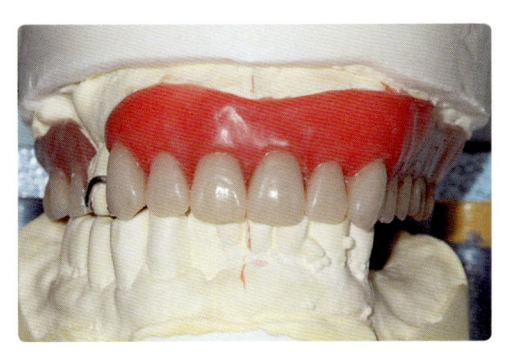

図88　咬合器装着と人工歯の排列.

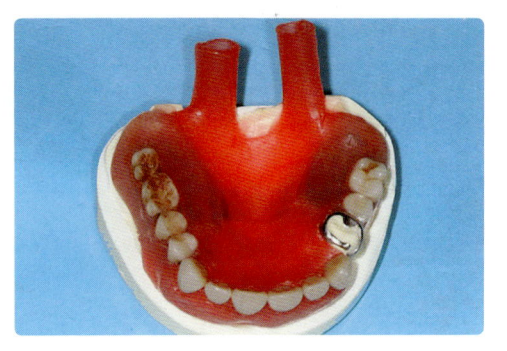

図89　義歯床の延長とワックススプルー植立.

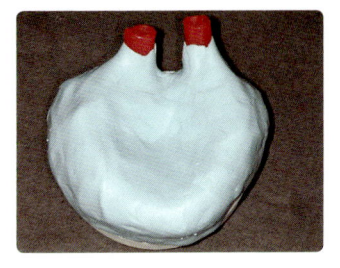

図90　シリコーンコア.

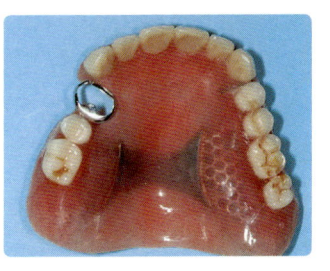

図91　補修後の床研磨面.

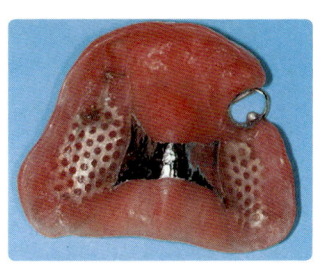

図92　補修後の床粘膜面.

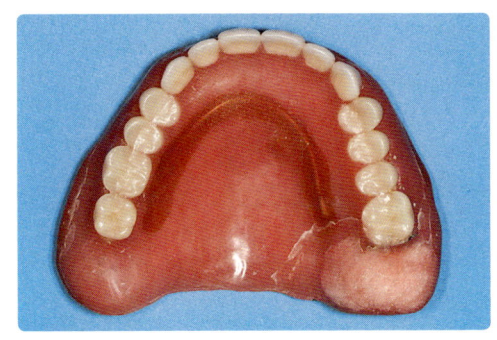

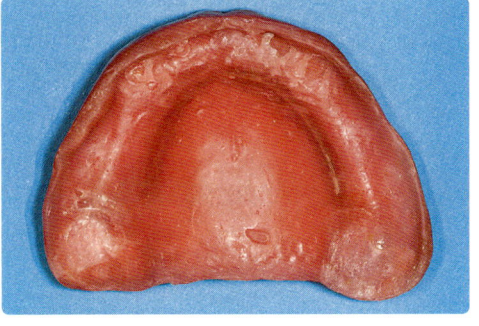

図93, 94　左：上顎左側第二大臼歯の抜歯に伴う義歯床の追補．右：直接法リライン用レジンによるリライン．

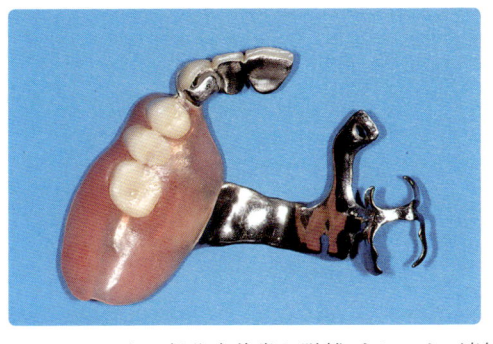

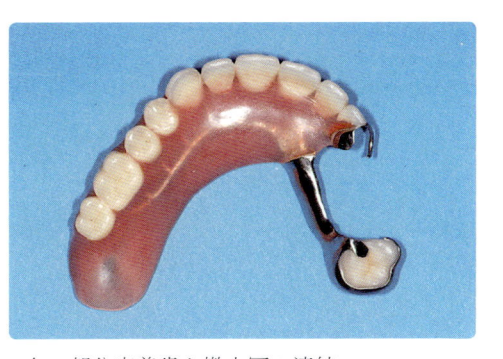

図95, 96　左：部分床義歯と脱離ブリッジの連結．右：部分床義歯と撤去冠の連結．

7. 経過評価管理

1）部分床義歯症例の長期的障害と対応

　部分床義歯症例は口腔内環境が複雑であり，定期的なリコールが重要である．残存歯特に支台歯，顎堤，床下粘膜，咬合，義歯の管理状況などチェック項目は多岐にわたる．これらに修正の必要があるような変化が生じても，必ずしも患者が自覚症状を訴えるとは限らない．したがって，リコールに応じることの意義と応じなかった場合にこうむる不利益を専門的立場からよく説明しておく必要がある．そして，問題点を見いだしたら適切に対応する．

（1）残存歯のう蝕

　部分床義歯装着患者はう蝕に罹患しやすい．とくに義歯で自浄作用が阻害される支台歯のニアーゾーンに隣接面う蝕が多く発生する（図97，98）．歯髄症状が現れる前に発見できれば比較的小範囲の処置で済むが，歯内療法が必要な場合は義歯の改変まで余儀なくされることもある．

（2）残存歯の動揺

　残存歯全体の動揺度が増加している場合は，歯周病に対する処置が必要である．支台歯に限定して動揺度が増加している場合は，支台歯の負担荷重や咬合による原因を疑う．支台歯に側方力ができるだけ加わらない状況を作る必要がある．義歯の把持と咬合接触関係が重要である．

（3）床下粘膜の炎症

　部分床義歯は床下粘膜に炎症を起こしやすい．床下粘膜全体の炎症とオーバーデンチャーの根面板周囲の歯肉の炎症をチェックする（図99）．不潔な義歯の装着と夜間就寝時など長時間の装着によって炎症は増悪するので，使用状況に問題があれば改善を促す．根面板周囲の歯肉に対しては十分にリリーフする．

（4）顎堤の骨吸収

　顎堤は生理的に緩慢な吸収をするものであるが，患者が自覚する程度の適合不良を訴えたり異常な骨吸収がみられることがある．時期をみてリラインなどを検討する．逆に骨の膨隆などの所見がみられる場合は腫瘍などの口腔外科的疾患を疑う．

（5）咬合の変化

　部分床義歯の人工歯にはレジン歯や硬質レジン歯が使われることが多い．これらの人工

部分床義歯症例の長期的障害と対応（図97〜102）

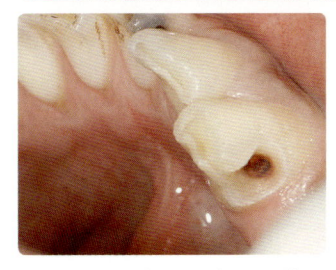

図97　支台歯の犬歯の隣接面う蝕．

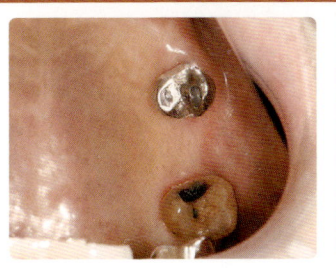

図98　支台歯の第二大臼歯の隣接面う蝕．

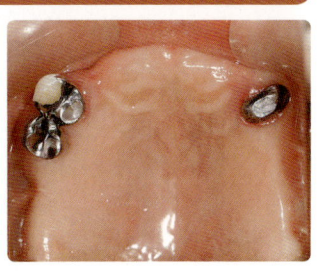

図99　根面板周囲の歯肉炎．

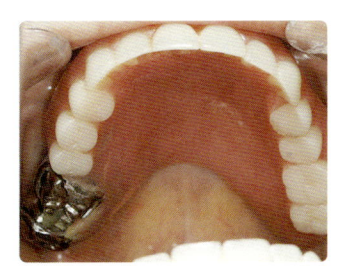

図100　レジン歯の咬耗．

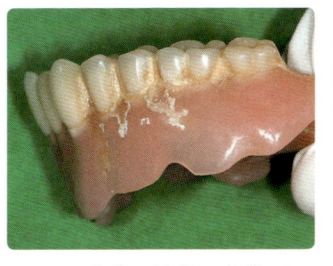

図101　義歯に沈着した歯石．

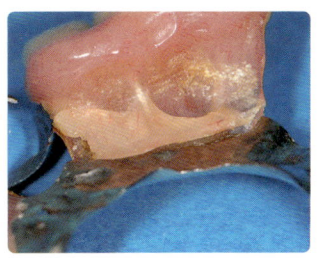

図102　長期使用後の金属構成要素と床用レジンの結合不良．

歯は経年的な咬耗が避けられない（図100）．咬合高径が低下したり中心咬合位が不安定になることもある．必要に応じて常温重合レジンやコンポジットレジンを添加して咬合面再形成を行う．常温重合レジンは永続性に欠けるので，一般に義歯の新規作製を前提として暫間的に用いられる．

（6）義歯の管理状況

　義歯の清掃状況をチェックする．不良なら再度指導を行う．う蝕が原因で大きな欠損補綴が必要となった患者は，義歯と残存歯の清掃が十分でない傾向がある．清掃が十分でないとデンチャープラークや歯石の沈着が起きる（図101）．不潔な義歯の使用は，口腔内微生物の増加による誤嚥性肺炎のリスクに直結することを強調する．義歯床に亀裂を発見することは多い．金属構成要素と床用レジンの結合が損なわれていることもある（図102）．これらの場合は破損に至っていなくても未然に修理や補強を行う．患者自身は気づいていないか支障なく使っているが，クラスプやレストが破折している場合もある．支持や維持が不足することにより予想される弊害を説明し，交換などの適切な処置を行う．

2）全部床義歯症例の長期的障害と対応

　全部床義歯装着後には，継続的なメインテナンスによる術後管理が必要であり，メインテナンスを行うことなく長期間使用しているといろいろな障害が生じてくる．

（1）義歯の不適合（図103）
　多くみられる障害として不適合による義歯の安定不良がある．5年以上長期間使用していると，顎堤の吸収による不適合が生じてくる．結果として安定不良になったり義歯床下に食物が貯まったりして不都合が生じることが多い．対応としては，最終的に新義歯を作製するが，まず，前処置としてリラインを行って患者の不都合を解消する必要がある．

（2）咬合関係の変化
　義歯の長期間使用により，咬合関係が変化することがある．とくにレジン歯の場合は咬耗が激しく，5年以上使用するとかなり咬耗してくる（図104, 105）．著しい咬耗により臼歯部の咬合関係が変化してくると，前歯部で咬むようになったり（図106），咬み込んだときに水平的な顎位に偏位がみられたりする（図107）．また，陶歯などは脱落や破折が生じたり，咬頭の一部が欠けたりして咬合関係がくるってくることがある．このように咬合関係が変化した場合も最終的には新義歯を作製する必要があるが，まず，前処置として咬合再構成を行い，咬合関係を改善する必要がある．

（3）義歯床の破折，人工歯の破折
　長期使用により，材料の劣化に伴う義歯床の破折や人工歯の破折が生じることがある．この場合は，まず，義歯の修理を行う．

（4）義歯の清掃不良
　義歯の清掃不良（図108, 109）により，義歯性口内炎（図110）などが生じることがある．このような場合は，患者に対して義歯の清掃指導を行い，義歯洗浄剤の使用を勧める．

＜参考文献＞
1）米山武義．高齢者誤嚥性肺炎　口腔ケアがもたらす誤嚥性肺炎予防．化学療法の領域 2009；25（9）：1891-1897.
2）米山武義．歯周病と誤嚥性肺炎．医学のあゆみ 2010；232（3）：194-197.

全部床義歯症例の長期的障害と対応（図103〜110）

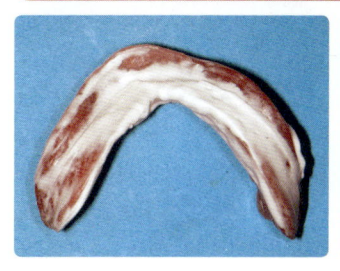

図103　長期間使用し不適合がみられる下顎全部床義歯．

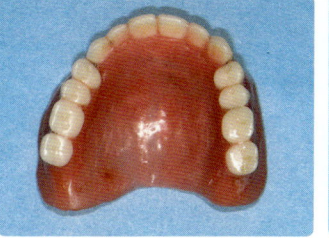

図104　長期間使用しレジン歯が咬耗した全部床義歯（上顎）．

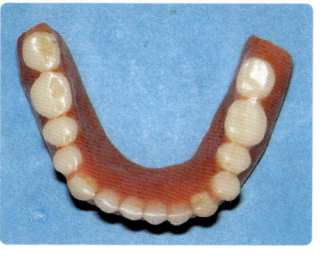

図105　長期間使用しレジン歯が咬耗した全部床義歯（下顎）．

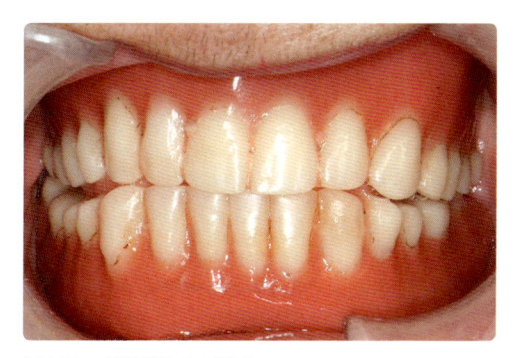

図106　前歯部での咬合．

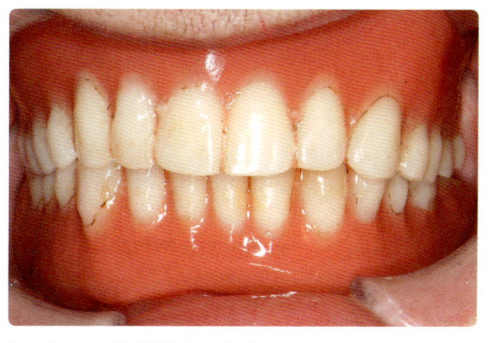

図107　水平的顎位の偏位．

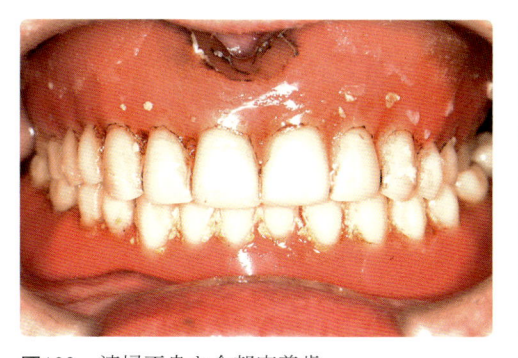

図108　清掃不良な全部床義歯．

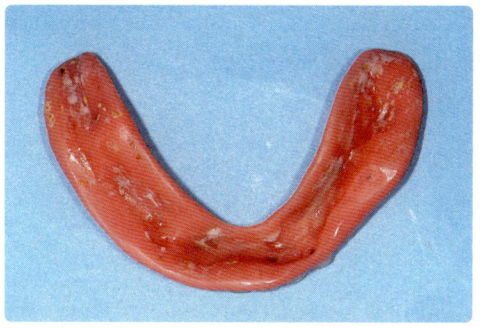

図109　デンチャープラークが付着した義歯床粘膜面部．

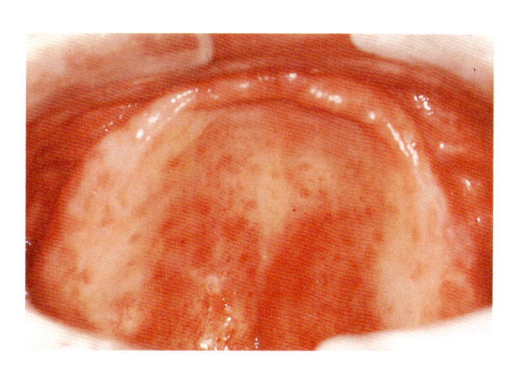

図110　義歯性口内炎．

495

口腔外科・放射線 | SECTION 6

SECTION 6　口腔外科・放射線

⁂ 1．医療面接

1）ラポール形成

（1）ラポール形成

　ラポールの形成とは，患者との信頼関係を構築することであり，医療現場においてはラポールが形成されなければ治療を進めることができない．患者が歯科医療機関を受診した際の主訴は「痛い」「腫れた」「咬めない」「変な感じ，気になる」「歯が生えてこない」などさまざまであるが，自分の病気(症状)に対して不安を抱いて病院を受診している患者も多い．したがってまず大事なことは，患者の不安を取り除き安心して治療を受けられるような状態に患者を導くことである．患者に与える第一印象として"服装""言葉使い"が重要になる．また，口腔外科では悪性腫瘍や顎変形症など入院手術の必要なケースが多く，適応されるすべての治療について，その利点，欠点および術後の症状，合併症などインフォームドコンセント(IC)をしっかりと行わなければならない．詳細に説明することで患者との良好なラポールを形成することができる．術前説明では医療者側は考えられる治療法をすべて提示し，患者が希望すればセカンドオピニオンを勧める．たとえどんなに手術の上手な医師が手術を行い，病気を完全に切除できたとしても術後の審美障害・機能障害などの後遺症や，再発・転移の可能性に対しても十分なICを得ていなければ，患者側は「こんなはずではなかったのに」と思い医療者側と患者側との間に溝ができかねない．築き上げたラポールが崩れてしまっては，患者が考えていた結果(満足度)と医療者側との満足度の溝は埋まらず，患者側も医療者側も報われないどころか不幸な結果となってしまう．

（2）POS方式

　医療行為では，医療者側から見て，患者は中心に位置しており，医療チームの各メンバー(医師，歯科医師，歯科衛生士，薬剤師，看護師，臨床検査技師，放射線技師，栄養士などの医療職員，その他の職員)が連携して治療を行っている(図1)．治療がスムースに遂行されていくには，医療チームが協調して働かなければならない．そのための媒介として，問題志向型診療録(Problem Oriented Medical Record；POMR)が考えられた．POMRは，解決すべき個々の問題別に症状，診察・検査所見，考察，計画，経過などが記載されるので，記録の内容から記載者の考えや理解の程度がよくわかり，記録とケアの質を評価するツールとして有用である．また，診療録の開示に適しているといわれている．医事法関係検討委員会は，2000年5月に「患者に対する適切な診療情報の提供を促進するための診療録のあり方について」の答申を提出し，「望ましい診療録とその記載について」POMR方式の採用を提唱した．いわゆる電子カルテの使用を開始している大学病院や大規模病院だけでなく，歯科診療所においてもPOMRの考え方と形式に則った診療録記載法を採用している施設もある．図2では，口腔外科での診察時の診療録記載例を示す．

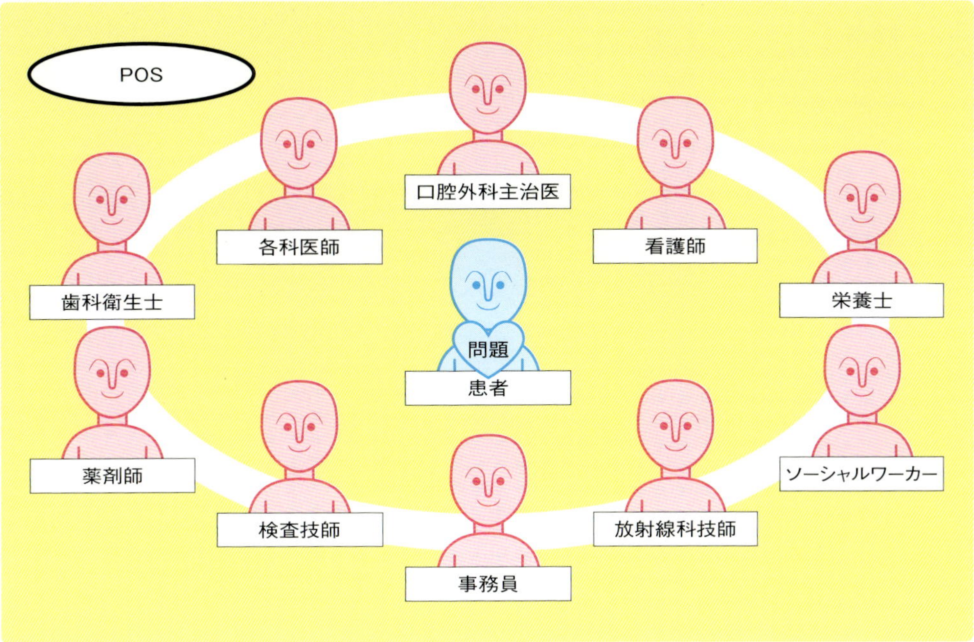

図1 POSの理念.

日付	部位／病名	
2013/○/□	左側顎下部 唾石症疑い	S：1週間前から左の顎の下に違和感がありました． 　　2日くらい前から食事中に顎の下が腫れてくるようになりました． O：左側舌下小丘部より少量の排膿を認める． 　　双指診で左側舌根付近（下顎第二大臼歯舌側相当口底粘膜）に硬固物を触知する．左側顎下腺の軽度の腫脹と圧痛を認める． A：左側顎下腺管内唾石症疑い． P：排膿があり，軽度の顎下腺炎を起こしているため，抗菌薬を投与する． 　　問診でアレルギーなし． 　　唾石症を疑いパノラマエックス線写真とCT検査を予定する．
2013/△/×	左側顎下部 唾石症疑い	S：腫れは薬を飲んだら良くなりました．今は少し違和感がある程度です． O：左側舌下小丘からの排膿認めず． 　　CT検査の結果，左側顎下腺管内に直径8mmの石灰化物あり． A：左側顎下腺管内唾石症． P：唾石摘出術が適応となることを説明． 　　摘出に伴う合併症について，摘出しないことのリスクについて説明し，今後摘出術を行うことで同意を得た．

図2 実際の診療録記載例.

2）診察

（1）頭頸部の診察

①顔面の診察のポイントは，患者と同じ目線になることが重要である．目線の高さを同じにすることで左右の違いが観察しやすくなる．そのほかに色調や異常運動についても観察する（図3，4）．

②次に，患者の主訴をもとに局所の診察を行う．手掌や手指などで病変部を表面から触れてみる．触診により，異常部位の範囲，大きさ，硬さ，圧痛の有無，周囲組織との癒着の有無，波動，羊皮紙様感，熱感などがないか触診する（図5～15）．

- 下顎下縁の触診：患者の頭位を固定した後に，示指・中指で下顎角部を触知し，そこからオトガイ部に向かって指を滑らせるように触診を進める．
- 眼窩下縁・外側縁・頰骨弓の触診：示指で内眼角から眼窩下縁に沿って外側に向かって，頰骨弓は頰骨上顎縫合から後方に向かって触診を進めていく．
- 下顎頭滑走運動の触診：下顎頭運動は回転と滑走の複合運動である．患者の耳珠前縁に示指を当て，患者にゆっくりと開口させると下顎頭運動を触知することができる．関節雑音を有する場合には，音の発生時に振動が指の腹に伝達され認知できる．「ゆっくりと開いてください」「閉じてください」と声をかけながら診察を行う．
- 咬筋の触診：咬筋の中央部および頰骨弓下縁のやや下方を左右同時に触診する．咬合させて咬筋を収縮させた状態も診察する．
- 側頭筋の触診：側頭筋は前腹部，中腹部，および後腹部を触診する．側頭筋停止部の触診は，口腔内より下顎枝前縁に沿わせて上下に移動させながら行う．
- 内側翼突筋の触診：下顎角のやや前下内方を同時に触診する口外法と，示指を下顎枝内側に入れて触診をする口内法とがある．
- 胸鎖乳突筋の触診：咀嚼や咬みしめ運動時にもっとも緊張がみられる．患者に咬みしめた状態で側方を向かせると，筋の所在がわかりやすく診察しやすい．
- 顎下リンパ節の触診：リンパ節の触診では腫脹の有無（大きさ），硬さ，癒着の有無（可動性か癒着しているか），圧痛があるかないかチェックする．示指，中指，薬指の3指先の腹で顎下リンパ節を下顎骨内壁に押しつけるようにして触診する．患者の体位は座位とし，肩の力を抜かせ，まっすぐ前方か，やや下方を向かせるか，触診側に首を傾ける．異常があれば血液検査や造影CT，MRI，超音波検査などを併用する．
- 口底部の触診：唾石や唾液腺腫瘍など口底部に病変の存在が疑われる場合には口底部の触診を行う．一側の手指を口腔内から病変部に当て，他方の手指を口腔外の皮膚表面に置き，双方の指先で患部を挟んで行う［垂直双手（指）診］．口腔内に手指を挿入した後は軽く閉口させて口腔底部の緊張を解くことが触診のコツである．

SECTION 6　口腔外科・放射線

診察のポイント（図3～15）

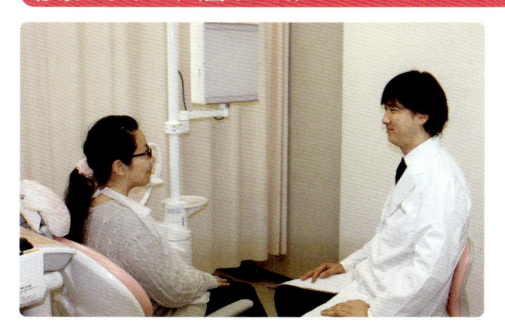

図3　患者との目線の高さを合わせる．

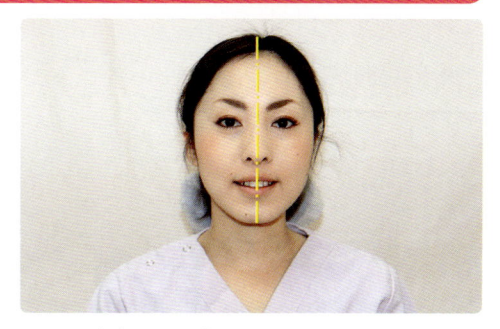

図4　患者の正面観．

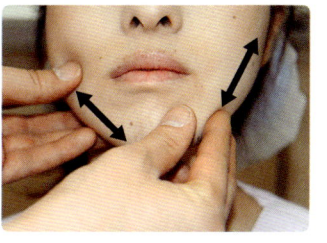

図5　下顎下縁の触診：正面．

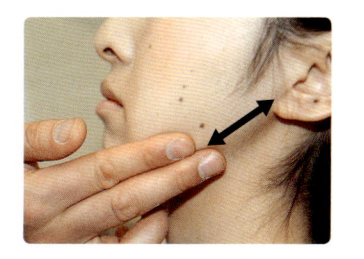

図6　下顎下縁の触診：側面．

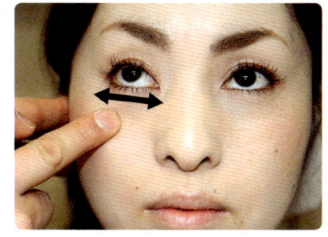

図7　眼窩下縁の触診：正面．

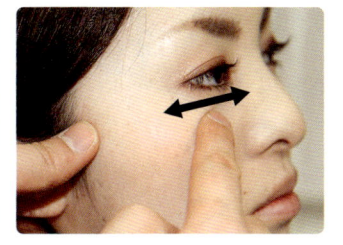

図8　眼窩下縁の触診：側面．

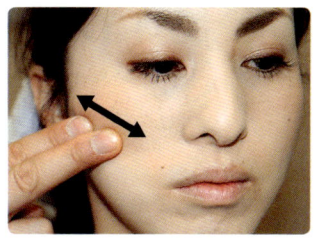

図9　頬骨弓の触診．

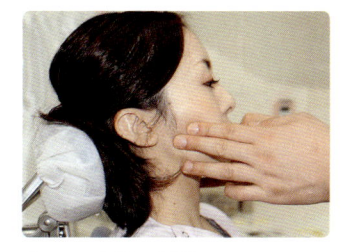

図10　咬筋の触診．

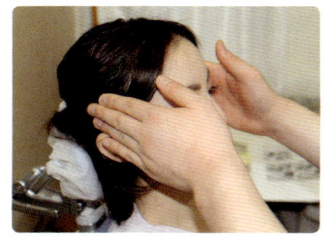

図11　側頭筋の触診．

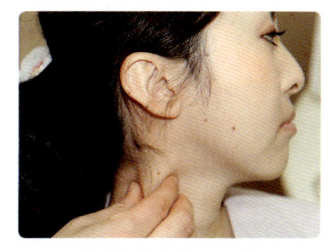

図12　胸鎖乳突筋の触診．

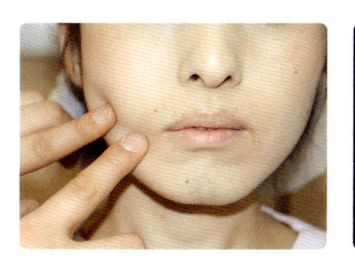

図13　水平双手診．

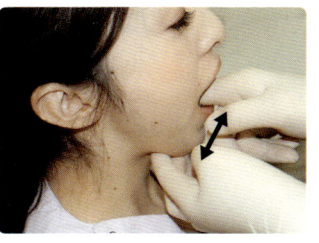

図14　垂直双手診．

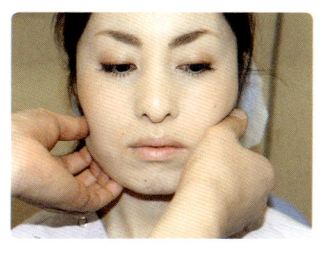

図15　顎下リンパ節の触診．

501

3）医療情報の収集

医療情報の収集では，医療面接を行った後，触診・視診・聴診・打診などの診察を行うが，望診といって患者が診療チェアに座るまでの間の行動やしぐさについても観察するように心がける．身体動作や，姿勢から四肢の運動機能の低下，妊娠の有無など座ってからではわからない情報が得られることがある．

医療面接では，まず患者から来院動機である主訴について自由に語ってもらう．このときは，Open-Ended Question(OEQ；自由質問法)を多用して質問を行うとよい．ある程度症状が絞られてきたら，Closed-Ended Question(CEQ)を行って必要な情報を聞き出すようにする．OEQ は，患者の心理的負担を軽くし，身体症状だけでなく心理・社会的側面についても自由に答えてもらえるため，症状を多角的に把握することができる．また，"繰り返し(reflection)"といって，患者が言った言葉をそのまま医師が繰り返すことで，患者は自分の症状に焦点を当てられたと感じる．"相槌を打つ(共感)"ことは，患者の応答をさらに進める．"促し"は，話を続けてもらう際に用いるとよい．時には何も話さないでいる"沈黙"なども大事なコミュニケーションツールである．さらに，アイコンタクトや微笑みなどの非言語コミュニケーションをおりまぜることによって患者に安心感を与えることも大事な方法である．そして最後に，患者から聴取したことを要約することで，問題点を絞り込み，患者が言い残したことがないか確認する(図16)．

歯科医師	「○○さん，こんにちは．今日はどうされましたか？」	OEQ
患　者	「あごの下が腫れて痛むんです」	
歯科医師	「どのように痛むのですか？」	OEQ
患　者	「以前から時々左のあごの下に違和感を感じるときがあったのですが，最近になって食事中からあごの下が腫れてズキズキと痛くなるようになりました」	
歯科医師	「なるほど．それはお困りですね．では具体的にいつ頃から腫れて痛くなったのですか？」	共感，CEQ
患　者	「1週間ほど前からです…」	
歯科医師	「なるほど」	相槌(促し)
患　者	「徐々に腫れがひどくなってきた気がするので受診しました」	
歯科医師	「わかりました．他に何か気になることはありませんか？」	OEQ
患　者	「実は知り合いに口腔癌の方がいて，自分もなかなかよくならないので癌になってしまったと思って心配です」	
歯科医師	「分かりました．今までの話しをまとめますと，○○さんは今日は左のあごの下が痛くて，その原因が知りたいのと，悪い病気になっていないか心配なのですね．それではさっそく診てみましょう」	要約，確認
患　者	「お願いします」	

図16　医療面接の実際(左側顎下腺唾石症例の場合)．

4）病歴聴取

病歴とは患者の（1）主訴，（2）現病歴，（3）家族歴，（4）既往歴，（5）生活歴から成り立っている．あらかじめ問診票を記載してもらい，それを見ながら診察を進めると既往歴については聴き漏らしを防止でき，時間を短縮できる．

（1）主訴

来院する理由となった症状で，患者の自覚症状である．診療録に記載するときは，患者の訴える症状は患者自身の表現する言葉で記載する．また，症状は一つとは限らないので，関連する症状を確かめ，代表的なものを主訴とする．

（2）現病歴

主訴に関連した病状について，経時的に整理して診療録に記載する．主訴に対して過去に診察を受けている場合にはその期間，診察場所，病名，治療内容と効果などの内容などについても聴取し記載する．こちらが聞きたいことについては表現の基本「5つのWと1つのH」を原則にして聞き出すことが大切である．①いつから，どのような経過で，②どこが，③どのような性状，④どの程度，⑤どういう状況で（症状の出現状況），⑥影響する因子，⑦随伴症状の7項目について調べるようにする．

（3）家族歴

患者の両親，兄弟，子供についての病歴，死因などを聴取する．記載は，国際人類遺伝学会で決められた記号（男□，女○，患者本人▣または◎，死亡＋）を用いる．同居者は同一枠内を囲む．

（4）既往歴

過去にかかった病気について，問診票をもとに聴取し，記載は経時的に行う．その他，輸血歴や薬物アレルギーの有無，妊娠などについて聞いておくようにする．基礎疾患の治療内容は重要で，処置方針に大きく影響を及ぼす．疾患によっては主治医に情報照会するようにする．

（5）生活歴

アルコールやタバコの習慣について，1日の量とどのくらい続けているかについて聴取する．疾患によっては，出生地や職歴についても聴取することがある．

5) 病態説明

医療情報を収集し，主訴となる疾患をある程度同定した後，患者に現在の病状について説明を行う．口腔外科では悪性腫瘍や顎変形症など入院して全身麻酔下での治療が必要な疾患が多くある．病態説明には，可能であれば静かでプライバシーの保たれる空間を確保したほうがよい．チェアサイドよりも相談室などのほうが好ましい．患者の年齢が未成年の場合や，疾患の内容によっては保護者や家族などキーパーソンに同伴してもらうように心がける．治療計画書を作成し，可能であれば説明用の媒体（模型や図示あるいは写真など）を使って理解しやすいようにする（図17～23）．この際には治療による利点のみならず，かならず治療に伴うリスクや合併症についても十分に説明するようにする．

患者への説明媒体（図17～23）

図17，18 下顎骨骨折症例の3DCT画像：水平断や前額断のCTでは患者は病態を把握することが難しい場合もある．CTを3D画像にすると患者も現状を理解しやすい．

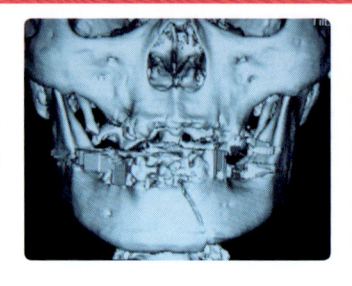

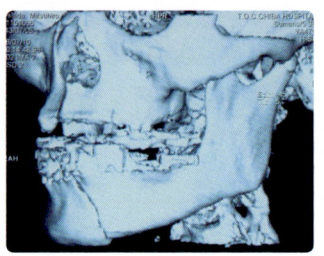

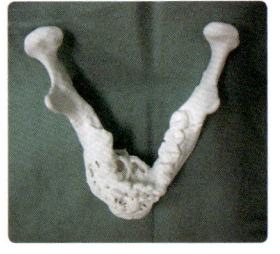

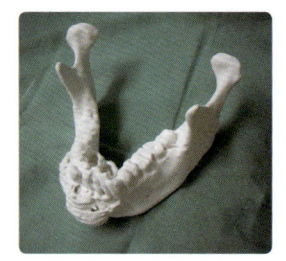

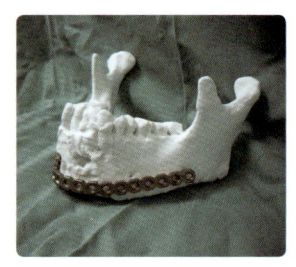

図19～21 下顎骨エナメル上皮腫症例の三次元構築模型：実施したCT画像から三次元構築模型を作製して病状の説明と手術術式について説明を行う．

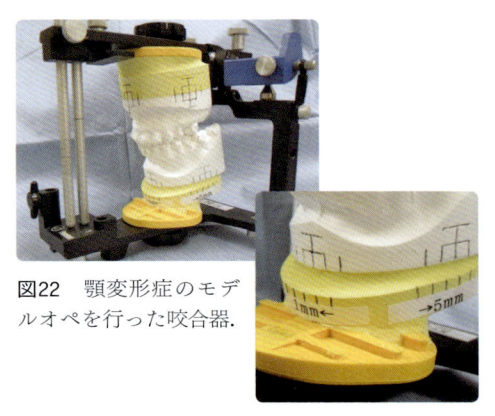

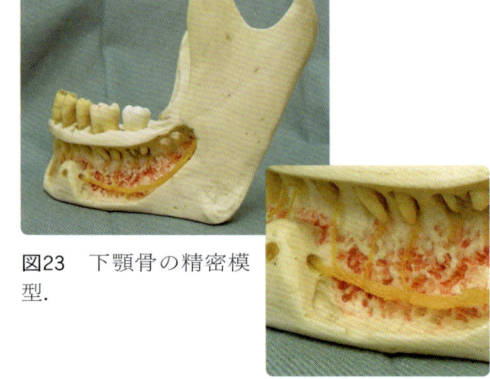

図22 顎変形症のモデルオペを行った咬合器．

図23 下顎骨の精密模型．

2. 診療計画

1）新しい画像診断法

　近年，歯科放射線領域では歯科用コーンビーム CT という新しい画像検査法が急速に普及しつつある．撮影領域が小さい機種，撮影領域を選択できる機種であれば，その機種で小さい撮影領域を設定した場合には被曝が少なく，解像度が高くなる．最近ではインプラント術前の顎骨の状態を精査する場合に多く用いられている（図24）．

　また，悪性腫瘍の転移巣検索などに，FDG-PET（Positoron Emission Tomography）検査が応用されるようになってきた．PET 検査は核医学検査に含まれる．この検査は，悪性腫瘍では増殖に伴い糖代謝が亢進することを利用して，放射線同位元素で標識された糖化合物を投与することで，糖代謝の亢進している腫瘍性病変を同定するというものである．本検査は腫瘍の鑑別診断や治療効果判定，再発・転移検索などに利用されている（図25）．

コーンビーム CT と FDG-PET 画像（図24，25）

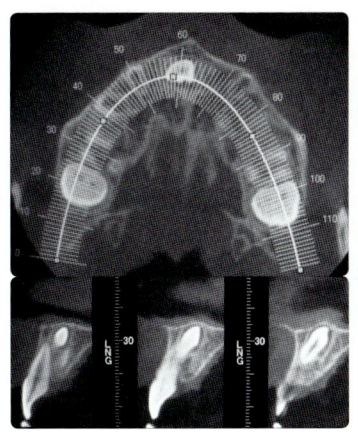

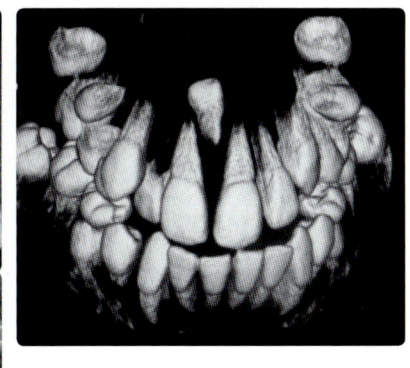

図24　コーンビーム CT 画像．

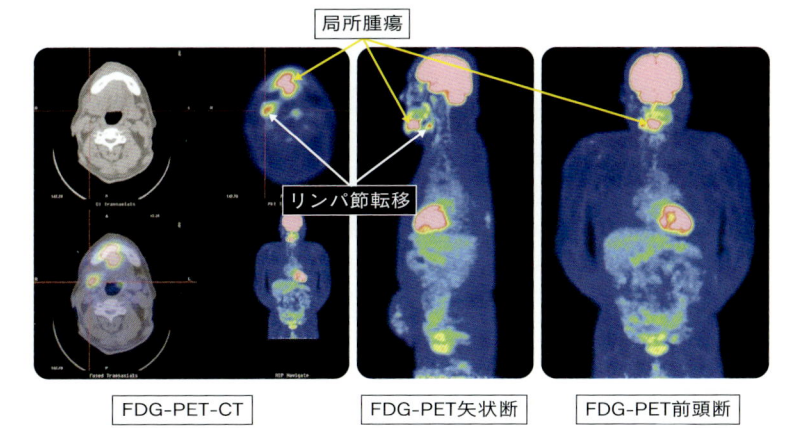

図25　FDG-PET 画像．

2）各種画像検査

（1）デンタルエックス線写真

う蝕，補綴物の適合状態，根尖病巣，歯の破折の有無など歯槽骨の吸収程度2〜3歯の診断に適している．

（2）パノラマエックス線写真

パノラマエックス線写真では1枚のフィルムで歯，顎骨および口腔周囲組織も含めてある程度の診断が可能である．歯数，歯の状態，歯槽骨の吸収程度，上下顎骨の病変（囊胞，腫瘍，骨折，炎症など），下歯槽管の走行，唾石，上顎洞などの診断に適している．ただし，前歯部については頸椎が障害陰影となるため，前歯部の病変の抽出には不向きである．

（3）その他の検査法

① CT検査（図26〜28）

- CTは，①病変を三次元（3D）で観察することができること，②骨破壊や，唾石など石灰化物の抽出には欠かせない，③造影剤を用いることで，病変の生物学的特徴を観察できる（転移リンパ節の同定など），という利点がある．主に硬組織疾患に対して利用されるが，③で述べたように造影剤を使用することで転移リンパ節の精査など軟組織も対象となる．

CT検査（図26〜28）

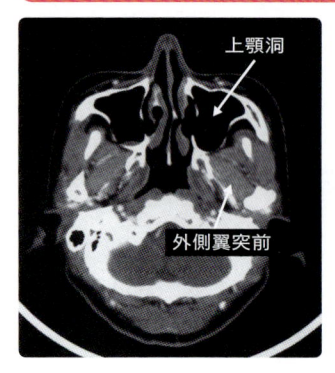

図26 上顎骨体部の水平断画像：上顎骨体部の骨折の有無や上顎洞病変の有無，下顎骨関節突起部の状態を把握する際に適している．

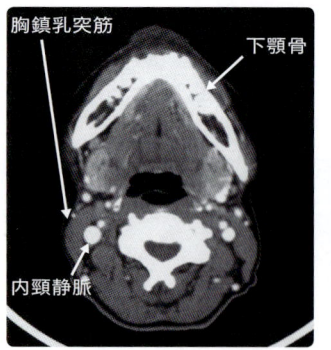

図27 下顎骨体部の水平断画像：下顎骨体部の骨折の有無や病変の有無，顎下腺の病変の有無，顎下リンパ節の病変の精査に適している．

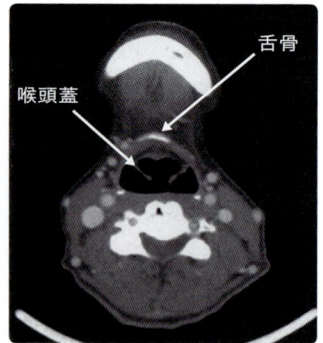

図28 舌骨付近の水平断画像：オトガイ下リンパ節の病変の精査や頸部炎症の際に気道の評価などに適している．

MRI（図29〜31）

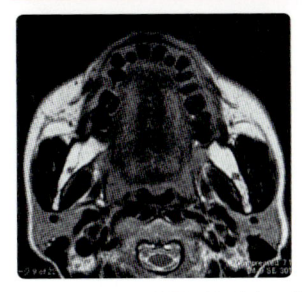

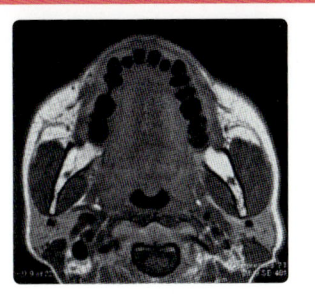

図29 MRI-T2強調画像（水が白く見える）.

図30 MRI-T1強調画像（脂肪が白く見える）.

図31 MRI-T1（Gd＋）強調画像.

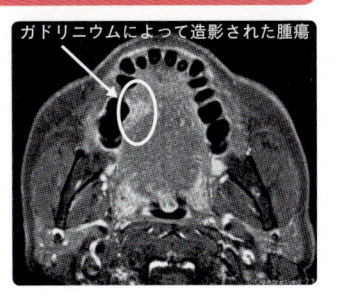

② **MRI 検査**（図29〜31）
- MRIは，核磁気共鳴現象を利用してプロトンの密度とその環境の違いを画像にしたものである．利点としては，①エックス線被曝がないこと，②骨や空気のアーチファクトがないこと，③組織コントラストがよい，④血流の状態が得られること，などが挙げられる．CTとは異なり，MRIは主に軟組織疾患が対象となるが，骨髄炎の診断には有用である．

③ **核医学検査**
- 頭頸部領域におけるシンチグラフィーでは，使用される放射線同位元素として ^{99m}Tc（テクネシウム）や ^{67}Ga（ガリウム）挙げられる．^{99m}Tc は腫瘍の骨浸潤や骨転移の有無の検索や骨髄炎の精査を目的として用いられる．^{67}Ga は腫瘍親和性が高く腫瘍の部位や範囲，転移巣の検索を目的として行う．

④ **超音波検査**
- 超音波検査とは体外から超音波を当てて反射波を検出し，生体の構造や動態機能を映像化する方法である．頭頸部領域ではおもに悪性腫瘍のリンパ節転移の検索や顎下部オトガイ下部などの軟組織病変の検索に用いられる．

3）撮影方法

（1）デンタルエックス線写真撮影法（図32〜35）

①まず，患者に撮影部位および撮影の必要性を説明して了承を得る．②撮影室に移動して患者に防護衣を着用してもらう．③頭位を固定して口腔内にフィルムを位置づける．フィルムの位置づけにはエックス線の入射角を考える必要がある．通常，水平的入射角度は正放線投影が基準となり，垂直的入射角度は二等分法により決定する．④撮影時間を設定し，⑤撮影スイッチを押して撮影を行う．⑥フィルムを現像処理して画像診断する．

（2）パノラマエックス線写真撮影法（図36，37）

　撮影手順については，最初は前述のデンタルエックス線写真撮影法①，②と同様である．③その後フィルムの入っているカセッテをセットする．④患者の頭位を設定する．このとき基準になるのは眼耳平面を水平にすることと，正中を合わせることである．また，バイトブロックを咬んでもらい，上下前歯部の重なりを防止する場合もある．オトガイ部を突出させて頭位を固定した場合には頸椎の障害陰影が生じやすくなるため，なるべく顎を引いた状態で頭位を固定するようにする．⑤撮影には10～20秒ほどかかるので，撮影時に動かないよう患者に注意喚起する．撮影後フィルムを現像して画像診断を行う．

デンタルエックス線写真撮影方法（図32～35）

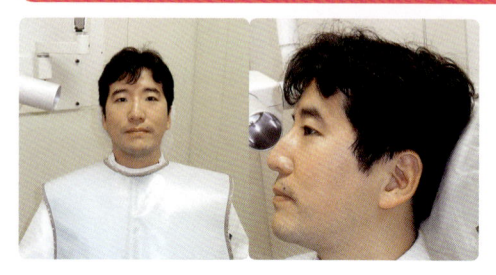

図32，33　防護エプロンを着ける．ヘッドレストに後頭部をつけて撮影中に動かないよう指示する．

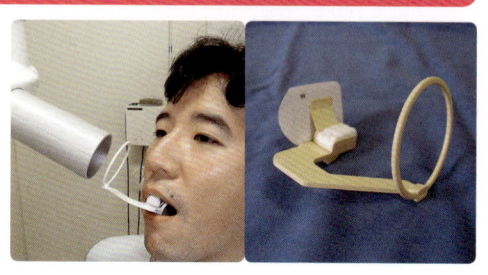

図34，35　インジケーターを使用すると撮影の失敗を減らすことができる．右：撮影用インジケーター．

パノラマエックス線写真撮影法（図36，37）

図36，37　患者の正中線とフランクフルト平面を合わせる．上下の前歯が重ならないようにバイトブロックなどを介在させる．機種によってはバイトピースが付いているのでそれを咬んでもらう．

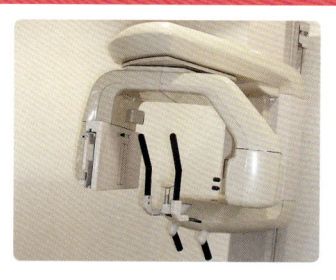

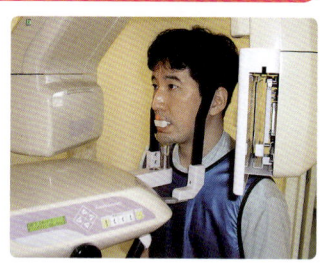

4）診断

　診断は，医療面接から得られる患者の主訴，現病歴，さらに視診・触診を行って得られる現症をもとに，その後画像検査や血液検査などを行ったうえで得られる．その診断をもとに治療方針がある程度決定される．治療方針は，治療医だけでなく検査担当者とも十分なカンファレンスを行ったうえで決定する．その方針を患者に説明の後，治療が遂行されていく．

5）治療計画の立案

治療計画の立案は，得られた診断と患者の既往歴や家族歴を踏まえて行う．患者の年齢や，基礎疾患によっては根治的な治療法が適応されない場合もある．その場合には姑息的ではあるが患者の主訴を少しでも改善したり，生活の質（QOL）を保てるような治療を考える．いくつかの治療法を本人，家族（キーパーソン）に呈示して希望した治療についての計画を立てる．治療を行うにあたっては，治療計画書を作成し，患者の現在の病状，治療の必要性，治療に伴う合併症などのリスクについて明記して患者の同意を得るようにするとよい（図38）．

診断・治療の流れ（図38）

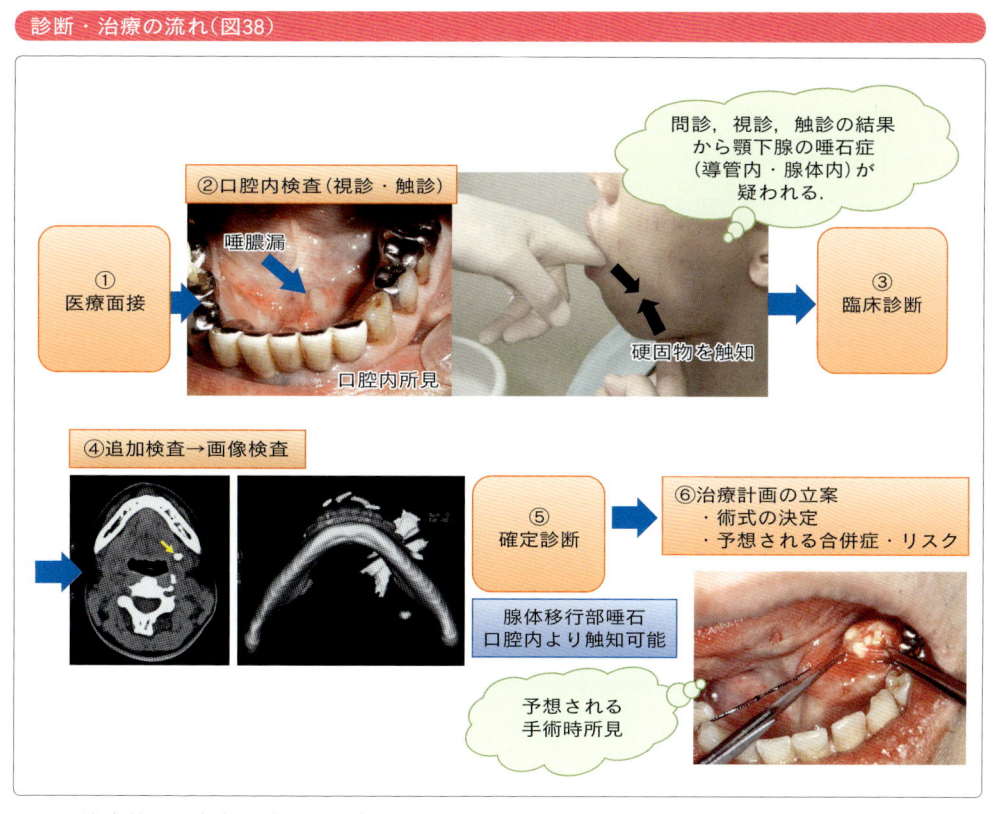

図38　治療計画の立案：診断・治療の流れ．

3. 治療基本技術

歯学生が卒業までに最低限履修すべき教育内容として，平成19年度改訂版歯学教育モデル・コア・カリキュラム（表1）が策定されている．臨床研修歯科医は，水準1，2の歯科医療行為だけにとどまらず，水準3程度の歯科治療行為の修得まで必要と考える．本項では，まず基本技術として水準1，2の中から「局所麻酔」「抜歯」について解説する．

1）局所麻酔

主に口腔外科領域の治療に応用される局所麻酔技術について解説する．

（1）浸潤麻酔

抜歯時に行う浸潤麻酔は，根尖部の骨膜上注射を主体とし，歯肉乳頭注射を併用する．まず，注射針を抜去予定歯の歯肉頰移行部に刺入する（骨膜上）．歯肉頰移行部から歯槽頂方向へと麻酔液を行き渡らせるようにして，つづいて歯肉乳頭部に刺入する．そのまま頰（唇）側から舌（口蓋）側に向けて針を進め，舌（口蓋）側にも麻酔を奏効させる（図39, 40）．下顎大臼歯部舌側にはすう疎な結合組織からなる隙が存在しており，炎症がある場合には感染性物質を麻酔液とともに隙へと圧出してしまう可能性があるため，麻酔液の量は少なくする．

表1　平成19年度改訂版歯学教育モデル・コア・カリキュラム—教育内容ガイドライン—

	水準1	水準2	水準3	水準4
	指導者の指導・監視のもとに実施が許容される歯科医療行為	状況によって指導者の指導・監視のもとに実施が許容される歯科医療行為	原則として指導者の歯科医療行為の介助にとどめるもの	原則として指導者の歯科医療行為の見学にとどめるもの
	治療基本技術		治療技術	
内容	・基本的検査 ・診療録の作成 ・処方箋の作成 ・局所麻酔 　表面麻酔 　浸潤麻酔 ・手術後処置 　抜糸 　洗浄 ・抜歯 　永久歯 　（簡単なもの） 口腔内消炎手術 　（小膿瘍切開）	・局所麻酔 　伝達麻酔 ・抜歯 　乳歯 　（簡単なもの） ・口腔内消炎手術 　（歯肉弁切除） ・歯肉息肉除去手術 ・頰口唇舌小帯整形手術 ・歯槽骨整形手術 ・口腔内縫合処置	・抜歯 　永久歯・乳歯 　（困難なもの） ・口腔内消炎手術 　（顎骨骨髄炎） ・口腔外消炎手術 ・抜歯窩再搔爬術 ・腐骨除去手術 ・歯根囊胞摘出術 ・入院患者の処置と手術 ・入院患者の管理 ・全身疾患を有する患者の歯科治療	・抜歯 　埋伏歯抜歯 ・口腔内消炎手術 　（骨髄炎） ・歯の移植と再植 ・顎骨腫瘍摘出術 ・顎堤形成術 ・骨折の観血的整復術 ・全身麻酔

痛くない麻酔手技（図39, 40）

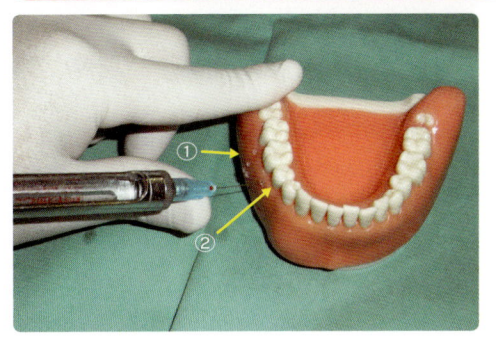

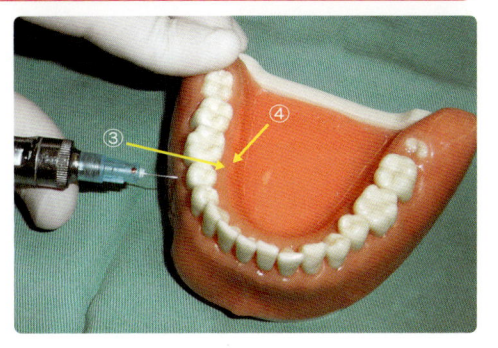

図39, 40 ①まず麻酔を効かせたい当該歯の根尖相当歯肉頰移行部に刺入する．②歯肉に貧血帯が広がってきたら当該歯の歯間乳頭部に刺入する．③そのまま針を舌側方向に進め，舌側歯肉を麻酔する．④舌側に直接麻酔するが，③で舌側歯肉にも麻酔が奏功しているので，麻酔の量を抑えることができ，刺入時の疼痛を軽減させることができる．

（2）伝達麻酔

浸潤麻酔より奏功範囲が広く，麻酔の持続時間も長い麻酔法である．口腔領域に応用される伝達麻酔の刺入部には，下顎孔と眼窩下孔，上顎結節，大口蓋孔，切歯孔などがある．それぞれの解剖学的な位置関係を把握して麻酔を行う．下顎孔伝達麻酔や上顎結節伝達麻酔では，翼突下顎隙や翼口蓋窩に針を刺入するため，出血性素因を有する患者に対しては，麻酔後に血腫を形成するため禁忌である．

2）抜歯：永久歯・乳歯（普通抜歯）

抜歯は，歯科医師が行う外科的処置のほとんどを占める高頻度処置である．抜歯は術式の難易度により普通抜歯と難抜歯（複雑抜歯）に区別される．普通抜歯とは，通常の抜歯操作により抜歯鉗子や挺子で抜去する術式であり，難抜歯とは歯根形態や性状（癒着など）により，粘膜骨膜弁の剝離翻転，歯冠や歯根の分割，歯槽骨の削去が必要な術式である．

表2に抜歯の適応症と禁忌症を示す．

（1）鉗子抜歯

①抜歯鉗子の各部名称と把持法（図41～43）

- 鉗子の嘴部を上方に向け手掌で鉗子の把柄を包む．
- 鉗子を閉じる力は示指，中指，薬指の3指で加える．
- 拇指は鉗子の関節部分やや下方におく．
- 把柄の間に小指を入れる．
- 小指の指背で鉗子を開閉する．

表2 抜歯の適応症・禁忌症

抜歯の適応症	重度のう蝕罹患歯 重度の辺縁性歯周炎罹患歯 根管治療あるいは根尖切除術の適応困難な歯 保存不可能な破折歯 矯正治療の妨げとなる歯 補綴処置の妨げとなる歯 埋伏歯，萌出異常歯 後継永久歯の萌出障害となる晩期残存乳歯 悪性腫瘍に接触して刺激となる歯 放射線治療の照射野に含まれて治療の障害となる歯　など
全身的禁忌症となりうる疾患	循環器疾患(高血圧症，虚血性心疾患，不整脈，心臓弁膜疾患など)，呼吸器疾患(気管支喘息など)，脳血管障害(脳梗塞，脳内出血など)，代謝内分泌疾患(糖尿病，副腎皮質機能低下)，消化器疾患，肝疾患(肝硬変)，腎疾患(腎不全)，血液疾患，自己免疫疾患，精神疾患など
局所的禁忌症	急性期の歯性炎症(抜歯により排膿が図れる歯性上顎洞炎，下顎骨骨髄炎の原因歯は除く) 悪性腫瘍内に植立する歯 抜歯により骨折の危険がある場合 骨硬化症

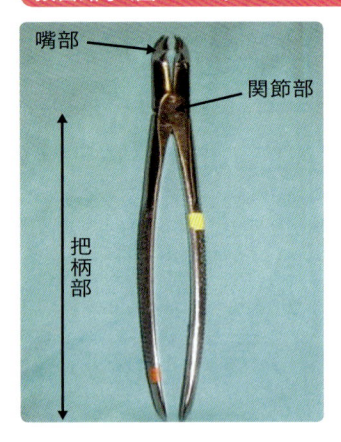

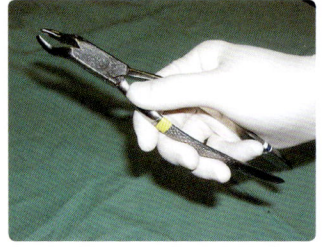

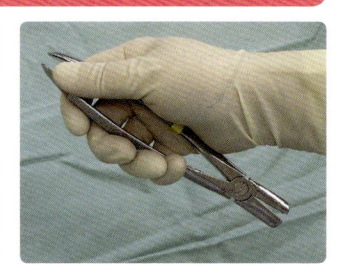

抜歯鉗子（図41〜43）

図41〜43 各部の名称と把持法（グリップ）．

②**鉗子抜歯手技**（図44〜46，表3）

- 唇を圧排しつつ拇指と示指で抜去当該歯の歯槽部を把持する．
- 抜歯鉗子の嘴端をまず舌側歯頸部に適合させ，つづいて頬側歯頸部に適合させる．このとき嘴端をできるだけ深く，歯槽骨縁まで押し込む．
- 抜歯運動；下顎臼歯は，第一運動は舌側，つづいて第二運動は頬側に鉗子を傾ける（抜歯の第一運動は骨壁の薄いほうに傾ける）．

鉗子抜歯手技（図44〜46）

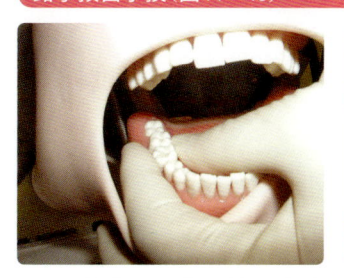

図44　拇指と示指で抜去当該歯の歯槽部を把持する．

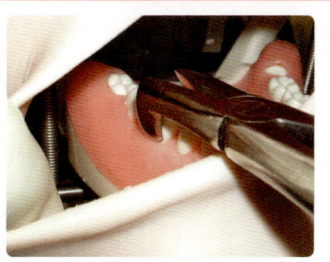

図45　抜歯鉗子の嘴端を舌側歯頸部に適合させ，頬側歯頸部に適合させる．

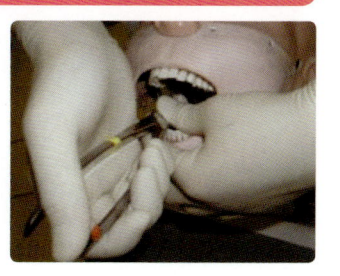

図46　下顎臼歯は第一運動は舌側，第二運動は頬側に鉗子を傾ける．

表3　鉗子抜歯時の鉗子適合部位と第一運動の方向

抜歯部位	鉗子の適合	第一運動の方向
上顎前歯	①口蓋側→②唇側	唇側
上顎臼歯	①口蓋側→②頬側	頬側
下顎前歯	①舌側→②唇側	唇側
下顎臼歯部	①舌側→②頬側	舌側

（2）挺子抜歯

①挺子の各部名称と把持法（図47〜49）

- 挺子の把柄を手掌の生命線に沿っておく．
- 拇指，中指，薬指，小指の4指でしっかりと握る．
- 示指はまっすぐに伸ばして指頭を嘴部の少し下に添える．

挺子（図47〜49）

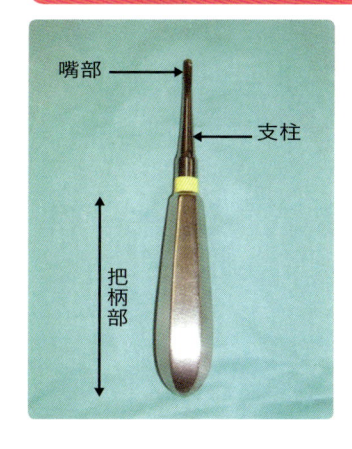

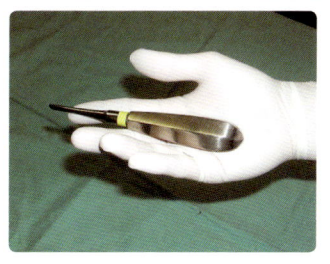

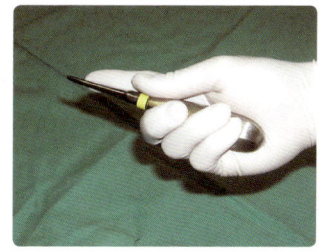

嘴部
支柱
把柄部

図47〜49　各部の名称と把持法（グリップ）．

②挺子抜歯手技（図50～52）

- 口唇を圧排しつつ拇指と示指で抜去当該歯の歯槽部を把持する．
- 挺子を歯根膜腔に挿入する．挿入部位は骨壁が厚く，歯根膜空隙が広い頬側近心隅角部が適当である．嘴端をできるだけ深く，歯槽骨縁まで押し込む．舌側は骨壁が薄く，骨の破折の原因となること，下方には軟組織隙が存在しており，挺子の滑脱により損傷する危険があるため挿入しないようにする．
- 抜歯運動；挺子による抜歯運動はくさび作用と輪軸作用を用いて行う．隣在歯や歯槽骨縁を支点とした槓杆運動は隣在歯脱臼や歯槽骨の骨折の原因になるため，用いないようにする．

挺子抜歯手技（図50～52）

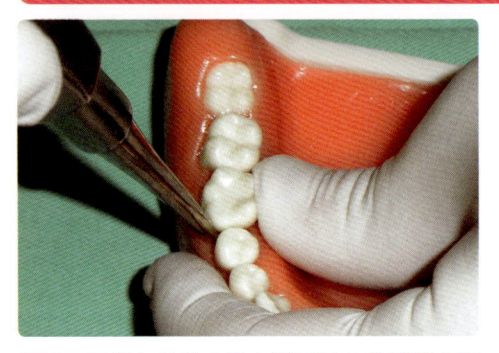

図50　拇指と示指で抜去当該歯の歯槽部を把持する．

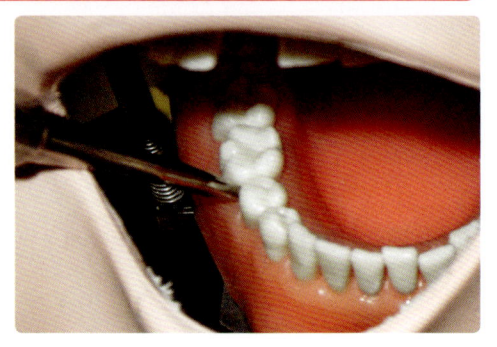

図51　挺子を歯根膜腔に挿入する．嘴端をできるだけ深く，歯槽骨縁まで押し込む．

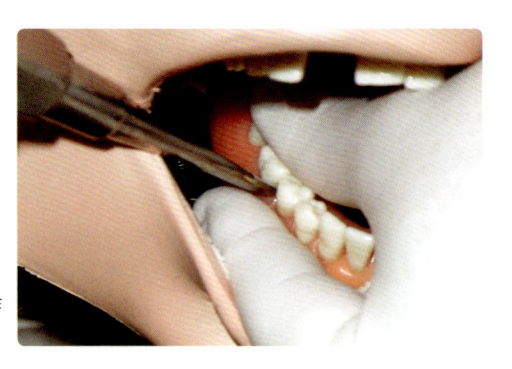

図52　挺子による抜歯運動はくさび作用と輪軸作用を用いて行う．

4．治療技術

1）口腔内消炎手術

（1）膿瘍切開

膿瘍とは限局した組織間隙に膿汁が貯留した化膿性炎である．口腔領域では，根尖性歯周組織炎や辺縁性歯周組織炎により歯槽骨から顎骨周囲に炎症が波及して骨膜下に膿瘍が形成されることがある．触診では波動が触知できる．

①麻酔
- 膿瘍周囲に十分な浸潤麻酔を行う．この際に注意するのは膿瘍腔内に麻酔液を注入しないようにすることである．膿瘍周囲に輪状麻酔を行うようにする（図53，54）．

②試験的穿刺
- 膿瘍腔の位置，深さを確認すること，膿汁の有無を確認すること，吸引した検体で細菌培養検査，薬剤感受性試験を実施することを目的に膿瘍腔に向けて試験的穿刺を行う（図55〜57）．

輪状麻酔（図53，54）

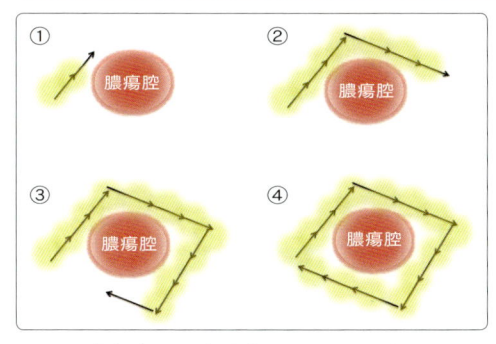

図53　膿瘍腔への麻酔薬の注入は，腔内の汚染物質を拡散させてしまう危険性があるため周囲に麻酔する．

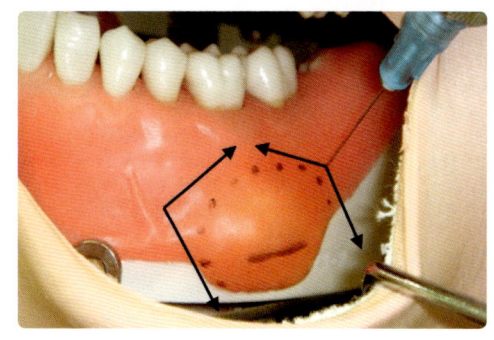

図54　このように麻酔を行えば，刺入は2回で済む．

試験的穿刺（図55〜57）

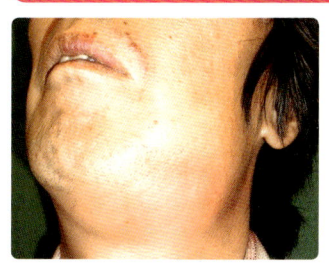

図55　頬部膿瘍に対する試験的穿刺．

図56　18G針，10mL注射筒を用いて膿瘍腔に向かって穿刺．

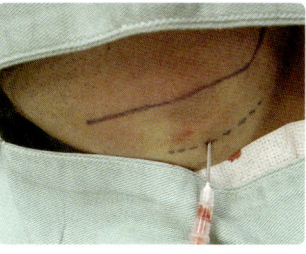

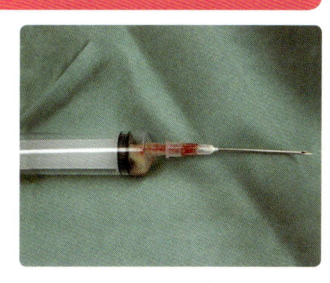

図57　吸引された膿汁．

③切開

- 膿瘍腔まで確実に切開し，排膿路を確保する．骨膜下膿瘍であれば，膿瘍の天蓋をメスで切開し（図58），骨膜起子で膿瘍腔を解放すればよい．口底部など軟組織の深部に膿瘍が形成されている場合には，止血鉗子を用いて鈍的に開放する．切開時には，オトガイ孔の位置や大口蓋神経，動脈の走行に留意して切開する必要がある．

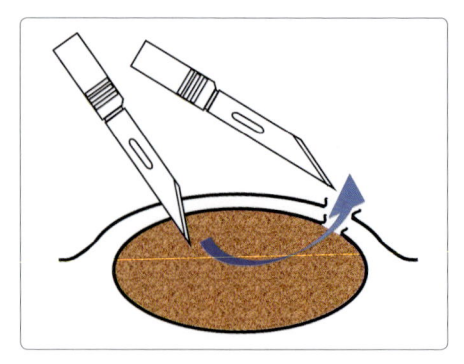

図58　骨膜下膿瘍の際の切開．

④洗浄

- 膿瘍腔内の膿汁や壊死物質を生理食塩液で洗浄する．洗浄は汚染物を周囲に拡散させないよう弱圧で行う．

⑤ドレナージ（図59～63）

- 排膿路を確保するために膿瘍腔にドレーンを挿入する．ドレーンは材質によりゴム製，シリコン製，ガーゼなどがある（図59）．ゴム製やシリコン製のものは誤飲，誤嚥を防止するため切開創に縫合したり，歯に結紮する．ガーゼドレーンは断端の糸片が創内に迷入しないよう調整し，切開創に圧入して栓塞にならないよう注意する．
- 翌日以降は，排膿が止まり膿瘍が治癒傾向を示すまで連日洗浄を繰り返す．ドレーンは切開創からの排膿がなくなり次第抜去する．長期に挿入しておくと汚染したドレーンが治癒不全や二次感染の原因となる．

口腔内消炎術（歯肉膿瘍切開）術式（図59～63）

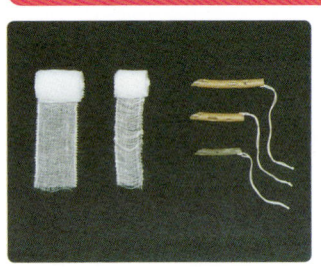

図59　ドレーン各種．
図60　上顎右側犬歯の膿瘍． 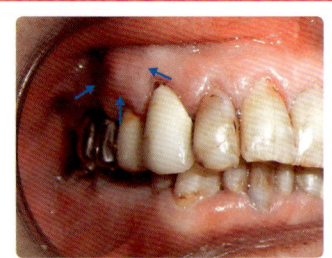
図61　試験的穿刺後膿汁吸引． 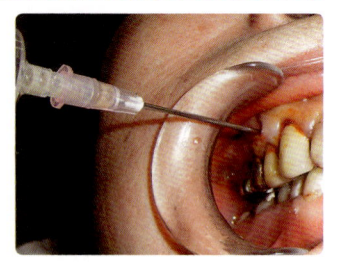
図62　メスによる切開． 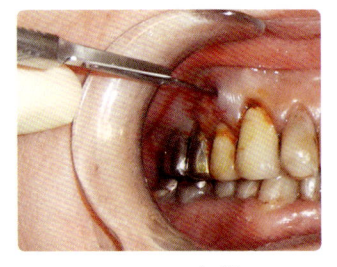
図63　ガーゼドレーン留置．

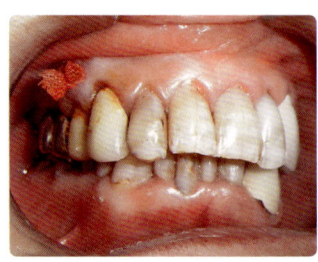

5．高頻度治療

1）日帰り可能な口腔内処置

（1）小帯切除術

口腔前庭には上唇小帯，下唇小帯，頰小帯が存在し，舌下面には舌小帯が存在する．小帯の付着異常により歯列不正や歯周疾患の原因，義歯の転覆の原因，発音障害や嚥下障害の原因となる場合には切除術（あるいは延長術）を行う．小帯付近に局所麻酔の後，V-Y法またはZ形成による小帯延長を行う（図64〜68）．

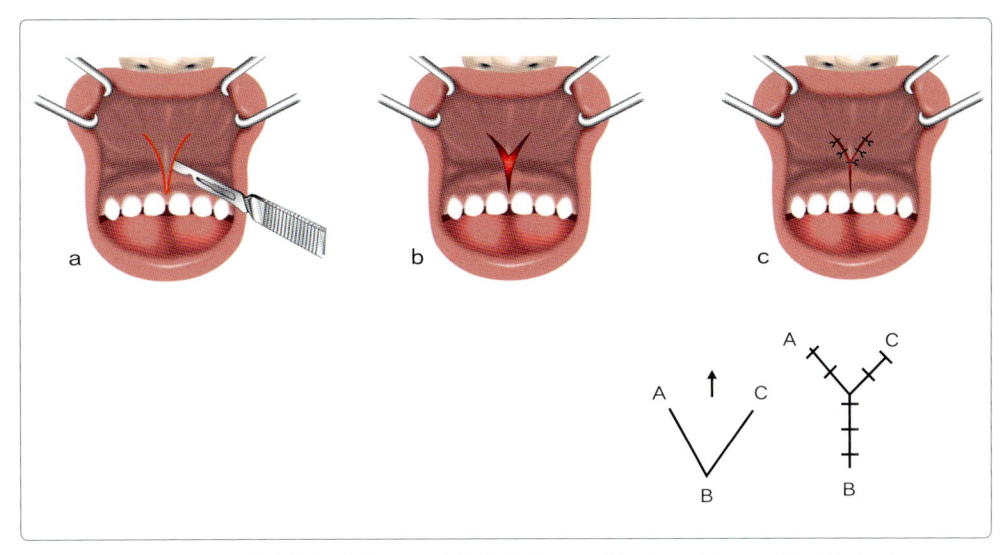

図64　V-Y法による上唇小帯延長術．a：小帯を切開．b：V字型の創．c：Y字型に縫合．

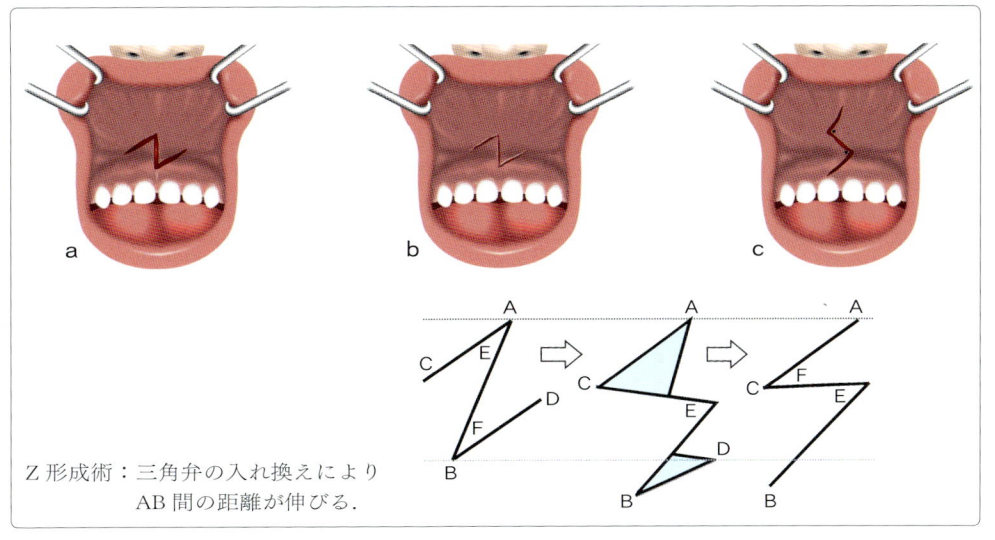

図65　上唇小帯形成術（Z形成術）．a：縦切開と同じ長さに切開．b：アンダーマイニング．c：単純結紮．

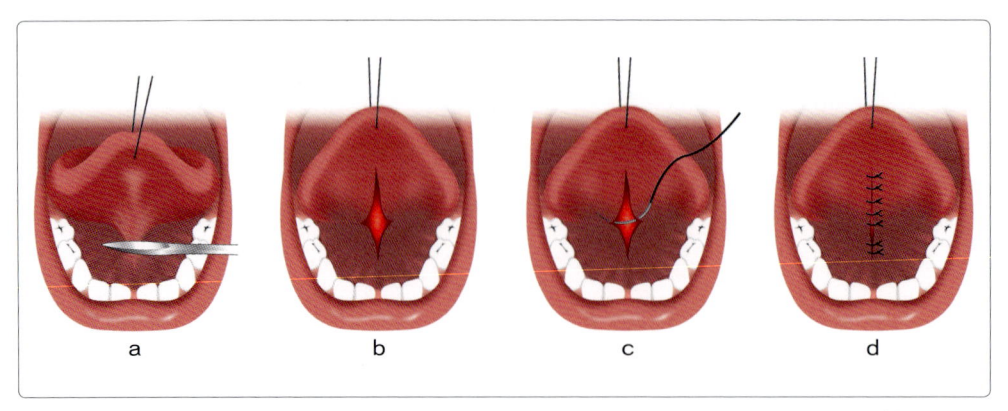

図66　舌小帯切除術．a：舌小帯を切開する．b：菱形の創が形成される．c：中央部より縫合する．d：縫合終了．
（図64～66：「木村光孝監修：新装版 子どもの歯に強くなる本，クインテッセンス出版，2012」より引用）

舌小帯付着位置異常症例（図67, 68）

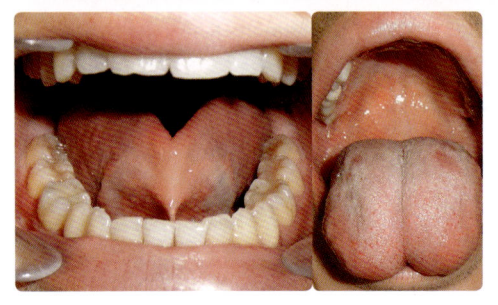

図67　術前：舌小帯付着位置異常による運動制限のため突出させるとハート型になる．

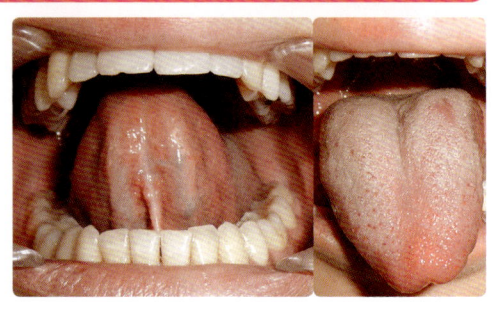

図68　術後：舌小帯延長術により舌の可動域が広がって舌を突出させてもハート型にならない．

（2）骨隆起除去術

　骨隆起は反応性あるいは発育障害と考えられる骨の限局性過剰発育であり，通常は処置を必要としないが，骨隆起が増大して義歯装着の障害や，発音障害をきたす場合には除去を行う．下顎隆起の場合，舌側深部の舌下隙には舌下動脈が走行しているため骨膜を損傷しないよう注意する．

＜口蓋隆起除去の実際＞

- 骨隆起の大きさに応じて口蓋正中部に粘膜切開を行う．切開の両端にはＹ字の側方切開を加える（図69）．
- 粘膜骨膜弁を剥離翻転し，骨隆起を明示する．隆起が分葉状を呈している場合には骨の凹凸面に薄い粘膜が入り込んでいるので，弁が裂けないように剥離する（図70）．
- 露出した骨隆起を除去する．大きなものはラウンドバーなどで分割してから骨ノミを用いて削去する（図71）．弁を復位させ，余剰部分は切除して閉創する（図72）．

口蓋隆起除去術の術式（図69〜72）

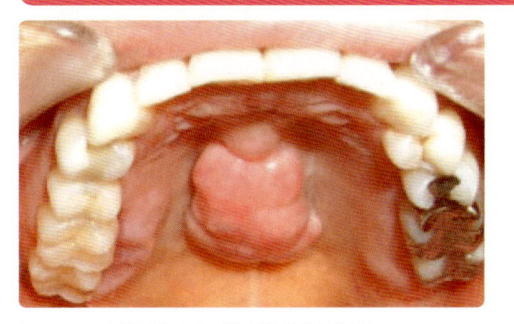

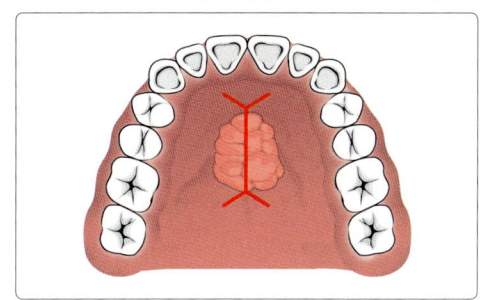

図69 口蓋正中部に粘膜切開を行う．

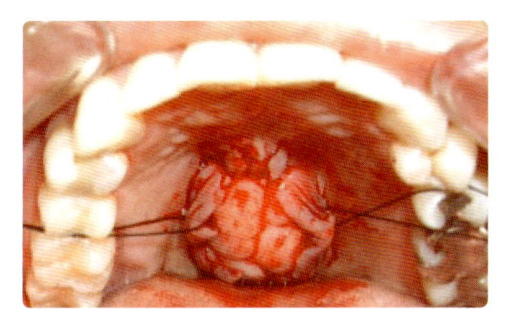

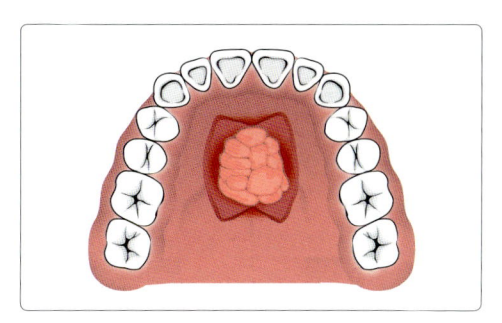

図70 粘膜骨膜弁を剥離翻転し，骨隆起を明示する．

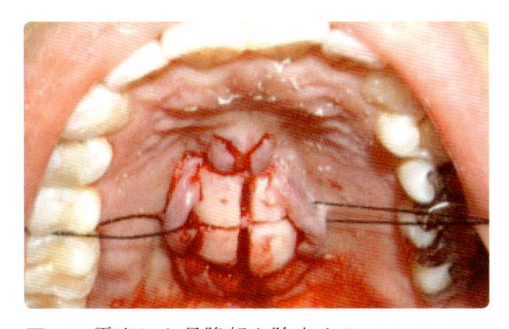

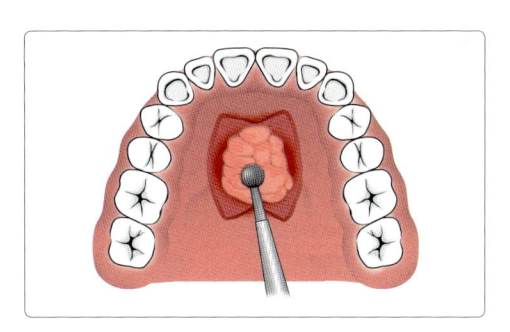

図71 露出した骨隆起を除去する．

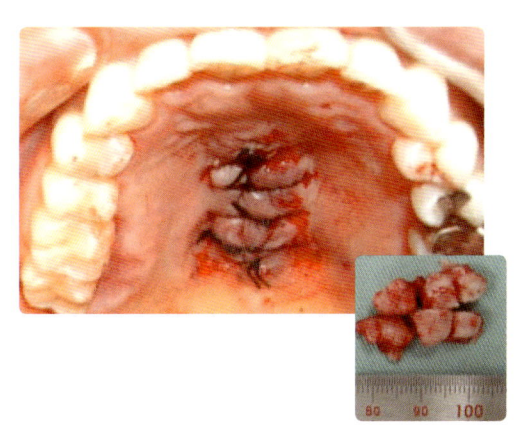

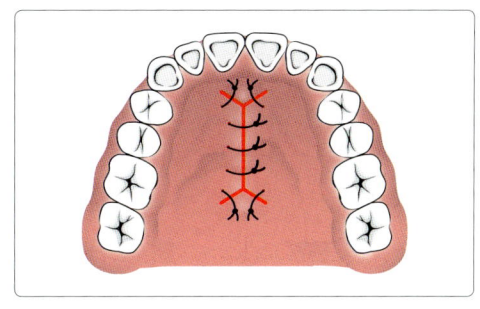

図72 弁を復位させ，余剰部分は切除して閉創する．

（3）粘液囊胞摘出術

下唇，舌下面には粘液囊胞が好発する（図73）．粘液囊胞とは，唾液腺の排泄管の閉鎖または排泄管からの漏洩により唾液が組織内に貯留した状態である．治療としては囊胞の摘出術または唾液腺を含めた切除を行う．

①下唇粘液囊胞摘出術

- 口唇の皺に沿った切開線を設定する（図74，75）．囊胞が粘膜下にある場合には直線の切開線でもかまわない．囊胞が浅在性で粘膜切開時に囊胞を破綻させてしまうような場合には，膨隆部粘膜を含む紡錘形に切開線を設定する（図75）．摘出時には介助者に口唇の両端を圧迫把持してもらうと術中の出血を少なくすることができる．摘出後，術野に口唇腺が露出した場合には，再発の原因となる場合もあるため併せて摘出する．摘出後，創は一次閉鎖する．

下唇粘液囊胞摘出術の術式（図73〜76）

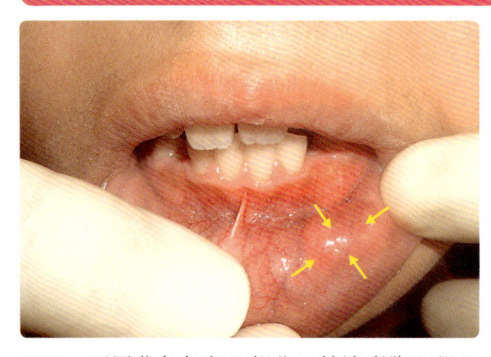

図73　下唇黄色矢印の部分に粘液囊胞を認める．

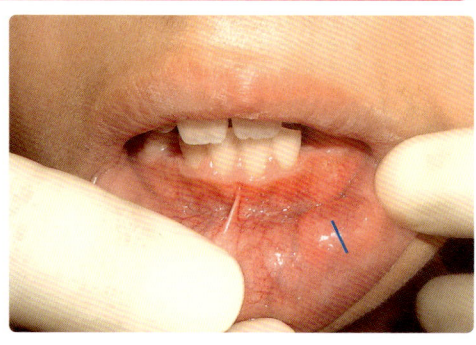

図74　囊胞が比較的深部に存在する場合は口唇腺に沿って直線の切開線を設定する．

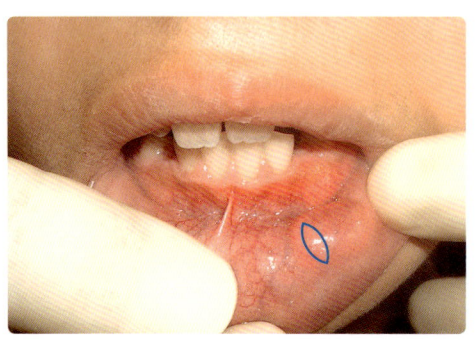

図75　囊胞が浅在性の場合には口唇腺に沿って紡錘形に切開線を設定する．

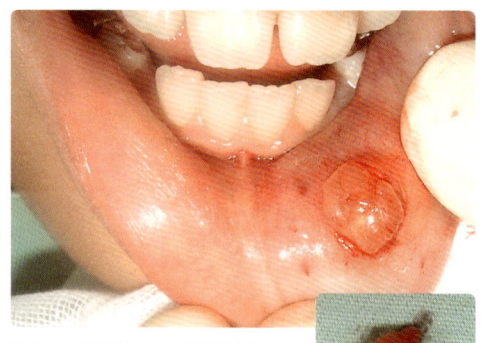

図76　摘出（右は摘出物）．

6．応急処置

1）口腔外傷の処置

　口腔外傷は歯の外傷，歯槽骨・顎骨の外傷，軟組織の外傷の3つに分けられ，それぞれ応急処置法が異なる．ここでは歯の外傷と歯槽骨・顎骨の外傷の2つの応急処置を示す．

（1）歯の外傷の処置

①歯槽窩からの脱臼が不完全かつ外傷が軽度で，歯周組織に限局している場合
- 対咬関係に留意し，歯の安静を保つ．

②歯槽窩からの挺出や側方への脱臼あるいは陥入がある場合（図77，78）
- 歯槽骨骨折や歯根膜断裂などを伴うことが多く，歯の固定や牽引が必要となる．しかし，完全脱臼に比較すると経過は良好である．

③完全に歯槽窩から歯が脱臼した場合
- 完全脱臼であるが，例外を除いて再植するのが適切な治療法である．再植法は歯根膜の生死，再植までの時間によって，即時型（図79〜82）と遅延型に分けられる．
- 即時型再植とは，歯根膜が生きている場合で45分以内に再植を行うことである．ただし，脱落直後から牛乳や保存液に保存されている場合には24時間以内は即時型として取り扱う．この際，根管処置は行わず，再植を優先する．しかし歯髄が壊死した場合には迅速に歯髄処置を施す．対応が遅れると炎症性の歯根吸収の原因となる．
- 遅延型再植とは，歯が脱落してから再植するまでの時間が長く，歯根膜が明らかに死滅している場合の再植をさす．時間が経過するほど予後が悪くなるため遅延型でも来院当日に処置を行うようにする．

歯の固定法（図77，78）

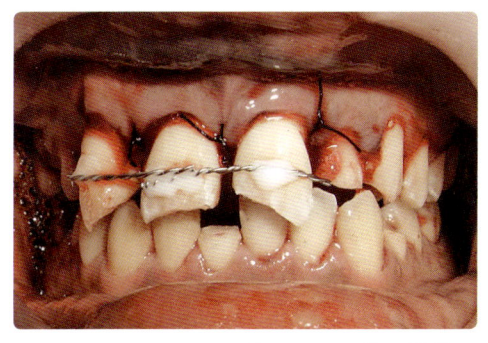

図77 ワイヤーレジン法：0.3mm線を簡単に曲げた主線を直接歯面に接触させ，その部分をレジンないし接着材（スーパーボンドなど）で固定する．歯頸部が不潔にならない．

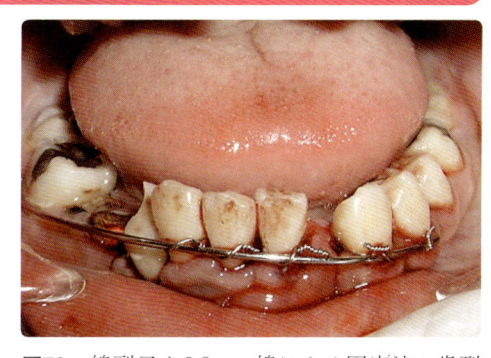

図78 線副子と0.3mm線による固定法：歯列弓に合わせて曲げた0.9mm18：8鋼線を0.3mm線で歯に固定する．ワイヤーレジン法より固定力が強い．

即時型再植法（図79〜82）

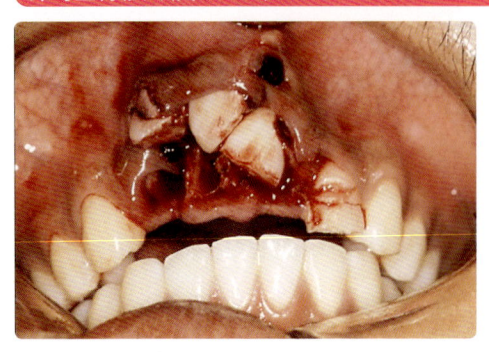

図79 患者自身が歯を歯槽窩に復位していた．復位できなければ保存液，牛乳，口腔内に保存し，乾燥させない．受傷後30分以内の来院が理想的．来院直後に脱落歯を生理食塩液中に浸漬させる．

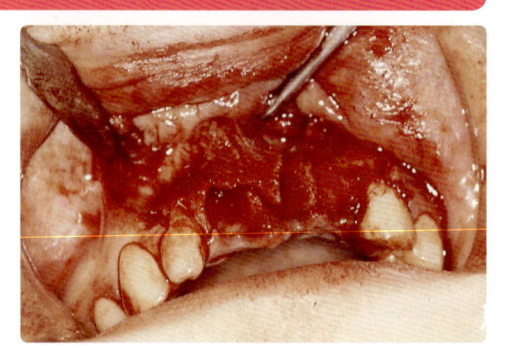

図80 歯槽窩内の血餅を掻爬する．

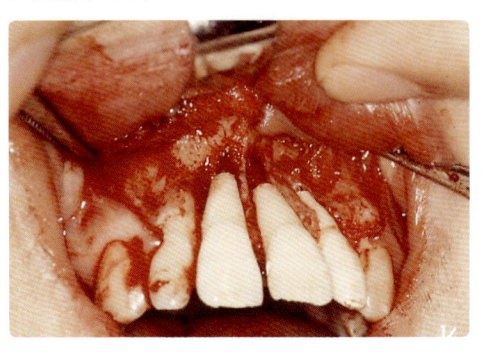

図81 歯を歯槽窩に復位させ，歯肉は歯頸部に密着させて縫合する．

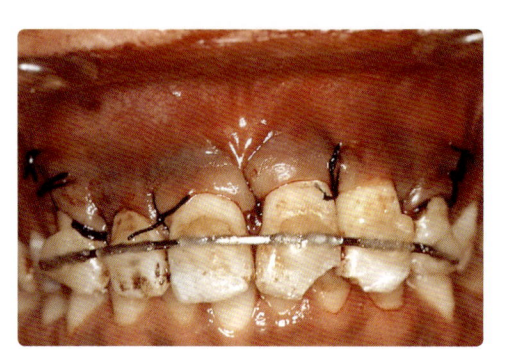

図82 弾力性のあるワイヤーと接着性レジンで固定する．強固な固定は持続的な圧力が過剰に加わり歯根癒着の原因になるため長期に行わないほうがよい．固定は2〜3週間で除去し，その後も歯根吸収や感染に注意し経過観察する．

（2）歯槽骨・顎骨の外傷の処置

　歯槽骨・顎骨の外傷では，骨折の治療に先立ち，気道の確保と出血に対する処置がもっとも優先されることが，口腔顔面外傷の特色である．気道閉塞の原因として，出血による血液の貯留，歯や義歯などの補綴物，骨片の偏位，口底や咽頭の浮腫などが考えられる．応急処置として，効果的な暫間固定ができれば，疼痛，腫脹の軽減，止血効果につながるため，ここでは，暫間固定法の特徴と手順について解説する．

①弾性包帯・チンキャップによる固定法
- 創部の安静，圧迫止血，腫脹の防止，疼痛の防止を目的としている．
- 頭髪が長いと滑りやすく固定にならないことがある．
- 弾性包帯や簡易バンテージを使用することも多い．

線副子：三内式シーネ（図83, 84）

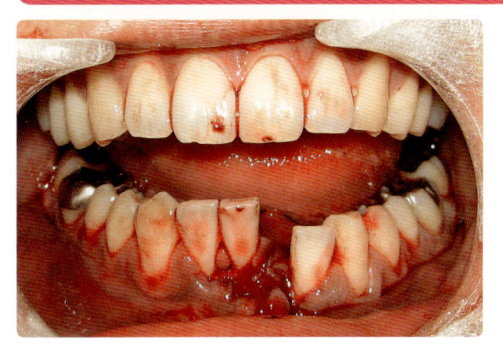

図83 下顎正中部骨折．

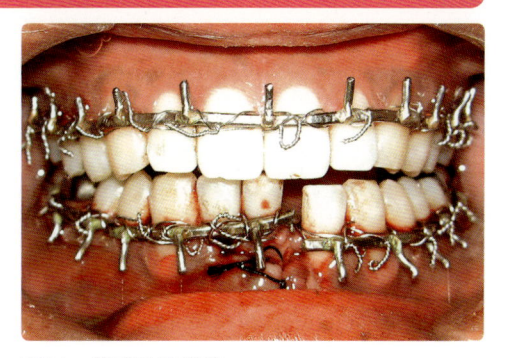

図84 線副子装着後．

②線副子（三内式シーネ）を用いた固定法（図83, 84）

［特徴］
- 偏位がみられる場合に応用される．
- 線副子の屈曲と歯牙結紮が必要となる．
- 強固な固定が得られる．
- 両側顎関節突起骨折にも応用される．

［手順］
- あらかじめ採取した模型を用いて線副子をベンディングする（骨折部により分割しベンディングする）．
- 犬歯，第一大臼歯でワイヤー単結紮による仮固定を行う．
- ワイヤーの結紮は臼歯部から前方に行い，ワイヤーを結紮する歯の頰側（唇側）遠心から線副子の下（根尖側）を通るように歯間乳頭部に通し，舌側（口蓋側）から近心歯間乳頭部の線副子の上（歯冠側）に通す（図85）．
- ワイヤーはそのまま遠心方向に牽引し，もう一方のワイヤー断端を遠心に牽引したワイヤーと交差させながら先に遠心歯間乳頭に線副子の上から挿入し，舌側（口蓋側）に通す（図86）．
- 両ワイヤーの断端を引っ張り線副子と歯が接触するようにし，ワイヤーが歯頸部のアンダーカット内に入っているのを確認し締め込む．
- 締め込みの後，舌側（口蓋側）のワイヤーは近心歯間乳頭部から線副子の下に通し（図87），両ワイヤーを結紮する．この操作により線副子は歯にたすき掛けの状態で二重結紮される（図88）．
- 仮結紮部も同様に行い，ワイヤーの断端は軟組織に当たらないように丸め込む．

線副子：三内式シーネによる固定法（図85〜88）

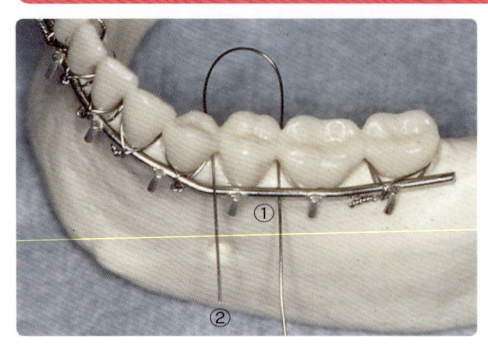

図85　ワイヤーを歯の頬側（唇側）遠心から線副子の下（根尖側）を通るように歯間乳頭部に通し（①），舌側（口蓋側）から近心歯間乳頭部の線副子の上（歯冠側）に通す（②）．

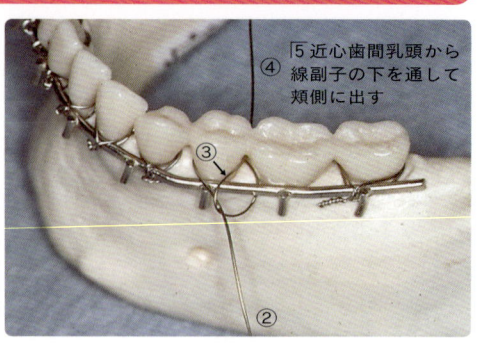

図86　そのまま遠心方向に牽引して，もう一方のワイヤー断端を遠心に牽引したワイヤーと交差させながら遠心歯間乳頭部に線副子の上から挿入し，舌側（口蓋側）に通す（③）．「5近心歯間乳頭から線副子の下を通して頬側に出す」④

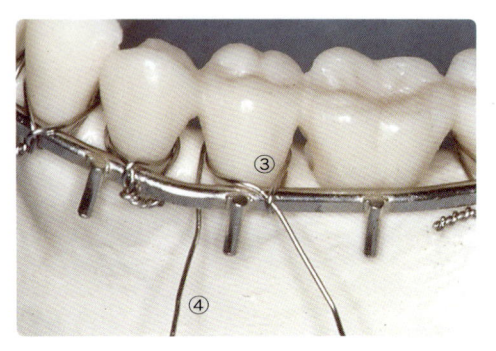

図87　舌側から通したワイヤーを近心歯間乳頭部から線副子の下を通して頬側に出す（④）．頬側にあるワイヤーを遠心に牽引する（このとき線副子のフックを交差させないようにする）．

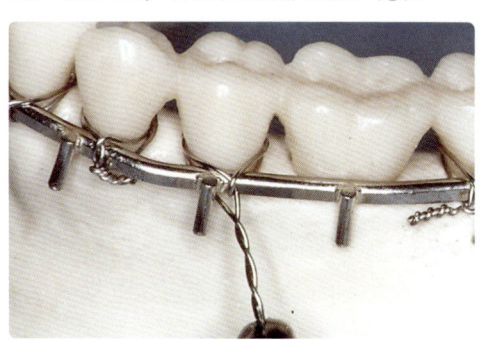

図88　両端のワイヤーを引っ張り線副子と歯が点で接触するようにし，ワイヤーが歯頸部のアンダーカット下に入るよう締め込む．結紮後ワイヤーは断端5mm程度残るように切断し，頬粘膜を傷つけないよう屈曲させて線副子の内側に向かうようにする．

③歯牙結紮による固定法

［特徴］

- 偏位がみられる場合に応用される．
- 線副子の屈曲と歯牙結紮が必要となる．
- 強固な固定が得られる．
- 両側顎関節突起骨折にも応用される．

［手順］　Obwegeser 法による連続歯牙結紮（上下顎6分割のブロックごとに行う）

- 0.4〜0.5mmの鋼線を30cmの長さで，あらかじめ歯冠形態に屈曲し，前準備をする．
- ブロックごとにワイヤーの屈曲部を舌側（口蓋側）から頬側の歯間に向かって挿入する（図89の a）．
- 最後方歯から頬側に通した屈曲部にワイヤーを通す．その際，屈曲部は縫合糸などを用いて牽引を行うと操作が行いやすい（図89の b，c）．

Obwegeser法による連続歯牙結紮（図89）

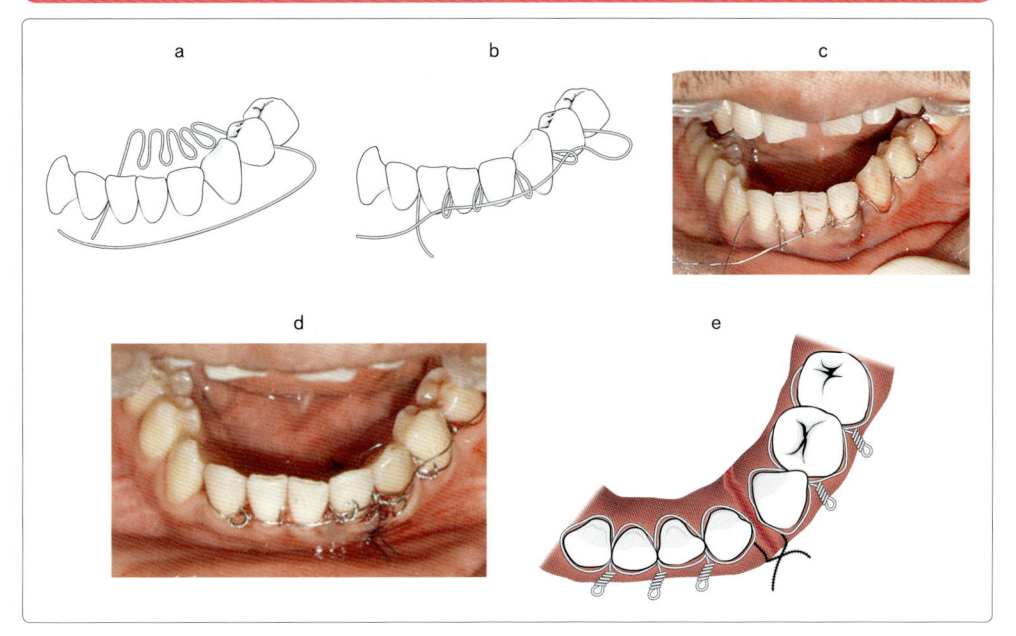

図89 1本の0.4〜0.6mm18：8鋼線を歯頸部に回して連続してフックを作りながら骨折部まで進める．この操作を反対側にも進め，骨折部で両者を手繰り合わせる．

- 屈曲部のワイヤーをループ鉗子あるいは探針を用いて締め込み，各歯牙に結紮し，骨折部で両者を手繰り合わせるようにする（図89のd, e）．
- ループが長すぎると後の顎間固定に支障をきたすので注意する．
- ループ部は顎間固定や矯正用ゴムを用いた牽引整復にも応用できる．

2）止血処置[4〜7]

（1）一時止血法

出血部が深部にあり確認が困難であるか，出血部が大きいため，ただちに永久止血法が困難な場合に，一時的に行う止血法である．

①指圧法
- 出血部より離れた部位で，血管を指頭で圧迫し，血流を遮断する方法で，動脈性出血の場合には出血部の中枢側を，静脈性出血の場合には末梢側を圧迫するのが通法である．血管が直視できない状況の場合には，血管を骨に押しつけて圧迫するのが原則である．本法はあくまで一時的であり，この間に永久止血法の準備が必要とされる．

②圧迫法
- 出血部に直接滅菌ガーゼを当て，その上から包帯などで強く圧迫を行う方法である．

圧迫法（図90〜92）

図90　レジンを用いた止血保護床．

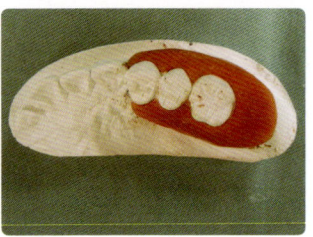

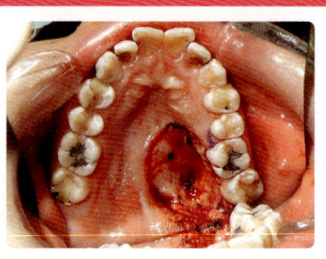

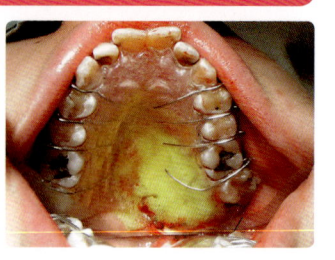

図91　口蓋腫瘍切除後．

図92　あらかじめ印象採得して作製しておいた止血床を装着（創面には軟膏ガーゼを圧接して止血床装着）．

小血管からの出血に本法が適応される．抜歯窩からの出血に対しガーゼを抜歯窩に当て強く咬ませる方法がとられる．さらにセルロイドやレジン（図90）を用いた止血保護床およびサージカルパックも併用すると，より効果的である（図91，92）．

③栓塞法

- 創腔が深い場合には，口腔・鼻腔の出血に対して滅菌ガーゼを創腔内に硬く詰め込み圧迫させて止血する．この方法は永久止血法ともなり得る．細菌感染があると，たとえ止血しても血腫の存在による感染の増悪および再出血などの合併症に遭遇することがある．そこで，口腔外科などで汎用される方法で，抜歯窩にガーゼあるいはスポンゼル，サージセルなどを挿入し，さらにその上に軟膏ガーゼを圧入する方法を栓塞法という．しかし，大きな嚢胞を摘出後に副腔形成した場合にはMikuliczタンポン法を行うこともある．この方法は，大きな1枚のガーゼを創腔内壁に密着させるように広げ，その中に通常のガーゼを何枚かに分けて挿入し，創腔を完全に充填，圧迫して止血する方法である．

（2）永久止血法

出血部が明らかで，しかも器具の到達が可能な場合には原則，永久止血法を行う．しかし，出血を未然に防ぐ処置をつねに心がけることが重要である．出血の種類，程度，広がりに応じて方法が異なる．

①挫滅法・捻転法

- 小血管からのみの出血に対して用いられる方法で，挫滅法は止血鉗子で血管壁を挟み，しばらく把持していることにより血管に強圧が加わり挫滅して止血する方法である．捻転法はさらに把持したあとに2〜3回捻転して小血管を捻転挫滅させ，止血する．

②電気凝固法（図93）

- 電気メスの高周波電流による熱凝固によって止血する方法で，細い血管や小範囲組織の出血に有効的である．血液が溜まっている術野では通電は不十分となるため，血液

図93 電気メスとピンセットによる電気凝固止血．単極型の電気メスは出血点にブレードを接触させるだけで止血できるため，迅速に止血できる（野間弘康ほか編：イラストでみる口腔外科手術 第1巻，クインテッセンス出版，2010より改変）．

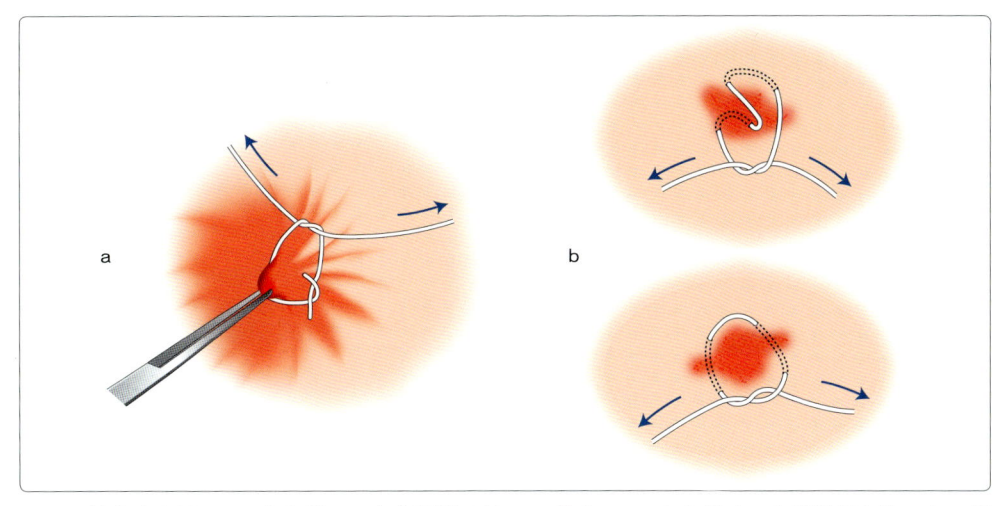

図94 結紮止血法．a：止血鉗子で血管断端を挟める場合．b：止血鉗子で血管断端を挟めない場合（上：8の字縫合，下：マットレス縫合）（野間弘康ほか編：イラストでみる口腔外科手術 第1巻，クインテッセンス出版，2010より改変）．

を吸引またはガーゼで除去してから電気メスの先端を接触させる．出血点を鑷子や止血鉗子で把持してから通電すると，安全で確実な止血が可能となる．出血部に電気メスの先端を当てて止血する場合もある．

③結紮止血法
- 組織からの出血の場合，出血点を鑷子や止血鉗子で把持して周囲組織を結紮する．糸がはずれるのを防ぐため，内頸静脈など太い血管には血管に針糸を通す（貫通結紮）ようにするとさらに確実である．

④縫合止血法（図94）

- 出血点が特定できない場合や，組織が強靭であったり，逆に脆弱で結紮では縫合糸が脱落してしまうおそれのある出血は縫合によって止血する．この際，被止血組織を挟んだ止血鉗子を図94のaのように操作し，鉗子の先端を巻き込まないで結紮することが必要である．被止血組織を鉗子で挟む余裕がない場合には，図94のbのように8の字縫合やマットレス縫合を行う．

⑤局所止血薬による方法（図95，表4）

- 広範囲で少量の静脈性出血に有効である．血管収縮薬（アドレナリン）添加局所麻酔薬を散布または局注することで止血させる場合や，酸化セルロース製剤やトロンビン製剤を用いる場合もある．骨面からの出血には bone wax を用いると効果的である．

局所止血薬による方法（図95）

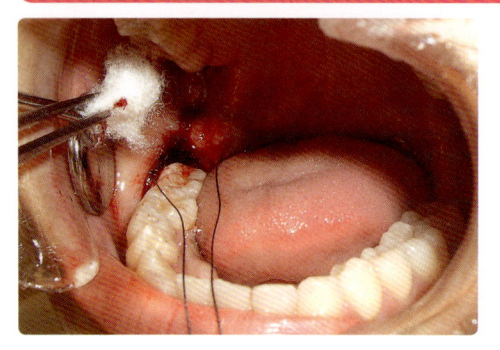

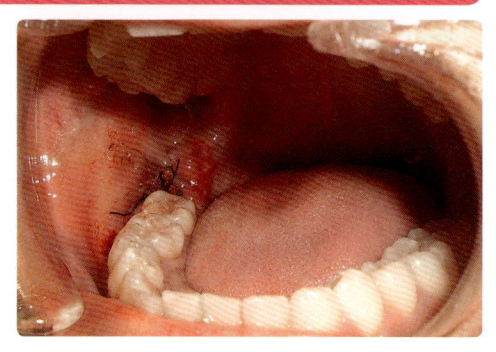

図95　左：サージセルなど局所止血薬を使用し，右：抜歯窩の近遠心歯頸部を結紮して止血を図る．

表4　局所止血薬の種類

- 酸化セルロース（サージセル®）
- ゼラチンスポンジ（スポンゼル®）
- アテロコラーゲン（テルプラグ®）
- 吸収性局所コラーゲン止血薬（インテグラン®）
- アドレナリン生食あるいは局所麻酔薬（局所麻酔も有効）

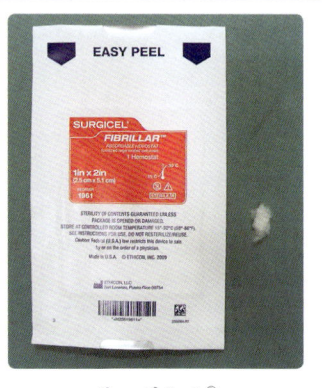

サージセル® 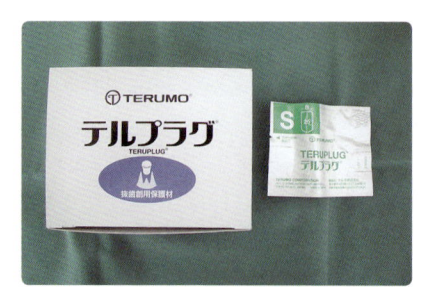　　　テルプラグ®

3）口腔内外縫合処置[3]

縫合では外傷・手術などにより損傷を受けた組織に対して，創縁を直接接触させ，創の一次治癒を促す．口腔外科的疾患のみならず歯科疾患の治療においても基本的な手技で必須の手技である（表5）．

（1）縫合法の分類

①結び目による分類（図96）
- たて結び（女結び）
- こま結び（男結び）
- 外科結び
- 三重結び

②糸結びの方法による分類
- 手指による結紮（両手結び，片手結び）
- 器械による結紮（器械結び）

③縫合法による分類（図97）
- 単純結紮縫合
- マットレス縫合（垂直マットレス，水平マットレス）
- 連続縫合
- 埋没縫合（内部縫合）

表5　縫合処置に必要な器具・器材

（1）消毒液
　　口腔内：5％ポビドンヨード（イソジン），希ヨード
　　口腔外：イソジン，ヒビテンアルコール
（2）局所麻酔薬：1％キシロカインE（10万倍アドレナリン含有）
（3）口腔内検査器具一式
（4）消息子（ゾンデ）
（5）モスキート型止血鉗子
（6）滅菌ガーゼ
（7）滅菌歯ブラシ
（8）アドソン型ピンセット（有鉤，無鉤）
（9）形成直剪刀，形成彎剪刀
（10）スキンフック
（11）メス（No.15：小円刃刀，No.11：尖刃刀）
（12）針付き縫合糸（無傷針）
　　皮下縫合：4－0, 5－0吸収性糸
　　真皮縫合：6－0, 7－0白ナイロン糸
　　　　　　　4－0, 5－0吸収性糸
　　皮膚縫合：4－0, 5－0黒ナイロン糸
　　口腔粘膜縫合：3－0, 4－0
　　　　　　　　絹糸，黒ナイロン糸
（13）持針器（ヘガール型，マチュウ型）
（14）糸切り用外科剪刀
（15）ドレープないし覆い穴布

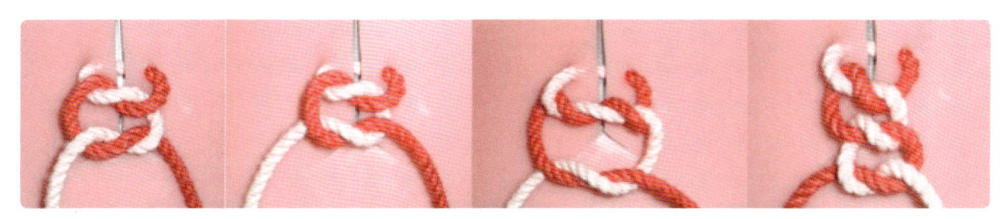

図96　結び目による分類．左からたて結び（女結び），こま結び（男結び），外科結び，三重結び．

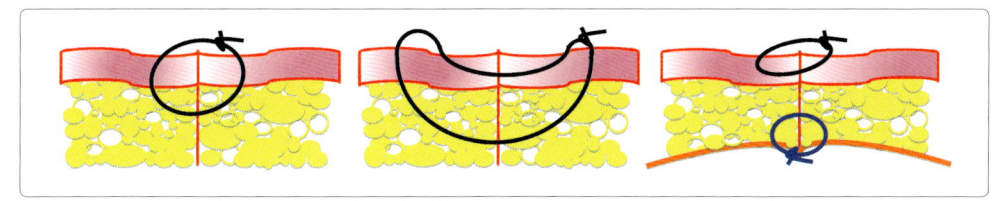

図97　縫合法による分類．左から単純結紮縫合，マットレス縫合，埋没縫合（内部縫合：青色）．

(2)縫合の手順：刺入，縫合（図98～107）

- 針は上皮に対して直角に刺入する．
- 縫合部がフリーとならないように切開創をピンセットで把持し固定する．
- 切開創の両方の組織の厚みを観察して同じ深さ，同じ距離に糸を通すようにする．
- 切開の深度に合った縫合をしないと創内に死腔を形成するので注意する．

(3)器械縫合（外科結び）

- 縫合する部位がフラップなどで可動性の場合は，まず可動組織に糸を通し，その後非可動組織に糸を通すのが原則である．

(4)口腔内縫合

- 口腔内はきわめて血行が良いため，離断寸前の組織でも壊死をきたすことは少ない．
- 創傷が小さく，出血のおそれがなければ開放創のままでもよい．
- 大きな創では可及的に元の位置に戻すことが基本である．
- 口唇：口唇皮膚を含む創傷では，はじめに赤唇移行部などのランドマークを一致させ，創のズレを防ぐ（定位縫合）．
- 舌：筋層に至る創傷が多いため，十分な止血処置ならびに筋層縫合を行う．
- 口蓋：軟口蓋部の大きな弁状創では縫合が必要となる．小さな創であれば開放創のままにする．軟口蓋における創傷では筋層の埋没縫合を行う．

(5)口腔外縫合

- できるだけ細い縫合糸を用いる．
- 創縁が軽く接着する程度のきつさで縫合する．
- 創縁から刺入距離は1～2mm，縫合の感覚は2～4mmが適当である．
- 創縁から皮膚表面の刺入部位までの距離に対し，皮下組織のとる距離を大きく，創縁が多少盛り上がるように縫合する．
- 縫合時は有鉤鑷子で弁をつまみ，表皮をなるべく傷つけないようにする．
- 死腔を形成するおそれがあるときは皮下埋没縫合を行う．
- 比較的大きな組織欠損がある場合はZ形成やW形成を検討する．

SECTION 6　口腔外科・放射線

縫合の手順（図98～107）

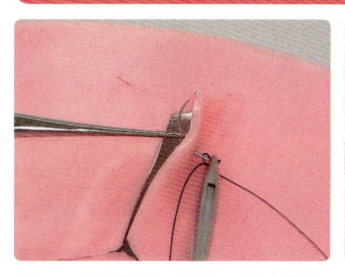

図98　粘膜面に垂直に縫合針を通し，粘膜裏面に出た縫合針は鑷子の鉤がない部分で把持する．

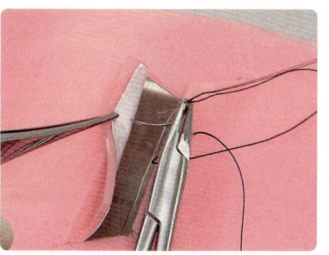

図99　持針器を針先に持ち替え，反対側の粘膜面を鑷子で把持し，垂直に縫合針を通す．

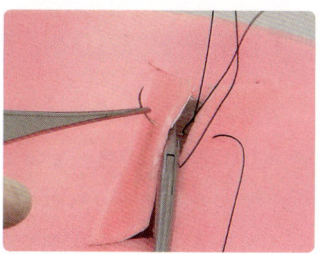

図100　針を鑷子で把持し，持針器を粘膜面から出た針先に持ち替える．

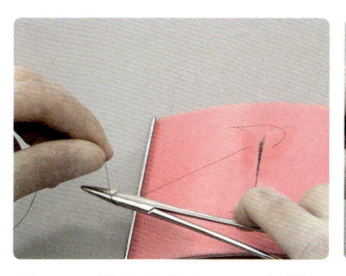

図101　創を中心として内側より長いほうの糸に持針器をあてすくい上げるように巻き付ける．

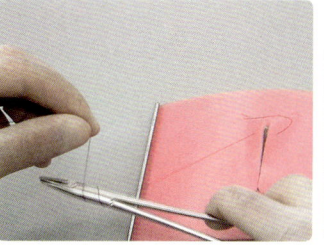

図102　外科結紮の場合は2回転巻き付ける．手首を回転させて持針器の先を回すようにする．

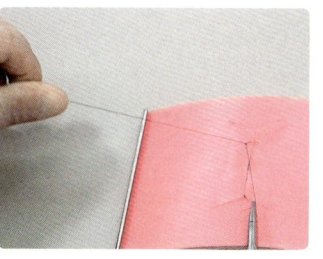

図103　短いほうの糸の端を持針器でつかみ，糸を創と平行に引くと糸が締め込まれてくる．

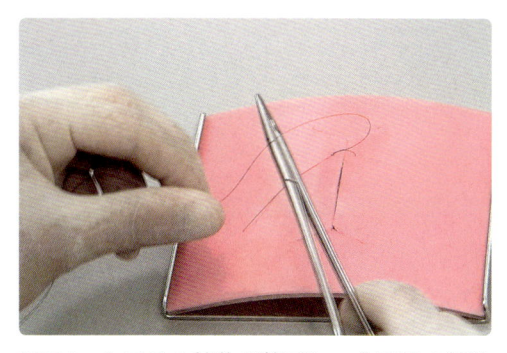

図104　1回目の結紮が終了し，2回目の結紮を行う．持針器に糸を1回巻き付ける．

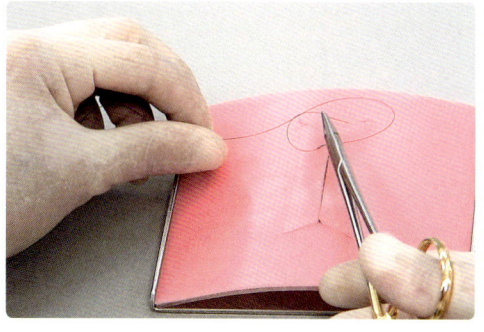

図105　輪の中から糸を持針器で引き抜いてくる．

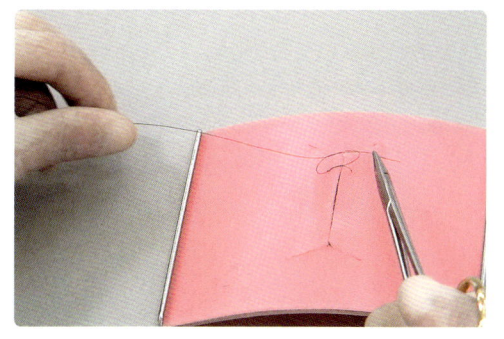

図106　持針器と手指で糸の端を把持し，持針器を手前に前後方向に引くと糸が結紮される．

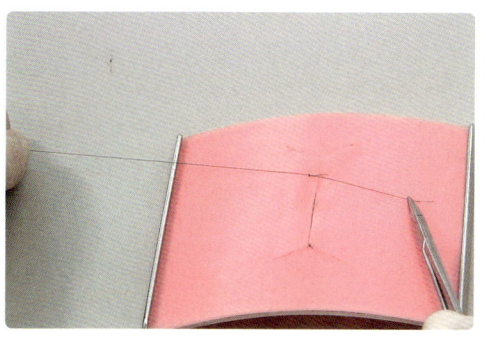

図107　器械による外科結紮が終了したところ．断端を6～7mm残して糸を切断する．

531

7. 経過評価管理

1）手術後処置（抜糸，洗浄）

　抜糸の時期の目安は，口腔内は術後7日目，顔面・頸部は術後4〜5日目であるが，縫合糸による瘢痕を残さないように，さらに早期に抜糸することもある．抜糸後，創の哆開が予想される場合，半抜糸（1つ置きに抜糸）を行い，翌日に全抜糸を行う．抜糸の手順は，まず無鉤鑷子で剪刀を用いる方向の糸を把持して組織内に入っている汚染の少ない部分を引き出す．この際，引き出す量は必要最小限に留める．引き出した糸の基部に剪刀を挿入して切断したら，鑷子で糸を引き抜く．この手技を用いることで汚染の強い口腔内に露出していた糸の部分が，抜糸の際に組織の深部を通過することを防げる（図108，109）．また，口腔外の場合は創の哆開防止のために，皮膚接合用テープ（ステリーストリップス）で補強し，テープの除去は創が哆開しないようにはがす．

　洗浄は，感染創あるいは開放式ドレーンから排膿している場合（図110，111），滅菌生理食塩液による洗浄を行う．ドレーンから洗浄を行う場合は，口腔内は18G洗浄針（図112，113），口腔外は洗浄用嘴管を装着し（図114），ドレーン内に挿入して弱圧で洗浄する．消毒は，Grossich法に準じ10％ポビドンヨードを創あるいはドレーンの挿入部から外方へ円弧を描くように広く消毒する．創に痂皮などの有機物が存在すると消毒効果が得られにくいため，痂皮は可及的に除去した後に消毒する．

抜糸の手順（図108，109）

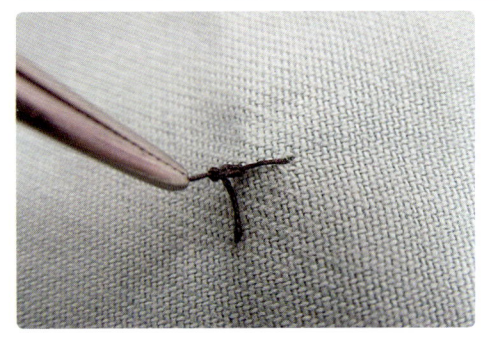

図108 ピンセットで剪刀を入れるほうの糸の端を把持して組織内に入っている汚染の少ない部分を口腔内に出す．出すのは必要量に留める．

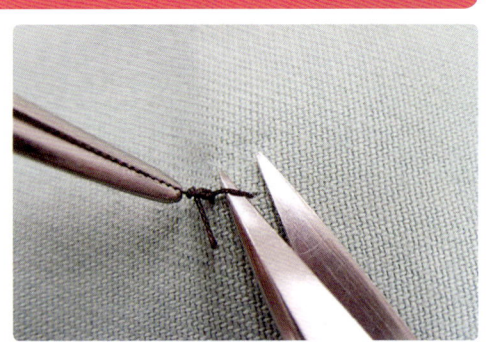

図109 出してきた糸を組織との境界部で切断し，ピンセットで糸を引き抜く．この操作により，口腔内に露出していた汚染の多い部分が組織の深部を通過することを防ぐ．

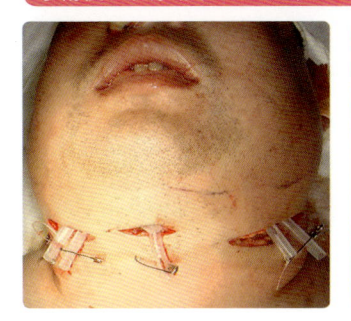

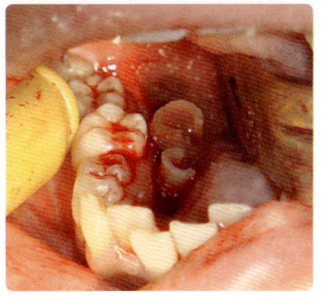

手術後の洗浄（図110〜114）

図110，111　開放式ドレーンからの排膿．

図112　口腔内は18G洗浄針を用いる．

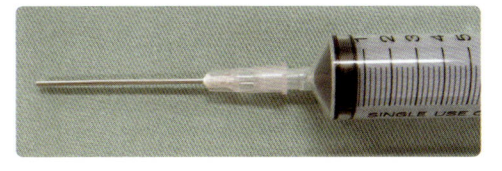

図113　針は先端が鈍のノンベベル式．

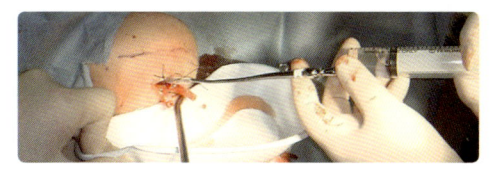

図114　口腔外は洗浄用嘴管を用いる．

２）入院患者の処置と手術[8]

（１）創部処置（口腔外創部，血管吻合部）

①口腔外創部

- 過度の圧迫は禁忌であり，持続吸引ドレーンを使用し，３〜４日程度でドレーンを抜去する．縫合部の積極的な消毒は不要である．消毒液は細胞毒性があり，局所の組織障害を起こし，創傷治癒を妨げる．必要なら創部に軽くガーゼを置いておく．縫合後24〜48時間で縫合創縁は上皮化するので，３日以降からはシャワー浴が可能である．

②血管吻合部

- 創部が過度に伸展したり，屈曲したりしないように，場合によっては頭部を軽く固定する．ドレナージを確実に行うため，適宜ペンローズドレーンを併用する．体動が激しく抑制できないときは鎮静を行う．術後24時間までは２時間おきに皮弁の血流状況を観察する．さらに血圧が100mmHg以下にならないように循環血流量を保ち，プロスタグランジンの投与を行う．室内温度は低くならないように保つ．正常の場合，皮弁はふっくらと正常色で温かく，pin-prick testで２〜３秒後ゆっくりと新鮮血が出てくる．皮弁が紫色で腫脹し，pin-prick testで黒っぽい血液が出るようであれば静脈塞栓，白っぽく萎縮して温度が低くpin-prick testで血液が出ない場合は動脈塞栓を疑う．動脈，静脈双方が原因の場合もある．いずれの場合も，吻合血管部の状態を観察し，必要に応じて血栓除去や再吻合を行う．

（2）術後出血（上顎手術後，骨切り後，顎下腺摘出術または頸部郭清術後）

①上顎手術後
- まず診察し，出血点を確認する．鼻腔内からの出血に対しては，アドレナリンガーゼを鼻腔内にタンポンする．著しい出血の場合にはベロックタンポン法を行う．

②骨切り後
- 術中ブラインド操作が避けられないので，術中術後の出血には注意が必要である．とくに口腔底の腫脹には注意しなければならない．呼吸苦を訴える場合にはエアウェイ挿入，酸素マスク，止血剤投与を行い，緊急時には挿管や気管切開などの気道管理を行う．皮膚切開して止血しなければならない場合もある．

③顎下腺摘出術または頸部郭清術後
- 持続吸引ドレーンのバックに血液貯留が多い場合や，急激に創部が腫脹してきたときは，ただちに手術室にて創部を開き，出血点を探し，止血する．

（3）術後感染（口腔外創部，切除・再建術施行後）

①口腔外創部
- 口腔外と口腔内が交通している場合には，そのリークを閉鎖する．確実にドレナージを行い，創内を生理食塩液で洗浄し，縫合糸などの異物や壊死組織，凝血塊を除去する．抗菌薬の変更を行う．

②切除・再建術施行後
- 頸部郭清，原発巣切除，血管吻合を伴う再建術施行後の感染治療には注意が必要である．抗菌薬の選択を誤らず，確実にドレナージを行い，血管吻合部の圧迫やねじれ，緊張を起こさないように，さらに感染に伴い吻合血管の塞栓を生じないように注意する．MRSAや多剤耐性菌の感染治療は困難となる．

3）入院患者の管理

帰室直後はただちにバイタルサインのチェックを行う．深呼吸ができ，喀痰の排出ができることを確認する．その後，定期的に循環，尿量，呼吸状態，疼痛に関する評価を行い，以後の患者管理にフィードバックする．

（1）静脈確保

目的は輸液，輸血，薬剤投与のルート，血液採取である．穿刺部位は上肢では手背皮静脈，橈側および尺側皮静脈，下肢では足背皮静脈，大伏在静脈，頸部では外頸静脈などが選択される．

（2）輸液

　　口腔外科の手術直後は，術前から禁食，禁飲水の影響や，出血，手術侵襲による血管透過性亢進から，浮腫やサードスペースへの水，電解質のシフトが起こり，循環血液量が減少する．このため，術直後はNa，Kを含んだ電解質輸液が必要となる．通常は，血圧，尿量の維持を目的に開始液から始めるが，急速な補充が必要な場合は細胞外補充液を用いる．術直後の輸液の目安は45mL/kg/day程度である．術後侵襲の影響がなくなり異化期を越えるとKを含む維持輸液に変えていくようにする．

（3）輸血

　　輸血製剤には，赤血球濃厚液，新鮮凍結血漿，血小板製剤，アルブミン製剤，がある．輸血によるアナフィラキシーショックの多くは輸血後10分以内に起こるため，輸血開始時は緩やかに投与し，開始後15分程度は常時観察する．即時型の重篤な副作用は，血管内溶血，アナフィラキシーショック，循環不全，細菌汚染血のエンドトキシンショックがある．大量出血が予想される待機手術の場合には，貯血式自己血輸血や希釈式自己血輸血法について考慮する．

（4）栄養管理

　　口腔外科の手術後は，創傷のための嚥下障害，咀嚼障害や創の保護，安静の目的で，経管栄養が必要となる場合が多くある．経管栄養は正しい腸の蠕動運動が確認され，逆流がないことを確認したうえで開始する．チューブ挿入は経鼻で行い，長さの目安は50cm程度とする．挿入時，心窩部での注入音，吸引を行い，胃内にチューブ先端があることを胸部エックス線撮影にて確認後，注入する．経管栄養法の副作用として下痢，腹部膨満，チューブの雑菌の繁殖があり，注意する．

（5）呼吸管理

　　侵襲の大きな手術の全身麻酔後の患者は低酸素血症に陥っていることが多いので，術後は2時間程度の28〜40％の酸素投与が必要である．術後の動脈血の酸素分圧がroom air下で60mmHg以下あるいは酸素投与下で80mmHg以下の場合は気管挿管の適応となり，人工呼吸器による管理が考慮される．口腔外科手術の術後は，出血，多量の滲出液，咽頭浮腫などの上気道閉塞が原因となることが多く，術後の経過観察では上気道閉塞の原因となる口底の血腫や舌の腫脹に注意が必要である．悪性腫瘍の手術では，術中に気管切開を考慮する．他の手術においても術後出血，浮腫による上気道の閉塞をつねに念頭におき，高リスク患者に対しては術後に抜管せず，回復室にて経過を観察後，抜管する．抜管時は，再挿管さらには気管切開の準備をしておく．また，顎間固定患者では，術後は顎間固定の解除や経鼻エアウェイ挿入を考慮する．

4）外来における術後管理（図115，116）

口腔内は粘膜で被覆され，唾液により湿潤しているため，完全な消毒は困難である．したがって術前に機械的な清掃（ブラッシングやスケーリングによる歯垢，歯石の除去）を行うとよい．術後の口腔内消毒に用いる消毒薬として，含嗽には7％ポビドンヨード（イソジンガーグル®）や0.2％ベンゼトニウム塩化物（ネオステリングリーン®）を有効成分とする含嗽薬が広く使用されている．歯肉・口腔粘膜にヨードチンキ，咽頭炎，喉頭炎，扁桃炎に複方ヨードグリセリンを使用することができる．口腔粘膜の消毒および口内炎・咽喉頭炎・扁桃炎など粘膜の炎症にはオキシドールを用いる．扁桃炎・副鼻腔炎などの化膿性病巣局所の消毒にはアクリノール液を用いる．また，0.2％ベンゼトニウム塩化物（ネオステリングリーン®）歯科用製剤が口腔内の消毒・抜歯創の感染予防用に市販されている．

（1）創部処置（口腔内創部）

埋伏歯抜去，歯根端切除，骨瘤除去，インプラント手術，粘液囊胞摘出，小腫瘍切除などの外来手術後は，食事，歯磨きは通常どおり行う．ただし開放創になる場合には，強い含嗽は血餅を喪失し，治癒を遅延させることになるため行わないよう指導する．ドレーンを留置している場合は，原則的に術後1日目に除去し，閉創する．骨露出創に対しては，義歯または保護床と軟膏ガーゼを用いて，創部の保護を図る．骨開窓時は適応を吟味して軟膏ガーゼを軽く挿入して疼痛と出血を防止し，2～3日でガーゼを除去する．その後は微温湯で食後に自己洗浄する．創部の感染が起こったら，ペンローズドレーン，ゴムドレーンあるいはシリコンドレーンによるドレナージや生理食塩液での創部洗浄を行う．

（2）術後出血（埋伏歯抜去後）

創部より持続的に新鮮血が出る状態が出血で，唾液に血液が混じるのは出血ではない．唾液により，出血量がかなり多く感じられるので注意する．術後の説明が大切となる（表6）．

外来における術後管理（図115，116）

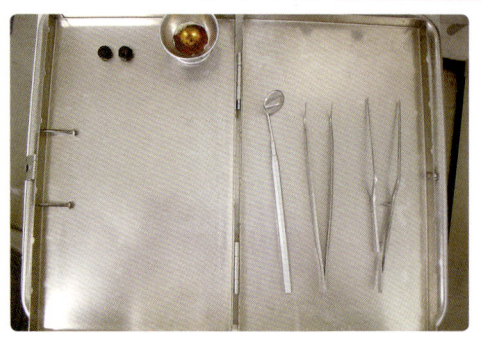

図115　使用器具．

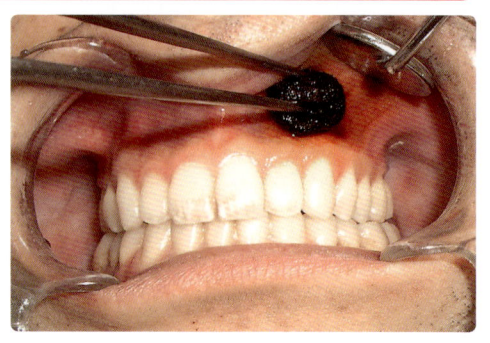

図116　ヨードチンキによる消毒．

表6 抜歯後注意の内容

①舌で傷口をなめたり，吸ったりしないようにして下さい．
②麻酔が効いている間は，唇や頬，舌などを咬まないようにして下さい．
③今日1日はあまりうがいをしないで下さい（出血の原因になるため）．
④帰宅後ふたたび血が出るようなら，清潔なガーゼを硬くたたんで20分くらい咬んで様子をみて下さい．
⑤麻酔が醒めて，もし痛むようであれば痛み止めを飲んで下さい．
⑥痛み止めの作用が出てくるには数十分かかります．1回量飲んだ後に，再度痛み止めを飲むときは，数時間あけるようにして下さい．
⑦氷などで冷やし過ぎないように注意して下さい（血流障害の原因になるため）．
⑧運動や労働をさけ，今夜は，飲酒，入浴を止めて早めにお休み下さい．
⑨何か質問はありますか？

出血部は粘膜切開部と抜歯窩の両方が考えられる．よく診察することが大切である．抜歯窩からの出血であれば局所止血薬を充填し創部全体を15分間圧迫する．粘膜からの出血なら，電気メスで焼灼止血し，粘膜縫合を行う．

（3）術後感染（埋伏歯抜歯後感染）

術後2～3日目に創部の発赤，腫脹，疼痛などが生じた場合は術後感染を考える．エックス線撮影し，抗菌薬の種類を変更し，創部を生理食塩液で洗浄する．必要なら抜歯窩の搔爬を行う．症状が強い場合は抗菌薬の静脈内投与を考える．

＜参考文献＞

1）羽白　清．POSのカルテPOMRの正しい書き方．京都：金芳堂，2005：1-8，80-85．
2）佐々木次郎ほか．口腔外科はじめましょう．東京：デンタルダイヤモンド社，2002：18-21，32-35，86-95，158-161，164-167，170-173，196-197．
3）竹原直道ほか．必修臨床研修歯科医ハンドブック．東京：医歯薬出版，2006：28-34，37-45．
4）鈴木　尚ほか．DENTAL CLINICAL SERIES BASIC 2．東京：医歯薬出版，1998：1-33．
5）野間弘康ほか．抜歯の臨床．東京：医歯薬出版，1995：13-40，65-96．
6）齊藤　力ほか．動画とイラストで学ぶ抜歯のテクニック．東京：医歯薬出版，2005：21-30，31-46．
7）内山健志ほか．サクシンクト口腔外科学　第3版．東京：学建書院，2011：434-444，210，510．
8）大谷隆俊ほか．図説　口腔外科手術学．東京：医歯薬出版，1997：47-70，139-156，235-239，271-280，281-335，337-349，410-413．
9）白川正順ほか．臨床家のための歯科小手術ベーシック．東京：医歯薬出版，2010：122-133．
10）野間弘康ほか．イラストでみる口腔外科手術－第2巻－．東京：クインテッセンス出版，2011：181-183．
11）瀬戸皖一ほか．一般臨床家，口腔外科医のための口腔外科ハンドマニュアル'07．東京：クインテッセンス出版，2007：132-152．
12）野間弘康ほか．イラストでみる口腔外科手術－第1巻－．東京：クインテッセンス出版，2010：173-206．
13）福田仁一ほか．口腔外科専門医マニュアル．東京：医歯薬出版，2011：29-38．

歯科麻酔 | SECTION 7

SECTION 7 　歯科麻酔

1．診療計画

　術前の全身状態は術前診察の結果から総合的に判断するが，アメリカ麻酔学会(ASA)のphysical status の分類：ASA-PS(表1)がもっとも広く用いられている．ASA-PS と予後は相関するとされており，麻酔管理計画を立てるうえで参考となる．

　どのような麻酔管理を行うかは，手術の内容，術式，侵襲の程度の影響を受ける．手術・歯科治療担当医が患者の身体状態(合併症や医学的状態)を把握しているとは限らない．したがって，術前診察を終えた時点で，カルテに記載されていない医学的問題がある場合は手術・治療担当医に問題点を知らせて，対策を協議し，共通の認識を持つように心がける必要がある．

表1　術前全身状態の分類(ASA　Physical Status Classification System)

分類	術前健康状態	備考・例
ASA PS 1	通常の健康な状態	手術対象疾患以外，問題となる身体的，精神的問題はない(未熟児，超高齢者は除く)．
ASA PS 2	軽度の全身疾患がある	日常生活に制限がない．コントロールされた1つの臓器の疾患；系統的合併症のない良好にコントロールされた高血圧症，糖尿病など，COPD を合併しない喫煙者，軽度肥満，妊娠
ASA PS 3	重篤な全身疾患がある	日常生活に制限がある．コントロールされた他臓器あるいは主臓器疾患；コントロールされたうっ血性心不全，安定型狭心症，陳旧性心筋梗塞，コントロール不良な高血圧症，病的肥満，慢性腎不全，しばしば発作がある気管支喘息
ASA PS 4	生命を脅かすような重篤な全身疾患がある	コントロールされていない，あるいは終末状態の重篤な疾患が一つ以上ある．不安定狭心症，症候性 COPD，症候性うっ血性心不全，肝腎不全
ASA PS 5	手術をしなくても生存が期待できない瀕死の状態	手術をしなくても24時間生存が期待できない．死が切迫している；他臓器障害，循環動態の不安定な敗血症症候群，低体温，コントロール不良の凝固障害
ASA PS 6	ドナーとして臓器が摘出される予定の脳死患者	

1）検査結果の把握と追加

(1)呼吸機能

　術前肺機能に関する一般的検査として胸部エックス線写真，スパイロメトリ，動脈血ガス分析がある．Hugh-Jones 分類(⇒ p.128参照)がⅠ度であっても，これらの検査結果から術前肺合併症を把握する．スパイロメトリと血液ガス分析結果による一般的な肺機能障害

表2 スパイロメトリ・血液ガス分析結果と肺機能障害の程度

	障害域	高度障害域
スパイロメトリ		
$FEV_{1.0}$	1.5 l/sec 以下	1.0 l/sec 以下
$\%FEV_{1.0}$	70％以下	50％以下
％VC	80％以下	60％以下
血液ガス		
PaO_2	65mmHg 以下	55mmHg 以下
$PaCO_2$	45mmHg 以上	50mmHg 以上

の目安を表2に示す．障害域にあれば，末梢気道の拡張とクリーニングを行うとともに，深呼吸，咳や痰喀出の練習，肺理学療法を実施して術後の肺合併症の減少に努める．

(2) 循環機能

胸部エックス線写真，心電図，必要に応じてホルター心電図，運動負荷心電図，心エコー検査などを行う．

①胸部エックス線写真

・心胸郭比の測定，負荷のかかっている心室と心房の同定，左第1，2号の突出の有無，肺門の血管影の増強，胸水の有無を確認して，心肥大，高血圧，心不全などの診断をする．

②心電図

・調律異常，房室ブロックなどの伝導障害，弁膜疾患などによる心房・心室負荷，虚血性心疾患を診断する．術前とくに処置が必要なのは徐脈性不整脈で，洞不全症候群，MobizⅡ型あるいは完全房室ブロックはペースメーカーの適応となる．
・既往歴，理学所見，胸部エックス線写真，心電図検査でST異常，不整脈やうっ血性心不全の既往があれば運動負荷心電図，ホルター心電図，心エコー検査を行う．

③運動負荷心電図

・最大の目的は心筋虚血の診断と評価にあるが，その他，不整脈の重症度評価や，心疾患患者の運動耐容能評価にも用いられる．

④ホルター心電図

・胸痛，動悸，息切れ，胸部不快感，失神，めまいなどの臨床症状と心電図変化との関連の検索，不整脈の評価(発生頻度，重症度)として行う．臨床的重症度が高いのは連発性(3連発以上)，short run型，多源性の心室性期外収縮，R on T，頻脈性の心房細動，発作性上室性頻脈である．

表3　糖尿病患者の術前コントロールの指標と評価

指　標	優	良	可 不十分	可 不良	不可
HbA1c(JDS値)＊(％)	5.8未満	5.8〜6.5未満	6.5〜7.0未満	7.0〜8.0未満	8.0以上
空腹時血糖値(mg/dL)	80〜110未満	110〜130未満	130〜160未満		160以上
食後2時間血糖値(mg/dL)	80〜140未満	140〜180未満	180〜220未満		220以上

＊2012年7月1日からHbA1c値は，JDS値(日本糖尿病学会基準値)に一律0.4％を加えた国際標準値(NGSP)となった．

(日本糖尿病学会編：糖尿病治療ガイド，文光堂，東京，2010より改変)

(3) 代謝・内分泌機能

代謝疾患でもっとも多いのは糖尿病(糖代謝異常)，脂質異常症(脂質代謝異常)，肥満症である．内分泌機能の異常としては副腎皮質ステロイド薬内服や甲状腺ホルモン異常などが挙げられる．

①糖尿病

- 空腹時血糖値≧127mg/dL，75g経口糖負荷試験(75g OGTT)2時間値≧200mg/dLのいずれかを満たす場合，また，随時血糖値≧200mg/dL，HbA1c(JDS値)≧6.1％，HbA1c(国際標準値)≧6.5％の場合も糖尿病型とみなす．糖尿病患者の術前コントロールの指標と評価を表3に示す[1]．血糖コントロール基準が"良"の範囲にまでコントロールされていれば麻酔管理に難渋しない．コントロール不良な糖尿病患者の予定手術はしない．ケトアシドーシスの強い患者や意識レベルの低下している患者も手術は延期する．
- 緊急手術の場合には検尿，血糖，血中ケトン体，血液ガス，pH，電解質などの検査を行う．血糖が250mg/dL以上であれば，ケトアシドーシスの治療に準じた治療を行う．

②脂質異常症(高脂血症)

- 高脂血症は動脈硬化性疾患予防ガイドライン2007年版により，病名が脂質異常症と変更された．日本動脈硬化学会の診断基準を表4に示す[2]．高LDLコレステロール血症は冠動脈疾患の重要な危険因子であり，低HDLコレステロール血症は脳梗塞の危険因子である．冠動脈疾患を発症していない(一次予防)場合では，LDLコレステロー

表4　脂質異常症の診断基準(空腹時採血)

高LDLコレステロール血症	LDLコレステロール	≧140mg/dL
低HDLコレステロール血症	HDLコレステロール	＜40mg/dL
高トリグリセライド血症	トリグリセライド	≧150mg/dL

(日本動脈硬化学会：動脈硬化性疾患予防ガイドライン2007年版より引用)

表5 BMIと体格判定基準

BMI	判定
～＜18.5	低体重
18.5≦～＜25	普通体重
25≦～＜30	肥満（1度）
30≦～＜35	肥満（2度）
35≦～＜40	肥満（3度）
40≦～	肥満（4度）

BMI≧28.5で障害の合併頻度が増加する．
肥満3度以上を病的肥満とする．

表7 FT_4，FT_3，TSHの基準値

FT_4	0.8～1.9 ng/dL
FT_3	2.5～5.5 pg/mL
TSH	0.4～5.0 μU/mL

表6 糖尿病に合併しやすい障害

呼吸器系	換気障害 睡眠時無呼吸症候群 低酸素症
循環器系	左室機能低下 冠動脈疾患 高血圧症 動脈硬化症
代謝・内分泌系	脂質異常症 高インスリン血症 成長ホルモン分泌低下
凝固系	深部静脈血栓症 肺塞栓症
肝・胆道系	胆石症 脂肪肝
整形外科的疾患	変形性関節症

ル以外のリスクファクターとしては加齢，高血圧，糖尿病（耐糖能異常を含む），喫煙，冠動脈疾患の家族歴，低 HDL コレステロール血症が確定しており，これらのチェックも必要である．

③肥満症
- 一般には各身長における標準体重から肥満度を算出して肥満を判定する．体脂肪量とよく相関することから体格指数［BMI＝体重(kg)/身長(m)^2］が用いられる．BMIと体格判定の基準を**表5**に示す．
- 肥満はしばしば高血圧症，脂質異常症，糖尿病やその他の障害を合併する．合併する障害があれば，それらを評価する検査を行う．糖尿病に合併しやすい障害を**表6**に示す．

④副腎皮質ステロイド薬内服
- 免疫反応抑制，細胞増殖抑制，抗炎症作用などを期待して，さまざまな疾患に使用されている．術前に薬剤の種類，服薬状況を把握する．長期間大量投与された場合にはストレスに対する反応が回復するのに1年は必要とされているので，大きなストレスが加わる手術時には，6時間以上前に服用量の2倍量を経口投与し，術前にハイドロコーチゾン2 mg/kgを静脈内投与する．

⑤甲状腺機能障害
- 甲状腺機能亢進症では甲状腺クリーゼを避けることが重要である．とくに未治療の患者では2～3週間かけて抗甲状腺薬で治療してから手術予定を組むようにする．機能低下症では心筋，呼吸抑制や覚醒遅延など麻酔作用全般に対して抵抗性が低下しているので注意を要する．

- 抗甲状腺薬やホルモン療法によってコントロールされていて，FT_4(遊離型サイロキシン)，FT_3(遊離型トリヨードサイロニン)，TSH(甲状腺刺激ホルモン)濃度が基準値(表7)以内であることが必要である．

(4) 中枢神経

てんかんがあれば，種類，頻度，内服薬を確認する．脳波や誘発電位の記録があれば把握しておく．

(5) 肝機能

それぞれの肝障害の種類，すなわち肝細胞の破壊，肝合成能，胆汁うっ滞，実際の肝機能，慢性化に伴う線維化を反映する検査がある．これらの結果を総合的に判断する．

①肝細胞の破壊を反映：AST，ALT，LDH，ビリルビン値
- これら逸脱酵素(肝細胞が破壊されて肝細胞内から血中に逸脱する酵素)の血中レベルは肝障害の程度を反映する．

②肝合成能を反映：TP(血清総タンパク)，Alb(アルブミン)，ChE(コリンエステラーゼ)，PT(PT-INR：プロトロンビン時間国際標準化比)，HPT(ヘパプラスチンテスト)など
- 肝臓で合成されるタンパク質はアルブミンであるが，凝固因子のいくつかも肝臓で合成されるためこれらの血中レベルは肝合成能を反映する．

③胆汁うっ滞を反映：ALP，γ-GTP，LAP
- 血中ビリルビン値は胆汁流出障害の古典的な指標であるが，肝細胞破壊，溶血によっても値が上昇するので，上記の胆汁系酵素を指標とする．

④実際の肝機能を反映：ICG負荷試験(インドシアニングリーン負荷試験)
- ICGを静脈内投与すると，代謝されることなく肝臓にのみ取り込まれ胆汁中に排泄され，有効肝血流量と肝細胞機能を反映する．とくに15分停滞率(ICG15分値)が検査される．

⑤慢性化に伴う線維化を反映：ZTT(硫酸亜鉛混濁試験)，TTT(チモール混濁試験)，γ-グロブリン分画，ヒアルロン酸
- 肝線維化が進行すれば最終的に肝硬変となる．肝生検による確定診断以外に，これらの検査により線維化の程度が推測できる．

(6) 腎機能

腎疾患のスクリーニングとして検尿，血液生化学検査，血算を行う(表8)．スクリーニングで異常値が認められた場合には病歴，現症などを加えて総合的に判断し，さらに検査を追加する．腎機能検査を表9に示す．

表8　腎疾患のスクリーニングのための検査

検　尿	タンパク定性・定量 糖 潜　血 沈　渣
血液生化学	BUN クレアチニン 総タンパク アルブミン 血　糖 尿　酸 Na, K, Cl, Ca, P, Mg
血　算	赤血球数 ヘモグロビン ヘマトクリット 白血球数 血小板

表10　上気道の術前評価項目

1. 開口障害の有無
2. 咽頭腔に対する舌の大きさ
3. 環椎 - 後頭骨関節の伸展度
4. 下顎前方のスペース（オトガイ - 甲状軟骨間距離）
5. 歯の状態
6. 睡眠時無呼吸，肥満の有無（正面からの頭部・顎顔面・頸部の観察）

表9　腎機能検査

部位別腎機能	検査
腎血流量	PSP 排泄試験15分値 PAH クリアランス
糸球体機能	尿素クリアランス BUN 血清クレアチニン
近位尿細管機能	尿β_2-マイクログロブリン NAG 活性 γ-GPT
尿細管末梢部機能	Fishberg 濃縮試験
酸塩基平衡，尿酸性化能	動脈血 pH, PO_2, PCO_2, HCO_3^-
分腎機能	静脈性腎盂造影 CT 超音波診断 レノグラム シンチグラム

（三條貞三編：腎・尿路疾患の実際，文光堂，東京，1987より引用）

(7) 気道確保困難度

　上気道の術前評価項目を**表10**に示す．詳細については次項の「2) 管理方法の決定」で述べる．

2）管理方法の決定

　手術・治療内容，患者の術前状態などから，モニタ機器の使用による全身状態の監視，各種鎮静法，あるいは全身麻酔法による管理のいずれを行うかを決定する．静脈内鎮静法や全身麻酔法による管理にあたっては，さらに気道確保困難度の評価も行い，気道確保困難が疑われる場合には，対処法を考えて管理計画を立てなければならない．

（1）モニタ機器の使用による全身状態の監視

　全身管理上問題となる疾患を有する患者に対して，短時間の侵襲の少ない歯科治療を行う場合には，血圧，脈拍，呼吸状態，SpO$_2$，心電図などを監視し，不快事項の発生を防止する．

（2）精神鎮静法による管理

　高血圧症，虚血性心疾患，脳血管障害，糖尿病，甲状腺機能亢進症など，歯科治療による精神的ストレスによって症状が悪化するおそれのある患者や精神的因子が原因となって発症する神経性ショックや過換気症候群の既往のある患者では，精神鎮静法下に管理を行う．どのような鎮静法で管理するかは全身状態，治療時間，侵襲程度から判断する．

　精神鎮静法下での管理に際しては血圧，脈拍，呼吸状態，SpO$_2$，心電図をモニタし，記録する．適正な鎮静度を保ち，血圧，脈拍数の極端な変動を避ける．鎮静度が深くなると舌根沈下による上気道の狭窄が生じ，奇異呼吸がみられる．SpO$_2$＜95％となれば低酸素症と判断し，深呼吸を指示する．SpO$_2$＜90％となれば酸素療法の適応となる．静脈内鎮静法は通常，酸素を投与しながら実施する．また，静脈内鎮静法実施前に気道確保困難の有無を確認する必要がある．

（3）全身麻酔法による管理

　局所麻酔で十分な鎮痛が得られない場合に全身麻酔が適応となる．とくに，術野が広範にわたり，手術時間も長くなるような手術では全身麻酔が選択される．

　術前の全身状態の評価は，全身麻酔を実施する場合にとくに注意して行う必要がある．

　気道確保困難度の評価は全身麻酔を行ううえで必須である．表10に示した上気道の術前評価のための6項目の検査はいずれも簡便な方法であるが，単独では気道確保困難の予測因子としての信頼性は低い．したがって，これらの検査結果に基づく上気道の総合的な評価が必要である．

①開口障害の有無
- 上下切歯間距離が40mm未満では開口障害ありとする．

図1　Mallampati のクラス分類（Mallampati SR, et al：A clinical sign to predict difficult tracheal intubation；A prospective study. Can Anaesth Soc J 1985；32：429-34より引用）.
Class I：扁桃，口蓋垂，軟口蓋が十分に見える．
Class II：硬・軟口蓋，扁桃上部，口蓋垂が見える．
Class III：軟・硬口蓋と口蓋垂の基部のみが見える．
Class IV：硬口蓋のみが見える．
Class III，Class IVでは気管挿管困難が予想される．

②咽頭腔に対する相対的な舌の大きさ：Mallampati のクラス分類（図1）
　・座位で頭部を正中に維持させ，最大限に開口（正常：50〜60mm）させて舌を可能な限り突出させて評価する．Class III や Class IVでは気管挿管困難が予想される．

③環椎－後頭骨関節の伸展度
　・頸椎の可動性を診るため，座位で環椎‐後頭骨関節を可能な限り進展させる（正常：35度以上）．進展が制限されている患者では挿管操作が困難となる．

④下顎前方のスペース：オトガイ‐甲状軟骨間距離
　・仰臥位で頭部を最大限にして伸展させたときのオトガイ先端部と甲状軟骨切痕との距離を測定する（図2）．この距離が6cm以下であれば挿管困難が予想される．

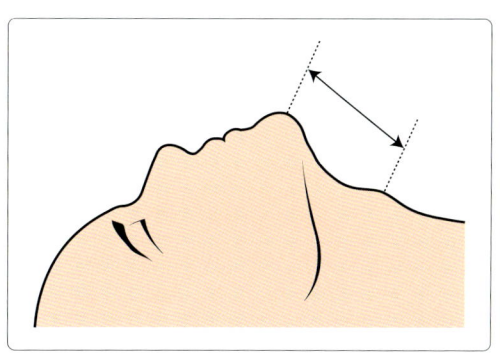

図2　オトガイ‐甲状軟骨間距離：6cm以下であれば挿管困難が予想される．

以上を総合的に評価した結果，気道確保困難が予想される場合には一般にアメリカ麻酔学会のDifficult Airway Management(ASA-DAM)のアルゴリズム[3]に従うように推奨されている．しかし，ASA-DAMがやや複雑であり，日本特有の事情や，新しいデバイス，薬剤の登場が考慮されていないことなどから日本麻酔科学会(JSA)独自のアルゴリズムの作成が進められ，2011年5月には日本麻酔科学会気道確保アルゴリズム(JSA-AMA)が発表された．これは麻酔科医の熟練度や麻酔環境に大きく依存せず，より単純で明快なアルゴリズムを目指したもので，その基本概念[4]は次のようになっている．

①酸素化の維持を気道管理の第一目標とする．
②より安全かつ確実な気道管理方法を提言する．
③フェイスマスクによる気道確保を重視する．
④あらゆる気管挿管方法を容認・含有する．
⑤声門上器具の積極的使用を推奨する．
⑥低酸素血症に陥る前の外科的緊急気道確保を推奨する．

　気道管理にあたっては，採用しやすいアルゴリズムを念頭に置き，それに従うのも一法である．

　全身麻酔の具体的な方法の選択に際しては，安全性，確実な無痛，麻酔時間の調節性，快適性，歯科処置・手術内容，生体への侵襲度，経済性などから決定する．

＜参考文献＞
1）日本糖尿病学会(編)．糖尿病治療ガイド．東京：文光堂，2010．
2）日本動脈硬化学会．動脈硬化性疾患予防ガイドライン2007年版．
3）Practice Guidelines for Management of the Difficult Airway. Anesthesiology 2003；98：1269-77.
4）日本麻酔科学会第58回学術集会抄録集．2011．

2．麻酔管理と基本技術

1）局所麻酔

局所麻酔薬（後述）と呼ばれる薬剤を投与して知覚を可逆的に遮断する方法を局所麻酔法という．歯科治療には痛みを伴う処置が多いため，日常臨床に欠かせぬ手技である．

（1）局所麻酔薬（表11）

わが国で歯科用として市販されている注射用局所麻酔薬は3種類に大別される．麻酔作用を高め，出血量を減少させる目的で添加されているアドレナリンおよびフェリプレシンは循環器に影響を与えるため投与量に注意が必要である．

①アドレナリン添加リドカイン
- リドカインの投与量の上限は1.8mLカートリッジ14本弱であるが添加されているアドレナリンの投与限界量はより少なく，健康成人に一度に投与可能なカートリッジは8本程度である．さらに中等度の本態性高血圧症患者ではカートリッジ2本，日常生活に影響を与えるほどの重度の高血圧症やβ遮断薬の服用，虚血性心疾患の合併などがあれば1本に低下する．これ以上の麻酔薬が必要な場合はアドレナリンを含まないリドカインを用いてカートリッジの内容を希釈したり，精神鎮静法を併用する．またアドレナリンの分解を抑制するためにすべての製剤が亜硫酸ナトリウムを含んでいる．さらに防腐剤としてメチルパラベンが添加されているものもあり，これらがアナフィラキシーの原因となる（⇒全身的合併症：p.553参照）．

②フェリプレシン添加プロピトカイン
- アドレナリン製剤に比べて循環器に与える影響が少ないことが特徴である．とくに不整脈を有する患者には安全に投与できる．一方，高血圧症や循環器疾患患者に対する

表11　歯科用局所麻酔薬の種類と特徴

	商品名	添加物	健康成人に対する最大投与量	循環器疾患患者に対する最大投与量	備考
アドレナリン添加リドカイン	キシロカイン	パラベン 亜硫酸Na	1.8mLカートリッジ 8本	中等度の高血圧 1.8mLカートリッジ 2本　　　　　　重度の高血圧 虚血性心疾患 β遮断薬服用者 1.8mLカートリッジ 1本	
	キシレステシンA	亜硫酸Na			
	オーラ	亜硫酸Na			
	デンタカイン	亜硫酸Na			
フェリプレシン添加プロピトカイン	シタネスト-オクタプレシン	パラベン	カートリッジ 8本	カートリッジ3本	虚血性心疾患患者には不適
メピバカイン	スキャンドネスト		カートリッジ 4〜6本	明らかではない	麻酔作用弱い 伝達麻酔の適応なし

安全性は以前考えられていたほど高くはなく，カートリッジ3本までの投与にとどめるべきである．防腐剤としてメチルパラベンを含んでいる点はアドレナリン製剤と同様である．

③メピバカイン

- アドレナリンやフェリプレシンが添加されていないことが特徴である．安全性は高いものの骨密度の高い成人では十分な効果を得ることが困難である．一方，作用時間が短いため術後の咬傷の原因となりにくいことは大きな利点であり，乳歯の処置に適した麻酔薬といえる．さらにメチルパラベン，亜硫酸ナトリウムを含んでいないため，これらにアレルギーを持つ患者に適している．

以上より，患者が健康であれば麻酔薬に関する制限は少ないものの，循環器疾患を合併していればフェリプレシン添加プロピトカイン3本，もしくはアドレナリン添加リドカイン2本，狭心症や心筋梗塞の既往があればアドレナリン添加リドカイン1本までの投与が適当である．

（2）局所麻酔法

①表面麻酔法

- 歯科領域では表面麻酔が奏功するため注射針の刺入時，除石，乳歯の抜歯などの際には積極的に利用すべきである．軟膏タイプ，スプレータイプのいずれも綿棒や綿球を用いて必要部分に作用させる．ポイントは投与部位の粘膜を乾燥させておくこと，軽く圧迫しておくこと，3分程度の作用時間をとることの3点である．特殊な利用法として，嘔吐反射が強く治療が行えない患者の口腔内に広くスプレーする方法があるが，25回以上噴霧するとリドカイン投与量の上限を超え局所麻酔薬中毒（後述）を発症することがある．

②浸潤麻酔法（図3）

- 口腔粘膜に注入した麻酔薬は，粘膜下組織→骨膜→皮質骨→海面骨を経て歯の周囲の三叉神経に到達して効果を発揮する．したがって麻酔薬が速やかに組織中を浸透し神経と強く結合すれば，速くよく効く麻酔となる．歯頸部の骨には骨小孔と呼ばれる小さな穴が無数に開いており，ここに浸透性の高いリドカインを投与すれば速やかに骨中に浸透する．一方歯頸部では粘膜と骨膜が強く結合しており，薬液を注入すれば両者がはがされて強い痛みが生ずる．そこで粘膜下組織に富み麻酔薬が浸透しやすい歯肉頬移行部に最初の刺入を行い，次いで歯頸部に麻酔薬を追加する．刺入に際してはベベル（針の切り口）を粘膜面に向け，麻酔薬の注入は針先から1秒間に1滴薬液がたれる程度，あるいは1.8mLカートリッジの全量を3分間かけて注入する速度で行う．投与局所に炎症がある場合は麻酔薬の効果が低下するため，伝達麻酔を利用する．

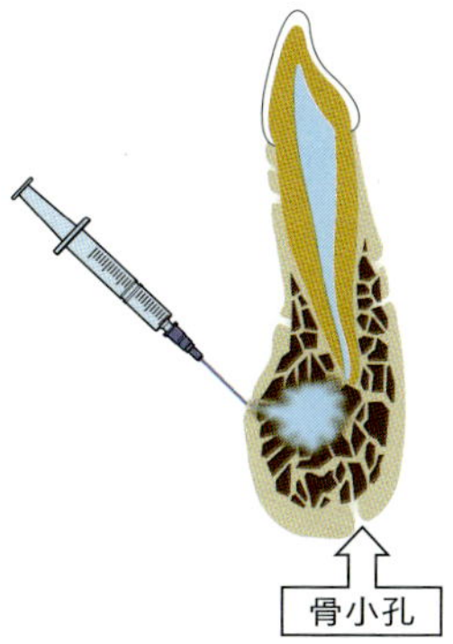

図3 麻酔薬の浸透．骨小孔から浸透し歯根膜および根尖口を通じて歯髄に達する．

③下顎孔伝達麻酔法（図4～6）

- 神経の経過中に局所麻酔薬を投与するため広い範囲にわたって長時間の麻酔効果が得られる．複数の手技が存在するが27G・21mm針を使用し，途中で注射針の方向を変えない1操作法が一般的である．
- 具体的には，大きく開口させ，以下の手順で行う．

＜下顎孔伝達麻酔法の手順＞

1：下顎咬合平面の1cm上方で翼突下顎ヒダの外側を刺入点とする．
2：注射筒を対側の第一小臼歯方向から進める．
3：注射針を2cm刺入する．
4：吸引テストを行う．
5：血液の逆流がなければカートリッジ1本の麻酔薬を投与する．
6：逆流を認めれば針先をわずかに引き戻し，再度テストを行って逆流のないことを確認後に麻酔薬を投与する．

下顎孔伝達麻酔法（図4～6）

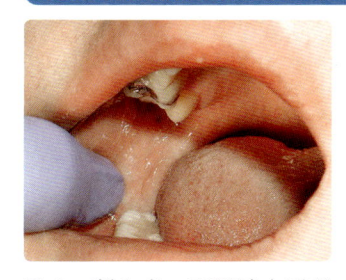

図4 刺入点．下顎咬合平面の1cm上方で翼突下顎ヒダの外側とする．

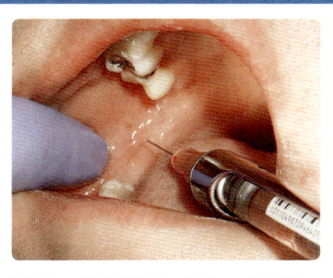

図5 注射筒の方向．対側の第一小臼歯方向から進める．

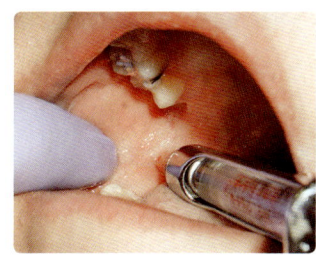

図6 注射針の刺入．2cm刺入する．

・片側の臼歯部全体にわたって2～3時間の効果が得られるが，頰側の麻酔効果は得られないこと，切歯部では反対側の下歯槽神経支配も受けているため知覚が残ることに注意が必要である．したがって臼歯部の形成や抜髄は本法単独で可能であるが外科的処置を行う場合には頰側に浸潤麻酔を追加しなければならない．また切歯部の処置には浸潤麻酔を利用する．

④電動注射器

・近年では多くの電動注射器が入手可能である．いずれの製品も注入速度が緩徐で患者に与える痛みが小さいことが特徴である．吸入鎮静法下に表面麻酔を行い，細い注射針を用いれば局所麻酔に伴う痛みはほとんど問題とならない．

（3）局所的合併症

注射針によるもの（①～⑤），麻酔薬が原因となるもの（⑤，⑥）に大別される．

①刺入部の潰瘍

・麻酔薬を強圧で注入すると粘膜が損傷されて潰瘍を生ずる．また，清掃不良の口腔内への麻酔薬投与や不潔な手技によって注射部位に感染が起これば潰瘍の原因となる．口腔粘膜用軟膏の塗布を行う．

②開口障害

・下顎孔伝達麻酔で注射針が内側翼突筋中を経過すれば術後に開口障害を生じる．通常は数日で軽快する．

③注射針の破折

・下顎孔伝達麻酔中に突然患者が動いた場合や注射針を曲げて使用した場合に発生する．破折した針の摘出は困難であり口腔外科に依頼する．

④知覚麻痺

・注射針が三叉神経を損傷した場合に生ずる．頻度が高いのは下顎孔伝達麻酔時にみられる下歯槽神経あるいは舌神経麻痺である．副腎皮質ステロイド薬，複合ビタミン薬，ATP製剤の投与や星状神経節ブロックが行われる．通常，針先が神経線維に与える損傷は軽度で数週間で回復する．

⑤顔面神経麻痺

・下顎孔伝達麻酔時に注射針を深く進めすぎたり，麻酔薬を過量に投与して顔面神経がブロックされることで生じる．麻酔薬の効果消失とともに回復する．

⑥キューンの貧血帯

・麻酔薬投与後に顔面皮膚の一部が境界明瞭で不定形の貧血状態となることをいう．原因は明らかでないが数十分で消失する．

(4) 全身的合併症

麻酔薬によって生じるもの(①〜④)，精神的ストレスが原因となって生じるもの(⑤，⑥)に大別される．

①アナフィラキシー

- 局所麻酔薬がアナフィラキシーの原因となることはきわめてまれであり，局所麻酔薬アレルギーの既往を訴える患者の多くは血管迷走神経反射や過換気発作(ともに後述)の経験をアレルギー反応と誤解している．したがって発症前後の状況(意識消失があったか，救急搬送されたのか，経過観察だったのかなど)について詳細に問診を行うとよい．しかし麻酔薬に添加されているメチルパラベンや亜硫酸ナトリウム(⇒局所麻酔薬：p.549参照)はアレルゲンとなり得る．アレルギー反応を予知することは困難であり，発症時の対応(アドレナリンと酸素の投与，BLSなど)を身に付けておくべきである．

②局所麻酔薬中毒

- 局所麻酔薬の血中濃度が過度に上昇すると初期には興奮や痙攣を，進行すれば呼吸抑制や血圧低下を生じる．通常の歯科治療で用いられる投与量では発症濃度に達しないが，下顎孔伝達麻酔時に誤って下歯槽動脈中に強圧で注入すると微量であっても中毒を生じる．酸素や昇圧薬の投与，人工呼吸といった対症療法を行って麻酔薬の代謝を待てば回復する．

③血管収縮薬による反応

- おもにアドレナリンが原因となって血圧上昇や不整脈を生じることをいう．基礎疾患として高血圧症や甲状腺機能亢進症を有している患者では発症しやすい．投与量を守ること(⇒局所麻酔薬の項参照)が重要である．発症時には患者を座位にして安静を保てばよい．降圧薬や抗不整脈薬が必要となることはまれである．

④メトヘモグロビン血症

- プロピトカイン，リドカインの代謝産物によってヘモグロビンが酸素運搬能を持たないメトヘモグロビンに変化することをいう．血中メトヘモグロビンが増加するとチアノーゼが生じる．発症にはカートリッジ10本以上が必要であり通常は問題とならない．メチレンブルー1 mg/kgの静脈内投与が有効である．

⑤血管迷走神経反射(神経原性ショック)

- 不安や緊張といった精神的ストレスや痛みによって副交感神経が過度に緊張し血圧低下と徐脈を生じることをいう．局所麻酔施行時のみならず，歯科治療中にもっとも高頻度に生じる全身的合併症である．大部分は患者の下肢を30度挙上した水平位(ショック体位)とし，酸素投与を行えば回復する．

⑥過換気症候群

- 精神的ストレスによって過呼吸となり血中二酸化炭素分圧が低下することで生じる．手足のしびれと屈曲(テタニー症状)，呼吸困難の訴え，意識消失などを生じる．発症

時の対応としての袋を使った呼気再吸入は低酸素血症発症の可能性があるため，現在は推奨されていない．ベンゾジアゼピン系鎮静薬を投与する．

2）精神鎮静法

患者の恐怖心を取り除きリラックスさせる方法を精神鎮静法という．治療が高度化すると同時にチェアタイムも延長し，また高齢化に伴って全身的合併症を有する患者も増加しているため，精神的緊張を緩和させて治療の安全性を高める本方法は今後ますます利用されると考えられる．鎮痛作用を求める方法ではないので，痛みを伴う処置を行う際には必ず局所麻酔を併用することを忘れてはならない．

亜酸化窒素(笑気)吸入鎮静法と静脈内鎮静法に大別される．

(1) 亜酸化窒素(笑気)吸入鎮静法

20〜30％の亜酸化窒素と70〜80％の酸素を吸入させる方法である．リラックスさせると同時に高濃度酸素を投与するため，狭心症や心筋梗塞の既往がある患者のリスクを減少させることもできる．

①亜酸化窒素(笑気)

- 吸入麻酔薬に分類される麻酔ガスである．鎮痛作用と鎮静・催眠作用を合わせて麻酔作用と呼ぶが，亜酸化窒素は強い鎮痛作用と弱い鎮静・催眠作用を持っていることが特徴である．したがって，単独で全身麻酔を行うことはできない．吸入させると速やかに効果を表し，中止すればただちに排泄されるため外来での使用に適している．また呼吸器および循環器に与える影響が小さく安全性がきわめて高い．

②吸入鎮静法の実際(図7〜10)

- 酸素と亜酸化窒素のボンベのバルブを開ける：酸素ボンベの残量は内圧に比例するが，亜酸化窒素ボンベでは内圧の低下が始まれば残量は1/10程度であることに注意する．
- 血圧計とパルスオキシメータを装着する．
- 総流量6L/分，亜酸化窒素濃度0％(酸素濃度100％)で投与を開始する：高濃度酸素を使用するので，周囲でガスバーナーやアルコールトーチなどを使用することは避ける．鼻マスクまたは専用カニューレを用いる．
- 数分間かけて亜酸化窒素の濃度を20〜30％に上昇させる．
- 至適鎮静状態(表12)となったら治療を開始する．
- 痛みを訴えたら局所麻酔を行う：痛みに対して亜酸化窒素濃度の上昇で対応すると過鎮静によって患者が興奮状態となることがある．
- 診療室の換気のために30分に1回程度は窓を開ける．
- 治療終了後は数分間の酸素吸入を行う．

吸入鎮静法の実際（図7〜10）

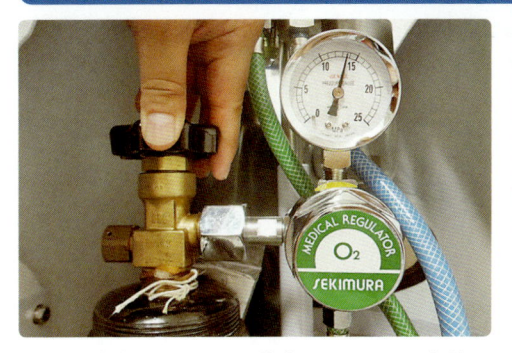

図7 酸素のゲージ．酸素は15Mpaで充填されている．

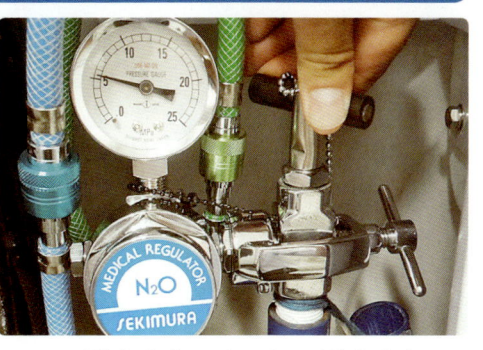

図8 亜酸化窒素のゲージ．亜酸化窒素は5Mpaで充填されている．

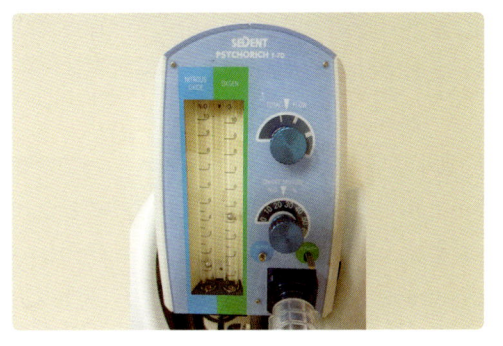

図9 酸素と亜酸化窒素の流量．総流量6L/分，亜酸化窒素濃度20〜30％とする．

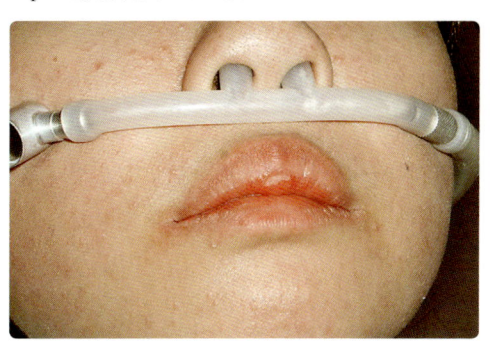

図10 ISカニューレ．専用カニューレは治療の邪魔にならない．

表12 至適鎮静状態

患者の感想	ほろ酔い気分である 軽い耳鳴りがする 手足がジンジンする・ポカポカする
術者から見た様子	リラックスしている 瞬きが減少する 遠くを見るようなまなざし

- 10分ほど様子を観察して異常がなければ帰宅を許可する：運転を禁止したり食事を制限する必要はない．

③適応

あらゆる患者が対象となるが，とくに以下の症例には有用である．

- 高血圧症・不整脈・狭心症などの循環器疾患を有する患者：循環器疾患を有する患者では精神的緊張によって血圧や心拍数が大きく変動する．鎮静法を用いれば急激な血圧上昇や不整脈の発生の予防が可能である．

- 治療に強い恐怖心を有する患者：血管迷走神経反射や過換気症候群（⇒局所麻酔：p.553参照）を発症しやすい．リラックスさせればこれら全身的偶発症の発症の予防が可能である．
- 嘔吐反射を有する患者：多くは精神的要因で発症するため緊張をとると治療が可能となることが多い．
- 局所麻酔や外科的処置を予定している患者
- 理解力のある子ども

④禁忌

- 聞き分けのない子どもや治療が理解できない患者：患者の意識を残すので治療に協力（口を開けてください，鼻で呼吸してくださいなど）できない患者は適応とならない．
- 中耳炎患者：亜酸化窒素は空気を含む空間に移行しやすい．したがって，中耳炎で耳管が閉鎖していると，中耳に亜酸化窒素がたまって，内圧が上昇し痛みを訴えることがある．
- 2か月以内に網膜剝離の手術を受けた患者：眼内に医療用ガスを注入されている患者ではガスと亜酸化窒素が置き換わって眼圧が上昇する．ガスは時間とともに吸収されるので，術後2か月経過していれば亜酸化窒素吸入に問題はない．
- 妊娠初期の患者：亜酸化窒素は動物実験で催奇形性が報告されているので，妊娠3か月未満の患者への投与は避ける．

（2）静脈内鎮静法

吸入鎮静法は手軽だが効果が一定しないことが欠点である．静脈内鎮静法を用いれば確実な鎮静作用が得られるが，全身管理の知識と技術が必要である．

①鎮静薬（図11, 12）

＜ベンゾジアゼピン＞

ベンゾジアゼピン骨格を持ち抗不安，抗痙攣，鎮静，健忘，中枢性筋弛緩作用を有する化合物の総称をいう．呼吸器，循環器に対する作用が比較的弱く，投与量を増やしても作用に上限があるため安全性が高い．静脈内鎮静法にはジアゼパム，ミダゾラム，フルマゼニルが頻用される．

・ジアゼパム

代表的なベンゾジアゼピン系鎮静薬で，0.2mg/kg の静脈内投与で40〜60分程度の鎮静作用が得られる．水に溶けず有機溶媒で溶解されているため浸透圧が高く，注入時に患者が血管痛を訴えることが欠点である．

・ミダゾラム

0.075mg/kg の静脈内投与で20〜30分の鎮静作用が得られる．水溶性であり血管痛がない．

鎮静薬（図11，12）

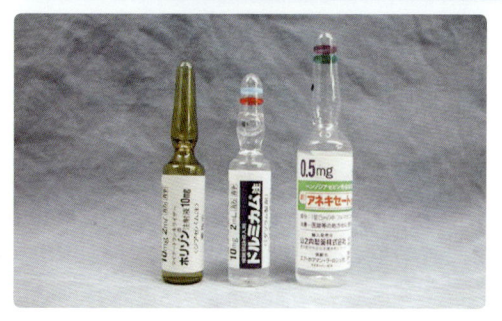

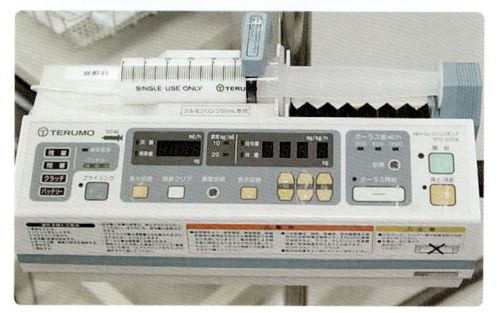

図11　左：ジアゼパム，中央：ミダゾラム，右：フルマゼニル．

図12　シリンジポンプにセットしたプロポフォール．

- フルマゼニル

　自身に薬理作用はないが，受容体に結合している他のベンゾジアゼピンと置き換わることで鎮静作用に拮抗する．作用時間が60分程度なのでジアゼパム，ミダゾラム大量投与後の拮抗に本薬剤を投与した場合は，作用消失後に再鎮静が出現することがある．0.2〜1.0mgを静脈内投与する．

＜プロポフォール＞

　鎮静法から全身麻酔法まで現在もっとも広く用いられている鎮静薬である．体内への蓄積が少ないため投与量が増えても速やかに覚醒することが大きな特徴であり，覚醒時に患者が爽快感を訴えることも本薬剤が好まれる理由の一つである．血管痛を有する点が欠点である．静脈内鎮静法としては2〜6mg/kg/時を投与する．

②静脈内鎮静法の実際

- 治療6時間前から禁食とする．
- 酸素を投与し血圧計とパルスオキシメータなどの各種モニタを装着する：静脈内鎮静法は精神的緊張を軽減させるが呼吸および循環を抑制する．そのため吸入鎮静法と異なり単独では循環器疾患患者のリスクを低下させるとは限らず，呼吸器疾患患者ではかえってリスクが高まることもある．したがって必ず高濃度酸素を投与する．
- 静脈路を確保する：原則として血管が表在性に走行しており関節をまたがない部位に確保する．一般的には橈骨茎状突起より10cm以上中枢側の橈側皮静脈，あるいは手背静脈を選択する．術後に使用する予定がなければ肘関節の血管も有用だが，尺側正中皮静脈は正中神経に近接しているために避け，橈側正中皮静脈または肘正中皮静脈を利用する．
- 患者の反応を観察しながら鎮静薬を投与する（図13）：脳波から鎮静度を客観的に評価するBISモニターを利用すれば，鎮静度をより正確に決定できる．
- 痛みを訴えたら局所麻酔を行う：疼痛の訴えには局所麻酔で対応するのは吸入鎮静法痛と同様である．

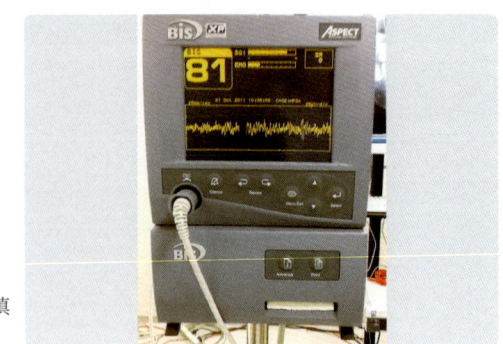

図13 BISモニタ．90以上で覚醒，90〜60で鎮静状態，60以下で意識消失を表す．

- 治療終了後はバイタルサインが正常でふらつきがなく歩けるようになれば帰宅を許可する：当日の車の運転は禁止する．

③適応
- 基本的には吸入鎮静法に準ずるが，より侵襲が高く処置時間の長い症例に適している．

④禁忌
- 気道確保困難が予想される症例
- 急性狭隅角緑内障：ベンゾジアゼピンは眼圧を上昇させるため症状悪化の可能性がある．
- 重症筋無力症患者：鎮静によって呼吸が抑制される．またベンゾジアゼピンは中枢性筋弛緩作用を有するために症状悪化の可能性がある．
- 妊婦および授乳婦：ベンゾジアゼピンは口唇・口蓋裂の発症リスクを高めるという報告がある．プロポフォールも胎盤通過性が高い．また，ベンゾジアゼピンは乳汁に移行することが知られている．

3）全身麻酔法

時代とともに全身麻酔法の定義にも変遷がみられるが，現在のところ一般的には「薬剤を用いて中枢神経系を可逆的に抑制し鎮静・鎮痛・筋弛緩状態を作り出す方法」をいう．しかし治療や手術の内容によってはこれらすべてが必要ないこともあり，「スムーズな処置を行うためにさまざまな薬剤を組み合わせて患者の全身状態を安全に管理する方法」というべきである．なお「鎮静」とは意識レベルを低下させることであり，うとうとした状態から意識消失までを含む概念である．

（1）全身麻酔薬

上述のように現在ではさまざまな薬剤を組み合わせて全身麻酔状態を作り出しているが，吸入麻酔薬は単独で麻酔状態を得ることができる．それに対し静脈麻酔薬の多くは鎮静作用のみを有しており，鎮痛薬や筋弛緩の併用が必要である．

①吸入麻酔薬

　吸入麻酔薬はさらに常温で気体のガス麻酔薬と，常温では液体で一部が揮発している揮発性麻酔薬に分類される．いずれの薬剤も作用部位が特定されておらず，詳細な作用機序は不明である．

＜ガス麻酔薬＞

　現在ガス麻酔薬として用いられているのは亜酸化窒素のみである．常温では気体のため圧力をかけてボンベに充填されている．ボンベ中では液体となっており残量を知るためにはボンベの重さをはからなければならない．オゾン層を破壊することが明らかとなり，近年使用が激減している．

＜揮発性麻酔薬＞

　わが国で使用されている揮発性麻酔薬の大部分はイソフルランとセボフルランである．いずれも強い作用を持ち麻酔効力の指標となる MAC はイソフルランで1.15，セボフルランで1.71である（亜酸化窒素は105，数字が小さいほど強い麻酔薬であることを表す）．イソフルランは生体内代謝が低く肝および腎に負担をかけないこと，セボフルランは麻酔の導入，覚醒が速やかなことが特徴である．近年これら揮発性麻酔薬は鎮痛作用を持たず，深い鎮静状態をもたらすことで手術侵襲に反応しない状態を作り出していることが報告されている．そのため吸入麻酔薬に鎮痛薬を併用する方法が広く行われるようになった．

②静脈麻酔薬

　多くは GABA 受容体に結合しこれらの作用を増強することで鎮静作用を発揮する．

＜バルビツレート＞

　作用時間によって4種類に大別されるが麻酔科領域では超短時間作用性のチオペンタール，チアミラールが用いられる．投与後ただちに意識消失が起こるが5分程度で覚醒する．繰り返し使用すると蓄積して作用時間が延長するため麻酔の維持には適さず，主に5 mg/kgの投与で麻酔導入に用いられる．鎮痛作用，筋弛緩作用はないため他の薬剤と併用する．血中ヒスタミン濃度を上昇させるため喘息患者への投与は禁忌である．

＜プロポフォール＞

　バルビツレート同様作用時間は5分程度であり，さらに蓄積作用がないことから麻酔の全経過を通じて鎮静状態を得るために用いられている．麻酔導入には2 mg/kg，維持には6～10mg/kg/時の持続投与が行われているが，近年では BIS モニタを指標に投与量を調節したり，患者の年齢と体重を入力するとポンプが自動的に血中濃度を一定に保つ TCI 法（標的濃度調節持続注入法）による投与も行われている．

＜ケタミン＞

　鎮静用と同時に鎮痛作用を有する唯一の静脈麻酔薬である．通常の投与量では呼吸を抑制せず，血圧や脈拍は増加するため全身状態の悪い患者に使用されることが多い．精神的依存を生じることから麻薬指定されている．

③麻薬性鎮痛薬

中枢にはμ, δ, κのオピオイド受容体が存在する．なかでもμ受容体の完全作動薬を麻薬性鎮痛薬(麻薬)と呼び強い鎮痛作用を表す．麻酔薬の多くは鎮痛作用を持たないため，これら麻薬は麻酔臨床に欠くことのできない薬剤である．

＜フェンタニル＞

0.05〜0.1mgの静脈内投与で60分程度の鎮痛が得られる．循環器に与える影響は小さいが呼吸を強く抑制するため，呼吸管理には細心の注意が必要である．

＜レミフェンタニル＞

フェンタニルと同等の鎮痛作用を持ち，さらに全身に分布する非特異的エステラーゼで分解されるために作用時間がきわめて短いことが特徴である．投与量にかかわらず効果消失までの時間が一定なので調節性に富み，手術時の鎮痛薬として広く用いられている．0.25〜0.5μg/kg/分の速度で持続投与する．フェンタニルと同様に強い呼吸抑制作用を有する．

＜ペンタゾシン＞

10〜30mgの静脈内または筋肉内投与で30分程度の鎮痛が得られる．呼吸を抑制するが循環器にはむしろ促進的に作用する．悪心，嘔吐の発生頻度が高い．

＜ブプレノルフィン＞

0.2〜0.4mgの投与で10時間程度の鎮痛が得られる．呼吸と循環を抑制する．ナロキソン(後述)によっても拮抗されにくい．

＜ナロキソン＞

オピオイド受容体に結合して麻薬性鎮痛薬の作用を拮抗する．0.2mgを静脈内投与する．

④筋弛緩薬

神経筋接合部に作用して骨格筋の収縮を可逆的に遮断する薬剤を筋弛緩薬という．手術中の患者を不動化するために用いられる．脱分極性筋弛緩薬と非脱分極性筋弛緩薬に分類される．

＜脱分極性筋弛緩薬＞

神経筋接合部のアセチルコリン受容体と結合して筋収縮を起こす(筋終板を脱分極する)．アセチルコリンエステラーゼによる代謝を受けないため受容体に長時間とどまり，神経終末から放出されたアセチルコリンと受容体との結合を阻害することで筋弛緩を生じる．

- サクシニルコリンクロライド(スキサメトニウム)

1mg/kgの静脈内投与で一過性の筋収縮後に10分程度の筋弛緩を生じる．

＜非脱分極性筋弛緩薬＞

アセチルコリンと競合して受容体を占拠することで筋弛緩を生じる．ネオスチグミン，エドロフォニウムで拮抗されるが徐脈予防にアトロピンを併用する．

- ベクロニウム

0.1mg/kgの投与で60分程度の筋弛緩を生じる．

- ロクロニウム

0.6mg/kg の投与で60分程度の筋弛緩を生じる．スガマデクスで特異的に拮抗される．

（2）全身麻酔法（図14）

気管挿管下に上記麻酔薬を組み合わせる方法が一般的である．吸入麻酔薬主体の方法と静脈投与の薬剤のみで行う完全静脈麻酔法に大別される．

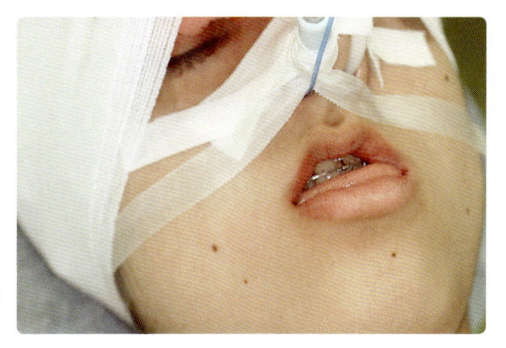

図14 気管挿管．右鼻腔から気管チューブ，左鼻腔から胃管が挿入されている．

①吸入麻酔法

- 70％の亜酸化窒素に27～8％の酸素と数％の揮発性麻酔薬を組み合わせた方法を GOI（G：亜酸化窒素，O：酸素，I：イソフルラン）あるいは GOS（S：セボフルラン）麻酔と呼ぶ．近年では亜酸化窒素の代わりに空気と麻薬性鎮痛薬を併用することも多い．

②完全静脈麻酔法

- 気道からは酸素と空気のみを投与し，鎮静をプロポフォール，鎮痛をレミフェンタニルあるいはフェンタニル，筋弛緩をベクロニウムまたはロクロニウムで得る麻酔法である．麻酔の各要素を単独で調整できることから近年急速に普及している．

（3）麻酔の実際

- 成人の場合8時間前より禁飲食を行う．
- 不安の強い症例では前夜および当日朝に鎮静薬や鎮痛薬を投与しておく．
- 静脈路確保に続いて麻酔導入，気管挿管を行う．
- 術中は鎮痛薬，鎮静薬，筋弛緩薬に加えて循環作動薬や輸液輸血を行ってバイタルサインを保つ．
- 処置が終了すれば麻酔薬を中止し覚醒を確認して抜管する．
- 術後は酸素投与を行い経過を観察する．

（4）適応と禁忌

侵襲の大きな口腔外科手術や障害者の治療は全身麻酔のよい適応である．禁忌症例は存在しないが，全身状態が悪い患者の麻酔はリスクも高い．

4）外来全身麻酔法

治療当日に来院し全身麻酔で処置を行ってその日のうちに帰宅する方法である．

（1）外来全身麻酔の実際

予定日の1〜2週間前に麻酔担当医による診察と術前検査（採血，胸部エックス線撮影，呼吸機能検査など）を行う．近年では術前検査は不要という意見も多い．当日は禁飲食が守られていること，全身状態に異常がないことを確認後に麻酔を開始する．麻酔法そのものは通法と同様であるが，挿管刺激を避けるためにラリンジアルマスクや経鼻エアウェイ（図15，16）を用いて気道管理を行うことがある．覚醒後はバイタルサインが正常であること，出血のないこと，鎮痛が得られていること，ふらつきなく歩けることが確認できれば帰宅を許可する．

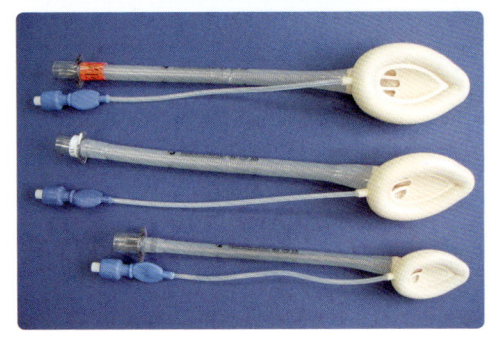

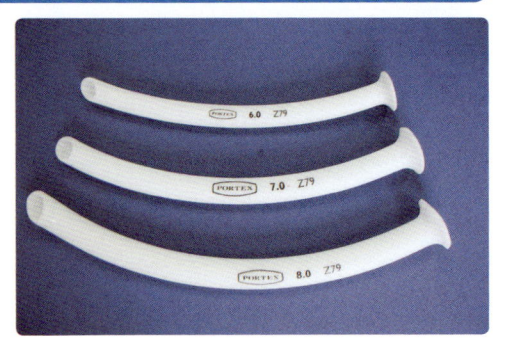

気道管理（図15，16）

図15，16 ラリンジアルマスク（左）と経鼻エアウェイ（右）．体格に応じたサイズを用いる．

（2）適応

- 治療に協力が得られない患者
- 局所麻酔薬アレルギーを有する患者
- 治療に強い恐怖心を有する患者
- 強度の絞扼（嘔吐）反射を有する患者

（3）禁忌

- 呼吸器，循環器に基礎疾患を有する患者
- 侵襲の大きな処置
- 緊急手術
- 付添いのいない患者

＜参考文献＞

1）砂田勝久．局所麻酔薬に添加される血管収縮薬に関する研究—本態性高血圧症患者に対するフェリプレシンの投与限界量について—．日歯麻誌 1992；20：521-532．

2）砂田勝久．これからの麻酔の話をしよう．東京都歯科医師会雑誌 2010；58：671-677．

3）砂田勝久．ストレスフリーなインプラント手術時の麻酔．歯科臨床研究 2005；2：43-51．

4）椙山加綱（監修）．砂田勝久ほか．笑気吸入鎮静法ハンドブック．東京：セキムラ，2012．

5）大西佳子ほか．静脈血採血および末梢静脈確保の手技により発症した静脈穿刺後疼痛．ペインクリニック 2008；29：1515-1521．

6）大内謙太郎，砂田勝久ほか．術中に鎮痛薬をレミフェンタニルからレミフェンタニルに変更し循環動態が安定した全静脈麻酔経験．臨床麻酔 2008；32：782-784．

7）金子　譲（監修）．歯科麻酔学．第7版．東京：医歯薬出版，2011．

8）阿部恵一，砂田勝久．精神遅滞患者に空気・酸素・プロポフォール麻酔と笑気・酸素・セボフルラン麻酔を行った時の帰宅時間に関するランダム化比較試験．日歯麻誌 2007；35：145-150．

3．治療技術

1）ペインクリニック（疼痛）

　歯科領域で私たちが遭遇する痛みは，ある日突然電撃様疼痛を訴える症例，また抜歯後または抜髄後に創部治癒状態やエックス線写真検査でまったく問題がないにもかかわらず，痛みが取れない症例などさまざまな症例がある．まず重要なのは鑑別診断を行い，中枢性系に原因がないことを確認し，治療を行う．

（1）三叉神経痛

　三叉神経痛は，身体に対する軽い刺激で誘発され，電気が走るような鋭い痛みを訴えその痛みは数秒持続しその後消失する．発作性の疼痛であり，発作と発作の間は無症状である．トリガーポイント（Patrickの発痛帯）やオトガイ孔や眼窩下孔（Valleixの圧痛点）を圧迫すると疼痛が誘発され比較的診断が容易である．原因は神経起始部の血管の圧迫による脱髄が多いとされているが中には腫瘍が圧迫していることがある．したがって，必ず中枢性の原因を検索することが重要である．三叉神経痛の治療の流れは図17を，投薬治療については図18を参照のこと．

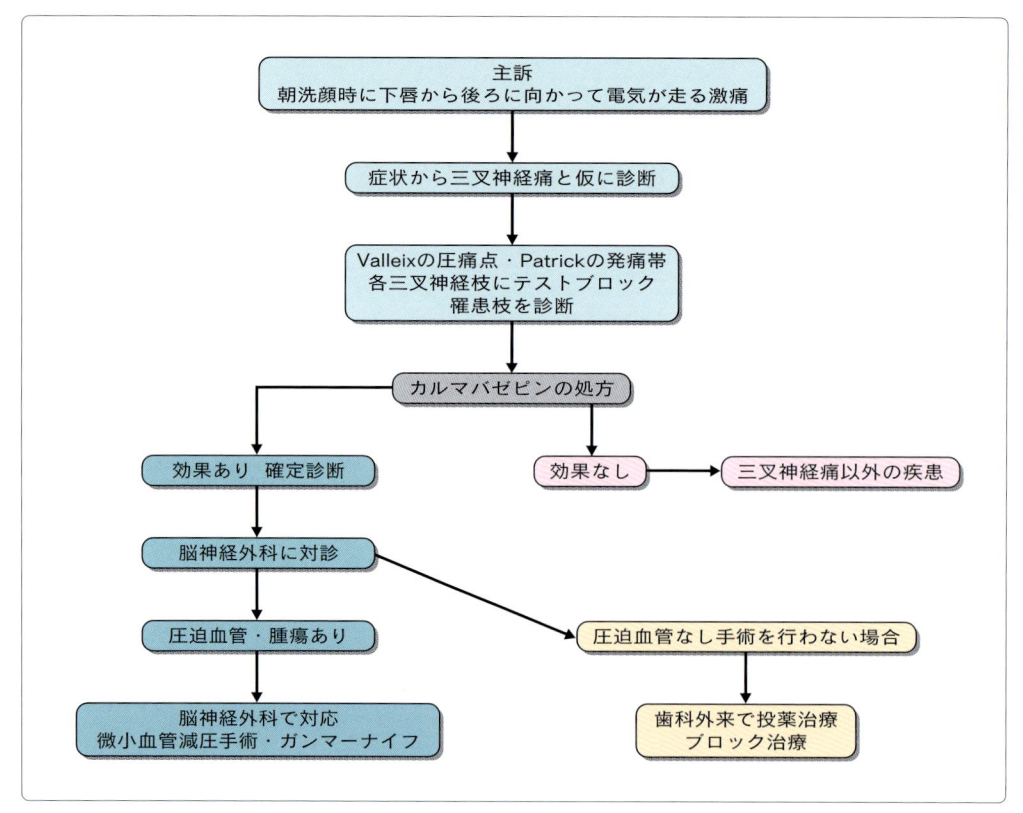

図17　三叉神経痛の治療の流れ．

多くの場合テグレトール®が使われている.

> 通常1日量は，200～400mgから始め600mgまで増量可能
> 非常にコントロール不良の場合は800mgまで増量可能

注意事項
○血中濃度を有効に保つために12時間ごと，8時間ごと，6時間ごとで処方するとよい.
　処方例：テグレトール®100mg×3回　8時間ごと　14日分
○高齢者の場合は眩暈やふらつきが強く出るので100mg～投薬を開始する.
○重大な副作用として再生不良性貧血，白血球減少などがあるので定期的に血液検査を行う.

テグレトール®でアレルギー反応がでた場合筆者は適応ではないがヒダントール®を処方する（レセプトには必ず症状詳記を記載する）.
　1日量200～300mg

テグレトール®以外の薬物療法
バクロフェン，ガバペンチン，クロナゼパム，フェニトイン，バルプロ酸，漢方薬（五苓散など）

図18　三叉神経痛の投薬治療.

(2) 複合性局所疼痛症候群 (CRPS：Complex Regional Pain Syndrome)

　組織の損傷後に組織は治癒しているのに損傷部を中心に広がる疼痛である．神経損傷が明らかなものを CRPS typeⅠ（従来の反射性交感神経性ジストロフィー），明らかなものを CRPS typeⅡ（従来のカウザルギー）と定義されている．智歯抜歯時に下歯槽神経を損傷後は基本的にオトガイ神経領域に麻痺が出る．通常，麻痺では痛みは感じないはずであるが痛みの症状が出る場合がある．また，上記の定義で考えると抜髄後治療過程にまったく問題がなくても，疼痛消失しないケースは CRPS と考えていい場合がある．症状は灼熱感，感覚異常，アロデニアなど痛みの症状が多様である．慢性期になるといかなる治療に対しても抵抗を示すので早期の疼痛緩和治療が重要となる（図19）.

(3) 舌痛症

　器質的な病変がなく，疼痛に対する不安感を訴え情緒的ストレスで増強することが多い．治療は，まず舌がんなどの悪性腫瘍でないことを十分に説明することが重要である．また生活習慣でのストレスの軽減を促し，患者の話をよく聞くことが治療になることがある．コントロール不良の場合は，前記した CRPS の治療に準ずる.

(4) 非定型顔面痛

　顔面や口腔内に痛みを訴えるが，疼痛部位が三叉神経の支配枝に一致せず，器質的な異

1. 星状神経節ブロック
2. トリガーポイント注射
3. 薬物療法
   ①通常の鎮痛薬（非ステロイド性消炎鎮痛薬）では効果はない．
   ・抗うつ薬や抗不安薬で効果が出ることがある．
      医科（内科や心療内科）に対診する．
         対診例
         診断名：右側オトガイ神経領域CRPS typeⅡ
         上記診断で疼痛コントロール不良です．トフラニール®20mg〜90mgで
         疼痛コントロールが可能と考えます．貴院での御高診をお願いいたします．
   ・リリカ®150mg〜300mg/day/ 1日最高量600mg以下
   ②漢方薬で効果が出ることがある．
      葛根湯（実証），桂枝加朮附湯（虚証），アコニンサン®
4. 理学療法
   ①近赤外線レーザー治療
   ②経皮的電気的神経刺激（TENS: transcutaneous electrical nerve stimulation）

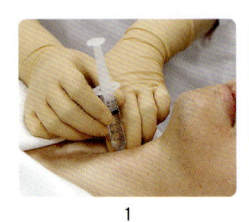

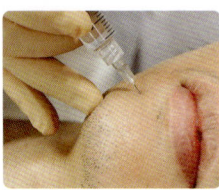

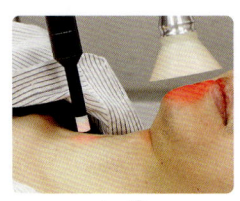

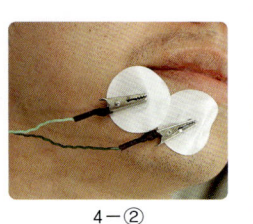

図19　複合性局所疼痛症候群の治療法．

常所見がなく，三叉神経痛などが除外された後，分類不可能な顔面痛が非定型顔面痛と定義されている．片側性時には両側性に疼く，焼けるおよび締め付けるといった漠然とした症状を訴える．原因はよくわかっていない．また治療法も確立していないが現在前記したCRPSの治療に準ずる．

（5）最悪な症例

　左上顎小臼歯の疼痛で歯科に来院，疼痛を伴うほどのう蝕はないが，咬合面にC_1のう蝕があったためコンポジットレジン充填を行った．再度同部の疼痛で来院，痛みの主張が強いのでやむを得ず抜髄を行った．疼痛は一時期消失するが，根管治療中に疼痛が再発，根管治療を継続するも疼痛は消失しないので，患者から辛いので抜歯してくれと頼まれる．歯科医も抜歯すれば疼痛は消失すると考え抜歯を行う．しかし抜歯後同部の治癒状態はまったく問題ないが，疼痛は消失せずさらに同部を中心に疼痛が広がり鎮痛薬にも反応しなくなった．この症例は実際に筆者も体験したペインコントロールに難渋した症例である．診断は神経血管性疼痛の二次的歯痛および複合性局所疼痛症候群の併発である．歯科の外来は痛みが主訴でくる場合が多いので，この症例のようにならないように十分に注意する．

2）神経麻痺

（1）顔面神経麻痺
顔面神経麻痺は中枢性顔面神経麻痺と末梢性顔面神経麻痺がある（図20）．

①中枢性顔面神経麻痺
- 原因は脳血管障害，腫瘍や多発性硬化症などが考えられる．よって歯科領域では対象外の疾患となるため早急に脳神経外科に対診する．末梢性に比べると明らかに症状は軽く見えるが注意が必要である．

②末梢性顔面神経麻痺
- 原因はウイルス性，特発性，外傷性，耳性や腫瘍などが考えられる．歯科では下顎孔伝達麻酔後に合併症として起こることがある．顔面神経は複合後根神経に属しているので，運動神経以外の神経線維の損傷がある（表13）．障害の大きさおよび治療効果の評価のために運動神経以外の症状を診断する．
- 治療は，薬物療法，理学療法そして星状神経節ブロックがある．特殊な技術および機械が必要でない薬物療法は外来で処方できるのでただちに行う（表14）．

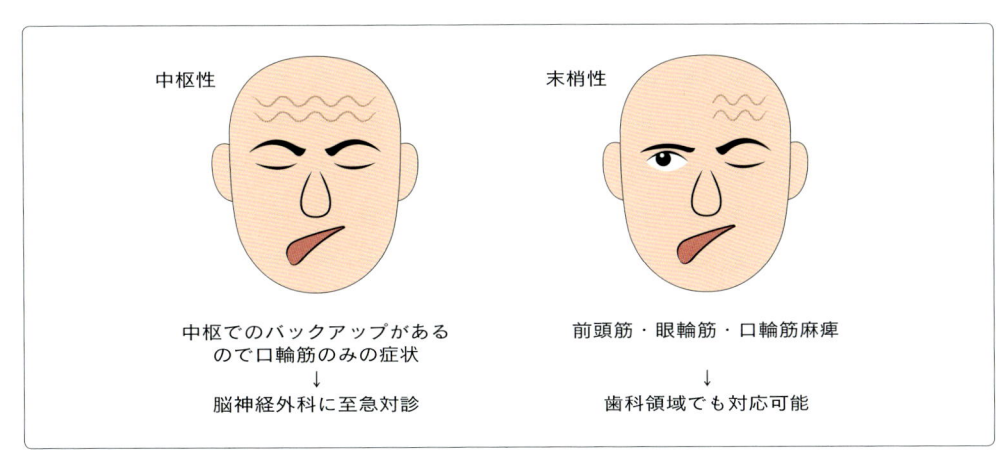

図20 顔面神経麻痺．

中枢性：中枢でのバックアップがあるので口輪筋のみの症状 → 脳神経外科に至急対診

末梢性：前頭筋・眼輪筋・口輪筋麻痺 → 歯科領域でも対応可能

表13 運動神経以外の症状

	流涙減少	聴覚過敏	唾液減少	味覚障害
内耳孔／耳道部	（＋）	＋	（＋）	（＋）
膝神経節／迷路部	－	＋	（＋）	（＋）
アブミ骨筋神経分枝部／鼓室部	－	－	（＋）	（＋）
鼓索神経分枝部／乳突部	－	－	－	－
茎乳突孔	－	－	－	－

＊ －障害なし　＋障害あり　（＋）障害されることがある

表14 投薬治療

Rp)	・プレドニン®30mg	朝20mg	
		昼10mg	1日目・2日目
	20mg	朝20mg	3日目・4日目
	10mg	朝10mg	5日目・6日目
	5mg	朝5mg	7日目・8日目

※（ステロイド薬は先細りに投薬する）
・アデホスコーワ®20mg×3錠　毎食後　28日分
・メチコバール®500μg×3錠　毎食後　28日分

＜注意事項＞・ビタミン剤およびATP製剤は投薬開始から3か月まで
　　　　　　・ウイルス感染が疑われたら抗ウイルス薬アクシロビル®を追加投与

（2）三叉神経麻痺

三叉神経麻痺は中枢性三叉神経麻痺と末梢性三叉神経麻痺がある．

①中枢性三叉神経麻痺

- 原因は，脳血管障害や腫瘍などが考えられる．歯科外来で明らかに考えられる原因がない場合早急脳神経外科に対診する．

②末梢性三叉神経麻痺

- 原因は歯科においては，下顎智歯の抜歯やインプラント手術などの手術後に起こることが非常に多いが，浸潤麻酔後や抜髄処置後にも起こることがある．原因が不明な場合ウイルス感染が考えられる．治療効果の診断を考慮すると，SW知覚テスター，2PDを行う．舌神経の麻痺にはテーストディスを使用する．器具などがなければ必ずVASを行う（図21～24）．詳細な診断基準は口腔顔面神経機能学会の診断基準（⇒ホームページ参照）を参考にする．

- 治療は顔面神経麻痺と同様，薬物療法，理学療法そして星状神経節ブロックがある．特殊な技術および機械が必要でない薬物療法は外来で処方できるのでただちに行う（表14）．たとえば智歯抜歯後翌日に知覚鈍麻や麻痺の症状が確認できたら早急に投薬治療を開始することが重要である．また可能であれば星状神経節ブロックを行う．

- 筆者は，知覚麻痺が出た場合可能な限り早く投薬治療を開始し（表14），SGBまたは頻回近赤外線レザー治療で治癒した症例を数多く体験している．しかし知覚麻痺後，経過観察で治療していない症例は麻痺のまま症状固定となる場合が多い．さらに前項の複合性局所疼痛症候群を併発し難治性の疼痛で苦慮する症例も多く経験している．早期治療の必要性を認識することが重要である．

- 実際に抜歯で麻痺を起こした場合，「しばらく様子をみましょう」「そのうち治るでしょう」などの言葉は禁句となる．患者は現状の把握ができず，今後の状況がわからないので不安を感じている．治療にあたりこのことは非常にマイナスになる．クリニカルパスを使用し治療の流れや経過を患者に理解してもらうことが重要である（図25）．

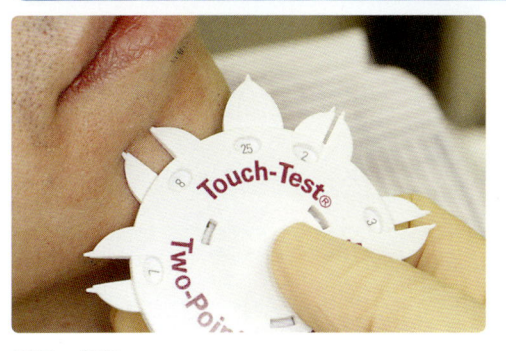

末梢性顔面神経麻痺の治療（図21～24）

図21　2PD.

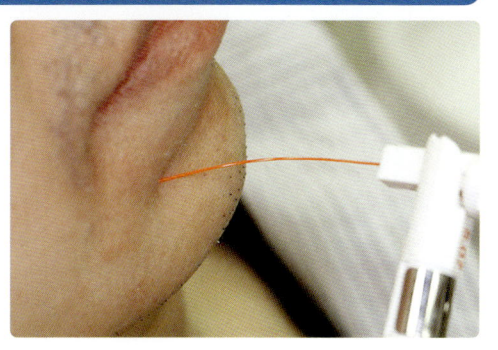

図22　SW知覚テスター.

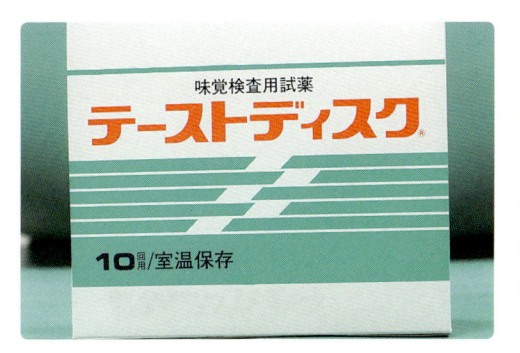

図23　テーストディスク.

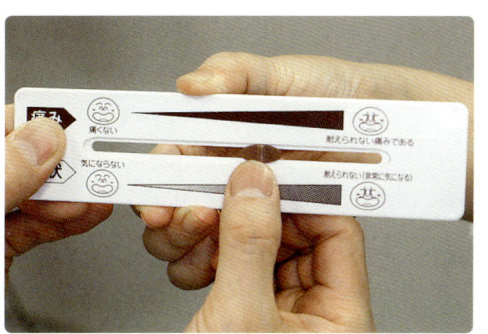

図24　VAS.

	発症直後～2週間	3～6か月	～1年
治療にあたって	症状と治療について理解していただきます．		症状と上手に共存する必要性を理解していただきます．
	治療は血流の改善と，交感神経の過緊張の軽減です．		
検査	問診票，簡単な検査および微弱な電流による知覚検査を行い，症状を確認します(1～2か月ごと)．		
お薬	神経の再生を促すビタミン剤，ATP製剤を処方します(3か月)．		
	炎症が強いときはステロイドを処方します(短期間ですので心配ありません)．	痛みの強い場合は痛みの調節系を正常化させる目的で，鎮痛薬として抗うつ薬や抗てんかん薬を処方します．	
処置	星状神経節ブロック(首の交感神経の緊張を局所麻酔薬で軽減します．1クール20回です)．	星状神経節ブロック(1クール20回です．交感神経に由来する痛みの場合，単発でも行う場合があります)．	星状神経節ブロック(交感神経に由来する痛みの場合，単発でも行う場合があります)．
	理学療法(近赤外線レーザー治療，経皮的神経刺激療法を可能な限り頻回に行います)．	理学療法(可能な限り頻回に行います)．	理学療法(月1～4回程度行います)．
	長期的な処置方針は，炎症が落ち着いた時点で再評価し方針を決定します．	治療の過程でビリビリ感など様々な不快症状が生じます．	
その他	星状神経節ブロックを受ける方は，別紙の注意事項を必ずご確認ください．		

図25　知覚異常で治療を受ける患者へのクリニカルパス．

小児歯科 | SECTION 8

SECTION 8　小児歯科

1．医療面接

1）医療情報の収集

　医療面接の機能的役割として「患者理解のための情報収集」「ラポールの形成」「動機づけ」の3項目が挙げられる．患者の話を引き出し，感情を受けとめ，内容を確認する．冒頭ではできるだけ開放型質問で情報を収集し，不足するものは閉鎖型質問を用いて補っていく必要がある（図1）．

　歯科医師‐患者関係の基本は歯科医師と患者という2人の異なったパーソナリティーの間の交流である．しかし，小児歯科では小児患者から情報収集することは少なく，保護者からの情報収集が基本になることが多い．歯科医師と患者という2人ではなく，そこに保護者という患者に近い存在ではあるが患者とは異なる立場との交流が加わることが特徴的である．

　養育環境にもよるが，付き添いの保護者は母親が多い．それ以外の場合，情報収集が不足する可能性がある．「母子手帳」を持参しているようであれば，参照することで不足を補うことができる．小児患者と保護者との親子関係を評価したうえで，必要であれば年齢を考慮して患者のみと面接を行う．

　医療面接を行う環境は原則として静かでプライバシーが保てることが望まれる．診療室内で，他の患者が泣きながら治療を受けているのを耳にすることは小児患者の恐怖心を助長する．また，小児患者は診療台にひとりで着席することにさえ恐怖心を感じることがある．診療台上では口腔内の情報を収集するにとどめ，歯科医師・患者・保護者が落ち着いて話せる環境を確保する．また，保護者からの情報収集に偏ることなく，年齢に合った言葉で患者ともコミュニケーションを図る必要がある（図2）．

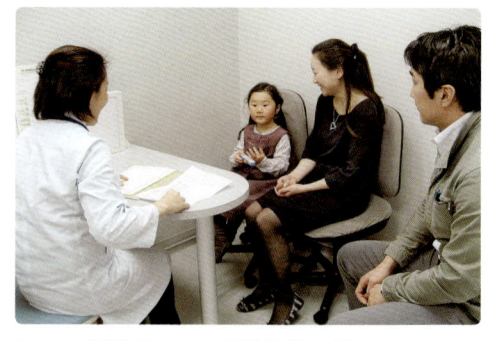

図2　保護者からの情報収集に偏ることなく，小児患者からも情報を得る．必要に応じて小児患者の訴えを傾聴する．

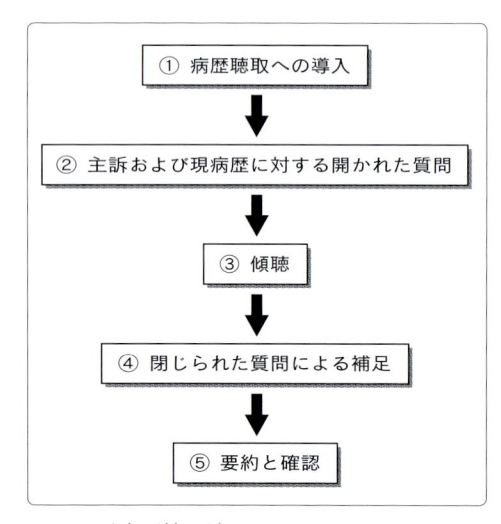

図1　医療面接の流れ．
① 病歴聴取への導入
② 主訴および現病歴に対する開かれた質問
③ 傾聴
④ 閉じられた質問による補足
⑤ 要約と確認

2）病歴聴取

病歴聴取は歯科医師が知りたい情報を収集するために行うもので，収集した情報を診断に結びつける重要な診療行為の一つでもある．それゆえに，質問の方向性が不確実な場合，誤診の危険性もあるので注意が必要である．

病歴聴取では的確に質問して迅速に病歴を聞き出すこともできる一方で，小児患者と保護者の行動と対応を観察し，性格や心理傾向，親子関係を評価することも可能である（図3）．

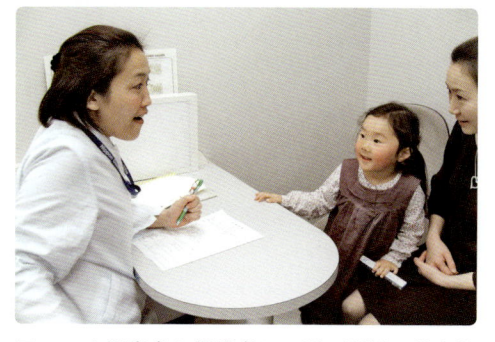

図3 小児患者と保護者との親子関係や養育状況を評価する．

①主訴

②来院の動機

小児が歯科医療施設を訪れるのは保護者の意思によることが多い．したがって，必ずしも主訴を持っているとは限らない．健康診断の結果から口腔の健康管理を目的に受診することも少なくない．

③現症

④現病歴

現病歴を聴取する際に，症状における7つの基本的特徴を把握する必要がある．

- Location（部位）
- Quality（性状）
- Quantity（重要度）
- Timing（時間的経過）
- Setting（状況）
- Factors（修飾要因）
- Associated manifestations（随伴症状）

主訴が外傷の場合，受傷時の状況をできるだけ詳細に把握する必要がある．受傷後の時間的経過によって治療内容が決定される．また，受傷した場所を知ることによって感染について配慮できる．頭部外傷を考え，歯科治療よりも医科の受診を優先する場合もあるため，全身的症状も把握する．

⑤胎児期から現在に至るまでの発育経過と既往歴

- 出生前期：妊婦の健康状態
- 周産（生）期：出産時の状況（在胎週数・生下時身長・生下時体重・分娩状態）
- 発達歴：定頸・一人立ち

- 栄養法：母乳か人工乳栄養(哺乳瓶の使用経験)・離乳開始・卒乳
- 全身疾患：血液疾患・代謝異常・循環器系疾患・泌尿器系疾患・アレルギー疾患・感染症・先天性疾患・脳神経系疾患

全身疾患については，必要があれば担当医師から診療情報の提供を受ける．

⑥歯科受診歴
- 受診の理由
- 診療内容と経過
- 診療に対する小児の反応(受診態度)

受診態度が非協力な場合，非協力となった原因を知ることで今後の治療計画立案の助けとなる．

⑦抗菌薬の使用経験
⑧麻酔の使用経験
- 歯科受診がはじめての場合，抗菌薬や麻酔薬に対する特異性を知る必要がある．

⑨機能的問題：嚥下・咀嚼・発音・顎関節
- 摂食機能が正常に発育しているか，発語・発音に問題がないか確認する．

⑩習癖：吸指・咬唇・吸唇・咬爪・口呼吸
- 習癖の有無が咬合に影響を与える可能性は大きい．習癖出現の時期や期間を確認する．

⑪現在の健康状態：身長・体重
⑫家族歴
- 遺伝性疾患や家族内発生の多い疾患(アレルギー疾患など)・口腔内の状態(う蝕罹患率や咬合状態)

⑬社会歴：家庭環境(家族構成・養育環境)
⑭食環境：授乳方法・授乳の規則性・授乳期間・間食の状況・水分摂取方法
- 摂食機能の獲得やう蝕罹患を予測することができる．

3) 患者・保護者の要望確認

歯科医師からの十分な説明と患者側の理解，納得，同意，選択という2つのフェーズからなる概念がインフォームドコンセント(IC)である．小児歯科におけるICは成人に対するICとは異なる．小児患者の利益の代弁者である母親を含む保護者が，患者に代わって疾患について色々な情報を聞き取り，その評価を十分にして，ICを患者に与える代役を務めることになる．

1983年のヘルシンキ宣言の中では，小児や理解不十分な人々の場合にはICは親権者の両方または一方から得ることが義務づけられている．アメリカ小児科学会ではICの適応を15歳以上とし，7～14歳には親の決定に同意するインフォームドアセントを規定し，7

小児に対する身体抑制について

この文書は，＿＿＿＿＿＿＿＿様に対する身体抑制について説明するものです．説明を受けられた後，不明な点がありましたら何でもお尋ねください．

抑制は患者の突発的な動きによる危険を防止し，安全かつ確実に診療を行うために使用します．抑制方法は人の手や器具を使って行います．手を使う場合には保護者の協力をお願いいたします．なお，器具を使って抑制する場合には身体保護のため，タオルが必要です．ご持参ください．

....

同意文書

私は，上記について説明を受け，その内容を十分に理解しました．また，私はこの治療を受けるかどうか検討するにあたり，そのための時間も十分に与えられました．以上のもとで，自由な意志に基づき，この治療を受けることに同意します．

説明事項

- □　症状に緊急性がある
- □　不測な動きによる危険防止
- □　抑制方法：保護者（医療スタッフ）・器具
- □　歯科恐怖症などの精神的な弊害を生じる恐れ
- □　抑制治療後の通院の必要性

説明年月日　平成　　年　　月　　日

説明医　＿＿＿＿＿＿＿＿＿＿㊞

同意年月日　平成　　年　　月　　日

保護者：＿＿＿＿＿＿＿＿＿＿㊞　（患者様との関係：　　　）

外科手術を受けられる患者さんへ

説明日：平成　　年　　月　　日

患者＿＿＿＿＿＿＿様

病名＿＿＿＿＿＿＿

手術の内容

- □　抜歯術
- □　歯肉即肉除去手術
- □　口唇・舌小帯形成術
- □　口腔内消炎手術（歯肉弁切除術・歯肉膿瘍など）
- □　開窓術
- □　その他：＿＿＿＿＿＿＿＿＿

手術について

はじめに局所麻酔を行います．麻酔の効果として手術部位がしびれてきます．その後，上記の外科手術を行います．手術後，出血・腫れ・痛みなどの症状がしばらく続くことがありますが，その程度は症状によって異なります．

また，麻酔でしびれている部位を咬んだり吸い続けることより，手術部位以外が腫れたり強い痛みがでることがありますので注意して下さい．その他の注意は別紙にてご説明いたします．

説明年月日　平成　　年　　月　　日

説明者：＿＿＿科＿＿＿㊞

以上の説明を受け，手術の実施に同意いたします．

同意年月日　平成　　年　　月　　日

署名：＿＿＿＿＿＿＿＿＿　本人／保護者

図 4　同意文書.

歳以下の子どもはインフォームドアセントの対象とならないことを決めている．しかし，同時に「7歳以下であっても，小児がわかる方法で説明し，小児なりに納得できる関わりが必要であり，小児は説明を受ける権利がある」としている．文化や教育方法の違いはあるものの，日本でも2003年に厚生労働省は，小・中学生までの小児に対するICは代諾者が受けるが，16歳以上では代諾者と本人の両方が受けなければならないと規定している．いずれにしても，小児患者に対しわかりやすい説明をし，治療の必要性を伝え，治療に協力してもらうことが大切である．

口頭での説明に加えて，同意文書の使用も必要である(**図 4**)．とくに外科処置や抑制的対応を行う前には口頭説明では不十分なことがあるので注意する．

4）患者・保護者と歯科医師との関係の確立

小児の歯科診療においては，患者である小児と術者である歯科医師との間に，保護者が介在し，小児患者・保護者・歯科医師の三者の間に小児歯科三角(pediatric triangle)と呼ばれる関係ができあがる(**図 5**)．これは，小児歯科特有の関係である．歯科受診も，小児自

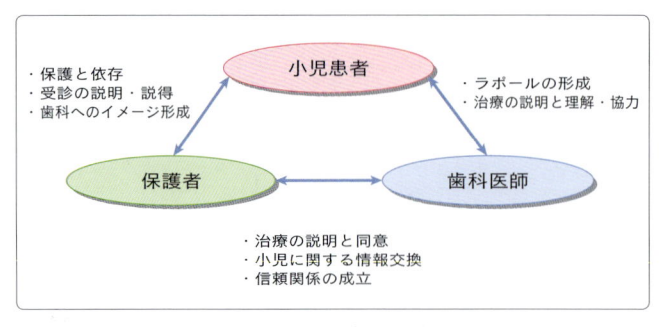

図5　小児患者・保護者・歯科医師の関係.

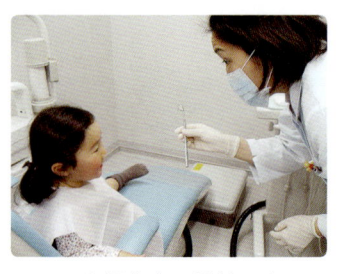

図6　小児患者の視線の高さでこれから行う行為や使用する道具についてわかりやすく説明した後，口腔内診察を開始する．

身が問題を自覚して来院することは低年齢児ではありえず，主訴や来院動機は保護者に尋ねることになる．歯科医師が保護者との間に信頼関係を樹立し，さらに小児との間にラポールを形成していくことが小児の診療への協力性を高めることにつながる．

　患者の年齢にもよるが，保護者の感情が優位になり患者の感情が隠れてしまう可能性がある．保護者の介入が過度な場合や保護者への依存が強い患者の場合には母子分離を試みる必要もある．

　保護者の持っている歯科治療のイメージは，はじめて受診する小児の恐怖心に大きく影響する．保護者が同席している前で小児に行動変容法を用いることで，両者の歯科に対する負のイメージを払拭し，小児だけでなく保護者からの協力が得られるようになれば，今後の治療の助けとなる(図6)．信頼を獲得することで，治療後の定期的健康管理について動機づけが容易となる．ラポールの形成は医療面接時のみでなく治療の進行に伴い，より強化するべきであり，治療中の患者の不安や不快・痛みについて十分に配慮する必要がある．小児患者の訴えに対し真摯に向き合うことが大切である．

＜参考文献＞

1）内川喜盛．問診から医療面接(メディカルインタビュー)へ．日本歯科大学交友会・歯学会会報 2009；35(1)：2-6．

2）福島　統．医療面接技法とコミュニケーションのとり方．東京：メジカルビュー社，2009：45-47．

3）阿部敏明．小児診療におけるインフォームドコンセントとコンプライアンス．小児科診療 1995；5(41)：733-738．

4）Committee on Bioethics. Informed Consent, Parental Permission, and Assent in Pediatric Practice. PEDIATRICS 1995；95(2)：314-317.

5）厚生労働省．臨床研究に関する指針．2008：1-23

2．診療計画

　小児歯科診療では，一口腔単位での治療を基本とする．診察は医療面接(問診)に始まる資料採得を行い，採得した資料を分析した結果をもとに診断する．主訴に対する治療だけでなく，予防処置や定期健診を含めた口腔全体を考慮した治療計画を立案することが重要である．

1）診察と資料採得

(1) 医療面接(問診)

　診察前に問診表に必要事項を記入してもらう．診察室では医療面接(問診)により主訴や来院動機を明確にするとともに，主訴に対する現病歴や全身の既往歴，妊娠時や出産時の状況，歯科治療歴，口腔習癖，家族歴，授乳期間を含む食生活，生活環境などを詳細に記録する．

(2) 全身診察

　診療室への入室時や診察時の患児の行動や態度，患児への問いかけ，身長や体重の測定により，患児の身体発育や運動発達，精神発達の程度を把握する．障害や疾患が疑われる場合には，必要に応じて小児科医へのコンサルテーションを行う．

(3) 頭部・顔面の診察

　対称性や形態異常の有無，炎症所見(発赤，腫脹，発熱など)について診察する．また，開口量や顎関節の雑音，疼痛の有無についても診察する．

(4) 口腔内診察

　現在の萌出歯，う蝕の有無やその程度・範囲を歯面単位でチャートに記録する．歯の形成や形態の異常，萌出位置，色調，咬耗，口腔清掃状態についても検査・記録する．歯列・咬合について，霊長空隙や発育空隙などの歯間空隙の有無，歯列形態，前歯部の正中関係や被蓋関係，咬合関係(乳歯列期では乳犬歯および第二乳臼歯の咬合関係，混合歯列期では第一大臼歯の咬合関係，交叉咬合の有無)について診察・記録する．口唇や舌，歯肉などの口腔軟組織について炎症所見や形態異常の有無，上唇小帯や舌小帯の形態異常の有無について診察・記録する．

(5) エックス線写真検査

　デンタルエックス線写真や咬翼法では，咬合面や隣接面におけるう蝕の有無やその程度・範囲，根尖部および根分岐部病変，歯根吸収，歯胚の発育状況などの情報を得ること

ができる．パノラマエックス線写真では，上下顎骨および顎関節を1度に撮影でき，1枚のフィルムで顎骨内硬組織の発育状況や病変を把握できることから，一口腔単位での治療を基本とする小児歯科臨床では必須である．また必要に応じて，生理的発育の検査のための手根骨の撮影，顎顔面頭蓋部の発育の評価のための頭部エックス線規格写真(セファログラム)，その他咬合法や顎骨斜位法，コンピュータ断層撮影(CT撮影)などを行う．

(6) 模型検査

歯列，咬合の分析に歯列模型が必要である．前歯部の被蓋関係や上下顎歯列正中の状態，側方歯群部の被蓋関係，歯列弓の形態，歯の形態や萌出位置などを評価する．乳歯列期では，第二乳臼歯や乳犬歯の咬合関係，生理的歯間空隙の有無を評価する．混合歯列期では，第一大臼歯が咬合しているときはその咬合関係，側方歯群の咬合関係などを評価する．また，歯冠近遠心的幅径や歯列弓幅径長経と幅径，歯槽基底の長経と幅径を計測する．

2) 資料分析と診断

(1) エックス線写真の分析と診断

①デンタルエックス線写真(図7)

実態に近い影像を得るためには，歯軸に平行にフィルムを密着させて撮影する平行法が理想であるが，小児では歯槽骨や口蓋が浅いため，二等分法での撮影が一般的である．

②咬翼法(図8)

デンタルエックス線写真用のフィルムに垂直に翼をつけ，患児に臼歯部で咬ませて撮影する方法である．上下顎を歯冠から歯根1/2程度までを同時に撮影できるが，根尖部の観察はできない．フィルムを保持できない，あるいは嘔吐反射の強い患児の臼歯部撮影に適している．

③パノラマエックス線写真(図9)

埋伏歯を含めた全歯，顎骨，鼻腔，上顎洞，顎関節など上下顎全体を同時に撮影でき，口腔全体の広範囲な分析と診断が可能である．口内法に比べて解像度が劣ることから詳細なう蝕の診断には不適用である．小児では断層範囲が外れる場合がある前歯部や体動により画像が不鮮明になる場合があるが，患児に与える不快感が少なく，主訴以外の病変の検査を1度の撮影で行うことができる．小児のパノラマエックス線写真では①歯の数や位置，萌出の観察，②第一大臼歯の観察，③顎骨嚢胞や歯根周囲病巣の観察，④外傷による歯根破折や歯槽骨骨折，顎骨骨折の有無の観察，⑤顎骨腫瘍の有無の確認，⑥顎関節の観察に利用される．

エックス線写真の分析と診断（図7～10）

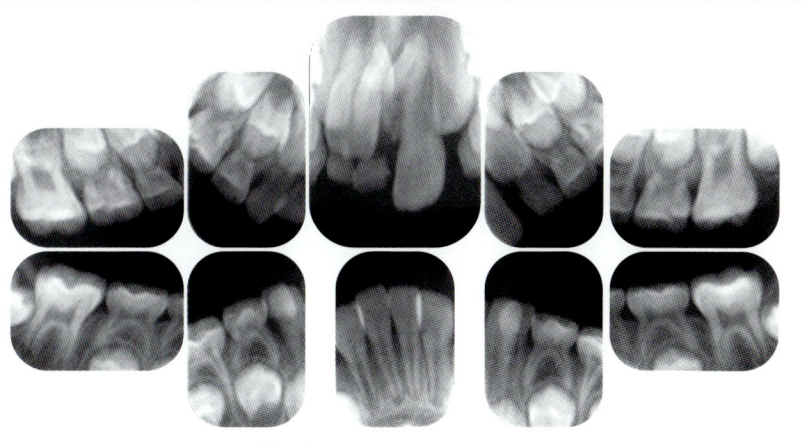

図7　デンタルエックス線写真．

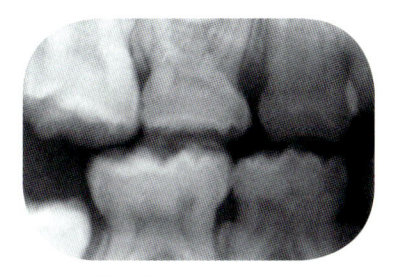

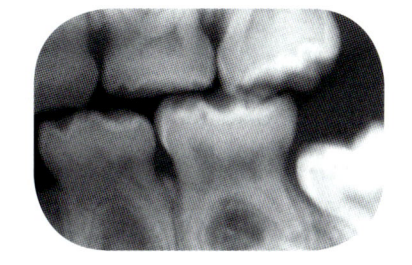

図8　咬翼法．

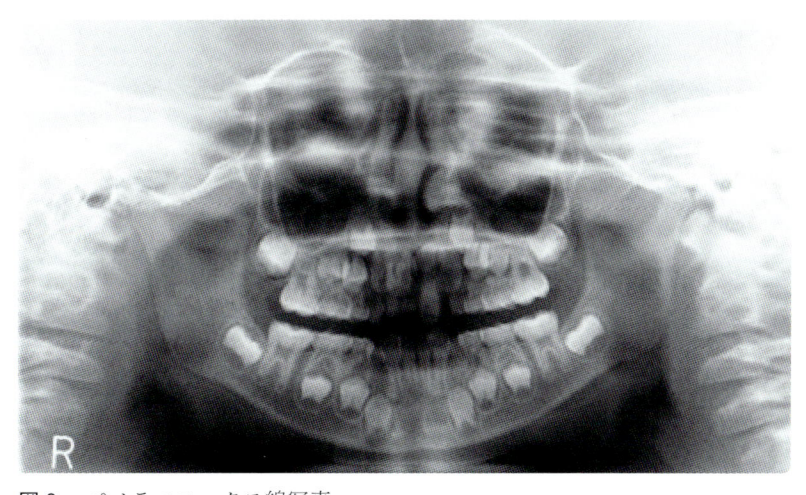

図9　パノラマエックス線写真．

④頭部エックス線規格写真：セファログラム（図10）

　顎顔面頭蓋部の成長・発育の評価，形態異常，炎症所見や骨折の位置や程度・範囲の検査および診断の目的で撮影される．側面頭部エックス線規格写真は，咬合誘導症例の治療方針の決定のための分析や診断，治療経過や治療後の分析や診断に用いられる（⇒詳細な計測法や分析法は他の項を参照）．

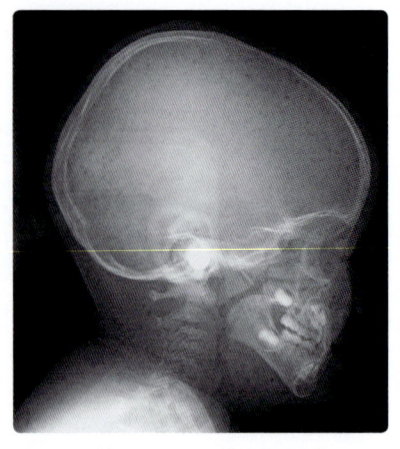

図10　頭部エックス線規格写真．

（2）歯列模型の分析と診断

　歯列模型から，口腔内では観察できない部位を観察することができ，口腔内全体の把握とともに，歯列・咬合の経年的変化や不正咬合の診断および成長予測に利用できる．模型の計測ではノギス，鉛筆，定規，標準偏差図表（ポリゴン図表）が必要である．

　具体的に歯列模型では以下の項目を計測・分析して，治療計画立案のための診断を行う．

①歯の大きさ

　萌出歯の歯冠近遠心幅径を測定する．

②咬合関係

　切歯部における水平的被蓋関係（オーバージェット）と垂直的被蓋関係（オーバーバイト），側方歯部の被蓋関係（交叉咬合や鋏状咬合）を観察することにより，被蓋関係を分析する．また，正中線の一致・不一致を観察し，上下顎歯列内の正中のズレや顎の偏位について分析する．乳歯列期では上下顎の第二乳臼歯の咬合関係によるターミナルプレーンに着目し，「垂直型」，「近心階段型」，「遠心階段型」に分類し，歯列内の空隙の有無とあわせて，将来の第一大臼歯の咬合関係の予測について分析・診断を行う．う蝕による第二乳臼歯の早期脱落などにより第二乳臼歯によるターミナルプレーンの分類が不可能な場合，乳犬歯の咬合関係を評価する．上顎乳犬歯尖頭が下顎乳犬歯の遠心辺縁に位置する場合を正常咬合として，正常咬合からの近遠心的な偏位により下顎遠心咬合と下顎近心咬合に分類する．混合歯列期における第一大臼歯の咬合完成後は，Angleの分類により上下顎の咬合関係を分析・診断する．

③歯列弓の大きさ

　歯列弓の幅径や長径，切歯間距離を測定する．

④歯槽基底の大きさ

　歯槽基底の長径と幅径を測定する．

⑤空隙の分析と診断

＜乳歯列期における空隙分析＞

・乳歯列期の歯間空隙は生理的空隙といわれ，永久歯列期の歯間空隙と異なり異常では

ない．生理的歯間空隙には霊長空隙(上顎では乳側切歯と乳犬歯の間，下顎では乳犬歯と第一乳臼歯の間)と発育空隙(霊長空隙以外の空隙)がある．乳歯と後継永久歯の歯冠近遠心幅径に差異があることから，乳歯列期における歯間空隙は後継永久歯の歯の排列や咬合状態に影響を与える．また，乳歯の早期萌出の有無も考慮して，後継永久歯の萌出スペースが十分に確保されているか，分析・診断を行う．

＜混合歯列期における空隙分析＞

- 下顎あるいは上顎の永久4前歯が萌出した時期に，それらの近遠心幅径を測定して未萌出側方歯群の近遠心幅径の総和を予測し，側方歯の萌出スペースの有無を診断する．このことは混合歯列分析と呼ばれ，以下の方法で分析を行う．

    i．必要歯列弓長の予測：ノギスを用いて萌出した永久4前歯の歯冠近遠心幅径を測定してその総和を計算する(図11)．その総和を用いて，小野の回帰方程式(表1)あるいは Moyers の推定表(表2)を参考にして，側方歯群歯冠近遠心幅径の総和を予測する．

    ii．実際の側方歯群萌出の空隙量の測定(有効歯列弓長の測定)：歯列模型において，一方の第一大臼歯近心面から反対側の同歯近心面までの歯列弓に合わせて矯正用の軟らかいワイヤーを屈曲して，前歯部，側方歯部の計測を行う(図12, 13)．

必要歯列弓長の予測(図11, 表1, 2)

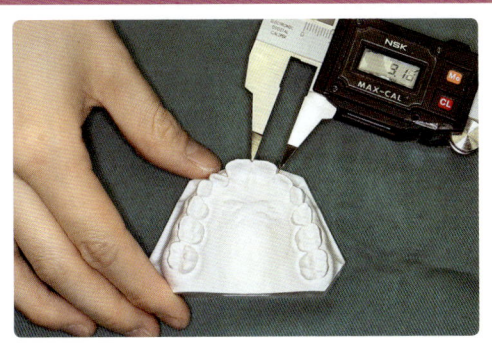

図11 ワイヤーを用いての測定．

表1 小野の回帰方程式

	性別	回帰方程式 (mm)
上　顎 X：上顎4切歯	男	$Y = 0.389X + 10.28 \pm 0.58$
	女	$Y = 0.421X + 9.03 \pm 0.61$
下　顎 X：下顎4切歯	男	$Y = 0.523X + 9.73 \pm 0.50$
	女	$Y = 0.548X + 8.52 \pm 0.56$
下顎→上顎 X：下顎4切歯	男	$Y = 0.534X + 10.21 \pm 0.58$
	女	$Y = 0.573X + 9.02 \pm 0.61$

表2　Moyersの側方歯群萌出余地の推定表

345の幅径の和の予測

Σ21|12＝	19.5	20.0	20.5	21.0	21.5	22.0	22.5	23.0	23.5	24.0	24.5	25.0
95%	21.6	21.8	22.1	22.4	22.7	22.9	23.2	23.5	23.8	24.0	24.3	24.6
85%	21.0	21.3	21.5	21.8	22.1	22.4	22.6	22.9	23.2	23.5	23.7	24.0
75%	20.6	20.9	21.2	21.5	21.8	22.0	22.3	22.6	22.9	23.1	23.4	23.7
65%	20.4	20.6	20.9	21.2	21.5	21.8	22.0	22.3	22.6	22.8	23.1	23.4
50%	20.0	20.3	20.6	20.8	21.1	21.4	21.7	21.9	22.2	22.5	22.8	23.0
35%	19.6	19.9	20.2	20.5	20.8	21.0	21.3	21.6	21.9	22.1	22.4	22.7
25%	19.4	19.7	19.9	20.2	20.5	20.8	21.0	21.3	21.6	21.9	21.1	22.4
15%	19.0	19.3	19.6	19.9	20.2	20.4	20.7	21.0	21.3	21.5	21.8	22.1
5%	18.5	18.8	19.0	19.3	19.6	19.9	20.1	20.4	20.7	21.0	21.2	21.5

345の幅径の和の予測

Σ21|12＝	19.5	20.0	20.5	21.0	21.5	22.0	22.5	23.0	23.5	24.0	24.5	25.0
95%	21.1	21.4	21.7	22.0	22.3	22.6	22.9	23.2	23.5	23.8	24.1	24.4
85%	20.5	20.8	21.1	21.4	21.7	22.0	22.3	22.6	22.9	23.2	23.5	23.8
75%	20.1	20.4	20.7	21.0	21.3	21.6	21.9	22.2	22.5	22.8	23.1	23.4
65%	19.8	20.1	20.4	20.7	21.0	21.3	21.6	21.9	22.2	22.5	22.8	23.1
50%	19.4	19.7	20.0	20.3	20.6	20.9	21.2	21.5	21.8	22.1	22.4	22.7
35%	19.0	19.3	19.6	19.9	20.2	20.5	20.8	21.1	21.4	21.7	22.0	22.3
25%	18.7	19.0	19.3	19.6	19.9	20.2	20.5	20.8	21.1	21.4	21.7	22.0
15%	18.4	18.7	19.0	19.3	19.6	19.8	20.1	20.4	20.7	21.0	21.3	21.6
5%	17.7	18.0	18.3	18.6	18.9	19.2	19.5	19.8	20.1	20.4	20.7	21.0

有効歯列弓の測定（図12，13）

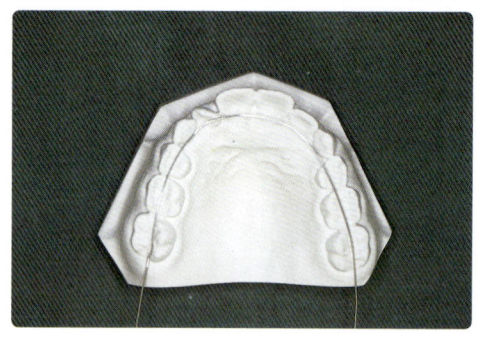

図12　歯冠近遠心幅径の測定．

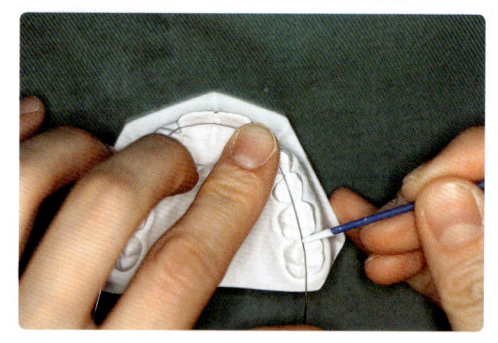

図13　第一大臼歯近心面のマーキング．

- 空隙分析により，実際の側方歯群萌出部から予測される必要な空隙量を引算した値により，将来の永久歯側方歯群の排列予測を行う．つまり，引算した値がプラスであれば側方歯群の萌出スペースが獲得できる可能性が予想される．一方，引算した値がマイナスであれば側方歯群の萌出スペースが不足する可能性があり，他の分析と合わせて装置を用いての保隙や咬合誘導，連続抜去法などの処置を考慮する必要がある．

3）治療計画の立案

　小児歯科臨床では，主訴に対する治療方針だけではなく，口腔全体の治療を対象にした一口腔単位の治療計画が基本である．また，治療計画の立案にあたって，歯の萌出や脱落，歯列や顎顔面の成長発達の予測も考慮する．歯の処置は局所麻酔法やラバーダム法などの観点から基本的に前歯部と臼歯部を6もしくは8ブロックに分けて治療計画を立案し，以下のように効率よく治療を行う．

（1）処置内容での優先順位

　疼痛や腫脹などの急性症状がみられる歯や外傷歯への応急処置は最優先である．それ以外の処置内容については，①歯髄処置，②歯冠修復，③抜歯，④保隙・咬合誘導，⑤う蝕予防処置の順位で治療計画を立案する．

（2）処置部位での優先順位

　咀嚼機能や咬合の回復を目的に，臼歯部を優先に処置を行う．また，乳歯よりも永久歯，第一乳臼歯よりも第二乳臼歯を優先に処置を行う．ブロック治療では，上記(1)の優先順位の上位にある処置内容が多く含まれる臼歯部のブロックから治療を開始する．また，早期の機能回復や咬合を維持するために，同側を優先に処置を行う．

（3）歯科治療への適応能力による優先順位

　患児の年齢や歯科治療経験および理解力を考慮して，治療計画を立案する．歯科治療への適応能力が低い場合は，上記の優先順位とは異なり，治療に際して患児に刺激の小さい，処置時間の短い簡単な処置から治療を開始する．このことにより，歯科治療への適応能力を向上させ，刺激の大きい処置や時間を有する処置が円滑に行えるように治療計画を考慮する．たとえば，無痛的に処置を行うことができるシーラントなどの予防処置や浸潤麻酔を必要としないう蝕処置を優先的に行うことにより，患児に歯科治療への自信と適応能力を向上させるような治療計画を立案する．

　う蝕処置や歯列異常などに対する処置が終了した後も，成長過程で発症する疾患の発見と適切な処置のために，定期健診を治療計画に必ず組み込み診断と処置を繰り返す．このことにより，小児の健全な永久歯列の完成を誘導する．

3. 予防・治療（基本）技術

1）小児患者への対応法

（1）小児患者の年齢と対応のポイント

① 1歳未満児
- 一般的診療の適応年齢ではない．診察などは保護者の膝の上で行うとよい．治療への協力は期待できない．

② 1〜2歳児
- ことばによるコミュニケーションが困難なため，説明・説得による協力性の向上は難しい．明るくやさしい話しかけには反応する．治療への協力を得にくいため短時間で行える処置が中心となる．

③ 3〜4歳児
- 会話が成立してくるので，わかりやすく説明することで理解・協力が得られやすくなる．行動変容法が適応年齢となる．恐怖心の強い小児では，不安や恐怖が拒否行動につながることもある．

④ 5〜6歳児
- 社会性の発達により他人の指示に従ったり，ある程度の不快に耐えられるようになる．説明による理解力が向上し，治療への協力が得やすくなる．

⑤ 7歳以上
- 治療への理解・協力が高まり，治療困難な小児はほとんどいなくなるが，過去の不快な歯科治療経験を持つ小児では拒否を示すこともある．

（2）外来でよく用いられる対応法

① モデリング法
- 協力的な小児の治療光景を見せることで小児の恐怖を取り除き模倣行動を生起させようという方法．同年齢の協力児や姉・兄などがモデルとして有効である．

② TSD（Tell Show Do）法（図14）
- 話して，見せて，実際に行うという手順で段階を踏ませることによって，小児の恐怖や不安を克服させる方法である．はじめての治療の場合や恐怖心の強い3歳以上の小児に有効である．

③ オペラント条件付け法
- オペラント行動とは結果を見越して生起する行動をいうが，種々の随伴刺激（強化因子）を用いてコントロールして行動変容を図る方法である（表3）．

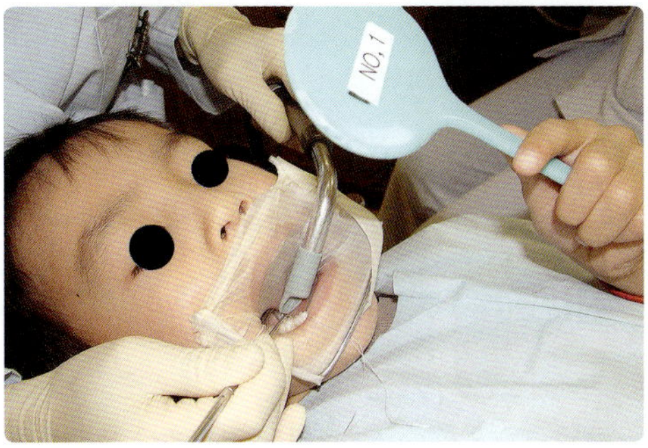

図14　TSD法.

表3　正負の強化因子

正の強化因子(適応行動を増加させる)
・シール・ワッペン・玩具などを与える，ほめる，ほほえむ，頭をなでるなど
負の強化因子(不適応行動を抑制する)
・身体を拘束する，叱る，無視する，孤立させるなど

2）口腔保健指導（保護者への指導）

　低年齢児では小児本人への指導が困難なため保護者への指導が中心となる．年齢が上がると小児への指導のウエイトが高まる．

（1）保護者への口腔清掃指導

①指導前に把握しておくべき事項
- 歯磨きの開始時期
- うがいの可否
- 歯磨きの現在の実施時期(起床時，食後，就寝前，間食後など)
- 歯磨きの1回の時間
- 歯磨きの実施者(子のみ，親のみ，子＋親)
- 使用歯ブラシの種類
- フロスの使用状況など

②保護者に対する口腔清掃指導
- 小児の口腔内の染め出しによるプラーク付着部位の確認(保護者の口腔清掃への動機づけにつながる)(図15)
- 保護者によるブラッシング後に，磨きにくい部位への清掃法の指導(唇・頰の排除や歯ブラシの当て方などの指導)(図16)
- 歯ブラシの選択や交換時期についての指導
- 保護者による仕上げ磨きのポイントの整理(磨く時期：最低1回は就寝前に，磨く態勢：寝かせ磨きを奨める，磨き方：スクラッビング法を中心に，唇・頰の排除：とくに上唇小帯の排除)
- 補助用具(とくにフロス)の使用法の指導(乳歯列でも，乳前歯が叢生の場合や乳臼歯隣接関係成立後はフロッシングの実施が望ましい：図17．小児では糸ようじタイプが推奨される)．

保護者に対する口腔清掃指導（図15〜17）

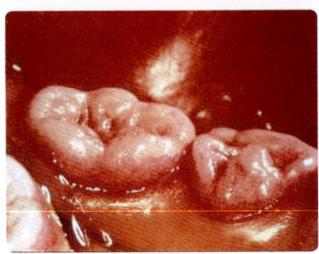

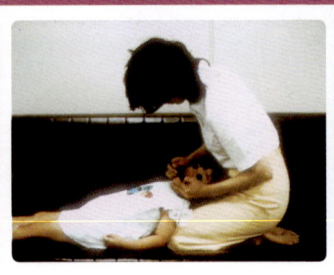

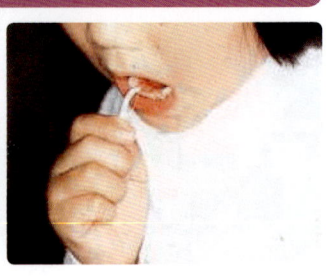

図15 染め出し後の下顎乳臼歯．　図16 保護者によるブラッシングの態勢．　図17 フロスは糸ようじタイプが小児には使いやすい．

（2）保護者への食生活指導
①指導前に把握しておくべき事項
- 日常生活の様子（生活リズム，通園の有無，食事の規律性，外遊びの状況など）
- 間食の回数・1回の時間・内容（とくに砂糖を含む食品の摂取回数）
- 水・茶以外の飲料の摂取回数・内容
- 間食を与える人（親，祖父母，保育園・幼稚園など）
- 就寝前の飲食状況（就寝時授乳を含めて）

②保護者への食生活指導
- 問題点の抽出：小児の生活全般の中での食事・間食・飲料摂取の規律性の問題点や飲食物の内容についての問題点を抽出
- 問題点の改善策についての相談・指導：食事・間食の規律性とシュガーコントロール，就寝前飲食の制限などについての指導

3）機械的歯面清掃

　歯面に付着した付着物・沈着物を機械的に除去する方法で，歯科医師や歯科衛生士が行うのでPMTC（Professional Mechanical Tooth Cleaning）ともいう（図18〜20）．

（1）プラーク・歯石の除去
①プラークの除去
- 乳歯列でプラークの付着しやすい部位は，乳切歯では唇側歯頸部，舌（口蓋）側面，近遠心隣接面であり，乳臼歯では咬合面，隣接面と上顎では頬側面，下顎では舌側面である．長期間付着したままのプラークはブラッシングでは除去しにくく，機械的歯面清掃が必要となる．プラークの機械的歯面清掃には，ブラシコーンやラバーカップ，フッ化物配合研磨剤などを用いる．

機械的歯面清掃（図18〜20）

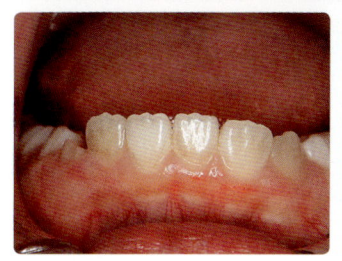

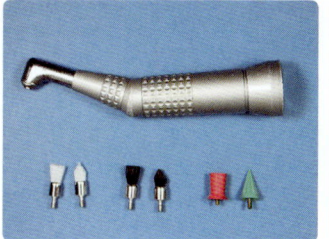

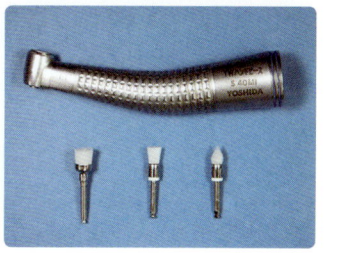

図18 幼若永久前歯にみられる色素沈着．

図19 PMTC専用のコントラとブラシ・ラバーカップ．

図20 一般用コントラとブラシコーン．

②歯石の除去

- 乳歯列や混合歯列においても，唾液腺開口部に近い部位（下顎前歯舌側面，上顎臼歯頰側面など）には歯石が付着しやすい．いったん歯面に付着した歯石はブラッシングでは除去できない．歯石の除去にはスケーラーが必要であり，手用スケーラーか超音波スケーラーを用いて歯石を除去した後，ブラシコーンと研磨剤にて歯面清掃を行う．
- 幼若永久歯に超音波スケーラーを用いる場合には，過度な使用は未成熟な歯質の表面に障害を及ぼす可能性があることも念頭におくべきである．

（2）外来性色素沈着の除去

外来性の色素沈着はさまざまな原因で起こる．茶（主に麦茶，ウーロン茶）やコーヒーなどの常飲により褐色の色素沈着が認められることがある．また口腔内の黒色色素産生菌による色素により，歯と歯肉の境目を中心に黒色の色素沈着を認めることがある．茶やコーヒーによる色素沈着は，ブラシコーンと研磨材による歯面清掃で容易に除去できるが，黒色色素産生菌による色素沈着はスケーラーなどの使用が必要となることもある．

4）フッ化物の歯面塗布

（1）保護者への説明と効果的な塗布時期

歯面塗布は，高濃度のフッ化物を歯に作用させ，歯の耐酸性を向上させようとする方法である．小児への塗布にあたっては，保護者に対してフッ化物応用の有効性とともに，100％の予防効果が期待できるものではないことも説明する必要がある．また食生活や口腔清掃に関する指導もあわせて実施することが望ましい．

萌出直後の歯は歯質が未成熟でう蝕罹患性が高い反面，フッ化物塗布によるエナメル質へのフッ素の取り込みも大きいので，萌出間もない乳歯や幼若永久歯への塗布がもっとも効果的である．

（2）歯面塗布用フッ化物

- 2％フッ化ナトリウム溶液
- 8％フッ化第一スズ溶液
- リン酸酸性フッ化ナトリウム溶液
- リン酸酸性フッ化ナトリウムゲル（ゼリー）

現在市販されている歯面塗布用フッ化物としてはゲル（ゼリー）が一般的である．

（3）歯面塗布の術式

①綿球塗布法

- 歯面清掃：歯面のプラークをブラシコーンを用いて十分に除去する．研磨ペーストは用いず，注水下で清掃を行う（図21）．
- 簡易防湿：ロール綿を用いて唾液と周囲軟組織を排除する（図22，23）．
- 歯面乾燥：エアにて歯面を乾燥させる．
- フッ化物の塗布：綿球にフッ化物溶液（ゲル）を付着させ歯面に塗布して3～5分おく．余剰薬剤は拭き取る（図24）．
- 簡易防湿を除去する．

※低年齢児には歯ブラシを用いてゲルの塗布を行うこともある．
※ロール綿は誤嚥すると気道を閉塞させるので，簡易防湿に用いるときは手指でしっかり固定する．

②トレー法

- 歯面清掃

綿球塗布法（図21～24）

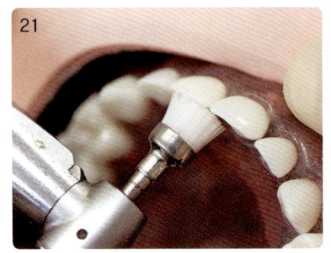

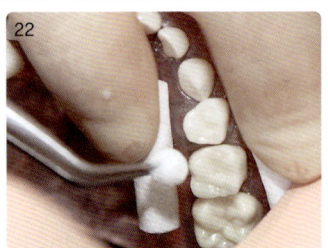

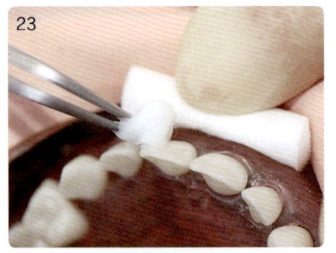

図21　ブラシコーンを用いて歯面清掃を行う．
図22　臼歯部は頰・舌側にロール綿で簡易防湿を行い塗布する．
図23　前歯部は唇側の口腔前庭にロール綿で簡易防湿を行い塗布する．
図24　萌出途上の第一大臼歯への塗布は効果的である．

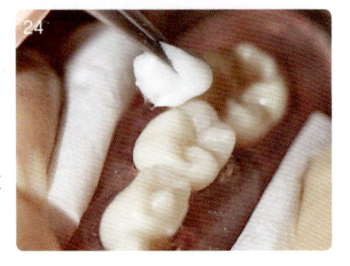

- トレーの選択・試適：歯列の大きさに合わせて選ぶ．
- ゲル(ゼリー)またはムース状のフッ化物をトレーに入れる．
- 歯面乾燥
- トレーを口腔内で保持(3～5分間)
- トレーの除去，過剰フッ化物ゲルの除去

(4) 塗布後の注意
- 塗布後30分間はフッ化物の歯面への取り込みを促すため，うがいを禁じ，飲食を控えさせる．
- 口腔内に溜まった唾液はうがいではなく吐き出すよう指示する．
- 塗布後も食生活や口腔清掃に気をつけるよう話し，定期的な歯科受診を勧める．

5) ラバーダム装着

(1) 小児歯科治療におけるラバーダム法の目的

　ラバーダム法は，患歯を周囲口腔軟組織や唾液から隔離して処置の成功率や操作性の向上を図るものであるが，小児歯科治療においてはさらに利点がある．

<ラバーダム法の利点>
- 唾液の排除による無菌的術野の確保
- 薬液の漏出防止や小器具・治療材料の誤飲・誤嚥防止，口腔軟組織損傷防止などの安全性の向上
- 歯肉の圧排や乾燥した術野の確保による操作性の向上
- 口腔内への刺激の遮断やチェアタイムの短縮による患児の協力性の向上

(2) ラバーダム法に用いる器材 (図25, 26)

　ラバーダム法には，ラバーダムシート，ラバーダムフレーム，ラバーダムパンチ，ラバーダムクランプ，クランプフォーセップス，平頭充填器，デンタルフロスなどを用いる．ラバーダムシートとフレームは，乳歯列期には小児用の小さめなものを用いるとよい．ラテックスアレルギーが疑われる小児にはノンラテックスシートを使用する．ラバーダムクランプは乳歯用では無翼クランプ(#26，#27)と有翼クランプ(上下左右E用，D用)があり，幼若第一大臼歯用としては有翼クランプ(#8，#12A～14Aなど)が多く用いられる．

(3) ラバーダム装着の手順 (図27～29)

①歯種や萌出状態に応じたクランプを選択し，誤飲防止のためのデンタルフロスを結紮して，患歯にクランプを試適する．

ラバーダムに用いる器材（図25, 26）

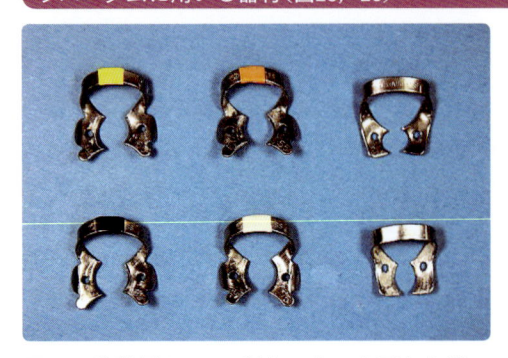

図25 乳歯用クランプ（左・中：上下左右第二乳臼歯用，右：無翼型）．

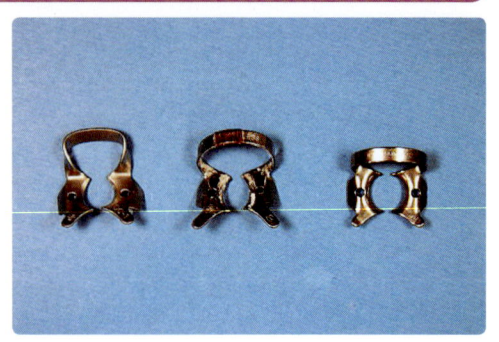

図26 第一大臼歯用クランプ（DC-1, No 8, No14）．

② ラバーダムパンチでラバーダムシートを穿孔する．穴の大きさは患歯の大きさに合わせ，穿孔位置の設定にはラバーダムガイドプレートを用いてもよい．

③ ラバーダムシートにクランプを装着する．有翼型はシートの穿孔部に翼部を挿入し，無翼型はピーク部をシートの穴から露出させる．

④ フォーセップでクランプを把持して，クランプを患歯に装着する．ラバーダムシートを片手で保持しながらクランプを装着すると適合状態を確認しやすい．装着後，適合状態を手指で確かめる．

⑤ ラバーダムフレームをラバーダムシートに装着する．シートを引っ張りすぎず，かつたるみがでないように装着する．

⑥ クランプの翼から平頭充填器などでラバーダムシートをはずす．

⑦ フレームの外側のラバーダムシートをフレームに巻きつける．鼻呼吸ができるように鼻孔部を避ける（シートを鋏で切り取ってもよい）．

※複数歯にラバーダムを行う場合は，クランプを後方歯に装着し，前方歯は歯頸部でデンタルフロスを結紮してシートを固定する．

ラバーダム防湿法（図27～29）

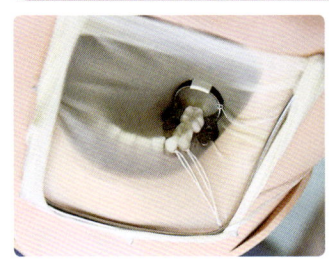

図27 下顎乳臼歯部へのラバーダム装着．

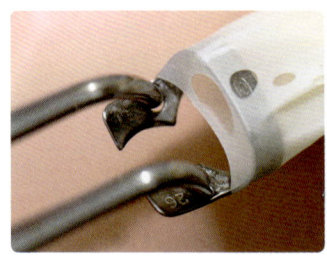

図28 無翼型クランプをラバーダムシートに挿入してフォーセップスで把持する．

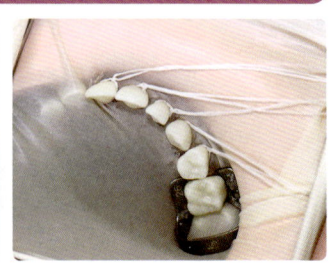

図29 上顎乳前歯部へのラバーダム装着．

（4）ラバーダムを行う際の注意点

＜装着前の注意点＞
- ラテックスアレルギーの有無の確認（果物，とくに栗，キウイなどのアレルギーに注意）
- 鼻呼吸の可否の確認（鼻炎やアデノイドのある小児へのラバーダム法には特別な配慮が必要となる）
- クランプの適合性の確認（不適合なクランプは施術途中ではずれたり，歯肉を損傷することがある）

＜施術中の注意点＞
- 開口の維持（クランプを咬み込むと歯肉を損傷するため，開口維持のために必要に応じて開口器を使用する）
- 唾液の吸引（ラバーダムにより開口していることで唾液の嚥下がしにくくなることから，唾液の貯留がみられやすいため，適宜バキュームにて唾液の吸引を行う）
- 嘔吐への対応（低年齢児では不意の嘔吐がみられることがあるので，十分注意を払う．嘔吐が生じた場合はすぐに顔を横に向けて吸引し，吐瀉物が気管に入らないようにする）
- 口唇や顔色の確認（施術中の小児の変化を見逃さないよう注意し，話しかけをしたり，口唇や皮膚の色調に注意を払う．ラバーダムシートも薄く淡色で口唇や皮膚の色調変化や嘔吐などが確認しやすいものを選択することが望ましい）

6）隔壁装着

　乳歯の歯冠修復にあたって，隣接面を含む窩洞の成形修復（コンポジットレジン修復，グラスアイオノマーセメント修復）には，隔壁の使用が不可欠である．適切な隔壁の装着によりはじめて隣接面の形態回復が可能になり，また歯肉壁と修復物の移行をスムーズにして接触点の回復を図るためにウェッジの装着を行う．乳臼歯のⅡ級窩洞に対する修復のための隔壁としては，一般的にはトッフルマイヤーのマトリックスリテーナーとマトリックスバンドを用い，ラバーダム防湿を行ってクランプを装着した歯に隔壁が必要な場合はTバンドを用いる（図30〜33）．乳前歯のⅢ級窩洞に対する修復のための隔壁としては，セルロイドマトリックスが一般的に用いられる．

（1）乳切歯Ⅲ級窩洞のコンポジットレジン修復の手順

①局所麻酔
- 表面麻酔後，患歯の歯肉頰移行部に浸潤麻酔を行う．

②ラバーダムの装着
- 乳切歯の修復の場合も通常は乳臼歯にクランプを装着し，前歯部はデンタルフロスで結紮して歯肉を圧排する．

隔壁法（図30〜33）

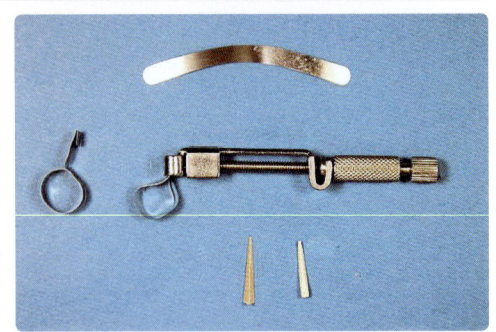

図30 乳臼歯修復用のマトリックスバンド（Tバンド，トッフルマイヤーのリテーナーとマトリックスバンド）とウェッジ．

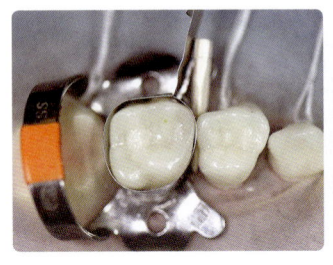

図31 クランプを装着した乳臼歯の隔壁にはTバンドを用いる．

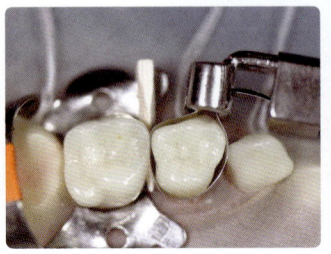

図32 フロス結紮した乳臼歯の隔壁にはトッフルマイヤーのリテーナーとマトリックスバンドを用いる．

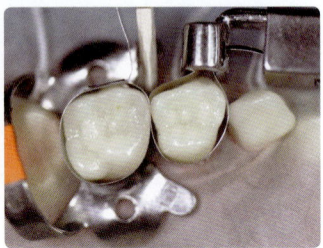

図33 第一・第二乳臼歯のⅡ級修復を同時に行う場合には，マトリックス2枚分の厚みを考慮し，ウェッジを用いて十分な歯間離開を行う．

③窩洞形成
- 乳切歯のⅢ級窩洞の場合，隣接面のう窩は便宜的に唇側に開放し，軟化象牙質を除去後，保持形態として鳩尾形を付与する．

④歯髄保護
- 深めの窩洞の場合には，歯髄保護のために覆髄剤を貼布する．水酸化カルシウム製剤が用いられることが多い．

⑤エッチング，プライミング
- 窩洞のエナメル質部分にエッチング液を塗布するか，またはプライマーを塗布する．エッチング液の場合は水洗・乾燥，プライマーの場合は乾燥を行う．

⑥ボンディング
- ボンディング材を塗布し，軽くエアをかける．

⑦隔壁の装着
- セルロイドマトリックスを隣接面に装着し，歯頸部にウェッジを入れてマトリックスが歯肉縁下歯質に密着するようにする．

⑧コンポジットレジンの填塞
- 隣接面窩洞への填塞には，シリンジを用いるとよい．主に隣接面部に填入する．隣接

面形成器で形を整え，余剰レジンを除去してから，セルロイドマトリックスを唇面に圧接する．

⑨光照射
- レジン填塞後，光照射器で硬化させる．マトリックスとウェッジをはずし，再度隣接面部を中心に光照射を行う．

⑩咬合調整・研磨
- レジン研磨バーまたはホワイトポイントで形態を整え研磨を行う．隣接面部はプラスチックストリップスを用いて仕上げ研磨を行う．ラバーダム撤去後，咬合紙を用いて咬合をチェックし，過高部の調整，研磨を行う．

（2）乳臼歯Ⅱ級窩洞のコンポジットレジン修復の手順

①局所麻酔

②ラバーダムの装着
- 乳臼歯のⅡ級修復の場合，第二乳臼歯にクランプを装着し，前方歯をデンタルフロスで結紮する．

③窩洞形成
- 乳臼歯のⅡ級窩洞では，隣接面のう窩を咬合面に開放し，軟化象牙質除去後側室を形成する．咬合面は可及的に裂溝を追求して窩洞形成を行う．

④歯髄保護

⑤エッチング，プライミング

⑥ボンディング

⑦隔壁の装着
- 乳臼歯のⅡ級修復の隔壁としては，トッフルマイヤーのリテーナーにマトリックスバンドを付けたものか，Ｔバンドを用いる．第一・第二乳臼歯の隣接面う蝕の修復をラバーダム下で行う場合は，クランプをかけた第二乳臼歯にはＴバンド，デンタルフロスを結紮した第一乳臼歯にはトッフルマイヤーのリテーナーにマトリックスバンドを付けたものを用いる．隣接面のマトリックス間にウェッジを入れてマトリックスを歯面に圧接するとともにマトリックスの厚みの分を補償するため歯間をやや分離する．

⑧コンポジットレジンの填塞
- シリンジを用いて隣接面部から填塞を行い，咬合面まで填塞したところで十分に圧接する．バニッシャーなどで形態を整え，余剰レジンを除去する．

⑨光照射
- レジンの填塞完了後，光照射器で硬化させる．隔壁とウェッジをはずして再度光照射を行う．

⑩咬合調整・研磨

4．予防・治療（アドバンス）技術

1）非協力児・障害児のう蝕治療

　健常児，障害児を問わず非協力児に対しての歯科治療は患児，保護者，術者，介助者などにとってストレスとなるばかりでなく，時には危険を伴い満足な治療結果が得られないことが多い．歯科治療を泣かずに受け入れられる患児の発達年齢は平均3歳6か月頃である．それ以下の非協力児では，言葉や説明の理解が得られないことから，行動変容法よりも抑制法などの行動調節が必要となる．年齢の大きな精神（発達）遅滞の障害児（者）では体力的にも抑制は困難となり，薬物を使用した精神鎮静法や全身麻酔法の適用となる（図34）．

（1）障害の種類と歯科治療上の注意

①精神発達遅滞（Mental Retardation：MR）
- 基本的に理解力，コミュニケーション能力，新しい環境への適応能力に欠けているが，軽度な精神発達遅滞児では，時間をかけて恐怖心を脱感作していくことで，歯科治療に慣れていく．重度の患児では全身麻酔が適応となることが多い．

②自閉症（自閉性障害）（Autism：Aut）
- 新しい環境への適応性が低くコミュニケーションの確立も難しい．一方，パターン化や習慣化された事柄や視覚的な情報を受け入れやすいので，歯科治療の手順を示した「絵カード」を応用することで，治療への導入が可能となる場合も少なくない．パニックなど，不意な体動があり危険であれば，う蝕本数は少なくても全身麻酔の適応になることが多い．

〈薬物を用いない行動調整〉
1）通法
2）行動変容法
　・系統的脱感作法
　・TSD（Tell, Show, Do）法
　・オペラント条件付け法
　・タイムアウト法
　・HOM（Hand Over the Mouth）法
　・モデリング法など
3）身体抑制法
　・反射抑制姿勢
　・抑制法（介助者，抑制具）

〈薬物による行動調整〉
1）前投薬
2）笑気吸入鎮静法（IS）
3）静脈内鎮静法（IVS）
4）全身麻酔法（GA）

図34　歯科治療に非協力な患児の対応法．

③脳性麻痺(Cerebral Palsy：CP)
- コミュニケーションをよく取ることで不安が除かれ緊張を緩和できる．不随意運動，筋の異常緊張・反射への対策，全身状態の管理が大切である．ユニット上での姿勢はBobathの反射抑制体位が有効である．知的障害がなくても，意思伝達ができない患児もいるので，対話に時間をかける．鎮静法にて緊張がとれることが多い．

④てんかん(Epilepsy：Ep)
- 抗痙攣薬(フェニトインなど)によるコントロールができていれば治療中の大発作の心配はない．光や音などの刺激で発作が誘発されやすいので，機器の取り扱いには注意する．抗痙攣薬の副作用で歯肉増殖が生じやすいが，口腔清掃が行き届いていれば症状は軽い．発作時の対応は気道の確保，舌根沈下予防，顔を横へ向け誤嚥防止し，発作が治まるのを待つ．

⑤筋ジストロフィー
- 呼吸不全に注意が必要であり，SpO_2モニターを装着する．進行性では筋力の低下，脊柱，胸郭，歯列の変形が生じやすい．全身麻酔時，脱分極性の筋弛緩薬は使用しない．

⑥ダウン症候群
- 心疾患や感染症，甲状腺機能低下などの合併症のあることが多く，必要に応じてモニターを使用する．歯の先天欠如や，歯肉炎などが多く，舌が大きく開咬になりやすい．MRが軽度の患児では，歯科治療に協力的なことが多い．

⑦視聴覚障害
- 先天性では恐怖心が強いため，コミュニケーションを取りながら不安を取り除き治療する．TSD(Tell Show Do)が無効なため口頭や手探りで説明するが，理解することが難しい．時間をかけて学習し，治療の妨げとなる刺激を脱感作していく．恐怖心が強い場合は全身麻酔も適応となる．

有病者(全身疾患を伴う障害児)では，心電図，血圧計，SpO_2などの生体管理モニタをして治療を行うことが望ましい．また，治療中の誤飲・誤嚥，切傷事故防止のためにも，開口器の使用，ラバーダム法，器具や装着物へのデンタルフロス結紮は有用である．

2) 歯の外傷の治療

(1) 歯の外傷の診断と処置法

歯の外傷では，一見硬組織の損傷だけと見える場合でも，外力が歯周組織を同時かつ広範囲に損傷していることが多い．このような急性外傷性歯周炎に対する治療法は，口腔清掃指導とPMTCの継続，ならびに含嗽薬の使用を勧めることが基本となる．また，複数の組織の損傷は複合して，受傷歯の術後経過に影響する．なお，初診時の所見が受傷当初

表4 歯の損傷分類と治療法

診断		所見	処置法
硬組織損傷	歯冠破折	不完全破折（亀裂）	レジンコーティング
		露髄を伴わない破折 （エナメル質・象牙質のみ）	レジンコーティング 間接覆髄，接着性レジンなどによる歯冠修復
		露髄を伴う破折 a：露髄面に壊死なし（可逆性歯髄炎） b：露髄面に壊死あり（不可逆性歯髄炎，歯髄壊死）	歯内療法後，歯冠修復 直接覆髄法，部分歯髄切断法 抜髄・感染根管治療，アペキシフィケーション
	歯根破折	破折線が歯槽骨縁下にあるもの	歯冠側破折片を（整復）固定（2か月～） 歯内療法は歯冠破折に準じる
		破折線が歯槽骨縁上にあるもの	歯冠側破折片除去後，歯内療法 矯正的もしくは外科的な挺出化
	歯冠－歯根破折	歯冠，歯根の双方に及ぶ破折	固定（2週，破折部位同定のため） 歯内療法後，矯正力による挺出 矯正的もしくは外科的な挺出，抜歯
歯周組織損傷	振盪	病的動揺や変位がなく，打診痛があるもの	安静化
	亜脱臼	病的動揺があるが変位がないもの	安静化，固定
	脱臼	変位があり，歯槽骨骨折も高頻度 側方脱臼：歯槽の歯軸側内方への変位	損傷が新鮮	整復後固定（2～6週） 重度陥入は2mm整復し，固定1週後から矯正力による整復
		陥入：歯槽の歯軸側内方への変位 挺出：歯槽の歯軸側外方への変位	損傷が陳旧	経過観察（軽症例），もしくは矯正力による整復
	脱落	新鮮で歯の保存状態や歯槽の状態の良いもの	再植固定（2週～），必要に応じ歯内療法
		歯根膜の変性，壊死が確実なもの	根管充填後再植固定（2週～）
		歯列に著しい叢生がみられるもの	保隙または矯正治療

＊唇側傾斜のない乳歯陥入は経過観察

の姿そのものとは限らないため，脱臼性損傷においては，受傷後の時間経過とともに自然な位置回復が起きたり，各種の力が加わり悪化することなどにも注意を要する．歯の外傷の診断と処置法を**表4**に示した．

ところで乳歯外傷の場合は，損傷が後継永久歯に及ぶ危険性が指摘されている．これには，歯根吸収状態や後継永久歯の形成程度，相互の位置関係などの影響も考えられるので，乳歯受傷歯の保存が適応となる範囲は永久歯よりも狭くなる．

（2）固定について

歯周組織の損傷は，外傷歯の多くに認められる．固定は，咬合痛のある症例の治療法で，歯周組織の安静化を図り，正常な咬合機能と審美性を回復させつつ，歯周組織の治癒を促す．受傷歯の位置はできるだけ正常状態に近づけ（整復），両側に1歯以上の健全歯を支え（固定源）とする．固定には，接着性レジンを用いたレジンスプリント，またはワイヤーレジンスプリントを用いる方法が簡便である．歯面を機械的に清掃した後，エナメルエッ

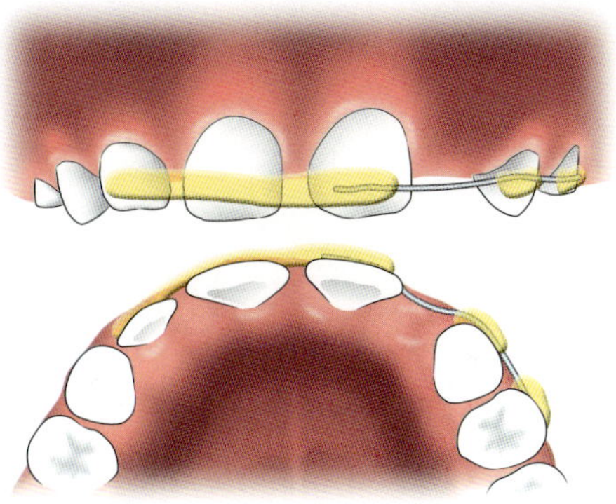

図35 レジンスプリントとワイヤーレジンスプリント．

チングと接着性レジンを塗布し，即時重合レジン（透明）を筆積み，または光重合固定用レジンで隣在歯とつなぐ．図35は上顎中切歯が脱臼したことを想定した設計である．隣在歯が存在しない場合や，乳歯で動揺している場合など，固定源が離れている場合は，金属線（0.7mm程度以上のもの）を屈曲させ，即時レジンに埋め込むと耐久性が高まる．これらのスプリントは，印象を採って間接法で作製してもよい．固定期間は2週以上で，歯槽骨骨折があれば6週，歯根破折は2か月を要する．変位を伴う症例は，一般に歯槽骨の損傷を伴うと考えてよく，抗生物質の投薬が望ましい．

（3）乳歯の外傷に起因する後継永久歯の形成異常

受傷した乳歯の定期診査に際しては，口腔内診察ならびにエックス線検査を行い，後継永久歯の歯冠や歯根の形態や位置を観察して，萌出以後まで異常の発現の有無を監視する．形態異常は，萌出前の段階でもエックス線写真上で確認されることがまれでない．

永久歯に観察される白斑や黄斑は，目立たない程度か，レジン修復で審美的な改善が図れるものが多い．

後継永久歯に生じた減形成部位は，受傷後にふたたび健全エナメル質の形成が回復していたものでは，歯表面からのインピーダンス値は正常である場合が多いが，表層エナメル質にも異常が存在する場合は象牙質ならびに歯髄への感染経路となるため，萌出後時間が経つにつれて感染が進み，歯髄壊死や根尖性歯周炎を合併し，保存不可能となる歯もある．したがって，歯肉内萌出時期か，萌出当初に減形成部位を口腔内に露出させ，これをセメントやレジンで被覆する．さらに，萌出状態や対合歯の位置に応じて，成長発育に適したレジン修復や仮冠装着などを行って感染を防ぎつつ，咬合と審美性を維持する必要がある．歯根の形態異常や萌出位置異常に対しては，咬合誘導処置や矯正治療が必要になることが多い．

3）小児の口腔外科小手術

（1）抜歯

　乳歯列期から混合歯列期の小児に対しては，う蝕や外傷で保存治療が不可能な歯の抜去だけでなく，後継永久歯の萌出と配列を正しく誘導するために乳歯を抜去する場合がある．また，過剰歯や重度の位置異常・形態異常の永久歯も抜歯の対象となる．

　小児の抜歯に際しては，小児の身体的および精神的な特徴，さらに口腔の形態および機能の発育を考慮して処置を行うことが必要で，無痛的に処置を行うとこと，患児の不安や恐怖を軽減し診療への協力得るための対応とが同時に要求される．また，対象となる患歯と隣在歯のみならず，顎骨内の永久歯胚に対する配慮が必要である．

　基本的な術式に加えて，小児での乳歯の抜歯を安全に行うための留意点を以下に示す．

①歯根の状態と永久歯胚への配慮（図36，37）

　エックス線写真によって歯根の形態や吸収の状態，永久歯胚との位置関係をあらかじめ確認しておくことが必要である．乳臼歯において吸収の少ない乳歯根が永久歯胚を囲んだ状態では，抜去時に永久歯胚に損傷を与えたり，歯根先端が破折してしまう危険がある．あらかじめ根分岐部をタービンバーで切断，歯根を分割して抜歯すると安全である．

　また，歯根が細長く残っている状態では，歯根が破折し残留してしまう場合がある．こうした破折片の除去に際しては永久歯胚に損傷を与えないよう十分に配慮して操作を行い，除去することで永久歯胚損傷の危険が高い場合には控える判断も必要となる．抜歯後の不良肉芽の除去に際しても同様な注意が必要である．

②誤嚥の防止

　歯根吸収が進んだ歯では鉗子での把持が不確実で，抜去の際に鉗子から歯が飛び出て口腔内に落下する危険がある．ガーゼをあてがうなど誤嚥防止のための配慮が必要である．動揺著しく抜去が容易な乳歯では，かえって危険な場合があることを意識して対応する．

③止血の確認

　抜歯後は，可能ならばガーゼをかませて止血を待つ．低年齢児など協力が得られない場

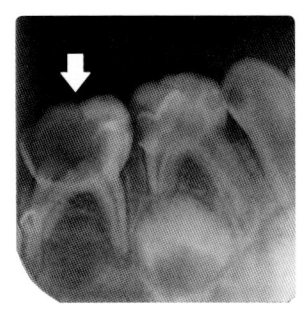

図36　乳歯根と永久歯との位置関係．

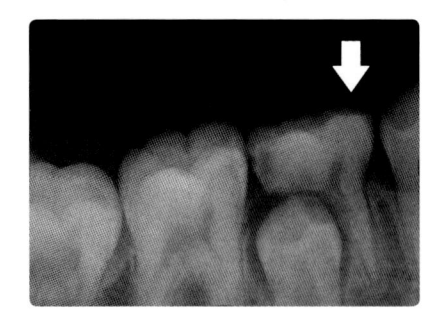

図37　細く残った乳歯根．

合には，術者の手指でガーゼを創部に圧迫し続けることが必要となる．術後のトラブル防止のために，小児では歯科医が十分に止血を確認したうえで帰宅させる．

（2）上唇小帯および舌小帯への対応

①上唇小帯の異常

上唇小帯は出生時には切歯乳頭付近に付着しているが，増齢的に付着部が上方に移動し幅も狭小化する．小帯の異常はこの変化が妨げられた場合で，上顎中切歯の萌出位置異常，正中離開の原因となる．

上顎永久中切歯は離開して萌出することが多いが，しだいに閉鎖する．この時期までに上唇小帯の切除を行う必要はない．上唇小帯の付着が切歯乳頭まで伸びている場合，永久側切歯や犬歯の萌出後に，切除を行う必要があるかを検討する．

②舌小帯の異常

一般に舌小帯は出生時には太く，短く，舌尖部に付着することが多いが，しだいに舌下面の後方に退縮移動する．

舌小帯異常による舌の運動制限のため，哺乳障害や発音障害がみられる場合に小帯切除術を検討する．低年齢児では全身麻酔下での対応も必要となる．

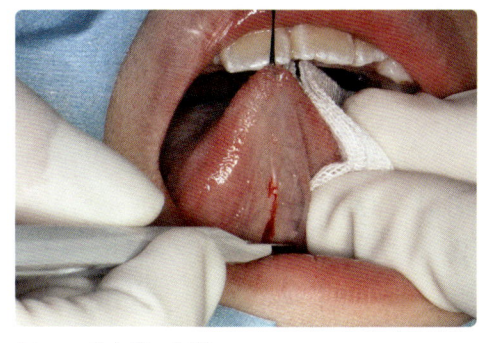

図38 舌小帯の切除．

③小帯切除

一般にメスで小帯を切除し，菱形の開放傷を縫合する（図38）．近年ではレーザーが応用され，この場合では縫合を必要としないためとくに低年齢児での処置が容易となっている．

4）咬合誘導処置

（1）咬合誘導とは

小児期において，乳歯列から混合歯列を経て永久歯列・咬合が完成する過程を正しく誘導し，健全な永久歯列・咬合を育成するために実践する臨床体系を咬合誘導という．<u>正常な成長発育を阻害する因子を除き，あるいは予防し，さらには異常な成長を示す小児に対しては正常発育過程に再び導くためのすべての行為・処置</u>を含む．咬合育成と同義である．保隙と動的咬合誘導に大別される．

①保隙（静的咬合誘導）

乳歯の早期喪失が生じた場合，保隙装置のみで対処できる咬合誘導である．原則として歯列・咬合に異常が認められない症例が対象．

②動的咬合誘導

歯，歯列，咬合または顎に異常が認められる場合や異常が将来予想される場合に，歯，歯列または顎などに対して積極的に働きかけて，異常の予防，抑制あるいは改善を行うための指導・処置である．保隙以外のすべての咬合誘導を指す．

（2）咬合誘導のための診察・検査・診断

- 医療面接：口腔習癖，鼻咽頭疾患，顎関節異常などの既往歴，兄弟姉妹や両親の歯列・咬合状態，保護者の同意書(治療開始前に取得，近年はとくに重要)
- 顔貌：正貌(左右対称性，顔の正中と歯列の正中の関係，下顎の偏位)，側貌(コンベックス型，コンケーブ型，ストレート型)
- 口腔内：咬合発育段階(ヘルマンの歯齢)，歯の検査(う蝕，歯数，形態，咬耗)
- 軟組織：小帯異常，舌
- 咬合状態：臼歯関係，犬歯関係
- 模型分析：歯の大きさ，歯列弓の大きさ，歯槽基底部の大きさ，ターミナルプレーン，乳切歯の対咬関係，乳犬歯の対咬関係，第一大臼歯の対咬関係(アングルの分類)，歯列弓形態，歯間空隙
- 混合歯列分析：必要歯列弓長(小野の回帰方程式)，歯列周長，空隙分析(図39)

空隙分析のための歯列計測手順(図39)

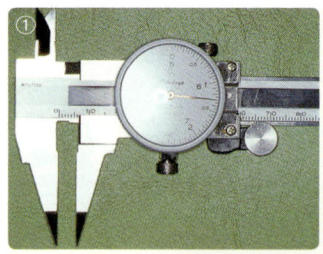

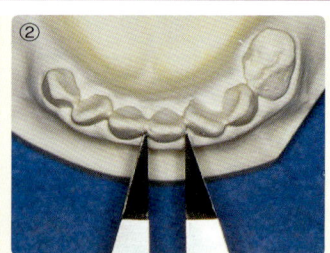

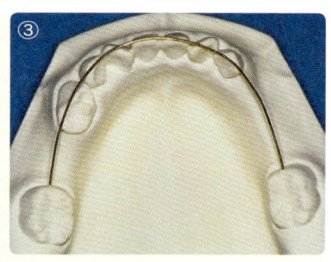

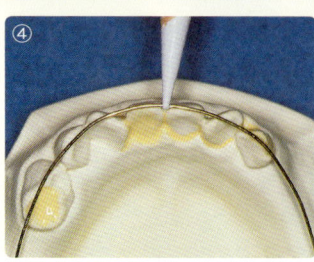

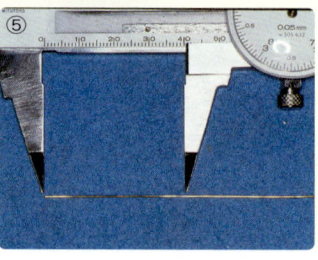

図39 ①ノギスを準備する．②歯冠近遠心径測定．③真鍮線を歯列弓に添わせる．④正中部をマークする．⑤左右歯列周長の計測．⑥中切歯・側切歯の大きさを歯列周長から差し引く．⑦予測方程式に代入．⑧歯列周長から予測値を引く．⑨結果の評価(－3mmまで：保隙を行う．－3mm以下：萌出余地再獲得，歯列弓拡大，連続抜去など)(3mm以上空隙不足の場合は将来的な矯正処置も検討)．

表5 保隙装置の種類と特徴

	固定保隙装置				可撤保隙装置
	クラウンループ, バンドループ	クラウンディスタルシュー	リンガルアーチ	ナンスのホールディングアーチ	
適応症	乳臼歯の片側1歯中間欠損	乳歯列期の第二乳臼歯片側欠損	左右の最後臼歯がある症例で可撤保隙装置を適用できない場合	リンガルアーチと同様, ただし上顎のみに適応	乳前歯欠損, 2歯以上の乳臼歯欠損, または両方の場合
利点	①確実な近遠心的保隙, ②コンパクトで違和感少ない, ③製作が容易	①未萌出の第一大臼歯の萌出誘導が可能, ②確実な近遠心的保隙	①歯列周長の確実な保隙, ②少ない違和感, ③強固で破損少ない	①歯列周長の確実な保隙, ②歯の萌出を妨げない, ③主線が粘膜を傷つけない, ④強固で破損が少ない	①近遠心的保隙と垂直的保隙が可能, ②前歯に応用でき, 審美的回復可能, ③両側性多数歯欠損にも応用
欠点	①多数歯欠損には応用不可, ②垂直的保隙不可, ③咀嚼機能回復できない, ④支台歯に負担	①第一大臼歯萌出後, 他の装置に交換, ②垂直的保隙不可, ③咀嚼機能回復できない, ④支台歯負担	①垂直的保隙不可, ②咀嚼機能回復できない, ③萌出途上歯には適用できない	①レジンボタン部の粘膜面が不潔になる, ②垂直的保隙不可, ③咀嚼機能回復できない, ④萌出途上歯には適用できない	①装着に協力が得られないと効果は不確実, ②清掃不良の場合, 床隣接歯に脱灰を生じる, ③紛失・破損生じる
注意事項	①ループ部の歯肉への食い込み, ②後継永久歯萌出に注意	①シューの先端と第一大臼歯の位置関係に注意, ②第一大臼歯萌出に合わせて, ループに交換する	①長期間装着の場合, 歯面脱灰に注意, ②定期検診必要, ③矯正力をかけない	①口蓋のレジンボタン粘膜面の炎症に注意	①定期検診必要, ②成長に応じた調整, 再製作, 撤去, ③口腔内と装置の清掃必要

- パノラマエックス線写真：永久歯の発育状態, 歯胚の確認, 萌出順序の予測, 歯の萌出までの期間予測
- 頭部エックス線規格写真：セファロ分析

(3) 保隙装置の種類と特徴

保隙装置には, 固定保隙装置と可撤保隙装置がある. それぞれの適応症と特徴は**表5**を参照. 骨格的不正がある場合やスペースディスクレパンシーがある場合は, それらの解決のための矯正治療を含めた方針を立てる必要があるので, 保隙するだけでは問題の解決とはならない. その場合は保隙の対象とはしない.

(4) 動的咬合誘導処置

動的咬合誘導処置は, 表6に示したように, さまざまな処置法があるが, その適応に際しては, 小児の歯・歯列・顎・顔面の成長発育を十分に理解したうえで診断・処置を行わなければならない.

表6　動的咬合誘導処置

	内容	適用時期
適時抜去法	乳歯を適時に抜去し，後継永久歯の萌出を促し，正しい位置に誘導する方法	ⅢA，ⅢB，ⅢC
咬合調整・切縁削整法	乳歯が原因の早期接触による咬合干渉に対し，切縁（咬頭）を削除し，機能的異常を解消する方法	ⅡA，ⅡC，ⅢA，ⅢB，ⅢC
隣接面削除法	切歯交換期や側方歯交換期に，永久歯の萌出位置異常に対して，乳歯隣接面を削除し，正しい萌出位置に誘導する方法	ⅢA，ⅢB，ⅢC
萌出余地再獲得	第一大臼歯の近心移動で永久歯の萌出余地不足が生じた場合，その第一大臼歯を元の位置まで遠心移動させ，永久歯の萌出余地を再獲得する方法	ⅢA，ⅢB
歯・歯列の移動	永久歯のうち，1歯または少数の歯が転位あるいは捻転などの歯列異常を起こしている場合，その歯の移動を行い，正しい萌出位置に戻す方法	ⅡC，ⅢA，ⅢB，ⅢC
歯列弓の拡大	前歯部や臼歯部の歯列を拡大して，前歯部交叉咬合，臼歯部交叉咬合などに見られる逆被蓋の改善を行う方法	ⅡA，ⅡC，ⅢA，ⅢB
連続抜去法	歯の大きさと顎骨の大きさに不調和があり，かなりの萌出余地不足が予想される症例に対し，計画的に乳歯とそれに続く後継永久歯を抜去して，他の永久歯の萌出誘導を行い，叢生歯列を解消しようとする方法	ⅢA，ⅢB
口腔悪習癖の除去，筋機能療法	口腔悪習癖により，歯列・咬合に異常がみられる症例に対し，習癖行動および筋機能異常を除去したり変更させる方法	ⅡA，ⅡC，ⅢA，ⅢB，ⅢC
整形力による早期治療	骨格性の成長障害がみられる症例に対し，整形力を用いて比較的早い時期から骨格性成長をコントロールして，歯列・咬合異常に対処する方法	ⅡA，ⅡC，ⅢA，ⅢB，ⅢC

＜参考文献＞

1) Andreasen JO, Andreasen, FM, Amdersson L. Textbook and color Atlas of Traumatic injuries to the Teeth Fourth Ed., Blackwell Munksgaard, Oxford：2007, 542-549.

2) 宮新美智世．第14章外傷，髙木裕三ほか（編）．小児歯科学．第4版．東京：医歯薬出版，2011；244-266.

3) 田村康夫．第16章咬合誘導，髙木裕三ほか（編）．小児歯科学．第4版．東京：医歯薬出版，2011；293-332.

5. 高頻度治療

1）口腔保健指導（患児への保健指導）

　小児の口腔保健指導は，この時期にもっとも罹患しやすいう蝕や歯肉炎を治療・予防し，全身の健康を保ち，健全な発育を促すために行う指導のことである．具体的に行うことは歯口清掃指導と食事指導（生活習慣指導）であるが，これらは指導対象とする患児が低年齢であればあるほど保護者への依存度が高くなり，小児自身への指導はあまり功を奏しない．したがって，患児への直接指導は発育段階に合わせた無理のない目標を掲げ，足りない部分は保護者への指導を行い，その介助で補う方策をとる．

（1）ブラッシング

　歯ブラシによる刷掃は，食べた後にただちに行うことが望ましいが，もっとも大切なのは就寝前には必ず励行させることである．一般的に小児にはスクラッビング法やフォーンズ法が適している．また，フッ化物配合歯磨剤にはう蝕予防効果があり，うがい水を吐き出せるような発育段階になれば，患児だけでブラッシングするときに用いるとよい．しかし，乳歯の萌出が始まってから混合歯列期前期までは本来の意味でのブラッシング（歯垢や食物残渣除去）はフロッシングも含め，保護者の点検磨きによるところが大きい．

①乳歯萌出期
- 患児には歯ブラシをおもちゃ代わりに与え慣れさせる（転倒事故などには注意する）．

②乳歯列期
- この時期の目標は子ども自身で磨かせる習慣をつけることである．食事の後と就寝前には歯ブラシを口に入れ，動かすという習慣から形成していく．この頃の小児は下顎の歯ばかりを磨く傾向があり，上顎にも磨くべき歯があることを気づかせる．4〜5歳ぐらいになれば，手鏡を持たせてどこを磨かなければならないのかを教える．このとき，歯垢染色液で染めた自分の歯を手鏡で見せて指導するとよい（図40〜42）．

ブラッシング指導（図40〜42）

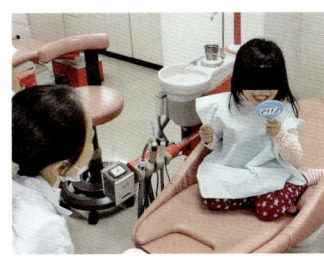

図40　歯垢染色後，手鏡を見せながら，磨き残しがどこにあるのかを教えて確認させる．

図41　どこをどのように磨いたら，汚れが取れるかを具体的に指導して，自分で磨かせる．

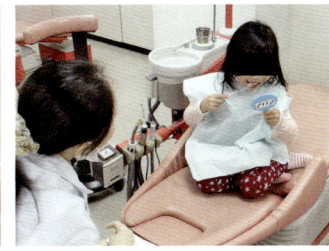

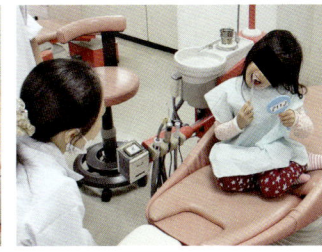

図42　手鏡でよく見える下顎だけでなく，上顎にも磨くべき歯があることを告げ，自分で磨かせる．

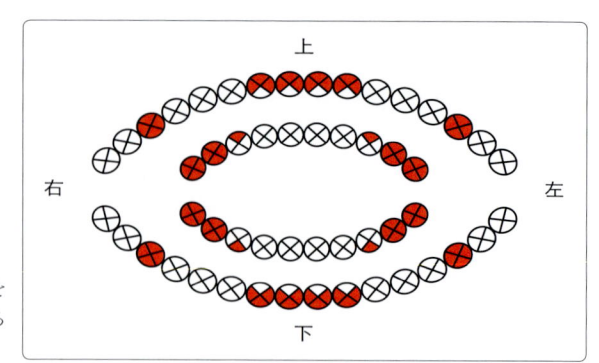

図43 歯垢染色後に歯列のチャートを塗りつぶした指導用シートを利用することも効果的である．

③第一大臼歯萌出期
- 乳臼歯の遠心に第一大臼歯が存在していることを患児に教え，意識させる．乳臼歯の咬合平面に達していない萌出中の第一大臼歯は，歯ブラシを口角が広がるように斜め45度ぐらいの角度で挿入し，ヘッドの先端部の毛先でかき出すように磨くことを教える．この頃になると，歯垢染色後に歯列のチャートを塗りつぶした指導用シートを利用することも効果的である（図43）．

④混合歯列期・永久歯列期
- 萌出してくる側方歯群に対するブラッシングを指導する．第二大臼歯が第一大臼歯の遠心に存在していることを患児に教え，意識させる．方法は③の時期の第一大臼歯に準じる．また，保護者に任せていたフロッシングに関する指導を行う．さらに，歯肉炎に関する理解を深める指導を行い，歯肉のマッサージを兼ねるブラッシング法を指導する．

(2) 食事指導（生活習慣指導）

　小児の生活習慣を定めているのは保護者であり，食生活を含めた習慣の改善は保護者への指導に勝るものはない．患児には年齢に応じて，う蝕を中心とした歯科疾患の原因を理解させ，本人が意識して改善できることを指導していく．食事指導は間食も含めた，いわゆる摂食の習慣の指導であり，生活習慣指導を行うことになる．以下の項目についてチェックし，指導を行う．

＜食事について＞
- 朝昼夕の3食を抜かずに摂っているか，偏食はないか．

　3食をきちんと食べていない子どもや偏食の多い子どもは空腹のため，おやつをたくさん食べる傾向にある．

＜間食について＞
- スクロースを含む食品をどの程度食べているか．
- 夕食後，スクロースを含む食品を食べていないか．

- 間食の時間と場所を決めているか．
- 間食を1日に何回食べているか．

間食に摂取されるスクロースの量と回数が重要である．間食の回数が増加する原因は，3度の食事の内容や回数をおろそかにすることである．3度の食事を規則正しく，十分に摂ることが，う蝕予防の第一歩となる．

＜指導要領＞
- 間食の回数を少なくする(間食の時間と場所を決める)．
- 粘着性，停滞性食品の間食を控える．
- 就寝前あるいは睡眠途中のスクロース入り飲食物摂取はやめる．
- 遊びながらダラダラと飲食しない．
- 噛みごたえのある食品をよく噛む．
- 必要なとき以外にスポーツ飲料や乳酸菌飲料を摂取しない．

2）予防填塞

本法はう蝕の好発部位である臼歯咬合面や上顎前歯舌側面の小窩裂溝を予防填塞材で封鎖し，口腔内環境から遮断することによって，う蝕の発生を防ぐ方法である．

(1) レジン系予防填塞

必ずラバーダム防湿下で行う．歯面清掃を十分に行い，エナメル質エッチングした歯面に填塞する．歯面清掃には歯磨剤を用いない．現在使用されているのは，光重合型のものがほとんどである(図44〜49)．

レジン系予防填塞（図44〜49）

図44 ラバーダム防湿後，ポリッシングブラシによる歯面清掃．

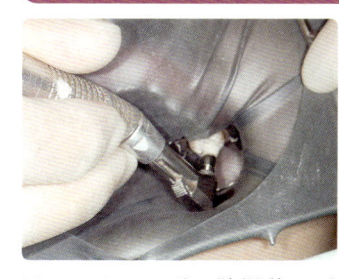

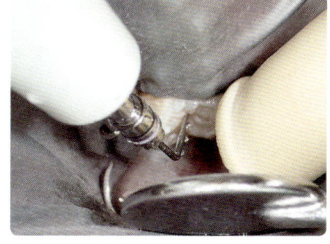

図45 極細チップを用いた超音波スケーラーによる小窩裂溝の清掃．このほかに次亜塩素酸水溶液と探針を用いて小窩裂溝をスクラッチする清掃法もある．

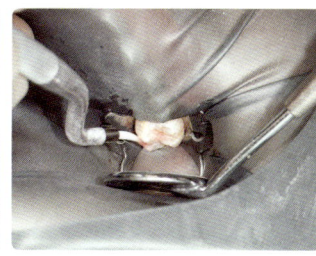

図46 小窩裂溝の酸エッチング．

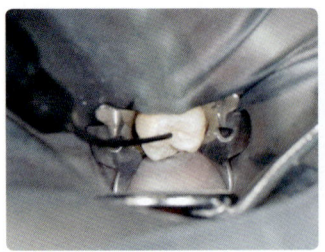

図47 予防填塞材を填入する． 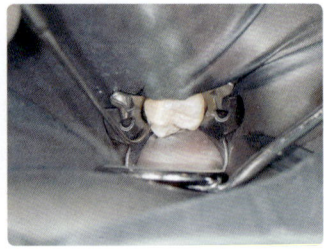　　図48 探針でスクラッチし，予防填塞材中の気泡を除去する．この後，光照射を行う． 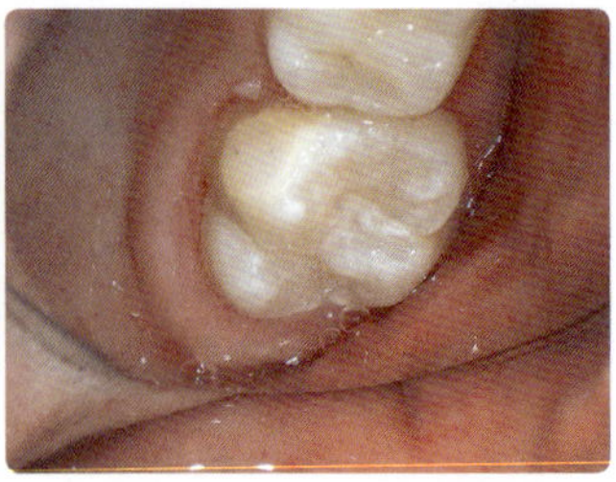　　図49 予防填塞材効果後にラバーダム防湿を除去する．

（2）グラスアイオノマーセメント系予防填塞

　基本的にはラバーダム防湿下で行うことが望ましいが，簡易防湿下でも行うことができるため，歯肉弁に覆われている，あるいはラバーダム装着が不可能な萌出途上にある歯にも適用できる．ただし，感水性の問題は残るため，ラバーダム防湿が可能になれば接着力の優れたレジン系予防填塞材で再填塞すべきである（図50，51）．

（3）予後を左右する因子

　予防填塞材と歯面との接着が重要な因子であり，次の3点に留意する必要がある．
　①歯面の十分な清掃
　②唾液の侵入によるエッチング領域の汚染防止
　③定期健診
　予防填塞材が破折脱落した場合，すぐに再填塞を行うことが大切であるが，定期健診をまめに行うことで予防填塞材の破折や脱落を早期に発見することができる．萌出途上の歯に行ったセメント系予防填塞の再填塞時期を推し量るのにも欠かせない．

グラスアイオノマー系予防填塞（図50，51）

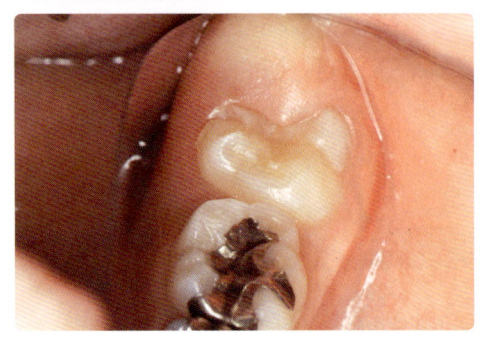

図50 半萌出中の歯には簡易防湿下に，グラスアイオノマーセメント系予防填塞材を用いた予防填塞を行う． 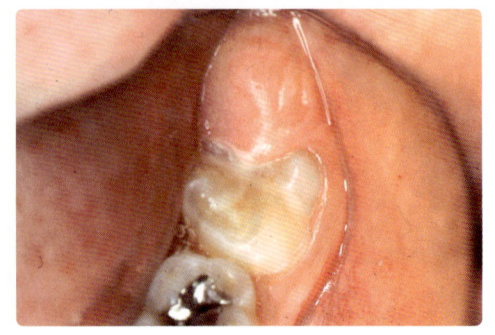　　図51 歯肉弁が覆っている歯の場合，予防填塞材を歯肉弁直下の小窩裂溝にも填塞する．

3）コンポジットレジン修復

　接着力の向上により，コンポジットレジンはあらゆる窩洞形態への応用が可能となったが，原則として大きな窩洞には適さない．また，患児のう蝕活動性を考慮しないと二次う蝕を含めて多歯面に次々と修復を重ね，歯の破折を招いて患児への無用の負荷をかけることになりかねない．乳歯や幼若永久歯のコンポジットレジン修復における操作は，基本的には成熟永久歯と変わりがない．局所麻酔後，ラバーダム防湿を施し，窩洞形成と感染歯質の除去を行う．窩洞の深さは乳歯の場合ではエナメル象牙境から約0.5mmが理想とされている．窩洞辺縁には接着力向上のためショートベベルを設けるとよい．続いてエッチング，プライミング，ボンディングを行うのであるが，この操作がコンポジットレジンの接着力に大きく影響するため，どのような製品を使用した場合でもその説明書を通読し，そのとおりに行わねばならない．

　コンポジットレジンの充填操作においては，フロアブルレジンとコンパウンドレジンの積層充填が推奨される（図52）．この方法は未重合レジンの残存やレジンの重合収縮の問題に対応できるだけではない．かつてコンポジットレジンが有するとされてきた歯髄への為害性は，現在では材料そのものではなく，微小漏洩が原因であるとされている．この方法を行うと下層のフロアブルレジンが微小漏洩を防ぎ，上層のコンパウンドレジンが咬耗を少なく押さえるという利点がある．

　隣接面を含んだ充填の際には隔壁法が必要となり，前歯部ではセルロイドストリップスが多く使用される．臼歯部ではこれまでTofflemireのリテーナーとマトリックスバンド，Tバンドなどが使用されてきたが，石塚式イージーマトリックスは操作が簡便で，器具が小さいため小児の口腔内でも扱いやすい（図53，54）．

　また，乳前歯の多歯面あるいは広域う蝕の場合には，透明なクラウンフォーマーを用いたコンポジットレジンによる全部被覆修復（光重合レジンジャケット冠）が可能である．

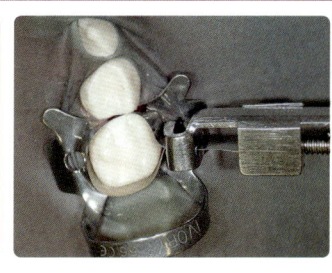

コンポジットレジンの充填操作（図52～54）

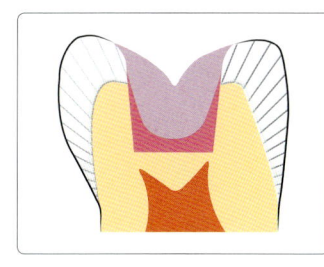

図52　フロアブルレジン（下層）とコンパウンドレジン（上層）の積層充填．

図53　乳臼歯Ⅱ級窩洞のコンポジットレジン修復の隔壁法に，Tofflemireのリテーナーとマトリックスバンドを用いたところ．

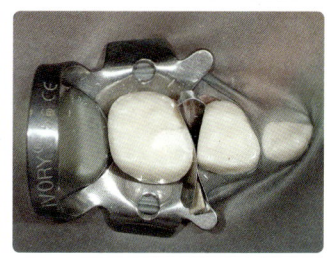

図54　乳臼歯Ⅱ級窩洞のコンポジットレジン修復の隔壁法に，石塚式イージーマトリックスを用いたところ．

〈乳臼歯Ⅰ級窩洞形態〉

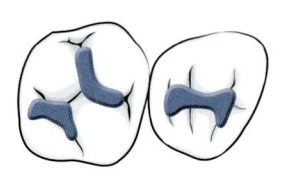

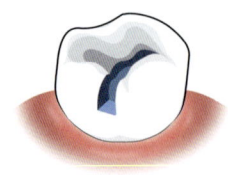

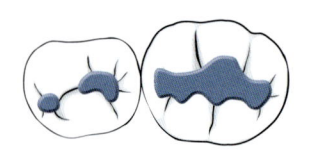

〈乳臼歯Ⅱ級窩洞形態〉（隣接面のみにう蝕が限局）

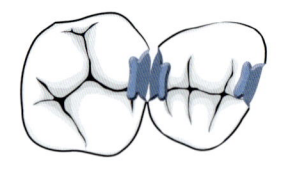

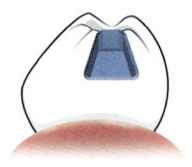

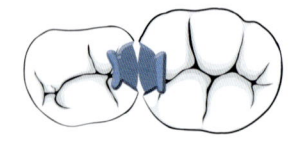

〈乳臼歯Ⅱ級窩洞形態〉（隣接面と咬合面の両方にう蝕が存在）

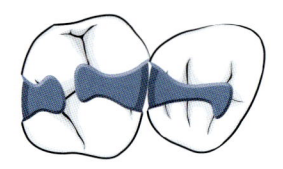

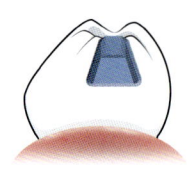

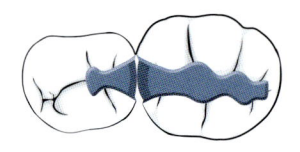

〈乳前歯Ⅲ級窩洞形態〉

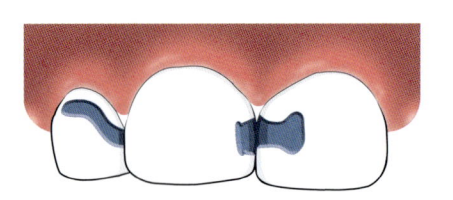

左から唇面歯頸部，潜在性，深在性う蝕を伴うケース

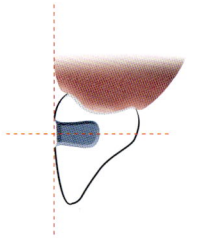

隣接面側室の方向はアプローチ開始面に直角に設定

〈乳犬歯Ⅲ級窩洞形態〉

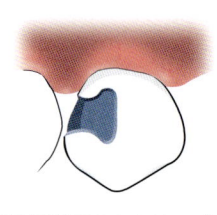

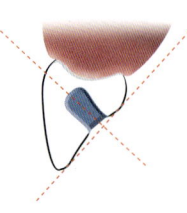

隣接面側室の方向はアプローチ開始面に直角に設定

図55　乳歯のⅠ～Ⅲ級窩洞形態．

6. 応急処置

1）う蝕抑制処置 caries control

　う蝕抑制処置とは，低年齢児やう蝕歯が多数存在し，治療完了までに相当な時間を要するような小児の場合に，治療計画の初期段階で一連の処置や指導により，口腔内環境を改善して清潔に保つことで，現存するう蝕の進行抑制とう蝕の新生防止を図ることを指す．う蝕抑制のための暫間的処置と口腔衛生指導が含まれるが，応急処置としては主に前者が該当する．

（1）う蝕抑制のための暫間的処置

　う蝕歯が多数存在する小児の口腔内は歯垢や食物残渣が蓄積しやすく，う蝕の拡大や新生が加速される．そこで，治療計画の初期にう蝕抑制のための暫間的処置を行い，口腔内環境を改善して，う蝕の進行抑制と拡大防止を図る．

①清掃用器具による歯面清掃
- 機械的な歯面清掃によりう蝕病原菌を含む歯垢や食物残渣を可及的に除去する．

②仮封可能なう窩に対する仮封（ZOE，GIセメントなど）
- 自発痛を伴わないう窩の感染歯質を可及的に除去し，酸化亜鉛ユージノールセメントかグラスアイオノマーセメントで仮封する．

う蝕抑制のための暫間的処置法（図56）

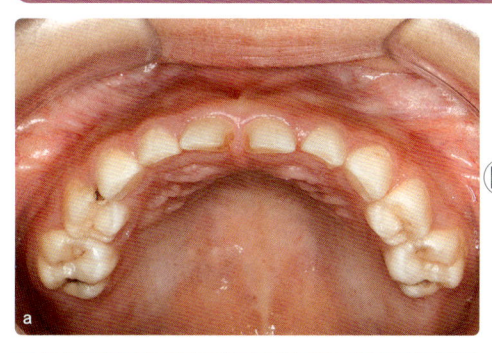

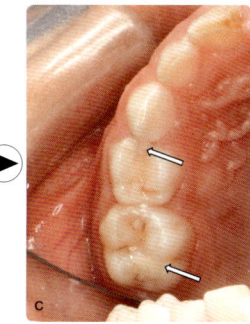

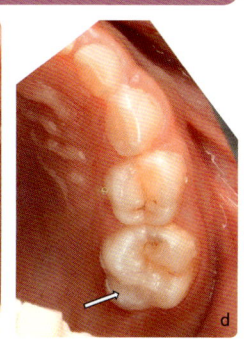

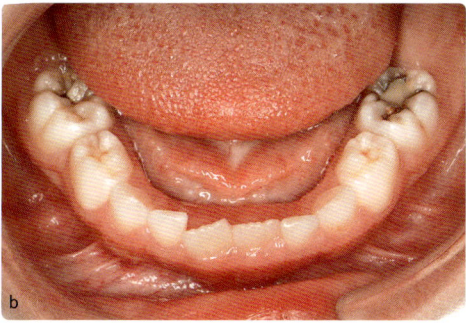

図56　EDCA|ADE と ED|DE にう蝕があり，下顎乳臼歯部を優先する治療計画を進めるため，上顎乳臼歯部のう窩を開拡し，GIセメントで仮封した（矢印）．a，b：初診時の口腔内写真，c，d：仮封可能なう窩の仮封．

③フッ化ジアンミン銀の塗布
- 小児の歯科診療体制が不十分な地域では，感染歯質にフッ化ジアンミン銀を塗布して，フッ素および銀の制菌作用によりう蝕の拡大を阻止する．歯科治療体制が不十分な地域で利用されているが，わが国では該当する地域は少ない．

④保存可能な歯髄罹患歯の歯髄処置
- う蝕により冠部歯髄に炎症が生じた歯は，炎症が根部歯髄に波及することを防ぐための処置を急がねばならない．可及的速やかな歯髄処置が必要である．

⑤保存不能な歯の抜去
- う蝕の拡大により保存不能となった歯は，口腔内環境を悪化させる．したがって，速やかに抜去し，口腔内環境の改善を図る．

※これらの項目の多くは個別に取り上げて行わず，う蝕歯の処置に含めて行う．ただし，①～③は必要に応じて行う（主に，低年齢児，交換期の乳歯などの場合）．

（2）口腔衛生指導

患者のみならず養育者に対する指導により口腔衛生に対する理解と協力を得ることが，う蝕治療を円滑に進めるためと，治療の効果を上げるために不可欠である．

【患児および養育者に理解と協力を求める事項】

①乳歯の生物学的役割
- 乳歯は身体発育に関わるほか，顎・顔面の発育刺激や永久歯列完成のための時間的・空間的調整を行い，発音（構音）機能の発達にも重要な役割をはたすことを理解させる．

②乳歯う蝕の臨床的特徴と為害作用
- 乳歯のう蝕は多発し，進行が早いなどの特徴があり，咀嚼や発音の機能を障害するほか，後継永久歯の発育障害や永久歯列・咬合の異常をもたらすことを理解させる．

③間食の意義と与え方
- 糖質とう蝕の関わりを理解させ，糖質摂取のあり方を含めた間食の意義と与え方についての理解を求める．

④口腔清掃の目的と方法
- 歯垢とう蝕の関わりを理解させ，口腔清掃の目的と方法について理解を求める．

2）歯の外傷の応急処置

（1）歯科診療の前に；全身のチェック

頭部や眼の外傷など，より重度の損傷を疑ったら，医科の受診を先行させる．緊急性を要するのは異物など誤嚥・誤飲の危険性のあるものの除去と，止血である．血液は飲まずに吐き出すように指示を与える（飲むと嘔吐を誘引する）．

(2) 小児の心を支える

受傷した小児と保護者は，精神的に動揺していることが多いため，口腔外傷の多くは，良好に治せることを伝えて落ち着かせる．

(3) 脱落した歯があればこれを再植するか適切に保存する

脱落した永久歯は，歯槽窩に戻すか，培養液(HBSS，デントサプライ®，コージンバイオ)か牛乳中(冷蔵庫内)で保存するのが望ましい．患者さん側から電話での問い合わせがあった場合は，これらの液中に保存するか，なければラップなどで包み，歯科医院を受診することを勧める．術後に良好な結果を得ることができる期間は，ラップ包みか生理食塩液中で1時間，牛乳中では12時間，デントサプライ®で48時間以内の再植であるといわれる．児童では速やかな再植により，歯髄の保存も可能なので，再植を急ぐ意義が大きい．口腔外で乾燥した歯は，2時間以上を過していると歯根吸収などの合併症を生じる危険性が高まるが，保存できる可能性はあるので，汚染が著しい場合を除き，再植を考慮することがある．

(4) 唇の傷

急速に腫張するため，冷水タオルや氷による冷湿布により腫れを防ぐ(図57)．口腔に深く刺さった長い異物は抜かないで受診させる．損傷を正確に診断し，出血を予防するために重要である(もし抜いた場合は異物を持参する)．

唇の傷は急速に腫張するため，冷たい水をつけたタオルや氷を，薄いビニール袋に入れて冷湿布すると腫れを防げる．持つ部分はペーパータオルなどで冷たくないよう工夫する．たとえ腫れ始めていても，冷やすと多少改善する場合もある．腫脹がないほど，適切な縫合ができる．

外傷性刺青を防ぐために，唇にすりこまれた微細な異物は局所酔下で歯ブラシなどで十分除去すること．

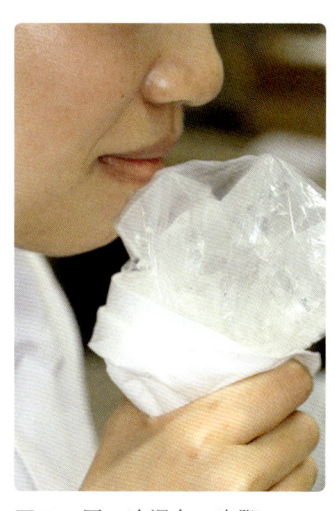

図57 唇の冷湿布の実際．

(5) 歯の破折

歯の破片があれば受診まで水中保管を勧める．破折部は被覆が必要で，程度に応じて覆髄や歯髄切断法(図58)を行う．

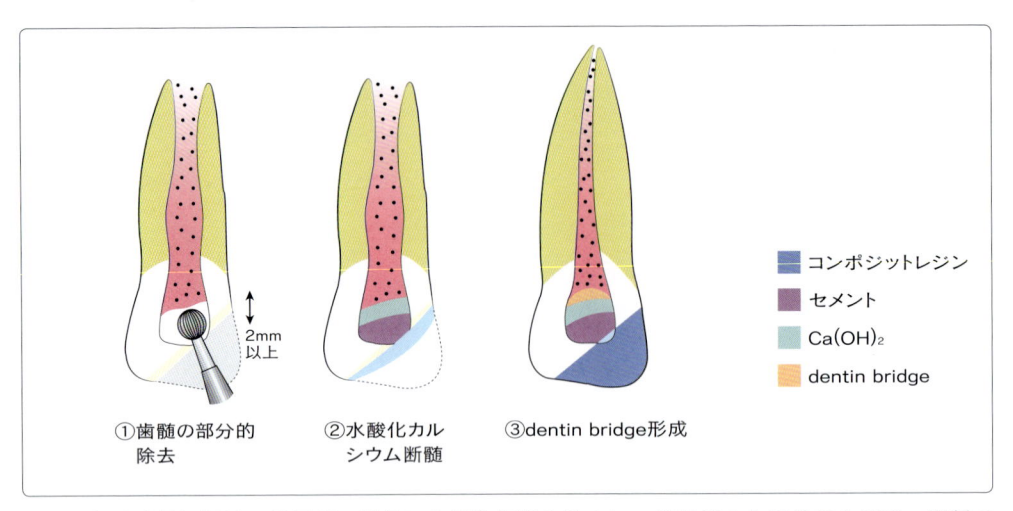

図58 部分歯髄切断法．歯冠部に限局した病的組織を除去し，歯根側の生活歯髄を切断，糊剤で被覆して，これを治癒させて保存する方法である．

＜部分歯髄切断法の適応症＞
- 歯髄の炎症が歯冠部歯髄に限局しているもの
- 断髄面の出血が少量であって，鮮紅色であるもの（歯髄充血，急性単純性歯髄炎，外傷による歯冠破折に伴う露髄後7日以内，軽度の慢性増殖性歯髄炎などが該当する），予後管理に応じられる患児
- 乳歯では歯根吸収が歯根長の1/2以下のもの（露髄面に壊死組織がある場合は非適応）

（6）受傷当日に受診をすべき損傷の目安

歯と歯肉の境からの出血や，歯の位置がずれているもの，見た目に折れたとわかる歯が該当する．これらは中等度以上の脱臼や歯冠破折，歯根破折などを疑わせ，痛みの発現や，歯の脱落，摂食不能を生じる危険性がありうる．

（7）ホームケア

受傷後は十分な休養と栄養補給が大切で，軟らかで，体温に近い温度の食物を，スプーンやストローも利用して与えるなど，傷への刺激をへらす工夫がほしい．なお，体温測定は日に2回行い，破傷風などの感染症への監視を怠らない．通常の口腔外傷後は，37℃程度の発熱をみることがあるが，これより高い場合は他の原因を疑って，医科を受診するよう勧める．ホームケアとしては，受傷部位を手でほぐした綿棒や歯ブラシに，うすめた含嗽薬をつけて清拭することが有効である．とくに，幼児は処方された抗生剤を服用しない場合もあり，局所の消毒が有用である．

3）保隙装置の調整・変更・撤去

　保隙は乳歯を何らかの理由で早期に喪失した場合に，隣在歯や対合歯の移動を防ぎ，それらの空間的位置関係を保持して，乳歯から永久歯への歯の交換を円滑に進めるための処置である．保隙装置を装着した患児にはリコールが不可欠で，永久歯の萌出が近づいたり，萌出した場合には，萌出運動や配列を障害しないように装置の調整や変更あるいは撤去を行う必要がある．これらの対応を怠ると，永久歯の萌出や配列が障害され，かえって問題が生じることになる．

　保隙装置にはバンドループやクラウンループ，ディスタルシュー，リンガルアーチなどの固定保隙装置と床型の可徹保隙装置があり，それぞれ永久歯の萌出時期に応じて調整や交換あるいは撤去が必要になる（図59）．

装置の種類	喪失歯の種類	乳歯列期および第一大臼歯萌出期	第一大臼歯萌出完了期	永久切歯萌出期	側方歯交換期	永久歯列期
クラウン(バンド)ループ	第一乳臼歯				撤去	
	第二乳臼歯				リンガルアーチ	撤去
ディスタルシュー	第二乳臼歯		クラウンループ		リンガルアーチ	撤去
可撤保隙装置	乳前歯	―床縁調整―		撤去		
	乳前歯と乳臼歯	―床縁調整―			リンガルアーチ	撤去
	複数の乳臼歯	―床縁調整―			リンガルアーチ	撤去

図59　咬合発育段階による保隙装置の選択と調整・変更・撤去の流れ．

＜参考文献＞

1）宮新美智世, 高木裕三．14章外傷, 高木裕三ほか(編)．小児歯科学．第4版．東京：医歯薬出版, 2011；244-266．

7．経過評価管理

1）歯科保健行動とう蝕活動性の評価

　う蝕はミュータンスレンサ球菌や一部の乳酸菌など口腔内の酸産生菌が関与する細菌感染症であるが，生活習慣病としての側面も十分に関与している．本邦ではう蝕は減少傾向にあるが，1～3歳で多数歯にわたり重度のう蝕（いわゆる Severe Early Childhood Caries：SECC）を呈して来院する乳幼児も多く，う蝕なし群と多数歯重度う蝕群との2極化が進んでいる．その原因は哺乳瓶にスポーツドリンクや乳酸飲料を入れ夜間に飲ませる習慣や，菓子パンなどの甘食（間食ではない）を頻繁に口腔内に保持したまま眠ってしまう，あるいは保護者の仕上げみがきの放棄など，食環境や養育環境が背景として存在している．さらに，インターネットやテレビなどで情報が溢れているにもかかわらず，保護者の無知から誘導されるう蝕もあれば，知っていながら行動変容できずに発症するう蝕もあり，また，間違った予防知識による弊害も生じることがある．

　う蝕活動性は単に口腔内のう蝕原因菌の酸産性能だけで決まるものではなく，唾液の性状，プラークコントロールやシュガーコントロールなどが大きく関与している．低年齢児の場合，う蝕予防は保護者の良好な歯科保健行動に基づくものであり，成長とともに子ども自身の歯科保健行動の自律が重要となってくる．

　う蝕活動性は，口腔内のう蝕原因菌の酸産性能や唾液の緩衝能を測定し，同時に，保護者や患児自身の歯科保健行動を加味することによって評価できる（図60）．

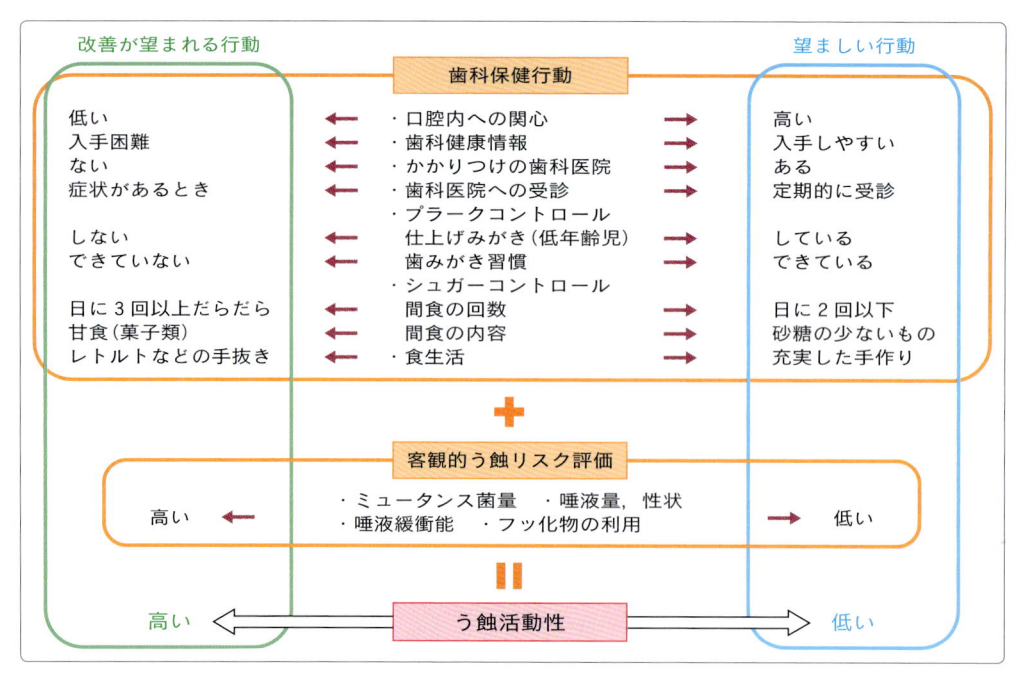

改善が望まれる行動		歯科保健行動		望ましい行動
低い	←	・口腔内への関心	→	高い
入手困難	←	・歯科健康情報	→	入手しやすい
ない	←	・かかりつけの歯科医院	→	ある
症状があるとき	←	・歯科医院への受診	→	定期的に受診
		・プラークコントロール		
しない	←	仕上げみがき（低年齢児）	→	している
できていない	←	歯みがき習慣	→	できている
		・シュガーコントロール		
日に3回以上だらだら	←	間食の回数	→	日に2回以下
甘食（菓子類）	←	間食の内容	→	砂糖の少ないもの
レトルトなどの手抜き	←	・食生活	→	充実した手作り

＋

	客観的う蝕リスク評価	
高い ←	・ミュータンス菌量　・唾液量，性状 ・唾液緩衝能　・フッ化物の利用	→ 低い

＝

高い ← **う蝕活動性** → 低い

図60　小児における歯科保健行動とう蝕活動性の評価．

2）う蝕・外傷処置の術後評価

(1) う蝕の術後評価

　小児う蝕が急進性あるいは多発性，また自覚症状が不明確であるという特徴は周知されているが，これは予防や早期発見だけでなく，治療後の評価がいかに重要であるかを示唆するものである．臨床現場では，安易で杜撰なう蝕処置によってもたらされる悲惨な予後不良症例に遭遇することがある．う蝕処置の術後を詳細に評価することは，小児う蝕を正しく診断し適正な治療を行うことに通じる．小児歯科では基本的に定期健診をシステム化しているため，う蝕処置後の術後評価は，定期健診時に歯列や全身の発育など総合的評価に含めて行うことになる．また低年齢児や非協力児の場合は，フッ化ジアンミン銀塗布やセメント修復などの暫間処置を行い，行動変容療法の進行とともに修復処置を進めていくことも多いため，長期間を視野に入れた評価をしなければならない．具体的には視診，触診およびレントゲン検査により自他覚症状，修復物の脱落，破折，二次う蝕の発生など，う蝕処置自体の術後評価を行うとともに乳歯であれば歯根の発育や吸収，後継永久歯胚の発育状態についても異常がないか調べる必要がある．定期健診の間隔は3～6か月で，高う蝕リスク児は短いリコール間隔となる．またレントゲン検査は必要時にのみ撮影する．

　一方，う蝕リスク検査により個々のう蝕発症の要因を評価検討し，食生活習慣や養育環境におけるう蝕要因について保護者に対して改善指導を実施するが，定期健診時には再度リスク検査を行い，う蝕リスクの低減を評価することも重要な術後評価である（図61）．

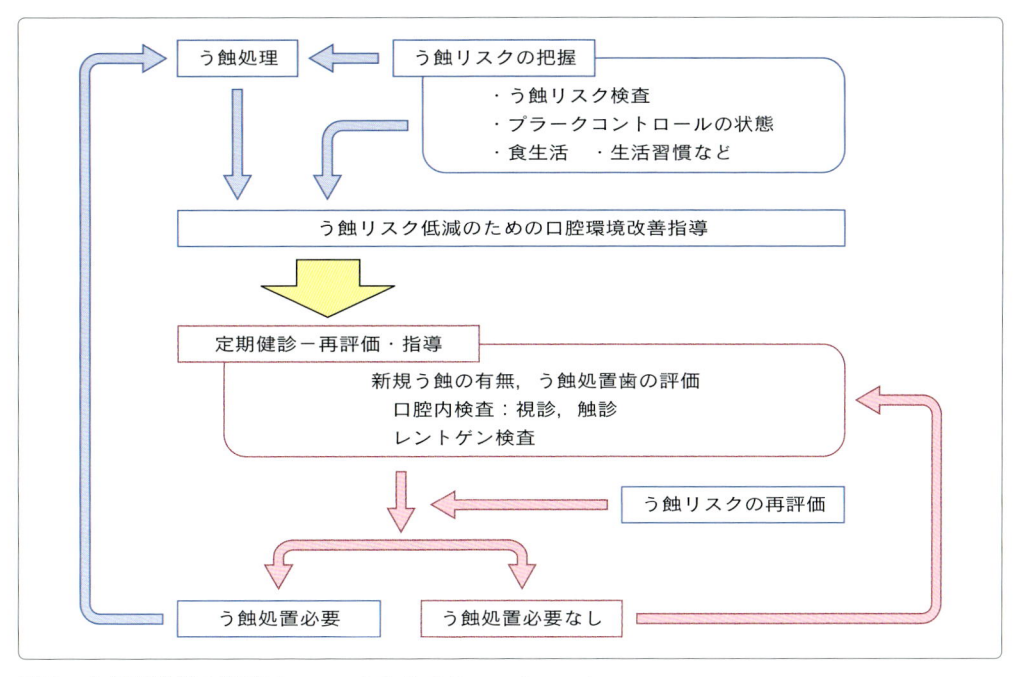

図61　う蝕処置後の術後フォローのためのフローチャート．

（2）外傷処置の術後評価

　歯の外傷は1〜2歳と6〜8歳に多く起こり，偶発的に発生する疾患であるが，受傷様式，受傷歯，経過時間，年齢などの条件により行われる処置はさまざまである．したがってその予後は，症例によってすべて異なる経過をたどる．受傷直後に保存不可能で抜歯となる場合もあるが，保存的処置を行ったとしても後日，変色，歯髄壊死や，根尖病巣，骨性癒着などが症状として現れることがある．これらの遅延症状の有無，出現時期が決まっているわけではないので，定期的に経過を観察し，必要に応じた処置を行っていく必要がある．

　破折歯の場合は，歯冠修復物の脱離や破折に起因して歯髄への刺激や感染，炎症の波及が起こる可能性があるため注意が必要であるとともに，脱臼や転位の場合と同様に受傷時に大きな力が根尖部に加わることによる歯髄壊死や根尖病巣のチェックも必要となる．

　乳歯の外傷では，受傷歯自体の予後を追うと同時に後継永久歯への影響に注目しながら交換後まで経過観察を行うことが重要である．保護者には後継永久歯への影響を理解してもらうことが重要であり，交換期にトラブルとならないように診療録には説明事項を明記する．幼若永久歯の外傷では根未完成時の受傷となるため，歯根形成(apexogenesis)や根尖閉鎖(apexification)を確認しなければならない．歯髄処置として生活歯髄切断法や抜髄法を施行した場合の経過観察では，dentin bridgeの形成，apexificationやapexogenesisを確認する．その他の受傷状態においてもいずれも5年以上の経過観察を行う必要がある（図62）．

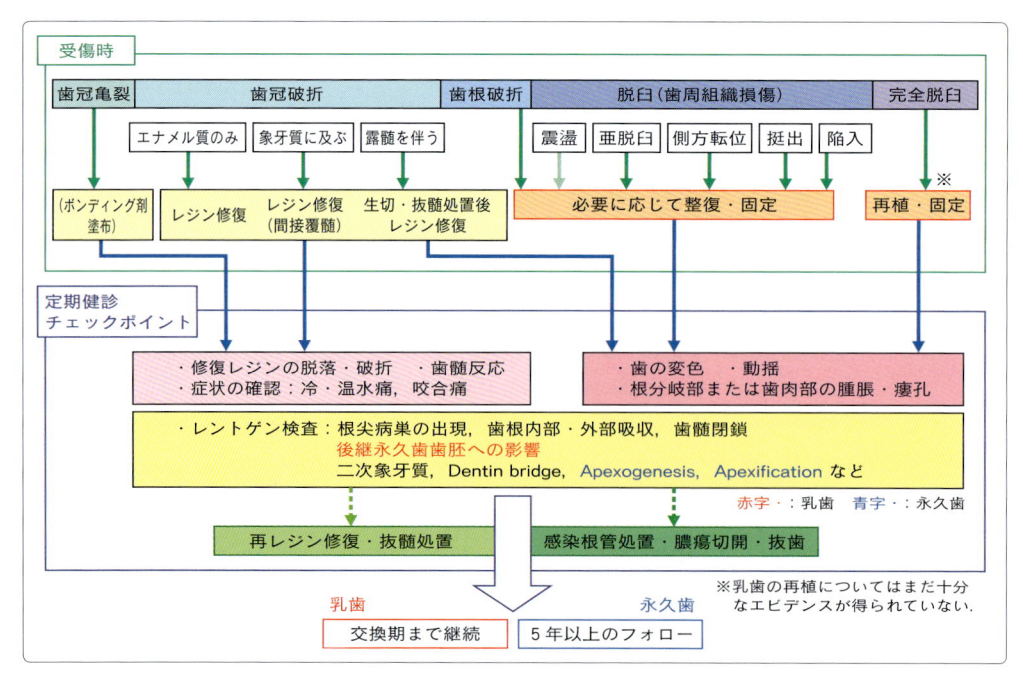

図62　乳歯および幼若永久歯の外傷の術後フォローのためのフローチャート．

3）咬合誘導処置の術後管理

　成長期においては，動的咬合誘導が終了した時点の歯列・咬合がそのまま自然に維持されるわけではない．歯列・咬合の生理的変化が生じてくるため，当然ながらこれらを含んでの術後管理計画を立てなければならない．それゆえ，咬合誘導処置が終了した後も，定期的に検診を行い，術後の管理を行うことが重要である．それらの期間としては，少なくとも第二大臼歯の萌出と咬合まで(15歳頃)，できれば第三大臼歯への対応が終了する(20歳頃)までの術後管理(検診)が望ましい．検診時の主な検査項目は次のとおりである．

【定期検診時のチェック項目】

①う蝕および歯周疾患の診査
- 固定保隙装置や動的咬合誘導に用いるバンドなどを使用した場合，固定歯の歯冠周囲に初期脱灰による白濁やう蝕が生じることがある．フッ化物塗布による予防処置やう蝕の早期発見につとめ，新たに萌出してきた永久歯に対してはシーラント処置を行う．また，咬合誘導処置を行ったことで歯の動揺，咬合性外傷による歯肉退縮，歯肉炎などの歯周疾患になっていないかについても注意する．

②歯列・咬合の検査
- 咬合誘導処置終了後も引き続き研究用模型を作製し，歯列弓や咬合状態に変化がないか検査する．とくに，乳歯列期や学童期でいったん咬合誘導処置が終了した場合や，動的咬合誘導処置を行った場合は，その後の成長発育が考えられるため，予想した歯列・咬合の変化を遂げているか，あるいは後戻りしていないかなどを診察する必要がある．
- 咬合誘導処置終了後も1～2年に一度は，口腔内の写真撮影も行い，咬合の安定や歯列弓に変化がないかを確認すると同時に，変化の記録も残しておく（図63）．

＜咬合・機能検査のポイント＞
- 咬頭嵌合位は安定しているか．
- 対合歯との接触関係が密か．
- 顎運動を行わせ左右対称に開閉口が行われているか，その際顎関節に異常はないか．

乳歯列期の反対咬合における治療経過（図63）

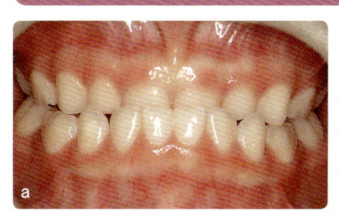

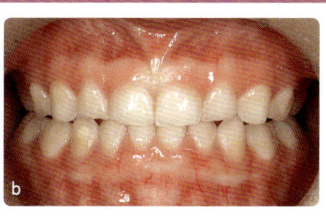

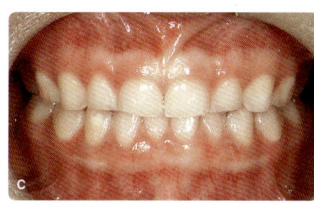

図63　a：治療前，b：治療後，c：治療後1年経過．

画像検査（図64，65）

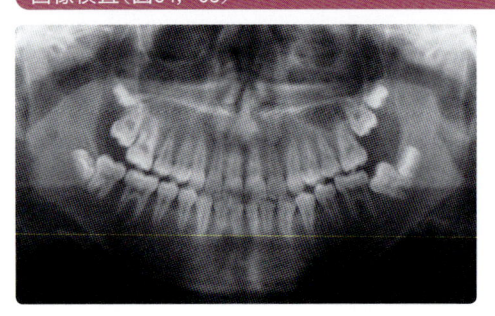

図64 12歳時のパノラマエックス線写真像．左下第二大臼歯の近心傾斜が認められる．

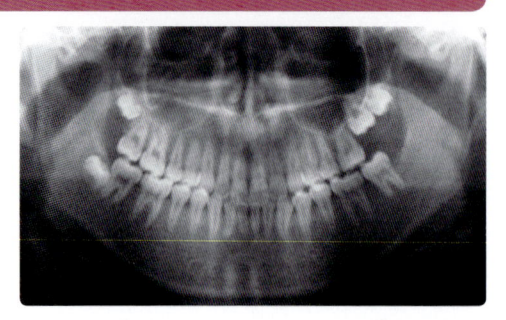

図65 14歳時のパノラマエックス線写真像．左下第二大臼歯の近心傾斜は第三大臼歯の早期抜歯により改善した．しかし次の問題として，左上第二大臼歯の萌出が遅れている．

③画像検査
- 画像検査には，パノラマエックス線写真，デンタルエックス線写真，CT，MRIなどがある．その中でも，パノラマエックス線写真は歯の萌出状態や位置などの全体像を見るのに有効である．
- 成長期，とくに混合歯列期に発現する叢生に対して，スペースリゲーニング，乳歯の隣接面削除法や早期抜去などを行って咬合誘導を行った場合，歯列後方部に萌出の異常などが予想されることがある（図64，65）．このため，後続歯の歯胚の成長，萌出方向，第三大臼歯の歯胚の有無には，とくに注意を払う．第二大臼歯や第三大臼歯の発育や萌出方向については，パノラマエックス線写真撮影を1年に一度程度行い，定期的に観察する必要がある．

4）顎・口腔の発育評価

小児期は，全身的な発育のみならず顎・口腔においても変化の著しい時期である．それゆえ，この時期における顎・口腔の発育状態を評価することは何らかの異常を生じた際の診断の参考になるだけでなく，術後評価の基準にもなることから，適切な時期に正確な顎・口腔の発育評価を行う必要がある．この発育評価には，形態的評価と機能的評価が一般に行われている．

（1）形態的評価

形態的評価として，歯列模型による方法や頭部エックス線規格写真を用いた方法が多く用いられている．ここでは各発育段階における頭部エックス線規格写真重ね合わせ法による顎顔面の発育状態の評価を行う方法について述べる．何らかの不正咬合を有する場合，

術前，術中および術後の頭部エックス線規格写真の重ね合わせを行うことによって，治療効果の評価を行うこともできる．次の重ね合わせ法がよく用いられる．

①顎全体の重ね合わせ
- S(セラ)を原点としてSN平面で一致させて重ね合わせを行う方法が多く用いられ，頭蓋を基準として，上顎骨，下顎骨といった顎顔面頭蓋の変化を検討する．

②上顎骨の重ね合わせ
- ANSを原点とし口蓋平面で一致させることによって，上顎大臼歯，中切歯の位置変化について評価を行う．

③下顎骨の重ね合わせ
- Me(メントン)を原点とし下顎下縁平面を一致させ，下顎骨の成長，下顎大臼歯，中切歯の位置変化について評価する．

④プロフィログラム
- 特徴的な点を結ぶことによって模式図(プロフィログラム)を作成し，各年齢や歯齢における標準的なプロフィログラムと患者のプロフィログラムと比較することによって治療効果や顎顔面頭蓋の成長発育を検討することができる(図66)．

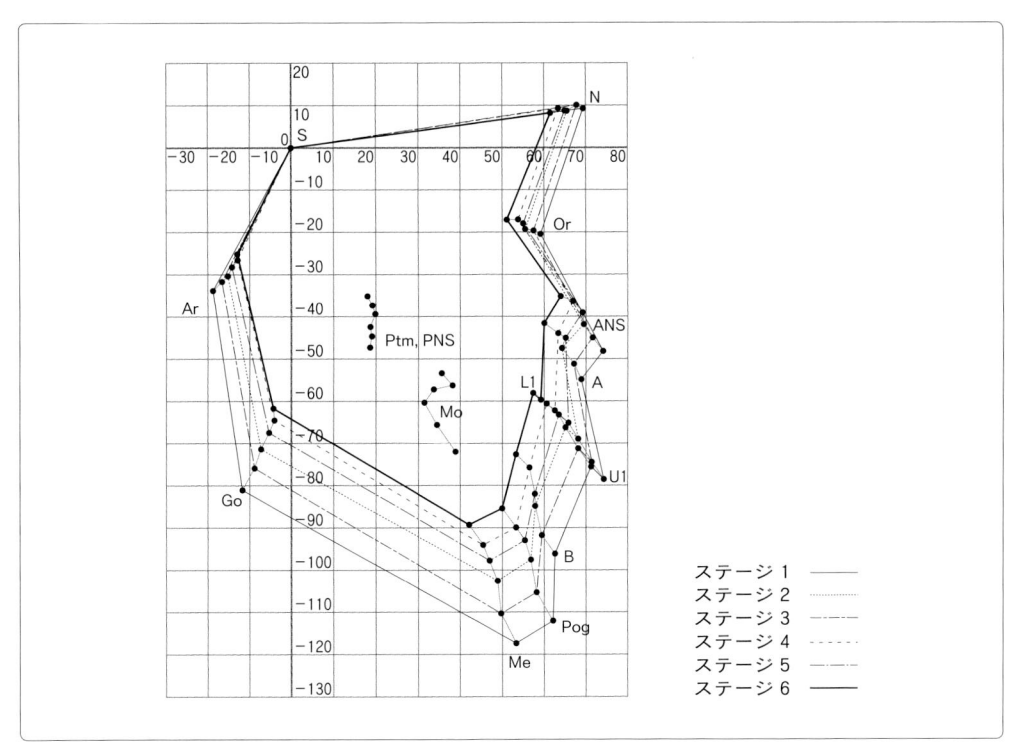

図66 日本人小児(男児)の平均的プロフィログラム(日本小児歯科学会，1995)．

（2）機能的評価

①咀嚼機能の評価

- 低年齢児において全身的には問題を認めず，口腔機能にもとくに異常を有していないにもかかわらず，咀嚼発達において何らかのトラブルを訴えて小児歯科を受診することがある．臨床的対応としては，離乳の進行と断乳時期，咀嚼発達と食事内容との間に問題がないかについて医療面接を行い，的確な発育評価と食事指導を行っていくことが重要となる．一般的には，これらの訴えは増齢にともなって減少することが多く，咀嚼における問題は成長発育にともない改善していることが示唆される．

②嚥下機能の評価

- 乳児期から幼児期前半にかけて，嚥下様式はいわゆる上下歯槽堤に舌を介在させる乳児型嚥下から，歯を噛みしめて嚥下する成熟型嚥下への移行がみられる．何らかの原因でこの移行がうまく行われないと乳児型嚥下はそのまま残存し，舌前突癖や異常嚥下癖といった舌癖につながっていく．そのスムーズな移行をもっとも障害しているのが，乳幼児期にみられる指しゃぶりであり，それによる開咬である（図67, 68）．それゆえ，開咬と異常嚥下癖が認められる場合は，まず指しゃぶりを止めさせることと，併せて筋機能訓練を行い，早期に異常嚥下癖を改善しておくことが重要となる．

- また一方，脳性麻痺といった何らかの脳への障害を有する小児においては，神経－筋の障害によって口腔機能に影響を及ぼし，嚥下時に舌が口腔前庭にまで突出するような摂食・嚥下障害を引き起こすこともある．病態は障害によって異なるため，口腔周囲筋や舌の動き，これらの協調運動について観察を行い，各個人の機能評価とそれに基づく食事時の姿勢指導や摂食・嚥下指導を行うことが必要である．

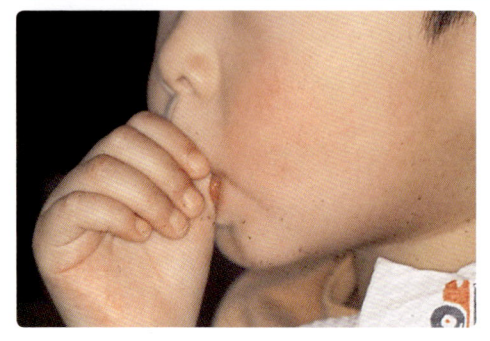

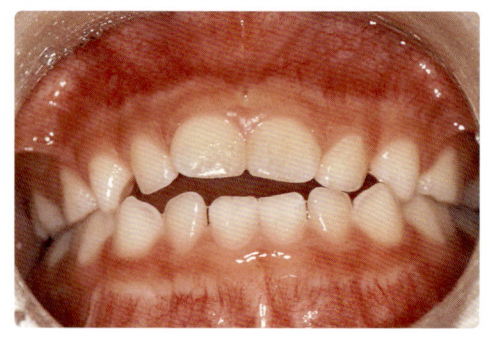

開咬（図67, 68）

図67, 68 吸指癖が原因となって発症した異常嚥下癖を有する開咬．

<参考文献>

1）田上順次ほか．う蝕学．京都：永末書店，2008.

2）林　文子ほか．歯の萌出ステージに応じた小児う蝕の予防手段とその実践．デンタルダイヤモンド 2010；35（1）：46-51.

3）木村光孝ほか（編）．乳歯列期における外傷歯の診断と治療．東京：クインテッセンス出版，2005.

4）外傷歯治療ガイドライン．日本外傷歯学会雑誌 2009；5（1）：90-94.

5）日本小児歯科学会．小児の歯の外傷の実態調査．小児歯科学雑誌 1996；34（1）：1-20.

矯正歯科 | SECTION 9

SECTION 9 矯正歯科

1．医療面接

1）不正咬合による障害と矯正歯科治療の意義

「咬み合わせが悪いとどのような問題が起こりうるか（不正咬合による障害）」「矯正歯科治療を受けると，どのような良いことがあるか（矯正歯科治療の意義）」に関する説明は矯正歯科治療開始前の医療面接において非常に重要なポイントの一つになる．不正咬合による障害と矯正歯科治療の意義は表裏一体をなすものであるが，矯正歯科治療だけで解決できない障害もある（表1）．

表1　不正咬合による障害

- 咀嚼機能障害
- 発音障害
- 筋機能障害
- 顎骨の発育への影響
- う蝕発症の誘因
- 歯周組織関連疾患の誘因
- 外傷受傷の誘因
- 顎関節症発症の誘因
- 社会心理的障害（審美的障害）
- 歯科治療に対する障害

不正咬合の種類や程度により生じる障害の種類も異なる．以下に主な不正咬合別に生じ得る障害の概要をまとめる．実際には複数の不正咬合が混在している患者が多い．

（1）叢生・空隙

前歯部叢生の場合は社会心理的障害（審美的障害）が問題となることが多い．審美的障害は主観的要素により左右されるので，同程度の叢生の状態でも個人差が大きいことに注意する必要がある．わずかな叢生と思えても，患者が非社交的になっている場合は，慎重に対応する必要がある．中等度から重度の叢生は，前歯部では前歯部の，臼歯部では臼歯部の咀嚼機能障害を生じ得る．さらに，う蝕発症や歯周組織関連疾患の誘因となることも歯科的には重要である．上顎側切歯の舌側転位などが下顎骨発育へ影響する要因となる場合があることも治療開始時期を検討するうえで頭に入れておく必要がある．患者によっては舌への障害や歯の不均一な咬耗などを生じることもある．臼歯部の叢生により第三大臼歯の半埋伏に伴う智歯周囲炎や不必要な歯の移動を生じることもある．

前歯部の空隙も社会心理的障害が問題となっていることが多い．前歯部の大きな空隙は発音障害を生じ得る．先天欠如に伴う臼歯部の空隙は咀嚼機能障害だけでなく，対合歯の挺出や臼歯の近心傾斜などの不必要な歯の移動を生じることがある．埋伏歯や歯の欠損などでも類似の障害が生じ得る．

(2) 上顎前突・下顎前突

　オーバージェットが大きい上顎前突では歯軸や口もとの社会心理的障害が問題となっていることが多い．骨格性上顎前突では臼歯部咬合関係がAngle II級となり，咀嚼機能障害を生じ得る．上顎前歯唇側傾斜に伴う咬唇癖などがある．上顎前歯唇側傾斜では口唇閉鎖不全や咬唇癖などの筋機能障害が生じることがある．骨格性の上顎前突や上顎前歯唇側傾斜では前歯部の破折や脱臼など外傷受傷の誘因になることがあることも頭に入れておく必要がある．

　下顎前突では反対咬合の部位で咀嚼機能障害が生じる．前歯部の反対咬合部位で早期接触が生じると，外傷性咬合による歯肉退縮などの歯周組織関連疾患の誘因となることがある．成長期の前歯部の機能的反対咬合では，歯性であれ軽度骨格性であれ，上顎骨の前方成長抑制ならびに下顎骨の過度の前方成長促進など，顎骨の発育への影響を考慮する必要がある．骨格性の下顎前突では，水平的な開咬により発音障害が生じたり，歯列・咬合のみならず顔貌に及ぶ社会心理的障害を生じ得る．

(3) 過蓋咬合・開咬・その他

　過蓋咬合では，社会心理的障害は他の不正咬合と比較して少ないが，笑ったとき歯茎が見える，下の歯が見えないなどの訴えもある．前歯部過蓋咬合や臼歯部鋏状咬合は顎運動経路に影響するため，咀嚼機能障害や筋機能障害が起こり得る．早期接触に伴う機能的下顎遠心咬合が継続すると，顎骨の発育への影響が生じたり，顎関節症発症の誘因となることがある．

　開咬では，上下顎歯が接触しない部位では咀嚼機能障害が生じ，舌癖などの筋機能障害を併発することが多い．前歯部開咬は発音障害を引き起こしやすい．咬合していない歯の歯根膜は萎縮して狭窄し，血管や神経などの組織変化が生じ，各種歯根膜機能が減退する．

　中心位と中心咬合位の不一致など咬合の不安定な状態は顎関節症発症の誘因となることもあり，さらに頭頸部などに各種の身体症状を引き起こすこともありうる．いずれの不正咬合においても重度の場合，将来的な歯科治療を困難にする障害を生じやすい．

　萌出方向異常を伴う埋伏歯などは，永久歯の歯根吸収や歯根の湾曲など歯周組織関連疾患を引き起こすこともある．

2）不正咬合患者に対する医療面接

　医療面接や診療の流れの基本は＜共通＞のSECTION 1，2，4に詳述されているとおり，不正咬合患者でも他の歯科疾患と何ら変わりないが，不正咬合患者と矯正歯科治療の特殊性を念頭において医療面接を行う必要がある．

(1) 患者と歯科医師の関係構築のための基本的環境整備

患者・同伴者（保護者など）と歯科医師との信頼関係の確立と維持はもっとも重要である．服装，髪型，姿勢，手足の位置，表情，態度，話し方，敬語，適切な言葉の選択，専門用語のわかりやすい表現，医療安全や感染対策など，信頼関係の確立・維持に常時意識が必要である．事前の問診票などがあれば先に目を通し，その後に患者を診察室などに誘導する．初対面の場合は的確なあいさつと患者氏名の確認，自己紹介など，最初の段階から良好な関係を構築していきたい．歯科用ユニットで相談する場合は，椅子の向きや記録できる環境の整備も大切である．

(2) 主訴

不正咬合患者の相談では，歯列や咬合に関する訴えが主になるが，単に「歯並びが悪い」「噛み合わせが悪い」では，具体性に乏しい．部位や状態，問題点なども明らかにするため，「どこが？」「どのように？」「気になるのか，何か困っているのか？」などの質問が必要な場合も多い．なかには，審美的な問題があっても，機能的な問題に置き換えて表現される方もいるので注意が必要である．また，各種マスメディアの影響もあり，頭痛・肩凝り・腰痛など不正咬合と直接関係があるかどうかわかりにくい主訴が増える傾向にある．

(3) 現病歴

不正咬合の状態は形態学的・機能的に診断できる場合が多いが，原因・誘因を考慮して治療方針を立案するうえで現病歴が重要になる場合も多い．歯の萌出，交換，外傷などに伴うダイナミックな変化は気づかれやすいが，歯の欠損，歯周病などに伴う比較的緩徐な変化は気づかれにくい．そのため，診断のための因果関係の検討には注意を要し，患者が考える因果関係以外に適切な質問による現病歴の確認が必要な場合もある．

(4) 既往歴・家族歴・その他

一般的な各種全身疾患・感染症関連疾患・薬剤アレルギーなどのほかに，歯の形成や位置・顎骨成長などに影響を及ぼす可能性がある先天性疾患・骨代謝関連疾患や顔面頭部外傷，鼻咽腔・呼吸器関連疾患や口呼吸・吸指癖・弄舌癖・咬唇癖・歯ぎしりなどの習癖，診断や治療の際に考慮が必要となり得る精神神経系疾患，金属アレルギー，う蝕や歯周疾患，顎関節症などの有無は押さえておきたい．必要な場合は診断名や矯正歯科治療の可否などについて関係各医療機関に照会する．不正咬合治療の既往がある場合は，治療期間や使用装置を確認し，必要に応じて照会や資料請求する．

近親者の顎顔面骨格形態や咬合状態，歯の先天欠如部位などの家族歴は，遺伝的要因の検討や成長などの予測に参考になる場合がある．

（5）矯正歯科治療の概略に関する情報提供

　最終的な治療方針については，後述する詳細な検査・診断などが必要であること，医療機関によっても異なる可能性があることを伝える必要がある．初診時の相談の段階で情報提供が必要となる可能性がある事項としては，一般的診療の流れ（検査⇒診断⇒診療計画⇒インフォームドコンセント⇒診療：経過観察・動的矯正治療・保定など），簡単な口腔内外の診察に基づいて把握できた現症，予想される治療方針の可能性，代替の治療法や治療しない場合の不利益，治療開始時期の目安，使われる可能性のある装置の種類や審美性・使用時間，各種手術などを含めた包括診療の可能性，治療に伴う疼痛，口腔清掃管理に関する協力の必要性，保定まで含めた予想される一般的な治療期間，通院頻度，治療費用などの概要などが挙げられる．

　不正咬合は，正常と考えられる範囲と疾患との境界が不明瞭なことや，個人差が大きいことも頭に置いて，個々の問題を強調しすぎないように説明する必要がある．

　治療開始時期の判断などに過剰歯や歯の埋伏・欠損，歯胚の位置・萌出方向や永久歯歯根の状態などの確認が必要な場合，最小限のエックス線写真検査を行うことがあるが，エックス線写真検査は原則，検査開始について患者の同意を得てからにしたい．

　また，治療は長期にわたるが，治療方針の継続の問題や費用の問題も生じ得ることから，安易な転医はお勧めできない．したがって，通院困難となる要因（転勤・転居・遠方在住・留学・受験・部活動・習い事など）の有無を確認しておく必要がある．場合によってはまとまった治療が行えるよう，治療開始時期に配慮することが必要である．

（6）歯周病・セカンドオピニオンなど

　歯周病が重度になると歯槽骨の吸収が進行し，歯の移動が生じる．そのため重度の歯周病患者や炎症がコントロールされていない状態で不正咬合治療の相談に来院する歯周病患者も多い．しかし，矯正力は歯周病の炎症を助長し，骨吸収を進行させる可能性が高いことから，歯周病の治療が一段落するまでは矯正治療を開始するべきでない．多数の臼歯が欠損となった患者も，固定源の確保が難しく，難症例となるばかりか，経過の安定性を担保し難い．

　また，他の医療機関での診断後かつ診療開始前に必要な情報提供を受けて行うセカンドオピニオン以外に，必要な情報が不足した状態での相談，とくに，ただちに矯正治療を受けなかった場合の不利益を心配しての相談が増える傾向にある．適切な開始時期も含め，矯正治療を受けなかった場合のエビデンスがないリスクを強調しすぎないようにしたいものである．

　さらに，他の医療機関で矯正治療中や治療後，明らかに他の全身・口腔内疾患の治療を優先させるべき状態，不正咬合治療とはまったく関連がない主訴，不正咬合治療が望まれるが適切な治療方針が立案できない場合などの相談もあり，必要に応じて適切な専門家に

相談や紹介が必要な場合もあることを頭に入れておく必要がある．

　すでに他の医療機関で相談している場合や，近年では書籍やインターネットなどの普及に伴い，患者が治療に関する何らかの知識をすでに持ち合わせている場合で，治療方針や装置の種類に関する患者の希望や要望がある場合は，それらのエビデンスの程度も考慮して概説する必要がある．

（7）インフォームドコンセント

　検査・分析後，顎顔面頭蓋の硬組織および軟組織を含めた不正咬合の詳細に関する問題リストと，治療計画や代替の治療計画に関する説明を行い，患者の希望や要望にも配慮して治療計画を決定する．さらに，矯正歯科治療に伴い起こり得るリスクや治療の限界に関する説明を行う．たとえばアメリカ矯正歯科学会の書式では，治療結果，治療期間，不快症状，後戻り，抜歯，外科的矯正手術，脱灰・う蝕，歯根吸収，神経損傷，歯周疾患，矯正装置による外傷，ヘッドギア，顎関節症，埋伏もしくは骨性癒着の未萌出歯，咬合調整，理想的でない結果，第三大臼歯，アレルギー，全身的健康の問題，喫煙，暫間固定装置，個人情報，資料使用の許諾などについての項目が挙げられている．患者の自己決定を尊重してインフォームドコンセントを構築するため，不明な点については質問を受け，十分納得が得られたら承諾書に署名捺印などをいただく．歯科医師にはつねに，患者のプライバシーを守り，患者の心身におけるQOL（Quality of Life）に配慮することが求められる．

（8）患者教育と治療への動機づけ

　不正咬合による障害には顎骨成長のタイミングや発育への影響，永久歯の交換・萌出時の問題などがあるため，患者が幼少で本人が希望していなくても矯正歯科治療開始を検討する必要がある場合も多い．また，矯正歯科治療は長期にわたることが多く，疼痛を伴うこともあり，目立つために敬遠されがちな装置を装着してもらう場合も多い．さらに，不快な可撤式装置を装着しないと治療効果が得られなかったり，固定式装置周囲の清掃の協力を得られなければ治療が継続できなくなることもある．したがって，治療開始前までに患者教育により治療への動機づけを得ておくことは非常に重要である．さらに診療期間中も随時励まし，治療に対する協力を継続してもらう必要がある．

3）不正咬合患者に対する診察

（1）初回相談時

　前述の医療面接中に口腔内外の診察を行う．簡単な診察により短時間で大まかに現症をとらえ，医療面接に活かすことが重要である．顔面の対称性，側貌，口もと，顎関節，下顎位の安定性や誘導，正中の偏位，前歯部被蓋関係，犬歯・臼歯部咬合関係，歯の欠損・

交換・う蝕・歯周病などの状況，軟組織（口唇，舌，小帯，扁桃等）などが主な確認事項である．得られた情報の中で追加検査の必要性などを判断することも重要である．

（2）治療開始前・経過観察中

必要に応じて初回相談時や前回相談時の診察事項との変化を問診や視診で確認していく．上下顎骨の成長や歯の萌出・交換，早期接触や下顎の機能的誘導，望ましくない習癖などの問題が生じた場合などが治療開始の判断の基準となる．たとえば，前歯部反対咬合治療のための中切歯や側切歯の萌出，恐怖心が強い患者の心身の成長，乳歯の脱落・交換や第二大臼歯の萌出，外科的矯正治療を行う顎変形症で下顎骨の成長終了確認，成人歯周病患者の歯周病治療終了などがある．また，次回の予約時期についてもさまざまな状況を考慮して適切な判断が必要となる．

（3）動的矯正治療中

動的矯正治療中は疼痛が生じたり，歯の移動に伴い咬合が変化していくので，毎回治療の前に簡単な医療面接や診察が必要になる．あいさつの後，可撤式装置が適切に使用できたか，自発痛・咬合痛や装置のトラブルなどの問題がなかったかなど患者の不快事項・要望を最初に確認し，問題があれば対応を検討し，当日の診療プラン修正に活かしたい．患者の自覚がなくても，歯や歯周組織，咬合関係，口腔軟組織，顎関節，装置等の変化などは視診・触診・打診などを駆使して見落とさないようにしたい．とくに，脱灰，歯の著しい動揺，早期接触に伴う下顎の機能的誘導，歯の移動に伴う歯の傾斜や捻転・歯根の位置・歯肉退縮・装置の破損の有無などはつねに把握しておきたい．

目標に沿って効率良く歯の移動が進行しているか，固定源の不必要な移動がないかは毎回の重要確認事項である．必要に応じてエックス線写真上でう蝕や歯槽骨レベルの低下，歯根吸収などの病的変化の確認も行う．また，矯正力の大きさや方向，装置の摩擦，骨性癒着などの問題で歯がまったく移動していない場合にもいち早く気づいて対応を検討したい．

（4）保定観察中

動的矯正治療中より変化は少なくなるが，動的矯正治療中と同様自覚症状や可撤式保定装置の使用状況や固定式保定装置のトラブルなどの問題の有無を問診などで確認し，視診・触診・打診などを駆使して歯や歯周組織，咬合関係，口腔軟組織，顎関節，装置等の変化などの確認を行う．後戻りの有無や程度，咬合の安定化や第二・第三大臼歯萌出に伴う新たな不正咬合の再発などは保定期間中の重要確認事項である．状況に応じ，当日の治療内容，次回来院の時期，保定終了時期の判断が必要になる．

2．診療計画

1）検査と分析

（1）顔貌検査・写真

　顔面写真は一般的に，正面，斜め45度，側面の方向から安静位または咬合位で撮影する．またスマイル時の写真も撮影し，ガミースマイル（gummy smile：笑ったときに過度に歯肉が見える状態）やスマイルアーク（smile arc：上顎前歯切縁を結んだライン）などの評価も行うことがある．

【顔貌検査で確認するポイント】

　左右の対称性，眼裂や口角の傾斜，前歯正中の偏位，上顎前歯の露出度，口唇閉鎖時の上唇・下唇・オトガイ筋の緊張の有無，鼻唇溝の左右差，口唇の厚み・翻転状態など．

　側貌型は，図1に示す3つに分類されている．

　また，口元の突出感の評価などにエステティックライン（Esthetic line：E-line，鼻尖とオトガイを結んだ線）なども用いられる．日本人の場合は，上下唇が少し内側，またはライン上にあるのが理想的とされている．

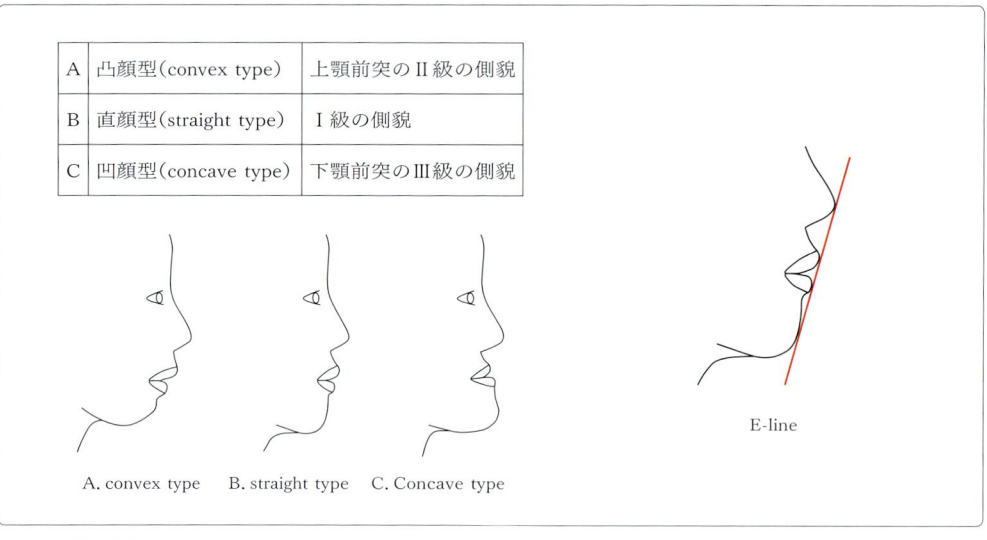

A	凸顔型（convex type）	上顎前突のⅡ級の側貌
B	直顔型（straight type）	Ⅰ級の側貌
C	凹顔型（concave type）	下顎前突のⅢ級の側貌

図1　側貌型.

（2）口腔内検査・写真

　咬頭嵌合位における正面，左右側面，ミラーを使用した上下顎咬合面が撮影される．また，必要に応じて，早期接触部位，舌小帯強直など軟組織の状態，舌突出癖など習癖発現時の状態，側方運動時の接触関係など問題点リストに挙げられるポイントも撮影しておくと有用である．

（3）模型分析

矯正歯科学的に用いられている歯列模型は以下のものが挙げられる．また，デジタルの模型が用いられる場合もある．

＜平行模型＞

- 模型の基底面と咬合平面を平行にした模型．現在はもっとも一般的である．

＜顎態模型＞

- 模型上にフランクフルト平面（模型の上下基底面），正中矢状面（模型正中線），眼窩平面（上顎模型基底面に印記）の Simon の3平面が付与された模型．顔面に対する歯，歯列弓，咬合平面などの位置関係を評価することが可能である．

＜マウント模型＞

- Facebow transfer を行い，半調節性咬合器に装着された模型．臨床的には，咬合位と中心位の差異などの顎位の評価に用いられていることが多い．

①模型分析法

ノギス，大坪式模型計測器などを用いて，歯列模型上の以下の項目を計測する．個々の歯の大きさを計測することにより，後述のアーチレングスディスクレパンシーを求め，抜歯の必要性について検討したり，Tooth-size ratio を計算し，上下の歯のバランスを評価したりする．また，歯列弓拡大の必要性などについても検討する（図2，3）．

	歯冠幅径	各永久歯の近遠心的歯冠幅径を計測
	歯冠幅径総和	左右中切歯～第一大臼歯までの歯冠幅径の合計
a	歯列弓幅径	左右第一小臼歯頰側咬頭頂の距離
b	歯列弓長径	左右第一大臼歯の遠心接触点を結ぶ線から左右中切歯中点までの垂直距離（大坪式模型計測器で計測）
c	Basal Arch Width	左右第一小臼歯の根尖相当部の歯槽最深部間距離
d	Basal Arch Length	左右第一大臼歯の遠心接触点を結ぶ線から中切歯の唇側歯槽部最深部の距離（大坪式模型計測器で計測）

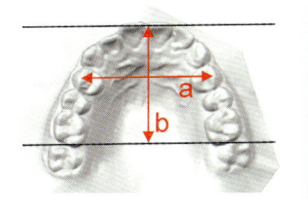

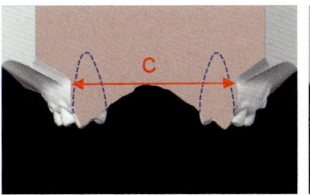

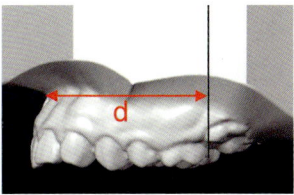

図2　模型分析法．

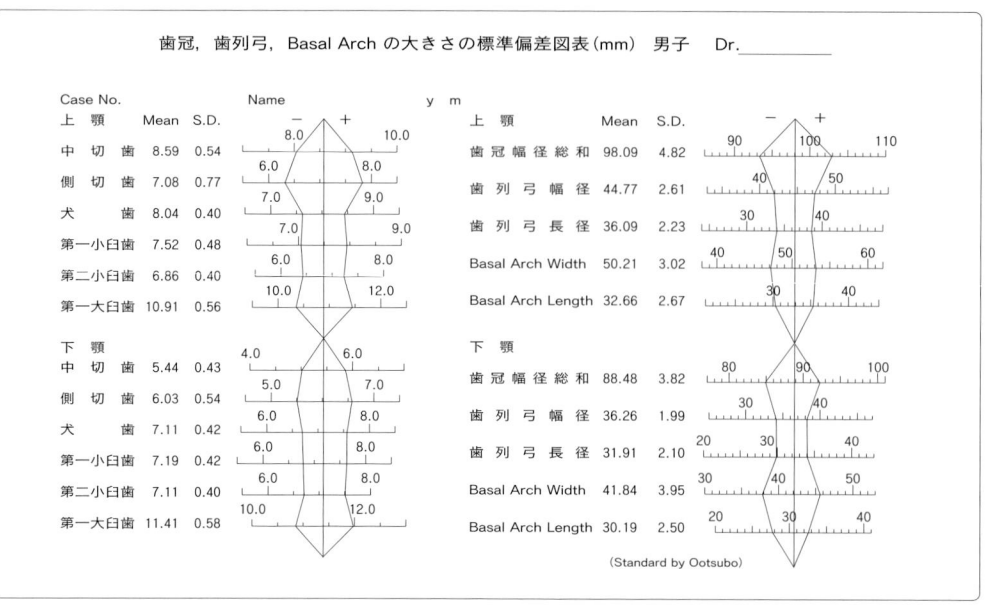

図3　模型分析表.

② Tooth-size ratio

上下顎の歯冠幅径の不調和を評価する項目．この数値が標準的な場合，理想的な臼歯部の咬頭嵌合を設定したうえで前歯部の排列を行うと，適正なオーバージェット，オーバーバイトが得られ，上下顎正中の一致が獲得できる．

$$\text{Overall ratio} = \frac{\text{下顎12歯の歯冠幅径の総和(mm)}}{\text{上顎12歯の歯冠幅径の総和(mm)}} \times 100\%$$

日本人標準値：78.09±2.19％

$$\text{Anterior ratio} = \frac{\text{下顎6前歯の歯冠幅径の総和(mm)}}{\text{上顎6前歯の歯冠幅径の総和(mm)}} \times 100\%$$

日本人標準値：91.37±2.10％

一例として，上顎の側切歯が矮小歯でアンテリアレイシオが標準よりも大きい場合には図4のような3通りのいずれか，または組み合わせで対応する必要がある．

③アーチレングスディスクレパンシー（Arch length discrepancy）

歯が排列できる歯列弓の長さ（歯列弓周長：アベイラブルアーチレングス Available Arch Length）と実際の歯冠幅径和（リクワイアードアーチレングス Required Arch Length）の差の値．その値がマイナスの場合，叢生歯列を表し，プラスの場合，空隙歯列を表す．抜歯，非抜歯の評価によく用いられる．

- 真鍮線を用いて仮想の歯列弓長を計測する方法（Nance の分析）（図5の a）
- 2本ずつ区画に分け，各区画の実測値から歯冠幅径和を差し引き総和する方法（Lundström の区画分析）（図5の b）

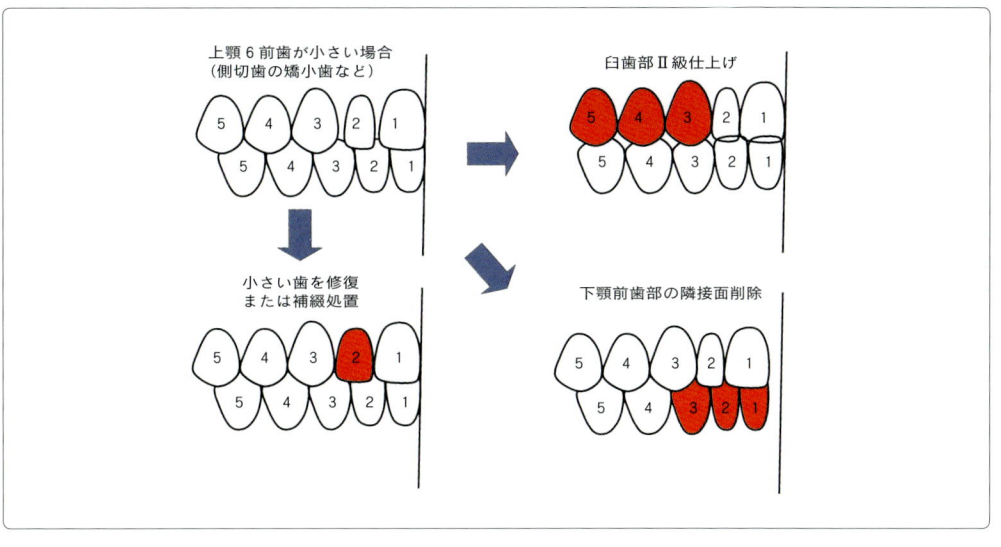

図4　Tooth-size ratio.

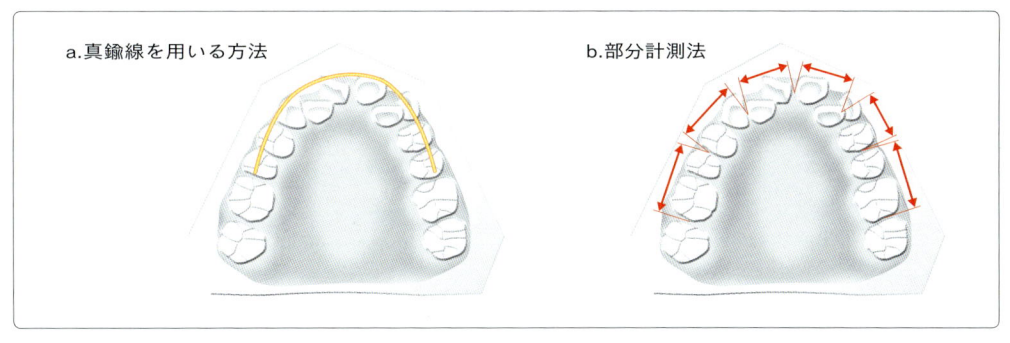

図5　アーチレングスディスクレパンシーの計測.

・正しく排列されている部分はそのままとし，上下的，頰舌的にずれている部分において，1〜3歯のディスクレパンシーとして計測，総和する方法(ブロークンコンタクト法)

④未萌出側方歯群歯冠幅径の予測

　混合歯列期において，未萌出歯の幅径予測の際に用いられている回帰方程式を用いて予測することにより，永久歯列完成時のディスクレパンシーの予測が可能となる(表2).

表2　回帰方程式(小野博志，1960)

	性別	相関係数	回帰方程式(mm)
上顎 x：上顎4切歯	男	0.70	$y=0.389x+10.28\pm0.58$
	女	0.75	$y=0.421x+9.03\pm0.61$
下顎 y：下顎4切歯	男	0.72	$y=0.523x+9.73\pm0.50$
	女	0.76	$y=0.548x+8.52\pm0.56$

（4）エックス線写真診査

①パノラマエックス線写真
一般歯科的な観点以外に矯正歯科学的に以下の項目も確認する．
- 永久歯の先天性欠如，過剰歯，埋伏歯
- 歯の交換順序，萌出方向の異常
- 歯根形成・形態・吸収
- 歯根の平行性・傾斜
- 第三大臼歯の有無，萌出方向
- 顎関節の形態
- 下顎骨の対称性
- 歯槽骨の後方限界
- 歯根膜腔拡大の有無，骨性癒着
- 鼻腔，副鼻腔の形態・異常
- 唇顎口蓋裂における顎裂欠損部など

②デンタルエックス線写真
上記の項目について，パノラマエックス線写真で確認が困難な場合に用いられる．

③オクルーザルエックス線写真
埋伏歯や過剰歯の位置・方向の確認，唇顎口蓋裂における顎裂欠損部の確認，急速拡大前後の正中口蓋縫合の離解状態や骨化の確認などに用いられる．

④顎関節部のエックス線写真
パノラマエックス線写真で形態についてはある程度確認可能であるが，顎関節の位置異常や形態異常を確認するために，パノラマ4分割撮影法，側斜位経頭蓋撮影法，眼窩下顎頭方向撮影法，エックス線断層撮影法などが用いられる．

⑤手根骨エックス線写真
成長期における骨成熟度や骨年齢の評価に用いられる．臨床的に拇指尺側種子骨は思春期性成長スパートの1～2年前に出現し，この後より身長と下顎骨の成長が活発になる．

⑥ CT：Computed Tomography
三次元的な形態や位置関係の確認には有用であり，埋伏歯の状態，顎変形症の顎骨形態，唇顎口蓋裂の顎裂形態，歯の骨植状態，上顎洞との位置関係などの情報が得られる．

（5）セファロ分析
頭部エックス線規格写真（セファログラム）は歯科矯正学の臨床・研究面で広く活用されている．頭部の固定にはイヤーロッドを用い，フランクフルト平面を床面と平行にして撮影する（自然頭位で撮影する方法もある）．エックス線管，被写体およびフィルムの距離が規定してあり，倍率は1.1倍となっている．

①セファロ分析法

＜側面セファログラム上の計測ポイント＞（図6）

左右あるものは中央を計測点とする場合が多い．

①	S(Sella，セラ)	トルコ鞍の中央点
②	N(Nasion，ナジオン)	前頭鼻骨縫合の最前点
③	Or(Orbitale，オルビターレ)	眼窩下縁の最下方点
④	ANS(Anterior nasal spine，前鼻棘)	前鼻棘の尖端点
⑤	PNS(Posterior nasal spine，後鼻棘)	後鼻棘の尖端点
⑥	A(Point A，A点)	ANSと上顎前歯歯槽突起最前点との唇側歯槽骨上の最深点
⑦	B(Point B，B点)	Pogと下顎前歯歯槽突起最前点との唇側歯槽骨上の最深点
⑧	Pog(Pogonion，ポゴニオン)	オトガイ部の最突出点，下顎下縁平面を基準にする場合と，FH平面を基準にする場合がある．
⑨	Gn(Gnathion，グナチオン)	下顎下縁平面と顔面平面のなす角の二等分線がオトガイ部と交わる点
⑩	Me(Menton，メントン)	オトガイ部正中断面図の最下方点
⑪	Go(Gonion，ゴニオン)	下顎下縁平面と下顎後縁平面のなす角の二等分線が下顎骨顎角部と交わる点
⑫	Ar(Articulare，アーティキュラーレ)	下顎枝後縁が頭蓋底下縁と交わる点
⑬	Ba(Basion，バジオン)	大後頭孔前縁の最下点
⑭	Po(Porion，ポリオン)	骨の外耳道上縁点
⑮	Ptm(Pterigomaxillary fissure，翼上顎裂)	翼口蓋窩の最下点
⑯	Mo(Molar)	上下顎第一大臼歯の中央点

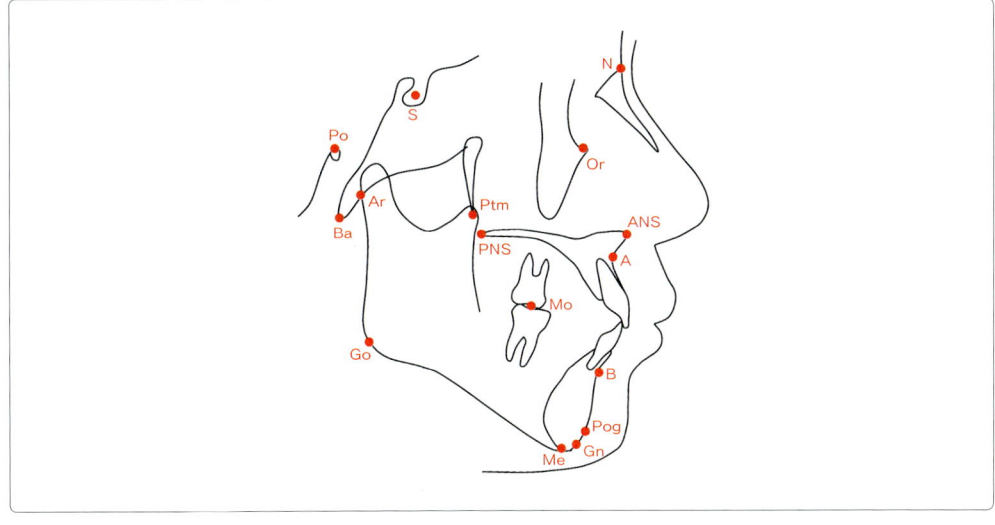

図6 セファロ分析法の計測ポイント．

<計測平面>（図7）

①	SN平面	S（セラ）とN（ナジオン）を結ぶ平面.
②	FH平面（フランクフルト平面）	Or（オルビターレ）とPo（ポリオン）を結ぶ平面.
③	口蓋平面（Palatal plane）	ANSとPNSを結ぶ平面
④	咬合平面（Occlusal plane）	上下顎中切歯切縁の中央点と上下顎第一大臼歯の中央点を結ぶ平面
⑤	下顎下縁平面（Mandibular plane）	Me（メントン）から下顎下縁に引いた接線
⑥	顔面平面（Facial plane）	N（ナジオン）とPog（ポゴニオン）を結ぶ平面
⑦	Y軸（Y axis）	S（セラ）とGn（グナチオン）を結んだ平面
⑧	下顎後縁平面（Ramus plane）	Ar（アーティキュラーレ）から下顎枝後縁に引いた接線.

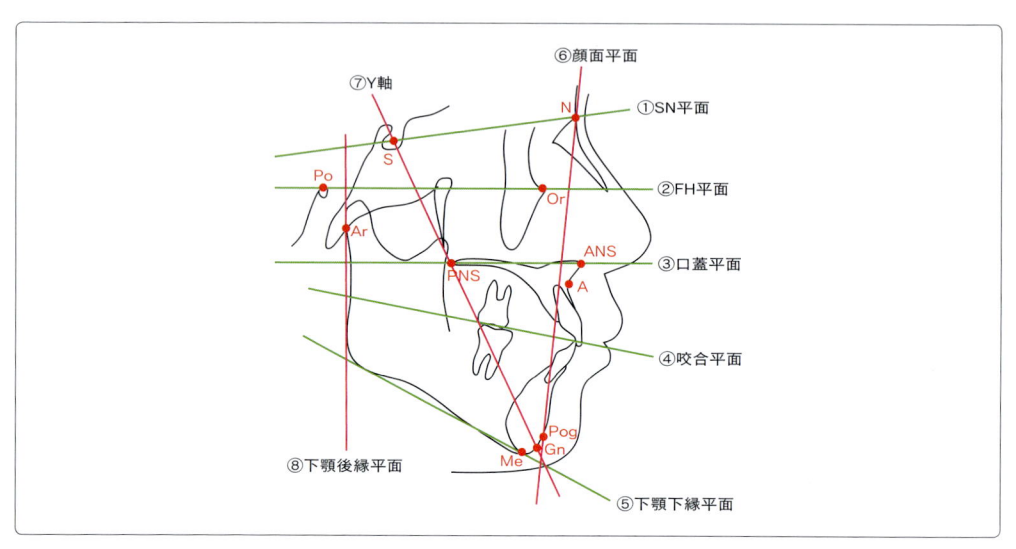

図7 セファロ分析法の計測平面.

<計測項目>

代表的なものとしてDowns法（FH平面を基準とした分析法）とNorthwestern法（SN平面を基準とした分析法）などが広く用いられている（図8, 9）.

骨格型（Skeletal pattern）		
①	顔面角（Facial angle）	FH平面に対する顔面平面（N－Pog）の角度．オトガイの前後的位置を評価
②	SNP角（SNP angle）	SN平面に対する顔面平面（N－Pog）の角度.
③	上顎突出度（Convexity）	N（ナジオン）－A点－Pog（ポゴニオン）のなす角度（補角）．顔面平面（N－Pog）に対する上顎骨の突出度を評価
④	A－B平面角（A－B plane angle）	A点－B点と顔面平面のなす角度．顔面平面に対してA点がB点より前方にあるときをマイナス，後方にあるときをプラス表記する.

⑤	下顎下縁平面角（Mandibular plane angle）	FH 平面に対する下顎下縁平面の角度．垂直的な評価項目となる．
⑥	SN 平面に対する下顎下縁平面角 （SN plane to Mandibular plane angle）	SN 平面に対する下顎下縁平面の角度．垂直的な評価項目となる．
⑦	Y 軸角（Y axis）	FH 平面に対する Y 軸の角度．オトガイの位置や成長方向を評価する．
⑧	SNA 角（SNA angle）	SN 平面と N（ナジオン）－A 点のなす角度．頭蓋に対する上顎歯槽基底部の前後的位置を評価．この角度が大きくなると，上顎前方位，小さくなると上顎後方位となる．
⑨	SNB 角（SNB angle）	SN 平面と N（ナジオン）－B 点のなす角度．頭蓋に対する下顎歯槽基底部の前後的位置を評価．この角度が大きくなると，下顎前方位，小さくなると下顎後方位となる．
⑩	ANB 角（ANB angle）	SNA 角から SNB 角を引いた値．上下顎歯槽基底部の相対的位置関係を評価する．
⑪	下顎角（Gonial angle）	下顎下縁平面と下顎後縁平面とのなす角度．下顎骨形態を評価．下顎下縁平面角が小さい場合，小さくなることが多い．
⑫	下顎後縁平面角 （ramus to FH plane angle）	FH 平面に対する下顎後縁平面のなす角度．余角で表記される場合もある．
⑬	FH－SN 角（FH to SN angle）	FH 平面と SN 平面のなす角．この数値が平均的ではない場合，それぞれの平面を基準とした計測項目間で補正を行う場合がある．

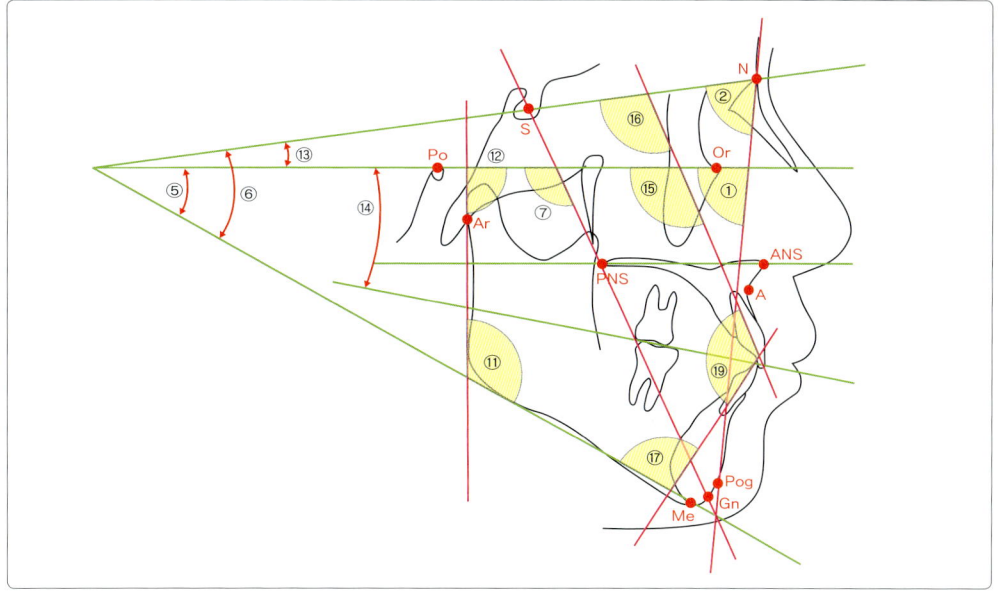

図 8 Downs 法．

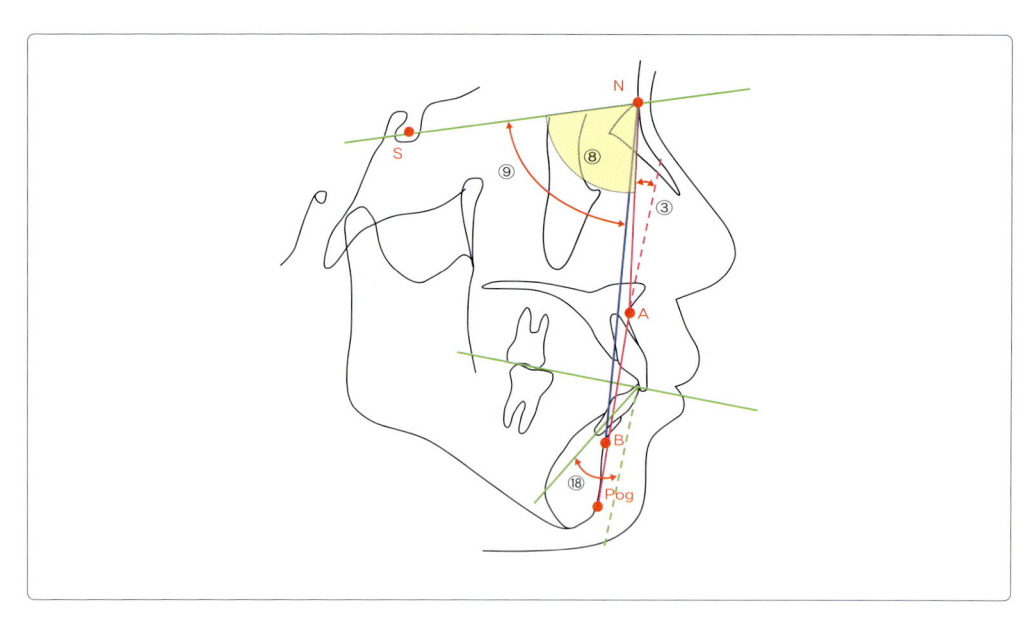

咬合型(Denture pattern)		
⑭	咬合平面角(Occlusal plane angle)	FH平面に対する咬合平面の角度．下顎下縁平面角が大きくなると咬合平面角も大きくなる場合が多い．
⑮	上顎中切歯歯軸角(U1 to FH plane)	FH平面に対する上顎中切歯軸(切縁点から歯根尖点を結んだ線)の角度．
⑯	SN平面に対する上顎中切歯歯軸角 (U1 to SN plane)	SN平面に対する上顎中切歯軸(切縁点から歯根尖点を結んだ線)の角度．
⑰	下顎中切歯歯軸角 (L1 to mandibular plane)	下顎下縁平面に対する下顎中切歯軸(切縁点から歯根尖点を結んだ線)の角度．
⑱	下顎中切歯歯軸角(L1 to occlusal plane)	咬合平面に対する下顎中切歯軸(切縁点から歯根尖点を結んだ線)の角度．
⑲	上下顎中切歯歯軸角(Interincisal angle)	上顎中切歯軸と下顎中切歯軸のなす角度．
⑳	上顎中切歯突出度(U1 to AP plane)	上顎中切歯切縁からA点－Pog(ポゴニオン)までの垂直距離(mm)．上顎中切歯の突出度を評価する．
㉑	顔面平面に対する上顎中切歯突出度 (U1 to facial plane)	上顎中切歯切縁から顔面平面N(ナジオン)－Pog(ポゴニオン)までの垂直距離(mm)．上顎中切歯の突出度を評価する．

図9 Northwestern法．

＜ポリゴン表＞
　セファロ分析の各計測値について，標準的な値との比較を行う際にポリゴン表を作成する場合が多い．平均値を中央に取り，±1標準偏差を記載してあり，実際の計測値とを記入して比較する(図10)．

図10 ポリゴン表.

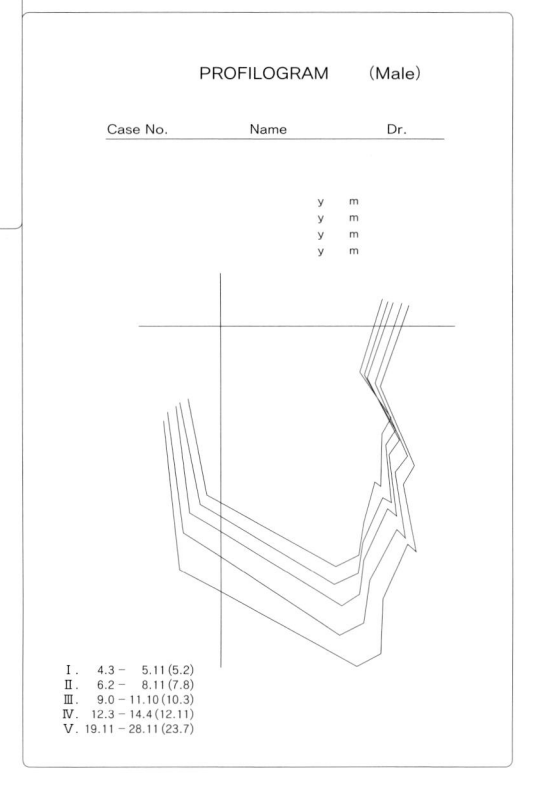

図11 プロフィログラム.

<プロフィログラム>

　側面セファログラム上の代表的な点を結んで，模式図を作成し，標準的なプロフィログラムと重ね合わせ，比較することで，顎顔面形態の特徴を視覚的にとらえることができる．また，治療前後などのプロフィログラムを重ね合わせることで治療効果や成長発育を検討することができる（図11）．

(6) 機能検査

不正咬合者では，咬頭干渉や早期接触などの機能的要因を有する場合も多く，形態のみならず機能的な検査も重要である．それらを評価する検査として一般的に用いられているのは，以下のものが挙げられる

①下顎位の精査
機能的要因がある場合には，中心位の精査，Moyers のファンクショナルワックスバイト法などを用いてそれらの要因が除去された下顎位を予測することも重要となる．

②下顎運動記録
下顎前歯に装着したマーカーを基準にして下顎運動を電気的に記録する下顎運動計測器やアキシオグラフなど下顎頭の動きを記録するものがある．下顎限界運動路，咀嚼運動路，開閉口運動路などを記録し評価する場合が多い．

③咀嚼筋電図
咀嚼筋に取り付けられた電極を用いて電気生理学的に筋活動を記録し，筋活動量や左右同名筋のバランスなどを比較する．

④咬合力検査
かみしめ時に破砕され発色するマイクロカプセルを含む感圧紙を咬ませ，その発色の程度を画像解析して，咬合力，接触状態などを分析する方法がある．

⑤その他
嚥下時の舌運動などを記録する VF(Videofluorgraptic)検査，超音波断層法，電気的パラトグラフなどの嚥下機能検査や，ソナグラフ，音声スペクトログラム分析などの発音機能検査などがある．

2）診断

(1) Angle の不正咬合の分類

Angle E. H. が1898年に発表した分類で，上下顎第一大臼歯の近遠心的位置関係で評価するものである．

Ⅰ級	第一大臼歯の咬合関係は良好な不正咬合，叢生や，上下顎前突など．
Ⅱ級	第一大臼歯の咬合関係は下顎が遠心に位置するもの．
	1類(division 1)	上顎前歯が唇側傾斜．通常，口呼吸を伴う．
	2類(division 2)	上顎前歯の舌側傾斜と過蓋咬合が特徴的．
Ⅲ級	第一大臼歯の咬合関係は下顎が近心に位置するもの．前歯部は反対咬合となる場合が多い．

Ⅱ級とⅢ級では，片側性(subdivision)のものもある．

非常に簡便な分類法であり，矯正歯科学的には現在も利用されているが，①上顎第一大臼歯の位置が不変であるとし，頭蓋に対する上顎歯列弓の位置関係を考慮していないこと，②乳歯の早期喪失，永久歯の欠損などによる大臼歯の近心傾斜，近心転位を考慮していないこと，③前後的な分類のみであり，垂直的なもの（開咬，過蓋咬合）や水平的なもの（交叉咬合，側方偏位）を考慮していないこと，などに注意する必要がある．

（2）高橋の不正咬合の分類

臨床上，よくみられる「上顎前突」「下顎前突」「上顎犬歯の低位唇側転位」に着目し，原因から分類したもので，治療計画立案に有用である（図12）．

＜上顎前突＞

第1類	上顎前歯の唇側傾斜，転位	歯槽性
第2類	下顎前歯の舌側傾斜，転位	
第3類	上顎骨の前方位	骨格性
第4類	下顎骨の後方位	
第5類	第1類～4類の合併症	

＜下顎前突＞

第1類	上顎前歯の舌側傾斜，転位	歯槽性
第2類	下顎前歯の唇側傾斜，転位	
第3類	下顎骨の前方位	骨格性
第4類	第1類～3，5類の合併症	
第5類	上顎骨の後方位	骨格性

※第5類は後に追加補足されたため，上顎前突の分類と異なっていることに注意

＜上顎犬歯低位唇側転位＞

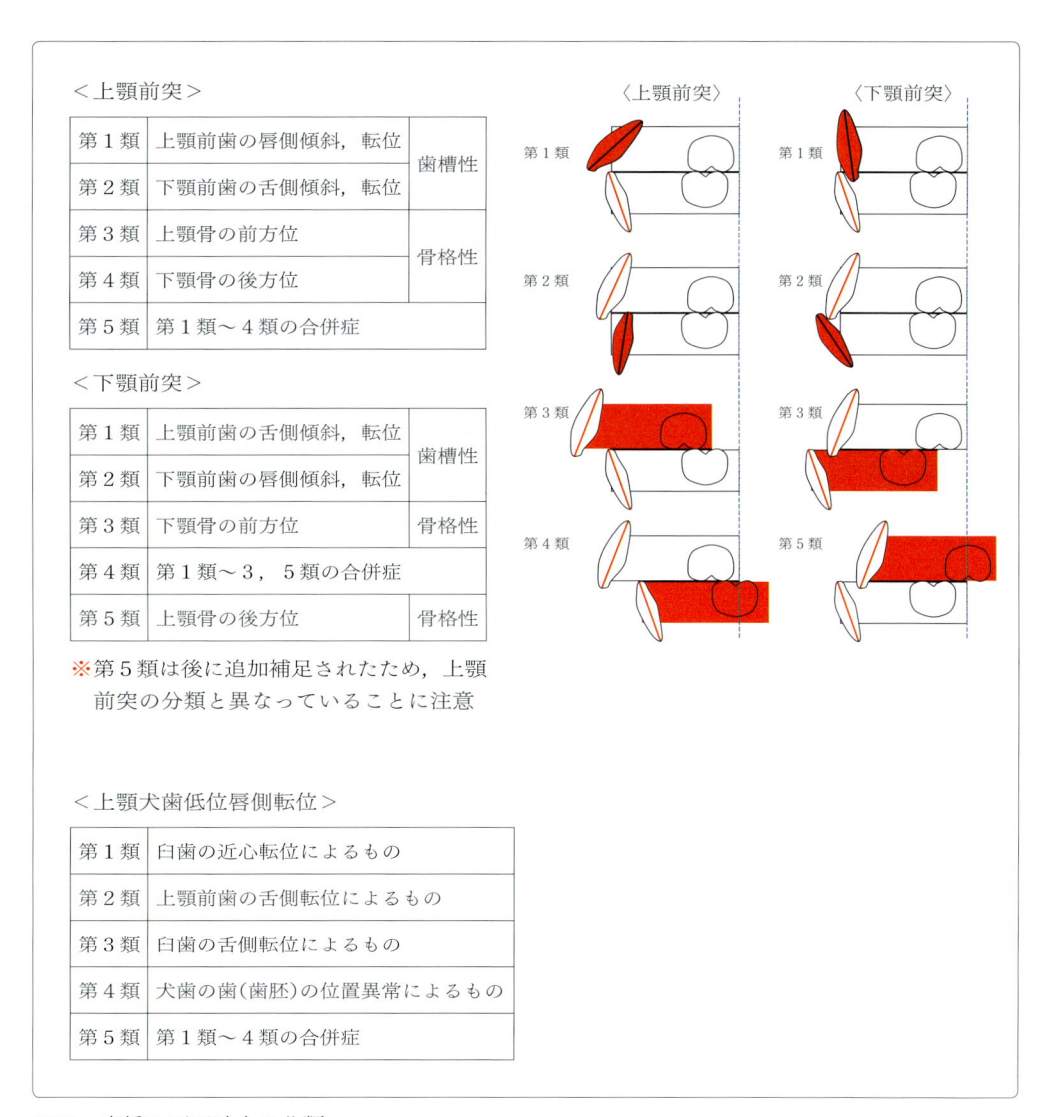

第1類	臼歯の近心転位によるもの
第2類	上顎前歯の舌側転位によるもの
第3類	臼歯の舌側転位によるもの
第4類	犬歯の歯（歯胚）の位置異常によるもの
第5類	第1類～4類の合併症

図12　高橋の不正咬合の分類．

（3）矯正歯科において臨床上または保険診療上，一般的に用いられている診断名

　もっとも特徴的なもの，または複数を併記して診断名とする場合が多い．上顎前突（上顎前突と下顎後退は原因が異なるが総称して用いる場合が多い），下顎前突（同様に上顎後退と下顎前突を総称），上下顎前突，側方偏位，叢生，空隙歯列，反対咬合，交叉咬合（片側，両側），開咬，過蓋咬合，切端咬合，埋伏歯，過剰歯，先天欠損歯，顎変形症，先天異常等の疾患名など

【プロブレムリスト作成】

　問診，顔貌所見，口腔内所見，エックス線写真検査，セファロ分析，模型分析，機能検査などから問題点をリストアップし，優先順位をつけ，もっとも重要な問題を明確にする．これらの歯科医学的問題点に加えて，心理的，社会的，家庭的な問題も考慮し，リストを作成する．リストに挙げられた問題点を解消するように治療計画を立案する．

- 全身的状態，主訴
- 顔貌の状態
- 骨格的要因
- 歯槽，歯の要因
- 機能的要因
- 社会的要因
- その他

3）矯正歯科治療における抜歯

　歴史的に抜歯による治療と非抜歯による治療の論争は繰り返されてきたが，現在も矯正歯科治療においては重要なテーマである．治療技術の発達や材料学の進歩により治療の限界は向上してきたが，患者の希望や抜歯に対する価値観なども考慮する必要がある．

（1）一般的に小臼歯抜歯を行う理由

　大臼歯の遠心移動は非常に難しいため（とくに上顎）：大臼歯遠心移動が容易であれば，非抜歯治療の割合は大きくなると思われるが，大臼歯より後方には固定源がないため，ヘッドギアなどの顎外固定装置に頼ることとなり非常に困難であった．そのため，前歯部の叢生解消や遠心移動のためには，小臼歯部を抜歯しその空隙を利用するほうが治療上有利であった．近年は歯科矯正用アンカースクリューなどの使用により，大臼歯遠心移動も可能になってきたが，依然として大臼歯の遠心移動はもっとも難しい治療の一つであるため，さまざまな状況を考慮して検討する必要がある．

<抜歯の適応症>

①歯冠幅径や歯数と顎骨の大きさに不調和
- 顎骨の大きさや歯列弓周長の大きさにくらべ，歯冠幅径が大きい場合．
- 上下顎の歯数に不調和がある場合（歯の先天性欠損，歯の喪失など）
- 前歯部におけるディスクレパンシーのみならず，大臼歯部のディスクレパンシー，つまり第二大臼歯の萌出スペース不足のため萌出障害が生じる場合．

②上下顎骨の前後的，水平的位置関係に不調和
- 上下顎前突である場合．
- 成長誘導が期待できない年齢の骨格性上顎前突，骨格性下顎前突，骨格性下顎偏位において，根本的な改善を行う場合には外科的矯正治療を適応することとなるが，患者の希望などにより，歯槽的な歯軸傾斜により咬合の改善を行う場合．

③上下顎骨の垂直的位置関係に不調和
- Gummy smile のため，上顎前歯を圧下するスペースが必要な場合．
- 前歯部開咬で咬合を深くするため，臼歯部近心移動が必要な場合
- 前歯部過蓋咬合で咬合拳上をするために，臼歯部遠心移動が必要な場合．

④前歯の歯軸傾斜，局所の歯，個々の歯の位置に問題がある場合
- 上顎および下顎前歯部の唇側傾斜があり，側貌や口唇閉鎖不全などの問題がある場合．
- 臼歯の近心転位によりスペースが不足している場合．
- 歯の正中偏位があり，臼歯部遠心移動により改善するスペースが得られない場合．
- 重度のう蝕，根尖病巣，歯周病のため保存が困難な歯がある場合．
- 萌出困難な歯がある場合や過剰歯がある場合．
- 著しい歯肉退縮や歯根吸収を呈する歯がある場合．

< Tweed の抜歯基準>

抜歯の基準は，上述のように多くの問題を考慮に入れて考える必要があり，さまざまな論争があるが，一つの基準として Tweed の抜歯基準が挙げられる．

【Tweed の三角】（図13）

①	FMA（Frankfort mandibular angle）	Downs 法の下顎下縁平面角（Mandibular plane angle）と同じ．
②	FMIA（Frankfort mandibular incisor angle）	FH 平面と下顎中切歯軸のなす角．Tweed は理想値を65°としたが，日本人では57°に設定して計算することがある．
③	IMPA（Incisor mandibular plane angle）	Downs 法の下顎中切歯軸角（L1 to mandibular plane）と同じ．

- Tweed は，FMA25°，IMPA90°，FMIA65°となる場合に，歯列咬合が安定するとしている．抜歯の判定には，作図によって，ヘッドプレートコレクションを算出する（図13）．

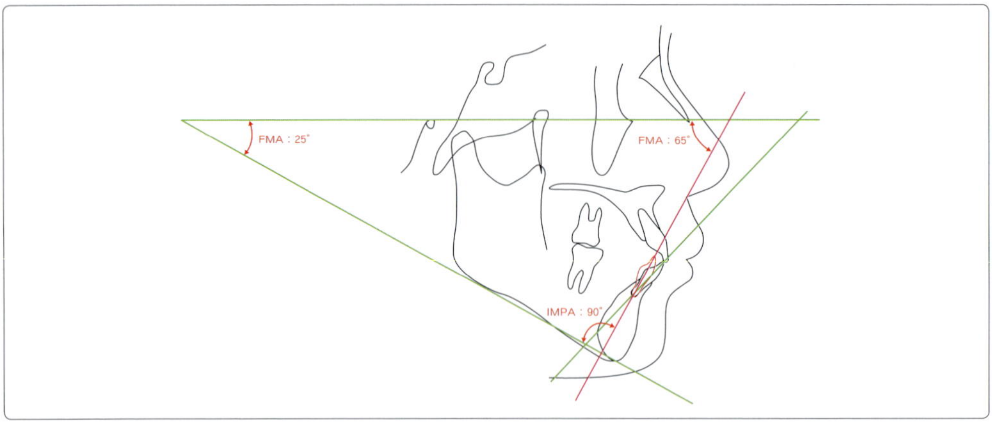

図13 Tweedの三角.

- トータルディスクレパンシー＝ヘッドプレートコレクション（※）＋アーチレングスディスクレパンシー（模型上から得られた値）
- トータルディスクレパンシー≦－4 mmの場合を抜歯症例とし，それより大きい場合を非抜歯症例とした．

※ヘッドプレートコレクション：下顎中切歯の根尖を通ってFMIAが65°となる直線（日本人の場合57°が多い）を引き，切縁部の変化量(mm)を計測し，2倍した値．

＜抜歯する歯の基準＞

①第一小臼歯

　前歯部の遠心移動のためには，第一小臼歯を抜歯し第二小臼歯～第二大臼歯までを固定源として移動させたほうが治療上有利となる．逆に第二小臼歯を抜歯すると，第一小臼歯より前方の歯を順に移動させることになるため，臼歯の近心移動が起こりやすく，治療期間も延長する．

②第二小臼歯

　臼歯部の近心移動のためには，第二小臼歯を抜歯し前歯部を固定源として移動させたほうが治療上有利となる．

③前歯や大臼歯

　破折，歯根吸収，過度な歯肉退縮，根尖病巣，歯周病などの保存困難な歯や矮小歯・先天欠損のため，前歯部や大臼歯部の抜歯を行う場合もある．第二大臼歯を抜歯した際には，第三大臼歯を利用して咬合に参加させる場合もある．

4）治療目標および治療計画の立案

（1）治療目標の確立

　プロブレムリストで挙げた項目に沿って，以下のような治療目標を確立していく．

①上下顎の顎間関係の改善
- 成長期の患者の場合，成長促進または成長抑制により顎間関係の改善.
- 成人の場合，必要に応じて顎矯正術により顎間関係の改善.

②歯列・咬合関係の改善
- 適切なオーバージェット，オーバーバイトの獲得
- 臼歯部Ⅰ級咬合・緊密な咬合関係の確立
- 叢生の改善，空隙閉鎖
- 歯列弓狭窄や交叉咬合の改善
- 過度な Spee Curve の除去
- 後続永久歯の萌出スペースの確保，誘導
- 上下顎歯列正中の一致
- 個性正常咬合の獲得

③機能的要因の除去
- 早期接触，咬頭干渉の除去
- 口腔悪習癖の除去・改善
- 機能的咬合の確立

④審美的な問題の改善
- 良好な側貌の獲得
- 正中線の一致
- 適切な前歯露出量の獲得，適切なスマイルアークの確立

(2) 治療計画の立案

上記の治療目標を達成するために必要な①治療開始時期，②装置，③抜歯部位，④指導，訓練などを検討する．必要に応じてセットアップモデル（図14，15）を作製し，個々の歯の移動量などを検討する．

セットアップモデル（図14，15）

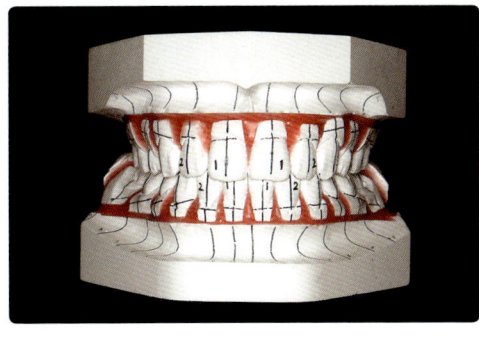

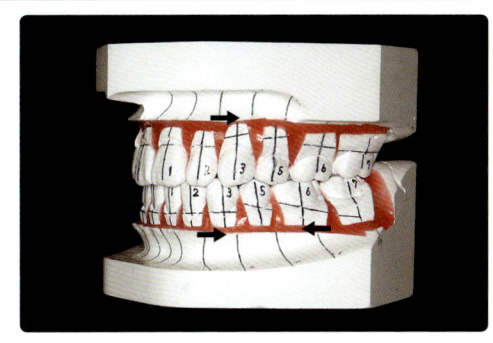

図14，15 矢印がそれぞれ上下顎犬歯の遠心移動量，下顎大臼歯の近心移動量を示す．上顎大臼歯はほとんど近心移動していないことがわかる．

また，治療目標によって，いくつかの治療方針が考えられる場合には，それぞれの方法の利点，欠点，予想される治療結果などを患者に説明のうえ，決定する必要がある．たとえば非抜歯による矯正治療，抜歯による矯正治療，外科的矯正治療，歯科矯正用アンカースクリューを用いた矯正治療などが挙げられるが，それぞれの方針により達成できる治療の限界が異なるため，治療の目標が異なることを十分に理解してもらうことが重要である．

5）矯正歯科治療の開始時期

臨床的には，以下の2つの治療時期に分けている．

（1）第一期矯正治療

＜乳歯列後期や混合歯列期に開始する治療＞

- 機能的要因の除去
- 顎外固定装置や機能的矯正装置による成長誘導，顎間関係の改善
- 歯列弓拡大による萌出スペースの確保．早期喪失乳歯の保隙
- 部分的マルチブラケット装置による排列
- 悪習癖の除去

この時期の治療の目的は，上下顎と歯列の成長発育を可及的にバランスのとれた状態に誘導し，健全な永久歯列咬合へ導くことである．骨格的な要因がある場合はこの時期に改善し，良好な顎間関係や臼歯関係を確立しておいたほうが，その後の第二期治療の治療期間短縮が期待できる．また，非抜歯による治療を希望する場合は，混合歯列期より開始しておいたほうが望ましい結果が得られる場合が多い．

（2）第二期矯正治療

＜永久歯列期以降に開始する治療＞

- 主にマルチブラケット装置を用いて，全顎的に排列する．
- 永久歯の抜歯などを検討するのもこの時期が一般的である．
- 成長後期であれば，マルチブラケット装置による排列を行いながら，顎骨の成長誘導も期待できる．
- 成長終了後に骨格的な要因が大きければ，外科的矯正治療の適応となる場合がある．

矯正歯科的な問題点は個々の症例で異なっているため，治療の開始時期は，個々の症例によって異なる．早期に開始する場合の問題点は，治療が長期化することである．また，乳歯列期に開始する場合もあるが，歯科医師は，患児の理解力，協力度，混合歯列期になってから改善しても遅くないか，自然と改善する可能性はないかなどを判断する必要がある．なお，早い時期に診察し，第一期治療が必要か否かを判断する見極めが重要である．

<早期に治療開始を必要とする場合>

①咬合性外傷の存在
- 機能的反対咬合などで，咬合性外傷により永久歯の歯肉退縮，咬耗，破折などが生じている場合は早期の改善が望ましい．

②上顎劣成長を伴う下顎前突
- Scammonの臓器発育曲線より上顎骨の成長発育は比較的早期であるため，上顎骨の成長誘導は早期(6～8歳前後)に開始するのが望ましい．

③臼歯部の交叉咬合，鋏状咬合
- 臼歯部の交叉咬合や鋏状咬合は，下顎の側方偏位を誘発する可能性が考えられるため，早期の改善が望ましい．

④口腔悪習癖の除去
- 拇指吸引癖など不正咬合を誘発する悪習癖は比較的早期に除去することが望ましい．

⑤萌出過剰歯
- 萌出過剰歯は，その後の永久歯の萌出位置異常を惹起する可能性が高いため，早期に抜歯することが望ましい(埋伏過剰歯については，外科的侵襲が大きいため時期を考慮する必要がある)．

⑥永久歯の先天欠如
- 永久歯の先天欠如の場合，意図的に乳歯を抜歯し，欠損部位へ隣在歯の萌出誘導を促す場合がある．

< Scammonの臓器発育曲線 >

上顎骨の成長は神経型と一般型(身長)の中間の曲線を示すが，下顎骨は一般型に類似した曲線を示す．したがって，上顎骨の成長を促したい症例では比較的早期の成長誘導が望ましく，下顎骨の成長を促したい症例では，思春期性成長スパートの時期に合わせて成長誘導を行うと効果的である(図16)．

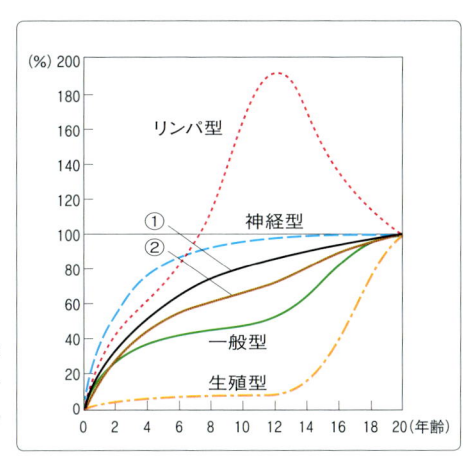

図16 Scammonの臓器発育曲線および上下顎骨の成長曲線．①上顎骨，②下顎骨(Proffit, WR：Contemporary Orthodontics, 4th ed., Mosby, St. Louis, 2007；p.108より改変)．

3．予防・治療（基本）技術

1）不正咬合の予防・抑制

（1）乳歯の早期喪失

　乳歯のう蝕予防のためには，規則正しく適切な食生活，保護者の仕上げ磨きの習慣が欠かせず，必要に応じて歯の裂溝の形態修正や歯質強化も検討する．う蝕が生じた場合は早期治療を心がけ，乳歯の早期喪失の場合は保隙などの必要性を検討する．

（2）鼻咽腔障害・習癖・軟組織の問題

　鼻閉，口呼吸，口蓋扁桃肥大，咽頭扁桃（アデノイド）肥大などの鼻咽腔疾患による成長発育や咬合への影響が疑われる場合は，耳鼻咽喉科などへの相談や治療依頼を検討する．
　吸指癖（指しゃぶり），弄舌癖，咬唇癖，吸唇癖，下顎を前に出す癖，上唇の弛緩やオトガイ筋の過緊張を伴う口唇閉鎖不全などが認められる場合は，習癖改善のための行動変容や口腔周囲筋の筋機能療法（MFT）を検討する．

（3）歯の萌出交換に伴う問題

　下顎の機能的誘導は顎骨の発育異常につながることがあるため，抑制矯正の対象となり得る．過剰歯が認められる場合は，周囲の永久歯への影響の程度，萌出するか否かの判断により対応が異なる．埋伏状態で外科的処置を行う場合は，隣在永久歯の歯根や周囲組織の損傷に細心の注意を払う必要がある．
　エックス線写真で永久歯の萌出方向異常が認められる場合，乳歯の早期抜歯などで周囲永久歯の移動を促すことができる場合があることが報告されている．しかし，乳歯の抜歯だけで永久歯のディスクレパンシーの問題を解消することはできない．乳歯の抜歯を予防処置とする場合は，必要性を適切に説明できるようにしたい．

（4）小帯異常・第三大臼歯・その他の要因

　上唇小帯の高位付着が幼少期より認められ，保健所や学校歯科健診などでも指摘を受けることがあるが，発育空隙や醜いアヒルの子の時期の生理的空隙の存在も踏まえ，少なくとも永久前歯や犬歯萌出までは経過観察したい．明らかに歯槽頂部固有歯肉に線維の強い迷入がある場合に限り，第二大臼歯萌出前後の時期までに小帯切除術などを検討してもそれほど手遅れにはならないことがほとんどである．
　第三大臼歯による歯列・咬合の変化も報告されており，症例によっては第三大臼歯の抜歯は抑制矯正治療になり得るが，抜歯によるリスクも説明のうえ検討するようにしたい．永久歯のう蝕や喪失・歯周疾患などは，長期的には不正咬合の発症につながることも多いため，早期の歯科治療を心がけたい．

2）乳歯列期・混合歯列期の矯正歯科治療

　乳歯列期・混合歯列期で矯正歯科治療が終了する症例はそれほど多くない．比較的早期に治療開始されたものの，永久歯列完成期まで考慮して計画立案・治療継続・管理されず，成人してから再治療を希望される症例はまれではない．乳歯列期・混合歯列期で矯正歯科治療を行う場合は，不正咬合により問題となっている障害の種類と早期治療の必要性・目的・意義などを十分吟味して，前述のとおり開始時期を慎重に検討したい．たとえば，強い社会心理的障害，顎骨発育への影響，外傷受傷・う蝕・咬耗・歯根吸収など不可逆的変化の原因や誘因，明らかな機能障害などを引き起こしている不正咬合は，この時期の早期治療の対象となり得る．

（1）可撤式装置

　永久歯列完成前には，床矯正装置，咬合斜面板，咬合挙上板，可撤式緩徐拡大装置，各種機能的矯正装置，各種可撤式習癖除去装置，可撤式保定装置・保隙装置などが各症例の目的に応じて用いられる．大半の可撤式装置は印象採得と設計で作製依頼可能である．

　成長誘導や反対咬合の改善のために用いられる機能的矯正装置では，それに加えて構成咬合の採得が必要となる．筋の機能力を発揮させる顎位に下顎を三次元的に誘導し，パラフィンワックスなどで咬合採得する．機能的矯正装置を作製する場合は，模型を構成咬合器にマウントする際に，上下顎の顎間関係が口腔内と変わらないようにすることが肝要である．

　装置完成後，チェアサイドで必要なことは，口腔内での適合の確認，必要に応じて装置の調整，使用・清掃・保管・携帯方法などの説明，着脱の練習などである．食事や口腔清掃時は外すが，日中や睡眠時に使用するか否かは装置の種類などによっても異なる．

　疼痛や夜間の脱落・不眠などの有無，使用時間，治療効果などを来院ごとに確認し，機能的矯正装置であれば誘導面の形成，可撤式緩徐拡大装置であれば拡大ネジの調整など必要な調整を行う．

（2）舌側弧線装置（リンガルアーチ）とその応用装置（図17）

　永久歯列完成前に使用されることが多く，反対咬合の被蓋改善，個々の歯の近遠心的・唇頰舌的移動，保隙，保定，上顎前方牽引・顎間固定・加強固定（ホールディングアーチ，トランスパラタルアーチなど）・埋伏歯牽引などの固定源，緩徐拡大（W型拡大装置），下顎成長誘導（オクルーザルガイドプレーン），習癖除去（固定式タングクリブ）などの目的で応用される．

　装置作製前の準備として，必要に応じ，エラスティックセパレーターによりエラスティックモジュールを隣接面接触点周囲に挿入（図17）し，1週間程度で歯間分離を行う．適切な

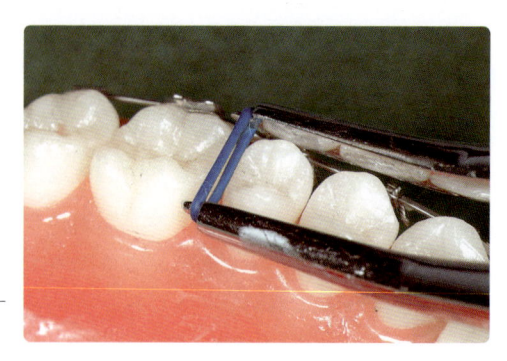

図17 歯間分離のためエラスティックセパレーターによるエラステッィクモジュールの挿入.

サイズの既成バンドをバンドプッシャー，バンドシーターなどを用いて適合させ，印象採得する．バンドリムーバーでバンドを除去し，必要に応じ再度歯間分離する．バンドは印象内面に適合させ，位置が変わらないようにワックスや接着剤で固定して石膏を注入すると作業模型ができる．維持歯の選択，バンドや維持装置の有無，主線・加線・弾線などの形状，レジンの併用などで多彩な設計が可能である．とくにこの時期では，維持歯を第二乳臼歯にする場合もある．

装置を試適して，軟組織との位置関係や咬合干渉を確認後，必要な調整を行い，防湿しながら各種セメントなどで合着する．バンドプッシャー，バンドシーターなどを用いて，セメント硬化前に手早くバンドを試適位置まで挿入することが肝要である．湧出したセメントは除去し，軟組織の圧迫や咬合干渉がないか再度確認する．維持装置などを工夫することにより，バンドを用いず，直接歯面に接着することも可能である．違和感や疼痛・口内炎などの可能性と対処方法，清掃方法，食事の注意，指で触らないことなどを説明する．

再来時は，装置の変形，バンドの緩みなどを確認し，目的に応じて必要な調整を行う．維持装置部分もしくはバンドごと着脱し，補助弾線鑞着，活性化，主線の微調整などを行い再装着する．舌側弧線装置やW型拡大装置の場合，補助弾線や装置の活性化後も主線が歯頸部から浮き上がらないようにピーソープライヤーやヤングのプライヤーなどで調整し，活性化後も毎回歯の移動に合わせてさらに調節していくことが肝要である．

（3）顎外固定装置

上顎骨の前方成長誘導や抑制を目的に，上顎前方牽引装置，ヘッドギアなどの顎外固定装置が用いられる．チンキャップによる下顎骨の成長抑制は，治療効果に比べ顎関節症などのリスクがあることから，単独で使用されることは少なくなってきた．

上顎前方牽引装置は比較的早期の治療に効果を発揮しやすいことが知られており，この時期に使われることが多い．口腔内固定源には前述の舌側弧線装置の応用装置や急速拡大装置，マルチブラケット装置，可撤式装置などが使用され，後頭部からのゴム牽引がないフェイスマスクタイプなどおよび後頭部からのゴム牽引があるタイプがある．口腔内外に

牽引用ゴムを着脱することで矯正力を発揮するため，矯正力の大きさや方向はもちろん，口唇や口角を圧迫しないように調整することが肝要である．

　ヘッドギアはさまざまな目的に使用されるが，上顎複合体の前方成長抑制が目的の場合は主に混合歯列期に使用する必要がある．口腔内には主に第一大臼歯にバンドもしくは直接法でバッカルチューブを装着し，フェイスボウのインナーボウをバッカルチューブに装着でき，かつ歯や口唇を圧迫しないように調節する．下顎骨形態や成長方向も考慮して牽引方向（ハイプル，オクルーザルプル，サービカルプル），顎外固定源の種類（後頭部固定用のヘッドキャップ，頸部固定用のネックストラップ）を選択する．口腔外に出るアウターボウの長さや向きを調節して第一大臼歯の傾斜方向も調節し，後頭部固定用のヘッドキャップや頸部固定用のネックストラップから適切な矯正力になるよう牽引用ゴムを装着する．必要に応じて歯を傾斜させる場合や止むなく傾斜した場合は，歯の傾斜に伴いフェイスボウが口唇に当たってくるため，適宜調整する．インナーボウを調整して，上顎第一大臼歯間の幅径を拡大・縮小することも可能で，トランスパラタルアーチを併用して幅径を維持したり調節することもある．着脱の練習と説明は非常に重要で，とくに装置を外す際は，先に牽引用ゴムを外すことを徹底する．先にインナーボウを外したり，兄弟や友人がふざけて引っ張ってインナーボウが口腔外に出た場合，目を傷害するリスクがあるので，警告が必要である．

（4）マルチブラケット装置（図18〜20）

　本装置の長期間の使用はカリエスリスクもあるため，この時期の使用は最小限にとどめたい．バンドへのウェルディング用と直接法のためのボンディング用がある．スロット，ウイング，フックなどからなるブラケットとチューブが主な装置である．そこに主線を通して，結紮線やエラスティックモジュールで結紮（リガッチャー）する．結紮の着脱はマスターしておきたい．

マルチブラケット装着（図18〜20）

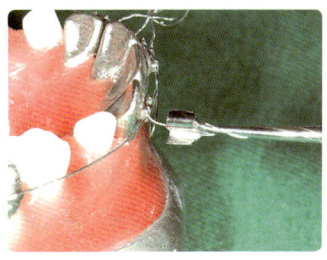

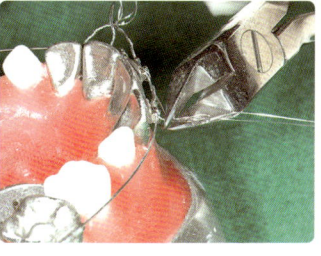

図18　ツイスターによる結紮線の結紮．
図19　ピンカッターによる結紮線の切断．
図20　結紮線断端の屈曲．

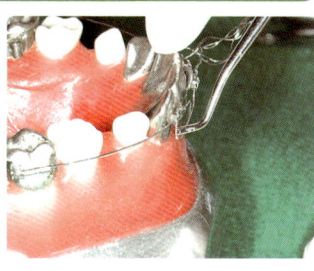

3）矯正歯科治療中の口腔衛生管理

矯正歯科治療の対象期間は，乳歯や萌出直後の永久歯がう蝕に罹患しやすい時期であったり，う蝕や歯周病に罹患しやすい歯列・咬合である頻度が高い．さらには何らかの矯正装置を使用すれば，口腔内の自浄性は低下する．う蝕や歯周病の要因を減らすためにも行う矯正治療中に，う蝕や歯周病に罹患してしまうことはたいへん残念なことである．したがって，矯正歯科治療を行ううえで口腔衛生管理は最重要事項の一つである．矯正治療期間は長く，定期的に患者が通院できれば，絶好の口腔衛生指導の機会ともなりうる．

（1）可撤式装置

各種機能的矯正装置，床矯正装置，可撤式保定装置，スプリントやアライナーなどは装置装着時に自浄性が低下することから，装置装着前後に通常の口腔清掃を徹底してもらうことが重要である．装置についた細菌や歯垢が口腔内に再度付着することも考えられることから，使用した装置は歯ブラシや義歯用ブラシを用いて清掃してもらうことが必要である．さらに歯石が付着してくる場合もあるため，専用の洗浄剤なども使用してもらう．

（2）帯環を介した固定式装置

舌側弧線装置や関連装置，マルチブラケット装置の維持装置として用いられる帯環は各種セメントを介して歯に固定されるが，装着時に防湿困難で歯面が唾液に汚染されたり，長期経過したりしてセメントが遊離しても，帯環が脱離してこない場合は気づかず，広範囲の歯面脱灰（いわゆる「バンド下カリエス」）が生じる可能性がある．帯環を長期間使用する場合は，来院ごとに緩みがないか確認し，定期的に帯環を除去してセメント合着し直す．

（3）（直接接着法を介した）固定式装置全般（図21〜26）

マルチブラケット装置をはじめ舌側弧線装置類や固定式保定装置を用いる場合，事前に一定レベル以上の口腔清掃ができるようになってから開始するべきである．装置装着直後も十分な口腔清掃指導を行い，う蝕や歯肉炎・歯周炎が生じないよう装置周囲の口腔清掃にはとくに注意する必要がある．装置の周囲に用いる清掃用具としては，縦2列，最後臼歯部遠心用，矯正装置装着患者用など，比較的植毛が粗で毛が長めの歯ブラシ，インターデンタルブラシ，歯間ブラシ，デンタルフロス類，水流を用いた清掃用具などがあり，効率よく患者が使いやすいものを選択したい．毛先が広がったら交換し，毎食後適切な時間をかけ，順番を決めて行う．歯面に垂直な方向からだけでなく，装置の斜め上と斜め下から装置周囲の歯面に向かって歯ブラシを当て，細かく振動させる．とくに歯頸側や歯間部は磨き残しやすいので，歯面に確実に歯ブラシが当たるよう工夫してもらう．手鏡や歯垢染色剤を使用しての確認，十分なうがいなども効果を向上させる．

各種清掃用具（図21〜26）

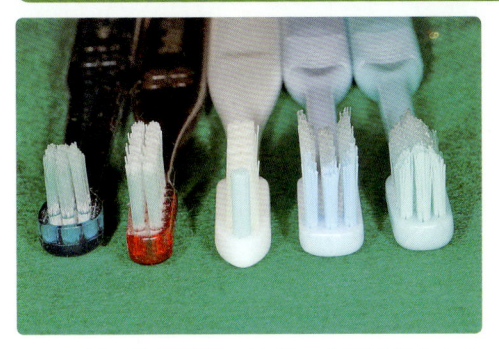

図21　矯正装置周囲の清掃に応用可能なさまざまな特殊歯ブラシ．

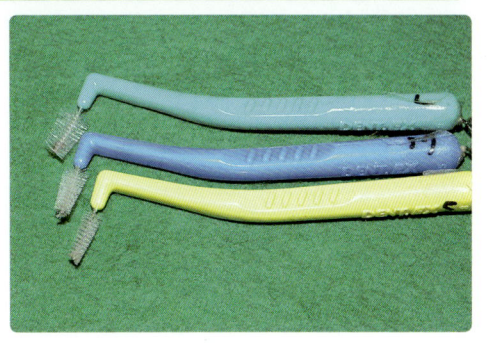

図22　比較的効果的な歯間ブラシ．

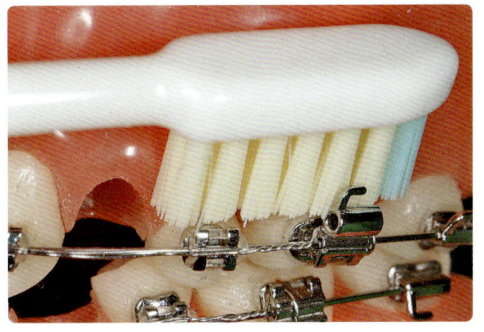

図23　2列歯ブラシによる歯頸部の清掃例．

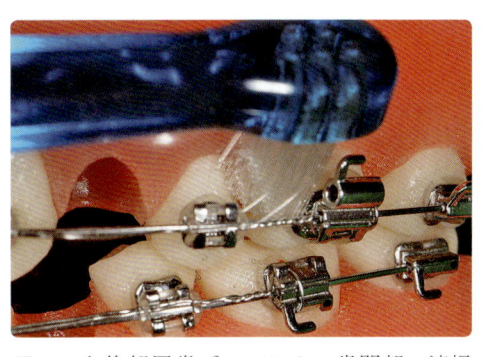

図24　臼後部用歯ブラシによる歯間部の清掃例．

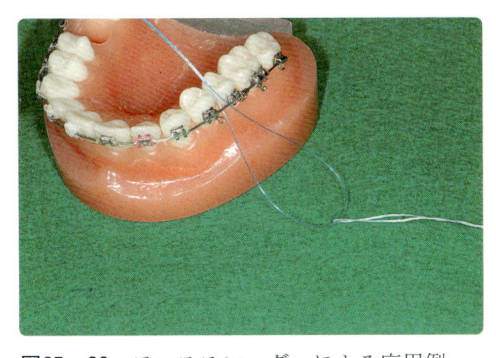

図25，26　フロススレッダーによる応用例．

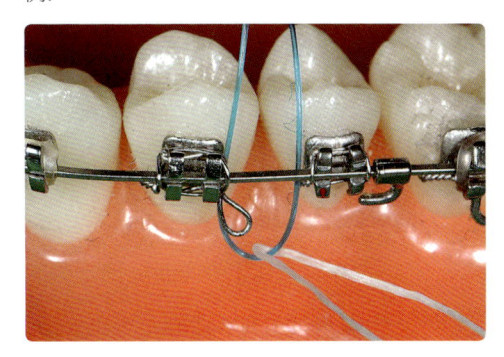

4．予防・治療（アドバンス）技術

1）永久歯列期の矯正歯科治療

【上下顎前突】(図27～45)：患者は19歳10か月，女性

<主訴>
- 口元の突出，口唇が閉じにくい，ガミースマイル．

<顔貌所見>
- 正貌は左右対称で，側貌はconvex type，E-lineに対し上唇は4mm，下唇は6mm突出していた．口唇閉鎖時にオトガイ筋の緊張が認められた．

<口腔内所見>
- 上下顎前歯ともに唇側傾斜がみられ，オーバージェット・オーバーバイトは2mmで，臼歯の咬合関係は両側ともにアングルⅠ級であった．アーチレングスディスクレパンシーは上顎−1mm，下顎−3mmであった．上下顎両側ともに第三大臼歯が萌出し，咬合していた．

<セファロ所見>
- SNA 78.3°，SNB 73.6°，ANB 4.6°とプロフィログラムとの重ね合わせで若干の上顎骨の前方位を認め，Mandibular plane angleは33°でhigh angle傾向であった．前歯歯軸はU1-FH 117.1°，FMIA 37.6°と唇側傾斜しており，ヘッドプレートコレクションを加えた下顎のトータルディスクレパンシーは−15.5mmであった．

<診断>
- 上顎両側第一小臼歯，下顎両側第二小臼歯の抜去，マルチブラケット装置にて上下顎前歯の舌側移動を行い口元の突出を改善する．

<治療目標>
- 下顎臼歯の整直を十分に行い，下顎下縁平面の開大を防ぐ．上顎前歯の圧下によりガミースマイルの改善を図る．

<治療経過>
- 上下顎小臼歯抜去後，マルチブラケット装置を装着した．犬歯の遠心移動を行いながら，スライディングメカニクスにて上下顎前歯の舌側移動を行った．その際，J-フックヘッドギアを併用し，上顎前歯の圧下を行った．治療途中で8か月の中断があり，動的治療期間は3年0か月であった．

<治療結果>
- 正貌においてガミースマイルは改善された．側貌において口元の突出は改善し，E-lineに対し上唇は−2mm，下唇はon line．口唇閉鎖も容易になった．治療前後の重ね合わせより，下顎大臼歯の整直，上顎前歯の十分な圧下が認められた．治療後のデンタルエックス線写真より，著明な歯根吸収や歯槽骨レベルの低下は認められなかった．

上下顎前突（図27〜45）

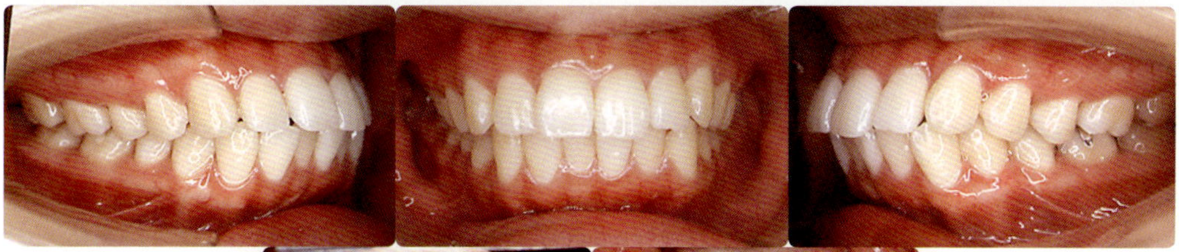

<治療前>

<治療後>

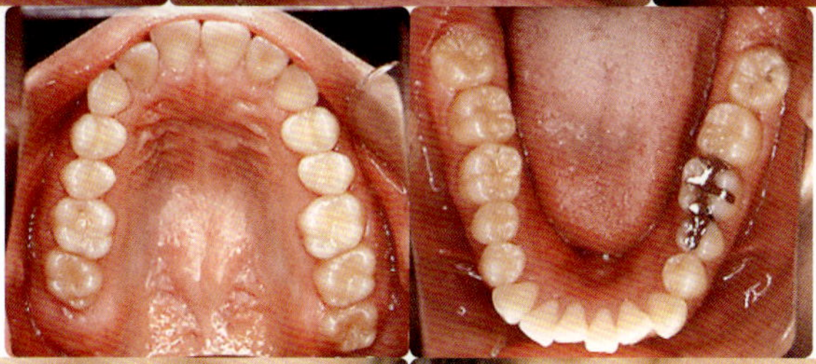

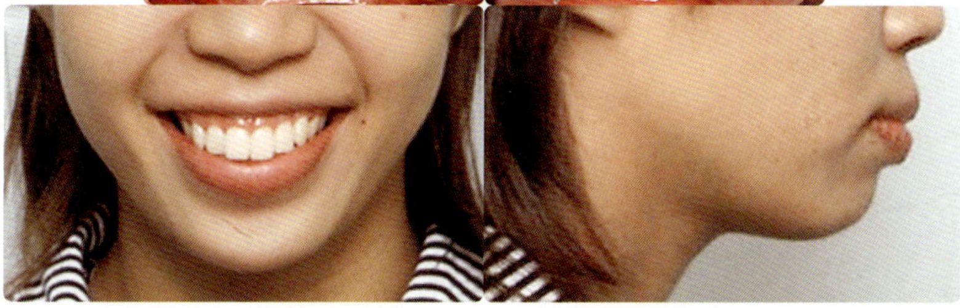

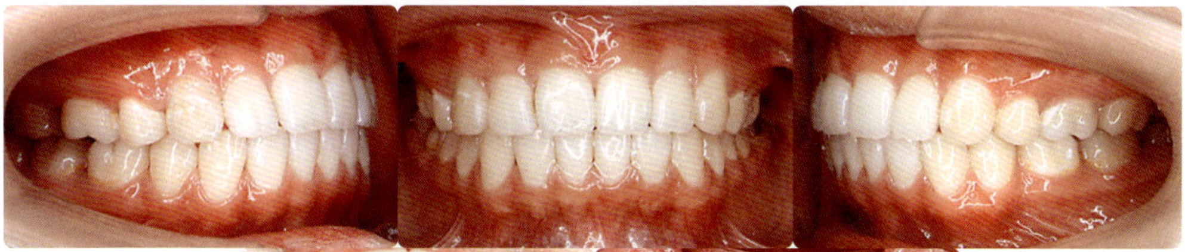

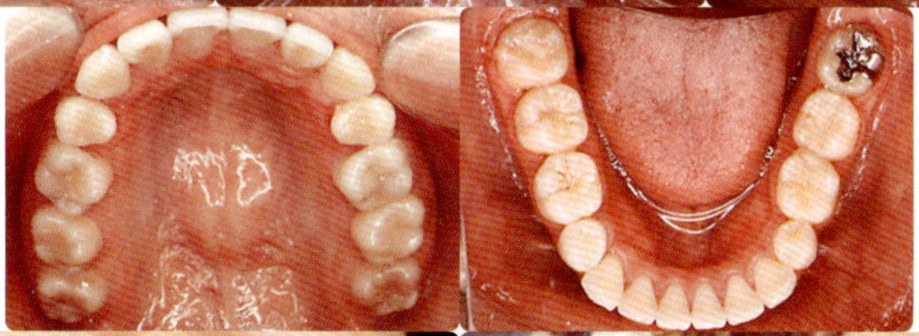

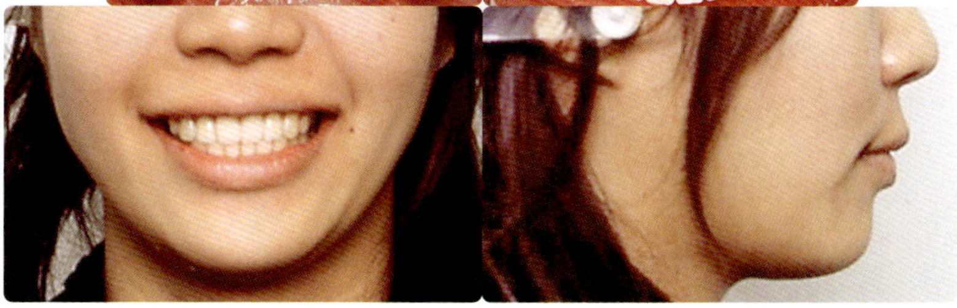

図27〜40

655

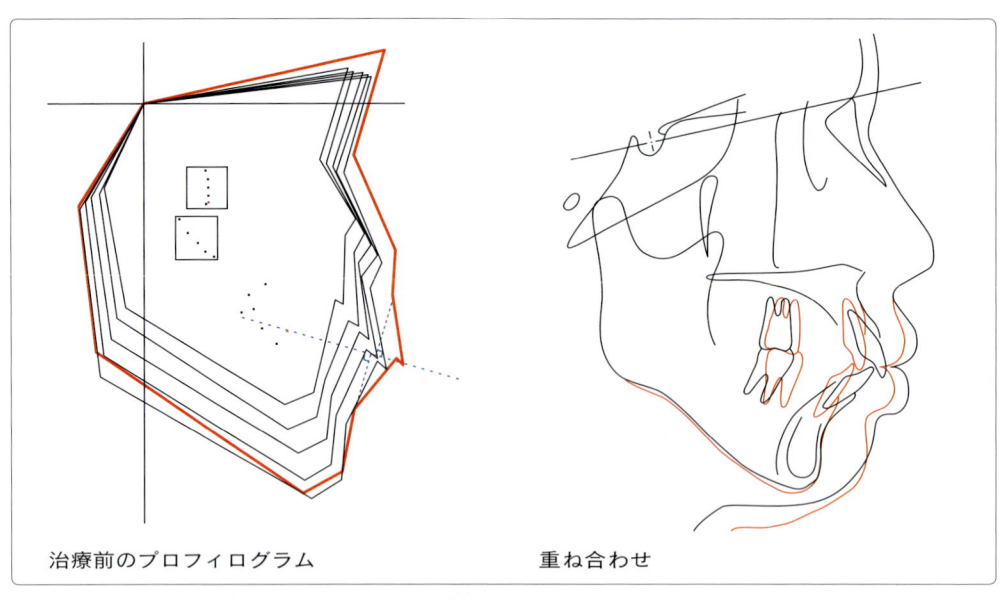

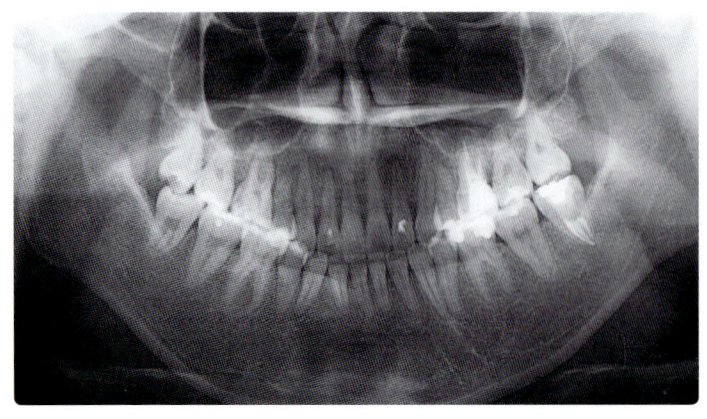

治療前のプロフィログラム　　　重ね合わせ

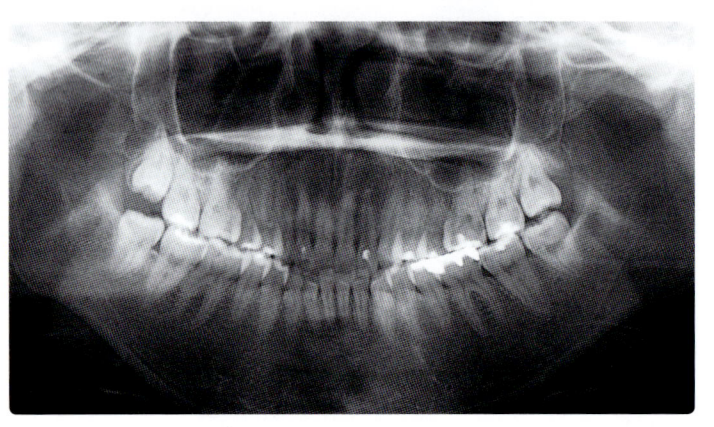

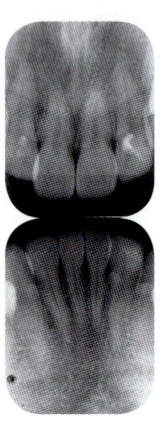

<治療前>

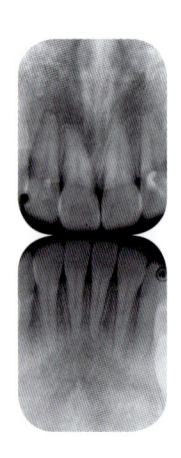

<治療後>

図41〜45

2）包括歯科診療における矯正歯科治療

【歯周病科，インプラント科，口腔外科，補綴科】(図46〜67)：患者は56歳11か月，女性

<主訴>
- 左下の歯の欠損部にインプラントを入れ，全体で噛めるようにしたい．
- 噛みこみ過ぎてあごが疲れる．

<現病歴>
- 10歳頃：下顎両側第一大臼歯喪失．
- 20歳頃：下顎両側ブリッジを装着するも合わず，習慣的に左側のみで咀嚼．その後左側顎関節にクリック，痛み，開口障害が生じた．
- 52歳：歯周病の治療を開始．左右小臼歯，左側上下第二大臼歯における干渉を咬合調整を行いつつ1年間治療をするも改善せず，左側上下第二大臼歯抜去．下顎左側欠損部の補綴治療のためインプラント科を受診したところ，矯正を勧められた．

<顔貌所見>
- 正貌はほぼ左右対称，側貌においては下顎の後退が認められた．

<口腔内所見>
- 上顎両側第二大臼歯，下顎右側第二大臼歯，左側第一・二大臼歯欠損が認められた．下顎右側には近心傾斜している下顎右側第三大臼歯と第二小臼歯を連結したブリッジが装着され，左側臼歯部は交叉咬合を呈していた．オーバージェットは5mm，オーバーバイトは4mmと過蓋咬合であり，左側小臼歯部の干渉により，下顎骨のわずかな右側への誘導が認められた．

<診断>
- 咬合挙上した顎位でスプリントを装着し，顎関節および筋の適応を図る．問題なければマルチブラケット装置にて咬合挙上した顎位にて上下顎歯列の排列を行い，下顎左側欠損部のインプラント治療を行う．下顎右側第三大臼歯に関しては，第一大臼歯欠損部への自家移植を行う．

<治療経過>
- 約4mm咬合挙上したスプリントを1か月間装着し，筋活動の評価を行いつつ，適応できることを確認．その後マルチブラケット装置を用い，可撤式のバイトプレートや，下顎右側臼歯部に装着した咬合挙上用のテンポラリークラウンを併用しながら，交叉咬合の改善・臼歯咬合の確立を行った．下顎左側欠損部に十分なクリアランスが獲得されたところで，インプラントを植立した．下顎右側に関しては，左側インプラントに歯冠が装着されたところでブリッジを撤去し，第三大臼歯を第一大臼歯欠損部に移植した．動的治療期間は2年6か月，咬合挙上した顎位にて最終補綴を行った．現在咬合は安定し，顎関節や咀嚼筋などに違和感は認められない．

包括歯科治療（図46〜67）

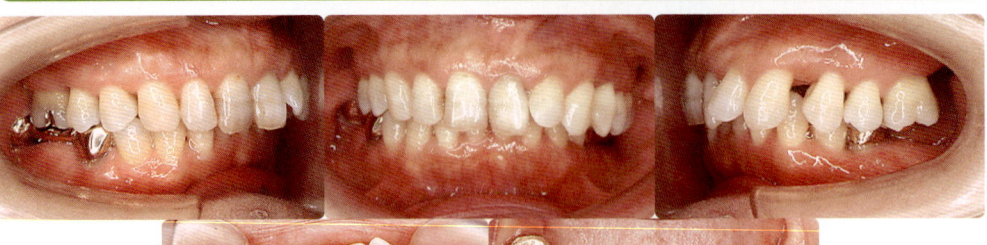

＜治療前＞

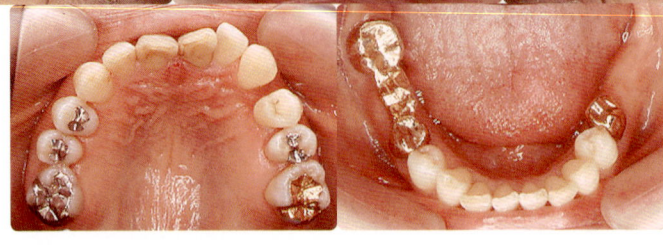

＜治療経過＞

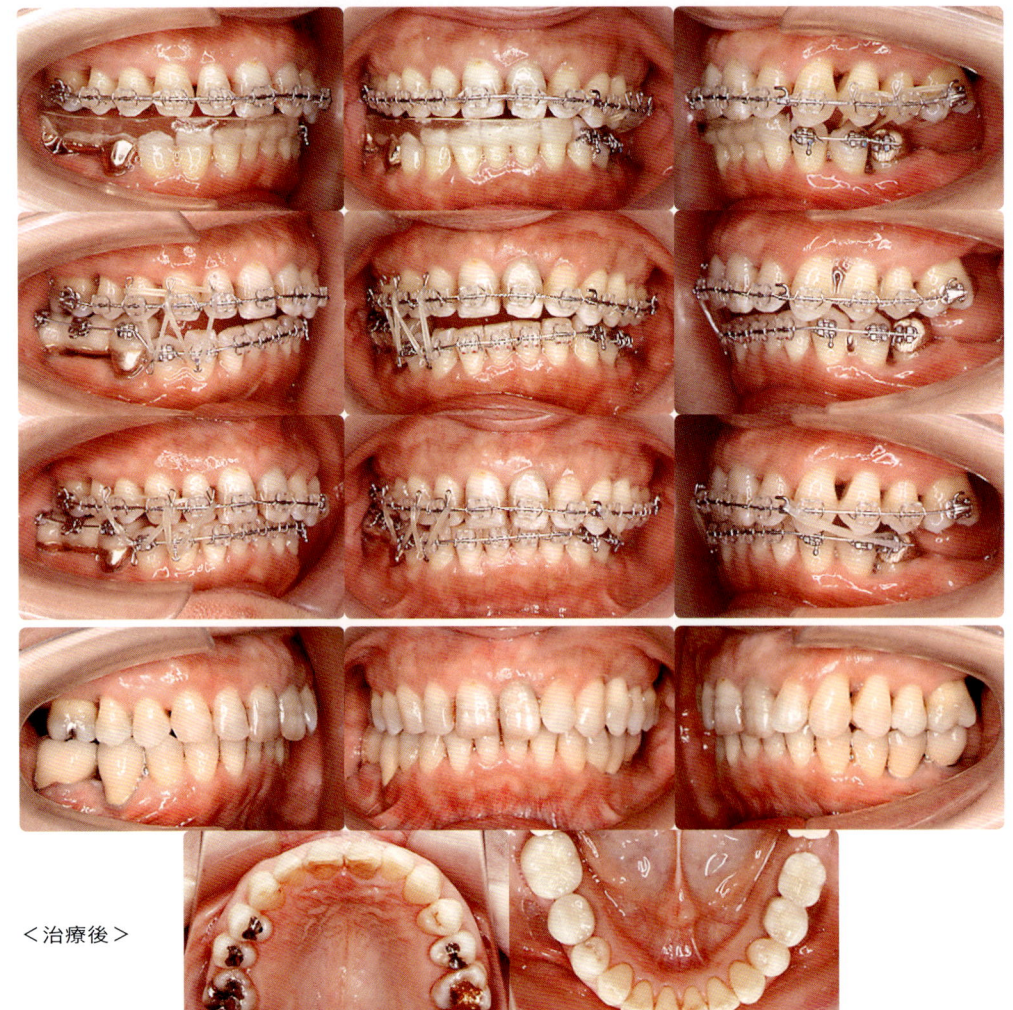

＜治療後＞

図46〜64

治療前のプロフィログラム　　　　　　重ね合わせ

＜治療前＞

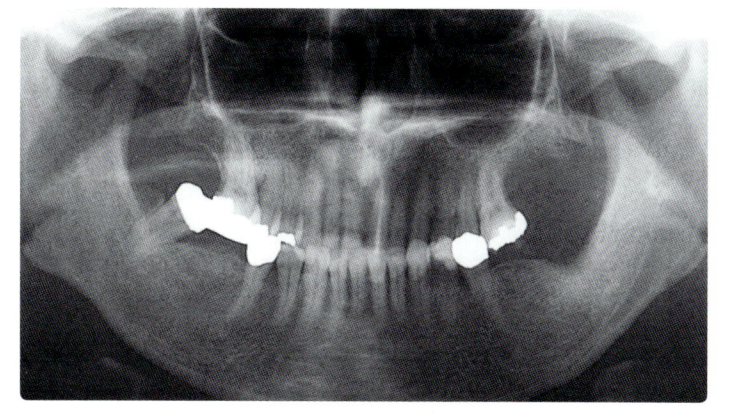

＜治療後＞

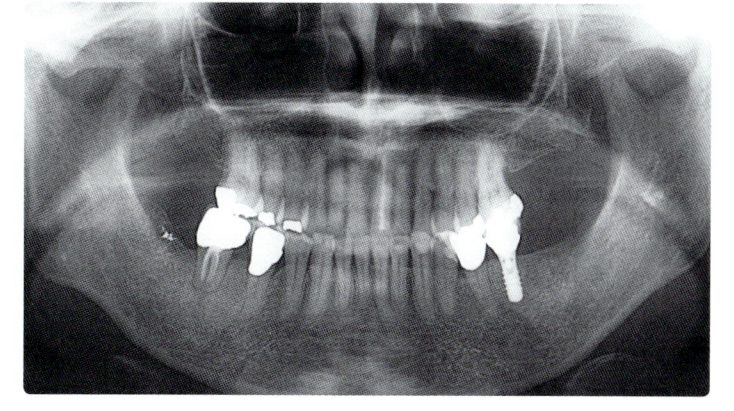

図65〜67

5．応急処置

1）矯正装置装着患者に対する応急処置

矯正歯科を標榜していなくても装置装着患者が急患来院する可能性があるので，最小限の対応は習得しておきたい．

（1）う蝕など

矯正歯科治療と並行して治療を行うことが可能な場合もあり，う蝕の進行に余裕があれば，歯の移動により歯面部に空隙を開けて隣接面歯冠歯質の削除量を減らすことを検討できる場合がある．しかし，装置周囲のう蝕などの場合は，一時装置を撤去して，う蝕治療を優先する．とくに口腔清掃にまったく協力が得られずに生じる多発性脱灰やう蝕の場合は，早期に装置を撤去して治療を中断する．

（2）歯の移動に伴う炎症様反応と痛覚過敏

装置装着や調整後1週間以内の歯の移動に伴う炎症様反応や痛覚過敏（咬むと痛いなど）による疼痛の場合は，自然治癒する場合も多いため，鎮痛薬の処方などを検討する．長期にわたる疼痛や，強い痛みの場合には原因を分析し，装置の調整や撤去など必要な対応を検討する．

（3）装置と粘膜または歯肉の接触に伴う炎症

装着した固定式装置自体の元々の形状や変形・破折（ブラケットやチューブ，フックやウィング，舌側や口蓋側の装置など），結紮線断端や最後臼歯部遠心端の主線の突出や抜け，主線を屈曲したループやフック，大臼歯部や欠損部などの間隔が広い歯間部の主線などによる場合がある．シリコンやワックス・ガーゼなどの暫間的使用による粘膜への接触保護，フックや結紮線・主線などの屈曲，フックやウイング・装置の修理や削合・切断・撤去などの対応がある．装置破折（ブラケット・チューブ脱落，ワイヤー破断）の場合は，誤飲などの可能性の有無にも注意する．

（4）歯科治療後の装置不適合

歯冠修復治療などにより，可撤式矯正装置が使用できなくなることがある．装置のレジン削合やワイヤーによる調整を行う．調整不能の場合は装置の再製作や変更が必要になることもある．

（5）歯根吸収

　治療開始前の状況と比較し，歯根吸収の程度・原因・要因などを検討し対応する．たとえば，矯正力が強い場合は，矯正力を弱めたり，矯正力の種類を変更する．歯の過大な傾斜移動で，根尖の位置が唇舌側皮質骨や切歯管などに近接している場合は，傾斜が改善するように装置を調整する．早期接触や歯ぎしりなどで咬合時に動揺がある場合は，装置の調整による歯の移動やシーネの使用，咬合調整などにより咬合関係を是正する．原因不明の場合は装置を撤去してしばらく経過観察することも必要になる場合がある．

（6）歯周組織の異常・顎関節症状・アレルギーなど

　歯周組織の異常がみられる場合は，歯の位置や咬合状態などに問題がないか確認し，前述の歯根吸収の場合と同様の対応を検討する．

　顎関節症状が生じた場合は，咬合状態や装置に関する要因を分析し，対応を検討する．下顎を後方移動する可能性のある装置やⅢ級ゴムの使用は一時控えて経過観察する．疼痛や開口障害がある場合は，専門医などへの相談も検討する．

　金属アレルギーやその他の材料のアレルギーが疑われた場合は，皮膚科などに原因物質の特定を依頼し，原因物質が明らかになれば，その成分が含まれた材料などの使用をただちに中止して経過観察する．治療についてはアレルギー物質が含まれない代替の装置での治療を検討する．

2）不正咬合管理に関する応急処置

　治療前を含めた長期咬合管理の中で，不可逆的変化を引き起こす問題に対しては，早期発見・早期対応が必要になる．不正咬合が原因であってもすぐに矯正歯科治療で対応できない場合は，何らかの応急処置を考える必要がある．

（1）歯の外傷・咬耗・歯肉退縮

　前歯の脱臼・亜脱臼・歯冠破折に対しては，再植・復位・固定・歯髄処置・歯冠修復など一般的な外傷歯への対応と同様である．上顎前歯の唇側傾斜などを伴うハイリスクな不正咬合患者には，転倒時の注意喚起や可能なら運動時のマウスガードの使用などを勧めることも考えられる．

　前歯部の咬耗に対しては，矯正治療開始可能時期までのナイトガード類の使用や矯正治療の早期開始が必要となる場合がある．

　唇側転位や外傷性咬合に伴う重度の歯肉退縮や歯根露出に対しては，矯正治療開始可能時期までのナイトガード使用や矯正治療の開始を検討する．

（2）上下顎骨の成長や機能的誘導・顎関節症

上顎骨の後方位に対しては上顎骨の前方成長誘導治療，下顎の機能的誘導に対しては機能的誘導解消方法，下顎骨の後方位に対しては下顎骨の前方成長誘導治療を，それぞれ開始できないか検討する．

疼痛や開口障害を伴う顎関節症の場合，可逆的な治療や専門家による治療を検討する．

（3）不正咬合の原因・誘因

乳歯のう蝕や早期喪失に対しては早期治療や保隙，乳前歯の外傷に対しては永久歯胚形成方向の定期的観察・開窓牽引など，習癖に対しては意識づけ・習癖除去装置・筋機能療法など，口腔周囲筋・軟組織の異常に対しては筋機能療法・耳鼻咽喉科・外科治療などの必要性をそれぞれ検討する．

（4）永久歯の歯根吸収（図68〜71）

動揺など自覚症状が出る頃には保存困難になり，永久歯の欠損につながることから，いかに早期発見・早期対応するかが課題である．側方歯群交換期前の歯齢ⅢA期で，早期治療の必要がないと思われる症例でも，視診・触診などで上顎犬歯の位置を確認したり，スクリーニング的にエックス線写真などを撮影し，過剰歯・埋伏歯の有無，未萌出永久歯の萌出方向の異常がないか確認しておくことが望ましい．下顎大臼歯部も歯根吸収の好発部位であるので，好発時期にはつねに注意を払っておく．原因不明の特発性歯根吸収の場合も歯髄処置・歯頸部修復治療など一般的な歯根吸収歯への対応と同様である．

上顎両側犬歯の埋伏に伴う永久中切歯・側切歯歯根吸収の一例（図68〜71）

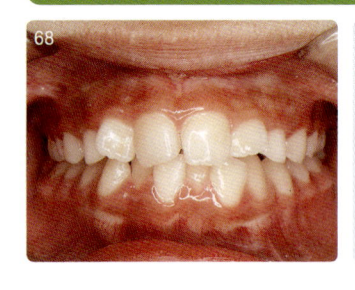

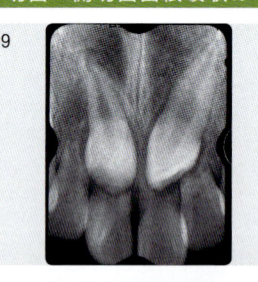

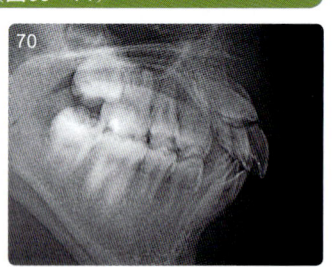

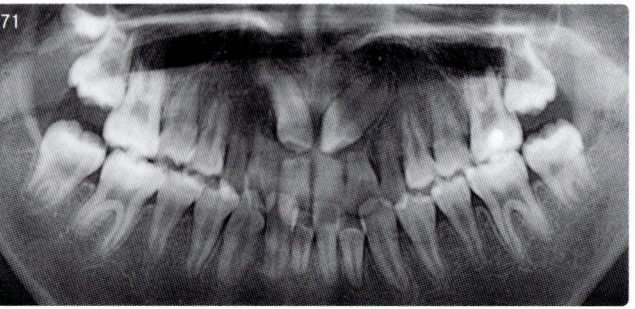

図68　口腔内写真．
図69　同，デンタルエックス線写真．
図70　側面頭部エックス線規格写真の歯槽部拡大．
図71　パノラマエックス線写真．

6. 経過評価管理

1）術中の評価と管理

　矯正治療においては，治療のステージに応じて，定期的に資料を採取して評価を行うことが望ましい．なぜならば，計画に沿った治療が行われているかどうかは，頭部エックス線規格写真に代表されるような術前後の資料と比較することによりはじめて正確に評価できるからである．一般的に矯正では数週間の間隔をあけて治療を行うため，計画に基づいて目標を定め，効果を予測して処置を進めなければならない．しかしながら，変化は必ずしも予測どおりのものではないため，つねに結果から原因を推測し，評価しながら内容を修正しなければならない．したがって，術者は状態の変化を正確にとらえる術を把握するとともに，技術を習得する必要がある．

　口腔内においては，臼歯関係，オーバージェット・オーバーバイト，正中の変化などに留意しなければならない．急激な臼歯関係の変化は，固定源の喪失の有無について確認する必要があり，オーバージェット・オーバーバイトの変化についても，過度の歯の傾斜や上下顎幅径の不調和が疑われる場合がある．これらの変化が，歯の移動に起因するものか，もしくは歯の早期接触による機能的な問題であるか，さらには成長などによるものかによって，対処の仕方は異なる．また，治療中における顎口腔機能の変化にも注意を向ける必要がある．これらの変化に対し，患者自らが必ずしも自覚できるとは限らない．咬合接触の変化に起因する食いしばりなどの異常習癖は，時にさまざまな機能異常や痛みなどの障害を引き起こすことがあるが，日常的な習癖であるがゆえに，治療による変化としてとらえられないことがある．したがって術者は，つねに問診や検査を通じてこれらを把握することに努め，未然に防止するための対処ができるように努力するべきである．

　最良の計画であっても，方法に限りがあれば目標の達成は困難である．逆に優れた技術があっても，目標設定を誤れば結果は伴わない．長期にわたる矯正治療においては，つねに治療方針を振り返ることが重要であり，必要があれば方針転換にも躊躇しない柔軟性が必要である．さらに忘れてはならないことは，患者の協力が不可欠であることである．信頼関係を構築するためには，誠意と想像力を持って患者の訴えに耳を傾けることが必要である．

2）保定

　矯正治療にとって，「後戻りの防止」は永遠のテーマである．後戻りの原因として考えられるのは，歯の移動に伴って変化した歯周組織の再構築に時間がかかることや口唇や舌・頰部などの軟組織圧の影響，成長による変化，異常習癖など，多岐にわたっている．また，治療方法により安定性に違いが生じることもある．これらのことを踏まえ，たとえ長期に

わたって安定した咬合状態が保たれていたとしても，他の歯科疾患や加齢などによりそれが変化する可能性がつねにあることを矯正医は認識していなければならない．したがって，治療計画を立てるところから保定方法についても考慮し，患者にもしっかりと理解をしてもらう必要がある．

　後戻りを防止するためには，まず，良い咬合関係のみならず顎顔面領域の筋肉も含め，正しい機能が行われるような状態が安定をもたらすという，自然的保定の概念に鑑みた仕上げを心がけることが重要である．症例によってはオーバーコレクションや早期治療も有用である．そのうえで，保定装置を用いて器械的保定を行うことが必要である．

　保定装置には，可撤式や固定式などさまざまなタイプのものがあり，それぞれ長所や短所がある．

　以下にその例を示す．

①ホーレータイプリテーナー（図72，73），ベッグタイプリテーナー（図74，75）（サーカムフェレンシャルタイプリテーナー）
　・比較的強度があり，義歯と同様の清掃ができる．可撤式であるがゆえに，使用状況は患者本人の意思にゆだねられる．

②トゥースポジショナー
　・弾性材料であるため，多少の歯の移動が可能である．日中の長時間の使用は困難である．

③クリアリテーナー（図76）
　・透明で薄いため，装着感は比較的良い．また，咬合面を覆うので，スプリントとしても使用可能である半面，咬合口径の変化が負担となることもある．強度は弱い．

④犬歯間保定装置，ボンディッドリテーナー
　・接着剤を用いて，通常下顎前歯の舌側面に装着する．犬歯間の幅径を保ったり，1本ずつ歯を固定したりすることができる．固定式装置であるため患者の努力を要しないが，歯石やプラークが沈着することがあり，注意を要する．上顎前歯に用いることもあるが，アンテリアガイダンスを妨げないようにするには歯肉縁近くに装着する必要があり，清掃性に問題が生じることがある．

　矯正治療の目的は，健全な顎口腔機能や審美性を獲得することにより，QOLの向上に貢献することである．これに加えて，その後の一生にわたる健康な状態を維持・管理していくことの大切さも，矯正医は意識しながら保定について取り組むべきものである．

保定装置（図72～76）

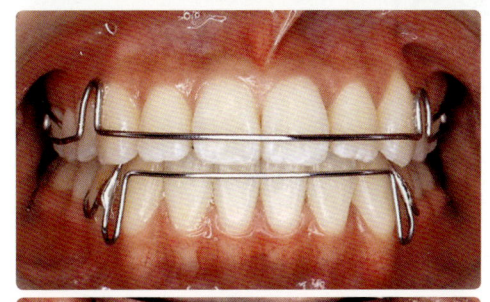

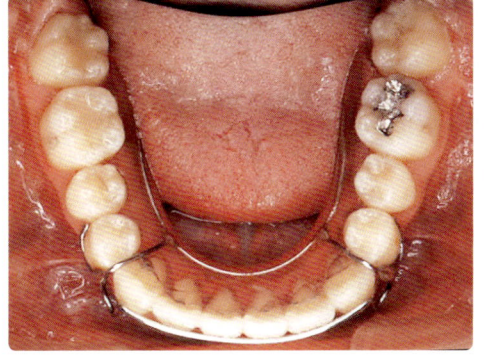

図72，73　ホーレータイプリテーナー．

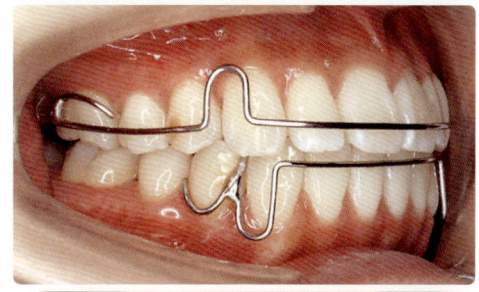

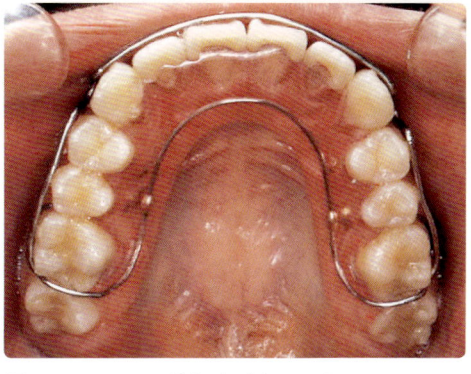

図74，75　ベッグタイプリテーナー．

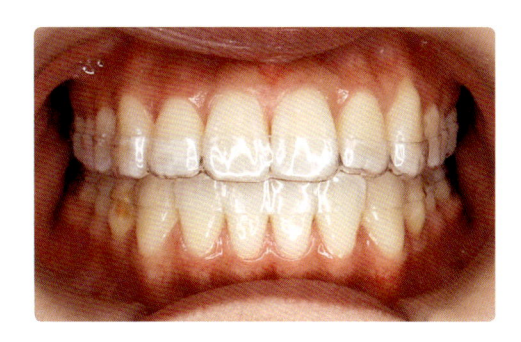

図76　クリアリテーナー．

和文索引

ア

α₁アドレナリン受容体遮断作用	166
アーチレングスディスクレパンシー	632, 644, 654
アーティキュラーレ	635
アイコンタクト	502
アウターボウ	651
アキシオグラフ	640
アクセサリーポイント	329
アクセスキャビティプレパレーション	314
アクセスホール	446
アクリル系印象材	474, 478
アジソン病	167
アスコルビン酸	183
アスピリン喘息	148, 152
アズレン製剤	148
アセスメント	242
アセトアミノフェン	146, 148
アタッチメントロス	370
アデノイド	648
アテロコラーゲン	528
アトピー型	152
アドレナリン	200
——過敏症	181
——添加リドカイン	549
アナフィラキシー	134, 201
——ショック	132
——反応	172
——様反応	172
アピカルカラー	322
アピカルストップ	322
アブフラクション	288, 292, 395
アベイラブルアーチレングス	632
アペキシフィケーション	596, 616
アペキソゲネーシス	616
アミノグリコシド系薬	143
アメリカ合衆国の国立疾病管理センター	58
アメリカ心臓協会のガイドライン	133
アメリカ麻酔学会	540
アラキドン酸	146
アリール酢酸系薬	147
アルコン型	463
アルジネート印象材	465
アルジネート単独印象	466
アルドステロン	167
アルブミン	544
アルミナ	434
——ブラスト処理	454
アレルギー	553
アレルゲン	152
アンジオテンシンⅡ	167
アンジオテンシン変換酵素阻害薬	150
アンダーカット	427, 465, 466
アンダーキャスティング	455
アンテリアガイダンス	438, 665
アンテリアレイシオ	632
アントラニル酸系薬	147
アンドロゲン	167
亜酸化窒素	554
亜脱臼	596, 662
青色申告	73
悪習癖の改善	395, 648
悪性腫瘍	505
——の骨転移	139
悪性症候群	166
圧排糸	265, 429
圧迫法	525
後戻り	664
安静(時)狭心症	157, 184
安全管理	56
安定狭心症	157

イ

1型糖尿病	162
1歳6か月児健康診査	206
イスムス	332, 334
イヤーロッド	634
インクリメンタルテクニック	288
インジェクタブルシリンジタイプ	272
インジケーター	508
インスリン	150, 162
——依存型糖尿病	162
——非依存型糖尿病	162
インターオクルーザルレコード	431
インターデンタルブラシ	652
インターネットの活用	97
インターロイキン-6(IL-6)阻害薬	141
インドール酢酸系薬	147
インドシアニングリーン負荷試験	544
インナーボウ	651
インピーダンス	318
——測定	309
インビジブルメタルマージン	437
インフォームドコンセント	32, 46, 107, 259, 358, 498, 574, 628
インプラント	444
——アバットメント	445
——上部構造	445
言い換え	110
医学的問題	461
医科連携パス	231
医業収入	72
医師国保	83
医療過誤	56
医療機関の広告	98
医療機関のホームページ	98
医療事故	56
医療収入	68
医療相談料	66
医療廃棄物	60
医療費	48
医療法	84
医療法人	80
——設立認定申請者	91
医療保険	48, 240
——制度	48, 82
医療面接	22, 100, 250, 304, 358, 422, 460, 498, 572, 624
委員などの手当	67
異型狭心症	184
異所性刺激	131
異物除去	195
意識障害	127
意識消失	157
意識レベル	126
意図的再植	332
維持装置	468, 470
維持腕	471
石塚式イージーマトリックス	607
一過性脳虚血発作	161
一塊機能印象法	466
一次救命処置	188
一次硬化	277
一次性咬合性外傷	371, 409
一般廃棄物	60

色見本	431
印象採得	428, 463, 477
印象用石膏	430
印象用レンツロ	450
院内感染対策	57
咽頭扁桃肥大	648
咽頭浮腫	535
陰性薬剤	175

ウ

ウェッジ	265, 592
ウォーキングブリーチ	285
ウォーキングプロービング	362
う窩の開拡	276
う蝕活動性試験	252
う蝕感受性	207
う蝕検査	42
う蝕検知液	262, 288
う蝕の治療	288
う蝕抑制処置	609
う蝕罹患型判定区分	207
う蝕罹患象牙質	261, 262
うつ病	166
受付業務	70
促し	110
運動負荷心電図	541
運動誘発喘息	152

エ

エアーブロー	294
エアシリンジ	308
エアブレーション	262
エステティックライン	630
エックス線検査	24, 251, 310, 368, 577
エッセンシャルオイル	388
エッチャント	273
エッチング	272, 434, 592
——ボンディングシステム	272
エナメル質	261
——う蝕	261
エナメル上皮腫	504
エナメルマトリックスデリバティブ	406, 416
エバチップ	393
エプーリス	206
エラスティックセパレーター	649
エラスティックモジュール	649, 651
エルゴタミン含有製剤	149
エンドトキシンショック	535
壊死性潰瘍性歯肉炎・歯周炎	372

永久固定	409
永久止血法	526
永久歯列期	654
鋭匙型スケーラー	389
塩化セチルピリジニウム	388
塩基性製剤	146, 147
塩酸ミノサイクリン歯科用軟膏	410
嚥下機能検査	640
嚥下障害	245
嚥下法	480

オ

オーシャンビンのボーンチゼル	398
オーバーキャスティング	455
オーバーコレクション	665
オーバージェット	580, 625, 632, 654, 657
オーバーデンチャー	492
オーバーバイト	580, 632, 654, 657
オーバーフィリング	301
オールインワンアドヒーシブシステム	273
オールセラミッククラウン	436, 439
オールセラミックス	439
オールセラミックブリッジ	441
オキシカム系薬	147
オキシドール	324, 536
オクルーザルエックス線写真	634
オクルーザルガイドプレーン	649
オステオプラスティー	405
オッセオインテグレーション	445
オトガイ-甲状軟骨間距離	547
オドントプラスティー	405
オフィスブリーチング	286
オペーク色	271
オペークレジン	287
オベートポンティック	402
オペラント条件付け法	584
オルビターレ	635
オンライン請求	96
押し込み法	280
応急処置	30, 384
往復運動式コントラアングルハンドピース	394
嘔気	134
嘔吐	134
——反射	465, 550
大坪式模型計測器	631
男結び	529
音声スペクトログラム分析	640

温度診	23, 251, 308
温度痛	346
温熱診	308
女結び	529

カ

γ-GPT	544
γ-アミノ酪酸受容体	150
ガーゼドレーン	516
カーバイドバー	261
カーボランダムディスク	487
ガイドグルーブ	439
ガイドプレーン	471
カウンセリングルーム	78
カスタムトレー	286
ガス麻酔薬	559
カセッテ	507
カタラーゼ反応	386
ガッタパーチャポイント	329
カッティングエッジ	389
カットバック	454
カプノメータ	136
ガミースマイル	630, 654
カリエスメーター	251
カリエスリスク	252, 298
カルシウム拮抗薬	360
ガルバニー疼痛	298
カルボキシレートセメント	328
カントゥア	429
カンファーキノン	274
カンペル平面	479, 480
かかりつけ歯科医師	224
かぜ症候群	128
がん治療連携計画策定料	228
がん治療連携指導料	228
下顎安静位利用法	480
下顎運動記録	640
下顎運動検査	423
下顎下縁平面	636
——角	637
下顎角	637
下顎挙上法	192, 197
下顎限界運動路	640
下顎後縁平面	636
——角	637
下顎孔伝達麻酔	511, 551
下顎前突	625
下顎中切歯軸角	638
下顎頭滑走運動	500
下顎隆起	463, 470, 518

667

和文索引

下歯槽神経麻痺	552
下唇線	480
下唇粘液嚢胞摘出術	520
可逆性歯髄炎	311, 338
可撤式緩徐拡大装置	649
可撤保隙装置	601
加圧印象	477
加熱加圧成型法	280
加熱重合	463
──レジン	475
仮性ポケット	369
仮説演繹法	113
仮想咬合平面	479
仮着	434
仮封	327
──材	340
画像情報のデジタル化	97
家族的類似性	113
家族歴	22, 46, 360, 422, 503, 574
過蓋咬合	625, 657
過換気症候群	134, 177, 553
過去型質問	109
過呼吸	128, 178
過酸化水素水	264, 285
過剰根管充填	352
過ホウ酸ナトリウム	285
課税売上高	73
課税業者	73
課税仕入	74
課税所得	72
窩洞外形線	315
窩洞形成	276, 278, 592
介護支援専門	240
介護保険	48, 240
──制度	55
──法	88
介護療養型医療施設	242
介護老人福祉施設	242
介護老人保健施設	242
外斜切開	400
外傷性咬合	409, 625
外歯瘻	306
外来性色素沈着	587
外来全身麻酔	562
回帰方程式	600, 633
改変チャイルド・ピュースコア	164
界面活性剤	148
開業祝金	66
開業届	91
開咬	620, 625

開口障害	552
開閉口運動	487
──路	640
開放式ドレーン	533
解釈的態度	108
解釈モデル	102, 111
解剖学的印象	477
解剖学的根尖孔	318
解剖学的人工歯	463
概形印象	465, 466
概要経費率	75
拡張期血圧	130, 155
学校医などの手当	67
学校歯科医	206
学校保健	206
──安全法	206
核医学検査	507
隔壁法	266, 591
確定申告	72
顎外固定装置	650
顎下リンパ節	500
顎関節症	663
顎関節の検査	43
顎堤粘膜	473
──の処置	488
顎変形症	504
活動性試験	252
褐色細胞腫クリーゼ	129
鎌型スケーラー	389
完全脱臼	521
完全房室ブロック	132, 541
肝機能検査	544
肝機能障害	163
肝硬変	544
含嗽剤	148
冠血管拡張薬	202
冠血栓性狭心症	157
冠動脈バイパス手術	158
冠動脈閉塞	158
冠攣縮性狭心症	157
陥入	521, 596
患者-歯科医師の関係性	100
患者教育	300, 628
患者中心の医療	103
患者背景	46
貫通結紮	527
眼窩下縁	500
寒天-アルジネート連合印象	466
寒天印象材	466
間食	300, 586

間接費	68
間接覆髄	263
間接法リライン	474
鉗子抜歯	511
感染根管治療	342
感染歯質の除去	276
感染性ショック	132
感染性心内膜炎	145
感染性廃棄物	61, 221
──の判断フロー	62
感染予防対策	58
関節リウマチ	141
簡易課税制度	74
簡易嫌気性培養キット	325
簡易防湿	268
顔貌検査	630
顔面角	636
顔面下垂	133
顔面計測法	480
顔面神経麻痺	552, 567
顔面蒼白	157
顔面平面に対する上顎中切歯突出度	638

キ

キセノン光照射器	274
キノロン系薬	145
ギムザ染色	326
キャスタブルセラミックス	439
──法	280
キャナルスプレッダー	330
キューンの貧血帯	552
キュレットタイプスケーラー	389
キレート	324
気管支拡張薬	149, 152, 185
気管支痙攣	175
気管支喘息	128, 152, 169, 185
気管切開	535
気管挿管	561
気管チューブ	561
気づき	121
気道異物	198
気道確保	191, 197
──困難度	545
技工指示書	70, 432
奇異呼吸	546
起座呼吸	152
既往歴	22, 46, 360, 422, 460, 503, 626
既製トレー	465, 466
基準期間	73

基礎床	468, 478	共感	104, 502	グラム陽性菌	145
揮発性麻酔薬	559	共済組合	50, 82	クランプ	268, 316, 589
期外収縮	131	共同救済	50	──フォーセップス	316
義歯修理	489	協会けんぽ	49	クリアランス	427
義歯床下粘膜	478, 485	狭心症	157, 184	クリアリテーナー	665
義歯床用材料	463	胸郭包み込み両母指圧迫法	195, 197	グリコペプチド系薬	143
義歯性口内炎	494	胸骨圧迫	191, 195	クリニカルアタッチメントレベル	
義歯洗浄剤	484, 494	胸鎖乳突筋	500		363, 371
義歯装着	471	胸痛	132, 158	グループファンクション	42
義歯の改造	490	胸部エックス線写真	541	──ドオクルージョン	487
義歯の清掃	484	胸部突き上げ	195, 198	グルコース・インスリン療法	165
──指導	494	頰骨弓	500	グルコン酸カルシウム	178
義歯の補修	490	頰部膿瘍	515	グレーシー型スケーラー	389
義歯用ブラシ	484	局所止血薬	528	グレージング	280
器械測色法	431	局所麻酔	510, 549	クロモグラニン	360
器質的狭心症	157	──薬中毒	134, 176, 553	クロルヘキシジン溶液	388
機械的人工歯	463	──薬の血中濃度	176	くさび状欠損	288
機能印象	477	局所薬物配送システム	410	──症	292
機能咬頭	487	金合金	463	くさび状骨欠損	379
機能的矯正装置	649	──Type III	452	くも膜下出血	161
喫煙の影響	383	金属アレルギー	252, 439, 662	繰り返し	110
逆根管充填	332	金属床	463	空隙	624
逆屋根形態	451	金属接着用プライマー	454	空腹時血糖値	163, 542
吸引テスト	551	金属線	597	口対口人工呼吸	192
吸指癖	648	金属トレー	430	屈曲維持腕	471
吸収性局所コラーゲン止血剤	528	金属用プライマー	295	組合管掌健康保険	50
吸収性膜	414, 416	菌血症	146	車椅子	221
吸唇癖	648	筋圧形成	477	──用ヘッドレスト	220
吸入麻酔	561	筋機能療法	648, 663		
──薬	559	筋ジストロフィー	595	**ケ**	
急性う蝕	261	筋層縫合	530	ケアカンファレンス	233
急性壊疽性歯髄炎	311	筋弛緩薬	560	ケアプラン	241
急性化膿性根尖性歯周炎	311	筋疲労法	480	ケアマネジャー	217, 233, 240
急性化膿性歯髄炎	311			ゲーツグリデンドリル	316, 322, 336
急性冠症候群	129, 134	**ク**		ケタミン	559
急性期病院	233	クスマウル大呼吸	128	ケトアシドーシス	542
急性狭隅角緑内障	558	グナチオン	635	外科的歯内療法	332
急性根尖性歯周炎	306, 311, 346	クラウンダウン法	322, 336	外科結び	529
急性歯髄炎	311, 346	クラウンディスタルシュー	601	系統的脱感作法	594
急性単純性根尖性歯周炎	311	クラウンの支台歯形成	428	経過観察	41
急性単純性歯髄炎	311	クラウンフォーマー	607	経管栄養法	535
急性白血病性歯肉炎	373	クラウンマージン	436	経験的治療	142
急性副腎皮質機能不全	167	クラウンループ	601	経口避妊薬	149
救急薬品	200	グラスアイオノマーセメント	264, 328	経鼻エアウェイ	562
救命の連鎖	188	──系シーラント	270	経皮的冠動脈形成術	158
給付金	49	──系予防填塞	606	経皮的動脈血酸素飽和度	129, 136
居宅介護	233	──修復	277	痙攣	132, 177
居宅療養管理指導	240	──の種類	277	傾聴法	110
拠出者	80	クラスプ	468, 489	継承者	92
虚血性心疾患	157, 184	グラム染色	326	警察歯科医会活動	211

和文索引

削り出し法	280
血圧	129
──測定法	134
血液生化学検査	544
血管作動性物質	173
血管収縮薬	200, 553
血管迷走神経反射	130, 134, 553
血算	544
血小板活性化因子	173
血清総タンパク	544
血中濃度曲線下面積	143
血糖降下薬	150
結紮止血法	527
結紮線	651
犬歯間保定装置	665
言語コミュニケーション	102, 118
研究用模型	367, 447, 463, 477
研磨ペースト	393
原発性知覚過敏症	293
健康診断	206
健康調査票	250
健康保険	49
──組合	50, 82
──法	86
現金主義	67
現症	22, 46, 304
現病歴	22, 46, 304, 360, 422, 460, 503, 573, 626
現物給付	48
減呼吸	128
源泉所得税	66

コ

5H5T	198
コーピング	436
コーンビームCT	505
ゴシックアーチ描記法	480
コットンロール	268
コミュニケーションスキル	107
ゴムドレーン	536
コリンエステラーゼ	544
コルチゾール	167, 360
コンケーブ型	600
コンダイラー型	463
コンタクト	363
──ゲージ	284, 364, 433
──ポイント	446
コンビネーションクラスプ	471, 489
コンピュータ支援設計加工法	280
コンピュールタイプ	272
コンベックス型	600
コンポジット系レジンセメント	434
コンポジットレジンインレー修復	278
コンポジットレジン修復	271, 607
コンポジットレジン填塞	276
コンポジットレジンの分類	271
こま結び	529
小型回転切削器具	275
呼気アセトン臭	186
呼気再吸入	178, 554
呼吸苦	178
呼吸系疾患	152
呼吸困難	152
──感	157, 178
呼吸数	128
呼吸性アルカローシス	177, 178
固定(外傷歯)	596
固定資産税	71
固定保隙装置	601
個人事業	79
──の課税	71
──の廃業届	92
個人トレー	430, 465, 477
雇用保険	48
誤飲防止	589
誤嚥性肺炎	213, 233, 245, 493
誤嚥防止	223, 589, 598
誤咬	485
口蓋平面	636
口蓋扁桃肥大	648
口蓋隆起	463
口角線	480
口渇	166
口腔悪性習癖	647
口腔外傷	521
口腔機能維持管理加算	242
口腔機能維持管理体制加算	242
口腔ケア	221, 242
口腔習癖	600
口腔清掃の自立度(寝たきり度)判定基準	214
口腔前庭拡張術	402
口腔内写真	366
口腔内消炎手術	515
口腔保健室	210
口腔保健センター	67
口呼吸	395, 648
口唇閉鎖不全	648
口底部	500
口内法	314
公衆衛生	48
公的扶助	48
甲状腺機能亢進症	131, 186
甲状腺機能障害	543
甲状腺機能低下	131, 595
甲状腺クリーゼ	186, 543
甲状腺刺激ホルモン	544
合着	434
交際費	69
交叉咬合	647
──排列	463
行動変容	121, 594
抗HIV感染症	141
抗アレルギー薬	152
抗うつ薬	166
抗狭心症薬	158
抗凝固薬	158
抗菌スペクトル	142, 143
抗菌薬	142, 149
──含有製剤	148
抗痙攣薬	203, 374, 595
抗血小板薬	138
抗血栓薬	138, 149
抗真菌薬	149
抗精神病薬	166
抗てんかん薬	150, 169
抗不安薬	179
抗不整脈薬	200, 202
抗リウマチ薬	141
咬筋	500
──触診法	480
咬合圧印象	477
咬合位	430
咬合干渉	412
咬合器	463
──再装着	470, 482
咬合機能回復処置	409
咬合挙上板	649
咬合検査	252
咬合高径	481
咬合採得	430, 463
──用シリコーンラバー印象材	430
咬合紙	284, 483, 487
咬合支持域	430
咬合斜面板	649
咬合床	431, 468, 478
咬合小面	482
咬合性外傷	371, 385, 409, 647
咬合接触	445
──検査	42, 423

INDEX

咬合調整	483, 487	国税	71	サージカルパック	525
咬合治療	409	国民医療費	54, 55	サイトカイン	173
咬合痛	346	国民健康保険	51, 82	サブリンガルバー	470
咬合堤	468, 478	──組合	51	サベイング	464
咬合の5要素	43	──団体連合会	54	サポーティブペリオドンタルセラピー	
咬合平面	430, 480, 636	──法	86		382
──角	638	国保	54	サリチル酸系薬	147
──測定板	479	──連	54	サンドブラスト処理	
──板	467	骨格性下顎前突	643		274, 279, 295, 443, 452
咬合面再形成	493	骨格性上顎前突	643	作業用模型	467
咬合誘導	599	骨硬化像	342	差額ベッド	53
咬合様式	463	骨髄路確保	200	挫滅法	526
咬合力検査	640	骨折の治療	522	再印象採得	430
咬座印象	477	骨粗鬆症	139	再根管治療	344
咬唇癖	648	骨ノミ	518	再試適	470
咬頭嵌合位	430, 483, 630	骨膜下膿瘍	516	再歯肉形成	470
咬耗	494, 662	骨膜起子	516	再植固定	596
咬翼法	368, 578	骨膜剥離子	397	再植法	521
紅斑	25	骨隆起除去術	518	再審査	96
後期高齢者医療制度	51, 82	根管拡大・形成	320	再診時の面接	106
後継永久歯	581, 597	根管形成バー	450	再石灰化	261
降圧薬	150, 202	根管口	315, 318	──治療	261
高 LDL コレステロール血症	156, 542	根管作業長	318	再評価	381
高額医療・高額介護合算療養費制度	52	根管充填	328	在宅歯科医療	231
高額医療費制度	52	──材	329	──連携室	233
高カリウム血症	165	──用ピンセット	330	災害歯科保健医療支援活動	211
高カルシウム血症	139	根管洗浄	323, 350	災害派遣医療チーム	210
高血圧緊急症	129	根管貼薬	326	細菌培養検査	325, 515
高血圧症	155, 183	根管内細菌培養検査	325	細胞壁合成阻害薬	144
高血圧性脳出血	183	根管の石灰化	311	最終印象	428
高血圧性脳症	129, 160, 161, 183	根管用シーラー	329	最終補綴装置	447
高血圧の分類	130	根管用プラガー	330	最小発育阻止濃度	142, 143
高血糖性高浸透圧昏睡	186	根尖性歯周炎	344	雑所得	67
高脂血症	542	根尖病変	354	三環系抗うつ薬	179, 181
高周波電気メス	265	根尖部透過像	342	三叉神経痛	564
高水準消毒	58	根分岐部のプロービング	365	三叉神経麻痺	568
高度医療	53	根分岐部病変	365, 377	三次元構築模型	504
高トリグリセライド血症	156, 542	──の処置	405	三重結び	529
高齢者医療制度	51	根分岐部用チップ	392	三内式シーネ	523
硬質レジン歯	463, 492	根分岐部用プローブ	365	産業廃棄物	60
硬質レジンジャケットクラウン		根未完成歯	318	──管理票	60
	441, 442	根面被覆	402	酸化亜鉛ユージノールセメント	
硬石膏	465	混合歯列期	581, 649		263, 328
硬膜下血腫	161	混合歯列分析	600	酸化アルミニウムセラミックス	440
構音機能検査	423	**サ**		酸化ジルコニウムセラミックス	440
構音検査法	486			酸化セルロース	528
構成咬合器	649	3-3-9度方式	126	酸性製剤	147
国家公務員共済組合	50	3歳児健康診査	206	酸素投与	535
国家公務員災害補償法に基づく診療報		サーカムフェレンシャルタイプリテー		暫間固定	409
酬	66	ナー	665	──法	522

671

和文索引

| 暫間的間接覆髄 | 264, 338 |

シ

12%金銀パラジウム	443
ジアゼパム	177, 178, 185
シーラント填塞用アプリケーター	270
シェードガイド	285, 431, 432
シェードテイキング	275, 282
ジギタリス製剤	149
シクロオキシゲナーゼ	146
シクロスポリンA	373
シックルタイプスケーラー	389
シャドウ	436
シャンク	390
シャンファー	427, 438, 451
シュガーコントロール	586
シュガーマンのボーンファイル	398
ショック体位	553
ショルダー	427, 452
シランカップリング剤	274, 282, 287
シランカップリング処理	279, 434, 439, 442
シリカベースドセラミックス	440
シリコーン印象材	467, 477
シリコーン適合検査材	473
シリコーンバイト	467
シリコーンラバー印象材	430
シリコーンラバー製適合試験材料	433
シリコンドレーン	536
シリンジタイプ	271
ジルコニア	434, 446
——セラミックス	441
シンシナティプレホスピタル脳卒中スケール	133
シンチグラフィー	507
止血鉗子	527
止血法	525
止血保護床	525
支持的態度	108
支台歯形成	427, 438
——用インデックス	439
支台歯フィニッシュライン形態	427
支台築造	449
——一体	450
支払基金	54
仕上げ研磨	276
市町村国保	51
市町村保健センター	210
死腔	530
死戦期呼吸	128, 191

次亜塩素酸ナトリウム	264
——溶液	323
自家骨	418
自己効力感	121
自己心肺再開率	200
自己免疫疾患	25
自動削合	482
自動車取得税	71
自動車税	71
自動車損害賠償保険法	66
自発痛	346
自費診療報酬	66
自閉症	594
自由質問法	502
自由診療収入	66, 73, 76
自立支援	89
児童生徒健康診断票	208
私立学校教職員共済組合	50
事業所得	72
事業税	71
事業主	50
事業の継承	92
事業の廃止	92
刺入点	551
指圧法	525
指定居宅療養管理指導事業所	241
持針器	529
持続性心房細動	159
脂質異常症	542
視感比色法	431
視診	23, 251, 305
視聴覚障害	595
歯牙結紮	524
歯牙・粘膜支持型	466
歯科医師国保	83
歯科医師国民健康保険組合	51
歯科矯正用アンカースクリュー	646
歯科診療医療費	55
歯科的既往歴	22, 304
歯科訪問診療	214
——用ポータブルユニット	220
歯科保健医療需要	212
歯科用顕微鏡	334
歯科用コーンビームCT	505
歯科用セメント	264
歯科用セラミックス	440
歯科用レーザー	265, 294
歯科連携パス	231
歯冠近遠心幅径	581
歯冠形態修正	409

歯冠歯根比	368
歯冠色材料	452
歯冠長増大（延長）術	399
歯冠破折	596
——-歯根破折	596
歯冠幅径	631
歯間清掃用具	388
歯間乳頭再建術	402
歯間ブラシ	260, 388
歯間分離	265
——器	265
歯間離開度	364
歯垢染色液	361
歯根切除	406
歯根端切除術	332
歯根肉芽腫	311
歯根嚢胞	311
歯根破折	311, 377, 385, 596
歯根分割抜去	407
歯根分離	407
歯根膜腔の拡大	342
歯質透過光	290
歯周 - 歯内疾患	375
歯周炎	370
歯周基本治療	380, 384
歯周形成外科手術	402
歯周外科治療	396
歯周サポート治療	411
歯周疾患検診票	209
歯周疾患由来型病変	375
歯周疾患要観察者	208
歯周組織検査	42
歯周組織再生誘導法	414
歯周膿瘍	374
歯周パック	397
歯周病のリスクファクター	384
歯周プローブ	361
歯周ポケット	312, 370
——掻爬術	401
歯髄壊死	311
歯髄壊疽	311
歯髄腔	316
歯髄疾患	311
歯髄充血	311
歯髄診	308
歯髄切断法	612
歯髄電気診	23
歯髄保護	264, 276, 338
歯石	365
——除去	389, 586

INDEX

歯槽硬線の消失・肥厚	372	遮断膜	406	上顎犬歯低位唇側転位	641
歯槽骨骨折	521, 596	手用スケーラー	389	上顎前突	625, 641
歯槽骨整形術	398	手用切削器具	321	上顎中切歯歯軸角	638
歯槽骨切除術	398	主訴	22, 46, 304, 359, 422, 460, 503,	上顎中切歯突出度	638
歯槽骨の吸収状態	368, 370		577, 626	上顎突出度	636
歯槽頂間線法則	463	──の改善	38	上気道感染症患者	128
歯槽堤増大術	402	受動喫煙	154	上気道閉塞	535
歯槽膿瘍	385	受動的傾聴法	110	上行性歯髄炎	311
歯内疾患由来型病変	375	受容	104	上唇小帯延長術	517
歯肉圧排	428	授乳	574	上唇小帯形成術	517
歯肉移植術	403	腫瘍壊死因子阻害薬	141	上唇小帯の異常	599
歯肉縁下歯石	389	腫瘍性病変	505	上唇線	480
歯肉縁上歯石	389	樹脂含浸層	279	床矯正装置	649, 652
歯肉形成	480	収縮期血圧	130, 155	床用レジン	463
歯肉結合組織移植術	403	住宅借入金特別控除	73	昇圧薬	202
歯肉溝切開	396	住民税	71	笑気	554
歯肉歯槽粘膜境	367	重症筋無力症	558	──吸入鎮静法	554
歯肉歯槽粘膜形成術	402	修正大血管転位症	169	消息子	529
歯肉腫脹	348	修復物脱離	295	消毒薬	59
歯肉整形術	400	従来型グラスアイオノマーセメント		消費税	73
歯肉切除術	400		277	紹介状	35, 236
歯肉退縮	367, 662	習癖	574	常温重合	463
歯肉膿瘍	374, 385	就学時健康診断	206	──レジン	489, 493
歯肉排除	265	集団検診料	66	焦点型質問	108
──用綿糸	265	出血性素因	511	硝酸薬	185
歯肉剥離掻爬術	396	出資者	80	照会状	35
歯肉病変	369	術後感染	534, 537	障害高齢者	214
歯肉弁移動術	403	術後出血	534	障害児	594
歯肉弁根尖側移動術	399, 402	術後性象牙質知覚過敏症	293	静脈確保	534
歯肉ポケット	369	循環虚脱	177	静脈性出血	525
歯面処理	270, 279, 288, 434	循環疾患	155	静脈塞栓	533
歯列弓長径	631	初期エナメル質う蝕	261	静脈内鎮静法	556
歯列弓幅径	631	初期硬化	277	静脈麻酔薬	559
歯列矯正診療報酬	66	初診医療面接	106	静脈路確保	200
歯列模型	580	所得控除	72	償還払い	52
試験的穿刺	515	所得税	71	食事指導	604
試適	433	──の確定申告	72	食片圧入	298
色調選択	275, 431	徐呼吸	128	食物残渣	388
色調の伝達	432	徐脈	131	触診	23, 251, 306, 500
疾患対応型	461	──性不整脈	132, 541	職域保険	49
質問法	109	小窩裂溝う蝕	270	職業性喘息	152
社会的背景	461	小臼歯用プローブ	365	褥瘡性潰瘍	485, 488
社会福祉	48	小帯異常	648	人工呼吸	192, 197
社会保険	48	小帯切除術	402, 517, 599	人工骨	418
──診療収入	66	小帯切断術	402	人工歯	463
──診療報酬支払基金	54	小児・乳児の一次救命処置	195	──排列	470, 480
──方式	89	小児歯科三角	575	人工授乳	574
社会保障制度	48, 81	小児の薬物投与量	149	心エコー検査	541
社会歴	422	上下顎中切歯歯軸角	638	心筋虚血	157, 541
社保	54	上顎結節伝達麻酔	511	心筋梗塞	131, 158, 184

和文索引

心室細動	132, 193
心室性期外収縮	541
心室中隔欠損症	169
心室頻拍	132
心身障害者(児)	168
心静止	193
心停止	191, 195
心的外傷後ストレス障害	213
心電図	135, 194, 541
心肺蘇生法	188
心肺停止	200
心不全	131
心房細動	131, 159, 541
心房中隔欠損症	169
心理的問題	461
身体抑制法	594
信頼性設計	57
侵襲性歯周炎	360, 371
神経(原)性ショック	179, 553
真性ポケット	370
振盪	596
浸潤麻酔	510, 550
診断群分類包括評価	233
診断志向型診療録	461
診断書料等文書収入	66
診断推論	112
診断的意思決定	112
診断のSHADEアプローチ	116
診断名の推論	28
診断用ワックスアップ	426, 447
診療情報提供書	34, 236
診療情報提供料	34, 238
診療所開設許可申請書	91
診療所廃止届	92
診療報酬	54
——明細書	54, 96
診療録	46, 305
——のデジタル化	94
新船員保険制度	51
新付着術	401
腎機能検査	545
腎機能障害	165
審査支払機関	54, 95
尋常性天疱瘡	373
蕁麻疹	173

ス

3ステップシステム	272
スイスチーズモデル	56
スクラッチテスト	175
スクラッビング法	387, 603
スケーリング	389
——・ルートプレーニング	41, 389, 397
スタディキャスト	367
スタディモデル	252
スタンダードプレコーション	58
スタンダード法	321
ステップバック法	322, 336
ステロイドカバー	142, 167
ステロイド軟膏	488
ステロイド薬	167
ストッピング	251
ストレート型	600
ストレス	179, 383
——ホルモン	360
スパイロメトリ	540
スピルウェイ	483
スプリットキャスト	482
スプリント	657
スペーサー	466, 477
スペースディスクレパンシー	601
スマイルアーク	630
スメア層	324
スルホニル尿素薬	150
水硬性セメント	328
水酸化カルシウム製剤	263, 326
水平仰臥位	179, 180
水平性骨吸収	368
水平打診	307
水平的顎間関係	463, 480
水平的被蓋関係	580
水平的プロービング	365
水平マットレス縫合	529
垂直加圧根管充填法	331
垂直双手(指)診	500
垂直性骨吸収	368
垂直打診	307
垂直的顎間関係	463, 480
垂直的被蓋関係	580
垂直的プロービング	365
垂直マットレス縫合	529
髄角	316

セ

セカンドオピニオン	236, 239, 498, 627
セットアップモデル	645
セファログラム	580, 635
セファロ分析法	635
セフェム系薬	144
セミハイブリッド型	271
セメント-エナメル境	362, 367, 370
セメント質の肥厚	372
セラ	619, 635
ゼラチンスポンジ	528
セラミックインレー修復	279
セラミックブロック	281
セラミング	280
セルフエッチングプライマー	270
——システム	273
セルフケア	221, 411
セルフプライミングアドヒーシブシステム	273
セルロイドストリップス	607
セルロイドマトリックス	592
セロトニン・ノルアドレナリン再取り込み阻害薬	166, 181
セロトニン症候群	166
セントリックストップ	42
正中口蓋縫線部	463
正中線	480
正当化	110
生活習慣指導	604
生活習慣の改善	395
生活不活発病	213
生活保護	49
——法	89
生活歴	360, 460, 503
生体親和性	439
生体内薬物量	143
生物学的根尖孔	318
生物学的幅径	399
生理学的根尖孔	318
生理食塩液	175, 536
生理的歯間空隙	581
生理的動揺	364
制酸薬	149
制度の会話	106
星状神経節ブロック	552, 568
清掃補助器具	388
税額	72
——控除	73
——控除額	74
税金の種類	71
税率	72
精神鎮静法	180, 554
精神発達遅滞	594
精密印象	466, 477
——採得	428
精密検査	380

INDEX

静的咬合誘導	599
切開	516
——線	397
——排膿	348
切削診	310
切歯乳頭部	463
切除療法	398, 399, 400
舌下動脈	518
舌小帯延長術	518
舌小帯切除術	518
舌小帯付着位置異常	518, 599
舌神経麻痺	552
舌側弧線装置	649
舌痛症	565
接触点	363
接着性モノマー	434
接着性レジンセメント	278, 409, 434
接着ブリッジ	443
摂食・嚥下機能	217
説明責任	107
積極的傾聴法	110
積層充填法	276
先進医療	53
先天性心疾患	169
全国健康保険協会	82
——管掌健康保険	49
全国歯科医師国民健康保険組合	51
全身的既往歴	22, 304
全身麻酔	558
全層弁	396, 414, 416, 418
全部金属冠	451
全部床義歯の印象採得	477
全部床義歯の試適	480
全部床義歯の設計	463
全部床義歯の装着	483
洗口薬	148, 388
専従者給与	69
専門的ケア	411
専門的口腔ケア	221
前期高齢者	52
前投薬	180, 594
栓塞法	526
船員保険	51
喘息発作	152, 185
喘鳴	152
線鉤	468, 471
線副子	521, 523
選択削合	482
選択肢型の質問	108
選択的加圧印象	477
選択的セロトニン再取り込み阻害薬	166, 179
選定療養	53

ソ

ソナグラフ	640
ゾンデ	529
咀嚼可能食品調査表	486
咀嚼機能	217
咀嚼筋電図	640
咀嚼能力検査	423
咀嚼能率判定表	486
租税公課	69
組織再生誘導法	406
組織付着療法	396, 401
双極性障害	166
双子鉤	471
早期接触	412, 625
——部位	483
早期発症型歯周炎	360
相互扶助	50
相続税	71
象牙芽細胞	338
象牙細管	261
象牙質	261, 338
——歯髄複合体	338
——知覚過敏症	292, 395
総合健保組合	50
増殖性歯髄炎	311
贈与税	71
躁うつ病	166
叢生	624
即時型再植	521
即時重合レジン	597
側枝	332
側頭筋	500
——触診法	480
側方加圧根管充填法	330
側貌型	630
側方脱臼	596
側彎症	170
卒乳	574
損害保険料	69

タ

ターボ型照射筒	275, 288
ターミナルプレーン	580
ダイナミック印象	474, 477
——材	478
タイムアウト法	594
ダイヤモンドポイント	261, 288
ダイレクトアプリケーションシリンジタイプ	272
ダウン症候群	169, 595
タッピング運動	483
タッピング法	480
タフトブラシ	260
ダブルスキャロップ状	405
タングクリブ	649
タンパク合成阻害薬	145
たて結び	529
打診	23, 251, 307
多源性心室性期外収縮	132
多剤耐性菌	534
多発性心室性期外収縮	132
多分岐法	114
唾液緩衝能検査	252
唾液腺腫瘍	500
唾石	500
大口蓋神経	516
大連結子	468, 470, 489
太鼓ばち指	170
代謝性アシドーシス	128
耐性菌	144
待機的診断	29
胎盤通過性	558
退院時共同指導料	234
退院時ケアカンファレンス	233
帯環	652
——効果	399
第三象牙質	264, 276
高橋の不正咬合の分類	641
卓越性	107
脱灰	260
脱臼	521, 596
脱分極性筋弛緩薬	560
男性ホルモン	167
単一健保組合	50
単純仮封	327
単純結紮縫合	529
炭酸リチウム	150
弾性印象材	466, 474
弾性包帯による固定法	522

チ

チアノーゼ	177, 183, 185
チェーンストークス呼吸	128
チェックバイト	470
チオペンタール	177
チタン	463

675

和文索引

チトクローム P-450	142
チモール混濁試験	544
チャーターズ法	387
チンキャップ	650
――による固定法	522
地域医療支援病院	224
地域歯科診療支援病院	224
――初診料	224
――入院加算	224
――の施設基準	225
地域連携クリティカルパス	228
地域連携診療計画管理料	228
地方公務員共済組合	50
地方消費税	73
地方税	71
――の前納報奨金	66
知覚過敏	395
――抑制剤	395
知覚麻痺	552
治療計画	30
――説明書	258
治療用暫間被覆冠	447
遅延型再植	521
築盛・焼成法	280
中医協	82
中央社会保険医療協議会	82
中心咬合位	483
中水準消毒	58
中枢性顔面神経麻痺	567
中枢性三叉神経麻痺	568
中毒症状	150
中立的質問	108
注意の投錨	116
鋳造拮抗腕	471
鋳造法	280
長石質系陶材	440
超音波検査	507
超音波スケーラー	392
超音波断層法	640
超微粒子ダイヤモンドポイント	276
調剤薬局	236
調査的態度	108
調律異常	541
聴診	23
直顔型	630
直接費	68
直接覆髄	264, 338
直接法リライン	474
直探針	315
鎮静薬	556

ツ

ツイスター	651
通所介護施設	242
通所リハ施設	242

テ

ディープシャンファー	427, 452
ディスク状研磨器具	290
ディスクレパンシー	633
ディスタルシュー	613
ディスポーザブルブラシ	294
テーパー	427, 451
テオフィリン製剤	149
デジタルエックス線写真	78
テタニー	178, 553
テトラサイクリン系薬	145
テトラサイクリン症	286
デブライドメント	406, 414, 416, 418
デュアルキュア型レジンセメント	279
デューティーサイクル	191
テンションリッジ	395
デンタル IQ	300
デンタルエックス線写真	508, 578
デンタルフロス	260, 268, 388
テンチのコア	482
デンティンブリッジ	264
デンチャープラーク	493, 495
テンポラリーブリッジ	431
テンポラリレストレーション	447
てんかん	132, 169, 595
低 HDL コレステロール血症	542
低アルカリホスファターゼ	360
低アルブミン血症	164
低血糖	150
――症	163
――発作	163
低酸素血症	159, 535, 554
低水準消毒	58
低炭酸ガス血症	178
低粘度レジン	279
定位縫合	530
定期健康診断	206
抵抗形態	278
挺子	513
――抜歯	513
挺出	521, 596
堤状隆起	395
適合試験	483
――材	433

鉄製剤	149
徹底的検討法	113
天蓋	315
伝達麻酔	511
伝導障害	131, 541
転覆試験	481
電解質コルチコイド	167
電気凝固法	526
電気歯髄診断器	251
電気ショック	193
電気診	251, 308
電気抵抗値	318
電気的根管長測定器	318
電気的歯髄診断器	308
電気的旋回	159
電気的パラトグラフ	640
電気メス	526
電子カルテ	78
電子媒体	95
電子レセプト	96
電動注射器	552
電動歯ブラシ	387

ト

トゥースポジショナー	665
トータルディスクレパンシー	644, 654
トップダウン処理	115
トライセクション	407
トランスパラタルアーチ	649, 651
トリアージ	210
トリガーポイント	564
トリグリセライド	542
トリプターゼ	173
トリミング	431, 465, 468
トルコ鞍	635
トレー	430
――法	588
ドレーン	348, 516, 532
ドレナージ	516, 533, 536
トレフィンバー	418
トンネリング	408
トンネル形成術	408
閉じられた質問	108
塗沫標本による検査	326
同意文書	575
洞不全症候群	131, 541
透過光による検査	309
透照診	309
透析療法	165
動機づけ	260, 359, 412, 460, 628

676

動的矯正治療	629
動的咬合誘導	600
動脈管開存症	169
動脈血ガス分析	129, 178, 540
動脈硬化性疾患予防ガイドライン	542
動脈性出血	525
動脈塞栓	533
動揺度検査	23, 42, 364
陶材焼付冠	436
陶材焼付鋳造冠	436
陶歯	463
橈骨動脈	135
糖質コルチコイド	167
糖尿病	162, 186, 542
──性ケトアシドーシス	128, 134, 163, 186
頭蓋内出血	160
頭部エックス線規格写真	580, 634
頭部後屈 - あご先挙上法	191, 192, 197
頭部後傾法	480
瞳孔線	479
特殊性歯周疾患	372
特発性歯髄炎	311
特発性側彎症	170
特別管理一般廃棄物	60
特別管理産業廃棄物	60
特例差額	76
凸顔型	630
遁路	477

ナ

ナイトガード	395, 662
ナイフエッジ	451
ナジオン	635
ナロキソン	560
ナンスのホールディングアーチ	601
内斜切開	396
内側翼突筋	500
内部吸収	311
内部縫合	529
流し込みレジン	475, 489
倣い加工法	281
難抜歯	511

ニ

2型糖尿病	162
ニッケルチタンファイル	321
ニフェジピン	184, 373
ニュートラルゾーン	480
二ケイ酸リチウム含有セラミックス	440
二次う蝕	295, 298, 300, 354
二次救命処置	198
二次硬化	277
二次性高血圧症	155
二次性咬合性外傷	371, 409
二重仮封	327
二重同時印象法	430
二相性アナフィラキシー	175
二等分法	314, 507
日常生活自立度判定基準	214
日中歯牙接触癖の検査	412
日本インターネット医療協議会	98
日本歯科医学会	83
日本歯科医師会	82
新潟県中越地震	211
入院履歴	238
乳酸アシドーシス	163
乳歯う蝕罹患型	207
乳歯外傷	596
乳歯用クランプ	590
乳歯列期	581, 649
乳幼児健康診査	206
尿酸降下薬	150
尿崩症	128
任意継続被保険者	50
妊産婦健康診査	206
妊娠性の歯肉炎	206
妊婦健康診査	206
認知症	214, 223
──高齢者	214
認知心理学	112

ヌ

ヌクレオシド系逆転写酵素阻害薬	141

ネ

ネイバーズプローブ	365
年金保険	48
捻転法	526
粘液嚢胞摘出術	520
粘膜骨膜弁	397, 518
粘膜支持型	466
粘膜切開	518

ノ

ノギス	581, 600, 631
ノンシリカベースドセラミックス	440
ノンラテックスシート	589
能動的傾聴法	110
脳圧亢進	134
脳血管障害	160, 185
脳血栓症	161
脳性麻痺	595
脳塞栓症	161
脳卒中	133, 185
脳内出血	161
膿瘍切開	515
嚢胞の摘出術	520

ハ

8の字縫合	528
バーニッシュ	277
バイオハザードマーク	61
バイオフィルム	393
バイタルサイン	126
バイタルチェック	220
バイトウィング法	368
バイトブロック	220, 508
ハイドロキシアパタイト	418
ハイブリッド型	271
パウンドライン	463
バジオン	635
バス法	387
パターナリズム	101
パターン認識	113
パッカブルコンポジットレジン	272
バッカルチューブ	651
バックパッキング	331
バッグバルブマスク	192
パニック障害	179
パノラマエックス線写真	368, 507, 578, 634
ハミュラーノッチ	465, 488
パラフィンワックス	477
バランスドオクルージョン	487
ハリソン溝	170
バリヤーメンブレン	406
パルスオキシメータ	135
バルビツレート	559
ハロゲン光照射器	274
バンドシーター	650
バンドプッシャー	650
バンドリムーバー	650
ハンドル	390
バンドループ	613
波動	500, 515
破骨鉗子	418
破折歯	296, 596, 616

和文索引

歯ぎしり	662
歯の咬耗	395
歯の固定法	521
歯の動揺度	364
──測定	307
歯の内部吸収	311
歯の破折	296, 596, 611
歯ブラシ	386
肺気腫	154
肺機能検査	152
背部叩打	195, 198
配慮的表現	102
廃棄物処理法	60
廃用症候群	213
白血病性歯肉炎	373
剥離性糜爛	373
剥離翻転	518
鋏状咬合	625, 647
抜糸	532
抜歯	511
──鉗子	511
──の禁忌症	512
──の適応症	512
抜髄	340, 346
発育空隙	581, 648
発音	40
──検査	481
──利用法	480
発光ダイオード	274
発生主義	67
針刺し事故	58
反映	110
反射抑制姿勢	594
反対咬合	617
反復唾液嚥下テスト	217
半月状歯肉弁歯冠側移動術	403
半座位	184
半調節性咬合器	463
半導体レーザー	251, 294
半抜糸	532
汎血管内凝固症候群	173
阪神・淡路大震災	211

ヒ

ピーソープライヤー	650
ピーソーリーマー	316, 322
ヒートプラガー	331
ヒスタミン	172
ヒステリー	134
ビスフォスフォネート系薬剤	139
ビタミンC製剤	183
ピックアップ印象	489
ヒヤリハット	58
ヒューマニズム	107
ヒューマンエラー	56, 116
ヒューリスティックな判断	115
ピラノ酢酸系薬	147
ビリルビン値	544
ピンカッター	651
引き抜き試験	481
皮内テスト	175
比例配分方式	74
非アトピー型	152
非解剖学的人工歯	463
非機能咬頭	487
非吸収性膜	414, 416
非協力児	594
非結核性抗酸菌	145
非ケトン性高浸透圧性昏睡	163
非言語コミュニケーション	102, 118, 502
非侵襲的修復法	277
非ステロイド系抗炎症薬	146
非脱分極性筋弛緩薬	560
非定型顔面痛	565
非定型病原体	145
非ヌクレオシド系逆転写酵素阻害薬	141
非抜歯治療	642
非プラーク性歯肉病変	369
肥満症	543
被圧変位量	445
被継承者	92
被扶養者	49
被保険者	48, 53
被用者保険	49, 82
微少漏洩	607
鼻聴道線	479
鼻翼幅線	480
東日本大震災	212
光重合レジンジャケット冠	607
光集束型照射筒	275
光照射	276
──器	274
必要経費	68, 69, 72
病院歯科	225
病診連携	225
病理診断	29
病歴	573
表面麻酔	550
評価的態度	108
評価療養	53
漂白法	285
標示線	480
標準撮影法	368
標準偏差図表	580
標準予防策	58
開かれた質問	108
貧血	165
頻呼吸	128
頻脈	131, 166
──性不整脈	132

フ

ファーケーションプラスティ	405
ファイバーポスト	450
ファイリング操作	321
ファロー四徴症	169
フィステル	312
フィッシャーシーラント	270
フィッシャーバー	284
フィニッシュライン	427, 428, 437, 438
フィラー	271
フィン	334
フールプルーフ	57
フェイスボウ	651
──トランスファー	467, 482
フェールセーフ	57
フェザー	451
──タッチ	263
フェニトイン	373, 595
フェニル酢酸系薬	147
フェノール化合物	388
フェノール製剤	326
フェリプレシン添加	182
──プロピトカイン	549
フェルール	399
フェンタニル	560
フォールトトレランス	57
フォーンズ法	603
フッ化ジアンミン銀	610
フッ化水素酸処理	439
フッ化物塗布	395, 588
フッ化物配合研磨材	393
フック	468, 651, 660
フッ素含有研磨剤	294
ブドウ球菌	145
ブピバカイン	176
ブプレノルフィン	560
プラーク	361, 369

INDEX

──コントロール	260, 386
──性歯肉炎	369
──染め出し液	361
──の化学的抑制法	388
──の機械的除去法	386
──の除去(小児)	586
──の染め出し	260
プライマー	434, 443, 592
プライミング	272, 592, 592
プライヤー	650
ブラキシズム	395
ブラケット	651, 660
ブラシコーン	586
フラスク埋没	474
プラスティックサージェリー	402
プラスティックトレー	430
プラディア培地	325
ブラックトライアングル	358
ブラックマージン	436
ブラッシング	260, 386, 603
──指導	260
フラップ手術	396
フラビーガム	477
フランクフルト平面	508, 631, 636
プリックテスト	175
ブリッジの設計	424
ブリッジの補修法	453
フルバランスドオクルージョン	463
フレアー形成	316, 322
プレウェッジ	266
ブレード	390
──歯	463
フレームワーク	440, 454, 489
プレカーブ	322, 337
プレッサブルセラミックス	439
プレッシャーインディケーターペースト	483
フレミタス	412
フロアブルレジン	272, 279, 287, 607
プロインレー	281
ブロークコンタクト法	633
ブローチ	327
プロービング時の出血	23, 362, 379
プロービングポケットデプス	362, 371
フロスレッダー	653
プロスタグランジン	146, 173, 533
ブロックアウト	477
ブロック治療	583
フロッシング	585
プロドラッグ型薬	144

プロトロンビン時間国際標準化比	544
プロピオン酸系薬	147
プロビジョナルレストレーション	424, 428, 447
プロピトカイン	176
プロフィログラム	619, 639
プロフェッショナリズム	100, 107
プロフェッショナルケア	261, 300, 411
プロブレムリスト	254, 422, 461
プロポフォール	557, 559
不安定狭心症	157
不可逆性歯髄炎	311, 338, 340
不完全破折	596
不顕性露髄	276
不公平な質問	109
不正咬合	624, 648
不整脈	131, 541
不足根管充填	352
不動産取得税	71
父権主義	101
付着歯肉の幅	368
浮腫	173
──性紅斑	373
部分計測法	633
部分床義歯の印象採得	465
部分床義歯の咬合採得	467
部分床義歯の試適	470
部分床義歯の設計	464
部分層弁	396
普通石膏	465
普通抜歯	511
賦形	276
副腎クリーゼ	167
副腎皮質機能低下症	167
副腎皮質刺激ホルモン	167
副腎皮質ステロイド薬	543
副腎皮質ホルモン	167
──薬	142
腹部突き上げ	195, 198
複合型病変	375
複合性局所疼痛症候群	565
複模型	426
分割コア	450
分割積層	290
分岐部整形術	405
分光測色計	432

ヘ

β-遮断薬	150
β-ラクタム系薬	142, 144

βラクタマーゼ	144
β_2刺激薬	185
ペインクリニック	564
ベース	264
ペースメーカー	193, 541
ペーパーポイント	325, 329
ベッグタイプリテーナー	665
ヘッドギア	650
ヘッドキャップ	651
ヘッドプレートコレクション	643, 654
ヘッドライト	220
ヘッドレスト	508
ベニア修復	282
ペニシリンアレルギー	146
ペニシリン系薬	144
ペニシリン結合タンパク	144
ペネム系抗菌薬	144
ヘパプラスチンテスト	544
ヘパリン	173
ヘビーシャンファー	442
ベベル	290, 451
ヘミセクション	407
ヘルシンキ宣言	574
ヘルペス性歯肉炎	373
ベロックタンポン法	534
ベンゼトニウム塩化物	536
ベンゾジアゼピン	556
──系鎮痛薬	554
ペンタゾシン	560
ペンローズドレーン	536
平均値咬合器	463
平行模型	631
平頭充填器	590
閉塞性換気障害	154
閉塞性脳血管障害	160
片麻痺	223
辺縁性二次う蝕	260, 288
辺縁漏洩	260
変色歯	285
扁平苔癬	373
偏心運動	487

ホ

ポーセレンマージン	437
ポーセレンラミネートベニア	438
ホームケア	411, 612
ホームブリーチング	286
ホールディングアーチ	649
ホーレータイプリテーナー	665
ボーンスクレーパー	418

679

和文索引

ボクシング	465	北海道南西沖地震	211	ミリング法	280
ポケット上皮	363	発作性上室性頻拍	131	未収計上処理	67
ポケット測定器	361	発作性上室性頻脈	541	未収入金	67
ポケット探針	308	発作性心房細動	159	未萌出側方歯群	581
ポゴニオン	635	本態性高血圧症	155	未来型質問	109
ポストダム	477			身元確認活動	211
ホスホマイシン	145	**マ**		水飲みテスト	217
ポビドンヨード	388, 532, 536	マイクロ波重合	463	醜いアヒルの子の時期	648
ポライトネス	102	マウスガード	662	脈拍	135
ポリオン	635	マウススクリーン	395	――数	131
ポリッシングブラシ	605	マウント模型	631		
ポリプロピレングリコール液	262	マクロライド系薬	145	**ム**	
ポリンゴン図表	580, 638	マスキング効果	287	無圧印象	477
ホルター心電図	541	マットレス縫合	529	無意識的推論	115
ホルマリン製剤	326	マトリックステープ	290	無呼吸	128
ホルムクレゾール	326	マトリックスバンド	266, 591	無歯顎の咬合採得	478
ホワイトシリコーン	483	マトリックスリテーナー	266, 591	無酸素発作	170
ホワイトニング	285	マニフェスト	60	無脈性心室頻拍	193
ホワイトポイント	276, 593	――システム	60	無脈性電気活動	193
ポンティック	433	マルチブラケット装置	646, 651, 654	無翼型クランプ	590
――基底面	425, 454	マンシェット	134		
ボンディッドリテーナー	665	麻酔診	310	**メ**	
ボンディング	272	麻酔性鎮痛薬	560	メインテナンス	382, 411
母子健康手帳	206	麻酔抜髄	346	メタボリックシンドローム	156, 372
母子保健法	206	摩耗	292	メタルインレー修復	283
母乳	574	――症	288	メタルコーピング	437
保隙	599, 649	埋伏歯抜去	536	メタルマージン	437
――装置	601, 613	埋没縫合	529	メチレンブルー	183, 332
保険医	53	末梢血管抵抗	129	――染色	326
保険医療機関	53	末梢性顔面神経麻痺	567	メトトレキサート	141, 150
保険外併用療養費制度	52	末梢性三叉神経麻痺	568	メトヘモグロビン血症	182, 553
保険事故	48	窓口収入	66	メピバカイン	176, 550
保険者	48, 53	慢性う蝕	261	メントン	619, 635
保健所	210	慢性潰瘍性歯髄炎	311	メンブレン	406, 414
保険診療の流れ	53	慢性化膿性根尖性歯周炎	311	明確化	110
保険薬局	236	慢性気管支炎	154	滅菌	58
保持形態	278	慢性根尖性歯周炎	311	免疫グロブリン	152
保定	629, 649, 664	慢性歯周炎	370	――E	172
拇指吸引癖	647	慢性歯髄炎	311	免税業者	73
補修修復	286	慢性腎不全	165	綿球塗布法	588
補助的清掃器具	260	慢性心房細動	159		
防護エプロン	508	慢性増殖性歯髄炎	311	**モ**	
法人税	71	慢性単純性根尖性歯周炎	311	モチベーション	359, 412
法人設立登記	91	慢性剥離性歯肉炎	373	モデリングコンパウンド	466
房室中隔欠損症	169	慢性閉鎖性歯髄炎	311	モデリング法	584
房室ブロック	131, 541	慢性閉塞性肺疾患	128, 154	モニタ機器	136
萌出過剰歯	647			モニタリング	134, 220
蜂窩織炎	25	**ミ**		モノアミン酸化酵素阻害薬	181
縫合止血法	527	ミダゾラム	177, 178, 184	モノプレーンオクルージョン	463
縫合法	529	ミュータンスレンサ球菌	614	模型改造印象法	466

680

INDEX

模型検査	252, 423, 578
模型分析	631
木製ウェッジ	266
問診	304, 358, 577
──票	250, 503
問題志向型	461
──診療録	47, 461
問題志向システム	113

ヤ

薬局調剤医療費	55
薬剤感受性試験	515
薬物性歯肉増殖症	373
薬物動態	142
薬物療法	410
薬力学	142

ユ

ユーティリティーワックス	465
ユニラテラルバランスドオクルージョン	463
輸液	535
輸血	535
癒着	500
有茎歯肉弁移植術	403
有鈎鑷子	530
有鈎探針	316
有翼型クランプ	590
遊離移植術	403
遊離型サイロキシン	544
遊離型トリヨードサイロニン	544
遊離端義歯	473
誘導的な質問	109
誘導様式の検査	423
誘発痛	346
指しゃぶり	620, 648

ヨ

4-META/MMA-TBB レジン	434
ヨウ素製剤	148, 326
予備サベイング	465
予防填塞	270, 605
羊皮紙様感	500
要介護高齢者	88, 223
要介護者	223
要観察歯	208, 298
陽性薬剤	175
翼上顎裂	635

ラ

ライティング	220
ライニング	264
ラウンデッドショルダー	427, 442, 452
ラウンドスチールバー	262
ラウンドバー	284, 288, 518
ラウンドベベル	288
ラテックスアレルギー	175, 268, 589, 591
ラバーカップ	394, 586
ラバー系印象材	466
ラバーダムガイドプレート	590
ラバーダムクランプフォーセップス	268, 590
ラバーダムシート	268, 316, 590
ラバーダムパンチ	268, 316, 590
ラバーダムフレーム	268, 316, 590
ラバーダム防湿	268, 316, 434, 589
ラポール形成	498, 576
ラミネートシェル	282
ラリンジアルマスク	562
ラルゴドリル	316, 322
ラルゴバー	450
落成祝金	66

リ

リーマー	321
リーミング操作	321
リエントリー	159
リクワイアードアーチレングス	632
リコール	412
──システム	298
──はがき	299
リスクファクター	360
リチウム中毒	166
リップサポート	468, 470, 481
リドカイン	176
リベース	475
リマウント	463
リューサイト強化型セラミックス	440
リライニングジグ	474
リライン	472
リリーフ	468, 470, 477
リンガライズドオクルージョン	463
リンガルアーチ	601, 613, 649
リンガルバー	470
リンガルプレート	470
リング型マトリックスリテーナー	266
リンコマイシン系薬	145
リン酸亜鉛セメント	264
リン酸エッチング	279
リン酸酸性フッ化ナトリウム	588
利他主義	107
利尿薬	150
利用者本位	89
理解的な態度	108
裏層	264
硫酸亜鉛混濁試験	544
両側顎関節突起骨折	524
両側歯冠乳頭歯肉弁移動術	403
両大血管右室起始症	169
療養の給付	54
輪状麻酔	515
臨時健康診断	206
臨床決断	112
臨床診断	29
臨床推論	112
臨床問題解決	112

ル

ルートセパレーション	407
ルートプレーニング	389
ルートリセクション	406
ループ利尿薬	150

レ

レイヤリングテクニック	287
レーザー蛍光法によるう蝕の検査	251
レジン系予防填塞材	606
レジンコーティング	264, 279, 596
レジン歯	463, 492
レジンジャケットクラウン	441
レジン充填固定法	409
レジン床	463
レジンスプリント	596
レジン接着システム	272
レジン前装冠	436, 452
レジン添加型グラスアイオノマーセメント	277
レスト	390, 392, 468, 470
──シート	470
レセプト	54, 96
──電算処理システム	95
レトロモラーパッド	465, 477
レボブピバカイン	176
レミフェンタニル	560
レンツロ	327, 330
冷熱診	308

和文索引

霊長空隙	581
連合印象法	430
連鎖球菌	145
連続歯牙結紮	524
連続抜去法	602
連続縫合	529

ロ

ロイコトリエン	173
ロータリーシステム	321
ローリング法	387
ロールワッテ	488
ロストワックス	280, 439
ロピバカイン	176
ろう着	436, 445
露髄	264, 596, 612
——検査	309
労災保険	90
労作性狭心症	157, 184
労働者災害補償保険	48, 90
——法に基づく診療報酬	66
蝋義歯	481
——の試適	470
蝋堤	468
漏斗胸	170
瘻孔	306, 312, 342

ワ

ワイヤーレジンスプリント	597
ワイヤーレジン法	521
ワックス	430
——アップ	424
ワルクホフ小球利用法	480
ワルファリン	138
ワンタフトブラシ	388

欧文索引

A

A点	635
A-B 平面角	636
ACE 阻害薬	150
ACLS	198
ACTH	167
Activities of Daily Living	215
Adams-Stokes 症候群	127
ADL	214
Advance Life Support	198
AED	188, 193
Aggregatibacter actinomycetemcomitans	371
AHA	133, 145
Alb	544
ALP	544
ALS	198
ALT	544
American Heart Association	133, 145
ANB 角	637
anchoring	116
Angle の不正咬合の分類	640
anoxic spell	170
ANS	619, 635
Anterior nasal spine	635
Anterior ratio	632
apexification	616
apexogenesis	616
APF	399
apical seat	320
apical stop	320
Ar	635
Arch length discrepancy	632
Area Under Curve	143
ART	277
Articulare	635
ASA-DAM	548
ASA-PS	540
AST	544
Asymptomatic irreversible pulpitis	311
asystole	193
ATP 製剤	552
Atraumatic Restorative Treatment	277
AUC	143
Aut	594
Autism	594
Automated External Defibrillator	188
Available Arch Length	632

B

B点	635
Ba	635
Basal Arch Length	631
Basal Arch Width	631
Basic Life Support	188
Basion	635
BDR 指標	214
Bisphosphonate	139
Bisphosphonate-Related Osteonecrosis of the Jaw	139
Bleeding On Probing	362
BLS	188
BMI	543
Bobath の反射抑制体位	595
bone wax	528
BOP	362
BP 製剤	139
BRONJ	139
BULL の法則	487
BUN	165
BVM	192

C

CAD/CAM	439, 441
——法	280
CAL	363, 371
Camper の平面	479
Canal calcification	311
Cardiopulmonary Resuscitation	188
caries control	609
carpal spasm	178
Catzel・中山の換算法	149
CBCT	332
CDC ガイドライン	58
CEJ	362
CEQ	502
Cerebral Palsy	595
CHADS$_2$ スコア	159
ChE	544
Chediak-Higashi 症候群	360
Cheyne-Stokes 呼吸	128

INDEX

Chronic Obstructive Pulmonary Disease	154		
Closed-Ended Question	502		
Cmax	143		
──/MIC	143		
CO	208, 298		
Co-Cr	463		
──合金	443		
CO₂レーザー	265		
Cohen Cole	103		
Cohen の分類	310		
Complex Regional Syndrome	565		
complicata 型歯周炎	379		
concave type	630		
convex type	630, 654		
Convexity	636		
COPD	128, 154		
COX	146		
──-1	146, 148		
──-2	146, 148		
──阻害薬	147		
CP	595		
CPR	188		
Crane-Kaplan のポケットマーカー	400		
Crown-down pressureless technique	336		
CRPS	565		
CT	332		
──検査	506		
──装置	78		
Cyclooxygenase	146		

D

dentin bridge	612, 616
Denture pattern	638
Diagnosis Oriented Medical Record	461
Diagnosis Oriented System	461
Diagnosis Procedure Combination	233
DIC	173
Difficult Airway Management	548
Disaster Medical Assistance Team	210
DMAT	210
DNA 合成阻害薬	145
DOMR	461
DOS	461
Double papilla pedicle flap	403
Down 症候群	373
Downs 法	636
DPC	233

E

E-line	630
e-PTEE	416
EBA セメント	332
EBM	257
EDG-PET	505
EDTA	323
empiric therapy	142
ENAP	401
Ep	595
Epilepsy	595
Er:YAG レーザー	262, 400
Esthetic line	630
Ethylene Diamine Tetraacetic Acid	323
Evidence Based Medicine	257
Excisional New Attachment Procedure	401
expanded-polytetrafluoroethylene	416

F

Facebow transfer	631
Facial angle	636
Facial plane	636
FDI	82, 271
Feinman の分類	286
FH 平面	636
FH-SN 角	637
FMA	643
FMIA	643
Frankfort mandibular angle	643
Frankfort mandibular incisor angle	643
FT₃	544
FT₄	544

G

GABA	150, 559
GCS	126
George Williams	117
GI セメント	609
Glasgow Coms Scale	126
Gn	635
Gnathion	635
Go	635
GO	208
Gonial angle	637
Gonion	635
GOI 麻酔	561
GOS 麻酔	561
gravis 型歯周炎	379

H

Grossich 法	532
GTR 法	406, 414
Guided Tissue Regeneration	406
gummy smile	630
H ファイル	321
H₂O₂	324
HAART	141
Hand Over the Mouth 法	594
Harnack の換算法	149
HbA1c	162, 542
HBSS	611
HDL コレステロール	542
heuristics	115
high angle	654
Highly Active Antiretroviral Therapy	141
HIV 感染症	141
HOM 法	594
HPT	544
Hugh-Jones の分類	128, 155, 540
hyper ventilation syndrome	177
Hyperplastic pulpitis	311

I

IC	574
ICD	193
ICG 負荷試験	544
IE	145
IgE	172
──抗体	152
IL-4	173
IL-6阻害薬	141
Infective Endocarditis	145
INR	139
IMPA	643
Implantable Cardioverter Defibrillator	193
Incisor mandibular plane angle	643
Interincaisal angle	638
Internal resorption	311
International Normalized Ratio	139
International Sensitivity Index	139
interradicularis profunda 型歯周炎	380
interradicularis superficialis 型歯周炎	380
Irreversible pulpitis	311
ISI	139

683

欧文索引

J

J 開	328
J-フックヘッドギア	654
Japan Coms Scale	126
JCS	126

K

K ファイル	321
Kennedy のⅠ級・Ⅱ級症例	470
Kleinman の質問法	111
Kussmaul 大呼吸	128, 186

L

L1 to mandibular plane	638
LAP	544
LDDS	410
LDH	544
LDL コレステロール	542
LEARN の手順	122
LED	274
——光照射器	274
levis 型歯周炎	379
Light Emitted Dioxide	274
Local Drug Delivery System	410
Lundström の区画分析	632

M

Mallaampati のクラス分類	547
Mandibular plane	636
—— angle	637, 654
MAOI	181
MAO 阻害薬	166
Me	619, 635
Medical Problem	461
Mental Retardation	594
Menton	635
MFR 型	271
MFT	648
MGJ	367
MGS	402
MI	262, 271
MIC	142, 143
Mikulicz のタンポン法	526
Miller の歯肉退縮の分類	367
Miller の動揺度の評価基準	42
Minimal Inhibitory Concentration	143
Minimal Intervention	262
MMA 系レジンセメント	434
Mo	635

Mobitz Ⅱ型房室ブロック	132, 541
Molar	635
Moyers の推定表	581
Moyers のファンクショナルワックスバイト法	640
MR	594
MRI 検査	507
MRSA	534
MTA	338
Mucogingival Surgery	402
Murphy による診断ロジック	113

N

NaClO	323
Nance の分析	632
Nasion	635
NCPR	195
Necrotizing Ulcerative Gingivitis	372
Necrotizing Ulcerative Periodontitis	372
negative pressure	350
negotiation	337
Neonatal Cardiopulmonary Resuscitation	195
New York Heart Association による心機能分類	157
Ni-Ti ファイル	321, 336
NNRTI	141
Non-Steroidal Anti-Inflammatory Drugs	146
Northwestern 法	636
NRTI	141
NSAIDs	146
——不耐症	148
NUG	372
NUP	372
NYHA による心機能分類	157

O

Obwegeser	524
Occlusal plane	636
—— angle	638
OEQ	502
O'Leary の PCR	361
Open-Ended Question	502
Or	635
Orbitale	635
Overall ratio	632
overfilling	320

P

PAE	143
Palatal plane	636
panic disorder	179
Papillon-Lefévre 症候群	360
Patrick の発痛帯	564
PBLS	195
PBP	144
PCR	41, 361
PEA	193
Pediatric Basic Life Support	195
pediatric triangle	575
Periodontal plastic surgery	402
PET 検査	505
PG	146
Pharmacokinetics/Pharmacodynamics 理論	142
Physical Status Classification System	540
pin-prick test	533
PK/PD 理論	142
plaque control	260
—— record	41, 361
PMTC	285, 393, 586
PNS	635
Po	635
Pog	635
Pogonion	635
POHC	221
Point A	635
Point B	635
POMR	47, 461, 498
Porion	635
Porphyromonas gingivalis	371
POS	47, 113, 250, 461
——に基づいた診療録	46
Positoron Emission Tomography	505
Post-Antibiotic Effect	143
Post-traumatic Stress Disorder	213
Posterior nasal spine	635
PPD	362, 371
Prevotella intermedia	373
Problem List	461
Problem Oriented Medical Record	47, 461, 498
Problem-Oriented Medical System	113
Problem Oriented System	47, 250, 461
Professional Mechanical Tooth Cleaning	393, 586

INDEX

Professional Oral Health Care	221
Professional Tooth Cleaning	393
profunda 型歯周炎	380
Prostaglandin	146
Prothrombin Time	139
Psychological Problem	461
PT	139, 544
PT-INR	544
PTC	393
Pterigomaxillary fissure	635
Ptm	635
PTSD	213
Pulp necrosis	311
Pulseless Electrical Activity	193
Pulseless Ventricular Tachycardia	193
pulseless VT	193

Q

QOL	22, 509
QRS 波	135

R

R on T	541
Radioactive Dentin Abrasivity	393
Rate Pressure Product	158
RDA	393
Reactive Oxygen Species	383
Repetitive Saliva Swallowing Test	217
Required Arch Length	632
Return of Spontaneous Circulation	200
Reversible pulpitis	311
RNA 合成阻害薬	145
ROS	383
ROSC	200
RPP	129, 158
RSST	217

S

SAH	161
Scalling Root Planing	389
Scammon の臓器発育曲線	647
SECC	614
self-efficacy	386
Sella	635
Semilunar coronally repositioned flap	403
Severe Early Childhood Caries	614
SFR 型	271
SHADE	116
short run 型	541
Simon の 3 平面	631
Skeletal pattern	636
smile arc	630
SN 平面	619, 636
——に対する下顎下縁平面角	637
——に対する上顎中切歯歯軸角	638
SNA 角	637
SNB 角	637
SNP 角	636
SNRI	166, 181
SOAP	47, 461
Socio-economic Problem	461
Spee Curve	645
SpO_2	129, 136, 546
SPT	382, 393, 411
SRP	389, 397
SSRI	166, 179
Step	320, 322
Straight type	630
superficialis 型歯周炎	380
Supportive Periodontal Therapy	411
Supportive Periodontal Treatment	393
Symptomatic irreversible pulpitis	311
SW 知覚テスター	568

T

T 細胞選択的共刺激調節薬	141
T 波	135
T バンド	592
TBB 重合開始系レジン	443
TBI	41
TCH	412
Tell Show Do 法	584, 594
Three circle model	104
TIA	161
TNF-α	173
——阻害薬	141
Tofflemire 型マトリックスリテーナー	266, 607
Tooth Brushing Instruction	41
Tooth Contacting Habit	412
Tooth-size ratio	631
TP	544
TSD 法	584, 594
TSH	545
TTT	544
Tweed の三角	643

U

U1 to AP plane	638
U1 to facial plane	638
U1 to FH plane	638
U1 to SH plane	638
underfilling	320

V

V-Y 法	517
Valleix の圧痛帯	564
VAS	568
Ventricular Fibrillation	193
VF	193
Videofluorgraptic 検査	640

W

W 型拡大装置	649
watch winding	337
wheeze	152
Wolff-Parkinson-White 症候群	131

Y

Y 軸	636
——角	637

Z

Z 形成術	517
Zip	320, 322
ZOE	609
ZTT	544

【編集委員略歴】

住友雅人（Masahito Sumitomo）
1969年3月　日本歯科大学卒業
1973年3月　日本歯科大学大学院修了（基礎系歯科理工学専攻）歯学博士
1996年5月　日本歯科大学歯学部　教授
2006年4月〜現在　日本歯科大学生命歯学部　教授（学部名変更）
日本歯科麻酔学会監事

木下淳博（Atsuhiro Kinoshita）
1987年3月　東京医科歯科大学歯学部卒業
1991年3月　東京医科歯科大学大学院修了（歯学博士）
2004年4月　東京医科歯科大学 歯学部 口腔保健学科 口腔疾患予防学分野　教授
2010年4月〜現在　東京医科歯科大学 大学院医歯学総合研究科 教育メディア開発学分野　教授
日本歯周病学会理事（専門医）
日本歯科医学教育学会評議員
口腔病学会理事

沼部幸博（Yukihiro Numabe）
1983年3月　日本歯科大学歯学部卒業
1987年3月　日本歯科大学大学院修了（歯学博士）
1989年9月　カリフォルニア大学サンフランシスコ校（UCSF）歯学部　客員講師
1993年4月　日本歯科大学歯学部歯周病学教室　助教授
2005年6月〜現在　日本歯科大学生命歯学部歯周病学講座　教授
日本歯周病学会理事・日本歯周病学会歯周病専門医（指導医）
日本歯周病学会副理事長（2011年4月〜2013年3月）
日本歯科保存学会理事・日本歯科保存学会専門医（指導医）

松村英雄（Hideo Matsumura）
1981年3月　日本大学歯学部卒業
1983年3月　東北大学工学部化学工学科卒業
2003年4月〜現在　日本大学教授（歯学部歯科補綴学第Ⅲ講座）
日本接着歯学会会長（2010〜2012年）
日本補綴歯科学会常務理事（2009〜2013年）
日本歯科医学会常任理事（2011〜2013年）

クインテッセンス出版の書籍・雑誌は，歯学書専用通販サイト『歯学書.COM』にてご購入いただけます。

PCからのアクセスは…
歯学書　検索

携帯電話からのアクセスは…
QRコードからモバイルサイトへ

歯科臨床イヤーノート　2014〜

2013年3月10日　第1版第1刷発行

編　者　住友雅人／木下淳博／沼部幸博／松村英雄
　　　　（すみともまさひと／きのしたあつひろ／ぬまべゆきひろ／まつむらひでお）

発行人　佐々木　一高

発行所　クインテッセンス出版株式会社
　　　　東京都文京区本郷3丁目2番6号　〒113-0033
　　　　クイントハウスビル　電話(03)5842-2270(代表)
　　　　　　　　　　　　　　　 (03)5842-2272(営業部)
　　　　　　　　　　　　　　　 (03)5842-2279(書籍編集部)
　　　　web page address　http://www.quint-j.co.jp

印刷・製本　サン美術印刷株式会社

©2013　クインテッセンス出版株式会社　　　禁無断転載・複写
Printed in Japan　　　　　　　　　　　　　落丁本・乱丁本はお取り替えします
　　　　　　　　　　　　　　　　　　　　　ISBN978-4-7812-0305-8　C3047
定価はカバーに表示してあります